AU TEMPS DE LA PETITE VÉROLE

RÉNALD LESSARD

AU TEMPS DE LA PETITE VÉROLE

LA MÉDECINE AU CANADA AUX XVIIe ET XVIIIe SIÈCLES

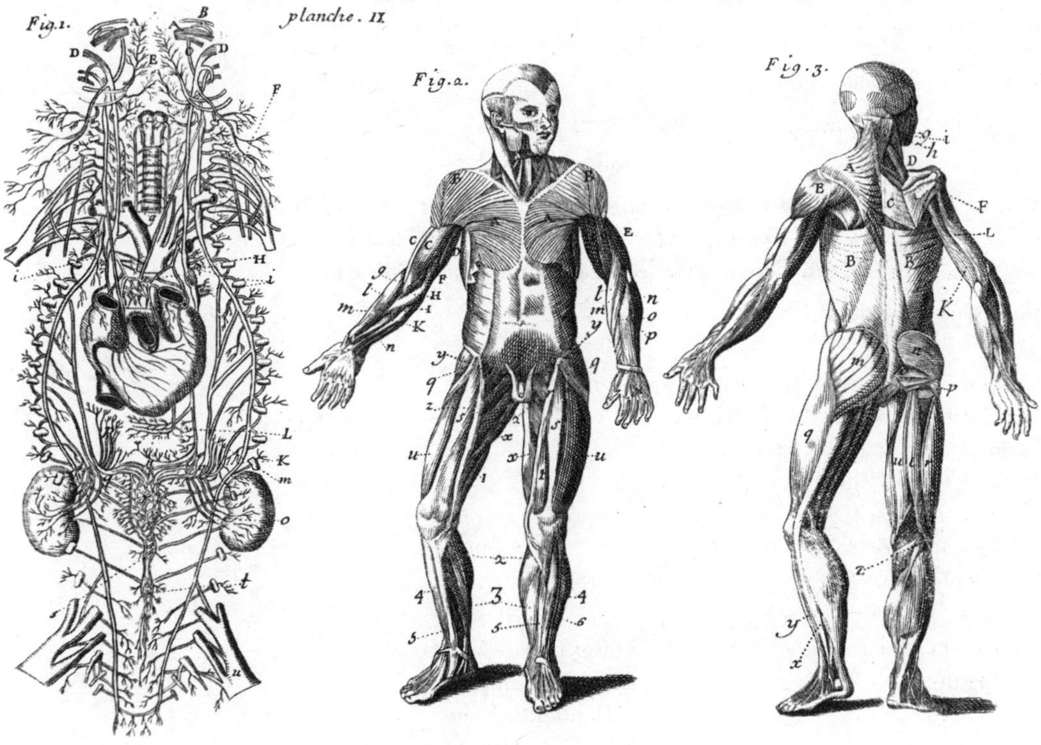

SEPTENTRION

Pour effectuer une recherche libre par mot-clé à l'intérieur de cet ouvrage,
rendez-vous sur notre site Internet au www.septentrion.qc.ca

Les éditions du Septentrion remercient le Conseil des Arts du Canada et la Société de développement des entreprises culturelles du Québec (SODEC) pour le soutien accordé à leur programme d'édition, ainsi que le gouvernement du Québec pour son Programme de crédit d'impôt pour l'édition de livres. Nous reconnaissons également l'aide financière du gouvernement du Canada par l'entremise du Fonds du livre du Canada (FLC) pour nos activités d'édition.

Chargée de projet: Sophie Imbeault

Révision: Solange Deschênes

Mise en pages et maquette de couverture: Pierre-Louis Cauchon

Illustration de couverture: *Barber surgeon tending a peasant's foot (1649-1650) / Un chirurgien barbier soigne le pied d'un paysan (1649-1650).* Peinture d'Isaack Koedijck, The Rose-Marie and Eijk van Otterloo Collection, Peabody Essex Museum.

Illustrations de la quatrième de couverture: voir p. 85 et 122.

Si vous désirez être tenu au courant des publications
des ÉDITIONS DU SEPTENTRION
vous pouvez nous écrire par courrier,
par courriel à sept@septentrion.qc.ca,
par télécopieur au 418 527-4978
ou consulter notre catalogue sur Internet:
www.septentrion.qc.ca

1300, av. Maguire
Québec (Québec)
G1T 1Z3

Dépôt légal:
Bibliothèque et Archives
nationales du Québec, 2012
ISBN papier: 978-2-89448-695-5
ISBN PDF: 978-2-89664-695-1

Diffusion au Canada:
Diffusion Dimedia
539, boul. Lebeau
Saint-Laurent (Québec)
H4N 1S2

Ventes en Europe:
Distribution du Nouveau Monde
30, rue Gay-Lussac
75005 Paris

Introduction

En colonisant le Canada, la France y transplante des hommes, des institutions, des pratiques et des savoirs. Toutefois, en s'installant dans un environnement physique nouveau pratiquement vide et en prenant contact avec une population de culture différente, elle implante une société qui risque de s'écarter du modèle métropolitain. De fait, ce passage d'un continent à un autre, d'un contexte métropolitain à un contexte colonial, a été perçu différemment selon les historiens. Pour certains, s'appuyant en particulier sur la problématique de la frontière élaborée en premier par Frederick Jackson Turner, ce passage aurait été à la source d'un dynamisme favorisant l'instauration d'une société originale ; pour d'autres, au contraire, la France ne recréerait qu'une société à son image[1].

Ce questionnement sur les processus de colonisation et d'enracinement d'une population en territoire neuf peut s'appliquer également au domaine médical. L'adaptation à un environnement nouveau ne se fait pas sans heurts. Il faut affronter des hivers rigoureux, de longs et dangereux voyages par terre et par mer ainsi que des guerres avec les Amérindiens et les Britanniques. Les risques élevés d'accidents et de blessures, combinés à la présence de maladies diverses, en particulier d'épidémies meurtrières, créent donc des besoins médicaux importants, et ce malgré un climat réputé sain. Pour répondre à cette demande, la France dote rapidement sa colonie laurentienne d'institutions hospitalières et d'hommes de l'art. L'étude de l'implantation et de l'enracinement d'un corps médical et d'institutions hospitalières en terre canadienne permet donc d'appréhender sous un angle nouveau à la fois le processus même de colonisation et la société qui en résulte.

L'historiographie canadienne s'est intéressée depuis longtemps au contexte médical canadien des XVIIe et XVIIIe siècles et en particulier à l'évolution du corps médical. Toutefois, jusqu'à récemment, l'histoire de la médecine de cette période a été l'apanage de médecins. Les docteurs Arthur Vallée, Michael Joseph et George Ahern, Maude E. Abbott, Édouard Desjardins, Sylvio Leblond, Gabriel Nadeau ou John J. Heagerty ont fait œuvre de pionniers[2]. Leur

1. Voir en particulier deux visions complémentaires de cette problématique : Gérard Bouchard, « L'historiographie du Québec rural et la problématique nord-américaine avant la Révolution tranquille. Étude d'un refus », dans *Revue d'histoire de l'Amérique française*, vol. 44, n° 2 (automne 1990), p. 199-222. Jacques Mathieu et Lina Gouger, « Transferts de population », dans *Annales de Bretagne et des pays de l'Ouest*, vol. 95, n° 4 (1988), p. 337-345.

2. Un bilan historiographique a été proposé par Jacques Bernier, Guy Grenier et Marie-Josée Fleury. Jacques Bernier, « La Place de L'Histoire de la Médicine (sic) », dans *SSC. Santé et société canadienne*, vol. 1, n° 1 (sans date, mais de 1993), p. 19-49. Guy Grenier et Marie-Josée Fleury, « La médecine et la santé au Canada français : un bilan historiographique (1987-2000) », dans *Scientia Canadensis : Canadian Journal of the History of Science, Technology and Medicine/Scientia Canadensis : revue canadienne d'histoire des sciences, des techniques et de la médecine*, vol. 26, 2002, p. 29-58. L'histoire de la médecine a connu au Canada, principalement chez les anglophones, un intérêt marqué durant les années 1920. C'est de cette période que datent les meilleures études sur le sujet. Signalons : Miss Charlton, « Outlines of the history of medicine in Lower Canada », dans *Annals of medical History*, vol. V, n° 2 (juin 1923), p. 150-174 ; vol. V, n° 3 (septembre 1923), p. 263-278 ; vol. VI, n° 2 (juin 1924), p. 222-235 ; vol. VI, n° 3 (septembre 1924), p. 312-354 ; Michael Joseph et George Ahern, *Notes pour servir à l'histoire de la médecine dans le Bas-Canada*, Québec, Imprimerie Laflamme, 1923, 563 p. ; Arthur Vallée, *Un biologiste canadien. Michel Sarrazin. 1659-1735. Sa vie, ses travaux et son temps*, Québec, Ls-A. Proulx, 1927, 291 p. ; John J. Heagerty, *Four Centuries of Medical History in Canada*, vol. 1, Toronto, The Macmillan Company of Canada Limited, 1928, 395 p. ; Maude E. Abbott, *History of Medicine in the Province of Quebec*, Toronto, Macmillan Co. of Canada, 1931, 97 p. Enfin, notons l'œuvre peu connue et inachevée du docteur franco-américain Gabriel Nadeau qui, malgré le titre restrictif de sa série d'articles, a touché à bien des aspects de la pratique médicale en Nouvelle-France : Gabriel Nadeau, « Le dernier chirurgien du roi à Québec. Antoine Briault 1742-1760 », dans *L'Union médicale du*

contribution réside surtout dans l'étude de l'histoire des maladies et dans la rédaction de nombreuses biographies médicales. Parallèlement, quelques érudits locaux et archivistes ont compilé des listes de praticiens et relevé quelques détails biographiques[3]. Bien qu'ils étaient intéressés aux membres du corps médical, ils ne se sont guère attardés à cerner le corps médical dans son ensemble et à l'analyser comme groupe socioprofessionnel. Enfin, l'essentiel des recherches s'est concentré sur la période de la Nouvelle-France, laissant ainsi pratiquement dans l'ombre toute la fin du XVIIIe siècle et les conséquences de deux événements marquants comme la cession du Canada à la Grande-Bretagne en 1763 et la guerre de l'Indépendance américaine entre 1775 et 1783.

Depuis les années 1970, les recherches sur l'histoire des sciences, et plus précisément sur celle de la médecine, se sont rapidement multipliées[4]. Dans ce dernier cas, le développement des disciplines liées aux sciences sociales en général et de l'histoire en particulier a permis à de nouveaux chercheurs d'investir ce champ de recherche traditionnellement laissé aux médecins et de renouveler ainsi les problématiques. L'histoire sociale et l'histoire de la médecine convergent et se rencontrent. Le raffinement des connaissances sur les sociétés passées, des méthodologies et des concepts de même que l'élargissement du territoire de l'historien offrent au chercheur la possibilité d'avoir un regard neuf sur le corps médical canadien des XVIIe et XVIIIe siècles et sur les pratiques médicales. De plus, les recherches effectuées ailleurs, tant aux États-Unis qu'en Europe, fournissent de nouvelles pistes, de nouvelles balises, de nouveaux concepts et de nouveaux éléments de contexte.

En France, durant les dernières décennies, la production historique relative à l'histoire de la médecine a rapidement pris de l'ampleur. Les grandes études contemporaines présentant un portrait de l'infrastructure médicale aux XVIIe et XVIIIe siècles découlent, à l'origine, surtout de préoccupations d'ordre démographique. C'est ainsi que l'étude du corps médical servait à mesurer la capacité et la volonté des sociétés de répondre aux problèmes suscités par une mortalité élevée liée principalement à la présence d'épidémies[5]. Dans ce contexte, le malade est autant, sinon plus, au cœur des préoccupations que la médecine officielle ou parallèle ou ses praticiens. À la suite de ces recherches, l'étude du corps médical français sous l'Ancien Régime a donné lieu à plusieurs monographies locales et régionales ou à des recherches thématiques. Le champ d'investigation s'est ainsi élargi : études sur l'histoire des institutions d'enseignement et d'encadrement, analyses de la pensée médicale et de l'évolution des connaissances et des techniques, regard sur l'ensemble des dispensateurs de services médicaux, reconnus ou pas, sur les institutions hospitalières, sur la pratique médicale, sur les élites médicales et sur la santé publique. La médicalisation de la société française et la professionnalisation du corps médical figurent également au cœur des préoccupations actuelles des chercheurs[6]. Grâce en particulier à la richesse des sources documentaires françaises, le contexte médical dans son ensemble, surtout dans les deux décennies qui précèdent la Révolution, nous est maintenant mieux connu[7]. Toutefois, des

Canada, vol. 80 (juin 1951), p. 705-726; vol. 80 (juillet 1951), p. 855-861; vol. 80 (août 1951), p. 991-998; vol. 80 (septembre 1951), p. 1106-1116; vol. 81 (janvier 1952), p. 51-63; vol. 81 (février 1952), p. 192-200; vol. 81 (avril 1952), p. 439-443; vol. 81 (mai 1952), p. 580-588.

3. É.-Z. Massicotte, « Les chirurgiens, médecins, etc., etc., de Montréal, sous le régime français », dans *Rapport de l'archiviste de la province de Québec pour 1922-1923*, Québec, Ls-A. Proulx, 1923, p. 131-155; Raymond Douville, « Chirurgiens, barbiers-chirurgiens de la région trifluvienne sous le régime français », dans *Les Cahiers des Dix*, vol. 15, Montréal, s. éd., 1950, p. 81-128.
4. Voir, entre autres, les travaux de Jacques Bernier, d'Othmar Keel, de Peter Keating, d'André Cellard, d'André Paradis, de François Rousseau, de Benoît Gaumer, de Denis Goulet, de François Guérard, de Jean-Richard Gauthier, de Stéphanie Tésio, Marcel J. Rheault et nos propres travaux. La santé publique, le corps médical, la folie, les institutions hospitalières, l'assistance, la production littéraire médicale ou les épidémies constituent autant de champs d'investigation faisant l'objet de recherche.
5. Jean-Pierre Goubert, *Malades et médecins en Bretagne. 1770-1790*, Rennes, Institut armoricain de recherches historiques, 1974, 508 p.; François Lebrun, *Les hommes et la mort en Anjou aux XVIIe et XVIIIe siècles. Essai de démographie et de psychologie historiques*, Paris, Flammarion, 1975, 382 p.; Pierre L. Thillaud, *Les maladies et la médecine en Pays Basque Nord à la fin de l'Ancien Régime (1690-1789)*, Genève, Librairie Droz, 1983, 232 p.
6. Voir en particulier les travaux de Jean-Pierre Goubert, de Laurence William Brockliss, de Toby Gelfand et de Matthew Ramsey.
7. François Lebrun, *Se soigner autrefois. Médecins, saints et sorciers aux 17e et 18e siècles*, Paris, Temps actuels, 1983, 206 p.; Jean-Pierre Goubert, « 1770-1830: La première croisade médicale », dans *Historical Reflections / Réflexions historiques*, vol. 9, n°s 1 et 2

problèmes différents et des situations juridiques et sociales complexes suivant les époques et les régions (même à l'intérieur d'une même région), alliées à une utilisation de sources différentes des nôtres, rendent difficile une comparaison détaillée avec le Canada. Ainsi, la situation dans les campagnes françaises, que ce soit au sujet du nombre de praticiens, de leurs qualifications et de leur pratique, reste encore obscure sur bien des points. Les travaux récents de Stéphanie Tésio sur la Nouvelle-France et la Basse-Normandie en démontrent toute la complexité et les embûches pour le chercheur ainsi que le caractère lacunaire des sources[8].

Aux États-Unis, l'étude du corps médical durant la période coloniale a suscité plusieurs travaux. Ceux de Richard Harrison Shryock et, plus récemment, de J. Worth Estes, Eric H. Christianson, Larry Lee Burkhart et Diane Meredith Sydenham permettent de mieux connaître l'évolution d'un corps médical en contexte colonial et de dégager à la fois des similitudes et des différences profondes avec le Canada. Il semblerait que les colonies françaises et anglaises aient moins d'affinités entre elles qu'avec leur métropole respective. De fait, ces conclusions récentes remettent en question la thèse de la frontière de Turner qui soutient grosso modo que l'influence régénératrice de la frontière favorise l'apparition d'attitudes plus pragmatiques, libérées des influences et des institutions européennes. L'historiographie américaine s'est également intéressée au processus de professionnalisation qui prend forme dans la deuxième moitié du XVIIIe siècle[9].

Au Canada, cet élan nouveau dans le champ de l'histoire de la médecine a suscité quelques recherches sur le corps médical canadien des XVIIe et XVIIIe siècles et sur les hôpitaux de la Nouvelle-France. Grâce aux travaux de François Rousseau, d'Hervé Gagnon, de Jacques Ducharme, de Robert Lahaise et de Gilles Janson, les institutions hospitalières, leur clientèle, leur personnel et leur fonctionnement nous sont désormais mieux connus[10]. Le corps médical a aussi fait l'objet d'études. C'est ainsi que Barbara Tunis puis Jacques Bernier, deux historiens, se sont intéressés à la période s'étendant de 1780 à 1840 et se sont penchés particulièrement sur le processus de professionnalisation et d'organisation du corps médical canadien et l'ont situé dans le contexte de la montée des professions libérales au Bas-Canada et de lutte entre les praticiens civils et militaires[11]. De son côté, Hélène Laforce a conduit une étude très élaborée sur l'histoire des sages-femmes dans la région de Québec des origines à nos jours[12]. Enfin, *Medicine*

(printemps et été 1982), p. 3-13 ; Jean Imbert, *Histoire des hôpitaux en France*, Paris, Privat, 1982, 559 p. ; Jacques Gélis, *La sage-femme ou le médecin. Une nouvelle conception de la vie*, Paris, Fayard, 1988, 560 p. ; Charles Bedel et Pierre Huard, « Médecine et chirurgie au XVIIIe siècle », dans R. Taton, *Enseignement et diffusion des sciences au XVIIIe siècle*, Paris, Hermann, 1986, p. 157-257 ; Jean Imbert, *Le droit hospitalier de l'Ancien Régime*, Paris, Presses universitaires de France, 1993, 307 p. ; Jean-Pierre Goubert, *Médecins d'hier, médecins d'aujourd'hui. Le cas du docteur Lavergne (1756-1831)*, Paris, Éditions Publisud, 1992, 249 p. ; Laurence William Brockliss et Colin Jones, *The Medical World of Early Modern France*, Oxford, Oxford University Press, 1997, 984 p.

8. Stéphanie Tésio, *Histoire de la pharmacie en France et en Nouvelle-France au XVIIIe siècle*. Québec, Les Presses de l'Université Laval, 2009, 331 p.
9. Richard Harrison Shryock, *Medicine and Society in America : 1660-1860*, 4e éd., Ithaca, Cornell University Press, 1977, 182 p. ; Eric H. Christianson, « The emergence of medical communities in Massachusetts, 1700-1794 : the demographic factors », dans *Bulletin of the history of medicine*, vol. 54, n° 1 (printemps 1980), p. 64-77 ; Philip Cash, Eric H. Christianson et J. Worth Estes, ed., *Medicine in Colonial Massachusetts, 1620-1820. A Conference Held 25-26 May 1978 by Colonial Society of Massachusetts*, Boston, The Colonial Society of Massachusetts, 1980, 425 p. ; Larry Lee Burkhart, *The good fight : Medicine in Colonial Pennsylvania, 1681-1765*, thèse de doctorat, Lehigh University, 1982, 352 p. ; Diane Meredith Sydenham, *Practitioner and patient : the practice of medicine in eighteenth-century South Carolina*, thèse de doctorat, The Johns Hopkins University, 332 p. ; Kenneth F. Kiple, ed., *The Cambridge World History of Human Disease*, Cambridge, Cambridge University Press, 1993, 1176 p. Dans ce dernier ouvrage, fruit de la collaboration de nombreux chercheurs, on retrouve une synthèse de l'histoire des maladies.
10. François Rousseau, *La croix et le scalpel. Histoire des Augustines et de l'Hôtel-Dieu de Québec*, tome I : *1639-1892*, Sillery, Septentrion, 1989, 454 p. ; François Rousseau, *L'Œuvre de chère en Nouvelle-France. Le régime des malades à l'Hôtel-Dieu de Québec*, Québec, Presses de l'Université Laval, 1983, 447 p. ; François Rousseau, « L'hospitalisation en Nouvelle-France : l'Hôtel-Dieu à la fin du XVIIe siècle », dans *Revue d'histoire de l'Amérique française*, vol. 31, n° 1 (juin 1977), p. 29-47 ; Michel Allard, Robert Lahaise, Edouard Desjardins et autres, *L'Hôtel-Dieu de Montréal (1642-1973)*, Montréal, Hurtubise HMH, 1973, *passim* ; Hervé Gagnon, Soigner le corps et l'âme : les Hospitalières de Saint-Joseph et l'Hôtel-Dieu de Montréal, XVIIe-XXe siècles, Sherbrooke, GGC Éditions, 2002, 97 p.
11. Barbara Tunis, *The Medical Profession in Lower Canada : Its Evolution as a Social Group, 1788-1838*, thèse de B.A. with honours in history, Carleton University, 1979, 164 p. ; Jacques Bernier, « Le corps médical québécois à la fin du XVIIIe siècle », dans Charles G. Roland, ed., *Health, Disease and Medicine Essays in Canadian History*, Toronto, The Hannah Institute for the History of Medicine, 1984, p. 36-64 ; Jacques Bernier, *La médecine au Québec. Naissance et évolution d'une profession*, Québec, Presses de l'Université Laval, 1989, 207 p.
12. Hélène Laforce, *Histoire de la sage-femme dans la région de Québec*. Québec, Institut québécois de recherche sur la culture, 1985, 237 p.

in the New World. New Spain, New France, and New England, édité en 1987 par Ronald L. Numbers, compare la médecine pratiquée dans trois colonies distinctes. Toutefois, le texte sur la Nouvelle-France, rédigé par Toby Gelfand, est basé essentiellement sur des sources secondaires et, s'il fournit ainsi peu d'informations nouvelles sur le corps médical, il nous présente tout de même la meilleure synthèse publiée sur le sujet et, fruit de ses travaux antérieurs, décrit avec justesse les contextes médicaux canadien et français[13]. Signalons enfin notre propre thèse et les articles en découlant, qui servent de base à ce livre et permettent de mieux connaître les besoins médicaux, les services médicaux offerts, la pratique médicale et le corps de santé[14]. Dernièrement Marcel J. Rheault et Stéphanie Tésio ont respectivement traité des chirurgiens de la région de Montréal et des apothicaires[15]. Toutefois, quoique ces apports plus récents soient des contributions valables, ils n'ont guère infirmé le contenu de notre thèse ou remis en cause sa pertinence.

Nous nous intéressons d'abord à l'exercice de la médecine dans un contexte colonial ainsi qu'à ceux qui la pratiquent. Notre étude repose essentiellement sur une étude prosopographique portant sur l'ensemble des membres du corps médical canadien établis sur le territoire connu à l'époque comme étant le Canada, excluant de fait l'Acadie et Terre-Neuve[16]. La méthode prosopographique permet de rejoindre à la fois chacun des membres du corps médical et le groupe auquel il appartient. Élaborer des notices individuelles regroupant les renseignements biographiques de toutes sortes qui nous sont fournis sur des personnages ayant entre eux un lien commun constitue le modus operandi de cette méthode[17]. L'établissement et la juxtaposition de notices biographiques individuelles, soumises à un examen comparatif, font ressortir les points communs et les particularités qu'elles renferment[18]. La méthode prosopographique permet ainsi d'allier le qualitatif et le quantitatif. Elle permet également de pallier l'absence de grandes séries documentaires telles les grandes enquêtes administratives de la fin du XVIIIe siècle ou les archives d'institutions médicales comme il en existe en France. Toutefois, particulièrement dans le cas qui nous intéresse, elle suppose un important dépouillement de sources diverses.

13. Ronald L. Numbers, ed., *Medicine in the New World. New Spain, New France, and New England*, Knoxville, The University of Tennessee Press, 1987, 175 p. Il avait également publié un portrait du corps médical canadien à partir de 56 biographies publiées dans le *Dictionnaire biographique du Canada*. Toby Gelfand, « Who Practised Medicine in New France ? : A Collective Portrait », dans Charles G. Roland, ed. *Health, Disease and Medicine Essays in Canadian History*, Toronto, The Hannah Institute for the History of Medicine, 1984, p. 16-35.
14. Rénald Lessard, « De France à Nouvelle-France : la pratique médicale canadienne aux XVIIe et XVIIIe siècles », dans *Annales de Bretagne et des pays de l'Ouest*, vol. 95, n° 4 (1988), p. 421-433 ; Rénald Lessard, *Le mal de la Baie Saint-Paul*, Québec, CELAT (Université Laval), 1989, 107 p. ; Rénald Lessard, *Pratique et praticiens en contexte colonial : le corps médical canadien aux 17e et 18e siècles*, Thèse de doctorat en histoire, Université Laval, 1994, 795 p. ; Rénald Lessard, *Se soigner au Canada aux XVIIe et XVIIIe siècles*, Hull, Musée canadien des civilisations, 1989, 160 p. ; Rénald Lessard, *Soins de santé au Canada aux XVIIe et XVIIIe siècles*, Hull, Musée canadien des civilisations, 1991, 62 p. ; Denis Goulet, François Guérard, Rénald Lessard et André Paradis (sous la direction de Normand Séguin), *L'Institution médicale*, Sainte-Foy, Les Presses de l'Université Laval, 1998, 191 p. ; Rénald Lessard et Stéphanie Tésio, « Les enquêtes des coroners du district de Québec, 1765-1930 : une source en histoire médicale et sociale canadienne », *Bulletin canadien d'histoire de la médecine*, vol. 25, n° 2 (2008), p. 433-460.
15. Marcel J. Rheault, *La médecine en Nouvelle-France. Les chirurgiens de Montréal 1642-1760*, Sillery, éditions du Septentrion, 2004, 334 p. ; Tésio, *op. cit.*, 331 p.
16. Au sens strict, le corps médical canadien se compose des médecins, des chirurgiens et des apothicaires. Au sens large, le corps médical pourrait inclure les sages-femmes. Leur situation est toutefois ambiguë. D'une part, au fil des ans, l'encadrement des activités de ce groupe par les médecins et les chirurgiens devient de plus en plus étroit. Cela est vrai en particulier au Canada en 1788 pour les sages-femmes exerçant en ville qui doivent être examinées avant de pouvoir obtenir une licence pour pratiquer. En France, les statuts de 1692 et de 1730 obligent théoriquement toutes les sages-femmes à être reçues par la communauté de chirurgiens la plus proche et, conséquemment à subir un examen. Le lien avec les médecins, chirurgiens et apothicaires devient ainsi plus évident et se double d'une intrusion des praticiens masculins dans l'univers de l'obstétrique. De plus, les sages-femmes sont reconnues par l'appareil judiciaire qui utilise leur expertise et par le clergé qui tente de contrôler les aspects religieux de leur pratique. Enfin, la présence à Québec, à partir de 1722, d'une sage-femme entretenue par le roi renforce ce groupe. À l'opposé, les sages-femmes ne se comportent pas comme un groupe, n'ont pas de communautés et il ne semble pas qu'elles se considèrent comme membres du corps médical. La seule exception pourrait consister en la sage-femme entretenue par le roi. L'exclusion des sages-femmes de notre étude résulte de ces considérations, mais également du fait qu'elles ont été étudiées avec précision par Hélène Laforce.
17. Selon André Chastagnol, cité dans André Sévigny, « Le soldat des troupes de la marine (1683-1715) : premiers jalons sur la route d'une histoire inédite », dans *Les Cahiers des Dix*, vol. 44, Québec, La Société des Dix/Les Éditions La Liberté, 1989, p. 45.
18. *Ibid.*, p. 45-46.

Nous visons également à situer le corps médical dans le contexte de cette période. L'étude des besoins médicaux, des savoirs et des techniques de l'époque, de l'exercice de la médecine est également essentielle pour comprendre l'évolution du groupe et cerner sa place dans la société. De même, puisque le champ médical est investi par les institutions hospitalières et les praticiens non reconnus, il est indispensable d'inclure ces aspects dans notre enquête.

Cette étude couvre la période allant des débuts de la colonie jusqu'à l'ordonnance de 1788 qui « défend à qui que ce soit de pratiquer la médecine et la chirurgie dans la province de Québec, ou la profession d'accoucheur dans les villes de Québec ou Montréal, sans permission[19] ». De fait, si 1760 marque un tournant aux niveaux politique et militaire, la véritable coupure sur le plan médical se situe davantage à l'époque de la guerre de l'Indépendance américaine. C'est à partir de ce moment que le corps médical devient plus hétérogène et que les praticiens de la santé militaires britanniques prennent en main, pour un demi-siècle, les destinées de la médecine canadienne. Ainsi, 1788 marque un tournant décisif dans l'évolution du corps médical canadien en confirmant le leadership des Britanniques au détriment des Français, des Canadiens et des Allemands[20]. En instaurant un contrôle à l'accès à la profession médicale basé sur un savoir officiel de plus en plus standardisé et en obtenant une reconnaissance juridique du monopole de pratique pour un groupe, l'ordonnance de 1788 constitue également une date importante dans le processus de professionnalisation qui s'accélérera par la suite. Enfin, s'arrêter à 1788 permet de mieux saisir les changements qui vont s'opérer au sein du corps médical dans un contexte de changement de métropole.

Le cadre de cette recherche se limite géographiquement au territoire du Canada tel qu'il est défini par la Proclamation royale de 1763 et élimine ainsi les quelques chirurgiens exerçant dans les postes militaires ou de traite. Il comprend l'essentiel du peuplement d'origine européenne établi dans le territoire actuel de la province de Québec. Le Canada concentre, avant 1788, presque toute sa population dans la vallée du Saint-Laurent, sur une bande de terre s'étendant sur 600 kilomètres des Cèdres à Rimouski, avec quelques noyaux de peuplement le long de plusieurs de ses affluents. Si l'on exclut les Amérindiens, la population de ce territoire est en croissance rapide, passant de 3 918 habitants en 1667 à 9 699 en 1681, à 25 974 en 1723, à 65 000 en 1760, 90 500 en 1775 et à 112 420 en 1784[21]. À partir de la fin du XVIIe siècle, environ 80 % des habitants vivent à la campagne. En fait, si l'on exclut Trois-Rivières, dont la population atteint à peine 644 âmes en 1765 et 806 en 1784, la population urbaine se répartit entre Québec et Montréal. Québec voit ainsi sa population passer de 747 en 1667 à un peu plus de 5 000 en 1744, à 7 215 en 1755, puis descendre à 5 960 en 1775 et remonter à 6 450 en 1784. Montréal, de son côté, passe de quelques centaines d'âmes en 1667 à un peu moins de 5 000 habitants à la Conquête et atteint 4 850 âmes en 1775 et 6 423 personnes en 1784. L'évolution du corps médical canadien se situe donc dans le contexte d'une population relativement restreinte, dispersée sur un vaste territoire, mais également en rapide croissance.

La relative faiblesse de la population canadienne rend ainsi possible une étude détaillée d'un territoire sur une période relativement longue. Grâce en particulier aux outils informatisés disponibles pour plusieurs grandes séries de documents, il est également possible d'atteindre un niveau de précision qu'il serait difficile d'envisager ailleurs dans le

19. Acte ou ordonnance qui défend à qui que ce soit de pratiquer la médecine et la chirurgie dans la Province de Québec, ou la profession d'accoucheur dans les villes de Québec ou Montréal, sans permission, 30 avril 1788, dans « Ordonnances édictées pour la province de Québec par le gouverneur et le conseil de celle-ci, de 1768 à 1791 », dans Arthur Doughty, *Rapport concernant les travaux des Archives publiques pour les années 1914 et 1915*, Ottawa, J. de L. Taché, 1917, p. 224-225. Publiée aussi dans la *Gazette de Québec*, n° 1187, 15 mai 1788.

20. Venus comme mercenaires à partir de 1776, les chirurgiens allemands représentent plus du quart de l'effectif du corps médical canadien en 1788.

21. Dénombrement de la Province de Québec en l'année 1784, 28 octobre 1784, British Library, Add. MSS 21885, f. 259r-264r; Richard Lalou et Mario Boleda, « Une source en friche : les dénombrements sous le Régime français », dans *Revue d'histoire de l'Amérique française*, vol. 42, n° 1 (été 1988), p. 55, 67 ; Nicolas-Gaspard Boisseau, *Mémoires de Nicolas-Gaspard Boisseau*, Lévis, s. éd., 1907, p. 20.

monde[22]. Cette situation complique évidemment toute tentative de comparaison systématique.

Dans une perspective de transfert entre une métropole et l'une de ses colonies, cette étude vise tout d'abord à démontrer que la pratique médicale et le corps médical dans la vallée du Saint-Laurent aux XVIIe et XVIIIe siècles sont demeurés essentiellement français jusqu'à la guerre de l'Indépendance américaine. Cette affirmation prend le contre-pied de la thèse de Turner et rejoint ainsi les orientations récentes de l'historiographie médicale américaine. Tout concourt à donner à l'univers médical canadien un visage typiquement français : la similitude des besoins médicaux qui rendrait peu nécessaire un renouvellement ou une adaptation des savoirs et des pratiques européens, une présence militaire française importante qui fournit des membres au corps médical, l'absence d'institutions d'enseignement médical, le faible recrutement de praticiens parmi la population canadienne, le statut colonial du Canada qui favorise les Français au détriment des Canadiens, des institutions hospitalières calquées sur le modèle français et le peu d'influence des Amérindiens en matière de médecine officielle. Cette influence a touché notamment les hommes de l'art, le savoir, la littérature médicale, la formation, l'outillage, la pharmacopée et les techniques. Le Canada reçoit ainsi d'Europe l'essentiel de son personnel médical. Expliquer et comprendre ce phénomène constitue le premier objectif de ce livre. Ce contexte colonial particulier soulève évidemment la question de la dépendance du corps médical face à la métropole et, dans un contexte de changement de métropole comme cela se produit en 1763, les conséquences risquent d'être importantes tant en ce qui concerne le recrutement de nouveaux praticiens que l'exode de ceux qui sont déjà établis.

Outre le transfert de la métropole vers la colonie et les effets du statut colonial de cette médecine, ce livre s'intéresse au processus d'enracinement des praticiens de la santé au sein d'une population qui lui est généralement étrangère. Insertion tout d'abord du point de vue de la pratique. Dans quelle mesure la médecine officielle pénètre-t-elle dans la population ? La société est-elle médicalisée ? Le statut juridique du corps médical, l'évolution des effectifs, leur répartition géographique, la reconnaissance d'un savoir par la population et le recours aux praticiens fournissent des éléments de réponse. Insertion également au niveau social. Les alliances matrimoniales, la mobilité géographique et professionnelle, les activités professionnelles et autres ou le devenir des enfants sont des indicateurs importants.

Y a-t-il un processus de professionnalisation en cours ? Ce phénomène serait lié autant à une volonté de s'assurer des revenus adéquats et d'éliminer la concurrence qu'à un désir d'améliorer les standards de la pratique ou de jouer un rôle plus important dans la société. L'existence d'un savoir institutionnalisé, d'une certaine autonomie du corps médical, d'un contrôle de ce groupe sur ses membres, d'un monopole dans la pratique et même d'un prestige accordé par la population est une condition essentielle pour atteindre ces objectifs. Notre hypothèse de base sous cet aspect veut qu'un tel processus soit lentement mis en place au fil des ans et que l'élément moteur de ce phénomène réside non pas au sein du corps médical canadien, mais plutôt à l'intérieur d'un contexte plus global essentiellement européen. L'ascension des chirurgiens, qui se concrétise entre autres par le passage du statut de chirurgien-barbier à celui de chirurgien proprement dit, constitue l'un des aspects fondamentaux de cette évolution.

22. Signalons la banque de données Parchemin qui décrit la production notariale canadienne antérieure à 1790, la banque de données du Programme de recherche en démographie historique (PRDH) de l'Université de Montréal permettant de retrouver tous les actes de l'état civil catholique jusqu'en 1800 et même jusqu'en 1850 pour une partie des actes de décès, les descriptions d'archives de la Nouvelle-France effectuées par Bibliothèque et Archives Canada (BAC) et Bibliothèque et Archives nationales du Québec (BAnQ).

CHAPITRE 1

Les besoins médicaux des Canadiens

Du point de vue médical, la colonisation de certaines parties du monde par les Européens provoque, entre les XVe et XIXe siècles, de grands bouleversements. Avec la circulation des gens et des marchandises, les invasions microbiennes se multiplient. Les maladies infectieuses s'internationalisent rapidement. La variole, la rougeole, la grippe, la syphilis, le choléra, le paludisme ou la fièvre jaune causent de véritables hécatombes[1]. À l'opposé, les contacts avec d'autres cultures et la découverte de nouvelles plantes ou de nouveaux produits médicinaux sont également susceptibles de modifier les théories et les pratiques médicales européennes. Le passage de l'Ancien au Nouveau Monde suscite donc potentiellement nombre de défis nouveaux au monde médical. De même, l'adaptation à un contexte nouveau ne se fait pas sans heurts et il est difficile de modifier les idées reçues. L'outillage mental dont disposent les gens repose essentiellement sur une tradition multiséculaire. À titre d'exemple, soulignons qu'au début du XVIIe siècle, alors qu'il tente d'expliquer les fabulations et les visions des Amérindiens, Marc Lescarbot ne peut que s'inspirer directement du discours médical officiel de son époque:

> Mais telle chose peut aussi arriver à ceux qui sont sains de corps, comme nous avons dit. Et les causes en sont parties exterieures, parties interieures. Les exterieures sont les facheries & ennuis; les interieures sont l'usage des viandes melancholiques & corrompues, d'où s'elevent des vapeurs malignes & pernicieuses au cerveau, qui pervertissent les sens, troublent la memoire, & egarent l'entendement: item ces causes interieures proviennent d'un sang melancholie & brulé, contenu dans un cerveau trop chaud, ou dispersé par toutes les veines, & toute l'habitude du corps, ou qui abonde dans les hippochondres, dans la rate, & mesantere: d'où sont suscitées des fumées & noires exhalaisons, qui rendent le cerveau obscur, tenebreux, offusqué, & le noircissent & couvrent ni plus ni moins: que les tenebres font la face du ciel: d'où s'enfuit immediatement que ces noires fumées ne peuvent apporter aux hommes qui en sont couverts, que frayeurs & crainte. Or selon la diversité de ces exhalaisons provenantes d'une diversité & varieté de sang, duquel sont produites ces fumées & suyes, il y a diverses sortes d'apprehensions & melancholies, qui attaquent diversement, & depravent sur tout les functions de la faculté imaginatrice. Car comme la varieté du sang diversifie l'entendement, ainsi l'action de l'ame changée, change les humeurs du corps[2].

Cette persistance en terre canadienne d'un discours et de pratiques provenant de la métropole n'est pas de prime abord automatique. Au cours des XVIIe et XVIIIe siècles, un corps de santé s'implante en terre canadienne dans un territoire neuf en pleine expansion géographique et démographique. Le climat, les contacts avec les Amérindiens, les grandes distances à franchir tant sur mer que sur terre, les guerres et les maladies épidémiques se conjuguent pour instaurer une conjoncture pouvant favoriser l'apparition de nouveaux rapports avec la santé ou la maladie. De nouveaux besoins médicaux nécessiteraient ainsi une adaptation à ce nouveau contexte et une réponse particulière du corps médical.

1. Philippe Masson, «Expansion maritime et santé», dans Pierre Pluchon, dir., *Histoire des médecins et pharmaciens de marine et des colonies*, Toulouse, Bibliothèque historique Privat, 1985, p. 15-43; Marc Gentilini et Jean-Pierre Nozais, «Expansion coloniale et santé», dans Pluchon, *op. cit.*, p. 45-65.

2. Marc Lescarbot, *Histoire de la Nouvelle-France*, Paris, Millot, 1612, p. 401-402.

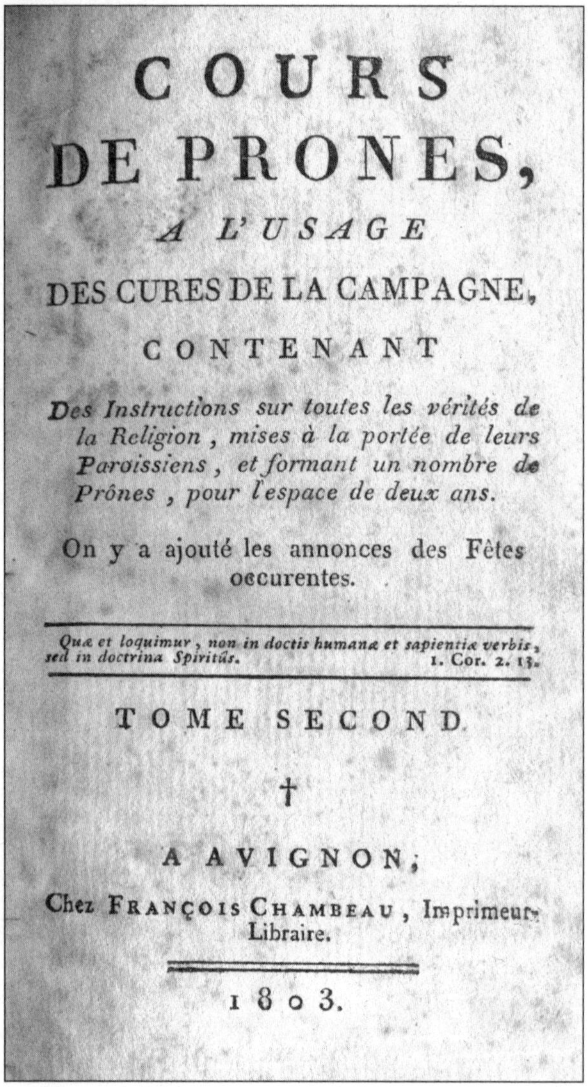

COURS
DE PRONES,
A L'USAGE
DES CURES DE LA CAMPAGNE,
CONTENANT
Des Instructions sur toutes les vérités de la Religion, mises à la portée de leurs Paroissiens, et formant un nombre de Prônes, pour l'espace de deux ans.
On y a ajouté les annonces des Fêtes occurentes.

Quæ et loquimur, non in doctis humanæ et sapientiæ verbis, sed in doctrina Spiritûs. 1. Cor. 2. 13.

TOME SECOND.
†
A AVIGNON;
Chez FRANÇOIS CHAMBEAU, Imprimeur-Libraire.
1803.

La maladie peut être un avertissement ou un châtiment. *Cours de prones a l'usage des curés de la campagne contenant Des Instructions sur toutes les vérités de la religion, mises à la portée de leurs Paroissiens, et formant un nombre de Prônes, pour l'espace de deux ans.* Avignon, Chez François Chambeau, 1803. Tome 2, p. 206-207.

Toutefois, si cette nécessité de s'adapter à un territoire neuf est absente ou réduite, une telle situation favorise nettement la transplantation intégrale du modèle médical de la mère-patrie. L'efficacité du processus de transfert d'hommes de l'art, d'institutions hospitalières, de techniques et de savoirs médicaux dépend ainsi en grande partie de la capacité des sociétés européennes à fournir aux nouvelles sociétés coloniales une réponse adéquate à leurs besoins en soins de santé. Comprendre le sens de la maladie aux XVIIe et XVIIIe siècles de même qu'évaluer la morbidité et les autres besoins médicaux de cette époque deviennent ainsi indispensables pour bien saisir la place du corps médical au sein de la société.

La maladie : Dieu, le médecin et le malade

Au Canada, comme en France, le discours officiel voit dans la maladie un avertissement et un châtiment divins. Dans un recueil de sermons publié en France en 1803, mais rédigé à partir de textes écrits au milieu du XVIIIe siècle, un auteur anonyme explique que Dieu « envoie des afflictions pour exercer sa souveraine puissance ». Par sa souveraineté, il peut « très justement » envoyer aux hommes des maux desquels font partie les maladies et les épidémies « pour faire éclater ses divines perfections. En effet, ses Disciples lui ayant demandé la cause pourquoi un aveugle qu'il avoit guéri, étoit né aveugle, il répondit que ce n'étoit ni pour son péché, ni pour celui de ses père et mère ; mais afin que Dieu fit voir ses œuvres merveilleuses en lui[3] ».

Selon le même auteur, le Créateur permet aussi les maux affligeant les hommes « pour exercer sa justice en punition de nos péchés[4] ».

> Dieu vous a inspiré plus d'une fois de quitter votre péché, et de retourner à lui : vous n'en avez rien fait, vous avez méprisé ses avertissemens : il vous envoie une maladie fort sérieuse qui vous oblige à recourir à sa miséricorde, et à vous soumettre aux ordres de sa souveraineté. Quand vous êtes… malade ou en quelque autre danger ; vous faites des vœux, des neuvaines ; quand vous vous portez bien, et que vous avez tout à souhait, vous oubliez le bon Dieu[5].

Dans certains cas, les afflictions ne seraient pas envoyées par punition, mais plutôt par précaution. Si Dieu permet qu'un individu soit malade, ce serait peut-être parce qu'en santé il serait un « jureur, un

3. *Cours de prones à l'usage des curés de la campagne, contenant Des Instructions sur toutes les vérités de la Religion, mises à la portée de leurs Paroissiens, et formant un nombre de Prônes, pour l'espace de deux ans*, tome 2, Avignon, Chez François Chambeau, 1803, p. 204-205.
4. *Ibid.*, p. 205.
5. *Ibid.*

impudique, un pilier de cabaret, un glorieux, un querelleur[6] ». Au Canada, plusieurs ecclésiastiques établissent une relation entre les épidémies et les péchés commis dans la colonie. Selon le père Joseph de La Colombière, qui prêche à Québec et à Montréal entre 1682 et 1723, les maladies populaires et épidémiques sont ordinairement la juste punition de quelques péchés publics et universels[7]. Il précise que, tant qu'on a vécu ici dans l'innocence et la pratique des vertus chrétiennes, on jouissait d'une parfaite santé. Mais, ajoute-t-il, depuis que le péché a gagné le dessus, Dieu y a envoyé toutes sortes de maladies[8].

Les propos des prédicateurs trouvent leur écho dans les perceptions de leurs ouailles. Les cas de maladies et de décès liés aux péchés et aux vices des hommes servent d'exemples. Ainsi, en 1789, au dire du marchand québécois Henry Juncken, la mort de l'imprimeur Brown et du lieutenant-gouverneur Hope seraient respectivement imputables à l'alcoolisme et à la syphilis faisant suite à une vie dissolue. Et Juncken de conclure que ces tristes événements « ought to be a warning to the Living, without we submit to the guidance of thy Holy Spirit, o Lord what will became of us[9] ».

Dieu demeure le maître de la vie et de la mort, de la santé et de la maladie[10]. Le 2 février 1726, un habitant de Saint-Laurent, sur l'île de Montréal, dans une missive adressée à un résident de Charlesbourg, souligne bien le pouvoir du Créateur.

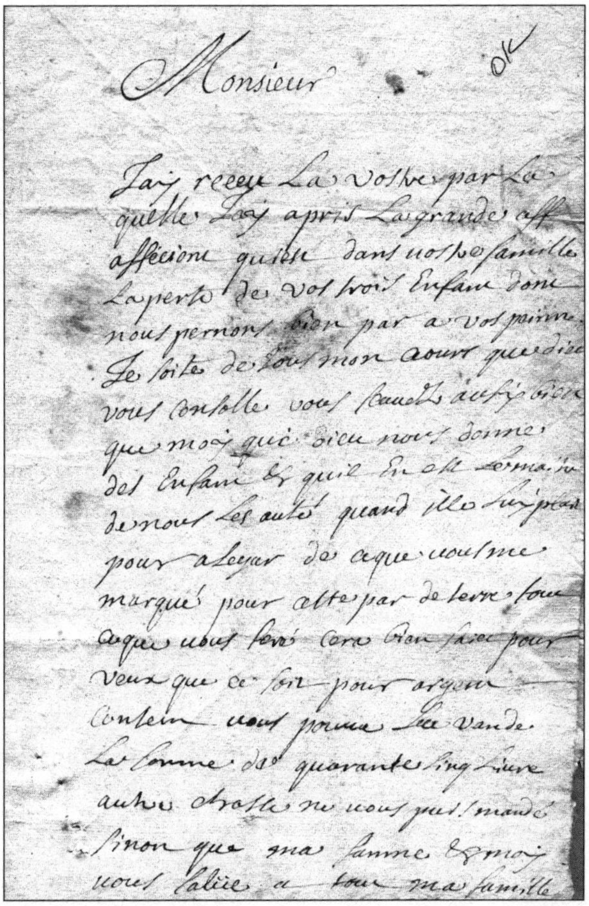

Dieu est maître de la vie et de la mort. C'est ce que rappelle Jean Meilleur en 1726 : « J'ai receu La voste par laquelle j'ay apris La grande afflécion qui est dans nostre famille La perte de Vos trois Enfans dont nous pernons Bien par a Vos peinne je soite de tous mon ceours que dieu vous consolle vous scavez aussy bien que moy que dieu nous donne des Enfant & quil en est le maitre de nous les auté quand ille luy plait. » Lettre de Jean Meilleur à Jean Garnaud, 2 février 1726, annexée à la vente de Pierre Verret, Jacques Verret et Jean Garnaud à Jean Verret, 28 septembre 1727, BAnQ-Q, CN301,S87, greffe de Jean-Étienne Dubreuil, n° 2923.

J'ai receu La voste par laquelle j'ay apris La grande afflécion qui est dans nostre famille La perte de Vos trois Enfans dont nous pernons Bien par a Vos peinne je soite de tous mon ceours que dieu vous consolle vous scavez aussy bien que moy que dieu nous donne des Enfant & quil en est le maitre de nous les auté quand ille luy plait [...][11].

6. *Ibid.*, p. 206.
7. Les sermons du père de La Colombière sont conservés dans les Archives du Monastère des Augustines de l'Hôtel-Dieu de Québec. Marie-Aimée Cliche, *Les Pratiques de dévotion en Nouvelle-France. Comportements populaires et encadrement ecclésial dans le gouvernement de Québec*, Québec, Presses de l'Université Laval, 1988, p. 53.
8. *Ibid.*
9. Journal d'Henry Juncken, 22 mars et 13 avril 1789, BAnQ-Q, P119, fonds Henry Juncken.
10. François Lebrun, *Se soigner autrefois. Médecins, saints et sorciers aux 17e et 18e siècles*, Paris, Temps actuels, 1983, p. 11-17. Il faut aussi noter que, si Dieu peut donner la maladie, le diable a également des pouvoirs. Certains croient que des individus peuvent avoir recours à Satan et jeter ainsi des maléfices sur leurs concitoyens ou sur leurs animaux. Sur un cas d'empoisonnement supposé de bestiaux par un sorcier, dans la région de Montréal en 1706-1707, voir Robert-Lionel Séguin, *La sorcellerie au Québec du XVIIe au XIXe siècle*, Montréal, Leméac, 1971, p. 111-114. De même, tant au Canada qu'en Europe, des cas de maladie mentale sont imputés à des possessions diaboliques. En Angleterre, certaines pratiques médicales populaires relèvent de la superstition ou de la magie. Roy Porter, *Disease, Medicine and Society in England 1550-1860*, London, Macmillan Education, 1987, p. 26-27.

11. En l'espace de deux mois, son correspondant perd trois enfants âgés entre 8 et 16 ans. Lettre de Jean Meilleur à Jean Garnaud, 2 février

Bien qu'une telle conception de la maladie puisse susciter un certain fatalisme, elle n'exclut généralement pas un effort pour guérir le corps par l'utilisation de moyens naturels et raisonnables. D'ailleurs, la nature derrière laquelle se profile l'ombre de Dieu ne met-elle pas à la disposition de l'homme une foule de remèdes qui ne demandent qu'à être découverts et employés ?

Le discours du médecin sur la maladie s'inscrit tout naturellement dans le prolongement de celui de l'Église[12]. Tout en reconnaissant généralement que Dieu en est le maître et que le pouvoir de guérison appartient à la nature et à son Créateur, la médecine de l'époque cherche à comprendre l'essence même de la maladie en ayant recours à des théories basées sur celles des grands médecins de l'Antiquité, en particulier Hippocrate et Galien. Deux grandes conceptions coexistent depuis des siècles[13]. Pour les tenants de la conception ontologique, les maladies sont de vraies entités ayant chacune leurs particularités. Les développements de la bactériologie à la fin du XIXe siècle permettront à cette vision de dominer la pensée médicale contemporaine. À l'opposé, les partisans de la conception physiologique conçoivent la maladie comme une indisposition intrinsèque au corps et comme constituant un processus unique propre à chaque malade. Il n'y aurait pas une variété de maladies, mais plutôt des variations de l'état du corps imputables au tempérament de l'individu ou à son environnement. Cette approche valorise évidemment l'identification des affections par leurs symptômes plutôt que par leur étiologie.

Même si l'on reconnaît l'existence d'un certain nombre de maladies particulières, la plupart des praticiens des XVIIe et XVIIIe siècles sont adeptes de la conception physiologique. Pour eux, la maladie résulte généralement d'un déséquilibre des humeurs, c'est-à-dire des substances liquides contenues dans le corps humain[14]. Afin de restaurer cet équilibre, tout traitement vise essentiellement à évacuer ces humeurs ou à en modifier la qualité. Toutefois, tout au long des XVIe, XVIIe et XVIIIe siècles, de nouvelles théories voient le jour, mais sans réellement remettre en cause la théorie des humeurs et encore moins modifier la pratique médicale[15]. Encore en 1743, un dictionnaire définit la maladie comme étant un « déréglement qui arrive dans le corps, qui altère la santé, soit par la prédomination de quelque humeur, soit par autre cause ; ou c'est une indisposition contre nature, qui blesse immédiatement l'action de quelque partie, comme la définissent les Médecins[16] ». Cette définition a le propre de laisser la porte ouverte à plusieurs interprétations.

La médecine humorale, qui remonte au Grec Hippocrate, mais qui a été développée surtout par Galien, s'insère dans une conception particulière de l'univers. Selon les anciens auteurs helléniques, les mondes visible et invisible forment un tout à l'intérieur duquel existent de multiples concordances. Le milieu environnant expliquerait l'apparition des maladies et, dans ce contexte, le discours médical sur l'air trouve ainsi des origines anciennes[17]. Le corps humain serait le reflet, plus petit, de l'univers. Ainsi, aux quatre éléments définissant ce dernier (terre, eau, feu, air), et à leurs qualités respectives, cor-

1726, annexée à la vente de Pierre Verret, Jacques Verret et Jean Garnaud à Jean Verret, 28 septembre 1727, BAnQ-Q, CN301,S87, greffe de Jean-Étienne Dubreuil, n° 2923.

12. Cette attitude face à la maladie va changer lentement, surtout à partir de la seconde moitié du XVIIIe siècle et principalement parmi les élites éclairées. Le caractère sacré de la maladie s'estompe alors progressivement, la médecine officielle se substituant de plus en plus à Dieu et à la nature. Voir en particulier la synthèse de Jean-Pierre Goubert : « 1770-1830 : la première croisade médicale », dans *Historical Reflections/Réflexions historiques*, vol. 9, n°s 1 et 2 (printemps et été 1982), p. 3-13.

13. Sur l'évolution du concept de la maladie en Occident et sur la difficulté à le définir en peu de mots, voir Robert P. Hudson, « Concepts of Disease in the West », dans Kenneth F. Kiple, ed., *The Cambridge World History of Human Disease*, Cambridge, Cambridge University Press, 1993, p. 45-52.

14. Lebrun, *op. cit.*, p. 18-19 ; Albert S. Lyons et R. Joseph Petrucelli, *Medicine. An Illustrated History*, New York, Harry N. Abrams Inc., 1987, p. 253-254, 259 ; Richard Harrison Skryock, *Medicine and Society in America : 1660-1860*, Ithaca, Cornell University Press, 1977, p. 50-51 ; Jean Héritier, *La sève de l'homme de l'Âge d'or de la saignée aux débuts de l'hématologie*, Paris, Denoël, 1987, p. 30-35, 40 ; Guenter B. Risse, « History of Western Medicine from Hippocrates to Germ Theory », dans Kenneth F. Kiple, ed., *The Cambridge World History of Human Disease*, Cambridge, Cambridge University Press, 1993, p. 11-19.

15. Ainsi, Paracelse, Van Helmont et Sydenham, renouant avec d'anciennes conceptions, conçoivent les maladies comme autant d'entités distinctes.

16. *Dictionnaire universel français et latin, vulgairement appellé Dictionnaire de Trévoux*, tome IV, Paris, Delaune et autres, 1743, p. 538.

17. Cette conception provenant d'Hippocrate est reprise plus tard par l'Anglais Sydenham et servira de base théorique aux relevés que feront nombre de médecins du XVIIIe siècle. À Québec, les « Observations Botanico-météorologiques » du médecin Gaultier s'inscrivent dans ce courant.

respondent les quatre humeurs fondamentales que sont le sang, la pituite ou phlegme (flegme), la bile et l'atrabile. Selon qu'une humeur l'emporte sur les autres, un individu sera de tempérament sanguin, flegmatique, bilieux ou mélancolique. En fonction du caractère des malades, le traitement prescrit et la diète imposée varieront.

Si aujourd'hui l'on décrie la théorie humorale et l'on rejette ses fondements, il ne faut pas oublier la cohérence et la force explicative de cette vision de l'homme et de la maladie. Pendant des siècles, elle offrait un modèle d'explication rationnel qui a d'ailleurs été adopté en bonne partie par la médecine populaire. Bien des pratiques actuelles en médecine traditionnelle ou alternative tirent leurs origines de la théorie des humeurs. Prendre froid, se purger à des fins de prévention, nettoyer son sang ou son foie sont autant de vestiges encore vivants liés aux humeurs. Sans une connaissance de la théorie humorale, l'art de guérir aux XVIIe et XVIIIe siècles reste incompréhensible.

Si les perceptions de la maladie par le clergé et par le corps médical expliquent les attitudes et les réactions des gens face aux malades et à la maladie, elles ne se reflètent pas automatiquement au niveau du principal acteur, le malade.

Aux XVIIe et XVIIIe siècles, le spectacle de la mort et la fragilité de la vie font partie de l'univers quotidien des malades[18]. La mort d'enfants, les épidémies, les décès de mères en couches, les aléas des guerres, les exécutions publiques, les cortèges funéraires ou les risques de la navigation de même que les sermons des prédicateurs rappellent à tous que leur vie est fragile, éphémère[19].

Si la mort est omniprésente, tel est également le cas de la maladie. Un journal personnel comme celui du marchand québécois Henry Juncken ou la correspondance privée de l'époque soulignent l'intérêt des gens envers la maladie, la leur comme celle de leur entourage[20]. Il est intéressant de noter que le discours des gens rejoint ceux du clergé et du corps médical. Des éléments de la théorie des humeurs et des allusions à la doctrine chrétienne s'y rencontrent.

Les registres d'état civil, même si les mentions des dernières fins d'un individu s'attardent surtout à décrire les morts édifiantes, révèlent des comportements et des attitudes face à la maladie. Pour beaucoup, les préceptes de l'Église servent de guide. Ils prônent la résignation et la patience face à la maladie, une épreuve envoyée par Dieu pour éprouver la foi des gens. En 1701, à Charlesbourg, Marguerite Trudel est inhumée « après avoir été plus de cinq mois malade et avoir tout souffert avec une grande résignation ». En 1736, Marie-Françoise Benoist décède « après avoir reçu tous ses sacrements dans des sentiments très pieux et édifiants, agée d'environ quarante-quatre ans pendant lesquels il a plu au seigneur de l'éprouver par des maladies et des souffrances continuelles qui ne lui ont rien fait perdre de l'esprit de charité, de douceur et de patience qui l'ont fait admirer par tous ceux qui ont connu cette vertueuse vierge sans vœu qui est décédée comblée de vérité et de grâce ». En 1738, Claude Guimont meurt « après une maladie de dix mois qu'il a souffert très patiemment ». Enfin, dernier exemple, Jean Guillot décède en 1745 après « avoir souffert avec beaucoup de patience et des infirmités de l'âge et les douleurs de la maladie ».

Contrairement à la situation des années 2000, la maladie est alors perçue comme une entité faisant partie de l'être humain, comme en étant issue. Elle n'est donc pas étrangère à l'individu, comme elle le deviendra en grande partie à la fin du XIXe siècle avec le développement de la bactériologie[21]. En effet,

18. Divers auteurs ont abordé cette question. Pour un bilan épistémologique des histoires de la médecine et en particulier de la relation entre l'homme, son corps et la maladie, voir les travaux suivants : André Rauch, « Histoires du corps et de la maladie », dans *Historical Reflections/Réflexions historiques*, vol. 14, n° 1 (1987), p. 73-94 ; Jacques Revel et Jean-Pierre Peter, « Le corps. L'homme malade et son histoire », dans Jacques Le Goff et Pierre Nora (sous la direction de), *Faire l'histoire*, tome III : *Nouveaux objets*, Paris, Gallimard, 1974, p. 226-256 ; Roy Porter, « The patient in England, c. 1660-c. 1800 », dans Andrew Wear, *Medicine in Society. Historical essays*, Cambridge, Cambridge University Press, 1992, p. 91-118.

19. Porter, *Disease, Medicine…*, p. 23-31.

20. Comme le souligne d'une manière fort à-propos l'historien britannique Roy Porter, les sources disponibles nous renseignent surtout sur les perceptions des gens maîtrisant l'écriture, donc des gens les plus instruits. La pensée des gens les plus démunis, des femmes ou des enfants nous est généralement peu connue et les rares bribes d'information proviennent de tierces personnes. Porter, *Disease, Medicine…*, p. 23-31 ; Marcelle Cinq-Mars, « Représentations et stratégies sociales d'un marchand étranger à Québec : le journal de Johann Heinrich Juncken (septembre 1788-mai 1789) », dans *Revue d'histoire de l'Amérique française*, vol. 44, n° 4 (1991), p. 549-566.

21. Porter, *Disease, Medecine…*, p. 24-25.

à partir de ce moment, la notion de germe et de microbe rend l'ennemi identifiable et le présente comme un envahisseur extérieur. Dorénavant, la maladie n'a plus de signification particulière et le médecin devient l'agent actif, voire le héros, qui la vainc.

Aux XVIIe et XVIIIe siècles, la relation étroite entre le malade, son corps, sa spiritualité et la maladie crée des liens entre patient et praticien de la santé qui diffèrent de ceux que l'on retrouve actuellement. Le médecin, le chirurgien et l'apothicaire ne détiennent pas alors un pouvoir absolu de guérison et leur intervention vise essentiellement à favoriser l'action de la nature et non à se substituer à celle-ci. De plus, le médecin, le chirurgien ou l'apothicaire ne sont pas les seules ressources disponibles. Le marché des soins médicaux se partage entre une grande variété d'individus, allant du charlatan, du rebouteux et de l'ecclésiastique soignant jusqu'aux membres du corps médical. Le prêtre ou le ministre du culte peut également jouer un rôle important puisqu'il peut servir d'intermédiaire entre Dieu, source de la maladie, et le patient. Le malade décide et peut choisir une ou plusieurs de ces options ou recourir à l'automédication ou au surnaturel. Assez couramment d'ailleurs, le patient a recours, concurremment ou successivement, à plusieurs solutions. Il faut mettre toutes les chances de son côté et la médecine officielle et ses adeptes, qui n'ont absolument pas le prestige qu'on leur attribuera plus tard, ne peuvent prétendre à un monopole.

Beaucoup de gens, surtout parmi ceux qui appartiennent aux couches les plus nanties de la société, se soucient de leur santé et prennent des mesures pour éviter la maladie[22]. Plusieurs ont recours à des saignées de précaution, à des purgations préventives, à des régimes de vie appropriés, à des diètes ou à de l'exercice.

Toutes ces considérations sur la maladie se reflètent dans les perceptions qu'ont les contemporains de la morbidité au Canada. Dans la perspective où l'environnement est considéré comme un élément capital susceptible d'influencer l'apparition de maladies, la présence d'un air sain est un avantage considérable qu'offre le Canada au dire des contemporains.

22. Porter, *op. cit.*, p. 28. Sur le souci, voire l'obsession de maintenir sa santé, voir en particulier le journal personnel de Michel Chartier de Lotbinière couvrant les années 1779-1787, BAnQ-Q, P163, fonds Michel Chartier de Lotbinière.

La maladie : la situation canadienne

Air sain et mesures d'hygiène déficientes

Au cours des XVIIe et XVIIIe siècles, divers témoignages prétendent au bon état de santé des Canadiens et, conforme en cela au discours médical officiel, plusieurs l'imputent à la bonne qualité de l'air. Dès 1640, le père Vimont observe que l'air du pays est bon et que les habitants sont en bonne santé[23]. En 1651, non sans exagération, Simon Denys proclame qu'au Canada « on ne sait ce qu'est l'arthrite, la fièvre et le catarrhe. De médecins et de pharmaciens, nul besoin ; pour toute la ville de Québec, un seul chirurgien suffit[24] ». Pierre Boucher signale en 1664 que « l'air y est extrémement sain en tout temps, mais surtout l'hiver ; on voit rarement des maladies en ces pays-ci[25] ». Au siècle suivant, le même thème sera repris. En 1720, le Jésuite Charlevoix écrit : « Nous ne connaissons point au monde de climat plus sain que celui-ci. Il n'y règne aucune maladie particulière[...][26]. » En 1749, le voyageur suédois Pehr Kalm note, quant à lui, que les paysans « sont généralement en très bonne santé, bien qu'il se rencontre ici et là quelques malades » et ajoute :

> Les Français nés en France et venus ensuite au Canada se portent ordinairement beaucoup mieux ici que dans leur pays natal et ont une meilleure santé ; ils sont également en meilleure santé et vivent plus vieux que les Français nés au Canada ; ils peuvent supporter bien mieux que d'autres les difficultés et les randonnées d'hiver à travers le pays ; la plupart d'entre eux vivent ordinairement jusqu'à un âge avancé. J'ai demandé si les gens nés en France ne sont pas tombés malades à leur arrivée ici ou quelque temps après, ou encore

23. Robert-Lionel Séguin, *La civilisation traditionnelle de l'« habitant » aux 17e et 18e siècles*, Montréal, Fides, 1973, p. 68.

24. Lettre de Simon Denys à Du Breuil, sieur de la Gagnerie, 28 octobre 1651, publiée dans Lucien Campeau, « Un témoignage de 1651 sur la Nouvelle-France », dans *Revue d'histoire de l'Amérique française*, vol. XXIII, nº 4 (mars 1970), p. 604.

25. « Santé du corps et de l'esprit », dans *Nos Racines, l'histoire vivante des Québécois*, Montréal, Les Éditions T.L.M. inc., 1979, nº 17, p. 322.

26. *Charlevoix (1682-1761)*, textes choisis et présentés par Léon Pouliot, Montréal et Paris, Fides, 1959, p. 72.

s'ils n'ont pas leur season [sic] comme cela se produit en Pennsylvanie. On m'a répondu qu'on n'a jamais entendu parler d'une chose de ce genre, mais qu'au contraire ils se sont immédiatement trouvés en meilleure santé qu'auparavant[27].

En 1754, Nicolas-Gaspard Boucault, ancien secrétaire de l'intendant Bégon et lieutenant particulier de la prévôté de Québec, note qu'il « n'est pas de climat plus sain que celui-là, il n'y règne aucune maladie particulière au pays » ; celles qu'il y a vu « régner étaient apportées par les vaisseaux français » tout en précisant qu'il y a « quelques femmes attaquées de gouttes ». Cette situation particulière provient, « à ce qu'on prétend, des eaux de neiges[28] ». Enfin, en 1715, Ruette d'Auteuil avait également confirmé ces impressions de salubrité de l'air tout en s'empressant de souligner l'origine étrangère des épidémies :

Il est vray que Le canada est froid depuis La my novembre jusqu'au Commencement d'avril, quil y a des neiges qui couvrent La terre pendant ce temps La, mais Loin que le froid et Les neiges Soient prejudiciables, Ils produisent de L avantage, Car le froid purifie L'air de toutes maladies et rend Les corps robustes, cela est Si vray qu'on ne Voit point de maladies contagieuses en Canada, Si elles n'y Sont pas aportées d'ailleurs comme il est arrivé plusieurs fois depuis 20 à 25 ans, par le peu de precaution qu'on a eu Lorsque Les navires qui y transportoient des troupes de France qui avoient contractée des maladies dans Leurs traverses, y sont arrivées, et par les commerces deffendus qu'on a fait avec les anglois de la nouvelle angleterre d'ou on a a porté plusieurs maladies qu'ils contractent avec Les Isles de L amérique qui ont causé beaucoup de mortalitez par ce que La bonne Constitution des corps des canadiens, Les rend beaucoup plus Susceptibles du mauvais air que ceux des Européens[29].

En dépit de la salubrité du climat et de l'absence de maladies particulières au Canada, la vallée laurentienne n'est donc pas à l'abri des maladies infectieuses, et tout particulièrement des épidémies. Généralement introduites de l'extérieur, elles y font périodiquement des ravages. Les conditions d'hygiène, souvent déficientes, surtout dans les villes, créent un terrain propice à l'éclosion et à la propagation de maladies infectieuses. Si la nature est généreuse en fournissant un climat sain, les conditions de vie à l'européenne que recréent les hommes qui s'installent en Nouvelle-France en annulent une partie des effets[30].

Les mesures d'hygiène publique dans les villes sont insuffisantes malgré l'émission d'ordonnances relatives à l'aménagement de latrines, au nettoyage et au pavage des rues, à la libre circulation des animaux sur la voie publique ou au contrôle de la qualité du pain. Toutefois, la répétition de certaines ordonnances et les témoignages des contemporains prouvent le peu d'attention que les gens leur accordent[31]. Dans les rues de Québec, pour la plupart non pavées, les détritus s'accumulent. À ceux des animaux domestiques, souvent laissés en liberté ou abandonnés, ou des animaux destinés à la boucherie, abattus à la devanture des boutiques, s'ajoute la pollution humaine. Toutes les maisons n'ont pas de latrines extérieures[32]. L'eau de la rivière Saint-Charles, qui sert de véritable dépotoir, est polluée et, en conséquence, souvent impropre à la consommation. À Québec, dans les deux basses-villes en particulier,

27. Pehr Kalm, *Voyage de Pehr Kalm au Canada en 1749*, Montréal, Pierre Tisseyre, 1977, p. 85-86, 471.

28. Nicolas-Gaspard Boucault, « Etat présent du Canada, dressé sur nombre de mémoires et connaissances acquises sur les lieux, par le sieur Boucault (1754) », dans *Rapport de l'archiviste de la province de Québec pour 1920-1921*, Québec, Ls-A. Proulx, 1921, p. 15.

29. Une maladie comme la variole confère au malade qui survit une immunisation qui le protège d'une nouvelle atteinte. Or, au Canada, cette maladie n'est pas endémique. Conséquemment, lorsqu'éclate une épidémie, nombre de personnes n'ont jamais été préalablement immunisées. C'est pourquoi la virulence de la maladie est alors généralement beaucoup plus élevée qu'en Europe. Il faudrait voir en ce sens l'affirmation de Ruette d'Auteuil selon laquelle « la bonne constitution des corps de Canadiens les rend beaucoup plus susceptibles du mauvais air que ceux des Européens ». Cette situation est encore plus vraie lorsque l'on compare les Amérindiens aux Européens. La diminution importante que subit la puissance iroquoise à la fin du XVIIe siècle s'explique autant, sinon plus, par la maladie que par les effets des armes. Memoire Sur L estat present du Canada, 12 décembre 1715, ANOM, Fonds des Colonies, série C^11A, vol. 40, f. 244r. Ce document a été publié dans « Lettres et mémoires de François-Madeleine-Fortuné Ruette d'Auteuil, procureur général du Conseil souverain de la Nouvelle-France », dans *Rapport de l'archiviste de la province de Québec pour 1922-1923*, Québec, Ls-A. Proulx, 1923, p. 61.

30. André Lachance, *La vie urbaine en Nouvelle-France*, Montréal, Boréal, 1987, p. 82-87.

31. Sur les problèmes d'hygiène publique à Québec, voir en particulier Yvon Desloges, *Une ville de locataires : Québec au XVIIIe siècle*, Ottawa, Service des parcs, Environnement Canada, 1991, p. 99-108 et Roger Saucier, *L'hygiène à Québec sous le régime français*, Québec, Thèse de licence ès lettres (histoire), Université Laval, 1958, 87 p.

32. *Ibid.*

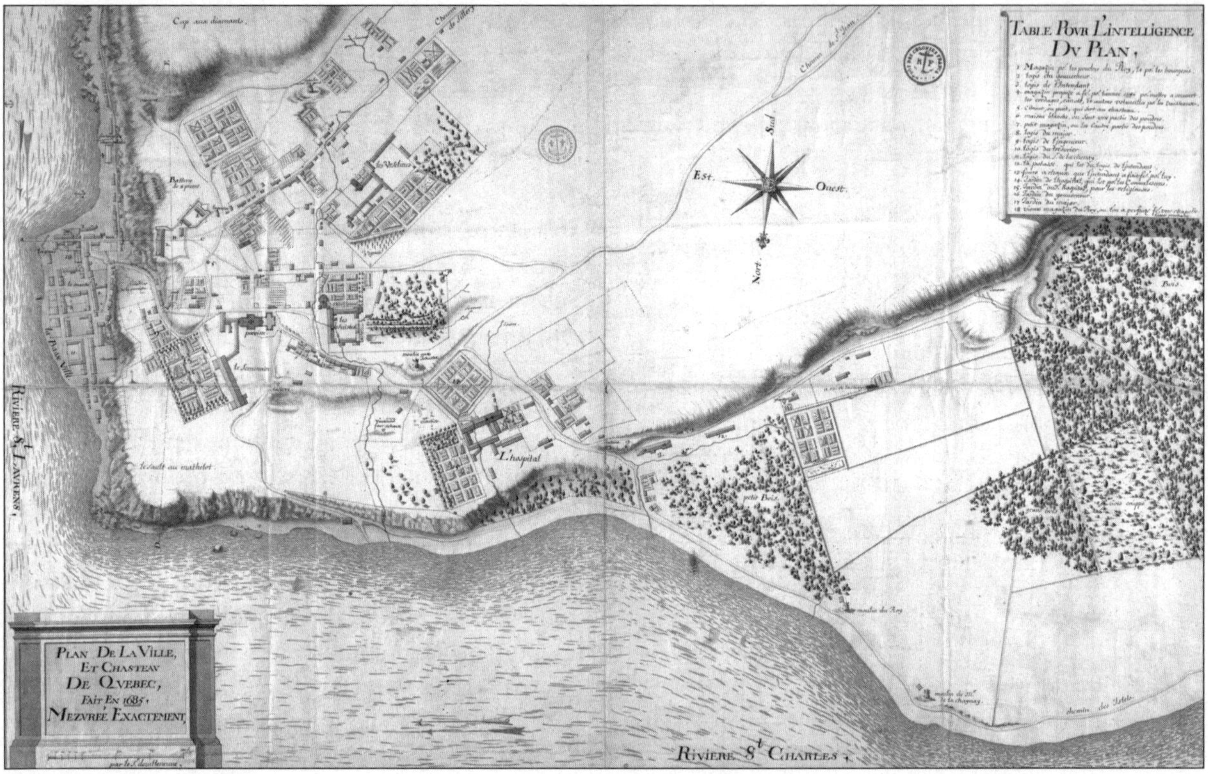

L'approvisionnement en eau à Québec est facilité par la proximité du fleuve et de la rivière Saint-Charles. La présence des fontaines du roi et de Champlain et de plusieurs sources d'eau bien représentées sur ce plan démontre la variété des sources d'approvisionnement en eau pour les habitants de la ville. « Plan de la ville et chasteau de Québec, fait en 1685, mezurée exactement, par le Sr de Villeneuve ». Archives nationales d'outre-mer (ANOM), France, Fonds des Colonies, Dépôt des fortifications des colonies, nº 196.

l'entassement des gens favoriserait la dissémination des épidémies. La présence de cimetières à l'intérieur des murs est également source de problèmes, surtout à la fin du XVIIIe siècle. L'air n'est toujours pas sain dans la capitale canadienne : le lieutenant général de la Prévôté rapporte en 1723 que s'élèvent des rues de la ville « une puanteur qui infecte l'air et cause des maladies dangereuses[33] ». Après 1760, aucune amélioration ne se produit, au contraire[34]. À Montréal, même si la taille de la ville est moindre, la situation n'est guère plus rose. En 1779, un citoyen de l'endroit se plaint de ce que les gens jettent « les fumiers, vidanges & toutes leurs immondices sur le port & les glacis » et conclut, sur un ton sarcastique, qu'il n'est pas possible « de marcher sur le port sans se Bouzer jusques aux oreilles [du soulier] » et qu'il n'est point besoin d'échelles pour escalader les murs « puisqu'il est très aisé d'y pénétrer sur les monceaux de fumier […][35] ».

Outre les problèmes d'insalubrité publique, on doit également considérer les lacunes en matière d'hygiène personnelle des Canadiens, la propreté des logements et l'état de promiscuité dans lequel vivent les familles comme des éléments favorisant la dissémination des maladies. En 1749, le voyageur Pehr Kalm note qu'il n'a pas vu une seule fois procéder à un vrai lavage des planchers et conclut, « que ce soit chez les personnes de qualité ou chez les gens du commun, on est partout assez sale[36] ». En 1786,

33. John Hare, Marc Lafrance et David-Thiery Ruddel, *Histoire de la ville de Québec, 1608-1871*, Montréal, Boréal et Musée canadien des civilisations, 1987, p. 81-83.
34. David T. Ruddel, *Québec City 1765-1832. The evolution of a colonial town*, Hull, Musée canadien des civilisations, 1988, p. 29, 213-219.
35. *Gazette littéraire, pour la Ville et District de Montréal*, nº XVIII (69), 5 mai 1779.
36. Pehr Kalm, *Voyage de Pehr Kalm…*, p. 280, 394.

le chirurgien britannique James Bowman justifie l'administration de remèdes à tous les membres des familles où un cas du mal de la baie Saint-Paul a été décelé par le fait « qu'ils mangent ensemble de la Même plats & ils couchent ensemble[37] ». Cette insalubrité et ce manque d'hygiène ternissent quelque peu l'image de pays sain livrée par les contemporains. Les conditions sanitaires de la colonie, surtout en ville, se rapprochent ainsi nettement de celles de la métropole.

Les composantes de la morbidité

L'étude des maladies présentes aux XVIIe et XVIIIe siècles se heurte fréquemment à un vocabulaire archaïque et certains vocables alors en usage peuvent recouper des réalités aujourd'hui fort différentes[38]. La nosologie, c'est-à-dire l'identification et la classification des maladies, est à cette époque peu développée et se fonde essentiellement sur des critères relevant plutôt des symptômes et des éléments de la théorie humorale que des causes réelles des affections. Des maladies différentes présentant les mêmes symptômes dominants seront ainsi confondues ou regroupées ensemble.

Pour regrouper de manière cohérente les maladies dont souffrent les Canadiens de cette époque – du moins celles qui leur étaient alors connues –, tout en évitant les écueils liés à toute tentative de vouloir décoder entièrement le vocabulaire médical du temps, nous avons eu recours à la Classification internationale des maladies telle qu'elle a été établie par l'Organisation mondiale de la Santé. Cette typologie, dont la philosophie générale du classement des maladies se fait d'après leur étiologie plutôt qu'en fonction d'une manifestation particulière, offre un cadre commode, bien structuré, qui facilite les comparaisons avec les statistiques actuelles, et ne prétend nullement répondre à tous les besoins. Ses concepteurs et ses réviseurs en sont conscients mais elle a, entre autres, le mérite de reposer sur une longue tradition[39]. Cet outil, adapté tant aux besoins des pays les plus développés que de ceux des plus pauvres, offre à l'usage une très grande flexibilité. En utilisant les grandes rubriques et des sections plus précises lorsque cela est possible, nous pouvons dresser un portrait des maladies qu'est susceptible de traiter le corps médical, les limites de notre reconstitution découlant largement des déficiences du savoir médical de l'époque tant en matière d'étiologie que de nosologie des maladies.

Il est à noter que l'identification précise de toutes les maladies présentes au Canada aux XVIIe et XVIIIe siècles ne constitue pas notre objectif principal. En fait, il s'agit plutôt de cerner ce que l'on percevait comme étant la morbidité canadienne et voir jusqu'à quel point elle constituait un défi

37. Rénald Lessard, *Le mal de la Baie Saint-Paul*, Québec, CELAT (Université Laval), 1989, p. 14 ; État de guérison pour la maladie de la Baie St-Paul pour les paroisses de St-Charles et St-Gervais, 19 août 1786, BAC, RG 4, B 43, vol. 2, p. 679-684.

38. Ainsi, en 1784, un curé de la région de Québec note dans ses registres la présence de plusieurs décès imputés à la peste. Or, en comparant avec d'autres témoignages, il est évident qu'il ne s'agit pas réellement de la peste, mais plutôt d'une épidémie de variole combinée peut-être à une autre de rougeole. Le mot « peste » devient alors tout simplement synonyme de « contagion ». De même, que recoupe réellement le terme « transport au cerveau » ? En février 1724, Jean-Baptiste Toupin dit Bélair, 45 ans, est « surpris d'un transport au cerveau » ou, encore, en février 1731, Pierre-Noël Fortier dit Laprise, 44 ans, ne peut recevoir « la sainte Eucharistie à cause du transport au cerveau ». Un dictionnaire de 1743 indique qu'en médecine ce terme se dit de « quelques accidens qui arrivent au cerveau dans une fièvre continue, dans la petite vérole, dans la goutte, & dans d'autres maladies semblables. [...] Ces accidens consistent dans une violente douleur de tête, dans un délire ou dans un assoupissement ». Il est donc virtuellement impossible d'associer une pathologie particulièrement à ces différents symptômes. *Dictionnaire universel français et latin, vulgairement appellé Dictionnaire de Trévoux*, Paris, Delaune et autres, 1743, tome 6, p. 410. Les problèmes d'identification des maladies et de mesure des causes de décès de cette époque ont été abordés par plusieurs auteurs. Voir en particulier les travaux suivants : Jean-Pierre Goubert, *Médecins d'hier, médecins d'aujourd'hui. Le cas du docteur Lavergne (1756-1831)*, Paris, Éditions Publisud, 1992, p. 100-103, 127-129, 135-143, 241-243 ; Jacques Bernier, « Les causes de décès au Québec au XIXe siècle : le problème des sources », dans *Bulletin canadien d'histoire de la médecine*, vol. 9, n° 2 (1992), p. 245-250 ; F. Landis MacKellar, « Early Mortality Data : Sources and Difficulties of Interpretation », dans Kenneth F. Kiple, ed., *The Cambridge World History of Human Disease*, Cambridge, Cambridge University Press, 1993, p. 209-213 ; Christine Chapalain-Nougaret, *Misère et assistance dans le pays de Rennes au XVIIIe siècle*, Nantes, Cid Éditions, 1989, p. 101-117 ; Jean-Pierre Peter, « Les mots et les objets de la maladie », dans *Revue historique*, vol. 246 (1971), p. 13-38.

39. La Classification internationale des maladies, dont l'appellation complète est Classification statistique internationale des maladies et des problèmes de santé connexes, a été conçue pour « permettre l'analyse systématique, l'interprétation et la comparaison des données de mortalité et de morbidité recueillies dans différents pays ou régions à des époques différentes ». La CIM-10, actuellement utilisée, comprend trois volumes, publiés respectivement en 1993 (vol. 1), 1995 (vol. 2) et 1996 pour le vol. 3. Des mises à jour sont régulièrement produites depuis 1996 et disponibles sur le site de l'Organisation mondiale de la santé (http ://www.who.int/classifications/icd/icd10updates/en/index.html).

particulier ou nouveau pour les membres du corps de santé, formés dans la tradition européenne.

Définir les composantes de la morbidité canadienne des XVIIe et XVIIIe siècles en fonction d'une typologie actuelle est un défi de taille. Outre les problèmes de nosologie, de nosographie et d'étiologie, la dispersion et l'imprécision des sources ainsi que leur caractère souvent contradictoire compliquent singulièrement la tâche du chercheur. L'analyse de matériel biologique ancien, essentiellement des os, offre la possibilité de déceler certains problèmes de santé mais elle a ses limites[40]. Prétendre à l'exhaustivité serait donc utopique. Comme nombre de monographies françaises ayant abordé le sujet, il aurait été plus facile de s'en tenir aux grandes épidémies ou aux maladies qui ont laissé le plus de traces dans les archives. Toutefois, une telle typologie ne reflète guère la réalité quotidienne du praticien, caractérisée par la variété et par le caractère non mortel de la majorité des cas.

Avant d'aborder les grandes composantes de la morbidité, un survol de la perception par quelques observateurs privilégiés de la situation au Canada s'impose. Les écrits du gouverneur Denonville, du médecin Sarrazin et du chirurgien Arnoux présentent trois temps différents, trois contextes distincts. L'un donne une vision large de la situation ; l'autre s'intéresse aux éléments marquants situés dans un espace-temps réduit et, enfin, le dernier se limite à un contexte de guerre et à un groupe particulier.

En 1686, au moment où l'arrivée de troupes engendre une augmentation des maladies liées à l'insalubrité et à la promiscuité à bord des vaisseaux, le gouverneur Denonville énumère les affections les plus fréquentes en Nouvelle-France :

> Vous m'avez ordonné de Vo.' rendre compte des maladies plus fréq[uentes] en cette nouvelle france. Il y a beaucoup d'Ecroûelles, chez les Sauvages, Les Eaux de neiges les peuvent bien causer : on en voit a quelquesuns de nos habitants. Les Vers sont le mal le plus ordinaire, on en voit beaucoup, Monseigneur, qui en sont extremement incommodez les gens d'age aussy bien les jeunes ; No,' avons eû un enfant a l'hospital qui en a esté mangé tout envie en jettant abondament par la bouche, on en voit d'autres qui en vomissent en pelotons. Plusieurs personnes ont des maladies convulsives que l'on croit malades du hautmal qui pouroient bien n'avoir que des Vers, et en effet une fille d'un de nos Conseillers atteinte de ce mal en a jetté aprez avoir pris de L'Emetique. On se plaint encor beaucoup q.'les cours de ventre sont difficiles a guerir tournants fort souvent en flux de sang soit par la nature du Pays ou par le manque de remedes. J'en escris un mot a Mr Fagon, qui poura peutestre Nous procurer quelque secours en recevant vos ordres.
>
> Les maladies aprez les plus ordinaires Sont les Rheumatismes et les goutes froides qui viennent ordinairement aprez estre tombé dans l'Eau, en hyver, ce qui n'arrive que trop souvent sur les glasses... Je me suis bien oublié de Vo.' marquer dans le nombre des maladies que les descentes de boyaux sont fort frequentes parmy nos habitans [...][41].

Au dire de Denonville, les Canadiens seraient donc touchés par les écrouelles (scrofules), les vers, le haut mal (épilepsie), les cours de ventre (diarrhée) qui dégénéreraient quelquefois en flux de sang (dysenterie), le rhumatisme, les descentes des

40. Robert Larocque, *Rencontre avec nos ancêtres. Ce que nous révèlent leurs ossements*, Montréal, Recherches amérindiennes au Québec, 1985, 64 p.

41. Lettre de Denonville au ministre, 8 mai 1686, ANOM, Fonds des Colonies, série C^11^A, vol. 8, f. 16v-17r. En 1672, « quoy qu'il n'y ayt point eu jusques à present aucune maladie populaire en la Nouvelle-France, en cas qu'il en survinst quelqu'une », le roi demande au gouverneur Frontenac de « faire examiner les causes avec grand soin pour y remédier promptement estant fort important au service de Sa Majesté de persuader aux habitans dudit païs que leur conservation est chère à Sa Majesté et utile et nécessaire au public ». En 1682, le roi formule une demande plus précise au gouverneur La Barre : « Encore que par les avis qu'on a dudit pays par le retour des vaisseaux il ne parroisse pas que les habitans soient sujets à aucune maladie considerable, ny populaire neantmoins Sa Majesté considerant combien la santé est necessaire tant pour l'augmentation de la colonie que pour la culture et defrichement des terres, veut que ledit sieur de la Barre s'applique à observer les maladies qui regnent plus ordinairement et les remedes que le climat et la nature du lieu peuvent produire. » Ce sera plutôt son successeur Denonville qui y donnera suite après avoir reçu la même requête en 1685. « Instruction que le Roy veut estre remise entre les mains du s^r^ marquis de Denonville choisy par Sa Ma^té^ pour gouverneur et son Lieutenant general en la nouvelle france », 10 mars 1685, ANOM, Fonds des Colonies, série B, vol. 11, f. 93v-94r ; « Instruction que le roy veut estre mise es mains du sieur de la Barre choisy par Sa majesté pour gouverneur et son lieutenant en la Nouvelle-France », 10 mai 1682, ANOM, Fonds des Colonies, série B, vol. 8, f. 108v-109r. Ce dernier document a été publié dans Pauline Dubé, *La Nouvelle-France sous Joseph-Antoine Le Febvre de La Barre 1682-1685. Lettres, mémoires, instructions et ordonnances*, Sillery, Septentrion, 1993, p. 42.

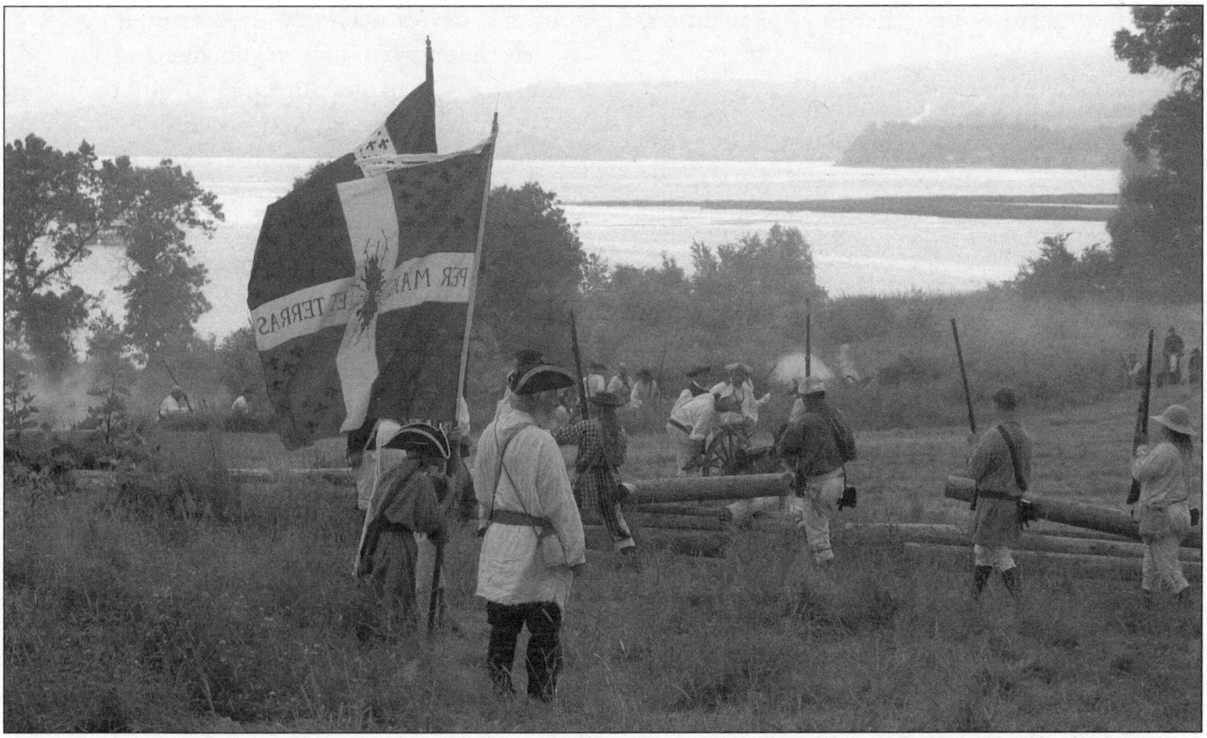

Troupes de la Marine. Reconstitution au fort Ticonderoga (Fort Carillon). (Photo Rénald Lessard)

boyaux (hernies) et la goutte froide (goutte où les douleurs articulaires varient mais sans excès)[42].

En octobre 1728, le médecin Michel Sarrazin rapporte que le dernier hiver a été « terrible aussi bien qu'en France ». Il note toutefois qu'il y a eu peu de décès, du moins parmi les malades qu'il a traités. À Québec, surtout, les « plurésies, les flux, le scorbut ont etez les maladies dominantes et régnantes[43] ».

En octobre 1756, à la fin de la campagne militaire, le chirurgien-major André Arnoux observe que, si le nombre de militaires blessés à Chouaguen et à Carillon ne s'est monté qu'à 50, il a cependant dû soigner jusqu'à 500 soldats et officiers affectés à la fois par « les fievres putrides le Escorbut les dissanteries et inflammations au bas vantre[44] ».

De ces trois témoignages, retenons la variété des composantes de la morbidité et des perceptions par des contemporains de ses éléments principaux. Denonville touche aux maux quotidiens, habituels et généralement peu mortels ; Sarrazin et Arnoux, quant à eux, jettent leur regard sur l'exceptionnel et surtout sur les affections les plus susceptibles de causer des décès. En somme, les observations de chacun se complètent plutôt que se contredisent. Il en est de même des écrits du médecin Gaultier, des listes de guérisons miraculeuses et des causes de décès notées par le curé de Lachine et par le ministre anglican de Québec qui seront analysés séparément.

Pour mieux remettre dans leur perspective les maux mentionnés ici et là dans les archives, nous les aborderons, comme nous l'avons signalé précédemment, selon les grandes rubriques de la Classification internationale des maladies (CIM), dixième révision, de l'Organisation mondiale de la Santé. Cette approche permettra à la fois de cerner les limites des connaissances de l'époque et de s'attarder aux réalités quotidiennes ou exceptionnelles rencontrées par le corps médical.

42. *Ibid.* ; P.-H. Nysten, *Dictionnaire de médecine, et des sciences accessoires à la médecine, avec l'étymologie de chaque terme ; suivi de deux vocabulaires l'un latin, l'autre grec*, Paris, Chez J.-A. Brosson, 1814, p. 211, 234, 250, 278, 299, 304.

43. Lettre de Michel Sarrazin à Monsieur de Réaumur, 4 octobre 1728, publiée dans Arthur Vallée, *Un biologiste canadien. Michel Sarrazin. 1659-1735. Sa vie, ses travaux et son temps*, Québec, Ls-A. Proulx, 1927, p. 231.

44. Lettre d'André Arnoux au ministre, 26 octobre 1756, ANOM, Fonds des Colonies, série E, Dossier nº 9 (Arnoux).

Certaines maladies infectieuses et parasitaires[45]

Grâce aux progrès faits par la médecine depuis un siècle, les maladies infectieuses sont responsables de 1 % des décès dans les pays industrialisés[46]. Mais tel n'était pas le cas aux XVIIe et XVIIIe siècles. Entre 1751 et 1806, 42 % des décès survenus en Finlande étaient imputables aux maladies infectieuses[47]. Une recherche effectuée sur la Suède du Sud pour la période 1749-1773 donne un pourcentage du même ordre[48]. En fait, ces chiffres se rapprochent des statistiques actuellement observables dans les pays en développement (43 %). En Bretagne, Jean-Pierre Goubert rend les maladies infectieuses responsables de la baisse de population observée dans les dernières décennies de l'Ancien Régime, surtout celles qui ont un caractère épidémique[49].

Au Canada, les maladies infectieuses et parasitaires, lorsqu'elles prennent des proportions épidémiques, suscitent également beaucoup d'appréhension parmi les contemporains et provoquent souvent des crises de mortalité importantes parmi la population de souche européenne, mais encore plus chez les autochtones[50]. Petite vérole, fièvres pourpres, fièvres malignes, dysenterie, rougeole et coqueluche frappent alors régulièrement.

Certaines maladies infectieuses qui prendront une grande ampleur au XIXe siècle sont sans doute présentes au Canada aux XVIIe et XVIIIe siècles, mais elles ne sont pas nettement identifiables[51]. Tel est sans doute le cas de la tuberculose, une maladie qui peut prendre plusieurs formes. La confusion nosologique entourant cette affection dans les textes anciens se traduit par l'emploi d'un vocabulaire imprécis et varié qui ne désigne pas à tout coup des cas de tuberculose : consomption, phtisie, scrofule ou écrouelles. Ainsi, il est impossible de déterminer la cause des décès d'Agnès Bernier « morte en langueur » en juin 1707 et de Marie-Madeleine Turcot qui était également « depuis longtemps en langueur » et qui décède « subitement » en novembre 1723. Il en est de même pour le décès de Pierre Couillard qui meurt en juin 1704 « de fièvre ethicque[52] ». Le ministre anglican David-François de Montmollin signale, à Québec, entre 1771 et 1793, une vingtaine de cas de personnes décédées « of ye Consumption[53] ». Enfin, en novembre 1693, Marie Fortier meurt « d'écrouelles à la gorge ». Or, un état léthargique, la consomption, la fièvre hectique ou les écrouelles pourraient trahir des cas de tuberculose. Seule une analyse de squelettes de l'époque pourrait apporter quelques éléments permettant de trancher[54].

45. Cette section comprend les maladies considérées habituellement comme contagieuses ou transmissibles, à l'exclusion de certaines infections des divers systèmes, appareils et organes traitées de manière indépendante ; la grippe et autres affections aiguës des voies respiratoires ; les infections propres à la période périnatale à l'exception du tétanos néonatal, de la syphilis congénitale, des infections périnatales à gonocoques et des maladies périnatales dues au virus de l'immunodéficience humaine [VIH], les maladies infectieuses et parasitaires de la mère compliquant la grossesse, l'accouchement et la puerpéralité à l'exception du tétanos obstétrical et des maladies dues au virus de l'immunodéficience humaine.
46. Statistiques provenant du site de l'Institut Pasteur (http://www.pasteur.fr/ip/easysite/go/03b-00001d-003/presse/dossiers-de-presse/les-maladies-infectieuses) consulté le 1er septembre 2010.
47. Oiva Turpeinen, « Les causes des fluctuations annuelles du taux de mortalité finlandais entre 1750 et 1806 », dans *Annales de démographie historique*, 1980, p. 289.
48. Arthur E. Imhof et Bengt J. Lindskorg, « Les causes de mortalité en Suède et en Finlande entre 1749 et 1773 », dans *Annales Économies Sociétés Civilisations*, vol. 29, n° 4 (juillet-août 1974), p. 915-933.
49. Jean-Pierre Goubert, *Malades et médecins en Bretagne. 1770-1790*, Rennes, Institut armoricain de recherches historiques, 1974, p. 378-380.
50. La distinction entre endémie et épidémie reste, même encore de nos jours, un concept flou. Avec raison, Jean-Pierre Goubert note que « certains médecins se fondent sur le grand nombre de malades que touchent certaines affections pour les déclarer épidémiques. D'autres prennent en compte la gravité des symptômes et la contagiosité de certaines maladies pour les déclarer telles. D'autres, enfin, les déclarent endémiques lorsqu'ils les considèrent comme habituelles et, en quelque sorte, consubstantielles au pays étudié et à ses habitants ». Jean-Pierre Goubert, *Médecins d'hier, médecins d'aujourd'hui. Le cas du docteur Lavergne (1756-1831)*, Paris, Éditions Publisud, 1992, p. 127-128.
51. « The systemic symptoms of tuberculosis generally include fatigue, lethargy, anorexia, weight loss, irregular menses, ill-defined anxiety, chills, muscular aches, sweating, and low-grade fevers that continue indefinitely. » William D. Johnston, « Tuberculosis », dans Kenneth F. Kiple, ed., *The Cambridge World History of Human Disease*, Cambridge, Cambridge University Press, 1993, p. 1061.
52. La fièvre hectique accompagnerait la phtisie dans ses progrès et ses principales caractéristiques seraient : « L'amaigrissement progressif, la flaccidité générale, la sécheresse à la gorge, la fréquence du pouls, la chaleur à la peau, surtout à la paume des mains et à la plante des pieds, et à la fin les sueurs et la diarrhée. » Le terme « phtisie » est l'ancien vocable désignant la tuberculose pulmonaire. Nysten, *op. cit.*, p. 304, 462 ; Johnston, *loc. cit.*, p. 1062.
53. Actes de sépultures des 29 décembre 1770, 15 juillet 1771, 1er septembre 1771, 12 mars 1772, 5 août 1772, 11 septembre 1772, 17 mars 1773, 21 mars 1784, 2 mars 1786, 17 juin 1786, 21 juin 1786, 20 juillet 1786, 16 août 1787, 19 décembre 1787, 15 janvier 1788, 6 mars 1788, 17 mai 1788, 17 décembre 1788, 11 juin 1791, 11 novembre 1793, BAnQ-Q, CE301,S61, Anglican Cathedral Quebec.
54. Robert Larocque, *Rencontre avec nos ancêtres. Ce que nous révèlent leurs ossements*, Montréal, Recherches amérindiennes au Québec, 1985, p. 26-39, 46.

La diphtérie, à laquelle on impute 20 000 décès survenus entre 1735 et 1741 dans la Nouvelle-Angleterre et les États de New York et du New Jersey, est difficilement discernable dans les archives de la Nouvelle-France. Les termes « angine », « esquinancie » ou « mal de gorge » peuvent cacher des cas de diphtérie. À la suite d'une grave épidémie de diphtérie en Touraine entre 1818 et 1821, Pierre Bretonneau publie en 1826, à Paris, *Des inflammations spéciales du tissu muqueux et en particulier de la diphtérite, ou inflammation pelliculaire, connue sous le nom de croup, d'angine maligne, d'angine gangréneuse, etc.*, ouvrage contenant la première description complète de la maladie. Bretonneau utilise alors le premier le nom de diphtérite.

Malgré des problèmes d'identification et de classification des maladies infectieuses épidémiques, en particulier dans les cas de fièvre, les archives témoignent malgré tout aisément de leur présence, du moins de celles qui causent des hausses rapides des décès. À l'opposé, les maladies infectieuses et parasitaires n'ayant pas atteint une importance épidémique ont laissé des traces plus discrètes dans les documents. Elles relèvent davantage des destins individuels que des préoccupations collectives. On note par exemple que Marie de l'Incarnation souffre de « flux hépatique[55] ». D'autres informations peuvent être glanées ici et là, mais mesurer l'ampleur prise par ces maladies est une entreprise extrêmement difficile. Enfin, certaines maladies telles la lèpre ou la peste ne semblent pas avoir été connues au Canada. D'autres, comme la malaria (paludisme) ou le charbon (anthrax), semblent exceptionnelles[56]. La petite vérole (variole), les fièvres malignes, la rougeole, la coqueluche, la grippe, les maladies vénériennes, le mal de la baie Saint-Paul, les vers ainsi que certaines contagions non identifiées sont les principales maladies infectieuses et parasitaires relevées dans les archives.

La petite vérole (variole)

« Quoyque la santé soit communement bonne dans cette Colonie, on y Est Exposé comme dans les Provinces de france a des maladies serieuses et populaires », notent en 1740 le gouverneur Beauharnois et l'intendant Hocquart[57]. La présence d'épidémies est souvent attestée dans les archives. Aux XVIIe et XVIIIe siècles, la petite vérole ou variole, connue également sous le vocable de picote, est le fléau le plus redouté et le plus meurtrier au Canada[58]. En Angleterre, à la même époque, environ 10 % à 15 % des décès seraient attribuables à cette maladie[59].

Le dépouillement systématique de tous les registres d'état civil canadiens jusqu'en 1800 (tableau 1) permet de connaître les années les plus

55. Selon un dictionnaire de médecine du début du XIXe siècle, le flux hépatique ou hépatirrhée serait une espèce de « diarrhée purulo-sanguignolente » provenant d'une affection du foie. De même, le catarrhe prolongé serait probablement un rhume prolongé. Nysten, *op. cit.*, p. 307 ; Marie-Emmanuel Chabot, « Guyart, Marie, dite de l'Incarnation », dans *Dictionnaire biographique du Canada*, vol. I: *De 1000 à 1700*, Québec, Presses de l'Université Laval, 1966, p. 365.

56. En décembre 1690, Jean Thibierge meurt « subitement d'apoplexie et du charbon ardent ». C'est le seul cas recensé dans les registres d'état civil. Une religieuse de l'Hôtel-Dieu de Québec décède le 14 mai 1711 après avoir souffert « avec une ardente fievre le charbon ». Jeanne-Françoise Juchereau de Saint-Ignace et Marie-Andrée Duplessis de Sainte-Hélène, *Les Annales de l'Hôtel-Dieu de Québec, 1636-1716*, Québec, Hôtel-Dieu de Québec, 1939, p. 356. De même, la gale semble toucher surtout les soldats et serait rarement mortelle. Nous connaissons au moins une exception pour le XVIIIe siècle. En juin 1799, Josette Jonette décède de la gale. Enfin, signalons que la dysenterie se cache derrière des cas de diarrhée, « flux de ventre » ou « flux de sang ». Dans les registres de l'état civil, un seul cas est nettement identifié. En décembre 1701, Françoise Messagué dit Laplaine meurt « d'une dissenterie ».

57. Ce constat sert à appuyer l'envoi d'un médecin expérimenté dans la colonie pour remplacer Michel Sarrazin décédé en 1734. Lettre de Beauharnois et Hocquart au ministre, 1er octobre 1740, ANOM, Fonds des Colonies, série C^11^A, vol. 73, f. 17r-17v.

58. Si notre étude se limite à la population d'origine européenne de la vallée du Saint-Laurent, il est quand même essentiel de signaler l'importance des épidémies de petite vérole qui ont décimé les Amérindiens. Dès les débuts du XVIIe siècle, les missionnaires rapportent l'existence de véritables hécatombes. Voir, à ce propos, Elizabeth A. Frnn, *Pox Americana. The great smallpox epidemic of 1775-82*, New York, Hill and Wang, 2001, 370 p. ; John J. Heagerty, *Four Centuries of Medical History in Canada*, vol. 1, Toronto, The Macmillan Company of Canada Limited, 1928, p. 17-65 ; Pierre Darmon, *La longue traque de la variole. Les pionniers de la médecine préventive*, Paris, Librairie académique Perrin, 1985 (1986), p. 31-34 ; Reuben Gold Thwaites, *The Jesuit Relations and Allied Documents. Travels and Explorations of the Jesuit Missionaries in New France 1610-1791*, Cleveland, The Burrows Brothers Company, 1900, 73 vol., et les ANOM, Fonds des Colonies, série C^11^A. Sur la variole, voir en particulier Kenneth F. Kipple, *Plague, Pox & Pestilence. Disease in History*, New York, Barnes & Noble Books, 1997, 176 p. ; Alfred W. Crosby, « Smallpox », dans Kenneth F. Kiple, ed., *The Cambridge World History of Human Disease*, Cambridge, Cambridge University Press, 1993, p. 1008-1013.

59. Deborah Brunton, « Smallpox inoculation and demographic trends in eighteenth-century Scotland », dans *Medical History*, vol. 36, n° 4 (octobre 1992), p. 410.

touchées par la maladie. Évidemment, ces mentions ne représentent qu'une fraction infime des cas réels. Toutefois, lorsque plusieurs officiers du culte mentionnent durant une même année des décès attribuables à la variole et qu'une hausse notable des décès est observée, il y a là une bonne indication de la présence d'une épidémie.

Tableau 1. Mentions de la variole dans les registres d'état civil canadiens (1625-1799)[60]

Années	Nombre de paroisses avec mentions de décès attribués à la variole	Nombre de décès attribués à la variole
1703	2	19
1705	1	1
1717	2	3
1733	15	45
1755	9	20
1756	2	5
1760	2	5
1761	1	1
1764	1	1
1765	2	5
1766	3	15
1767	2	3
1769	2	3
1770	5	23
1771	2	2
1773	1	1
1776	2	3
1784	5	23
1785	2	8
1786	1	2
1787	1	1
1790	3	4
1791	3	8
1792	3	4
1793	1	1
1797	1	1

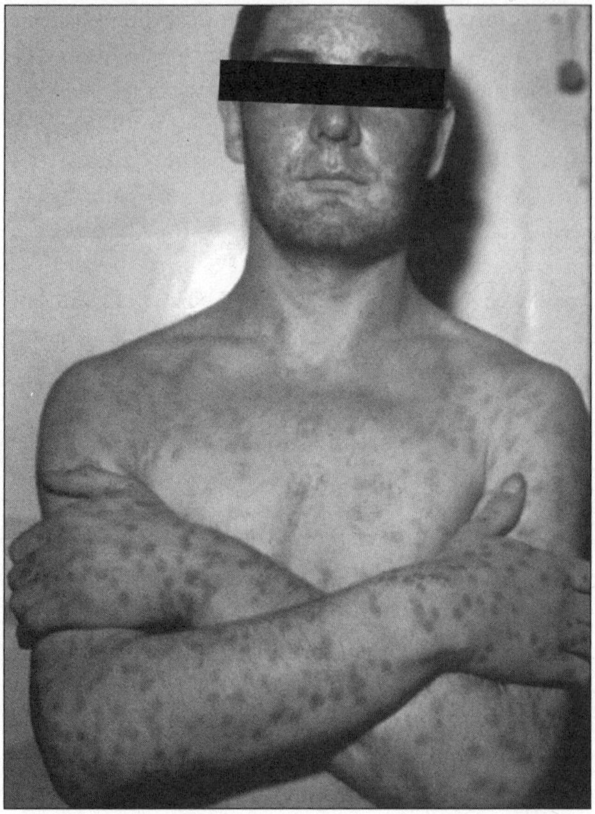

Homme atteint de la variole. Centers for Disease Control and Prevention (Atlanta, Georgie, États-Unis), Public Health Image Library (PHIL), image 10 393. (Photo Carl Flint, 1965)

À partir du dépouillement des registres d'état civil et de la collecte de témoignages de l'époque, il semble que la variole atteint des proportions épidémiques en 1702-1703, 1733, 1755, 1757, 1769-1770 et 1783-1786 et peut-être en 1790-1792. Dans les colonies américaines, les années d'épidémies et les intervalles sont similaires et les effets tout aussi désastreux : 1702, 1730 et 1752[61]. De fait, comme il sera signalé plus loin, cette relation n'est pas toujours fortuite.

En 1702-1703, les Canadiens sont frappés pour la première fois par une grave épidémie de petite

60. Ce tableau a été construit à partir des données provenant du Programme de recherche en démographie historique de l'Université de Montréal et des informations que nous avons recueillies dans les registres protestants.

61. En 1702, il y aurait eu 300 morts attribués à cette maladie dans la seule ville de Boston. John B. Blake, « Smallpox Inoculation in Colonial Boston », dans *Journal of the History of Medicine and Allied Sciences*, vol. VIII (1953), p. 285 ; Charles W. Eastman, *Intangible Cargo, an Overview of Medecine and Medical Practice in the Northern Colonies (1607-1776)*, thèse de maîtrise, University of New Hampshire, 1970, p. 19-24.

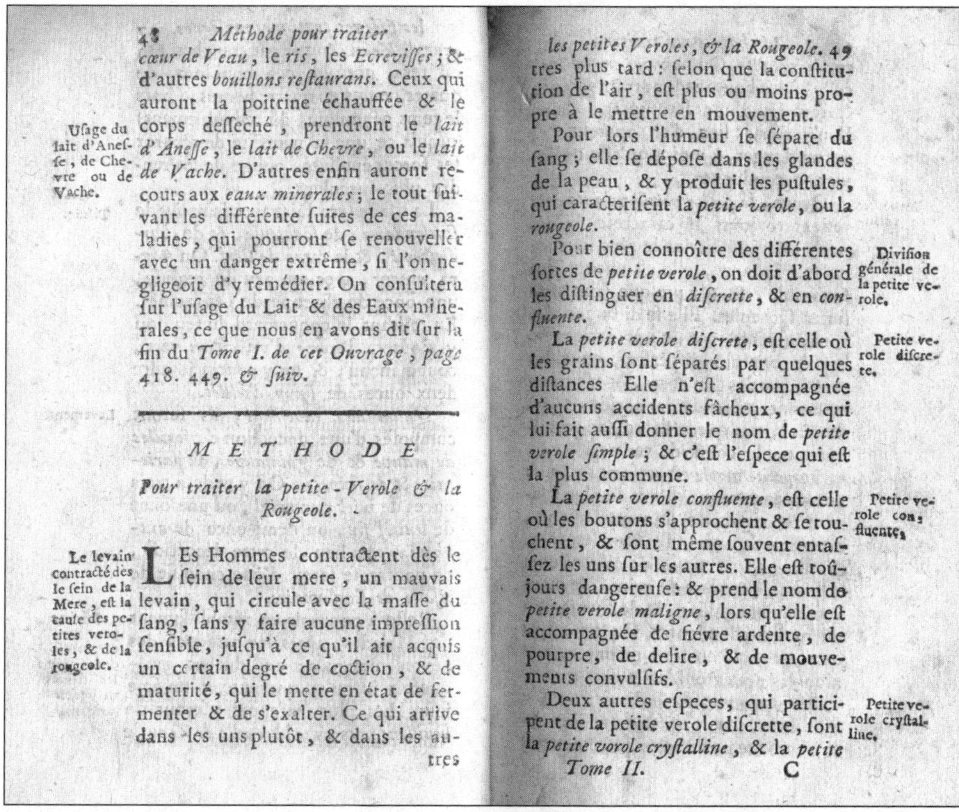

48 *Méthode pour traiter*

cœur de Veau, le *ris*, les *Ecrevisses*; & d'autres *bouillons restaurans*. Ceux qui auront la poitrine échauffée & le corps desseché, prendront le *lait d'Anesse*, le *lait de Chevre*, ou le *lait de Vache*. D'autres enfin auront recours aux *eaux minerales*; le tout suivant les différente suites de ces maladies, qui pourront se renouveller avec un danger extrême, si l'on negligeoit d'y remédier. On consultera sur l'usage du Lait & des Eaux minerales, ce que nous en avons dit sur la fin du *Tome I. de cet Ouvrage*, *page* 418. 449. *& suiv.*

Usage du lait d'Anesse, de Chevre ou de Vache.

METHODE

Pour traiter la petite-Verole & la Rougeole.

Le levain contracté dès le sein de la Mere, est la cause des petites veroles, & de la rougeole.

LEs Hommes contractent dès le sein de leur mere, un mauvais levain, qui circule avec la masse du sang, sans y faire aucune impression sensible, jusqu'à ce qu'il ait acquis un certain degré de coction, & de maturité, qui le mette en état de fermenter & de s'exalter. Ce qui arrive dans les uns plutôt, & dans les autres

les petites Veroles, & la Rougeole. 49

tres plus tard: selon que la constitution de l'air, est plus ou moins propre à le mettre en mouvement.

Pour lors l'humeur se sépare du sang; elle se dépose dans les glandes de la peau, & y produit les pustules, qui caracterisent la *petite verole*, ou la *rougeole*.

Division générale de la petite verole.

Pour bien connoître des différentes sortes de *petite verole*, on doit d'abord les distinguer en *discrette*, & en *confluente*.

Petite verole discrete.

La *petite verole discrete*, est celle où les grains sont séparés par quelques distances Elle n'est accompagnée d'aucuns accidents fâcheux, ce qui lui fait aussi donner le nom de *petite verole simple*; & c'est l'espece qui est la plus commune.

Petite verole confluente.

La *petite verole confluente*, est celle où les boutons s'approchent & se touchent, & sont même souvent entassez les uns sur les autres. Elle est toûjours dangereuse: & prend le nom de *petite verole maligne*, lors qu'elle est accompagnée de fiévre ardente, de pourpre, de delire, & de mouvements convulsifs.

Petite verole crystalline.

Deux autres especes, qui participent de la petite verole discrette, sont la *petite vorole crystalline*, & la *petite*

Tome II. C

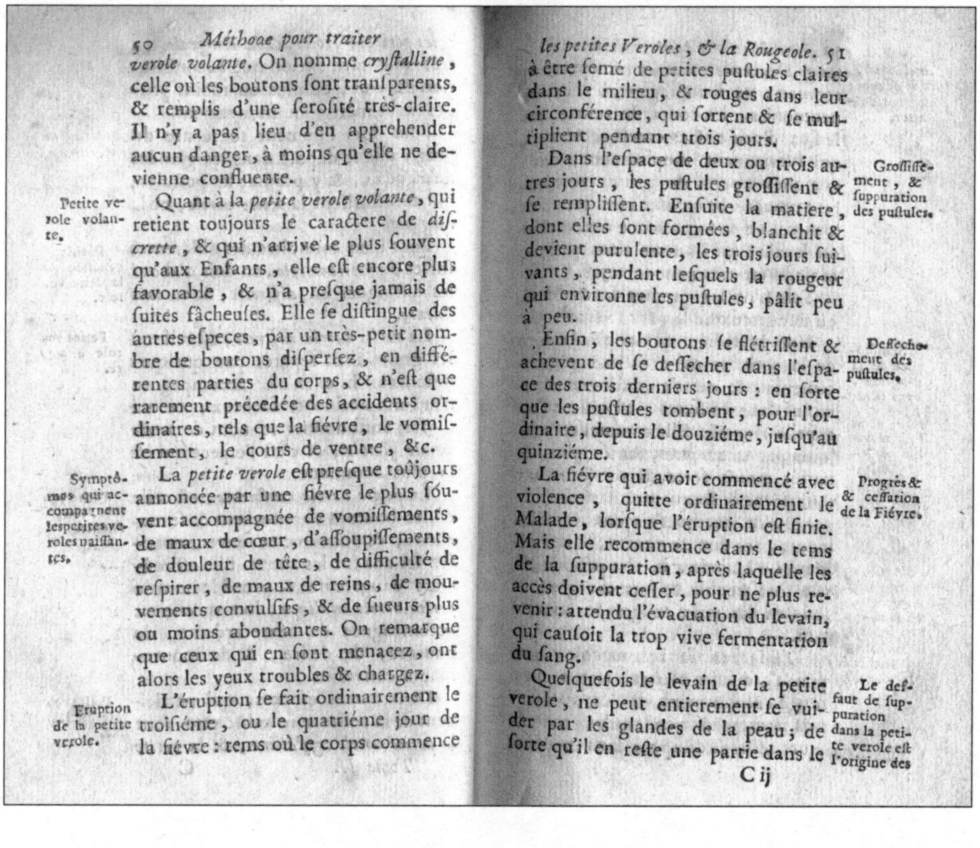

50 *Méthode pour traiter*

verole volante. On nomme *crystalline*, celle où les boutons sont transparents, & remplis d'une serosité très-claire. Il n'y a pas lieu d'en apprehender aucun danger, à moins qu'elle ne devienne confluente.

Petite verole volante.

Quant à la *petite verole volante*, qui retient toujours le caractere de *discrette*, & qui n'arrive le plus souvent qu'aux Enfants, elle est encore plus favorable, & n'a presque jamais de suites fâcheuses. Elle se distingue des autres especes, par un très-petit nombre de boutons dispersez, en différentes parties du corps, & n'est que rarement précedée des accidents ordinaires, tels que la fiévre, le vomissement, le cours de ventre, &c.

Symptômes qui accompagnent les petites veroles naissantes.

La *petite verole* est presque toûjours annoncée par une fiévre le plus souvent accompagnée de vomissements, de maux de cœur, d'assoupissements, de douleur de tête, de difficulté de respirer, de maux de reins, de mouvements convulsifs, & de sueurs plus ou moins abondantes. On remarque que ceux qui en sont menacez, ont alors les yeux troubles & chargez.

Eruption de la petite verole.

L'éruption se fait ordinairement le troisiéme, ou le quatriéme jour de la fiévre: tems où le corps commence

les petites Veroles, & la Rougeole. 51

à être semé de petites pustules claires dans le milieu, & rouges dans leur circonférence, qui sortent & se multiplient pendant trois jours.

Grossissement, & suppuration des pustules.

Dans l'espace de deux ou trois autres jours, les pustules grossissent & se remplissent. Ensuite la matiere, dont elles sont formées, blanchit & devient purulente, les trois jours suivants, pendant lesquels la rougeur qui environne les pustules, pâlit peu à peu.

Desséchement des pustules.

Enfin, les boutons se flétrissent & achevent de se dessecher dans l'espace des trois derniers jours: en sorte que les pustules tombent, pour l'ordinaire, depuis le douziéme, jusqu'au quinziéme.

Progrès & cessation de la Fiévre.

La fiévre qui avoit commencé avec violence, quitte ordinairement le Malade, lorsque l'éruption est finie. Mais elle recommence dans le tems de la suppuration, après laquelle les accès doivent cesser, pour ne plus revenir: attendu l'évacuation du levain, qui causoit la trop vive fermentation du sang.

Le défaut de suppuration dans la petite verole est l'origine des

Quelquefois le levain de la petite verole, ne peut entierement se vuider par les glandes de la peau; de sorte qu'il en reste une partie dans le

C ij

Description de la petite vérole ou variole. (Adrien) Helvétius, *Traité des maladies les plus fréquentes, et des remèdes propres à les guérir*, Nouvelle édition, tome II, Paris, Veuve Pierres, 1756, p. 48-51.

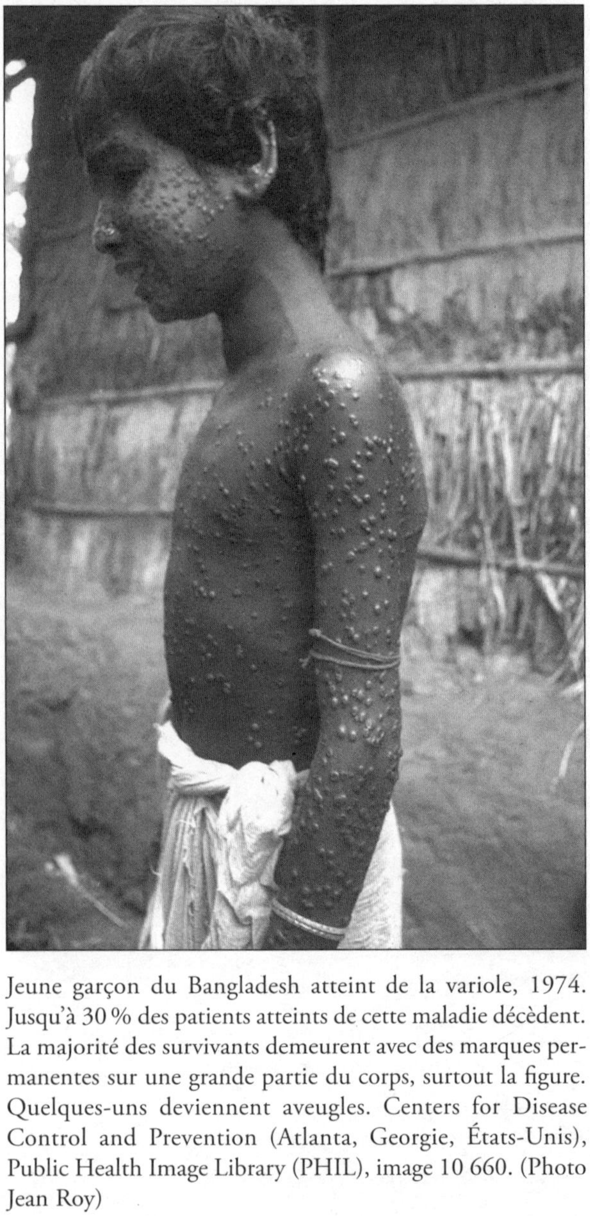

Jeune garçon du Bangladesh atteint de la variole, 1974. Jusqu'à 30 % des patients atteints de cette maladie décèdent. La majorité des survivants demeurent avec des marques permanentes sur une grande partie du corps, surtout la figure. Quelques-uns deviennent aveugles. Centers for Disease Control and Prevention (Atlanta, Georgie, États-Unis), Public Health Image Library (PHIL), image 10 660. (Photo Jean Roy)

vérole. La force de l'épidémie montre bien que la maladie se propage dans un territoire vierge[62]. N'ayant jamais été en contact avec la maladie, la population née au Canada est nettement plus touchée que celle qui est originaire de France. En fait, même si le médecin Heagerty signale plusieurs épidémies de variole parmi la population canadienne au XVIIe siècle, cette maladie affecte alors essentiellement les Amérindiens[63]. Tel n'est plus le cas à partir de 1702. Selon l'annaliste de l'Hôtel-Dieu de Québec, la maladie aurait été introduite au Canada par un Amérindien venu d'Orange (Albany) à l'automne de cette année-là[64] :

> La maladie commença par la maison ou il avoit demeuré et se communiqua en peu de temps par tout avec une fureur incroyable. Il n'y eût point de maison épargnée dans la ville. Ceux qui conservoient leur santé ne suffisoient pas pour soulager les malades. Les familles entieres se trouvoient frappées de ce mal, et le peu de soin qu'ils recevoient, joint à l'infection et à la malignité de cette peste, les faisoit mourir fort promptement. Il est vray qu'il en mourut un grand nombre à qui rien n'avoit manqué, et que l'effroy s'etant mêlé dans cette affliction générale, plusieurs mourûrent de peur seulement, sans qu'on pût remarquer sur leurs corps aucune apparence de la petite vérole.
>
> La mortalité fut si grande, que les prêtres ne pouvant suffire à enterrer les morts et assister les mourants, on portoit chaque jour les corps dans l'eglise de la Basse Ville ou dans la cathedrale, sans aucune ceremonie, et le soir on les inhumoit ensemble quelquefois jusqu'au nombre de quinze, seize et dix huit. Cela dura plusieurs mois, en sorte que l'on comptoit sur les registres mortuaires plus de deux mille morts dans Quebec, sans parler des environs qui n'eûrent pas un meilleur sort. Jamais on n'a tant vû de deuil. Chacun pleuroit ses proches ; l'un sa femme, l'autre son mary, celuy cy son frere, celuy la ses enfans, les orphelins pleuroient leur pere et leur mere ; tout le monde êtoit dans les larmes, et pendant tout l'hyver, on ne fit des assemblées que pour des funérailles. Ceux qui n'êtoient pas attaquez de ce mal fuyoient les maisons ou il y avoit des malades, mais malgré leurs précautions, ils êtoient pris a leur tour, et mouroient comme les plus exposez[65].

62. Cette situation n'est pas sans rappeler celle des îles écossaises qui sont frappées périodiquement par la variole qui cause chaque fois de véritables hécatombes. Deborah Brunton, « Smallpox inoculation and demographic trends in eighteenth-century Scotland », dans *Medical History*, vol. 36, n° 4 (octobre 1992), p. 409.

63. John J. Heagerty, *Four Centuries of Medical History in Canada*, vol. 1, Toronto, The Macmillan Company of Canada Limited, 1928, p. 66.

64. Il est inhumé à Québec le 19 octobre 1702.

65. Jeanne-Françoise Juchereau de Saint-Ignace et Marie-Andrée Regnard Duplessis de Sainte-Hélène (éditées par Dom Albert Jamet), *Les Annales de l'Hôtel-Dieu de Québec 1636-1716*, Québec, L'Hôtel-Dieu de Québec, 1984, p. 308-309.

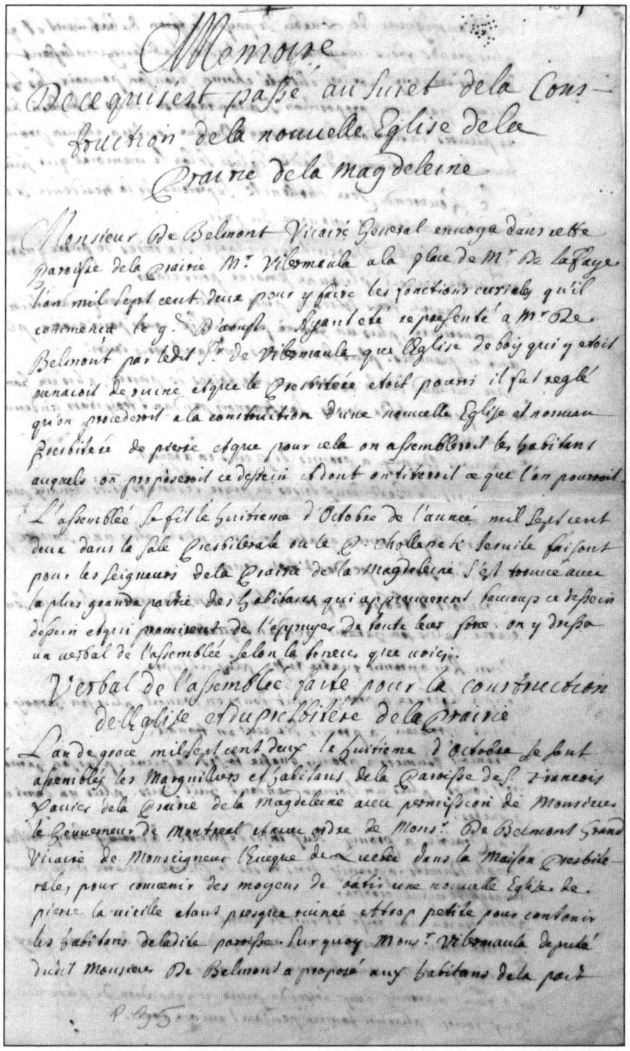

Mémoire
De ce qui s'est passé au sujet de la Construction de la nouvelle Eglise de la Prairie de la Magdeleine

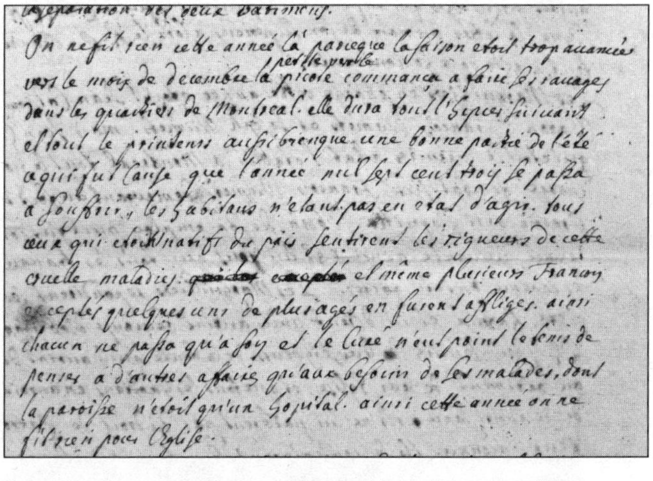

Selon le témoignage du curé Vilermaula de Laprairie, l'épidémie de variole de l'hiver 1702-1703 a causé des ravages importants dans sa paroisse, entraînant une suspension des travaux de construction de la nouvelle église. « Mémoire de ce qui s'est passé au sujet de la construction de la nouvelle église de La Prairie-de-la-Madeleine (Laprairie) signé Vilermaula, prêtre, suivi d'un inventaire, 1707 ». BAnQ-Q, E21,S64,SS5,SSS15,D6,P35.

L'annaliste des Ursulines de Québec tient des propos similaires :

> Sur la fin de novembre [1702] la maladie commença dans la ville cestoit une espece de petite verole accompagnée de plusieurs accidens et en moins de deux mois lon a comté plus de 1500 malades et 3 a 400 morts les messieurs du Seminaire furent des premiers pris et tous les Ieunes prestres et Ecclesiastiques avec leurs seminaristes tomberent malades ils ont perdu 5 de leurs escholiers deux de leurs Ieunes Ecclésiastiques les R[ds] peres Iesuites ont perdu le R[d] pere Crespieuil ancien Missionnaires de tadoussac lequel est mort de la fatigue quil a prise dans la visite des malades et de compassion de la misere publique ou il ne voioit point de remede toute la ville nestant qu'un hopital general… en Suite la maladie sest estendue dans les costes prochaines et enfin elle est allée aus pays denhaut et partout elle a faict bien du Ravage […][66].

Dans les campagnes montréalaises, la situation n'est guère plus reluisante :

> La picote commença à faire ses ravages dans les quartiers de montréal. Elle dura tout l'hyver suivant et tout le printems aussi bien que une bonne partie de l'été ce qui fut cause que l'année mil sept cent trois se passa à souffrir, les habitans n'étant pas en état d'agir. Tous ceux qui étoient natifs du païs sentirent les rigueurs de cette cruelle maladie et même plusieurs François exceptés quelques-uns de plus âgés en furent affligés. Ainsi chacun ne passa qu'à soy et le curé n'eut point le tems de penser à d'autres affaires qu'aux besoins de ses malades, dont sa paroisse n'étoit qu'un hôpital[67].

66. Archives des Ursulines de Québec, 1/E9, 1, Vieux récit, 1702, p. 116-117.
67. Mémoire de ce qui s'est passé au sujet de la construction de la nouvelle église de La Prairie-de-la-Madeleine (Laprairie) signé Vilermaula, prêtre, suivi d'un inventaire, 1707, BAnQ-Q, E21,S64,SS5,SSS15,D6,P35, ministère des Terres et Forêts, série Biens des Jésuites, sous-série Laprairie.

Tableau 2. Naissances, mariages et décès (Canada, 1621-1765)[68]

Année	Naissances	Mariages	Décès
1621	1	1	0
1622	0	0	0
1623	0	0	0
1624	1	0	0
1625	1	0	0
1626	1	0	0
1627	1	0	0
1628	0	0	0
1629	1	1	0
1630	0	0	0
1631	1	0	0
1632	0	0	0
1633	1	0	0
1634	1	2	1
1635	9	3	9
1636	28	1	16
1637	43	7	7
1638	80	3	3
1639	146	5	7
1640	105	3	10
1641	117	3	10
1642	77	3	9
1643	140	6	11
1644	53	4	11
1645	60	6	5
1646	81	3	17
1647	59	14	11
1648	71	12	26
1649	102	10	22
1650	133	9	12
1651	115	10	18
1652	121	17	9
1653	81	17	17
1654	103	34	24
1655	110	23	24
1656	117	26	21
1657	109	24	32
1658	176	35	18
1659	128	38	32
1660	170	23	47
1661	159	33	55
1662	186	38	38
1663	203	65	38
1664	207	37	41
1665	175	71	61
1666	204	35	55
1693	681	103	233
1694	683	143	215
1695	684	122	209
1696	749	153	183
1697	764	131	197
1698	831	189	256
1699	878	180	556
1700	920	172	432
1701	901	150	277
1702	998	128	413
1703	679	159	1 170
1704	1 127	151	258
1705	857	153	247
1706	1 008	160	315
1707	1 010	110	322
1708	1 056	141	545
1709	997	151	424
1710	1 061	194	356
1711	1 023	177	558
1712	1 101	240	395
1713	1 110	173	420
1714	1 185	155	964
1715	1 098	201	694
1716	1 187	247	467
1717	1 207	197	623
1718	1 232	264	486
1719	1 310	228	443
1720	1 342	201	431
1721	1 341	231	510
1722	1 386	271	594
1723	1 437	275	618
1724	1 562	262	662

68. Ces données nous ont été gracieusement transmises par Yves Landry et proviennent du Registre de la population du Québec ancien compilé par le Programme de recherche en démographie historique, Université de Montréal. Elles concernent le territoire du Québec actuel, incluent les actes concernant les Amérindiens et se limitent à la population catholique.

Année	Naissances	Mariages	Décès
1725	1 598	279	646
1726	1 644	286	640
1727	1 753	344	813
1728	1 808	319	865
1729	1 998	355	882
1730	1 978	395	1 245
1731	2 041	410	1 091
1732	2 164	347	879
1733	2 001	334	2 255
1734	2 309	382	917
1735	2 178	354	818
1736	2 271	378	955
1737	2 317	309	945
1738	2 266	364	996
1739	2 371	393	884
1740	2 566	421	1 046
1741	2 470	442	1 220
1742	2 709	457	1 202
1743	2 637	422	1 449
1744	2 663	431	1 549
1745	2 688	458	1 293
1746	2 819	439	1 354
1747	2 799	524	1 883
1748	3 002	650	2 404
1749	2 893	668	2 485
1750	3 204	652	2 251
1751	3 246	763	1 963
1752	3 528	673	1 738
1753	3 606	607	1 693
1754	3 671	596	1 963
1755	3 760	493	2 864
1756	3 632	600	2 898
1757	3 946	852	3 285
1758	3 896	622	3 593
1759	3 705	627	2 969
1760	3 661	861	3 004
1761	3 947	1 131	2 288
1762	4 513	873	2 185
1763	4 669	901	1 955
1764	4 796	915	2 086
1765	4 924	863	3 595
Total	**170 425**	**30 890**	**90 077**

Ces propos du curé Vilermaula de Laprairie auraient sans doute pu être repris intégralement par son confrère Rémy de Lachine. Sur un peu plus de 200 habitants de cette paroisse, 21 décès, surtout des enfants, sont attribuables à cette épidémie qui y sévit entre le 18 décembre 1702 et le 6 juin 1703.

La mortalité est partout importante. Si le chiffre de 2 000 décès à Québec donné par l'annaliste de l'Hôtel-Dieu de Québec semble nettement exagéré et correspondrait beaucoup plus au nombre des malades, ceux de la religieuse des Ursulines (1 500 malades et 3 à 400 morts) seraient plus réalistes. Toutefois, l'ampleur catastrophique de l'épidémie est bien réelle. Durant l'hiver 1702-1703, de 1 000 à 1 200 habitants de la colonie succombent à la maladie, soit environ 80 décès par 1 000 habitants[69]. Au regard du taux de mortalité, il s'agit là de l'épidémie la plus meurtrière qui ait frappé la Nouvelle-France. L'annaliste de l'Hôpital général de Québec estime pour sa part que le quart des habitants de la ville auraient péri à cette occasion[70]. En fait, une compilation des décès enregistrés à Québec révèle que 286 personnes sur une population d'à peine plus de 2 000 habitants décèdent dans une période de six mois[71]. Ce chiffre rejoint celui de l'annaliste des Ursulines. Il va sans dire qu'une telle épidémie perturbe considérablement le commerce, les opérations militaires et l'administration, tout en suscitant une panique considérable et, considérant que 25 % à 30 % des malades atteints en meurent, on peut estimer qu'environ la moitié de la population canadienne a été touchée[72]. Il va sans dire que la

69. Selon le gouverneur Callière et l'intendant Beauharnois, « il a couru une petite verolle en Canada accompagnée de pourpre et de fievre maligne qui a emporte 1000 a 1 200 personnes tant françois que sauvages establis parmy Eux ». Dans les colonies américaines, des épidémies semblables se produisent également. À Boston, en 1721, 10 % de la population décède lors d'une épidémie de variole et près de 10 % de la population de Philadelphie meurt de la fièvre jaune en 1793. Lettre de Callière et de Beauharnois au ministre, 25 avril 1703, ANOM, Fonds des Colonies, série $C^{11}A$, vol. 21, f. 41r. ; Richard Harrison Shryock, *Medicine and Society in America : 1660-1860*, Ithaca, Cornell University Press, 1977, p. 82 ; John B. Blake, *loc. cit.*, p. 285.
70. Helena O'Reilly dite Saint-Félix, *Monseigneur de Saint-Vallier et l'Hôpital général de Québec : histoire du monastère de Notre-Dame-des-Anges*, Québec, C. Darveau, 1882, p. 163-164.
71. André Lachance, *La vie urbaine en Nouvelle-France*, Montréal, Boréal, 1987, p. 87.
72. Alfred W. Crosby, *loc. cit.*, p. 1008.

croissance démographique de la colonie s'en trouve également ralentie. Comme en fait foi le tableau 2, le nombre des décès enregistrés excède pour la première fois celui des naissances[73]. En 1705, Jacques Raudot note que les habitants du Canada « n'ont pas multiplié autant qu'on pourrait espérer, soit à cause des guerres, soit à cause des maladies populaires[74] ».

En 1717, les curés signalent trois décès clairement associés à la variole, mais rien ne laisse croire à la présence d'une épidémie. Le nombre de décès est plus élevé qu'à l'ordinaire, mais aucun document ne fait allusion à la présence d'une épidémie[75].

En 1732, la petite vérole est présente parmi les Iroquois, les Miamis, les Ouiatanons et les Peanguishas[76]. L'année suivante, une épidémie de variole éclate avec violence dans la vallée du Saint-Laurent. En octobre 1733, l'intendant Hocquart note que « la petite vérole qui s'est estendue dans toute la Colonie depuis un an a esté apportée de La Nouvelle Angleterre (où elle « a courû ») par un Sauvage du Lac des deux montagnes[77] ». Elle se serait d'abord répandue parmi eux, ensuite à Montréal et dans les campagnes, puis à Québec où elle cesse dans le mois de juillet et, enfin, dans toutes les côtes des gouvernements de Québec et de Trois-Rivières où elle se serait poursuivie au-delà du mois d'octobre. L'épidémie aurait été « dans sa force » à la fin de l'hiver 1732-1733. Dans la ville de Québec, il y aurait eu à un moment donné plus de 2 000 malades tant à l'Hôtel-Dieu que dans les maisons particulières, soit un peu moins de 50 % de la population ; 341 décès sont inscrits dans les registres de la paroisse de Notre-Dame-de-Québec en 1733 au regard de 122 l'année précédente. On peut donc attribuer à la variole le décès d'au moins 5 % de la population de la ville.

Ces chiffres sont à rapprocher de ceux touchant les colonies anglaises. En 1721, 54 % des habitants de Boston contractent la variole et 15 % des personnes infectées en meurent, soit 844 individus. En 1731, en moins de trois mois, au moins la moitié des New-Yorkais sont atteints et 549 malades décèdent, soit 7 % de la population[78].

La mortalité est élevée et touche surtout les enfants. Les registres de l'état civil canadiens pour 1733 contiennent 45 mentions de décès clairement attribués à la variole. Ces actes d'inhumation s'échelonnent du 19 février 1733 au 26 novembre suivant ; 75 % de ces décès touchent des enfants de moins de 10 ans et 82 % concernent des gens de moins de 20 ans. En France, vers la fin du XVIIIe siècle, 90,8 % des décès attribuables à la variole touchent des enfants de moins de dix ans et 96,3 % des individus de moins de 20 ans. La mortalité chez les adultes semble donc légèrement plus forte au Canada et démontrerait que plusieurs individus n'ont pas été immunisés précédemment[79].

Fait exceptionnel, à Saint-François-de-Sales-de-l'île-Jésus, dans le gouvernement de Montréal, le curé note les « Noms de Ceux qui ont eû dans Cette Paroisse La petite Verolle que Nous appellons La picotte En L'Année 1733[80] ». En 1732, la paroisse de Saint-François-de-Sales-de-l'île-Jésus, qui inclut toute la population de l'île Jésus, comptait alors

73. Cette constation repose sur les données compilées à partir des registres d'état civil. Toutefois, comme le sous-enregistrement des naissances est moins élevé que celui des décès, cette affirmation reste donc indicative de l'ampleur de l'épidémie.

74. Lettre de Jacques Raudot au ministre, 19 octobre 1705, ANOM, Fonds des Colonies, série C[11]A, vol. 22, f. 297r-319v.

75. Les trois cas signalés, provenant de deux paroisses distinctes, sont ceux de Marie-Françoise Héroux, inhumée le 28 mars, « morte de la picote » ; de Jean Pouliot, inhumé le 27 juillet, « mort de la picote » et, enfin, Marie-Anne Roberge, inhumée le 9 août, « morte de la picote ».

76. Selon Joncaire fils, si la propagation de cette épidémie se poursuit parmi les Iroquois, cela sera très avantageux à la colonie puisqu'elle les affaiblirait. Lettre de Jean Charles d'Arnaud à Beauharnois, 25 octobre 1732, ANOM, Fonds des Colonies, série C[11]A, vol. 57, f. 348r-350r ; Lettre de Beauharnois et Hocquart au ministre, 20 juin 1732, ANOM, Fonds des Colonies, série C[11]A, vol. 57, f. 313r-313v.

77. Lettre de Hocquart au ministre, 3 octobre 1733, ANOM, Fonds des Colonies, série C[11]A, vol. 60, f. 39v-44v. Entre 1729 et 1733, des épidémies de variole sont signalées dans plusieurs colonies anglaises d'Amérique du Nord. Frank C. Innes, « Disease Ecologies of North America », dans Kenneth F. Kiple, ed., *The Cambridge World History of Human Disease*, Cambridge, Cambridge University Press, 1993, p. 525.

78. Thomas L. Purvis, *Colonial America to 1763*, New York, Facts on File, 1999, p. 172.

79. Pierre Darmon, *La longue traque de la variole. Les pionniers de la médecine préventive*, Paris, Librairie académique Perrin, 1985 (1986), p. 57.

80. Hubert Charbonneau, « Les Varioleux de Saint-François-de-Sales en 1733 », dans *Mémoires de la Société généalogique canadienne-française*, vol. 43, n° 4 (hiver 1992), p. 291-300 ; Registre des baptêmes, mariages et sépultures, 1733, BAnQ-M, CE601, S24, Saint-François-de-Sales-de-l'île-Jésus ; Noms de Ceux qui ont eû dans Cette Paroisse La petite Verolle que Nous appellons La picotte En L'Année 1733 Commencée au mois de janvier Et finie au mois de Juin. Ad futuram rei memoriam, 1733, BAnQ-M, CE601,S24, Saint-François-de-Sales-de-l'île-Jésus.

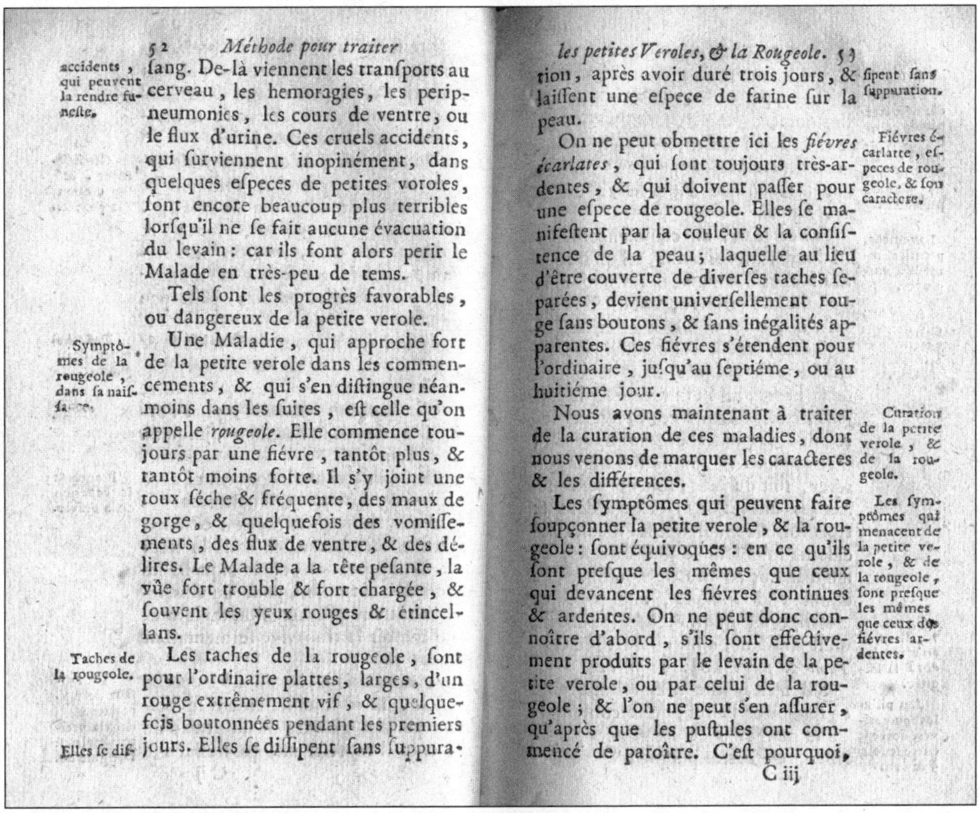

52 *Méthode pour traiter*

ſang. De-là viennent les tranſports au cerveau, les hemoragies, les peripneumonies, les cours de ventre, ou le flux d'urine. Ces cruels accidents, qui ſurviennent inopinément, dans quelques eſpeces de petites voroles, ſont encore beaucoup plus terribles lorſqu'il ne ſe fait aucune évacuation du levain : car ils font alors perir le Malade en très-peu de tems.

Tels ſont les progrès favorables, ou dangereux de la petite verole.

Une Maladie, qui approche fort de la petite verole dans les commencements, & qui s'en diſtingue néanmoins dans les ſuites, eſt celle qu'on appelle *rougeole*. Elle commence toujours par une fiévre, tantôt plus, & tantôt moins forte. Il s'y joint une toux ſéche & fréquente, des maux de gorge, & quelquefois des vomiſſements, des flux de ventre, & des délires. Le Malade a la tête peſante, la vûe fort trouble & fort chargée, & ſouvent les yeux rouges & étincellans.

Les taches de la rougeole, ſont pour l'ordinaire plattes, larges, d'un rouge extrêmement vif, & quelquefois boutonnées pendant les premiers jours. Elles ſe diſſipent ſans ſuppura-

accidents, qui peuvent la rendre funeſte.

Symptômes de la rougeole, dans ſa naiſſance.

Taches de la rougeole.

Elles ſe diſ-

les petites Veroles, & la Rougeole. 53

tion, après avoir duré trois jours, & laiſſent une eſpece de farine ſur la peau.

On ne peut obmettre ici les *fiévres écarlates*, qui ſont toujours très-ardentes, & qui doivent paſſer pour une eſpece de rougeole. Elles ſe manifeſtent par la couleur & la conſiſtence de la peau ; laquelle au lieu d'être couverte de diverſes taches ſeparées, devient univerſellement rouge ſans boutons, & ſans inégalités apparentes. Ces fiévres s'étendent pour l'ordinaire, juſqu'au ſeptiéme, ou au huitiéme jour.

Nous avons maintenant à traiter de la curation de ces maladies, dont nous venons de marquer les caracteres & les différences.

Les ſymptômes qui peuvent faire ſoupçonner la petite verole, & la rougeole : ſont équivoques : en ce qu'ils ſont preſque les mêmes que ceux qui devancent les fiévres continues & ardentes. On ne peut donc connoître d'abord, s'ils ſont effectivement produits par le levain de la petite verole, ou par celui de la rougeole ; & l'on ne peut s'en aſſurer, qu'après que les puſtules ont commencé de paroître. C'eſt pourquoi,

C iij

ſipent ſans ſuppuration.

Fiévres écarlatte, eſpeces de rougeole, & ſon caractere.

Curation de la petite verole, & de la rougeole.

Les ſymptômes qui menacent de la petite verole, & de la rougeole, ſont preſque les mêmes que ceux des fiévres ardentes.

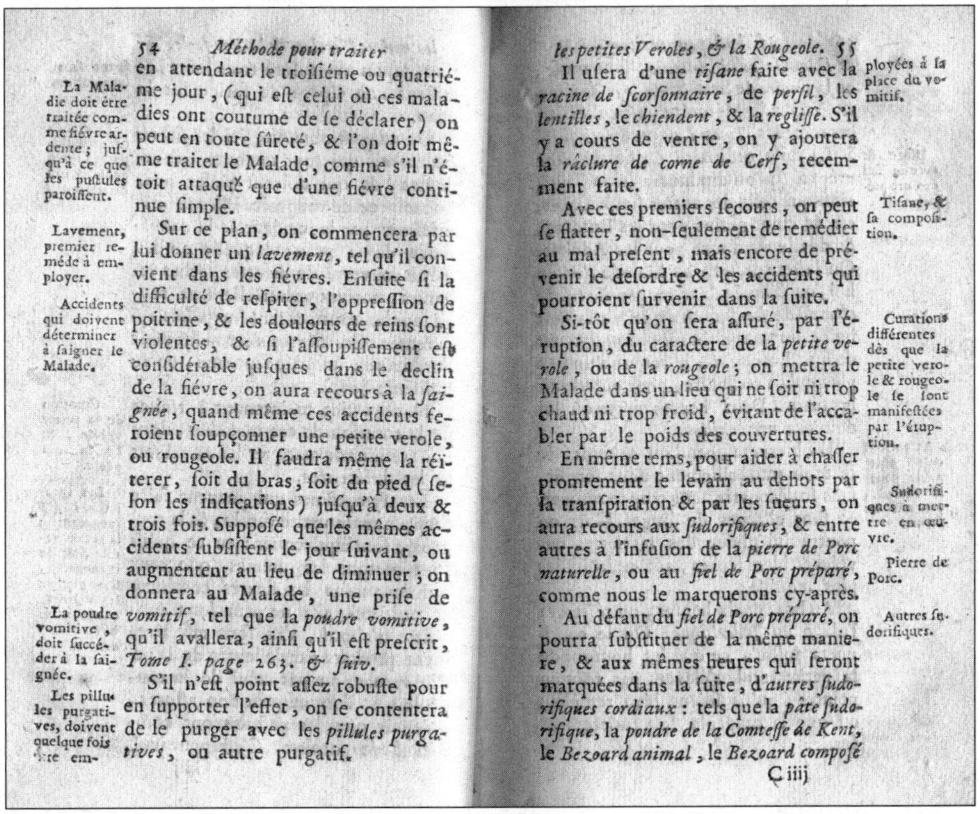

54 *Méthode pour traiter*

en attendant le troiſiéme ou quatriéme jour, (qui eſt celui où ces maladies ont coutume de ſe déclarer) on peut en toute ſûreté, & l'on doit même traiter le Malade, comme s'il n'étoit attaqué que d'une fiévre continue ſimple.

Sur ce plan, on commencera par lui donner un *lavement*, tel qu'il convient dans les fiévres. Enſuite ſi la difficulté de reſpirer, l'oppreſſion de poitrine, & les douleurs de reins ſont violentes, & ſi l'aſſoupiſſement eſt conſidérable juſques dans le declin de la fiévre, on aura recours à la *ſaignée*, quand même ces accidents feroient ſoupçonner une petite verole, ou rougeole. Il faudra même la réiterer, ſoit du bras, ſoit du pied (ſelon les indications) juſqu'à deux & trois fois. Suppoſé que les mêmes accidents ſubſiſtent le jour ſuivant, ou augmentent au lieu de diminuer ; on donnera au Malade, une priſe de *vomitif*, tel que la *poudre vomitive*, qu'il avallera, ainſi qu'il eſt preſcrit, *Tome I. page 263. & ſuiv.*

S'il n'eſt point aſſez robuſte pour en ſupporter l'effet, on ſe contentera de le purger avec les *pillules purgatives*, ou autre purgatif.

La Maladie doit être traitée comme fiévre ardente ; juſqu'à ce que les puſtules paroiſſent.

Lavement, premier remede à employer.

Accidents qui doivent déterminer à ſaigner le Malade.

La poudre vomitive, doit ſuccéder à la ſaignée.

Les pillules purgatives, doivent quelque fois être em-

les petites Veroles, & la Rougeole. 55

Il uſera d'une *tiſane* faite avec la *racine de ſcorſonnaire*, de *perſil*, les *lentilles*, le *chiendent*, & la *regliſſe*. S'il y a cours de ventre, on y ajoutera la *râclure de corne de Cerf*, recemment faite.

Avec ces premiers ſecours, on peut ſe flatter, non-ſeulement de remédier au mal preſent, mais encore de prévenir le deſordre & les accidents qui pourroient ſurvenir dans la ſuite.

Si-tôt qu'on ſera aſſuré, par l'éruption, du caractere de la *petite verole*, ou de la *rougeole* ; on mettra le Malade dans un lieu qui ne ſoit ni trop chaud ni trop froid, évitant de l'accabler par le poids des couvertures.

En même tems, pour aider à chaſſer promtement le levain au dehors par la tranſpiration & par les ſueurs, on aura recours aux *ſudorifiques*, & entre autres à l'infuſion de la *pierre de Porc naturelle*, ou au *fiel de Porc preparé*, comme nous le marquerons cy-après.

Au défaut du *fiel de Porc preparé*, on pourra ſubſtituer de la même maniere, & aux mêmes heures qui ſeront marquées dans la ſuite, d'*autres ſudorifiques cordiaux* : tels que la *pâte ſudorifique*, la *poudre de la Comteſſe de Kent*, le *Bezoard animal*, le *Bezoard composé*

C iiij

ployées à la place du vomitif.

Tiſane, & ſa compoſition.

Curations différentes dès que la petite verole & rougeole ſe ſont manifeſtées par l'éruption.

Sudorifiques à mettre en œuvre.

Pierre de Porc.

Autres ſudorifiques.

Traitement de la petite vérole ou variole. (Adrien) Helvétius, *Traité des maladies les plus fréquentes, et des remèdes propres à les guérir*, Nouvelle édition, tome I, Paris, Veuve Pierres, 1756, p. 52-55.

648 habitants. L'épidémie de variole dure de janvier à juin 1733 et les 22 décès que le curé attribue à l'épidémie s'étalent du 19 février au 14 mai. Sur 384 personnes atteintes, soit environ 59 % de la population de la paroisse, 3 % sont âgées de 20 ans et plus, 38 % ont entre 10 et 19 ans et 59 % ont moins de 10 ans. C'est dire l'importance des enfants parmi les malades. Cette place est encore plus forte au sein des morts. Sur 22 personnes qui décèdent, soit 6 % des malades – ce qui semble être un pourcentage beaucoup moindre qu'en 1702-1703 –, 81 % sont des enfants de moins de 10 ans et 95 % des gens de moins de 20 ans. Ailleurs, le nombre de décès est aussi élevé. Neuf cents décès sont enregistrés dans le gouvernement de Montréal, 278 à Québec même et un nombre indéterminé, pouvant atteindre 500 ou 600, dans les campagnes des gouvernements de Québec et de Trois-Rivières[81]. Un relevé des décès inscrits dans les registres de l'état civil confirmerait cette estimation : 2 255 inhumations en 1733 alors que ce nombre a atteint en moyenne 992 durant les cinq années précédentes. C'est énorme, surtout si l'on considère que la population canadienne atteint à peine 35 000 à 36 000 âmes. De fait, cette deuxième épidémie de variole marque la seconde et dernière fois de l'histoire canadienne où le nombre des décès dépasse celui des naissances[82].

La cherté des blés et la suspension de presque tous les travaux, jointes à l'épidémie, rendent précaire la situation des habitants de Québec. L'intendant et le gouverneur doivent alors secourir plusieurs « malheureux » de leur bourse. De plus, au nom du roi, ils font distribuer des aumônes en vin et en vivres pour une valeur de 2 000 livres françaises[83]. Enfin, pour tirer les ouvriers et les journaliers de la misère, ils les envoient travailler aux fortifications de Montréal ou bien les utilisent à commencer la construction d'une digue dans la rivière Saint-Charles[84].

En 1755, vingt-deux ans plus tard, aux affres de la guerre et de la disette s'ajoute, durant l'été, l'automne et l'hiver, une épidémie de variole. Montcalm note qu'elle a fait de grands ravages[85]. Peu de maisons auraient été épargnées[86]. L'année suivante, la variole reprend, mais touche peu la vallée du Saint-Laurent. Elle « fait Ravage à niagara et à la presquille, elle à même Rentré dans le cœur de la colonie et… [l'on retrouve] plusieurs malades dans les hopitaux et dans la ville de Montreal[87] ». En 1755-1756, New York et Philadelphie et Annapolis (Maryland) sont aussi touchés. En 1757, la variole frappe à nouveau. Selon Bougainville, la petite vérole aurait fait durant cette année beaucoup de ravages tant dans la colonie que parmi les Amérindiens des pays d'en haut et ce seraient les réfugiés acadiens et les prisonniers anglais qui l'auraient communiquée[88]. Le 13 novembre 1757, Montcalm tient le même discours : « La petite vérole qui n'est regardée en Canada que comme une maladie populaire qui prend tous les vingt ans, fait du ravage cette année, quoiqu'on l'ait eue il y a deux ans. Elle a été communiquée par les Acadiens et les Anglois pris au fort Guillaume-Henry[89]. »

À partir de cette date et jusqu'à la fin du siècle, la petite vérole semble devenir presque endémique avec des poussées en 1765 et 1769. Des hausses importantes de mortalité sont observées pour ces

81. En octobre 1733, le gouverneur et l'intendant évaluent les pertes à près de 2 000 âmes. Les données provenant des registres de l'état civil confirmeraient les dires des autorités coloniales. La maladie aurait d'abord frappé le gouvernement de Montréal. À Laprairie, elle cause au moins 22 décès, essentiellement en février, mars et avril. Ce ne serait qu'en mai qu'elle gagnerait le gouvernement de Québec et des décès attribuables à la variole y sont enregistrés jusqu'au 26 novembre. À Laprairie, la plupart des décès concernent des enfants de moins de 10 ans. Lettre de Hocquart au ministre, 3 octobre 1733, ANOM, Fonds des Colonies, série C^{11}A, vol. 60, f. 39v-44v. ; Lettre de Beauharnois et Hocquart au ministre, 14 octobre 1733, ANOM, Fonds des Colonies, série C^{11}A, vol. 59, f. 163r-206r.

82. Voir le tableau 2 des baptêmes, mariages et sépultures enregistrés au Canada (1621-1765). Cyprien Tanguay, *À travers les registres*, Montréal, Librairie Saint-Joseph, 1886, p. 211, 216, 219, 228, 233-235.

83. Lettre de Hocquart au ministre, 3 octobre 1733, ANOM, Fonds des Colonies, série C^{11}A, vol. 60, f. 41r-42r.

84. Lettre de Beauharnois et Hocquart au ministre, 14 octobre 1733, ANOM, Fonds des Colonies, série C^{11}A, vol. 59, f. 163r-206r.

85. Robert-Lionel Séguin, *La civilisation traditionnelle de l'« habitant » aux 17e et 18e siècles*, Montréal, Fides, 1973, p. 70 ; Robert Léger (sous la direction de), *Le journal du Marquis de Montcalm*, Montréal, Michel Brûlé, 2007, p. 64.

86. Heagerty, *op. cit.*, p. 66-83.

87. Lettre de Vaudreuil au ministre, 15 juin 1756, ANOM, Fonds des Colonies, série C^{11}A, vol. 101, f. 31r-32v.

88. Louis-Antoine de Bougainville (sous la direction de Roland Lamontagne), *Écrits sur le Canada. Mémoires-Journal-Lettres*, Sillery, Éditions du Pélican, 1993, p. 263, 265, 270-271, 274, 279 ; Heagerty, *op. cit.*, p. 66-83.

89. Robert Léger (sous la direction de), *Le journal du Marquis de Montcalm*…, p. 270.

deux années. En octobre 1769, un contemporain note que « la petite vérole règne ici [Montréal] avec beaucoup de violence, et fait beaucoup de ravage, à peine se passe-t-il six ou sept jours sans qu'il meure quelqu'un[90] ». Au milieu de novembre, 42 personnes décèdent à Montréal dans une seule semaine[91]. La maladie serait extrêmement « fatale, à peine échappe-t-il deux personnes des cinq qui sont attaquées[92] ».

Durant l'hiver 1775-1776, lors du siège de Québec par les troupes américaines, la variole se déclare parmi les troupes. Il est vrai qu'elle régnait dans la région de Boston. Dès décembre 1775, des cas de variole sont signalés dans l'armée d'invasion. Le 12 février 1776, 50 des 800 soldats devant Québec sont atteints par la variole et, devant la multiplication des cas, les Canadiens se feraient inoculer[93]. En mai 1776, au Canada, la situation de l'Armée américaine en retraite empire. Sur 3 200 hommes, 1 200 sont considérés inaptes au service, la plupart en raison de la variole. En juin, la suite est critique. « The smallpox, se plaint John Adams, is ten times more terrible than Britons, Canadians and Indians, together[94]. » Même si les archives sont peu loquaces en ce qui concerne la population civile canadienne, on observe en 1776-1777 une hausse généralisée de la mortalité, mais il est difficile de déterminer la part qu'aurait prise la variole. En temps de guerre et de mouvement de population et de militaires, la maladie est toujours une menace.

À l'automne 1783, la variole fait à nouveau son apparition. À ce moment, beaucoup de Canadiens, surtout les enfants, n'ont jamais eu la maladie. Le médecin militaire William Barr s'interroge alors sur la pertinence d'inoculer la population et croit que la généralisation de cette mesure rendrait la variole endémique au Canada, ainsi qu'elle l'est en Angleterre :

> As to the propriety or impropriety of Inoculation much has been said and wrote on both sides, The great Argument against it in Canada is the Number who have not had the Disease, but by Discouraging that useful Practice and great improvement in Physic the Number will be every Day increasing and make the Danger of the Disease in the Natural way so much the more alarming.
>
> I for my own part am one of those who think, that it would be for the good of the province to encourage inoculation and have the disease always in the Country as it is in England[95].

À l'instar des épidémies de 1702-1703, de 1733 et de 1757, la maladie est introduite de l'extérieur[96]. Dès le 16 août, la petite vérole avait été signalée parmi les loyalistes arrivés de New York en route pour Sorel. Le docteur Barr y est alors envoyé afin d'empêcher la contagion de se répandre[97]. Le 11 septembre, le gouverneur se félicite du succès des mesures prises et trouve bon qu'on empêche de distribuer la matière variolique (servant à l'inoculation) sans discernement : le docteur Barr pourra en donner aux chirurgiens qu'il jugera bien qualifiés[98]. Réjouissance prématurée. Un contemporain prétend que 500 enfants de Montréal et des environs seraient décédés des suites de l'épidémie durant les trois derniers mois de 1783[99]. Durant l'hiver 1783-1784, il serait mort « à Québec 1100 personnes de tout âge et de tout sexe de la picote et des fièvres rouges[100] ». Cette estimation est nettement exagérée puisque les registres catholiques et protestants de la ville signalent un peu plus de 300 décès pour les trois à

90. *Gazette de Québec*, nº 250, 12 octobre 1769.
91. *Gazette de Québec*, nº 255, 16 novembre 1769.
92. *Ibid.*
93. M. C. Gillett, *The Army Medical Department, 1775-1818*, Washington, The Office of Medical History, 1981, p. 59 ; Lettre de Benedict Arnold, 12 février 1776, publiée dans Roberts, Kenneth Lewis, ed., *March to Quebec: Journals of the Members of Arnold's Expedition*, New York, Doubleday, Doran & Co., 1938, p. 120-121.
94. Gillett, *op. cit.*, p. 60.
95. Lettre du pourvoyeur de l'hôpital général militaire (General Hospital) Barr au capitaine Mathews, secrétaire du gouverneur Haldimand, 9 septembre 1783, British Library, Official correspondence and papers of Sir Frederick Haldimand, Add. MSS 21857, f. 305r.
96. Elizabeth A. Fenn, *Pox Americana. The great smallpox epidemic of 1775-82*, New York, Hill and Wang, 2001, 370 p.
97. Lettre de Frédérick Haldimand au colonel Macbane, 16 août 1783, BL, Add. MSS 21799, f. 483r.
98. Lettre de Frédérick Haldimand au colonel Macbane, 11 septembre 1783, BL, Add. MSS 21799, f. 487r-487v.
99. « Ainsi quelque peu d'humanité qu'il reste encore aux assassins qui les premiers ont fait venir le germe de cette maladie ils doivent avoir à se reprocher la mort de près de 500 enfans des environs, depuis environ trois mois. » Lettre de Joseph Quesnel à Panet, 1er janvier 1784, publiée dans *Bulletin des recherches historiques*, vol. XXXVI (1930), p. 548.
100. *Ibid.* ; Nicolas-Gaspard Boisseau, *Mémoires de Nicolas-Gaspard Boisseau*, Lévis, s. éd., 1907, p. 18.

quatre mois que dure l'épidémie et de ce chiffre, si l'on se fie au nombre habituel de décès, il faudrait également soustraire environ une cinquantaine de décès non attribuables à la variole.

Les premières mentions de décès causés par l'épidémie remontent à Québec aux environs du 25 novembre et très vite les cas se multiplient. Si dans les mois de juillet, août, septembre et octobre 1783 l'on consigne mensuellement dans les registres catholiques de la ville entre 13 et 25 décès, ce chiffre passe à 29 en novembre, à 70 en décembre, à 128 en janvier, à 106 en février, puis retombe à 46 en mars. Par la suite, entre avril et août, le nombre oscille entre 21 et 40 puis, dans les 10 mois qui suivent, il ne dépassera pas 20. Une analyse des décès inscrits dans les registres catholiques de Québec en décembre 1783 et en janvier 1784, soit au cœur de l'épidémie, permet de constater que l'âge des personnes touchées est inférieur à dix ans dans au moins à 85 %[101]. La médiane se situe à trois ans.

Paradoxalement, les protestants semblent peu touchés. Du moins, le registre de l'état civil du ministre anglican de Québec ne montre pas de signes d'une hausse de la mortalité en décembre 1783 et en janvier 1784. La composition de cette population formée surtout d'adultes, donc de personnes moins sujettes à la maladie, et peut-être de gens précédemment inoculés pourrait expliquer cette situation.

Pour l'ensemble de la colonie, 5 824 inhumations catholiques sont enregistrées en 1784 au lieu d'une moyenne annuelle de 3 469 pour la décennie 1780-1789. Les mentions de causes de décès dans les registres de l'état civil suggèrent que l'épidémie est présente entre janvier et juin 1784, atteignant son paroxysme en mars, avril et mai 1784, du moins pour les régions de Lotbinière et Portneuf. En février et mars 1785, il y aurait eu résurgence du mal, mais il est difficile de savoir si la maladie touche toute la colonie. Des cas de variole sont signalés dans les registres anglicans de Québec en 1786. Entre 1790 et 1793, la présence de la variole est signalée, mais elle ne semble pas atteindre un stade épidémique.

Aux XVIIe et XVIIIe siècles, la variole est une maladie contagieuse qui suscite crainte et horreur. Elle cause des ravages importants, surtout chez les enfants, et perturbe, voire entrave en bien des moments, les activités humaines : production, commerce, guerre et solidarités de tout genre. N'oublions pas que, lorsque le nombre de personnes infectées est élevé, la pression est grande sur les bien portants qui veillent sur les malades et les convalescents. Généralement introduite de l'extérieur de la colonie, elle frappe d'autant plus fort qu'elle envahit une population vierge ou composée majoritairement de gens n'ayant pas été en contact avec cette maladie. Cette situation n'est pas sans rappeler notre propre vulnérabilité face à une maladie considérée officiellement éradiquée, mais qui pourrait être utilisée par des bioterroristes. Peu de Québécois ont été vaccinés contre cette maladie depuis 1972.

Outre la variole, d'autres épidémies, moins meurtrières mais plus fréquentes, frappent la colonie.

Le typhus

Si l'on exclut la variole, les cas de fièvre atteignant une ampleur épidémique constituent le second grand défi médical qu'affrontent les Canadiens. Si une multitude de maladies comportent la fièvre comme symptôme et s'il est souvent difficile de repérer avec précision les maladies en présence, il semblerait que le typhus exanthématique soit l'entité pathologique la plus meurtrière[102]. Généralement liée à l'arrivée de navires déjà infectés et communiquée à l'homme par les poux, cette maladie, connue à l'époque sous les noms de fièvres malignes ou de fièvres putrides, fait des victimes dès le milieu du XVIIe siècle.

En septembre 1659, le navire *Le Saint-André* arrive à Québec avec à son bord plusieurs passagers infectés par une fièvre contagieuse[103]. « Outre les morts du susdit vaisseau, plusieurs arrivants descendirent

101. Nos chiffres incluent quelques dizaines de décès non causés par la variole. Il est donc possible de présumer que le pourcentage réel devrait être supérieur et ressembler aux estimations françaises citées par Darmon. Darmon, *op. cit.*, p. 57.

102. Maladie de la misère, le typhus exanthématique touche surtout les prisons, les camps militaires et les navires. Le pou, vecteur de la maladie, prolifère dans ces lieux caractérisés par la promiscuité et l'absence de mesures d'hygiène adéquates. Le terme typhus n'apparaît qu'au milieu du XVIIIe siècle et une confusion règne encore au XIXe siècle entre typhus et fièvre typhoïde. Victoria A. Harden, « Typhus, Epidemic », dans Kenneth F. Kiple, ed., *The Cambridge World History of Human Disease*, Cambridge, Cambridge University Press, 1993, p. 1080-1084.

103. Pierre-Georges Roy, *À travers l'histoire de l'Hôtel-Dieu de Québec*, Lévis, s.é., 1939, p. 51.

malades du vaisseau de cette fièvre contagieuse, qui se communiqua incontinent à plusieurs personnes du pays qui en furent infectées, dont quelques-unes moururent[104]. » Ainsi, selon le *Journal des Jésuites*, décède le 9 octobre le père Jean Dequen « de ces fièvres contagieuses qu'avait apporté[es] le dernier vaisseau ».

En 1684, l'expédition du gouverneur La Barre au lac Ontario chargée de punir les Iroquois se termine par une paix qui sera par la suite qualifiée de honteuse. Les ravages causés par la fièvre avaient rendu précaire la situation des troupes coloniales[105]. « Apportées du pays des Iroquois », les fièvres se répandent dans la colonie et « continuent fortement » à l'automne 1684 mais ne feraient mourir personne[106].

En juillet 1685, l'arrivée des navires du roi, *Le Mulet* et *Le Fourgon,* à Québec cause « un grand désordre ». Presque tous ceux qui sont à bord sont « attaques de Maladie contagieuse, qui S est mesme communiquée a la plus part des habitans qui se sont mis en devoir de les Soulager[107] ». Il semblerait bien qu'il s'agisse d'une épidémie de typhus : « Cétoit des fievres ardentes et pourprées, des délires terribles, et beaucoup de scorbut[108]. » Plus de 300 malades séjournent à cette occasion à l'Hôtel-Dieu de Québec et plusieurs dizaines d'entre eux y décèdent. Au dire de l'annaliste de l'Hôtel-Dieu de Québec, le recours à la saignée faite à la tempe fut alors le meilleur remède[109]. Il semble que cette maladie n'ait frappé que les officiers, les matelots et les passagers des vaisseaux, mais son apparition suscite bien des craintes en France. L'intendant Arnoul, de Rochefort, suggère même de « faire faire une quarantaine aux flustes qui reviendront du Canada quand elles arriveront icy [Rochefort] veu la contagion qu'on dit qui s'y estoit mise en allant d'icy à Québec[110] ».

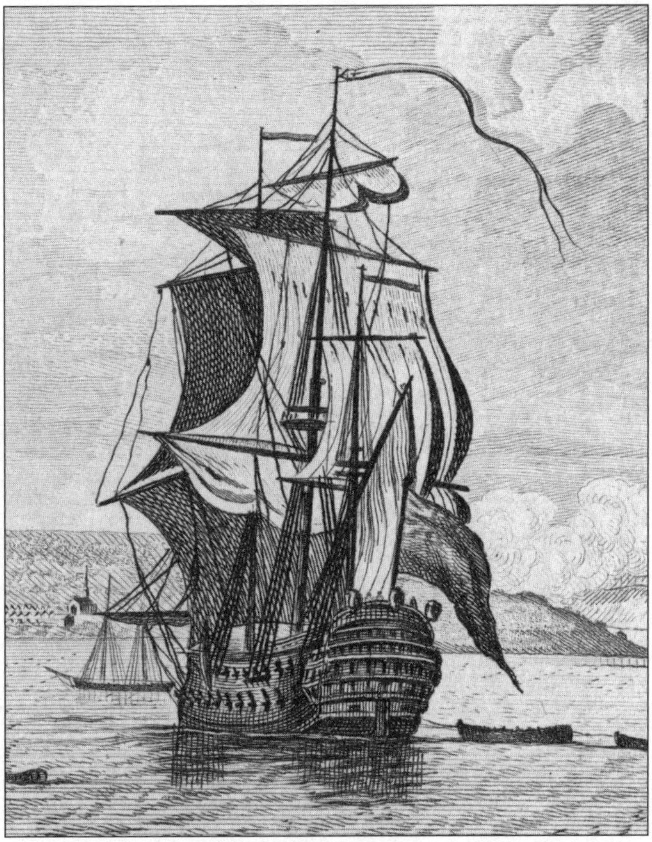

La durée de la traversée de l'Atlantique de la France vers le Canada qui peut dépasser trois mois se traduit souvent par l'apparition de maladies liées à la malnutrition et aux mauvaises conditions d'hygiène. *A view of Quebec from the bason* (détail). BAnQ-Q, P600,S5,PGN118.

Les épidémies de fièvre pourpre de 1687, encore une fois probablement le typhus, ont des conséquences infiniment plus graves. « Ces maladies ont commencé par la rougeolle. Il y a du pourpre et ensuite des fluctions Sur la poitrine[111]. » Selon un observateur, ces maladies, apportées par les vaisseaux, auraient fait 500 victimes de tous âges parmi

104. Extrait du *Journal des Jésuites* cité par Pierre-Georges Roy, *op. cit.*, p. 51.

105. Mémoire de La Barre au ministre, 1er octobre 1684, ANOM, Fonds des Colonies, série C11A, vol. 6, f. 308r-313r.

106. Lettre de La Barre à Louis XIV, 13 novembre 1684, ANOM, Fonds des Colonies, série C11A, vol. 6, f. 340r-354v.

107. Lettre de Demeulles au ministre, 28 septembre 1685, ANOM, Fonds des Colonies, série C11A, vol. 7, f. 149v.

108. Juchereau de Saint-Ignace et Regnard Duplessis de Sainte-Hélène, *op. cit.*, p. 220-221 ; Lettre de Demeulles au ministre, 28 septembre 1685, ANOM, Fonds des Colonies, série C11A, vol. 7, f. 155r ; Lettre de La Barre au ministre, 8 octobre 1685, ANOM, Fonds des Colonies, série C11A, vol. 7, f. 188r-189v.

109. Juchereau de Saint-Ignace et Regnard Duplessis de Sainte-Hélène, *op. cit.*, p. 220-221.

110. Lettre de l'intendant Arnoul à Seigneulay, 28 octobre 1685, citée dans Pascal Even, *L'assistance et la charité à La Rochelle sous l'Ancien Régime XVIIe et XVIIIe siècles*, Thèse de doctorat en histoire. Université de Paris I, 1986, p. 349.

111. Lettre de Denonville et Champigny au ministre, 6 novembre 1687, ANOM, Fonds des Colonies, série C11A, vol. 9, f. 5r.

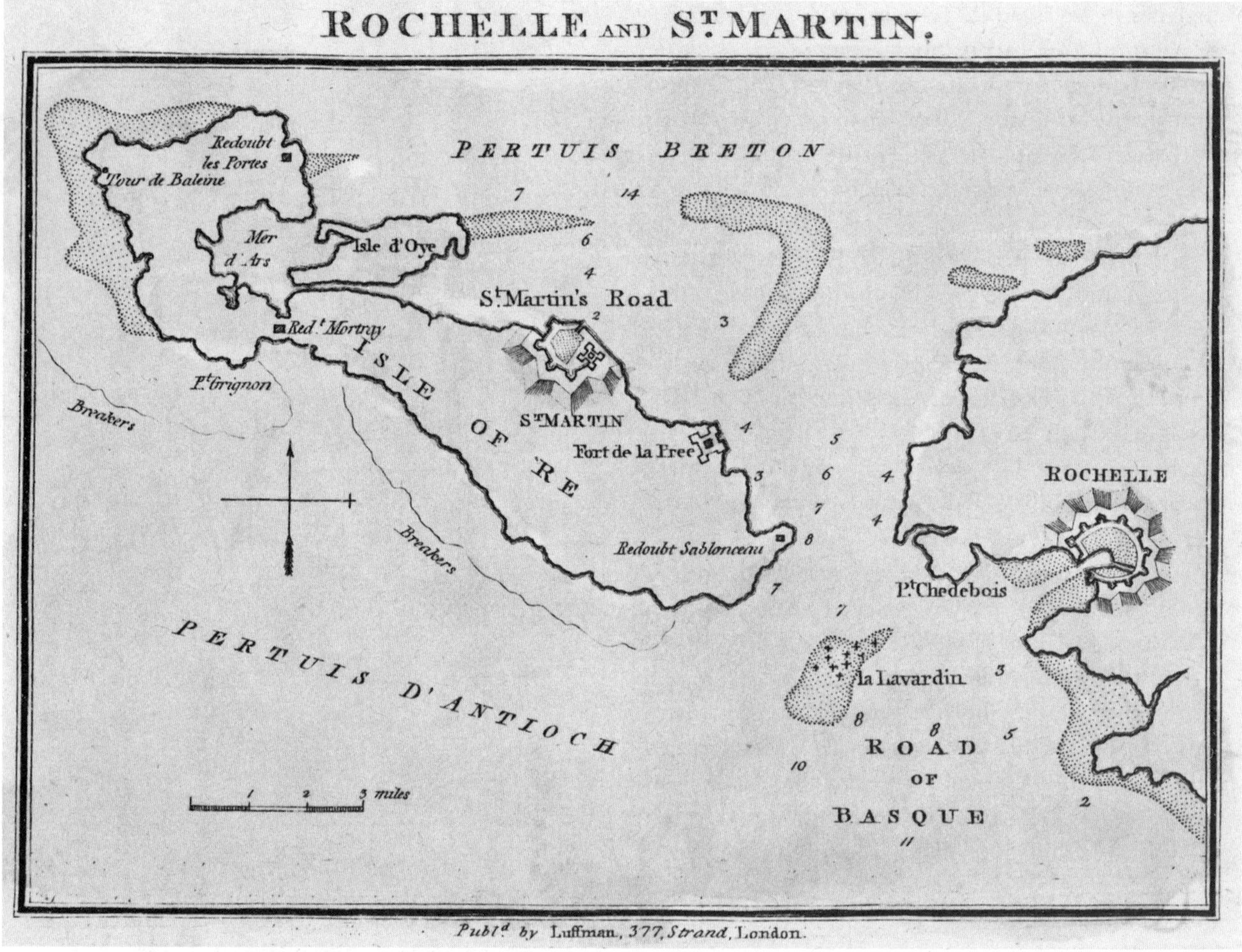

Carte de La Rochelle et de l'île de Ré, vers 1801-1803. Publiée par John Luffman, Londres.

la population canadienne[112]. En fait, le nombre de décès enregistrés en 1687 pour l'ensemble de la colonie atteint 550 comparativement à une moyenne annuelle de 153 décès pour les quatre années précédentes. L'année suivante, en 1688, la mortalité demeure élevée, mais on note une baisse sensible : 312 décès sont alors dénombrés pour l'ensemble de la colonie.

À plusieurs reprises, l'arrivée de navires infectés par les fièvres est signalée par des contemporains, en 1718, en 1734, et surtout à partir des années 1740[113]. En 1740, le navire du roi *Le Rubis* arrive au Canada infecté par le typhus. « Cette maladie Est une fievre continuë accompagnée de Violents transports au Cerveau, et quelquesfois d'Eruptions [...][114]. » À la fin de juillet, alors que le vaisseau était encore dans l'estuaire du Saint-Laurent, 160 malades sont dénombrés. Des matelots en provenance de Québec doivent être envoyés au-devant du navire pour aider à la manœuvre et lui permettre d'atteindre

112. De même, 300 « Sauvages de nos habitations » décèdent. Lettre de Denonville et Champigny au ministre, 6 novembre 1687, ANOM, Fonds des Colonies, série C11A, vol. 9, f. 18r-18v.

113. Selon les annales de l'Hôpital général de Québec, les fièvres malignes auraient fait de grands ravages dans le pays en 1718 et, en moins de trois mois, le tiers des pauvres hébergés par cette institution seraient morts. Au niveau de la mortalité générale de la colonie, cette épidémie n'aurait pas causé de hausses appréciables du nombre des décès. John J. Heagerty, *Four Centuries of Medical History in Canada*, vol. 1, Toronto, The Macmillan Company of Canada Limited, 1928, p. 110-111 ; Helena O'Reilly, dite Saint-Félix, *Monseigneur de Saint-Vallier et l'Hôpital Général de Québec : histoire du monastère de Notre-Dame-des-Anges*, Québec, C. Darveau, 1882, p. 243-244.

114. Lettre de Hocquart au ministre, 6 août 1740, ANOM, Fonds des Colonies, série C11A, vol. 73, f. 73v-74r.

Québec le 12 août. En octobre 1740, un bilan fait état de 47 morts parmi l'équipage et les passagers du navire. Les autorités coloniales notent toutefois qu'elle « recommence et nous Enleve journellement quelque citoyen[115] ». Les chirurgiens Michel Bertier et Paul Lajus paient de leur vie leur dévouement. En novembre 1742, l'évêque de Québec observe que le « vaisseau du roy fournit toujours beaucoup de maladie plusieurs matelots meurent nous en ressentons presque toutes les années le contrecoup prêtres, hospitalieres, particuliers, grand nombre perit ». Il va même jusqu'à suggérer que le roi n'envoie plus son navire et utilise plutôt les vaisseaux marchands puisque ces derniers « n'occasionnent pas ces accidents[116] ». Peine perdue, en février 1744, le médecin Gaultier note que « les fièvres malignes & les fièvres putrides ont encore fort ravagé la ville [Québec] & la campagne, & ont fait périr beaucoup de monde [...][117] ». Les fièvres seront également les grands responsables de l'échec de l'expédition du duc d'Anville chargé en 1746 de reprendre Louisbourg aux Anglais. En 1746, 1747 et 1750, les fièvres causent encore des ravages à Québec[118]. À la fin de 1750, l'Hôpital général de Québec perd, en l'espace de deux mois, six religieuses victimes de leur dévouement auprès des malades atteints de fièvres malignes apportées par les vaisseaux. Durant la guerre de Sept Ans, les épidémies éclatent dans plusieurs vaisseaux. *Le Léopard* apporte une maladie contagieuse en 1756. Au moins 280 malades issus de ce navire doivent être hospitalisés et au moins une vingtaine décèdent[119]. Les fièvres continuent de faire des ravages jusqu'au début de février 1757, ralentissent peu à peu puis cessent[120]. En août et septembre 1757, il y a plus de 500 malades à l'Hôpital général de Québec, atteints à nouveau de fièvres malignes apportées par les vaisseaux. La mortalité est très élevée durant cette année-là, mais il est difficile de connaître la place réelle occupée réciproquement par la variole, qui est alors épidémique, et les fièvres malignes[121].

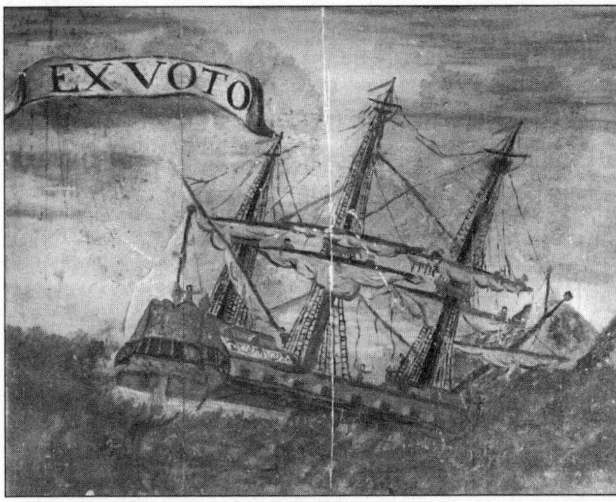

La traversée de l'Atlantique dans des conditions souvent difficiles était une occasion propice à l'apparition de maladies à bord des navires. À plusieurs reprises, ces affections ont entraîné l'introduction de maladies épidémiques dans la colonie. Paul Beaucourt, Ex-voto : *Un navire dans la tourmente*, circa 1738. Musée de l'Hôtel-Dieu de Québec, ministère des Affaires culturelles, Québec, négatif 73.557.12(22).

La fièvre jaune

Si le typhus constitue un fléau qui frappe à plusieurs reprises, surtout Québec et ses environs, il semblerait que la fièvre jaune, à l'opposé, n'ait touché le Canada qu'une seule fois. Le mode de transmission propre à cette maladie expliquerait sa relative absence du Canada et fait même douter d'une réelle présence. En effet, le vecteur de la fièvre jaune est la femelle d'un moustique (*aedes aegypti*) qui exige une température chaude et humide pour se développer. L'insecte ne peut vivre que quelques jours sans eau et ne pique que lorsque la température est supérieure à 17° C. Au Canada, le climat est un frein à la propagation de la maladie et le réservoir du virus ne

115. Lettre de Beauharnois et Hocquart au ministre, 8 octobre 1740, ANOM, Fonds des Colonies, série $C^{11}A$, vol. 73, f. 26v-17v.

116. Lettre de l'évêque de Québec au ministre, 4 novembre 1742, ANOM, Fonds des Colonies, série $C^{11}A$, vol. 78, f. 431v-432r.

117. Monsieur Du Hamel, « Observations botanico-météorologiques faites à Québec », dans *Histoire de l'Académie royale des Sciences. Année M. DCCXLV*, Paris, Imprimerie royale, 1749, p. 210.

118. Helena O'Reilly dite Saint-Félix, *Monseigneur de Saint-Vallier et l'Hôpital Général de Québec : histoire du monastère de Notre-Dame-des-Anges*, Québec, C. Darveau, 1882, p. 317-320.

119. Lettre de Doreil au ministre, 20 juin 1756, publiée dans Antoine Roy, « Les lettres de Doreil », dans *Rapport de l'archiviste de la province de Québec pour 1944-1945*, Québec, Rédempti Paradis, 1945, p. 81-82.

120. O'Reilly, dite Saint-Félix, *op. cit.*, p. 328.

121. Louis-Antoine de Bougainville (sous la direction de Roland Lamontagne), *Écrits sur le Canada. Mémoires-Journal-Lettres*, Sillery, Éditions du Pélican, 1993, p. 263, 265, 270-271 ; CRAF, Livres de comptes, C-35 : Journal, p. 74. Pendant le quart de siècle qui suit, les archives ne mentionnent plus d'épidémies de typhus.

peut être que l'homme ou le moustique lui-même. Or, l'homme ne peut contaminer le moustique que durant les trois à six jours qui suivent le début de l'infection, soit durant le temps où le virus se trouve dans le sang. La présence de l'insecte est essentielle pour transmettre la maladie d'un homme à un autre.

Dans les colonies anglaises, les ports en contact avec les régions tropicales infectées sont les plus touchés. New York en 1668 et 1702, Boston en 1691 et 1693 ainsi que Philadelphie en 1690 et 1699 sont frappés[122]. Charles Town, en Caroline du Sud, est frappée à plusieurs reprises à partir de 1699, année où la maladie tue 9 % de sa population. Un climat réputé insalubre et l'arrivée d'Afrique de navires chargés d'esclaves créent des conditions propices à l'éclosion d'épidémies meurtrières. Durant la dernière décennie du XVIIe siècle, les Antilles sont ravagées par la fièvre jaune. Au siècle suivant, des ports en contact avec les Indes occidentales comme Philadelphie sont atteints en 1741, 1747, 1762, 1793, 1794 et 1797.

Au Canada, l'apparition de la maladie remonte à l'été de 1710. Le navire *La Belle Brune* arrive alors à Québec en provenance des Antilles, apportant avec lui une fièvre contagieuse :

> On le soupçonna d'être infecté de peste, parce que quatre ou cinq hommes y êtoient morts depuis peu, en moins de vingt-quatre heures. On y trouva des chirurgiens, qui visiterent les malades et qui, par ignorance ou pour avoir touché quelque argent, comme on les en accusa depuis, assurerent qu'il n'y avoit rien a craindre. Apres cette declaration, on leur permit de debarquer leur monde, et nous reçumes de ce navire plusieurs malades dans nôtre hopital, dont un entrautre fut brûlé d'une ardente fievre pendant plusieurs semaines et mourut enfin, ayant beaucoup souffert d'un mal qui êtoit presqu'inconnu, et qui a bien fait voir dans la suite combien il êtoit dangereux par la ravage qu'il a causé dans cette Colonie, ou il est encore[123]. L'expérience nous a appris que c'êtoit la maladie de Siam, que l'*Oriflâme* porta aux Iles, il y a quelques années, dont elle n'a pas sorti, non plus que du Canada, depuis qu'une fois elle y est entrée[124].

Ce mal « presqu'inconnu » devient « populaire » dès l'automne et fait mourir « quasi tous ceux » qui en sont « attaquez les premiers ». L'Hôtel-Dieu de Québec est bientôt rempli de malades et, malgré les soins et les remèdes, « on y mouroit tout comme ailleurs[125] ». « La maladie êtoit aussy par tout dans la ville et dans les côtes voisines[126]. »

Cette maladie, appelée à l'occasion le mal de Siam ou le pourpre, serait la fièvre jaune[127]. Selon les annales des Ursulines de Québec, elle est caractérisée par des « fièvres tellement violentes » que l'on n'y passe pas trois ou quatre jours et qui sont « accompagnées de vomissements et de délire » chez la plupart de ceux qui en sont atteints. Ces maladies auraient « désolé bien des familles et emporté un grand nombre de personnes de tout âge et de toute condition[128] ».

L'épidémie aurait duré tout l'hiver et se prolongerait au moins jusqu'en décembre 1711. Signe de la virulence de l'épidémie, en 13 mois, sur plus de 24 religieuses de l'Hôtel-Dieu de Québec qui « furent à l'extrémité » et qui « reçurent le saint Viatique et l'extrême-onction », 6 décédèrent des suites de cette maladie. Il en est de même pour plus de 12 prêtres de la colonie. Ainsi, en avril 1711, le père Bigot décède « après neuf jours de maladie de fièvres pourprées qu'il avait gagnées à visiter les malades attaqués de la même maladie[129] ». En mai et juin, l'annaliste des Ursulines note plusieurs décès causés par cette

122. Donald B. Cooper et Kenneth F. Kiple, « Yellow Fever », dans Kenneth F. Kiple, ed., *The Cambridge World History of Human Disease*, Cambridge, Cambridge University Press, 1993, p. 1100-1107 ; Purvis, *Colonial America*..., p. 173-174, 224.

123. Si l'on tient compte de la date de rédaction des *Annales*, la maladie serait encore présente au Canada vers 1720. Aucun document ne confirme cette affirmation.

124. Juchereau de Saint-Ignace et Regnard Duplessis de Sainte-Hélène, *op. cit.*, p. 351.

125. Juchereau de Saint-Ignace et Regnard Duplessis de Sainte-Hélène, *op. cit.*, p. 351-358.

126. *Ibid.*, p. 355.

127. Le terme « fièvre jaune » ne serait apparu que vers 1750. Cooper et Kiple, *loc. cit.*, p. 1100. Selon Nysten, « MAL DE SIAM ; nom qu'on a donné à la fièvre jaune, parce qu'on a cru qu'elle avoit été apportée, dans le dix-septième siècle, de Siam dans les îles de l'Amérique, par un vaisseau français nommé l'*Oriflamme* ». P.-H. Nysten, *Dictionnaire de médecine, et des sciences accessoires à la médecine, avec l'étymologie de chaque terme; suivi de deux vocabulaires l'un latin, l'autre grec*, Paris, Chez J.-A. Brosson, 1814, p. 366.

128. Cité dans Juchereau de Saint-Ignace et Regnard Duplessis de Sainte-Hélène, *op. cit.*, p. 351.

129. Document provenant des Archives du Séminaire de Québec cité dans Léon Pouliot, « Les procureurs parisiens de la Mission de la Nouvelle-France », dans *Lettres du Bas-Canada*, vol. XXII (mars-décembre 1968), p. 44. D'après les quelques mentions dont nous disposons, la durée de la maladie varie de quelques jours à deux semaines.

épidémie de « fievres pestilencielles et contagieuses qui ont faict mourir beaucoup de monde[130] ». À Québec, pour la première fois depuis l'épidémie de variole de 1703, le nombre des décès (98), qui double par rapport aux deux années précédentes, l'emporte sur celui des naissances (93)[131].

L'identification de cette épidémie pose des problèmes particuliers. Le docteur Heagerty y reconnaît la fièvre jaune[132]. Il est vrai que les allusions au mal de Siam et au vaisseau *L'Oriflamme* de même que la provenance antillaise de la maladie ainsi que la présence de certains symptômes militent en faveur de cette maladie. Toutefois, faute de moustiques ou de température assez clémente, il ne peut être question de cette maladie durant l'hiver et le printemps qui suivent. D'ailleurs, le fait que le père Bigot soit décédé des « fièvres pourprées » pourrait signifier que l'affection en cause serait plutôt le typhus, maladie que l'on confond alors souvent avec la fièvre jaune. Même au début du XIXe siècle, la fièvre jaune n'est-elle pas encore regardée comme une « espèce de typhus[133] » ? Enfin, la présence de cas de fièvre scarlatine en 1710 contribue également à accentuer la confusion. Seule une description clinique élaborée de la maladie pourrait permettre de trancher sur la nature réelle du mal.

La fièvre scarlatine

Maladie infectieuse anciennement confondue jusqu'au XVIIe siècle avec la rougeole, la fièvre scarlatine se manifeste par de la difficulté à avaler, par de la fièvre, par un exanthème généralisé de teinte écarlate et par des maux de tête[134]. Bien que les adultes puissent être affectés, elle touche surtout les enfants et frappe principalement en hiver. Jusqu'à 30 % des personnes atteintes décèdent suivant la sévérité de l'épidémie. Aujourd'hui, la population est surtout habituée à la forme bénigne de la maladie, mais tel n'était pas nécessairement le cas autrefois.

En avril et mai 1710, « il y eut une fièvre maligne de l'espèce scarlatine qui fut fort générale à Québec et aux environs et qui emporta un grand nombre de personnes[135] ». Toutefois, si l'on se fie au nombre de décès enregistrés à Québec et dans l'ensemble de la colonie, il n'y aurait pas eu, en réalité, de surmortalité marquée attribuable à cette maladie.

Au printemps 1786, des cas de « purple fever », de « sore throat and purple fever », de « sore throat and scarlet fever » ou de « sore throat and red fever » sont signalés à Québec. Les registres anglicans de cette ville signalent, entre mars et juin, treize décès, dont onze d'enfants de moins de neuf ans. Les symptômes de cette maladie laissent à penser qu'il s'agit de cas de fièvre scarlatine. En mai 1786, Marie Cantin meurt « ayant étouffé d'un mal de gorge violent ». C'est la seule référence dans les registres catholiques qui pourrait être associée à la fièvre scarlatine.

La rougeole

Aujourd'hui il est relativement aisé de reconnaître un cas de rougeole, mais tel n'était pas le cas autrefois. Ainsi, elle a été longtemps liée à la variole. Vers l'an 910 après Jésus-Christ, Rhazes distingue les deux maladies, mais une certaine confusion existe encore aux XVIIe et XVIIIe siècles[136]. De même, ce n'est qu'au XVIIe siècle que le médecin anglais Sydenham distingue la rougeole de la fièvre scarlatine. Enfin, signalons qu'autrefois la rougeole était plus virulente, surtout lorsqu'elle a été introduite dans des territoires vierges.

Des épidémies de rougeole auraient frappé le pays en 1687-1688, 1710-1711, 1714, 1730 et 1748. Des cas de décès attribués à cette maladie sont également signalés dans les registres de l'état civil

130. Archives des Ursulines de Québec, 1/E9, 1, Vieux récit, 1711, p. 143.

131. Danielle Gauvreau, *Reproduction humaine et reproduction sociale : la ville de Québec pendant le Régime français*, thèse de doctorat, Université de Montréal, 1986, p. 403.

132. John J. Heagerty, *Four Centuries of Medical History in Canada*, vol. 1, Toronto, The Macmillan Company of Canada Limited, 1928, *passim*.

133. Nysten, *op. cit.*, p. 274.

134. Anne Hardy, « Scarlet Fever », dans Kenneth. F. Kiple, ed., *The Cambridge World History of Human Disease*, Cambridge, Cambridge University Press, 1993, p. 990-992.

135. Extraits du Journal des Jésuites de l'an 1710 à 1755, publiés dans Reuben Gold Thwaites, *The Jesuit Relations and Allied Documents. Travels and Explorations of the Jesuit Missionaries in New France 1610-1791*, vol. 69 : *All Missions 1710-1756*, Cleveland, The Burrows Brothers Company, 1900, p. 232.

136. Robert J. Kim-Farley, « Measles », dans Kenneth F. Kiple, ed., *The Cambridge World History of Human Disease*, Cambridge, Cambridge University Press, 1993, p. 871-875. Selon Helvétius, la rougeole s'approche « fort de la petite vérole dans les commencements, & [...] s'en distingue néanmoins dans les suites ». (Adrien) Helvétius, *Traité des maladies les plus fréquentes, et des remèdes propres à les guérir*, tome II, Paris, Le Mercier, 1756, p. 52-54.

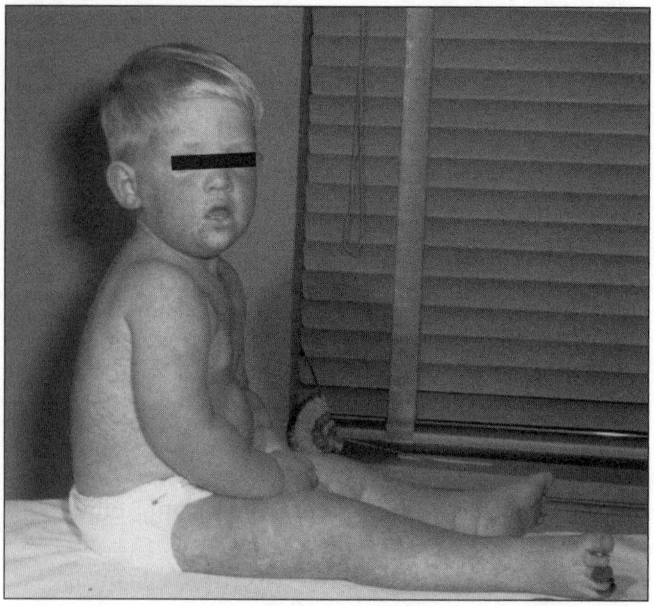

Jeune enfant atteint de rougeole au troisième jour suivant l'éruption, 1963. En 1757, un médecin écossais, Francis Home, démontre que la rougeole est causée par un agent infectieux présent dans le sang du patient. En 1954, le virus qui cause cette maladie est isolé à Boston, Massachusetts, par John F. Enders et Thomas C. Peebles. Centers for Disease Control and Prevention (Atlanta, Georgie, États-Unis), Public Health Image Library (PHIL), image 4498. [L-116 (Binder), Rashes and Childhood Diseases 1975 Measles -- third day of rash. C59005]

en 1725, 1738 et 1790. Ces épidémies surviennent à des dates fort semblables en Nouvelle-Angleterre : 1657, 1687-1688, 1713-1714, 1729, 1739, 1747-1748 et 1759[137]. Les contacts accrus avec les colonies anglaises lors des guerres et du commerce illicite, joints aux autochtones qui sont en contact avec les colonies, se traduisent par des échanges microbiens. La variole l'illustre bien, mais la rougeole semble suivre le même chemin.

En 1687, « il se mêla plusieurs maux ensemble : la pleuresie, la rougeole, la fievre maligne, tout cela devint populaire et enleva bien du monde dans cette Colonie[138] ». Chez les Ursulines de Québec, toujours en 1687, la rougeole frappe tant les religieuses que les élèves. « Au mois de juillet la petite rougeolle courant dans la ville et les externes layant communiquee a leur maitresses lon fut obligé de discontinuer quelque temps[139]. » Dès le 14 juillet, « les maitresses des externes estant prise de la Rougeolle et quelques autres R^ses^ layant gaignée lon reconnut que le mal estoit communicatif et lon chercha les moyens de pouvoir separer les malades et come dailleurs nous estions fort a lestroit nayant pour tout logement qu'un tres petit bastiment lon fut contraint de dresser des couchettes dans n^re^ buanderie po^r^ y mettre les malades ». La buanderie est habitée jusqu'à la fin d'août et cette épidémie toucha la plus grande partie de la communauté[140]. À Lachine, les décès causés par cette épidémie s'étendent du mois d'août jusqu'à la fin de décembre.

Durant l'été et l'automne 1714, la rougeole devient à nouveau « populaire ». Presque toutes les religieuses de l'Hôtel-Dieu de Québec l'ont alors en même temps. « Cette maladie n'êtoit point dangereuse ; on êtoit seulement deux fois vingt quatre heures bien malade, et on en êtoit quitte apres avoir été purgée[141]. » Au dire de l'annaliste de l'Hôtel-Dieu de Québec, l'hôpital « en fut aussy tout rempli, sans qu'il en mourut personne ». Cette affirmation ne se vérifie malheureusement pas en dehors des murs de l'institution. En septembre et octobre 1714, un grand nombre d'enfants meurent de cette maladie à Québec. Alors que durant la décennie 1710-1719 la moyenne annuelle des décès inscrits dans les registres de la paroisse de Notre-Dame-de-Québec atteint 86, le nombre de sépultures s'élève à 159 en 1714[142]. De même, à l'échelle de la colonie, durant cette décennie, le nombre de décès atteint un sommet en 1714 avec 964 inhumations, comparativement à une moyenne annuelle de 541. C'est dire l'importance de l'épidémie.

137. Purvis, *Colonial America...*, p. 173-174.
138. Juchereau de Saint-Ignace et Regnard Duplessis de Sainte-Hélène, *op. cit.*, p. 232.
139. Archives des Ursulines de Québec, 1/E9, 1, Vieux récit, 1687, p. 50.
140. Archives des Ursulines de Québec, 1/E9, 1, Vieux récit, 1687, p. 50-51.
141. Juchereau de Saint-Ignace et Regnard Duplessis de Sainte-Hélène, *op. cit.*, p. 398-399.
142. Gauvreau, *op. cit.*, p. 122, 403. En Nouvelle-Angleterre, à la même époque, la rougeole fait aussi des ravages dont l'ampleur n'est pas connue. Charles W. Eastman, *Intangible Cargo, an Overview of Medecine and Medical Practice in the Northern Colonies (1607-1776)*, Thèse de maîtrise, University of New Hampshire, 1970, p. 45.

En 1715, les Outaouais de Michillimakinac et les Miamis sont également touchés par une épidémie de rougeole[143].

En 1730, la rougeole et la coqueluche enlèveraient beaucoup d'enfants à Québec et dans les paroisses environnantes[144]. De même, un décès attribué à la rougeole est enregistré à Saint-Jean, île d'Orléans, en 1725 et un autre l'est également en 1738[145]. Enfin, le médecin Gaultier signale en 1748 que le « commerce des Anglois nous a procuré cette année la rougeolle, dont tout le monde je veux dire ceux qui ne lont jamais eûe, a été ataqué. Elle est fort benigne. Elle n'a commencé qu'en aoust[146] ». Après la Conquête, des cas mortels de rougeole sont signalés dans les registres d'état civil en 1772 et en 1790.

La coqueluche

Des cas mortels de coqueluche sont signalés à Saint-Jean, île d'Orléans, en 1712[147], à Saint-Laurent, île d'Orléans, en 1714, à Cap-Santé en 1724 ainsi qu'à Québec et dans les environs en 1730. En août 1748, la coqueluche ferait des ravages parmi les « petits enfants » qui auraient eu une « toux si afreuse qu'il en est peri un grand nombre, c'est ce qu'on appelle luftis ferina, et vulgairement cocluche. La toux les attaquoit et la fievre ne tardoit pas à se mettre de la partie et ils perissoient en moins de 2. fois vingt quatre heures[148] ». Un cas de décès des suites de la coqueluche est signalé en 1765 et un autre en 1772. En novembre 1769, la « Coqueluche, ou Toux convulsive, serait… extrêmément fatale aux enfans » du district de Montréal[149]. En 1771 et en

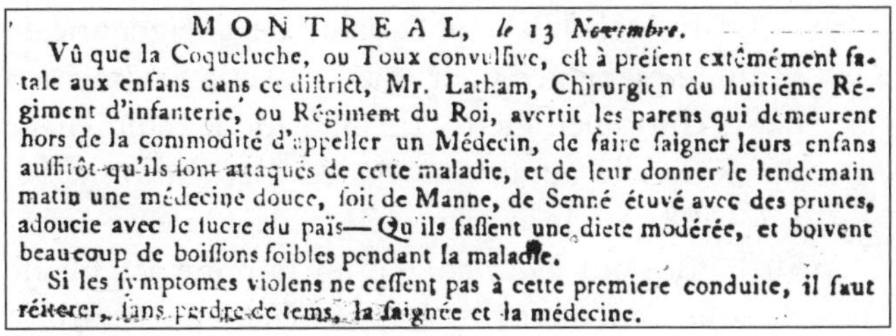

MONTREAL, *le* 13 *Novembre.*

Vû que la Coqueluche, ou Toux convulſive, eſt à préſent extêmément fatale aux enfans dans ce diſtrict, Mr. Latham, Chirurgien du huitiéme Régiment d'infanterie, ou Régiment du Roi, avertit les parens qui demeurent hors de la commodité d'appeller un Médecin, de faire ſaigner leurs enfans auſſitôt qu'ils ſont attaqués de cette maladie, et de leur donner le lendemain matin une médecine douce, ſoit de Manne, de Senné étuvé avec des prunes, adoucie avec le ſucre du païs— Qu'ils faſſent une diete modérée, et boivent beaucoup de boiſſons foibles pendant la maladie.

Si les ſymptomes violens ne ceſſent pas à cette premiere conduite, il faut réiterer, ſans perdre de tems, la ſaignée et la médecine.

Des cas de coqueluche sont signalés dans la région de Montréal en 1769. *Gazette de Québec*, nº 256, 23 novembre 1769.

1777, quelques décès attribués à cette maladie sont enregistrés dans les registres de Neuville. De même, la consultation des registres de l'état civil suggère la présence d'une épidémie de coqueluche en 1784 et au début de 1785. Enfin, un décès est signalé en 1791 et six en 1793.

La grippe

D'autres maladies prennent également des proportions épidémiques. C'est le cas de la grippe, appelée aussi catarrhe ou rhume épidémique, qui aurait sévi durant l'hiver 1700-1701 : « de dangereux rhumes qui firent mourir quantité de vieïllards en fort peu de temps », dont le chirurgien Timothée Roussel qui décède des suites de cette maladie le 10 décembre 1700[150]. En 1697-1698 et 1699, elle avait causé des pertes importantes en Nouvelle-Angleterre[151]. Deux religieuses seraient décédées des suites de cette maladie en décembre 1708. À Québec, on constate alors une surmortalité qui pourrait être attribuée à cette épidémie. Enfin, un cas mortel de grippe est signalé en janvier 1786 de même qu'en avril 1794.

Les maladies vénériennes

Les maladies vénériennes sont également présentes au Canada. La présence de soldats et de matelots, victimes par excellence de ces affections, rend cette réalité prévisible. La présence de prostituées est d'ailleurs attestée depuis le XVIIᵉ siècle. Toutefois, les archives ont gardé relativement peu de traces de ces maladies jugées honteuses.

143. Lettre de Ramezay et Bégon au ministre, 13 septembre 1715, ANOM, Fonds des Colonies, série C[11]A, vol. 35, f. 3r-14v. ; Lettre d'Adoucourt au baron de Longueuil, 22 août 1715, ANOM, Fonds des Colonies, série C[11]A, vol. 35, f. 56r-60v.

144. Tanguay, *op. cit.*, p. 127.

145. Les deux cas sont ceux de Marie-Angélique Laverdière, inhumée le 9 octobre 1725, « morte de la rougeole » et de Denis Baptiste dit Denis, inhumé le 24 novembre 1738, « mort de la rougeole ».

146. Journal des observations meteorologiques &c de Mr Gauthier à Kebec depuis le 1 octobre 1747 jusqu'au 1 octobre 1748, Bibliothèque de l'Observatoire de Paris, A.7.6. Fonds Joseph-Nicolas Delisle, document 6, f. 35r.

147. On indique qu'il s'agit de la « coqueluche ou esquibeusie (esquinancie) ».

148. Journal des observations meteorologiques &c de Mr Gauthier à Kebec depuis le 1 octobre 1747 jusqu'au 1 octobre 1748, Bibliothèque de l'Observatoire de Paris, A.7.6. Fonds Joseph-Nicolas Delisle, document 6, f. 30v.

149. *Gazette de Québec*, nº 256, 23 novembre 1769.

150. Juchereau de Saint-Ignace et Regnard Duplessis de Sainte-Hélène, *op. cit.*, p. 299.

151. Purvis, *Colonial America…*, p. 173.

En 1671, la fille d'un habitant de la seigneurie de Beaupré est traitée pour une « maladie venimeuse » par le chirurgien Pierre Aman. Selon le témoignage du père, elle aurait été « gâtée d'un homme[152] ». En 1698, le chirurgien Bélisle de Québec reçoit 50 livres pour avoir soigné un homme atteint de maladie vénérienne[153]. Dix-neuf ans plus tard, le chirurgien montréalais Joseph Benoist guérit un cas de « Chaude pisse Cordée ghonoré virulante et Inveteré[154] ». En 1749, le voyageur Pehr Kalm observe :

> Lues Venera [syphilis] ce mal s'est également implanté ici… On a eu plusieurs exemples, au cours des derniers temps de Français ou de Sauvages si fortement atteints par cette maladie que leur corps tout entier en était marqué et qui furent radicalement et complétement guéris par des Sauvages en 5 à 6 semaines[155].

À la fin du Régime français, Bougainville note la présence, à l'intérieur de l'Hôpital général de Montréal, d'un « hôpital des vénériens[156] ».

Entre 1761 et 1764, les autorités coloniales versent certaines sommes aux docteurs Russel et Mabane pour avoir guéri des femmes atteintes de maladies vénériennes[157]. En 1765, Jean-Baptiste Garon, chirurgien établi à Rivière-Ouelle, soigne Marie-Angélique Martin, femme d'Antoine Moreau, attaquée « d'un mal vénérien[158] ». En 1777, le nommé Dubuc s'offre à soigner les cas de « mal vénérien tant incurable qu'il puisse être, [ou d'] Escorbut invétéré[159] ». Enfin, en 1795 et 1796, le docteur Jean-Baptiste Ménard traite plusieurs cas de « gonnorrhée Virulente » et demande généralement pour ce type de cure un peu plus de deux livres anglaises (L 2.6.8), soit l'équivalent de plusieurs semaines de travail pour un artisan[160].

Le mal de la baie Saint-Paul

Vers 1775, une maladie inquiétante fait son apparition au Canada. Similaire au « sibbens » écossais, elle serait une forme particulière de syphilis non vénérienne facilement transmissible[161]. En quelques années, cette maladie connue sous le nom de mal de la baie Saint-Paul se répand dans la majorité des paroisses canadiennes où elle touche surtout les Canadiens français ruraux. Les loyalistes en seraient exempts et les villes seraient peu frappées.

Au début des années 1780, la constante progression du mal crée beaucoup d'appréhension parmi les élites de la colonie. À certains moments, des contemporains croient que tout le Canada est « vérollé » ou que cette maladie mène inévitablement à la disparition de la race canadienne. « We are now beholding the last race of Canadians remarkable for Bodily make and strenght », écrit un groupe de chirurgiens en 1782. La nature même de cette maladie aux symptômes et aux conséquences horribles ne peut qu'amplifier la peur qu'elle suscite et porte bien des gens à exagérer l'envergure réelle du « funeste mal ».

Il est vrai également que certains rapports sont à cette époque très alarmistes. En 1785, le docteur James Bowman est chargé par le gouvernement de prendre en main la lutte contre l'épidémie. Après une tournée des paroisses, il signale la présence de 5 801 cas, soit 5 % de la population. C'est énorme. Toutefois, l'analyse de sa méthodologie permet de nuancer ses chiffres. En effet, ils ne représentent pas le nombre de malades mais plutôt le nombre de gens ayant à subir le traitement basé sur l'emploi du mercure. Or, en prenant comme principe que tous les gens qui vivent sous le même toit qu'un malade doivent prendre des remèdes, peu importe qu'ils soient atteints ou pas, Bowman amplifie par

152. Michael Joseph et George Ahern, *Notes pour servir à l'histoire de la médecine dans le Bas-Canada*, Québec, Imprimerie Laflamme, 1923, p. 9-10.

153. Jugement du 19 février 1699, BAnQ-Q, TL1,S11,SS1,D31, Registre civil de la Prévôté de Québec, n° 31, f. 250r.

154. Extrait des registres des audiences de la Juridiction de Montréal, 6 juillet 1717, Bibliothèque nationale du Québec (BNQ), Fonds Gabriel Nadeau, Dossier II : Hôtel-Dieu de Québec.

155. Pehr Kalm, *Voyage de Pehr Kalm au Canada en 1749*, Montréal, Pierre Tisseyre, 1977, p. 152.

156. Louis-Antoine de Bougainville (sous la direction de Roland Lamontagne), *Écrits sur le Canada. Mémoires-Journal-Lettres*, Sillery, Éditions du Pélican, 1993, p. 99.

157. The government of Quebec to…, 1761, 1764, Public Record Office (Londres), C.O. 42/1, f. 415v, 429v-430v.

158. Abandon par Marie-Angélique Martin en faveur de Jean-Baptiste Garon, 29 avril 1765, BAnQ-R, CN104,S51, greffe de Joseph-Barthélémi Richard, n° 724.

159. Ahern, *op. cit.*, p. 186.

160. Livre de comptes du docteur Jean-Baptiste Ménard, 1795-1796, BAC, MG 23, G V, 3, *passim*.

161. Sur la présence de différentes formes non vénériennes de la syphilis, voir Kenneth F. Kiple, « Syphilis, Nonvenereal », dans Kenneth F. Kiple, ed., *The Cambridge World History of Human Disease*, Cambridge, Cambridge University Press, 1993, p. 1033-1035.

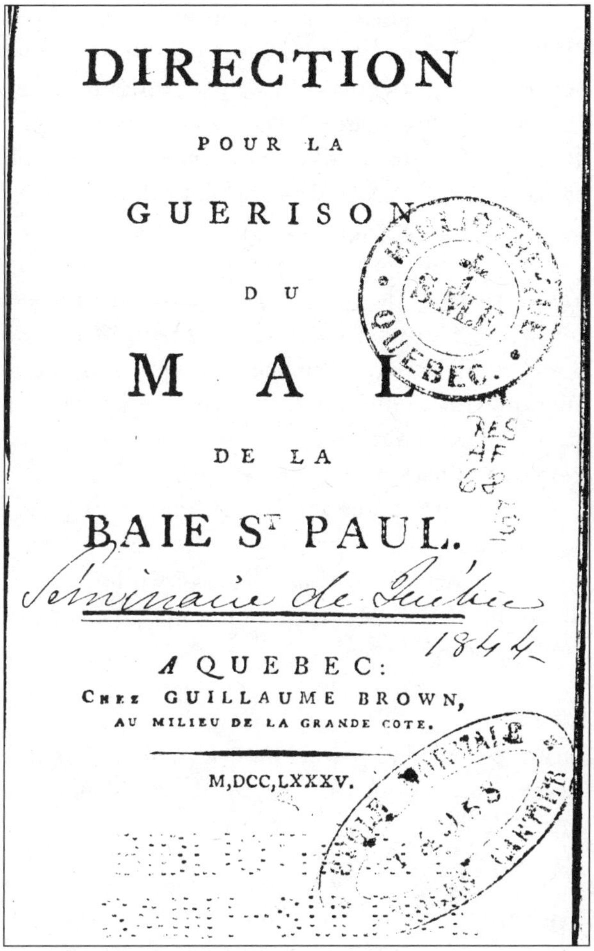
DIRECTION

POUR LA

GUERISON

DU

MAL

DE LA

BAIE S^T PAUL.

Séminaire de Québec

1844

A QUEBEC:

CHEZ GUILLAUME BROWN,

AU MILIEU DE LA GRANDE COTE.

M,DCC,LXXXV.

[James Bowman], *Direction pour la guérison du Mal de la Baie St Paul*, 1785, John Neilson, 15 p.

son rapport le nombre réel de cas. En tenant compte de cet effet multiplicateur et des cas non déclarés, il est plus probable d'estimer la présence de 1 000 à 2 000 cas en 1785. Touchant environ 1 % de la population, la maladie est donc bien réelle, mais son ampleur est quand même plus modeste qu'on a pu le dire.

Après 1791, la peur étant passée, le mal de la baie Saint-Paul, dont l'histoire comporte beaucoup d'analogies avec le sida de notre époque, ne fait plus l'objet que de rares mentions[162].

Les contagions non identifiées

Des maladies contagieuses dont l'identification reste imprécise frappent le pays en 1699, 1705, 1715, 1717, 1730-1731, 1748-1749 et peut-être en 1768. En 1699, l'intendant Champigny signale qu'« une espèce de maladie contagieuse a pensé nous emporter Une partie de la Colonie, ny ayant presque point eu de maison qui n'en ait êté ataquée ; nous en avons eté quitte pour la mort d'Environ Cent personnes[163] ». Le 14 mai 1699, le Conseil souverain de la Nouvelle-France note que « ce gouvernement [Québec] et celuy des Trois-Rivieres sont depuis quatre mois affligez d'une Espece de maladie D'autant plus dangereuse quelle Est populaire Et quelle tue dans les deux, trois et quatre. jour ceux qui ne sont pas dabord secourus [...][164] ». En Nouvelle-Angleterre une épidémie de grippe causant une grande mortalité sévit en 1697-1698 et 1699. Serait-ce le même mal ?

En 1705, l'annaliste des Ursulines de Québec note la présence d'un grand nombre de malades dans la communauté. « Se sont des sueurs prodigieuse avec des fievres dont on ne voit presque la fin et qui Sont de grans coups tant po^r la quantite de drogues et remedes que pour la Noriture et La consommation du linge [...][165] ». En 1715, seulement quelques vagues mentions dans les registres de l'état civil et un taux de mortalité élevé permettent de connaître l'existence d'une

162. Sur l'évolution et les conséquences de cette maladie, voir Rénald Lessard, *Le mal de la baie Saint-Paul*, Québec, CELAT, Université Laval, 1989, *passim*. L'essentiel de la documentation sur cette affection se trouve dans BAC, RG 4, B 43, Miscellaneous Records Relating to the St. Paul's Bay Disease, 1785-1791.

163. Les registres de l'état civil ne sont guère précis sur l'identité de cette maladie. Pour l'ensemble de la colonie, seul le curé de Lachine fournit quelques vagues indications : Pierre Merlot (1699-02-09) : « mort de fièvre » ; Antoine Pilon (1699-03-07) : « mort de maladie » ; Marguerite Brunet Letang (1699-08-04) : « morte de fièvre » ; Joseph Neveu (1699-08-28) : « mort de maladie » ; Louis Pichard (1699-09-07) : « mort de fièvre » ; Marie Daoust (1699-10-19) : « morte de pleurésie et de fièvre ». Néanmoins, nous connaissons les noms de quatre notables décédés des suites de cette épidémie. Ce sont Lambert Boucher de Grandpré, décédé à Trois-Rivières le 3 avril 1699 ; François-Marie Renaud Davenne des Meloizes, inhumé à Québec le 22 avril ; Jean-Baptiste Bécard de Granville, inhumé le 23 avril ; Séraphin Margane de Lavaltrie, inhumé à Montréal le 16 mai. Ces quelques cas confirmeraient que toute la colonie aurait été touchée au printemps 1699. Lettre de Champigny au ministre, 26 mai 1699, ANOM, Fonds des Colonies, série $C^{11}A$, vol. 17, f. 54r-54v.

164. *Jugements et délibérations du Conseil souverain de la Nouvelle-France*, vol. IV : *1696-1704*, Québec, Imprimerie A. Côté et Cie, 1888, p. 313.

165. Archives des Ursulines de Québec, 1/E9, 1, Vieux récit, 1705, p. 128.

épidémie[166]. En 1731, après un hiver « fort long », il « a regné quelques maladies populaires en cette ville [Québec], et meme dans tout Le Pays, qui n'ont cependant pas fait de grands ravages elles estoient accompagnées d'éruptions et de maux de costé. il est mort à Quebec environ 60 a 80 personnes de cette maladie [...][167] ». En 1748 et 1749, le nombre de décès enregistrés dans la colonie atteint respectivement 2404 et 2485, comparativement à une moyenne annuelle de 1506 pour les cinq années précédentes.

En 1749, « une maladie populaire... [devient] universelle » dans tout le pays et elle enlève « bien du Monde tant dans les villes que dans les Campagnes[168] ». Quatre Ursulines décèdent à l'intérieur d'un mois. Les habitants de Charlesbourg, quant à eux, font célébrer une messe pour obtenir l'aide du Ciel « pendant les maladies violemment répandues dans cette paroisse[169] » tandis que ceux de Sainte-Anne et de Saint-Joachim, dans la seigneurie de Beaupré, demandent un délai pour construire un pont sur la rivière Sainte-Anne :

> Envisageant l'estat ou les maladies les ont reduit tous leurs travaux Estant très reculés Et Estant obligés de donner a leur vaches du Bled En Gerbe faute de Batteurs, Joint aux Grandes depences qu'ils sont obligés de faire tant pour le chirurgien que pour plusieurs autres depences Estant les malades privés de veilleurs pour les secourir dans leur maladie Et meme des personnes pour pouvoir charoyer leur Bois dans leur Besoin, les Costes Estant sy affligés que l'on En Enterre plusieurs Et meme Jusqu a deux par jour Et ayant Bien de la Peine a trouver des hô es En Santé pour porter les corps En terre la pluspart Estant convalescans Et tres floibles [...][170].

En 1768, à la demande du gouverneur Carleton, l'Hôpital général de Québec reçoit durant une période de sept mois 328 soldats atteints d'une « espèce de fièvre qui n'était pas d'une longue durée[171] ». Quatorze militaires décèdent à l'hôpital. Nous ne savons pas s'ils provenaient d'un vaisseau ou si d'autres personnes ont été touchées.

Enfin, soulignons qu'à l'instar de ce que l'on retrouve encore de nos jours les gens étaient sujets aux « maux qui passent ». En 1762, Manon de Boucherville écrit, de Boucherville, qu'« il ni as que moy qui suis inquomoddez depuis 6 jours du flue qui cour présentemant et qui est bien movais nous avons un officier qui an est tres malle[172] ».

En plus des épidémies, les habitants du Canada doivent affronter d'autres maladies contagieuses qui n'atteignent pas une ampleur épidémique et des affections de toutes sortes. Les maladies parasitaires sont également présentes.

Les vers

Parmi les maladies parasitaires, on note la présence de vers solitaires. En 1686, le gouverneur Denonville atteste de l'ampleur du problème.

> Les Vers sont le mal le plus ordinaire, on en voit beaucoup, Monseigneur, qui en sont extremement incommodez les gens d'age aussy bien les jeunes ; No,' avons eû un enfant a l'hospital qui en a esté mangé tout envie en jettant abondament par la bouche, on en voit d'autres qui en vomissent en pelotons. Plusieurs personnes ont des maladies convulsives que l'on croit malades du hautmal qui pouroient bien n'avoir que des Vers, et en effet une fille d'un de nos Conseillers atteinte de ce mal en a jetté aprez avoir pris de L'Emetique[173].

166. En juillet 1715, est inhumé Jacques Leblond dit Latour, « décédé au cours d'une épidémie » et, en octobre de la même année, un curé note la sépulture de Bernard Lainé dit Laliberté, « mort d'une maladie courante contagieuse ». De même, en mai de la même année, décède Louis Mercier « d'une maladie contagieuse ».
167. Lettre de Hocquart au ministre, 16 mai 1731, ANOM, Fonds des Colonies, série $C^{11}A$, vol. 55, f. 10r.
168. Archives des Ursulines de Québec, 1/E9, 1, Vieux récit, 1749.
169. Cliche, *Les Pratiques de dévotion...*, p. 55.
170. Document qui nous a été aimablement signalé par monsieur Jacques Saint-Pierre. À Sainte-Anne-de-Beaupré, le curé enregistre en 1749 vingt-cinq décès, soit le nombre le plus élevé pour cette paroisse pour toute la période du Régime français. Procès-verbal de Jean-Eustache Lanouillier de Boiscler au sujet de la réparation des ponts des grands chemins dans les paroisses Sainte-Anne (Sainte-Anne-de-Beaupré) et Saint-Joachim, côte de Beaupré, 16 et 17 décembre 1749, BAnQ-Q, E2, P283, Procès-verbaux des grands voyers, vol. 3 (1736-1750), f. 166v. Durant l'hiver 1748-1749, les Ursulines de Trois-Rivières qui s'occupent de l'hôpital du lieu perdent six religieuses sur quinze d'une « maladie Epidémique ». Lettre de Bigot au ministre, 24 octobre 1750, ANOM, Fonds des Colonies, série $C^{11}A$, vol. 107, f. 39r-40v.
171. Helena O'Reilly, dite Saint-Félix, *Monseigneur de Saint-Vallier et l'Hôpital Général de Québec : histoire du monastère de Notre-Dame-des-Anges*, Québec, C. Darveau, 1882, p. 399 ; Annales, vol. 2, p. 224, Archives de l'Hôpital Général de Québec.
172. Lettre de Manon de Boucherville à Perrault l'aîné, 22 août 1762, BAnQ-Q, ZQ43/4, Collection Baby.
173. Lettre de Denonville au ministre, 8 mai 1686, ANOM, Fonds des Colonies, série $C^{11}A$, vol. 8, f. 16v-17r.

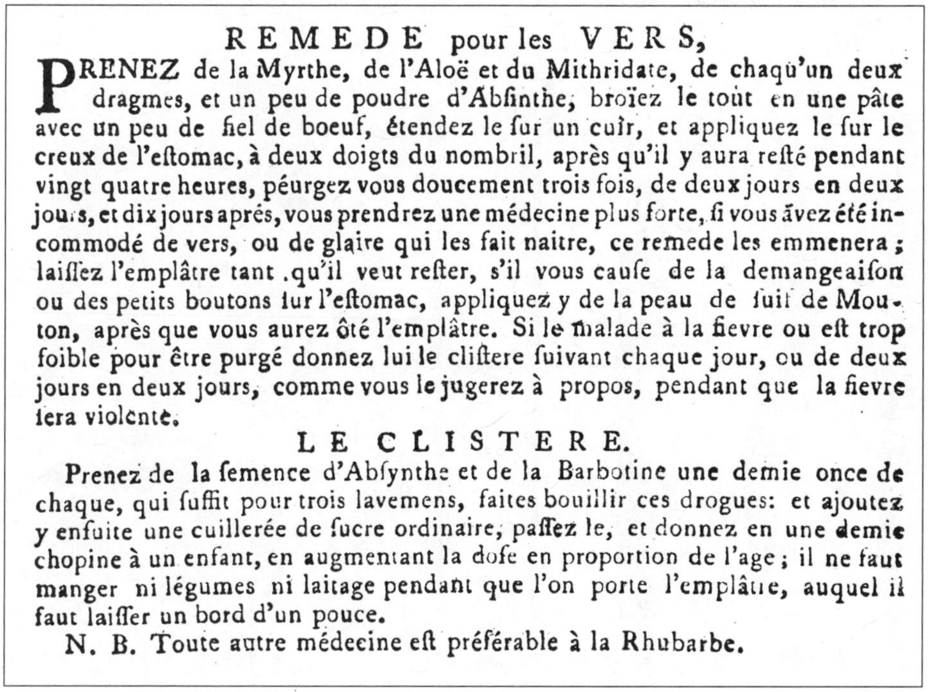

REMEDE pour les VERS,

PRENEZ de la Myrthe, de l'Aloë et du Mithridate, de chaqu'un deux dragmes, et un peu de poudre d'Abſinthe; broïez le tout en une pâte avec un peu de fiel de boeuf, étendez le ſur un cuir, et appliquez le ſur le creux de l'eſtomac, à deux doigts du nombril, après qu'il y aura reſté pendant vingt quatre heures, péurgez vous doucement trois fois, de deux jours en deux jours, et dix jours aprés, vous prendrez une médecine plus forte, ſi vous ävez été incommodé de vers, ou de glaire qui les fait naitre, ce remede les emmenera; laiſſez l'emplâtre tant .qu'il veut reſter, s'il vous cauſe de la demangeaiſon ou des petits boutons ſur l'eſtomac, appliquez y de la peau de ſuif de Mouton, après que vous aurez ôté l'emplâtre. Si le malade à la fievre ou eſt trop foible pour être purgé donnez lui le cliſtere ſuivant chaque jour, ou de deux jours en deux jours, comme vous le jugerez à propos, pendant que la fievre ſera violente.

LE CLISTERE.

Prenez de la ſemence d'Abſynthe et de la Barbotine une demie once de chaque, qui ſuffit pour trois lavemens, faites bouillir ces drogues: et ajoutez y enſuite une cuillerée de ſucre ordinaire, paſſez le, et donnez en une demie chopine à un enfant, en augmentant la doſe en proportion de l'age; il ne faut manger ni légumes ni laitage pendant que l'on porte l'emplâtre, auquel il faut laiſſer un bord d'un pouce.

N. B. Toute autre médecine eſt préférable à la Rhubarbe.

À compter de 1764, la *Gazette de Québec* publie, à l'occasion, certaines recettes ou indications de traitement pour guérir diverses affections. *Gazette de Québec*, n° 973, 15 avril 1784. Centre de référence de l'Amérique française (anciennement Bibliothèque du Séminaire de Québec, Ancien fonds). (Photo Denis Ross)

En 1749, le voyageur Pehr Kalm note qu'on l'a informé que beaucoup de personnes en souffrent au Canada[174]. En 1779 et 1784, la *Gazette de Québec* annonce la vente de poudre contre les vers ou propose des remèdes pour les éliminer[175]. En 1796, Ursule Baby de Thérèse de Jésus, supérieure des Ursulines de Trois-Rivières, écrit à son frère François Baby, conseiller du Conseil exécutif de Québec, à propos d'une enfant infectée dangereusement par les vers :

> [...] j'ai scus depuis votre derniere par Mr Olivier perrault que vous l'aviez chargé de m'assurer que la chère petite avoit encore rendue une quantité de ces Espèces de vers que vous nommez avaride, et conséquemment que son grand mieux donnoit certitude que sous peu elle seroit bien rétablie... il est probable que cest sortes de vers ont Eté la source du triste etat de cette chere Enfant le Guinquinac mêlé de vermifuge, et les petits purgatifs d'huile de castor sont à mon opinion les meilleurs remèdes qui ont été Employé à sa guérison [...][176].

Quelques cas de décès d'enfants sont attribués aux vers : en juin 1766, décède Marie-Josephe Pagé Quercy, âgée de neuf ans, « de la maladie des vers mêlée avec la picote » et, en juin 1773, Marie-Marguerite Gouin Maillou, une enfant de 11 ans, meurt après avoir été « atteinte de la maladie des vers ».

Les tumeurs

Selon un traité de chirurgie du XVIIIe siècle, les tumeurs[177] et les ulcères qui incluent les chancres[178] constituent, avec les plaies, les fractures et les luxations[179], les maladies extérieures. Le mot tumeur a une signification beaucoup plus restreinte à l'époque

174. Pehr Kalm, *Voyage de Pehr Kalm au Canada en 1749*, Montréal, Pierre Tisseyre, 1977, p. 152.

175. *Gazette de Québec*, n° 748, 30 décembre 1779 ; *Gazette de Québec*, n° 973, 15 avril 1784.

176. Lettre d'Ursule Baby de Thérèse de Jésus, supérieure des Ursulines de Trois-Rivières, à son frère François Baby, conseiller du Conseil exécutif de Québec, 22 août 1796, BAnQ-Q, P336/1, Fonds Famille Baby, n° 29.

177. Les tumeurs comprennent à l'époque principalement les abcès, les mortifications, les maladies « phlegmoneuses » (clous ou furoncles, panaris, bubons, engelures, ecchymoses, parotides, anévrismes et charbon), les maladies « érésipéleuses » (dartres, gale, teigne, couperose, feu volage, échauboulures), les œdèmes incluant l'emphysème, les maladies squirreuses (cancer, écrouelles, polypes du nez, loupes), les hernies, les tumeurs causées par des calculs de la vessie, l'ankylose, le rachitisme, les exostoses et la carie.

178. Les ulcères peuvent être calleux, sinueux, scrofuleux, scorbutiques, vénériens et incluent les fistules anales ou lacrymales.

179. *Chirurgie complette suivant le système des modernes*, tome 2, Paris, Veuve de Charles-Maurice d'Houry, 1747, *passim*.

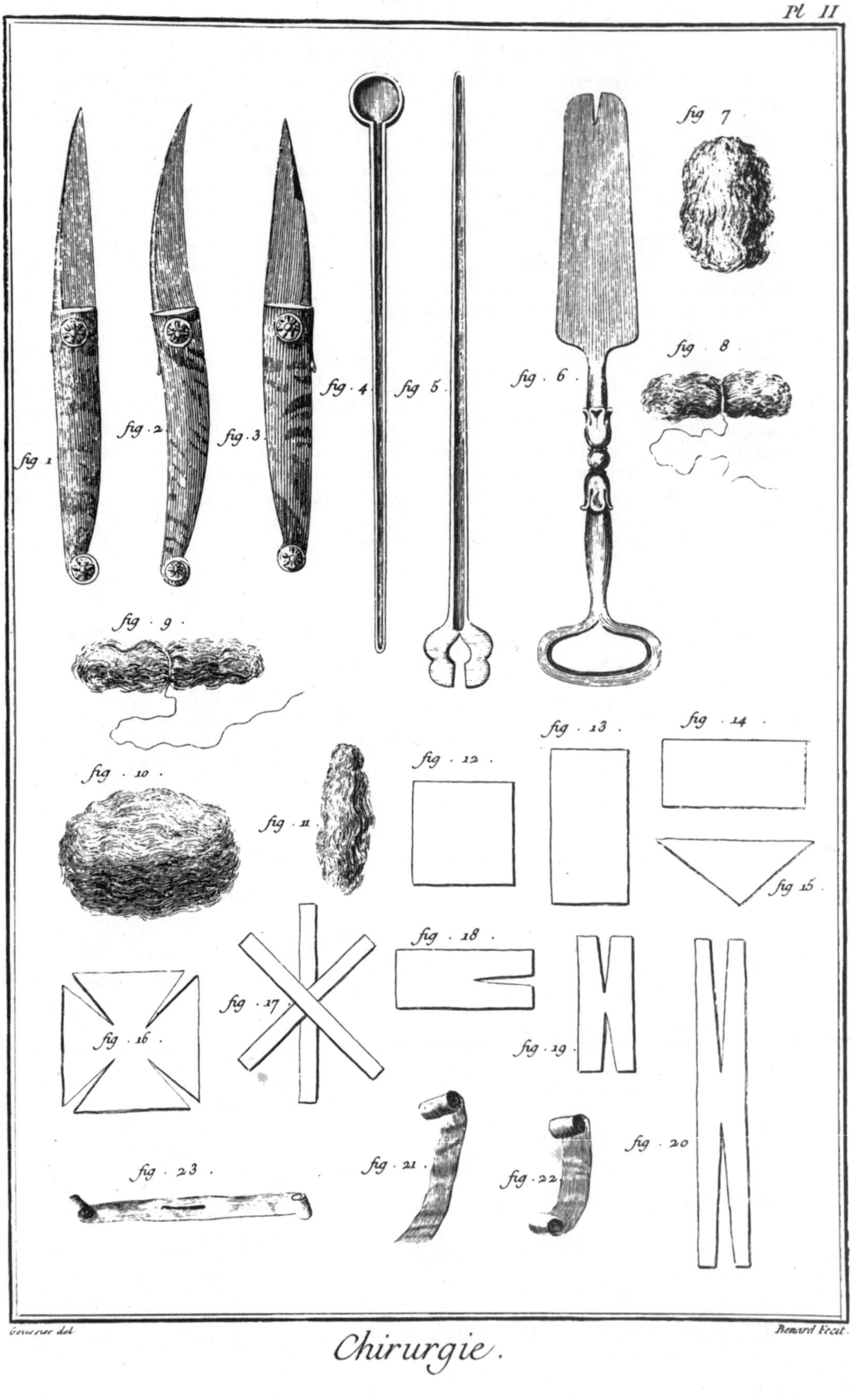

Différents objets liés à l'exercice de la chirurgie dont, entre autres, des bistouris (fig. 1, 2 et 3), des sondes cannelées (fig. 4 et 5), des plumaceaux pour appliquer sur les plaies et les ulcères (fig. 7 et 10), des bourdonnets servant à remplir une plaie, à absorber la matière purulente qui en découle et à empêcher le recollement des bords (fig. 8, 9 et 11), des compresses (fig. 12-19) et des bandes (fig. 21 et 22). Diderot, *Encyclopédie ou dictionnaire raisonné des sciences, des arts et des métiers, par une société de gens de lettres*, Paris, 1751-1780, planche II de la section Chirurgie. (Photo Denis Ross)

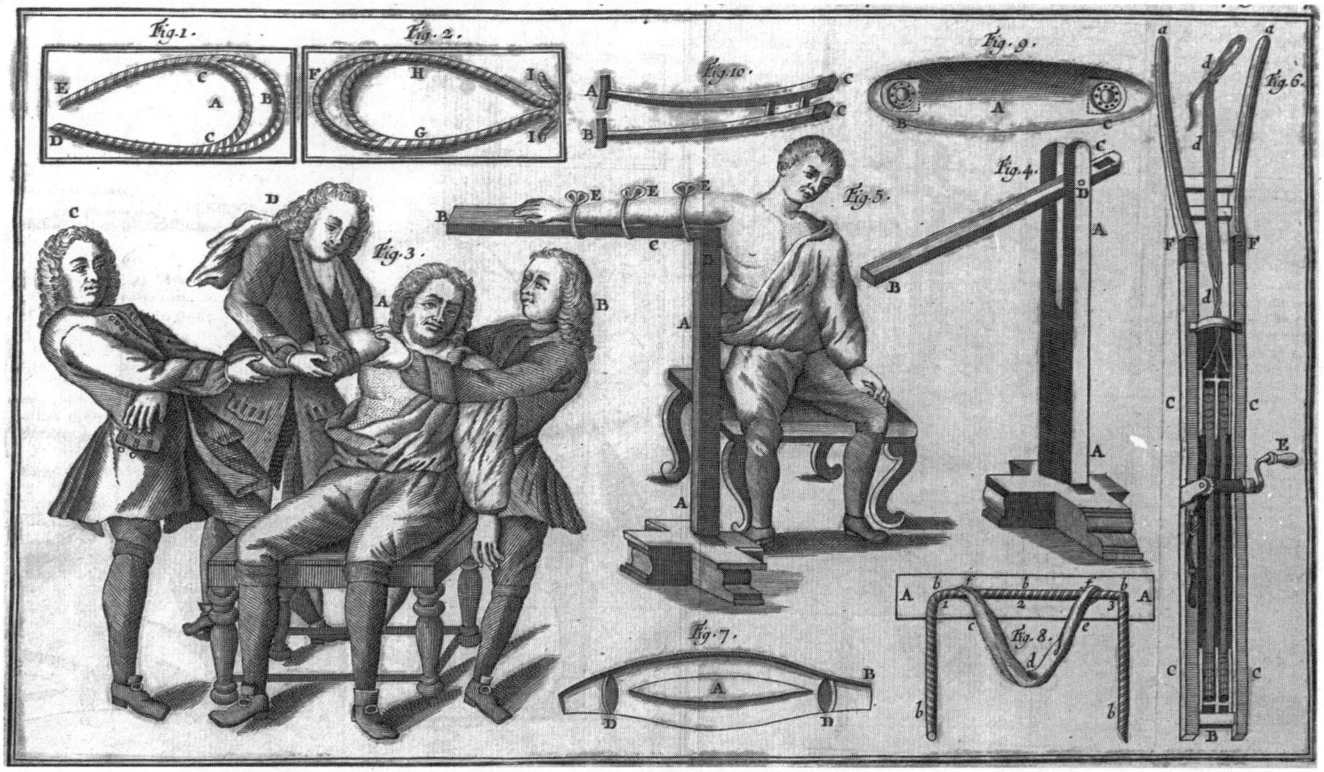

Traitements en cas de luxation. La figure 3 montre la manière la plus aisée de réduire le bras lorsque la luxation est encore récente. La figure 4 représente l'ambi d'Hippocrate, qu'on employait autrefois à la réduction de l'humérus luxé. Cette machine est composée d'un appui AA et d'un levier BC, attaché à la première pièce par une charnière D. La figure 5 indique l'usage de la machine (figure 4) et comment on l'adapte au bras qu'on se propose de réduire. Il y a quelques différences dans la manière dont les deux pièces se joignent en CD, entre la machine telle qu'elle est représentée ici et celle de la figure 4. Quelques-uns donnent la préférence à celle-ci et d'autres à la dernière. La figure 6 est la machine de M. Petit pour réduire les luxations de l'humérus et de plusieurs autres parties. Laurent Heister, *Institutions de chirurgie*, tome 1, Paris, P. Fr. Didot le jeune, 1771, planche 10. Centre de référence de l'Amérique française (anciennement Bibliothèque du Séminaire de Québec, Ancien fonds). (Photo Denis Ross)

qu'actuellement. Les tumeurs malignes internes sont à peu près hors de portée du champ d'investigation des praticiens de l'époque, sauf dans les cas de dissection ou d'autopsie. Le cancer, au sens actuel de ce terme, n'est pas alors une entité ou un groupe d'entités pathologiques clairement défini. D'ailleurs, l'emploi de ce terme se limite essentiellement au cancer du sein. Un chancre, une ulcère ou une tumeur, tels qu'ils sont définis à l'époque, peuvent cacher un cancer, mais pas nécessairement.

Les chancres semblent très nombreux et plusieurs pourraient être des cas de cancer. En 1738, sœur Duplessis de Sainte-Hélène, supérieure de l'Hôtel-Dieu de Québec, remarque que les « chancres deviennent bien commun et les meaux de dents[180] ». En août 1701, peu avant son décès, Pierre Patenaude ne peut « communier à cause d'un chancre qui l'empêchait de rien avaler ». En juillet 1775, Jean-Baptiste Poitevin dit Laviolette ne peut recevoir le Saint-Viatique, « un cancer à la bouche ne lui ayant pas permis de recevoir le St Viatique ». En janvier 1776, enfin, une enfant de 12 ans du nom de Lebert décède, « le visage mangé d'un chancre ».

Plusieurs marchés de soins concernant des chancres ont été conservés dans les archives notariales. En 1677, un traité de soins médicaux est conclu entre

180. Lettre de Marie-Andrée Duplessis de Sainte-Hélène à Féret, 30 octobre 1738, publiée dans « Lettres de Mère Marie-Andrée Duplessis de Sainte-Hélène Supérieure des Hospitalières de l'Hôtel-Dieu de Québec », dans *Nova Francia*, vol. IV, nº 6 (1929), p. 372.

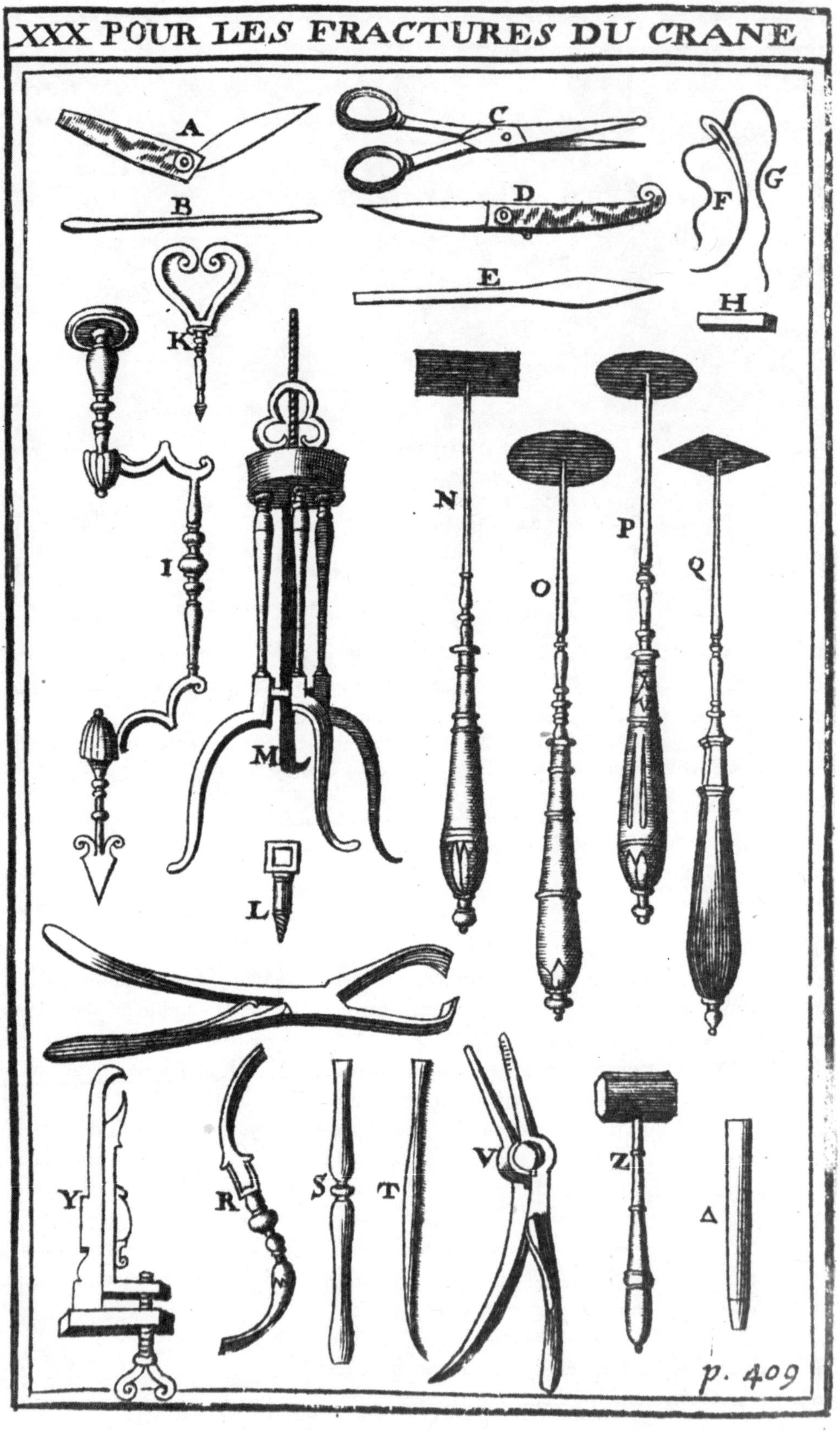

Instruments utilisés dans les cas de fracture du crâne dont, en particulier, une lancette à abcès (A), une petite sonde plate (B), un bistouri droit (D), une feuille de mirrhe (E), un perforatif (I), un tire-fonds (K et L), un élévatoire triploïde (M) et des rugines (N, O, P et Q). M. Dionis, *Cours d'opérations de chirurgie, démontrées au Jardin royal*, 3e éd., Paris, Chez Laurent d'Houry, 1716, p. 409. Centre de référence de l'Amérique française (anciennement Bibliothèque du Séminaire de Québec, Ancien fonds). (Photo Denis Ross)

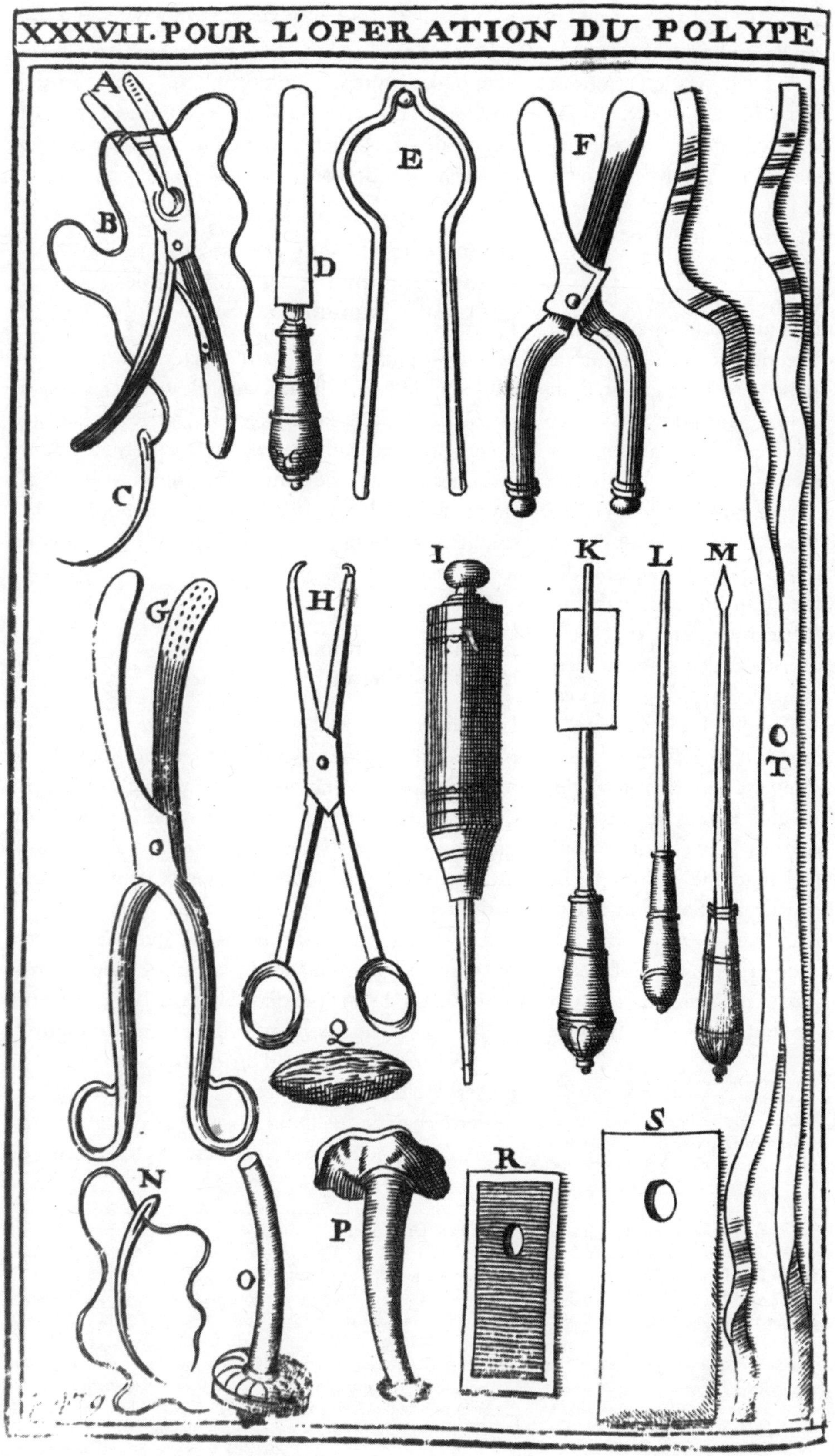

Objets nécessaires pour l'extraction d'un polype. M. Dionis, *Cours d'opérations de chirurgie, démontrées au Jardin royal*, 3e éd., Paris, Chez Laurent d'Houry, 1716, p. 479. Centre de référence de l'Amérique française (anciennement Bibliothèque du Séminaire de Québec, Ancien fonds). (Photo Denis Ross)

Georges Stems et le chirurgien Timothée Roussel qui promet « De traitter penser Et medicamenter Jusqu'a Garison Sy Cest le plaisir de Dieu, Marie Perrodeau femme du dit Stems, dun Chancre quelle a dans la gorge Et autre maladie quelle peut avoir, de luy fournir de bouillons Et telle norriture Et Medicamens qui luy seront Necessaire, Et de luy donner Logement Et le Couvert pendant le dit Traittement » pour 100 livres[181]. Vingt-trois ans plus tard, le médecin Michel Sarrazin opère avec succès sœur Marie Barbier de L'Assomption, atteinte d'un « cancer » au sein[182]. En 1714, une hospitalière de Montréal, sœur de Saint-Joseph, vient à Québec « se faire guerir d'un cancer qu'elle avoit au sein », « ne pouvant se fier pour une opération aussi douleureuse qu'à Monsieur Sarrazin, nôtre habile medecin, qui en avoit fait plusieurs de semblables, et de plus difficile[183] ». Au milieu du XVIIIe siècle, le chirurgien Yves Phlem acquiert une bonne réputation pour la guérison des chancres. En 1735, il soigne Jean Bilodeau, habitant de Saint-François île d'Orléans, atteint d'« espèce de chancre très avancé qui lui avait mangé la lèvre basse bien avant du côté gauche » et qui avait déjà été traité sans succès par le chirurgien Jean Mauvide[184].

La présence de tumeurs et d'ulcères est signalée à plusieurs reprises. En janvier 1693, meurt Marie-Madeleine Fortier « d'un ulcere dans le dos ». En 1769, le chirurgien Jacques Dénéchaud ouvre l'abcès du domestique de madame Turpin[185]. Le 26 septembre 1769, le chirurgien Soupiran enlève un polype du nez d'un marchand de Québec[186]. En 1777, le nommé Dubuc de la Côte-du-Sud s'offre à guérir « Ecrouelles, chancre, Teigne, Tumeur squirrheuses et autres maladies[187] ». Au Canada comme en Europe, soigner les tumeurs, les ulcères et les chancres, au sens que ces termes recouvraient à l'époque, demeure l'un des champs d'intervention privilégié des chirurgiens. Le fait que ces maux soient des maladies généralement externes rend l'intervention du corps médical plus facile.

Les maladies du sang et des organes hématopoïétiques et certains troubles du système immunitaire

Même si, aux XVIIe et XVIIIe siècles, on discute ad nauseam de la qualité du sang, de son âcreté ou de sa couleur et que la saignée fait partie de l'arsenal thérapeutique traditionnel du corps médical, les maladies du sang ne sont guère connues. Il n'y a à toutes fins utiles que l'anémie et l'hémophilie qui soient mentionnées de façon sporadique dans les textes médicaux[188].

Les maladies endocriniennes, nutritionnelles et métaboliques

Les maladies endocriniennes, nutritionnelles et métaboliques sont généralement impossibles à identifier par les praticiens de l'époque. Il n'est pas question de goitre, de diabète ou de troubles du métabolisme. La goutte et le scorbut, maladies dont on ne connaît pas alors l'étiologie, sont les seules pathologies connues de ce groupe.

En mai 1727, François-Madeleine Ruette d'Auteuil se dit malade de la goutte depuis trois mois[189]. En 1754, Nicolas-Gaspard Boucault note qu'il y a « quelques femmes attaquées de gouttes, ce qui provient, à ce qu'on prétend, des eaux de neiges[190] ». Ici et là, les archives mentionnent des cas de cette maladie. À la fin du XVIIe siècle, le gouverneur général de la Nouvelle-France Louis-Hector de

181. Traité de soins médicaux entre Timothée Roussel et Georges Stems, 10 octobre 1677, BAnQ-Q, CN301, S238, greffe de Gilles Rageot.
182. Juchereau de Saint-Ignace et Regnard Duplessis de Sainte-Hélène (éditées par Dom Albert Jamet), *Les Annales de l'Hôtel-Dieu de Québec 1636-1716*, p. 295.
183. *Ibid.*, p. 391-392.
184. Raymond Douville, *Yves Phlem dit Yvon le Breton ancêtre des familles Hivon. Les tribulations d'un guérisseur à Sainte-Anne-de-la Pérade au 18e siècle*, Trois-Rivières, Éditions du Bien Public, 1975, p. 7, 10.
185. Inventaire de la veuve Turpin, 27 avril 1771, BAnQ-Q, CN301, S207, greffe de Jean-Claude Panet, n° 4513.
186. Ahern, *op. cit.*, p. 181.
187. Ou encore, en 1765, le chirurgien Jacques Franchère soigne un malade atteint « d'une affection gravelleuse des reins ». Michael Joseph et George Ahern, *Notes pour servir à l'histoire de la médecine dans le Bas-Canada*, Québec, Imprimerie Laflamme, 1923, p. 186, 235.
188. Oscar D. Ratnoff, « Bleeding Disorders », dans Kenneth F. Kiple, ed., *The Cambridge World History of Human Disease*, Cambridge, Cambridge University Press, 1993, p. 756-763.
189. Procuration de François-Madeleine Ruette d'Auteuil à son fils Charles-François-Marie Ruette de Monceaux, 29 mai 1727, BAnQ-Q, CN301,S237, greffe de François Rageot.
190. Nicolas-Gaspard Boucault, « Etat présent du Canada, dressé sur nombre de mémoires et connaissances acquises sur les lieux, par le sieur Boucault (1754) », dans *Rapport de l'archiviste de la province de Québec pour 1920-1921*, Québec, Ls-A. Proulx, 1921, p. 15.

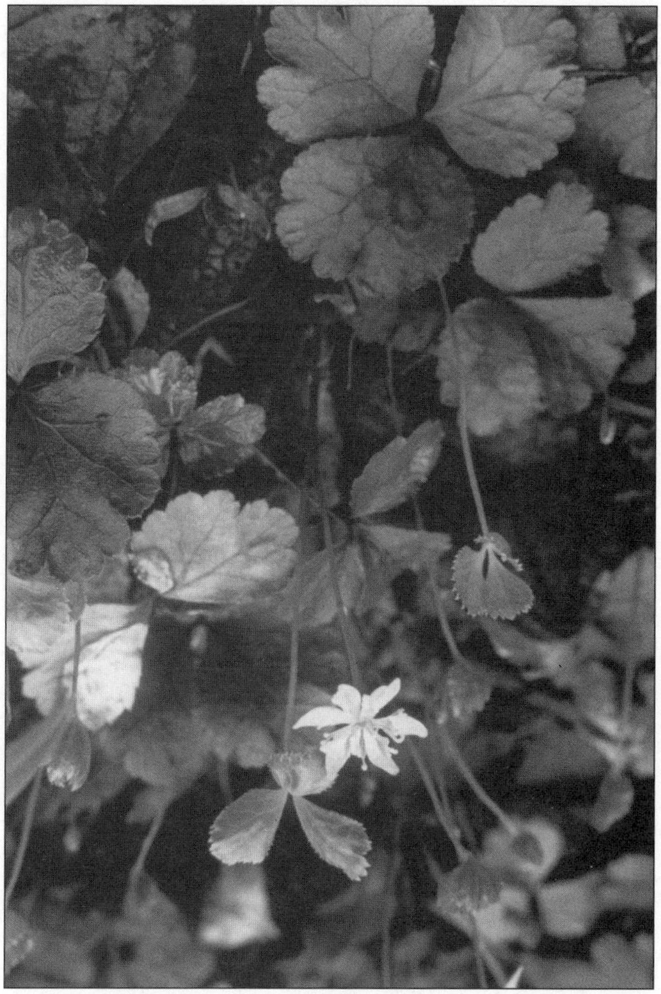

La coptide du Groenland, connue au Québec sous le nom micmac de savoyane (Coptis groenlandica), servait à teindre les cuirs. Elle est utilisée en médecine populaire comme antiscorbutique, stomachique, tonique et antiseptique. (Photo Gisèle Lamoureux)

Callière, souffre de fréquentes crises de goutte[191]. En 1778, le négociant Michel Bouchaud est « attaqué d'une goutte serenne à la partie supérieure de la cuisse gauche[192] ».

Si le scorbut, maladie causée par une carence en vitamine C, provoque des ravages célèbres parmi les premiers explorateurs et les navigateurs, on oublie généralement que des cas sont signalés tout au long des XVIIe et XVIIIe siècles, en particulier durant les temps de guerre. Le scorbut fait des ravages importants à la fin du XVIIe siècle dans les garnisons des postes de l'Ouest, en particulier à Niagara en 1687-1688. En octobre 1756, le chirurgien-major André Arnoux observe que, si les militaires blessés à Chouaguen et à Carillon ne se sont montés qu'à 50, il a dû soigner jusqu'à 500 soldats et officiers affectés à la fois par « les fievres putrides le Escorbut les dissanteries et inflammations au bas vantre[193] ». En 1760, les troupes anglaises en garnison à Québec sont atteintes de scorbut[194]. En temps de paix, la population semble souffrir rarement de cette maladie. Il n'y a que le médecin Sarrazin qui note en octobre 1728 que, durant le dernier hiver, à Québec, le scorbut, ainsi que les pleurésies et les flux « ont etez les maladies dominantes et régnantes[195] ».

Les troubles mentaux et du comportement

Les troubles mentaux ont toujours constitué un secteur particulier de la médecine. Définir la folie dépend autant du milieu socioculturel qui fixe la « norme » que du corps médical[196]. Comme l'a démontré avec justesse André Cellard, bien que plus d'une centaine de qualificatifs plus ou moins vagues sont alors employés pour décrire les malades mentaux, le concept de folie gravite autour de l'idée maîtresse d'un malfonctionnement de l'esprit qui se traduit par une confusion du discours et des gestes.

191. Yves F. Zoltvany, « Callière, Louis-Hector de », dans *Dictionnaire biographique du Canada*, vol. II : *De 1701 à 1740*, Québec, Presses de l'Université Laval, 1969, p. 118.

192. Rénald Lessard, « Un chirurgien québécois du XVIIIe siècle », dans *Cap-aux-Diamants*, vol. 1, nº 1 (printemps 1985), p. 41-42 ; Procès entre Marie-Angélique Chauveau, veuve du sieur Michel Bouchau (Boucheau, Bouchaud), d'une part, et Élie Lapparre, chirurgien, 18 mars 1770 au 20 janvier 1790, BAnQ-Q, TL15,S2,D1739, Cour des plaidoyers communs du district de Québec, Dossier 1739.

193. Lettre d'André Arnoux au ministre, 26 octobre 1756, ANOM, Fonds des Colonies, série E, Dossier nº 9 (Arnoux).

194. John J. Heagerty, *Four Centuries of Medical History in Canada*, vol. 1, Toronto, The Macmillan Company of Canada Limited, 1928, p. 14-15.

195. Lettre de Michel Sarrazin à Monsieur de Réaumur, 4 octobre 1728, publiée dans Vallée, *op. cit.*, p. 231. Le 9 juin 1750, décède sœur Angélique Roberge, dite de Ste-Marie. « La maladie qui nous la enlevée a été le scorbut qui luy avoit pouri la tête et toutes les Entrailles. » Archives des Ursulines de Québec, 1/E9, 1, Vieux récit, 1750, p. 207.

196. André Cellard, *Histoire de la folie au Québec de 1660 à 1850. « Le désordre »*, Montréal, Boréal, 1991, p. 92.

Si, pendant longtemps, l'origine des maladies mentales a été associée à des causes surnaturelles, tel n'est plus automatiquement le cas dès le XVIIe siècle[197]. Au siècle suivant, les thérapeutiques de la folie se multiplient. Le recours au chirurgien est de plus en plus fréquent. Saignées et purgations sont employées conjointement avec une pharmacopée diversifiée qui vise à stimuler ou à apaiser[198]. Les rognons de castor et les sabots d'élan ou d'orignal, ainsi que l'hellébore, sont réputés pour traiter ce genre de maladie. L'isolement ou le renfermement du malade devient dans les cas extrêmes un moyen de protéger l'aliéné et son entourage.

Si cette option est la plus facilement perceptible par l'historien, il n'en demeure pas moins que la folie est essentiellement une maladie individuelle relevant des familles. Les actes de curatelle ou d'interdiction ainsi que les registres de l'état civil témoignent de la présence de plusieurs cas de maladies mentales au sein de la population. On retrouve beaucoup de personnes âgées qui ont perdu leur esprit en vieillissant[199]. D'autres sont aliénées depuis la naissance[200]. Il semble bien que les familles s'occupent de leurs membres en difficulté. Certains individus sont confiés à des parents éloignés ou à des étrangers. Ainsi, en novembre 1794, s'éteint Marguerite Fresnière, une « fille refugiée dans cette paroisse chez Geneviève Berthiaume depuis près de quatre ans, décédée le 23 novembre 1794 au soir, tout subitement, sans ne pouvoir recevoir aucun secours de l'Eglise. Elle avait toujours été ici, folle et imbécile ». Cette image s'oppose à celle que l'on présente traditionnellement du fou et que l'on qualifie volontiers de furieux[201]. Le fou furieux apparaît comme l'exception. C'est toutefois lui qui a attiré l'attention des autorités, suscité des interventions et conduit à des mesures coercitives.

Bien que les hôpitaux généraux de la colonie aient précédemment reçu quelques personnes attaquées de folie, ce n'est qu'en 1717 que des loges pour les aliénés sont construites par l'évêque de Québec à l'hôpital général de cette ville[202]. En considération de cette initiative, l'État accorde une gratification annuelle de 1 000 livres à l'hôpital. Toutefois, les religieuses n'ayant voulu que recevoir des folles

197. Au XVIIe siècle, des cas d'aliénations mentales sont présentés sous des angles religieux et l'on voit en eux des exemples de possession par les esprits malins. Sur l'histoire de la folie, voir en particulier les auteurs suivants : André Cellard, *Histoire de la folie au Québec de 1660 à 1850. « Le désordre »*, Montréal, Boréal, 1991, 280 p. ; Peter Keating, *La Science du Mal. L'institution de la psychiatrie au Québec 1800-1914*, Montréal, Boréal, 1993, 208 p. ; André Paradis (sous la direction de), *Essais pour une préhistoire de la psychiatrie au Canada (1800-1885)*, Trois-Rivières, Université du Québec à Trois-Rivières, Département de philosophie, 1977, 345 p. ; John R. Porter, « L'Hôpital Général de Québec et le soin des aliénés (1717-1845) », dans *Société canadienne d'histoire de l'Église catholique, Sessions d'études*, vol. 44 (1977), p. 23-55 ; Roy Porter, *Mind-Forg'd Manacles. A history of madness in England from the Restoration to the Regency*, Cambridge, Harvard University Press, 1987, 412 p. ; Jack D. Pressman, « Concepts of Mental Illness in the West », dans Kenneth F. Kiple, ed., *The Cambridge World History of Human Disease*, Cambridge, Cambridge University Press, 1993, p. 59-85.

198. Sur les remèdes employés, voir en particulier Dom N. Alexandre, *La médecine et la chirurgie des pauvres, qui contiennent des Remèdes choisis, faciles à préparer & sans dépense, pour la plûpart des Maladies internes & externes qui attaquent le Corps Humain*, Paris, Laurent Le Conte, 1738, p. 8-12. Voir aussi Cellard, *op. cit.*, p. 102-106 et Roy Porter, *op. cit.*, p. 184-195.

199. Les individus dans cette situation atteignent des âges qui dépassent la soixantaine. Citons quelques cas. En septembre 1712, décède Jean Lerouge, 73 ans, « mort subitement et étant en enfance depuis quelques années ». En février 1726, Gilles bourg dit Lépine, 84 ans, meurt « après avoir été trois ans en enfance ». De même, en décembre 1741, décède Joseph Fournier, 80 ans, « tombé en enfance depuis sept ans ». En juin 1743, meurt Jean-Baptiste Aiot, 66 ans, « tombé en demence et reconnu pour fou depuis plusieurs années ». En juin 1775, s'éteint Marie-Anne Laîné dit Laliberté, 81 ans. « L'état d'enfance où elle était depuis longtemps ayant empêché qu'on lui ait donné le St Viatique dans les derniers jours de sa maladie où son esprit était tout à fait aliéné. » En août 1784, décède Michel Montigny, 75 ans, sans avoir « pu recevoir le Saint Viatique à cause de la seconde enfance ». Enfin, en décembre 1792, décède Guillaume Beauchemin, 72 ans, « fou depuis dix ans ».

200. Citons quelques exemples tirés des registres de l'état civil. En mars 1780, décède Paul Guilbeau dit Grandbois, 32 ans. Il était « innocent dès son enfance ». De même, lorsqu'il meurt en décembre 1781, Godefroy Foulardeau, 20 ans, était « imbécile dès son enfance ». En octobre 1788, Jean-Baptiste Deschamps, 31 ans, meurt « en enfance, [ayant] ... toujours été innocent ». En juin 1793, s'éteint Catherine Monreau, 18 ans, « en démence depuis sa naissance ». Quant à Marie-Catherine Venne, elle meurt en janvier 1757 à l'âge de 30 ans, « imbécile de naissance. » Enfin, en mai 1765, décède Jean-Marie Lagacé, 30 ans, « imbécile et innocent depuis sa naissance ».

201. André Paradis (sous la direction de), *Essais pour une préhistoire de la psychiatrie au Canada (1800-1885)*, Trois-Rivières, Université du Québec à Trois-Rivières, Département de philosophie, 1977, p. 3.

202. De 1692 à 1741, les frères Charon de Montréal n'accueillent en tout qu'une dizaine d'imbéciles et de caducs. Résumé d'une lettre de Bégon datée du 26 octobre 1720 et délibérations du conseil de Marine, janvier 1721, ANOM, Fonds des Colonies, série C[11]A, vol. 43, f. 3r-4r. Ce bâtiment servira également à renfermer plusieurs femmes pécheresses. Helena O'Reilly dite Saint-Félix, *Monseigneur de Saint-Vallier et l'Hôpital Général de Québec : histoire du monastère de Notre-Dame-des-Anges*, Québec, C. Darveau, 1882, p. 237 ; André Cellard, *Histoire de la folie au Québec de 1660 à 1850. « Le désordre »*, Montréal, Boréal, 1991, p. 68, 109 ; Porter, *op. cit.*, p. 23-55.

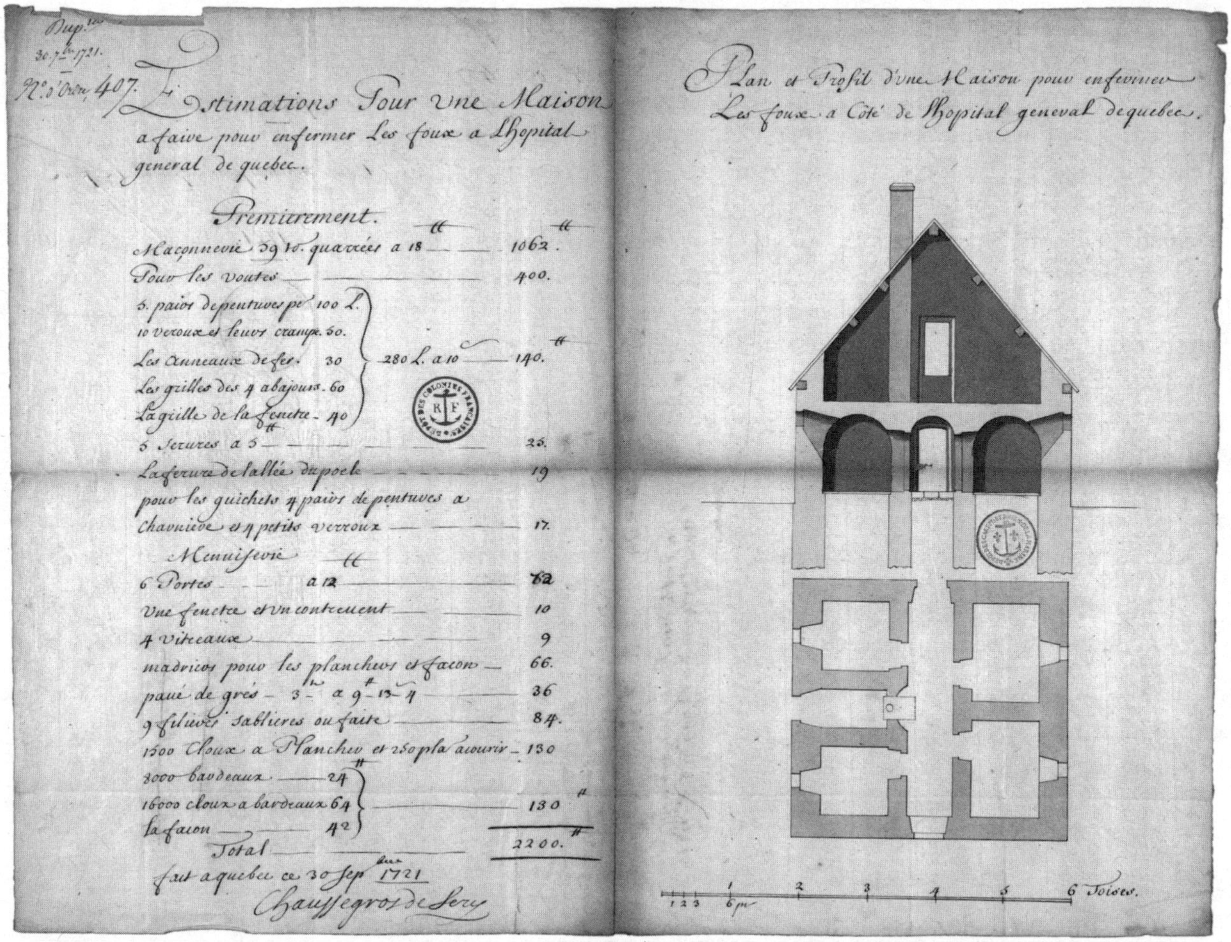

« Plan et profil d'une maison pour enfermer les foux a coté de l'hopital general de Quebec », 30 septembre 1721. Plan et estimation par Chaussegros de Léry. Archives nationales d'outre-mer (ANOM), France, Fonds des Colonies, Dépôt des fortifications des colonies, n° 407.

puisque les lieux sont trop petits et qu'il ne convient pas de mettre des hommes dans le même lieu que des femmes, le gouverneur et l'intendant destinent exceptionnellement cette somme en 1721 à la construction d'un bâtiment réservé aux aliénés de sexe masculin dont le coût estimé est de 2 200 livres. Suivant le plan de Chaussegros de Léry, il est prévu de construire « 4 Loges voutées comme dans le Batiment que M. L'Evesque a fait faire pour retirer les folles[203] ». En 1722, les religieuses reçoivent une gratification annuelle de 2 000 livres dont 1 200 seront affectées à la construction des loges[204]. En octobre 1723, les autorités coloniales sont fières d'attester que la « maison pour enfermer les fols a l'hopital general est finie[205] ».

203. Résumé d'une lettre de Vaudreuil et Bégon datée du 8 octobre 1721 et délibérations du conseil de Marine, 19 décembre 1721, ANOM, Fonds des Colonies, série C^{11}A, vol. 43, f. 383r-385v. Les plans et devis, datés du 30 septembre 1721, ont été reproduits dans André Vachon, Victorin Chabot et André Desrosiers, *L'enracinement. Le Canada de 1700 à 1760*, Ottawa, Archives publiques du Canada, 1985, p. 258.

204. Lettre de Vaudreuil et Bégon et avis du conseil de Marine, 17 octobre 1722, ANOM, Fonds des Colonies, série C^{11}A, vol. 44, f. 283r-301v.

205. Lettre de Vaudreuil et Bégon au ministre, 14 octobre 1723, ANOM, Fonds des Colonies, série C^{11}A, vol. 45, f. 81v. En 1723, Pierre Gratis reçoit 1 576 livres pour la maçonnerie, la pierre de taille, le pavé, le creusage des fondations, l'achat d'un poêle, etc. État des fonds ordonnés pour la construction et réparation des fortifications et bâtiments du roi de la Nouvelle-France et des dépenses faites pendant l'année 1723, ANOM, Fonds des Colonies, série C^{11}A, vol. 45, f. 115r-117v. Des loges auraient également été construites en 1750 par les sœurs grises à Montréal mais elles auraient été détruites en 1765. Cellard, *op. cit.*, p. 109.

De 1776 à 1800 exclusivement, les loges de l'Hôpital général de Québec accueillent 45 aliénés, soit 32 hommes et 13 femmes, qui sont généralement internés à la suite d'une requête du gouverneur ou du médecin de la garnison[206]. Dans 80 % des cas, les frais de l'internement sont assumés par le gouvernement[207]. Il est à noter que, bien qu'un chirurgien dessert l'Hôpital général de Québec, aucun ne sera spécialement attitré aux soins des aliénés[208]. L'enfermement demeure exceptionnel et ce n'est que quelques dizaines d'individus qui feront l'objet d'une telle mesure. Ce n'est qu'au début du XIXe siècle que des modifications profondes apparaissent : l'asile comme institution se développe, un traitement, le traitement moral, est publicisé par Pinel et un spécialiste des maladies mentales voit le jour, l'aliéniste[209].

Les maladies du système nerveux

Si l'on parle à l'époque de maladie de nerf, les seules maladies que l'on puisse réellement rattacher au système nerveux se résument à la paralysie[210], les maux de tête et migraines et l'épilepsie.

L'épilepsie est souvent considérée à l'époque comme une maladie mentale. Des cas d'épilepsie sont signalés à l'occasion. Il arrivait ainsi souvent au notaire Gilles Rageot de « tomber du haut mal[211] ». En avril 1737, Ignace Rouillard dit St-Cyr, 28 ans, « décède dans la violence du mal caduc et n'a pu recevoir aucun sacrement ». Quant à Jacques-Denis Lafrance, il meurt en avril 1792 « dans un spasme d'épilepsie, ayant fait ses pasques onze jours auparavant ».

Les maladies de l'œil et de ses annexes

Les documents de l'époque signalent aussi des problèmes liés aux organes des sens. Des cas de cataracte et de cécité sont notés. Ainsi, en juin 1711, décède « petit garcon aveugle et fort atrophié de la seigneurie de Legardeur ».

Les maladies de l'oreille et de l'apophyse mastoïde

Des cas de surdité sont mentionnés. Ainsi, en novembre 1795, décède Marie, « fille imbécile sourde et muette, morte dans les loges après y avoir passé 18 ans ».

Les maladies de l'appareil circulatoire

Aux XVIIe et XVIIIe siècles, les maladies du système circulatoire sont peu connues. L'habitude de prendre le pouls existe bien à l'époque, mais elle ne sert qu'à estimer l'état général d'un patient. Les cas d'hydropisie, d'apoplexie, d'angine de poitrine, d'hémorragie, d'hémorroïdes et de rhumatisme articulaire ainsi que les accidents cérébrovasculaires[212]

206. John R. Porter, « L'Hôpital Général de Québec et le soin des aliénés (1717-1845) », dans *Société canadienne d'histoire de l'Église catholique, Sessions d'études*, vol. 44 (1977), p. 23-55.

207. Selon les archives de l'institution, une pension d'environ 220 livres est versée annuellement par le gouvernement dans les dernières décennies du XVIIIe siècle. Le 6 janvier 1772, l'Hôpital général reçoit 440 livres « pour un an de pension d'un fou et d'une folle payé par le gouvernement ». En 1777, l'Hôpital général de Québec reçoit 1940 livres « du Gouvernement pour les malades et fols qui ont passé dans ... [ses] salles ». Des patients sont envoyés par des tierces personnes. Ainsi, le 29 juin 1776, le curé de Québec promet de payer 18 livres par mois pour la pension de Charles-Maurice Roigne (?) « imbessille ». Le 26 août de la même année, « Monsieur Cramahé nous a mis une femme imbécille sur le pied des autres malades du roy à 220 tt ». Livres de comptes, vol. III, Archives de l'Hôpital général de Québec; Comptes, vol. IV, Archives de l'Hôpital général de Québec; Entrée des pauvres et des Demoiselles pensionnaires depuis 1773 jusqu'en 1833, registre de toutes les personnes qui entre, sorte et meurt dans notre hôpital, p. 33 et 35, Archives de l'Hôpital général de Québec; Conditions sous lesquelles les Personnes malades, ou Invalides envoyés à l'Hopital General de la part du Gouvernement doivent être reçus et entretenus à commencer du 10 avril 1787, 24 mai 1787, Archives de l'Hôpital général de Québec, Diverses lettres, 89A; Annales, vol. 2, p. 302-303, 446-447, Archives de l'Hôpital général de Québec.

208. De 1787 à 1816, le chirurgien militaire James Fisher sert gratuitement cet hôpital. Lettre du docteur Joseph Painchaud à la Rév. Mère St-Zéphirin, 20 juillet 1869, Archives de l'Hôpital général de Québec, Lettres 1867-1878.

209. Cellard, *op. cit.*, p. 131-182.

210. Le 5 juin 1762, à l'âge de 56 ans, décède sœur Marie-Joseph Patenôte, dite de Ste-Rose, « apres deux ans d'une Paralisie qui la mit hors d'etât de pouvoir travailler, elle a été alité trois mois dans nôtre Infirmerie ».

211. Lettre de Demeulles au ministre, 28 septembre 1685, ANOM, Fonds des Colonies, série C11A, vol. 7, f. 146v.

212. En mars 1758, Jean Folardeau, 64 ans, et Marie Bélanger, 56 ans, du fief Saint-Gabriel, paroisse de L'Ancienne-Lorette, se donnent à Marie Roi, leur petite-fille. Marie Bélanger est alors infirme par la « chute » d'une maladie qui l'a rendue presque immobile de la moitié du corps. Donation par Jean Folardeau et Marie Bélanger habitant du fief de Saint-Gabriel, paroisse de L'Ancienne-Lorette, à Marie Roi, leur petite-fille, 5 mars 1758, BAnQ-Q, CN301,S115, greffe d'André Genest.

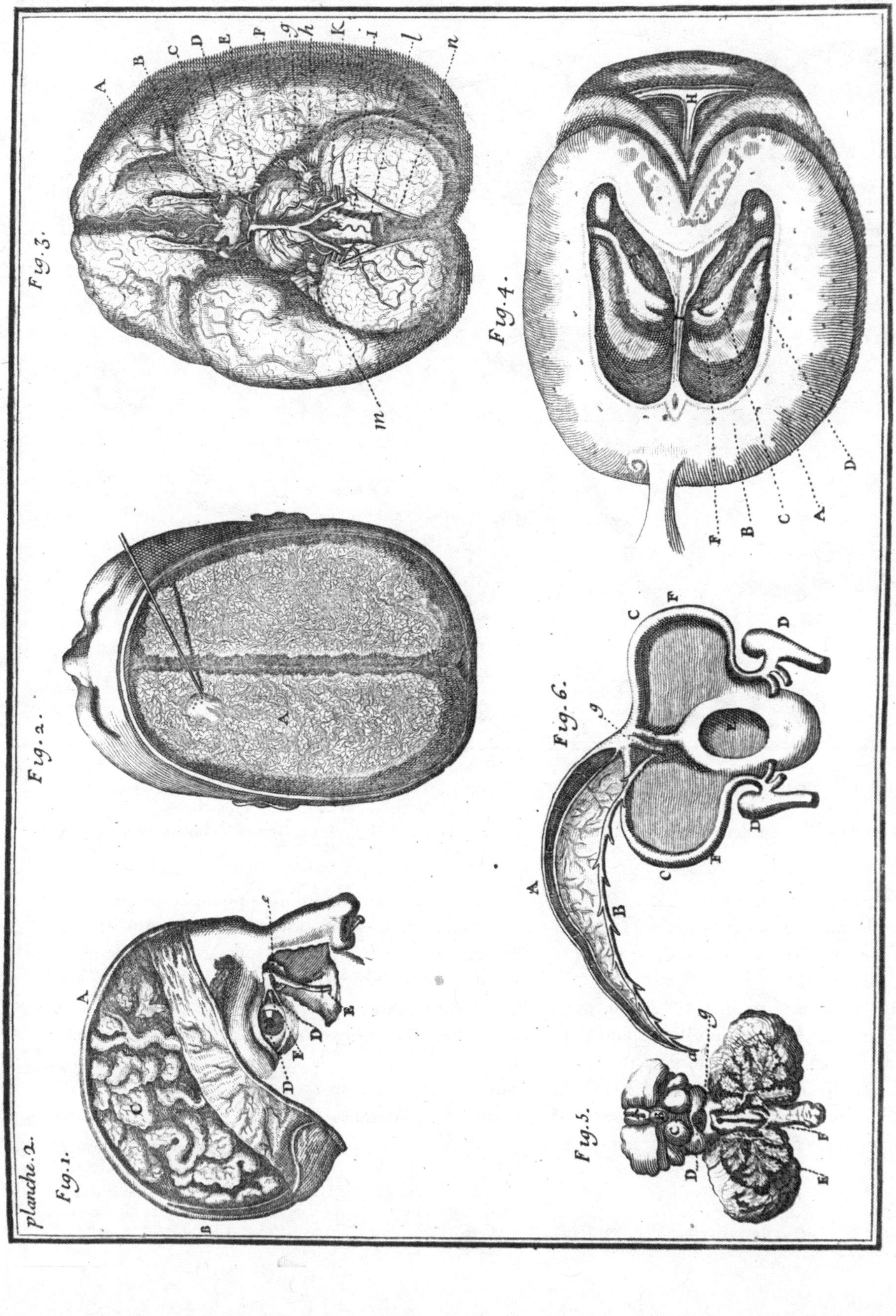

Planche anatomique présentant le cerveau. *Laurent Heister, L'anatomie d'Heister avec des essais sur l'usage des parties du corps humain, & sur le Méchanisme de leurs mouvemens*, Paris, Jacques Vincent, 1735, planche IX. Centre de référence de l'Amérique française (anciennement Bibliothèque du Séminaire de Québec, Ancien fonds). (Photo Denis Ross)

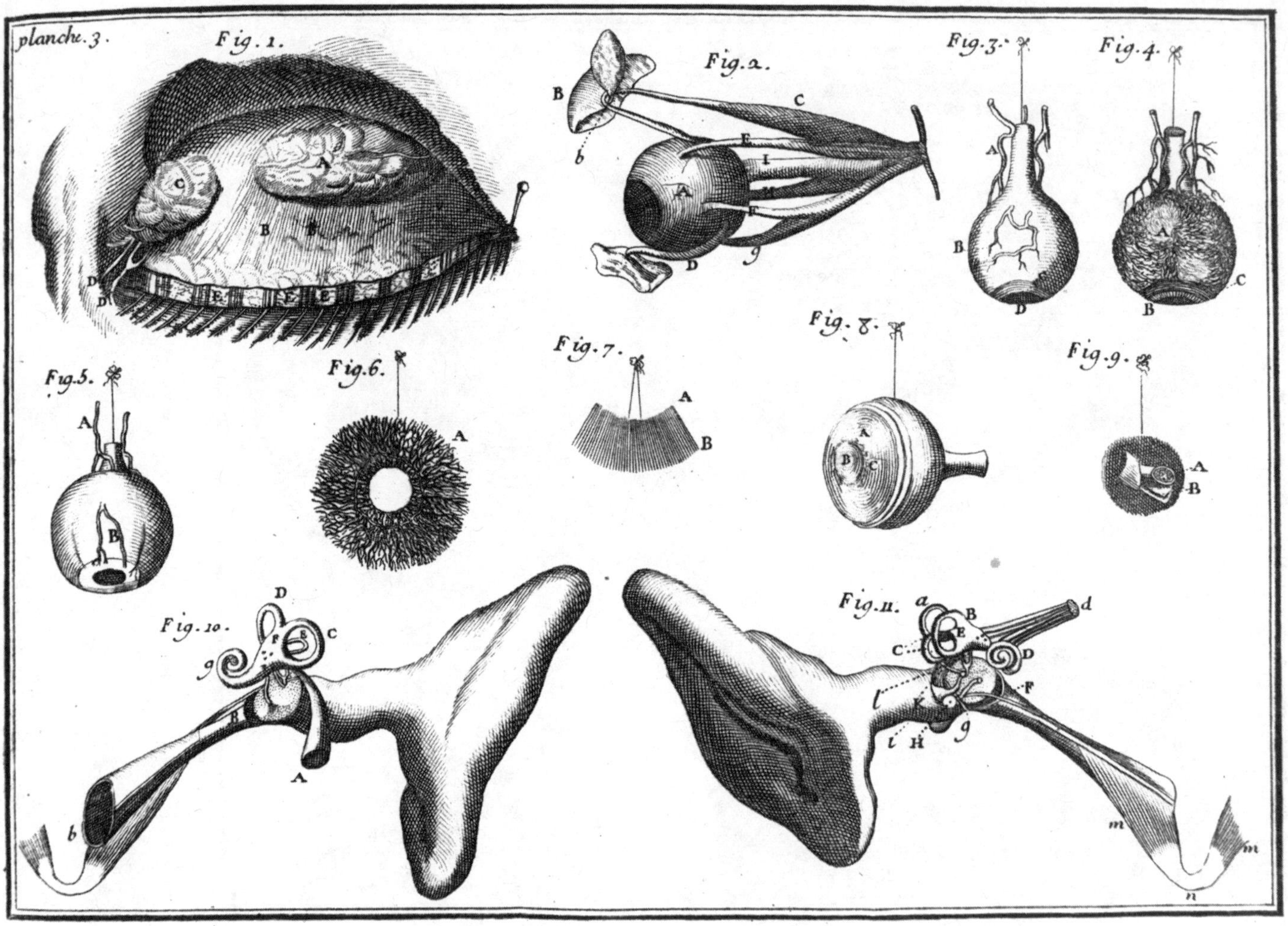

Planche anatomique concernant les yeux et les oreilles. Laurent Heister, *L'anatomie d'Heister avec des essais sur l'usage des parties du corps humain, & sur le Méchanisme de leurs mouvemens*, Paris, Jacques Vincent, 1735, planche 3. Centre de référence de l'Amérique française (anciennement Bibliothèque du Séminaire de Québec, Ancien fonds). (Photo Denis Ross)

et les problèmes de palpitations cardiaques[213] sont presque les seules affections mentionnées à l'époque et que l'on pourrait lier aujourd'hui au système circulatoire.

L'hydropisie n'est pas une maladie en soi, mais plutôt un symptôme. À l'époque, elle désigne alors une accumulation anormale de liquide, principalement dans la poitrine, l'abdomen ou les jambes. Selon Estes, les cas d'hydropisie observés aux XVIIe et XVIIIe siècles seraient probablement liés à des problèmes cardiaques quoiqu'ils puissent résulter de problèmes rénaux, hépatiques ou nutritionnels[214]. Non traitée, l'hydropisie est généralement fatale. À l'époque, on commence à peine à soupçonner des liens avec le cœur et ce ne sera qu'au XIXe siècle que l'étiologie réelle de l'hydropisie sera établie. Comme en fait foi le tableau 3, l'âge relativement élevé des hydropiques canadiens est un indice de la présence de troubles cardiaques.

213. En juin 1772, à l'âge de 62 ans, décède Marie-Félicité Gauvin « d'un battement de cœur, malade depuis 23 ans ».

214. J. Worth Estes, « Dropsy », dans Kenneth F. Kiple, ed., *The Cambridge World History of Human Disease*, Cambridge, Cambridge University Press, 1993, p. 689-696.

Tableau 3. Cas d'hydropisie au Canada aux XVIIe et XVIIIe siècles d'après les registres paroissiaux catholiques et anglicans

Date	Noms	Âge	Description de la maladie
Décembre 1683	Mathurin Lelièvre	40	« mort en son lit d'hydropisie »
Octobre 1704	Pierre Lelat	37	« mort d'hydropisie »
Novembre 1719	Catherine Trudel	27	« morte d'une longue maladie, d'une espèce d'hydropisie »
Juin 1739	Jean-Baptiste Bourgau		« mort d'hydropisie »
Décembre 1739	Paul Demarest-Beaulac	52	« décédé d'hydropisie dans la maison d'Yves Phlem »
Février 1742	Gab. Destroismaisons	35	« décédé d'hydropisie dans la maison du chirurgien »
Mars 1744	René Gaschet	79	« mort d'hydropisie »
Novembre 1759	Pierre Bazin	45	« mort d'hydropisie de poitrine »
Avril 1766	Marie-Angélique Déry	70	mort « de la maladie d'hydropisie complete »
Janvier 1767	Antoine Pelletier	52	« était attaqué d'une enflure odimature qui a dégénéré en hydropisie tempanite »
Novembre 1771	David Perry	34	« died of a dropsy »
Juillet 1774	Pierre-Chs Papillon	51	« d'une fausse pleurisie qui faute de temps s'est dégénérée en hydropisie partie timpanite partie humide[215] »
Novembre 1783	Anna Jenkins	47	« died of a Dropsy of ye breast »
Janvier 1787	Francis L'Evesque	54	« died of the dropsy of ye breast »
Juin 1788	Hannah Gambée	50	« died of a dropsy of ye womb »

En raison de l'impossibilité de leur administrer les sacrements, les curés ont noté les cas de plusieurs personnes décédées d'apoplexie. Les victimes sont âgées d'au moins une trentaine d'années et généralement elles dépassent 50 ans[216].

Les maladies de l'appareil respiratoire

Les mentions relatives à la présence des maladies respiratoires abondent. Les écrits du médecin Gaultier y font allusion régulièrement. Certaines maladies, comme l'influenza ou la grippe, prennent même périodiquement des ampleurs épidémiques. Les caractéristiques du climat canadien avec ses variations expliquent sans doute en grande partie cette situation, mais il ne faut pas oublier que la facilité d'associer physiologiquement les maladies de l'appareil respiratoire aux parties du corps concernées rend ces affections plus facilement discernables par les gens de l'époque.

215. Selon Nysten, la tympanite serait un « gonflement de l'abdomen causé par l'accumulation d'un gaz dans le tube intestinal ou dans le péritoine, et ainsi nommée parce que le ventre est ballonné et résonne comme un tambour quand on le frappe. Sauvage fait de la tympanite un genre de l'ordre hydropisies partielles ». P.-H. Nysten, *Dictionnaire de médecine, et des sciences accessoires à la médecine, avec l'étymologie de chaque terme; suivi de deux vocabulaires l'un latin, l'autre grec*, Paris, Chez J.-A. Brosson, 1814, p. 594.

216. En juillet 1680, Gilles Perrault, 49 ans, est « trouvé mort d'apoplexie dans le jardin du séminaire où il se préparait à dire sa messe ». En septembre 1730, Marie Maufet, 68 ans, meurt « d'une attaque d'apoplexie ». Noël Duprac, quant à lui, décède en avril 1743 à l'âge de 61 ans « d'apoplexie et de paralysie ». En novembre 1748, Joseph-Robert Fontaine, 74 ans, est « surpris d'une apoplexie qui lui a ôté la parole et l'entendement ». À l'âge de 34 ans, en juin 1768, Jacques Baudry dit St-Martin décède « d'une paralysie apoplectique ». En mai 1773, Augustin Delisle est atteint à 57 ans « d'apoplexie et a terminé sa vie en 5 heures ». En mars 1774, Joseph-François Perrault, 54 ans, meurt après « une rechute d'apoplexie et de paralysie violente ayant empêché qu'il ait reçu le St Viatique ». Enfin, en août 1794, âgé de 37 ans, Charles Pépin ne peut recevoir « aucun sacrement par surprise de la mort, il paraît qu'il est mort d'apoplexie foudroyante ».

Des cas d'asthme[217], d'angine, de catarrhe[218], d'influenza, de grippe, de rhume[219] ou d'empyème[220] sont signalés. Dans plusieurs cas, on fait allusion à des fluxions de poitrine ou à des maux de poitrine[221]. Certains soufrent même de polypes du nez.

Toutefois, la pleurésie et la pneumonie demeurent les affections pulmonaires les plus courantes. La présence de pleurésies est signalée dès 1687[222]. Entre septembre et novembre 1687, deux adultes et un enfant de la paroisse de Lachine meurent de « pleurésie ». D'autres cas sont aussi mentionnés dans les années qui suivent. En décembre 1694, le chirurgien André Rapin de Lachine décède de la même maladie. En octobre 1699, Marie Daoust meurt « de pleurésie et de fièvre ». En 1708, la pleurésie, qui se serait répandue dès le printemps, aurait amené un grand nombre de malades à l'Hôtel-Dieu de Québec[223]. En 1749, le voyageur Pehr Kalm note que les maladies auxquelles les Amérindiens et les Français sont les plus sujettes sont les douleurs rhumatismales et, surtout pour les Français du Canada, la pleurésie. Elles seraient provoquées en partie par le fait que « ces gens sont souvent obligés de coucher durant la nuit dans la forêt et dans des endroits humides, et en partie à cause des rapides passages du chaud au froid, et vice-versa[224] ». Des cas de fausses pleurésies sont également signalés[225].

Les mentions de pneumonie, appelée aussi péripneumonie, apparaissent à partir du milieu du XVIIIe siècle. En mars 1761, Marie-Louise Richard, 50 ans, meurt « attaquée de péripneumonie ». En janvier 1766, Marie-Catherine Faucher dit Châteauvert, 20 ans, meurt « malade de pulmonée ». De même, en avril 1767, Marie-Thérèse Dussault, 45 ans, décède. Elle « était attaquée d'une pleumonie et a été alitée 6 mois ». Signalons un dernier cas. En mars 1769, Marie-Louise Créqui meurt, « attaquée d'épuisement de poitrine, dégénéré en pulmonie ». Les douze cas de décès clairement associés à la pneumonie qui sont mentionnés dans les registres de l'état civil catholique se sont produits entre décembre et juin et impliquent, à une exception près, des femmes. En janvier 1777, séjournant à Montréal, l'officier britannique Anburey s'étonne que tant d'habitants soient atteints de pneumonie, malgré le bon air qu'ils respirent, et utilise des arguments similaires à ceux de Kalm pour en expliquer l'ampleur :

> L'air que l'on respire dans le Canada est regardé comme le plus sain de tout le globe, &, malgré cela, les Canadiens sont très sujets à la pulmonie. On est étonné lorsque l'on considere le grand nombre de ceux qui meurent avant d'arriver à l'âge de la maturité ; mais aussi quand ils y sont parvenus, ils atteignent presque tous à la vieillesse. Un médecin célèbre, le

217. On note par exemple que le gouverneur Frontenac souffrait d'asthme. William John Eccles, « Buade de Frontenac et de Palluau, Louis de », dans *Dictionnaire biographique du Canada*, vol. I: *De 1000 à 1700*, Québec, Presses de l'Université Laval, 1966, p. 145. En mars 1759, décède Joseph Léonard dit Boisjoly, 52 ans, mort des suites d'une « maladie asthmatique ». Enfin, en août 1799, Maurice Desdevens, 58 ans, meurt « presque subitement de l'asthme sans aucun sacrement ».

218. Sœur Duplessis de Sainte-Hélène, de l'Hôtel-Dieu de Québec, est ainsi atteinte en 1744 d'un catarrhe prolongé. De même, le 26 octobre 1765, s'éteint sœur Geneviève-Françoise de Lantagnac, dite de St-Henry. Un « catare qui lui a duré presque deux ans, et qui a dégénéré en fluction de poitrine, quelle a souffert pendant une année et la Conduit a la mort ». Selon un dictionnaire de médecine du début du XIXe siècle, le catarrhe prolongé serait probablement un rhume prolongé. P.-H. Nysten, *Dictionnaire de médecine, et des sciences accessoires à la médecine, avec l'étymologie de chaque terme ; suivi de deux vocabulaires l'un latin, l'autre grec*, Paris, Chez J.-A. Brosson, 1814, p. 131 ; Marie-Andrée Duplessis de Sainte-Hélène à Féret, 30 octobre 1744, publiée dans « Lettres de Mère Marie-Andrée Duplessis de Sainte-Hélène Supérieure des Hospitalières de l'Hôtel-Dieu de Québec », dans *Nova Francia*, vol. V, n° 6 (1930), p. 377-378 ; Archives des Ursulines de Québec, 1/E9, 1, Vieux récit, 1765, p. 260-261.

219. En juin 1704, Jean-Baptiste Couillard est « inhumé dans le même tombeau de Pierre Couillart son frère… Lequel est mort cette nuit de rhume ». De même, en novembre 1714, le curé note que Marie-Françoise Branconnier Gravel est « morte du rhume ». Le 31 octobre 1761, à l'âge de 60 ans, décède sœur Marie-Madeleine-Geneviève Perthuis, dite St-Charles. « Un gros rhûme la allitée depuis le mois Daoût dernier ». Enfin, le 30 août 1763, sœur Marie-Françoise Poulin, dite Thérèse de Saint-Antoine, décède d'un rhume, « apres six mois de maladie ». Archives des Ursulines de Québec, 1/E9, 1, Vieux récit, 1761 et 1763, p. 255, 258.

220. Selon P.-H. Nysten, un empyème serait un « amas ou collection de pus dans une cavité quelconque du corps, particulièrement dans la poitrine ».

221. Le 5 juin 1762, décède sœur Marie-Françoise Comparé de Saint-François-Xavier « d'un mal de Poitrine, après cinq mois de maladie ». Archives des Ursulines de Québec, 1/E9, 1, Vieux récit, 1762, p. 257.

222. Jeanne-Françoise Juchereau de Saint-Ignace et Marie-Andrée Regnard Duplessis de Sainte-Hélène (éditées par Dom Albert Jamet), *Les Annales de l'Hôtel-Dieu de Québec 1636-1716*, Québec, L'Hôtel-Dieu de Québec, 1984, p. 232.

223. *Ibid.*, p. 334.

224. Pehr Kalm, *Voyage de Pehr Kalm au Canada en 1749*, Montréal, Pierre Tisseyre, 1977, p. 151.

225. En mars 1759, Louis-Joseph Béland meurt « attaqué d'une fausse pleurésie ».

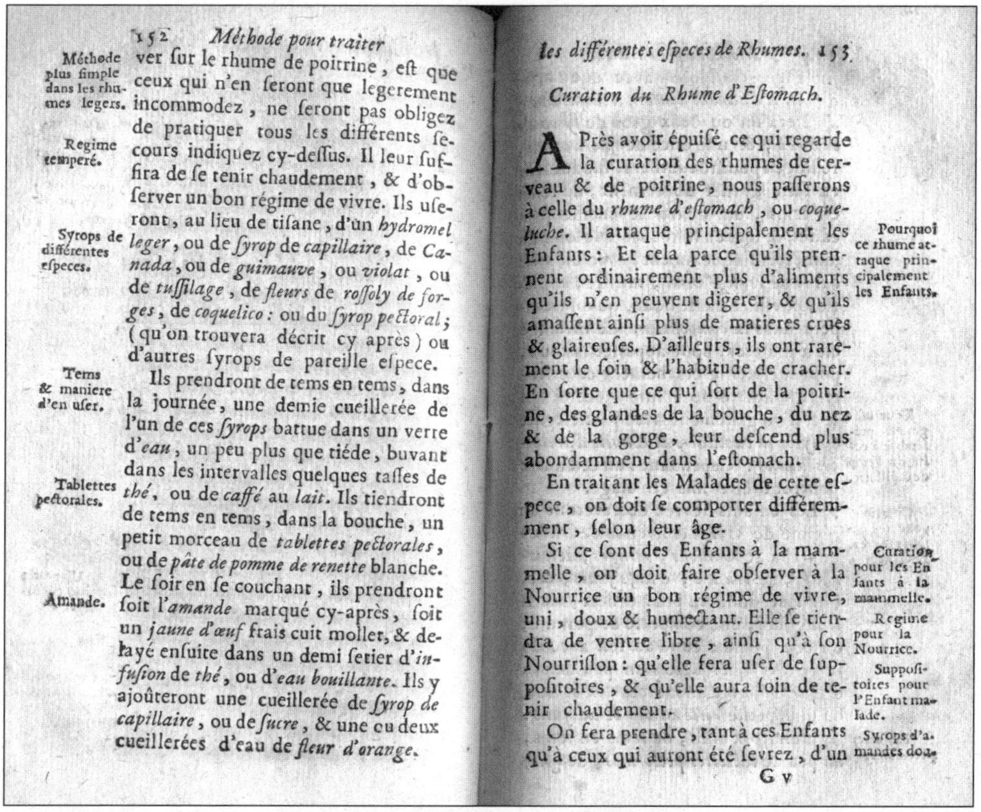

152 *Méthode pour traiter*

ver sur le rhume de poitrine, est que ceux qui n'en seront que legerement incommodez, ne seront pas obligez de pratiquer tous les différents secours indiquez cy-dessus. Il leur suffira de se tenir chaudement, & d'observer un bon régime de vivre. Ils useront, au lieu de tisane, d'un *hydromel leger*, ou de *syrop* de *capillaire*, de *Canada*, ou de *guimauve*, ou *violat*, ou de *tussilage*, de *fleurs* de *rossoly de forges*, de *coquelico*: ou du *syrop pectoral*; (qu'on trouvera décrit cy après) ou d'autres syrops de pareille espece.

Ils prendront de tems en tems, dans la journée, une demie cueillerée de l'un de ces *syrops* battue dans un verre d'*eau*, un peu plus que tiéde, buvant dans les intervalles quelques tasses de *thé*, ou de *caffé* au *lait*. Ils tiendront de tems en tems, dans la bouche, un petit morceau de *tablettes pectorales*, ou de *pâte de pomme de renette* blanche. Le soir en se couchant, ils prendront soit l'*amande* marqué cy-après, soit un *jaune d'œuf* frais cuit mollet, & delayé ensuite dans un demi setier d'*infusion* de *thé*, ou d'*eau bouillante*. Ils y ajoûteront une cueillerée de *syrop de capillaire*, ou de *sucre*, & une ou deux cueillerées d'eau de *fleur d'orange*.

Méthode plus simple dans les rhumes legers.
Regime temperé.
Syrops de différentes especes.
Tems & maniere d'en user.
Tablettes pectorales.
Amande.

les différentes especes de Rhumes. 153

Curation du Rhume d'Estomach.

APrès avoir épuisé ce qui regarde la curation des rhumes de cerveau & de poitrine, nous passerons à celle du *rhume d'estomach*, ou *coqueluche*. Il attaque principalement les Enfants: Et cela parce qu'ils prennent ordinairement plus d'aliments qu'ils n'en peuvent digerer, & qu'ils amassent ainsi plus de matieres crues & glaireuses. D'ailleurs, ils ont rarement le soin & l'habitude de cracher. En sorte que ce qui sort de la poitrine, des glandes de la bouche, du nez & de la gorge, leur descend plus abondamment dans l'estomach.

En traitant les Malades de cette espece, on doit se comporter differemment, selon leur âge.

Si ce sont des Enfants à la mammelle, on doit faire observer à la Nourrice un bon régime de vivre, uni, doux & humectant. Elle se tiendra de ventre libre, ainsi qu'à son Nourrisson: qu'elle fera user de suppositoires, & qu'elle aura soin de tenir chaudement.

On fera prendre, tant à ces Enfants qu'à ceux qui auront été sevrez, d'un

G v

Pourquoi ce rhume attaque principalement les Enfants.
Curation pour les Enfants à la mammelle.
Regime pour la Nourrice.
Suppositoires pour l'Enfant malade.
Syrops d'amandes dou-

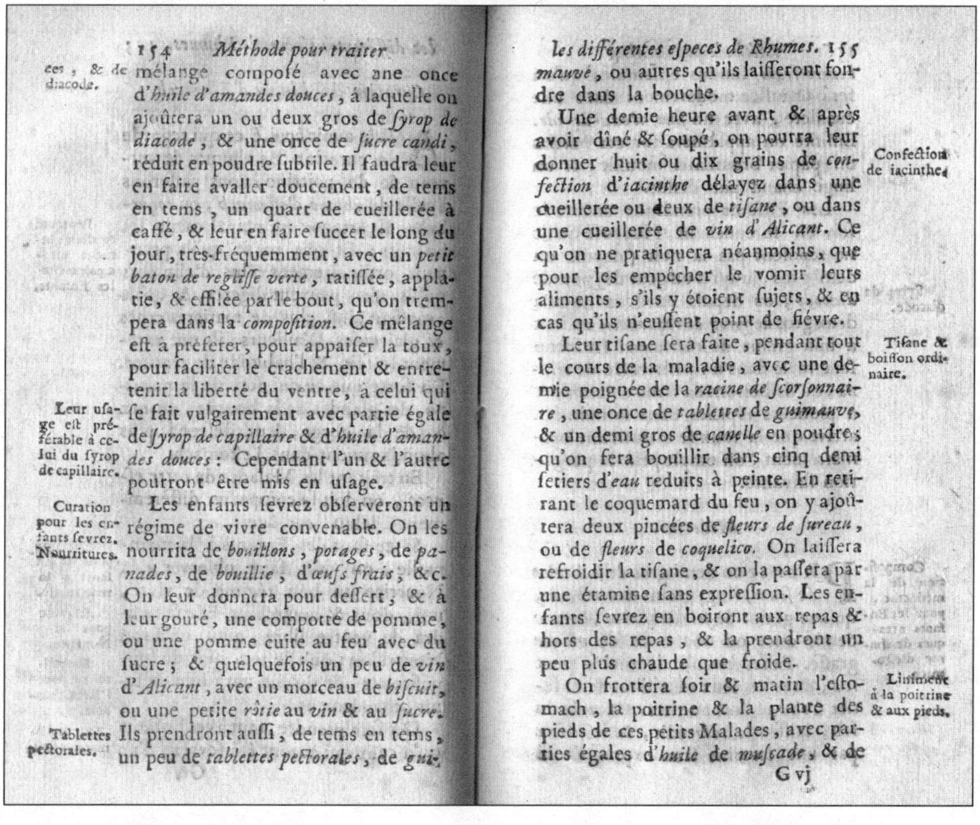

154 *Méthode pour traiter*

mélange composé avec une once d'*huile d'amandes douces*, à laquelle on ajoûtera un ou deux gros de *syrop de diacode*, & une once de *sucre candi*, réduit en poudre subtile. Il faudra leur en faire avaller doucement, de tems en tems, un quart de cueillerée à caffé, & leur en faire succer le long du jour, très-fréquemment, avec un *petit baton de regliſse verte*, ratissée, applatie, & effilée par le bout, qu'on trempera dans la *composition*. Ce mélange est à préferer, pour appaiser la toux, pour faciliter le crachement & entretenir la liberté du ventre, à celui qui se fait vulgairement avec partie égale de *syrop de capillaire* & d'*huile d'amandes douces*: Cependant l'un & l'autre pourront être mis en usage.

Les enfants sevrez observeront un régime de vivre convenable. On les nourrira de *bouillons*, *potages*, de *panades*, de *bouillie*, d'*œufs frais*, &c. On leur donnera pour dessert, & à leur gouſt, une compotte de pomme, ou une pomme cuite au feu avec du sucre; & quelquefois un peu de *vin* d'*Alicant*, avec un morceau de *biscuit*, ou une petite *rôtie* au *vin* & au *sucre*. Ils prendront aussi, de tems en tems, un peu de *tablettes pectorales*, de *gui-*

ces, & de diacode.
Leur usage est préférable à celui du syrop de capillaire.
Curation pour les enfants sevrez. Nourritures.
Tablettes pectorales.

les différentes especes de Rhumes. 155

mauve, ou autres qu'ils laisseront fondre dans la bouche.

Une demie heure avant & après avoir dîné & soupé, on pourra leur donner huit ou dix grains de *confection* d'*iacinthe* délayez dans une cueillerée ou deux de *tisane*, ou dans une cueillerée de *vin d'Alicant*. Ce qu'on ne pratiquera néanmoins, que pour les empêcher le vomir leurs aliments, s'ils y étoient sujets, & en cas qu'ils n'eussent point de fiévre.

Leur tisane sera faite, pendant tout le cours de la maladie, avec une demie poignée de la *racine de scorsonnaire*, une once de *tablettes* de *guimauve*, & un demi gros de *canelle* en poudre; qu'on fera bouillir dans cinq demi setiers d'*eau* reduits à peinte. En retirant le coquemard du feu, on y ajoûtera deux pincées de *fleurs de sureau*, ou de *fleurs* de *coquelico*. On laissera refroidir la tisane, & on la passera par une étamine sans expression. Les enfants sevrez en boiront aux repas & hors des repas, & la prendront un peu plus chaude que froide.

On frottera soir & matin l'estomach, la poitrine & la plante des pieds de ces petits Malades, avec parties égales d'*huile* de *muscade*, & de

G vj

Confection de iacinthe.
Tisane & boisson ordinaire.
Liniment à la poitrine & aux pieds.

Curation du rhume d'estomac. L'usage de la capillaire pour guérir les maladies pulmonaires suscite l'exportation vers la France de la capillaire du Canada, jugée supérieure à celle de Montpellier. (Adrien) Helvétius, *Traité des maladies les plus fréquentes, et des remèdes propres à les guérir*, Nouvelle édition, tome II, Paris, Veuve Pierres, 1756, p. 152-155.

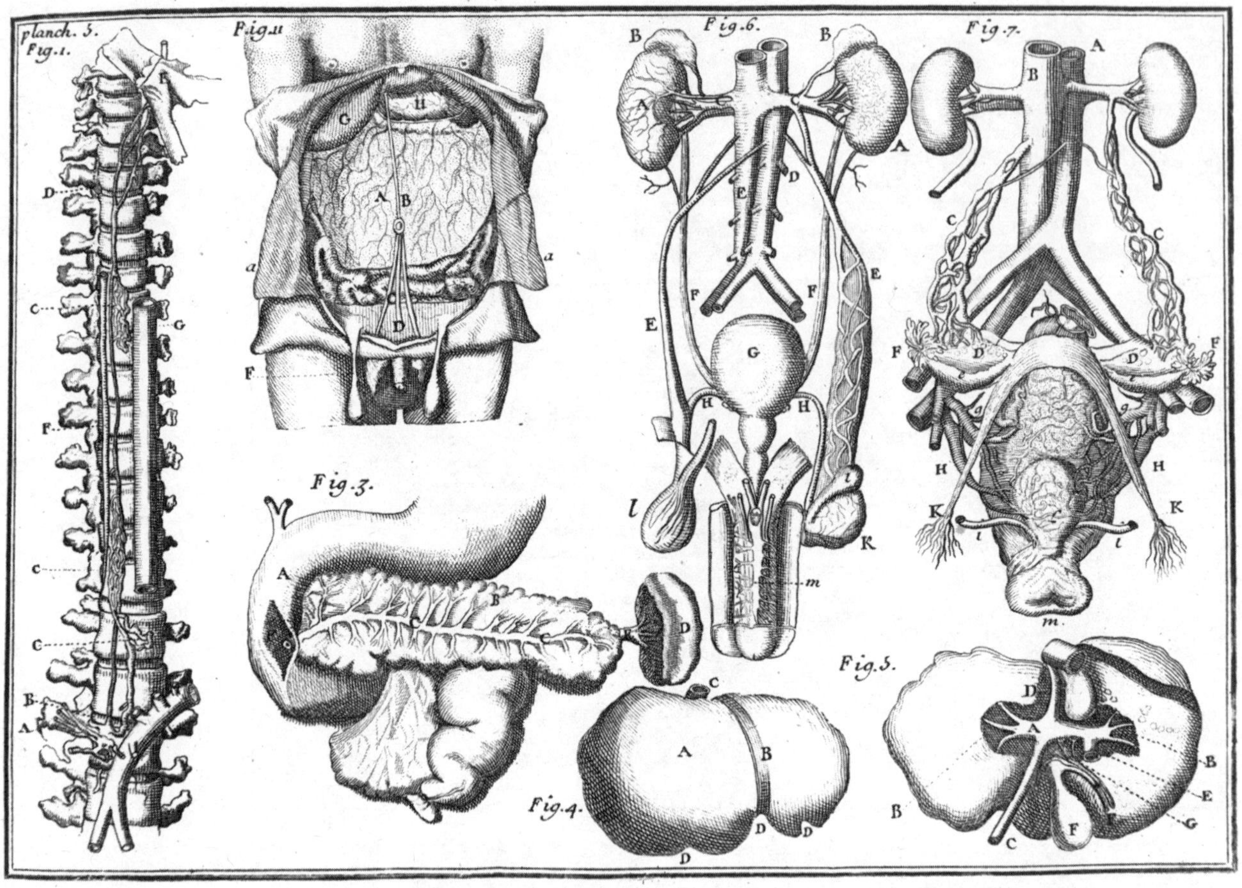

Planche anatomique. Laurent Heister, *L'anatomie d'Heister avec des essais sur l'usage des parties du corps humain, & sur le Méchanisme de leurs mouvemens*, Paris, Jacques Vincent, 1735, planche 5. Centre de référence de l'Amérique française (anciennement Bibliothèque du Séminaire de Québec, Ancien fonds). (Photo Denis Ross)

docteur Kennedy, qui est attaché à notre armée, attribue cela aux poëles dont les Canadiens se servent pendant l'hiver ; & il est d'avis que, s'ils y substituoient une autre méthode de se procurer de la chaleur, ils vivroient très-longtemps. La raison qu'il en donne est que leur habitude est de tenir leur poëles toujours extrêmement échauffés ; quand ils viennent du dehors, où il fait si froid, & qu'ils entrent dans une de ces chambres, ils sont presque suffoqués. Combien cela ne doit-il pas être dangereux pour la santé, surtout pour les enfans, qui, sans cesse, passent du chaud au froid. Leurs poumons & tous leurs pores sont dilatés, sans prendre aucune précaution, & les humeurs, qui sont subitement arrêtés, se jettent souvent sur la poitrine, ou l'affectent peut-à-peu[226].

Les maladies de l'appareil digestif

Les problèmes liés à l'appareil digestif mentionnés à l'époque sont multiples, allant des troubles dentaires aux coliques[227], aux obstructions intestinales[228], aux diarrhées, aux fistules[229] et aux hernies[230], en passant

226. Robert-Lionel Séguin, *La civilisation traditionnelle de l'« habitant » aux 17e et 18e siècles*, Montréal, Fides, 1973, p. 145-146.

227. Les coliques touchent aussi bien les enfants que les adultes. En décembre 1705, un bébé décède « de colique en la maison de sa nourrice femme de François Martin ». À l'opposé, en février 1706, Pierre Dubeau, 44 ans, décède « d'une violente colique ».

228. Marie-Anne Rivard dit Lanouette décède en août 1771, attaquée « d'obtructions aux intestins ».

229. En décembre 1778, le chirurgien Bernard Duberger examine le curé Maisonbasse pour vérifier s'il a « la fistule à l'anus ». Michael Joseph et George Ahern, *Notes pour servir à l'histoire de la médecine dans le Bas-Canada*, Québec, Imprimerie Laflamme, 1923, p. 183.

230. En décembre 1787, meurt Pierre Mireaux des suites « d'une double hernie ». De même, en août 1793, Marie-Félicité Gauthier, 40 ans, meurt « d'une hernie, sans avoir pu recevoir les sacrements de l'Eglise ».

par les maux de l'estomac et les indigestions[231]. Si l'on se fie aux propos du gouverneur Denonville émis en 1686, « les descentes de boyaux (hernies) sont fort frequentes parmy nos habitans [...][232] ».

Les maladies de la peau et du tissu cellulaire sous-cutané

Les maladies externes constituent le champ d'exercice par excellence des chirurgiens. Si l'on exclut les tumeurs, les ulcères et les chancres déjà étudiés dans la section de ce chapitre consacrée aux tumeurs, les problèmes de peau et du tissu cellulaire sous-cutané comprennent à l'époque des affections courantes tels les furoncles, les panaris, les abcès et le charbon (anthrax)[233].

Les maladies du système ostéo-articulaire, des muscles et du tissu conjonctif

Bien qu'ils soient probablement très présents au sein de la population, les cas d'arthrite, de rhumatisme[234], de luxation[235], de torticolis ou de lumbago sont très rarement mentionnés dans les archives de l'époque. Seule une analyse d'ossements anciens pourrait préciser la nature et l'extension des maux touchant le squelette.

Les maladies des organes génito-urinaires

Les mentions de maladies liées aux organes génito-urinaires sont rares et il faut souvent supposer leur existence par les conséquences que certaines peuvent engendrer. Ainsi, la stérilité de certains couples peut en grande partie être attribuable à des problèmes d'ordre physiologique. À Québec, 10 % des familles complètes, telles qu'elles ont été reconstituées par Danielle Gauvreau pour la période 1621-1740, ne comportent pas d'enfants[236]. C'est dire l'importance du phénomène.

Des cas de mal de sein[237] et de chancres au sein sont signalés à l'occasion, de même que des problèmes de rétention urinaire[238] et de calculs rénaux ou des voies urinaires[239].

Grossesse, accouchement et puerpéralité

Les décès reliés à des complications de la grossesse, à l'accouchement et des suites de couches sont régulièrement mentionnés dans les registres de l'état civil[240]. Des études réalisées en Europe pour l'Ancien Régime démontrent que 1 % à 2,5 % des accouchements sont alors mortels pour la mère[241]. De plus, il ne faut pas oublier que ces problèmes ne

231. En février 1714, François Dumas meurt « d'une indigestion qui a duré quatre heures ». En juin 1791, Louis-Marie Croteau décède « d'une indigestion, sans avoir reçu les sacrements de l'Eglise ». Il est cependant difficile de savoir si des problèmes cardiaques ou autres ne se cacheraient pas derrière ces appellations.

232. Lettre de Denonville au ministre, 8 mai 1686, ANOM, Fonds des Colonies, série C[11]A, vol. 8, f. 16v-17r.

233. En décembre 1690, Jean Thibierge meurt « subitement d'apoplexie et du charbon ardent ». Une religieuse de l'Hôtel-Dieu de Québec décède le 14 mai 1711 après avoir souffert « avec une ardente fievre le charbon ». Jeanne-Françoise Juchereau de Saint-Ignace et Marie-Andrée Duplessis de Sainte-Hélène, *Les Annales de l'Hôtel-Dieu de Québec, 1636-1716*, Québec, Hôtel-Dieu de Québec, 1939, p. 356.

234. Certificat signé par le chirurgien Bertier attestant que le dénommé Antoine Coeffier est perclus de rhumatismes et incapable de gagner sa vie, 7 octobre 1734, ANOM, Fonds des Colonies, série C[11]A, vol. 61, f. 228. En 1686, après avoir énuméré quelques affections touchant les Canadiens, le gouverneur Denonville déclare : « Les maladies aprez les plus ordinaires Sont les Rheumatismes et les goutes froides... » Lettre de Denonville au ministre, 8 mai 1686, ANOM, Fonds des Colonies, série C[11]A, vol. 8, f. 16v-17r.

235. En 1750, le chirurgien Joseph Mathon soigne un malade en lui remettant « l'os de la Clavicule qu'il tient à l'hommoplatte à l'épolle avec l'apareil Suivant la règle ordinaire ».

236. Par familles complètes, on entend les familles dont les dates de mariage et de fin d'union sont connues. Danielle Gauvreau, *Québec. Une ville et sa population au temps de la Nouvelle-France*, Sillery, Presses de l'Université du Québec, 1991, p. 63, 154.

237. En août 1746, Suzanne Royer, 35 ans, décède « d'un mal de sein ».

238. En juillet 1765, Ignace Créqui, 65 ans, meurt « d'une rétention d'urine ».

239. En 1765, le chirurgien Jacques Franchère soigne un malade atteint « d'une affection gravelleuse des reins ». Michael Joseph et George Ahern, *Notes pour servir à l'histoire de la médecine dans le Bas-Canada*, Québec, Imprimerie Laflamme, 1923, p. 235.

240. En mai 1676, Marie-Perrette Vallée décède « en travail d'enfant ». De même, en juillet 1697, Marguerite Godé, 35 ans, meurt « après avoir accouché ». En janvier 1742, Marie-Josephe Bourice, 42 ans, décède « trois quarts d'heure après son accouchement ». En février 1748, Marie-Geneviève Leclerc, 39 ans, meurt à la suite « d'une fausse-couche ». Enfin, en décembre 1788, Geneviève-Marguerite Rivard dit Lacoursière, 40 ans, décède « après de grandes souffrances, avec elle dans son cerceuil son enfant ondoyé à moitié né ». Autres exemples révélateurs des risques liés à la grossesse et à l'accouchement. Marie-Madeleine Mathon, quant à elle, meurt en juillet 1699 du « mal d'enfant ». En octobre 1700, Esther Sauseau, 32 ans, décède « en travail d'enfant... Elle a été ouverte après sa mort ». En avril 1706, Marie Perron, 38 ans, meurt « en couches ». Enfin, en octobre 1716, Marie-Françoise Gilbert, 27 ans, décède « des mauvaises suites de ses couches ».

241. Gauvreau, *op. cit.*, p. 154-155.

sont pas toujours funestes et qu'ils peuvent altérer de manière variable la santé des femmes.

Dans son étude sur la population de la ville de Québec portant sur la période allant de 1621 à 1760, la démographe Danielle Gauvreau observe que 1,2 % des accouchements se terminent par la mort de la mère[242] ; 11 % des décès seraient survenus la journée même ou le lendemain, mais près de 47 % ont eu lieu dans la semaine qui suit l'accouchement.

Dans les régions rurales étudiées par Serge Goudreau et Lorraine Bernier-Lemire, les données sont comparables avec des pourcentages variant de 1,1 % à 2,1 %[243]. Pour l'ensemble de la Nouvelle-France, Hubert Charbonneau évalue à 1,5 % la proportion des accouchements mortels[244].

Le récit de certains cas pathétiques nous est quelquefois relaté dans les archives. En 1760, un accouchement difficile se termine par la mort de la mère et de l'enfant :

> Ayant Eté apellé pour Laditte défunte ollet [Ouellet] La quelle Etés Enmal D Enfant aCompagnée De deux Sage fame Les quelles ne pouves pas LaCoucher je luy ait fait deux Seignée de Bras une depied EnSuitte je Luy ait donné plusieurs Remede pour fasilliter Lacouchemant, je fus obligé la troisieme journée que g i Estes de faire Venirre Ces parand. pour leurs demander sils Etes Consentans que je luy fis loperation sezarienne pour Sauver Lanfant. Voyant quil ni avét plus de Resourse pour lavie dela merre a quoy il Consentirre tous. Et jexécutes alors mon operastion presence De Mr. Gareaux Curé de Se dit lieux. Et les parand. Eles deux Sage fame. ouje trouve L anfant Encore Vivant ou je Len doyes. Et VeCu Environ une heure, ou il a Etés Enterré aVec La merre[245].

De tels événements ne sont pas sans rappeler aux femmes les risques inhérents à la maternité.

Certaines affections dont l'origine se situe dans la période périnatale

En Nouvelle-France comme en Europe, la mortalité infantile reste élevée. En tenant compte du problème du sous-enregistrement des décès des jeunes enfants qui atteint pour la ville de Québec un minimum de 25 % pour la période allant de 1680 à 1760, Danielle Gauvreau évalue qu'entre le quart et le tiers des enfants nés dans cette ville décèdent avant un an[246]. Pour l'ensemble du Canada au XVIIIe siècle, le démographe Jacques Henripin arrive à des estimations comparables[247]. Plusieurs des décès surviennent lors de naissances prématurées[248].

Les malformations congénitales et les anomalies chromosomiques

Quelques cas d'anomalies congénitales sont signalés à l'occasion dans les registres de l'état civil. Ainsi, en janvier 1716, est inhumé « le corps d'un enfant qui avait deux têtes dont les deux têtes avaient été ondoyées à la maison par la sage-femme ». En octobre 1788, décède, trois jours après sa naissance, Joseph Lévesque « presque monstre et portant le pignon en chair derrière la tête au sommet ».

Les lésions traumatiques, les empoisonnements et certaines autres conséquences de causes externes

Les services du corps médical sont également requis pour soigner des malades souffrant de lésions traumatiques ou d'empoisonnement. Dans de nombreux cas, les documents de l'époque permettent de connaître les causes extérieures qui les provoquent celles qui occasionnent le plus de

242. Les décès de mères en couches sont habituellement définis comme les décès de femmes survenant moins de 60 jours après la naissance d'un enfant. Gauvreau, *op. cit.*, p. 156-157.

243. Gauvreau, *op. cit.*, p. 156.

244. *Ibid.*

245. Hélène Laforce et Rénald Lessard, « Une césarienne en 1760 », dans *Cap-aux-Diamants*, vol. 1, nº 3 (automne 1985), p. 43-44; Etat Des medicamants Etrettemants De maladie fait Efournis pour La deffunte fame ajeans ollette Dont Laveuve Soussy se merre doit payer Le dit Etat Due 10e. aoust 1760, 10 août 1761, BAnQ-R, CN104,S51, greffe de Joseph-Barthélémi Richard.

246. Danielle Gauvreau, *Québec. Une ville et sa population au temps de la Nouvelle-France*, Sillery, Presses de l'Université du Québec, 1991, p. 176-184.

247. *Ibid.*, p. 181.

248. En décembre 1699, François Morel dit Mador naît « avant terme, à sept mois de grossesse » et meurt aussitôt « de faiblesse ». Le 18 décembre 1702, le curé de Lachine note qu'un bébé est « né cette nuit âgé de sept mois, sa mère étant malade de la picotte ; en cas de danger il a été ondoyé par Jeanne Malteau sage-femme ». En juin 1705, naît Martin Langevin « âgé de six mois étant né avant terme... Ondoyé par Jacob Toumelet le voisin... Est mort entre les bras de son père alors qu'il l'apportait à l'église pour lui faire suppléer les cérémonies du baptême ».

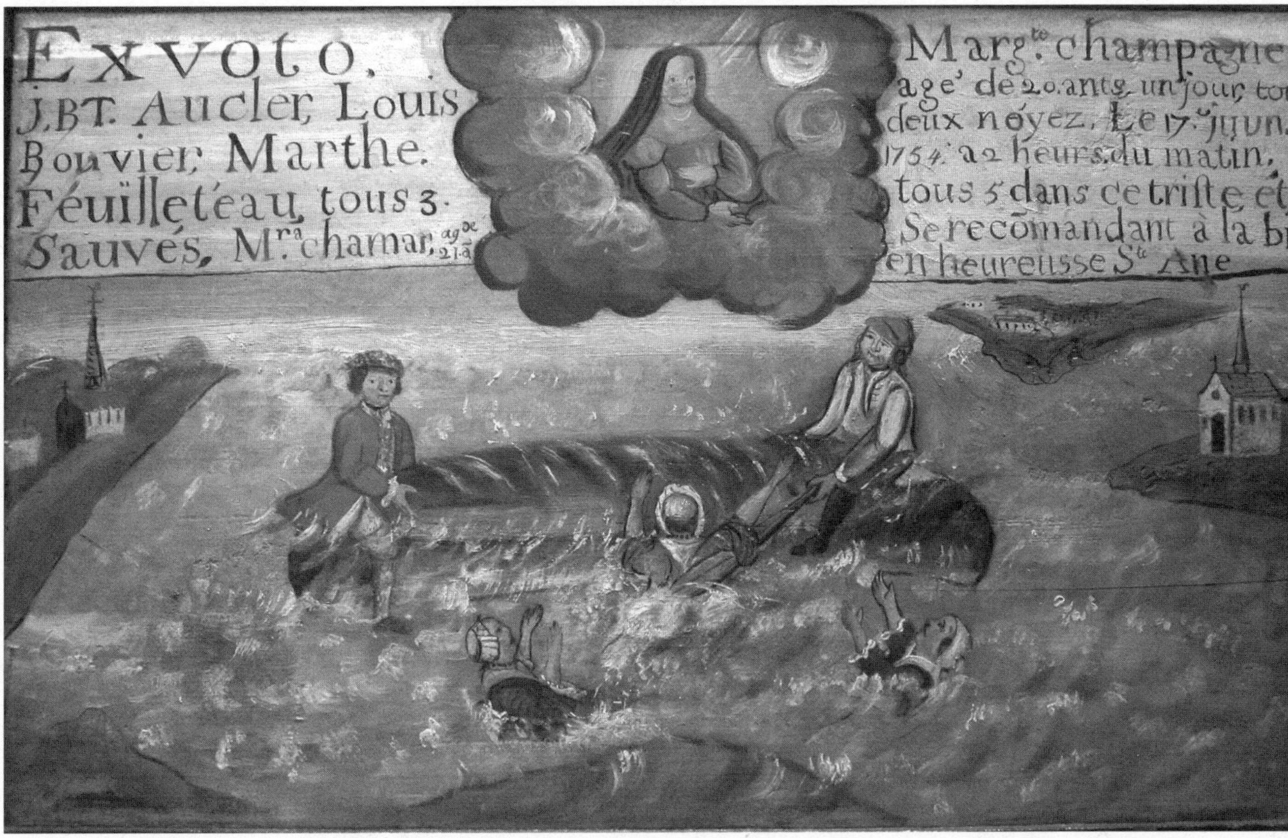

Dans une colonie où le transport par voie d'eau est courant et les distances importantes, le nombre de noyades est élevé. Ex-voto des trois naufragés de Lévis, 17 juin 1754. Musée de sainte Anne, Sainte-Anne-de-Beaupré. 1994X.269.

décès. Ainsi, pour confirmer ou infirmer la possibilité de mort criminelle ou encore pour souligner l'impossibilité d'administrer les sacrements, les curés notent souvent dans les actes de sépultures les circonstances entourant les décès attribuables à des causes extérieures. Comme dans le cas des maladies, nous avons eu encore recours au cadre commode qu'offre la classification internationale des maladies et des causes extérieures des traumatismes établie par l'Organisation mondiale de la Santé.

La vie au Canada aux XVIIe et XVIIIe siècles est empreinte de risques. Les longs trajets sur mer, sur terre ou sur les voies d'eau, les rigueurs du climat, les aléas de la guerre, les difficultés liées à la colonisation et la vie difficile des travailleurs sont autant de sources potentielles d'accident. «Les accidents y sont plus frequents qu'ailleurs à cause de la dureté des Travaux et de la Rigueur de l'hyver», clament en 1740 le gouverneur Beauharnois et l'intendant Hocquart[249]. Si l'on se fie aux mentions dans les registres de l'état civil catholiques et si l'on suppose qu'elles sont relativement exhaustives en ce qui concerne les traumatismes ayant une cause extérieure et les empoisonnements, au moins 1 % des décès appartiendraient à cette catégorie[250]. À Lachine, entre 1681 et 1706, soit dans un temps difficile, 15 % des décès entrent dans cette classe. Si l'on

249. Ce constat sert à appuyer l'envoi d'un chirurgien expérimenté dans la colonie pour remplacer Michel Bertier décédé en 1740. Lettre de Beauharnois et Hocquart au ministre, 1er octobre 1740, ANOM, Fonds des Colonies, série C11A, vol. 73, f. 17r-17v.

250. Sur 208 000 actes de sépultures enregistrées aux XVIIe et XVIIIe siècles dans les registres catholiques québécois, 4 587 indiquent les causes ou les circonstances de décès. De ce nombre, 2 101 touchent des décès attribués à des causes extérieures de traumatismes ou à des empoisonnements. Yves Landry et Rénald Lessard, «Les causes de décès aux 17e et 18e siècles d'après les registres paroissiaux québécois», texte présenté à la Conference on the History of Registration of Causes of Death, Indiana University, Bloomington, Indiana, 11-14 novembre 1993, p. 2, 5-6.

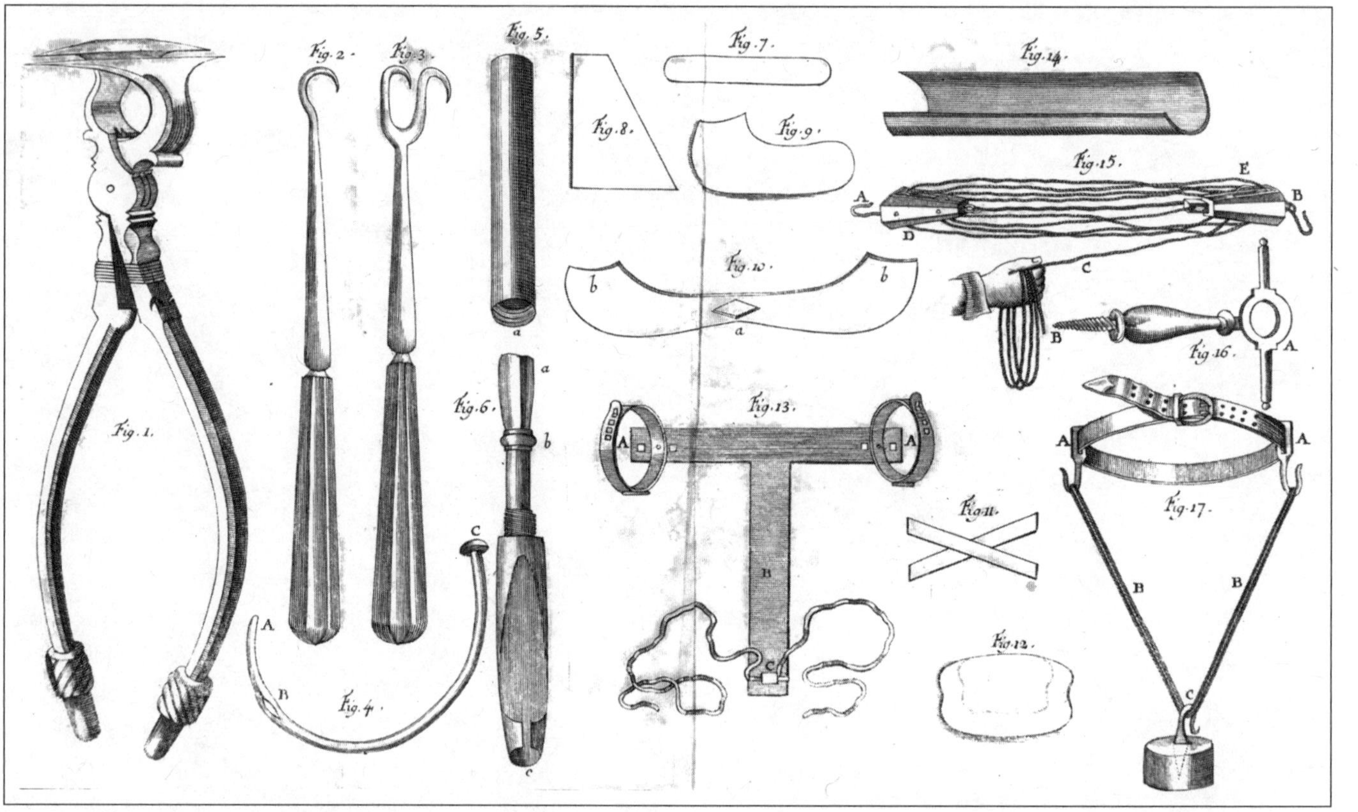

Traitements des fractures. Tenette incisive, plus grande que les tenettes ordinaires, propre à couper les pointes et les fragments d'os qui entrent dans les chairs (figure 1) ; crochets (figures 2 et 3) ; aiguille pour faire la ligature des artères, en divers cas d'hémorragie (figure 4) ; étui avec l'instrument dont on se sert pour porter la pierre infernale (figures 5 et 6) ; attelle pour les fractures des bras et des jambes (figure 7) ; attelle de carton servant dans certaines fractures du nez (figure 8) ; attelle de carton propre pour les fractures de la mâchoire inférieure d'un seul côté ; attelle de carton pour la même mâchoire fracturée des deux côtés (figure 10) ; compresses en sautoir pour la fracture de la clavicule (figure 11) ; attelle faite de carton pour le même usage qu'on place sur ces compresses (figure 12) ; croix de fer ou instrument en forme de T dont on se sert quelquefois avec succès pour contenir les clavicules fracturées après qu'on en eut fait la réduction (figure 13) ; gouttière de gros carton dans laquelle on place le bras fracturé, après qu'on l'eut pansé (figure 14) ; polypaste ou espèce de poulie mouflée pour l'extension des os fracturés (figure 15) ; grosse vis de fer dont on enfonce le filet B dans une poutre et dans l'anneau A de laquelle on passe le crochet du polypaste (figure 16) et le baudrier d'Hildanus armé de ses crochets AA dont on a quelquefois besoin pour faire l'extension des os du bras et de la jambe fracturés (figure 17). Laurent Heister, *Institutions de chirurgie*, tome 1, Paris, P. Fr. Didot le jeune, 1771, planche VIII. Centre de référence de l'Amérique française (anciennement Bibliothèque du Séminaire de Québec, Ancien fonds). (Photo Denis Ross)

exclut pour cette paroisse les morts imputables à la guerre iroquoise, le pourcentage s'établit alors à 6 %. Les morts accidentelles frappent principalement les jeunes individus, près des deux tiers ayant entre 5 et 35 ans[251].

Dans un pays où le transport par voie d'eau occupe une large place, il n'est guère surprenant de constater la fréquence des noyades. Leur nombre surpasse d'ailleurs les cas de morts violentes dans les registres d'état civil. Plus de 1 300 victimes de l'onde sont ainsi signalées pour la période antérieure à 1800[252]. Les circonstances varient d'un cas à

251. Landry et Lessard, *loc. cit.*, p. 7.

252. Signalons quelques cas. En novembre 1733, « ont été inhumés les corps de François Caron et Françoise Paré sa femme, Jean Labranche, Marie-Françoise Boirie, Marie-Josephe Bourassa, tous cinq dans la même fosse ; ils avaient été trouvés morts le jour d'auparavant dans la rivière de Bellechasse, après avoir souffert un coup de mauvais temps ». En juillet 1738, Joseph Gagnon, 22 ans, meurt « noyé vis-à-vis la

l'autre, allant d'une noyade dans un puits ou dans une étendue d'eau au moment de la baignade, du chavirement d'un canot en passant par le naufrage d'un navire. Certains s'enfoncent à travers la glace en traversant une rivière, d'autres tombent d'un navire. Les occasions d'accident sont donc multiples.

Des cas de fractures et de luxations sont régulièrement signalés. En 1724, le chirurgien Pierre Puibarau demande 40 livres « pour avoir fait trois voyages a la Coste St Michel Et y avoir passé une nuit et luy avoir Remis La Jambe quil avoit Cassée[253] ». En 1750, après avoir remis « l'os de la Clavicule qu'il tient à l'hommoplatte à l'épolle avec l'apareil Suivant la règle ordinaire », le chirurgien Joseph Mathon réclame 12 livres à son patient[254]. En 1789, le chirurgien trifluvien Jean-Baptiste Rieutord soigne Jean-Baptiste Jacob blessé à la suite d'une chute de cheval. Il « Cest fraturé un Bras et Luxe Lavan Bras La frature du Bras et sinple et La Luxation de Lavant Bras conplette elle et si Bien Conplette puis quil est vray que jay trouvé La peau coupee et La tete de Los cubitus sortie en dehors La peau totalement[255] ».

Le traitement de plaies fait l'objet de mentions fréquentes dans les documents. Ainsi, en 1668, le chirurgien Timothée Roussel de Québec traite le sieur Lamontagne pour une plaie « à la joue fait par la culasse de son fusil » et, neuf ans plus tard, François Chaurot pour une « playe sur le cubitus située à quatre doibts du coude[256] ». En 1708, le chirurgien de Neuville, François Grégoire, déclare qu'il a soigné un nommé Morisset « d'une playe sur Los de la jambe nommé le Tibia dont il a sorty plusieurs esquilles depuis le commencement du mois de may jusqu'au quinze de juin mil sept cent deux[257] ».

La rigueur du climat canadien n'est pas sans causer en hiver des morts attribuables au froid et aux engelures[258]. Les registres de l'état civil signalent au moins 37 cas de morts dus au froid[259]. C'est tout de même peu et la faiblesse du nombre de cas rapportés démontre que les Canadiens se sont bien adaptés à leur environnement.

Selon les registres de l'état civil, une cinquantaine de personnes décèdent après avoir été frappées par la foudre. Ainsi, en juin 1728, Antoine Bilodeau meurt « subitement dans sa maison d'un coup de tonnerre ». De même, en juin 1782, Marie-Anne Monarque meurt, ayant « eu le malheur d'être écrasée par le tonnerre ».

Le feu cause des accidents dont plusieurs se terminent tragiquement. Au moins une cinquantaine de cas de morts découlant d'incendie de bâtiments sont mentionnés dans les registres de l'état civil pour les XVIIe et XVIIIe siècles[260]. Des cas d'enfants tombés dans un feu ou dans un liquide bouillant, les mentions de brûlures sont aussi signalées[261].

---

maison paternelle le 5 au soir en se baignant avec ses petits frères ». En mars 1741, le jeune Charles Marot dit Labonté, 9 ans, est « trouvé noyé dans un puits ». En septembre 1757, Dominique Dessombre et Jean Gautier meurent noyés « au naufrage du navire La nouvelle Société perdu sur la batture de Beaumont ».

253. Requête de Pierre Puibarau contre Charles Leblanc, 11 janvier 1724, dans Procès entre Pierre Puybaro, maître chirurgien, demandeur, et Charles Leblanc, représenté par son épouse Suzanne Bon, de Côte-Saint-Michel, défendeur, pour le paiement de soins médicaux, BAnQ-M, TL4,S1,D3006, Dossiers de la Juridiction royale de Montréal.

254. *Ibid.*, p. 409.

255. Lettre de Jean-Baptiste Rieutord à Cornu, 18 juin 1789, BAC, MG 19, A 2, série 3, Jacob's Estate papers, vol. 25, p. 3329.

256. Ahern, *op. cit.*, p. 466.

257. *Jugements et délibérations du Conseil Souverain de la Nouvelle-France*, vol. V, Québec, Joseph Dussault, 1889, p. 840.

258. Louis Pinard soigne en 1665 un soldat ayant « eu les mains et les pieds gelés estant au service ». Quatre ans plus tard, le chirurgien Antoine Chaudillon traite Barthelemy Lemaître pour une engelure aux pieds *Jugements et délibérations du Conseil souverain de la Nouvelle-France*, vol. I, p. 350 ; Obligation par Barthelémi Lemaître envers Antoine Chaudillon, 13 mars 1669, BAnQ-M, CN601,S2, greffe d'Antoine Adhémar.

259. Signalons quelques cas. En janvier 1757, Claude Robert, 30 ans, est « trouvé mort et gelé dans le milieu du chemin qui conduit de Longueuil à Chambly ». Enfin, en janvier 1776, François Deniger, « lequel la nuit s'est perdu sur la glace, d'un très mauvais temps, [...] a été trouvé gelé hier vers midi ».

260. Signalons quelques exemples. En septembre 1674, deux jeunes enfants, Marie Benoist et Elizabeth Benoist, meurrent brûlées dans l'incendie de la maison de leur père. En janvier 1701, « ont été inhumés [...] Les ossements de cinq enfants de Jean Hamel [...] Consumés par les flammes dans l'incendie de sa maison [...] Tous au-dessous de neuf ans ». En janvier 1713, l'incendie du palais de l'intendant se traduit par le décès de trois personnes. Yves Landry et Rénald Lessard, « Les causes de décès aux 17e et 18e siècles d'après les registres paroissiaux québécois », texte présenté à la Conference on the History of Registration of Causes of Death, Indiana University, Bloomington, Indiana, 11-14 novembre 1993, p. 5.

261. Ainsi, vers 1694, Jacques Baudry aurait reçu 5 1/2 minots de blé pour avoir pansé le bras brûlé du fils d'un habitant. Interrogatoire de Jacques Baudry, 3 juillet 1694, dans Procès pour fabrication de fausses monnaies contre Paul Haguenier, sa femme Barbe Delestre et leur fils Paul âgé de 13 ans, et Jacques Baudry, ancien chirurgien, sergent de la Compagnie du chevalier Crisafy, en quartier à la Pointe-aux-Trembles, 7 mai 1694 au 10 juillet 1694, BAnQ-M, TL4,S1,D41, Dossiers de la Juridiction royale de Montréal. En juillet 1701, Marie-Geneviève Huet dit Laviolette, âgée de 10 mois, décède à Montmagny après être « tombée dans le feu ». En octobre 1723, Pierre Laîné dit Laliberté, 2 ans, meurt « noyé dans

Les morts violentes, causées par les guerres contre les Amérindiens ou les Anglais, par des actes criminels, par suicide ou par exécution ordonnée par les autorités, sont relativement nombreuses, surtout au XVIIe siècle. Les registres de l'état civil signalent plus de 300 décès liés aux guerres. En 1655, Joseph Bassani dit Lafontaine soigne Michel Morin blessé par les Iroquois de deux balles à la tête[262]. Les blessures liées à des actes violents sont également nombreuses[263]. En 1748, les autorités coloniales versent 100 livres au chirurgien François Lajus pour des « Voyages et pensements quil a fait pour tirer une Balle de Genouil de Joseph Chalifour habitant milicien Blessé aux mines dans le party commandé par M Ramezay » et un montant additionnel de 300 livres pour avoir « pensé et médicamenté le Sr Lusignan enseigne d'un Coup de feu qu'il a receu aux mines a la partie moyenne de la cuisse gauche[264] ». Enfin, en 1776, le chirurgien Badelard soigne un ecclésiastique du séminaire de Québec blessé d'un coup de feu au bas-ventre[265].

À la campagne, les travaux quotidiens dans les champs et dans la forêt sont également la cause d'accidents. Les accidents liés aux moyens de transport sont particulièrement fréquents. Au moins une douzaine d'individus sont retrouvés écrasés sous une traîne. Ainsi, en janvier 1681, René Branche est « trouvé mort sous sa traîne chargée de bois sur le chemin des récollets ». De même, en mars 1704, Jean Charlebois, 16 ans, meurt « après avoir été écrasé par une traîne ». En été, les accidents de charette sont mentionnés. En juillet 1701, Jacques Perrault meurt « par accident tué d'une charette ». Enfin, l'utilisation du cheval n'est pas sans danger. En septembre 1728, Jean-Baptiste Arbour, 19 ans, meurt « d'une chute de cheval dans la paroisse de Cap-Santé ». En avril 1771, Michel David, huit ans, décède « par la fougue d'une cavale ombrageuse qu'il ramenait de l'abreuvoir à l'écurie ». En mars 1799, Antoine Fournier, 74 ans, meurt « écrasé par son cheval ». La chute d'arbres cause également au moins une soixantaine de décès[266].

Une quinzaine de cas d'empoisonnements sont signalés dans les registres de l'état civil catholique. Ils touchent essentiellement des enfants qui ont mangé des plantes vénéneuses, principalement de la carotte à Moreau. En mai 1657, Nicolas Hébert dit Lecompte, dix ans, meurt « après avoir mangé une herbe vénéneuse ». En mai 1702, Geneviève Dominique, 2 ans et sa sœur Louis âgée de six ans décèdent empoisonnées « d'avoir mangé des racines ». En novembre 1744, Marie-Joseph Paradis, quatre ans, meurt « apres avoir mangé des carottes sauvages ». En mai 1770, Isidore Caron, trois ans, meurt « de la carotte à Moreaux ». Il en est de même en avril 1789 pour François Dragon, six ans. Il est intéressant de noter que les registres catholiques ne font allusion à aucune mort attribuée à l'alcool alors que le pasteur Montmollin en signale trois cas sur la centaine de causes de décès inscrites dans ses registres. Ainsi, en novembre 1771, Robert Brown, 35 ans, « died by drinking too much Liquor ». En août 1772, William Graham, 50 ans, « died of a consumption occasion'd by Liquors ». Enfin, en octobre 1787, William Baillie, « died of Liquor after going to bed intoxicated ».

Les observations éparses contenues dans les documents sur les « maladies naturelles et accidentelles » ne nous renseignent guère sur la morbidité générale et sur la fréquence ou l'ampleur des maladies. Quatre compilations complémentaires

une marmite d'eau de lessive bouillante ». De même, en mars 1738, Pierre Grenon, âgé de 4 ans, décède « en peu de temps parce qu'il était tombé dans une chaudière d'eau bouillante ». Enfin, en avril 1771, Joseph Ducharme, 3 ans, meurt après avoir été « échaudé d'une chaudière bouillante de sirop d'érable qui a renversé sur lui, s'étant couché sur le foyer ».

262. Ahern, *op. cit.*, p. 37.

263. Des centaines de poursuites devant les tribunaux attestent ce fait. Le recours à l'expertise des chirurgiens permet d'évaluer la nature des blessures. Ainsi, en 1728, le chirurgien Pierre Puibarau, examinant un homme portant une plaie au-dessus de l'œil, confirme qu'il a été blessé à la tête par un bâton ou un objet contondant. Rapport de Pierre Puibarau, 20 décembre 1728, dans Procès entre Jacques Jousselin dit Lafricain, maçon, plaignant, et Joseph Saulquin dit Saint-Joseph, soldat des troupes de la Compagnie Boisbert, détaché dans les magasins du roi, accusé de voies de fait, 20 décembre 1728 au 18 janvier 1729, BAnQ-M, TL4,S1,D3508, Dossiers de la Juridiction royale de Montréal.

264. Bordereau des recettes et dépenses pour 1748, ANOM, Fonds des Colonies, série C11A, vol. 116, f. 124r-125v.

265. Compte du chirurgien Badelard envers le Séminaire de Québec, 1776, CRAF, Séminaire 120, no 41.

266. Ainsi, en octobre 1778, Michel Rouen, 68 ans, est retrouvé mort étant « décédé depuis plusieurs jours, dans le bois, par un accident, un arbre lui ayant tombé sur la tête sans qu'il ait pu se relever et ayant eu par cette chute une cuisse et un bras cassés ».

permettent de répondre en partie à cette interrogation. La première, rédigée par le médecin du roi Jean-François Gaultier, nous livre mensuellement un tableau des maladies dominantes dans la vallée laurentienne. Cette compilation, réalisée par le médecin Gaultier, porte sur une période de quatre années, soit de novembre 1742 à septembre 1746. Le second document consiste en un relevé de plus de deux cents causes de décès telles que les a perçues le curé de Lachine entre 1680 et 1706. Le troisième relevé est de même nature que le précédent, mais touche une région urbaine dans la seconde moitié du XVIIIe siècle. Ce sont les causes de décès telles qu'elles sont inscrites dans les registres de Québec du pasteur anglican Montmollin entre 1770 et 1794. Enfin, une compilation de guérisons réputées miraculeuses permet de mieux connaître des affections qui altèrent la santé des gens mais qui ne sont pas nécessairement mortelles ou très répandues.

La morbidité canadienne selon le médecin Gaultier (1742-1746)

Fils d'un avocat au Parlement de Rouen, Jean-François Gaultier est né à La Croix-Avranchin en France le 6 octobre 1708. Après avoir étudié et exercé la médecine à Paris pendant six ou sept ans, il obtient, en 1741, le poste de médecin du roi à Québec, poste vacant depuis le décès de Michel Sarrazin en 1734[267]. « J'avois prié M. Gautier, Médecin du Roy à Québec, de faire en ce pays un journal d'Observations Botanico-météorologiques », écrit en 1743 Henri-Louis Duhamel Du Monceau, membre de l'Académie royale des sciences[268]. Comme l'énoncera lui-même Gaultier en 1748, les objectifs de ses travaux sont clairs et s'inscrivent dans un large projet, s'étendant à plusieurs pays, basé sur la conception néo-hippocratique d'une relation entre l'environnement et la maladie :

> Monsieur
>
> je ne doute nullement que le peu d'observations botanico meteorologiques qu'on a fait jusqu'ici n'ait déjà appris que la grande difference qu'on remarque entre la température de l'air, et les meteores de chaque saison, et de chaque année ne soit cause de celle qu'on observe dans les differentes productions de la terre et dans les maladies qui regnent ; ce qui prouve de plus en plus la nécessité de ces sortes d'observations qui seront infiniment plus avantageuses à la société que beaucoup d'autres qui paroissent plus curieuses qu'interesssantes, car outre qu'elles pourront beaucoup contribuer au progrès des connoissances sur la griculture, et sur la physique des végétaux ; elles pourront encore nous apprendre et à la postérité qu'après la revolution d'un certain nombre d'années on pourra prévoir une recolte plus ou moins abondante, et un temps plus ou moins favorable tant aux vegetaux qu'aux animaux. On sçaura par là les maladies qu'on pourra craindre, et les remedes qui auront le mieux réussi a détruire celles qu'on aura observées, et dans le cas où elles attaqueroient de nouveau le genre humain, on seroit en quelque sorte assuré de la meilleure manière de les guerir, et de les traiter[269].

Dès novembre 1742, soit quelques mois à peine après son arrivée dans la capitale de la Nouvelle-France, Gaultier s'exécute et commence à faire différents relevés scientifiques « avec beaucoup d'intelligence & de détail ». Outre les maladies prédominantes, ce dernier relève systématiquement les conditions météorologiques, les productions

267. Bernard Boivin, « Gaultier, Jean-François », dans *Dictionnaire biographique du Canada*, vol. III : *De 1741 à 1770*, Québec, Presses de l'Université Laval, 1974, p. 731-737.

268. Monsieur Du Hamel, « Observations botanico-météorologiques Faites à Québec par M. Gautier, pendant l'année 1743 », dans *Histoire de l'Académie royale des Sciences*, Paris, Imprimerie royale, 1748, p. 135.

269. Journal des observations meteorologiques &c de Mr Gauthier à Kebec depuis le 1 octobre 1747 jusqu'au 1 octobre 1748, Bibliothèque de l'Observatoire de Paris, A.7.6. Fonds Joseph-Nicolas Delisle, document 6, f. 1r. Les relevés de Gaultier reposent sur des conceptions anciennes remontant à Hippocrate et remises à l'honneur par Sydenham au XVIIe siècle selon lesquelles une relation existerait entre les maladies et le climat (température, saison, etc.). Les relevés originaux de Gaultier pour la période 1742-1748 sont conservés à la Bibliothèque de l'Observatoire de Paris et couvrent trois périodes : décembre 1742-septembre 1743, octobre 1744-septembre 1745 et octobre 1747-septembre 1748. Il est à noter que la dernière tranche chronologique n'a pas été publiée par l'Académie royale des sciences. Lors de mon passage à la Bibliothèque de l'Observatoire de Paris en 1988, et ce en raison de compressions budgétaires à cette institution, il m'a été impossible d'obtenir une reproduction des documents relatifs à Gaultier. Toutefois, monsieur Thomas Wien qui séjourna à Paris en 1989 prit le temps de copier à la main ces textes et de me faire parvenir les extraits relatifs à la médecine. Qu'il en soit ici vivement remercié. À l'été 1993, j'ai pu enfin obtenir une photocopie de l'ensemble des observations de Gaultier.

agricoles et l'état de la végétation. Les résumés mensuels de ses observations entre novembre 1742 et septembre 1746 et d'une manière très brève pour 1749 ont été publiés par l'Académie royale des sciences de Paris[270].

Grâce aux relevés de Gaultier, il devient possible de peindre à grands traits un tableau de la morbidité canadienne, c'est-à-dire de la nature et de l'ampleur des affections présentes à un moment donné parmi la population de la colonie et de leurs conséquences.

Parmi les maladies des voies respiratoires, on retrouve les maux de gorge, les coqueluches, les « esquinancies », les flux de poitrine, les péripneumonies, les pleurésies et les rhumes. Ils prédominent durant la saison froide : entre 1743 et 1745, les mois de décembre, janvier et surtout février regroupent 24 des 29 mentions. La mortalité résultant de ces maladies ne semble pas avoir été importante. Il n'y a qu'en février 1745 où Gaultier note que les quelques pleurésies et les quelques péripneumonies « n'ont même été fâcheuses que pour les personnes fort âgées[271] ». Cette présence de maladies respiratoires chez les Canadiens est également signalée en 1749 par le voyageur suédois Pehr Kalm[272].

Les fièvres putrides, malignes ou vermineuses constituent, avec les pleurésies, les affections les plus fréquentes observées par Gaultier entre 1743 et 1745. Il faut cependant noter que ces fièvres, généralement apportées par les vaisseaux, ont été particulièrement fréquentes durant la décennie 1740-1750. Elles atteignent des proportions épidémiques au cours de l'automne 1743 et de l'hiver 1743-1744. En février 1744, au moment où cette épidémie atteint son paroxysme et se combine à un grand nombre de cas de rhumes de cerveau, le médecin écrit :

> Les fièvres malignes & les fièvres putrides ont encore fort ravagé la ville & la campagne, & ont fait périr beaucoup de monde ; il y a eu aussi beaucoup de personnes incommodées de rhumes de cerveau ; cette maladie étoit souvent accompagnée de douleurs d'oreilles fort vives, & qui faisoient beaucoup souffrir les malades[273].

Parmi l'ensemble des maladies relevées par Gaultier, les fièvres putrides, malignes ou vermineuses seraient aussi les affections les plus meurtrières, mais la mortalité serait moindre que lors d'épidémies de variole. En fait, si l'on se fie au nombre de décès enregistrés au cours des années 1743-1744, la surmortalité attribuable à cette épidémie ne dépasserait pas annuellement, pour l'ensemble du Canada, 200 à 300 décès et, pour la ville de Québec, 50 pour chacune des deux années[274].

Selon le témoignage de Pehr Kalm, la fièvre intermittente (malaria) serait assez rare à Québec[275]. Les observations de Gaultier rejoignent ici celles du célèbre voyageur. Bien qu'il y aurait en janvier 1745 « quelques fièvres intermittentes », il est improbable que ce soit la malaria puisque le vecteur de cette maladie est un moustique et que les cas signalés le sont en hiver[276].

Le médecin note aussi des cas de jaunisse, de flux de ventre et de dysenterie. À l'été 1744, la situation atteint des proportions épidémiques. Le médecin note :

> Il y a eu aussi beaucoup de flux de ventre qui étoient accompagnez de tranchées très-vives, ces flux qui étoient épidémiques, & qui avoient commencé dès le mois de Juin, ont souvent dégénéré en flux dysenteriques ; ils étoient toûjours accompagnez de la fièvre, & ont fait périr bien du monde : il pouvoit y avoir quelque chose dans la température de l'air qui y donnât lieu, car ces maladies étoient universelles, & les riches, comme les pauvres, en étoient attaquez ; ce qui pouvoit encore y contribuer, étoit la quantité de

270. Monsieur Du Hamel, « Observations botanico-météorologiques faites à Québec », dans *Histoire de l'Académie royale des Sciences*, Paris, Imprimerie royale, 1748-1754 : Année 1744 (publiée en 1748), p. 135-155 ; Année 1745 (publiée en 1749), p. 194-229 ; Année 1746 (publiée en 1751), p. 88-97 ; Année 1747 (publiée en 1752), p. 466-488 et Année 1750 (publiée en 1754), p. 309-310.

271. Le voyageur suédois Pehr Kalm observe en 1749 que les Canadiens sont sujets à la pleurésie. Pehr Kalm, *Voyage de Pehr Kalm au Canada en 1749…*, p. 151 ; Monsieur Du Hamel, « Observations botanico-météorologiques faites à Québec », dans *Histoire de l'Académie royale des Sciences. Année M. DCCXLVI*, Paris, Imprimerie royale, 1751, p. 91.

272. Kalm, *op. cit.*, f. 659.

273. Monsieur Du Hamel, « Observations botanico-météorologiques faites à Québec », dans *Histoire de l'Académie royale des Sciences. Année M. DCCXLV*, Paris, Imprimerie royale, 1749, p. 210.

274. Gauvreau, *Reproduction humaine et reproduction sociale…*, p. 403.

275. Kalm, *op. cit.*, f. 659, 827.

276. Monsieur Du Hamel, « Observations botanico-météorologiques faites à Québec », dans *Histoire de l'Académie royale des Sciences. Année M. DCCXLVI*, Paris, Imprimerie royale, 1751, p. 90.

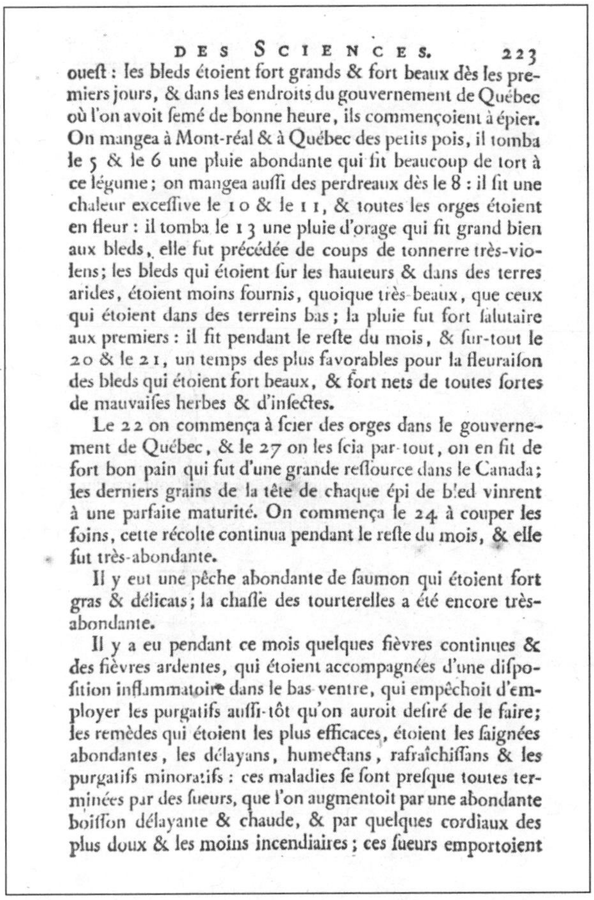

DES SCIENCES. 223

oueſt : les bleds étoient fort grands & fort beaux dès les premiers jours, & dans les endroits du gouvernement de Québec où l'on avoit ſemé de bonne heure, ils commençoient à épier. On mangea à Mont-réal & à Québec des petits pois, il tomba le 5 & le 6 une pluie abondante qui fit beaucoup de tort à ce légume ; on mangea auſſi des perdreaux dès le 8 : il fit une chaleur exceſſive le 10 & le 11, & toutes les orges étoient en fleur : il tomba le 13 une pluie d'orage qui fit grand bien aux bleds, elle fut précédée de coups de tonnerre très-violens ; les bleds qui étoient ſur les hauteurs & dans des terres arides, étoient moins fournis, quoique très-beaux, que ceux qui étoient dans des terreins bas ; la pluie fut fort ſalutaire aux premiers : il fit pendant le reſte du mois, & ſur-tout le 20 & le 21, un temps des plus favorables pour la fleuraiſon des bleds qui étoient fort beaux, & fort nets de toutes ſortes de mauvaiſes herbes & d'inſectes.

Le 22 on commença à ſcier des orges dans le gouvernement de Québec, & le 27 on les ſcia par-tout, on en fit de fort bon pain qui fut d'une grande reſſource dans le Canada ; les derniers grains de la tête de chaque épi de bled vinrent à une parfaite maturité. On commença le 24 à couper les foins, cette récolte continua pendant le reſte du mois, & elle fut très-abondante.

Il y eut une pêche abondante de ſaumon qui étoient fort gras & délicats ; la chaſſe des tourterelles a été encore très-abondante.

Il y a eu pendant ce mois quelques fièvres continues & des fièvres ardentes, qui étoient accompagnées d'une diſpoſition inflammatoire dans le bas-ventre, qui empêchoit d'employer les purgatifs auſſi-tôt qu'on auroit deſiré de le faire ; les remèdes qui étoient les plus efficaces, étoient les ſaignées abondantes, les délayans, humectans, rafraîchiſſans & les purgatifs minoratifs : ces maladies ſe ſont preſque toutes terminées par des ſueurs, que l'on augmentoit par une abondante boiſſon délayante & chaude, & par quelques cordiaux des plus doux & les moins incendiaires ; ces ſueurs emportoient

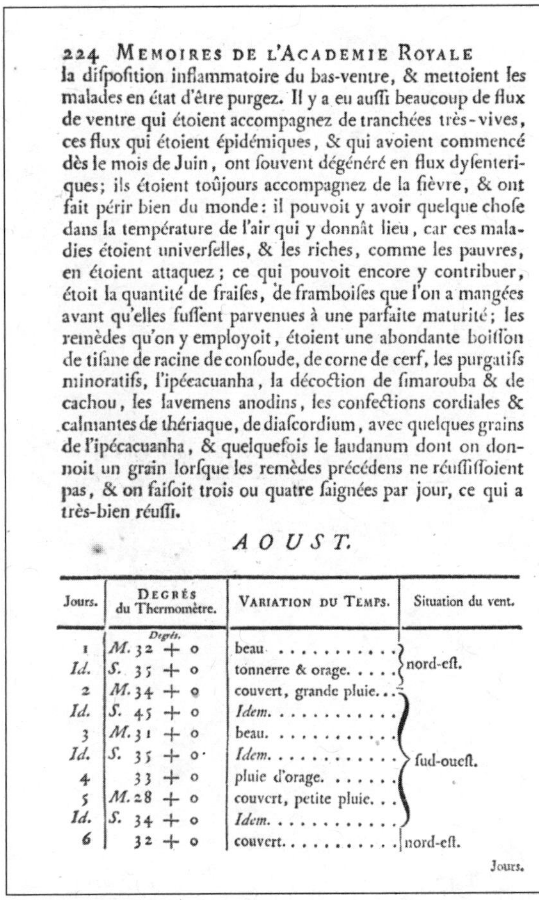

224 MEMOIRES DE L'ACADEMIE ROYALE

la diſpoſition inflammatoire du bas-ventre, & mettoient les malades en état d'être purgez. Il y a eu auſſi beaucoup de flux de ventre qui étoient accompagnez de tranchées très-vives, ces flux qui étoient épidémiques, & qui avoient commencé dès le mois de Juin, ont ſouvent dégénéré en flux dyſenteriques ; ils étoient toûjours accompagnez de la fièvre, & ont fait périr bien du monde : il pouvoit y avoir quelque choſe dans la température de l'air qui y donnât lieu, car ces maladies étoient univerſelles, & les riches, comme les pauvres, en étoient attaquez ; ce qui pouvoit encore y contribuer, étoit la quantité de fraiſes, de framboiſes que l'on a mangées avant qu'elles fuſſent parvenues à une parfaite maturité ; les remèdes qu'on y employoit, étoient une abondante boiſſon de tiſane de racine de conſoude, de corne de cerf, les purgatifs minoratifs, l'ipéacuanha, la décoction de ſimarouba & de cachou, les lavemens anodins, les confections cordiales & calmantes de thériaque, de diaſcordium, avec quelques grains de l'ipécacuanha, & quelquefois le laudanum dont on donnoit un grain lorſque les remèdes précédens ne réuſſiſſoient pas, & on faiſoit trois ou quatre ſaignées par jour, ce qui a très-bien réuſſi.

AOUST.

Jours.	DEGRÉS du Thermomètre.	VARIATION DU TEMPS.	Situation du vent.
	Degrés.		
1	*M.* 32 + 0	beau	nord-eſt.
Id.	*S.* 35 + 0	tonnerre & orage.	
2	*M.* 34 + 0	couvert, grande pluie. . .	ſud-oueſt.
Id.	*S.* 45 + 0	*Idem.*	
3	*M.* 31 + 0	beau.	
Id.	*S.* 35 + 0	*Idem.*	
4	33 + 0	pluie d'orage.	
5	*M.* 28 + 0	couvert, petite pluie. . .	
Id.	*S.* 34 + 0	*Idem.*	
6	32 + 0	couvert.	nord-eſt.

Jours.

Relevé de la température, des maladies les plus fréquentes et des thérapeutiques employées par le médecin du roi Jean-François Gaultier. Résumé des observations du médecin Jean-François Gaultier faites à Québec en juillet 1744. Monsieur Du Hamel, « Observations botanico-météorologiques faites à Québec », dans *Histoire de l'Académie royale des sciences*. Année M. DCCXLV, Paris, Imprimerie royale, 1749, p. 223-224. Centre de référence de l'Amérique française (anciennement Bibliothèque du Séminaire de Québec, Ancien fonds). (Photo Denis Ross)

fraises, de framboises que l'on a mangées avant qu'elle fussent parvenues à une parfaite maturité ; les remèdes de tisane de racine de consoude, de corne de cerf, les purgatifs minoratifs, l'ipécacuanha, la décoction de simarouba & de cachou, les lavemens anodins, les confections cordiales & calmantes de thériaque, de diascordium, avec quelques grains de l'ipécacuanha, & quelquefois le laudanum dont on donnoit un grain lorsque les remèdes précédens ne réussissoient pas, & on faisoit trois ou quatre saignées par jour, ce qui a très-bien réussi[277].

D'autres cas de dysenterie et de flux sont mentionnés durant l'hiver 1745-1746, mais ils s'avèrent moins meurtriers[278].

Les rapports de Gaultier font état de plusieurs autres types d'infections. Les oreillons, par exemple, frappent à quelques reprises. On retrouve également diverses formes de fièvres : continues simples, avec redoublements, éphémères ou quotidiennes. Ces maux ne semblent pas causer d'ennuis sérieux et, selon le médecin, ils se résorberaient facilement grâce aux thérapeutiques qu'il utilise.

277. Monsieur Du Hamel, « Observations botanico-météorologiques faites à Québec », dans *Histoire de l'Académie royale des Sciences. Année M. DCCXLV*, Paris, Imprimerie royale, 1749, p. 224.

278. Monsieur Du Hamel, « Observations botanico-météorologiques faites à Québec », dans *Histoire de l'Académie royale des Sciences. Année M. DCCXLVII*, Paris, Imprimerie royale, 1752, p. 468-469.

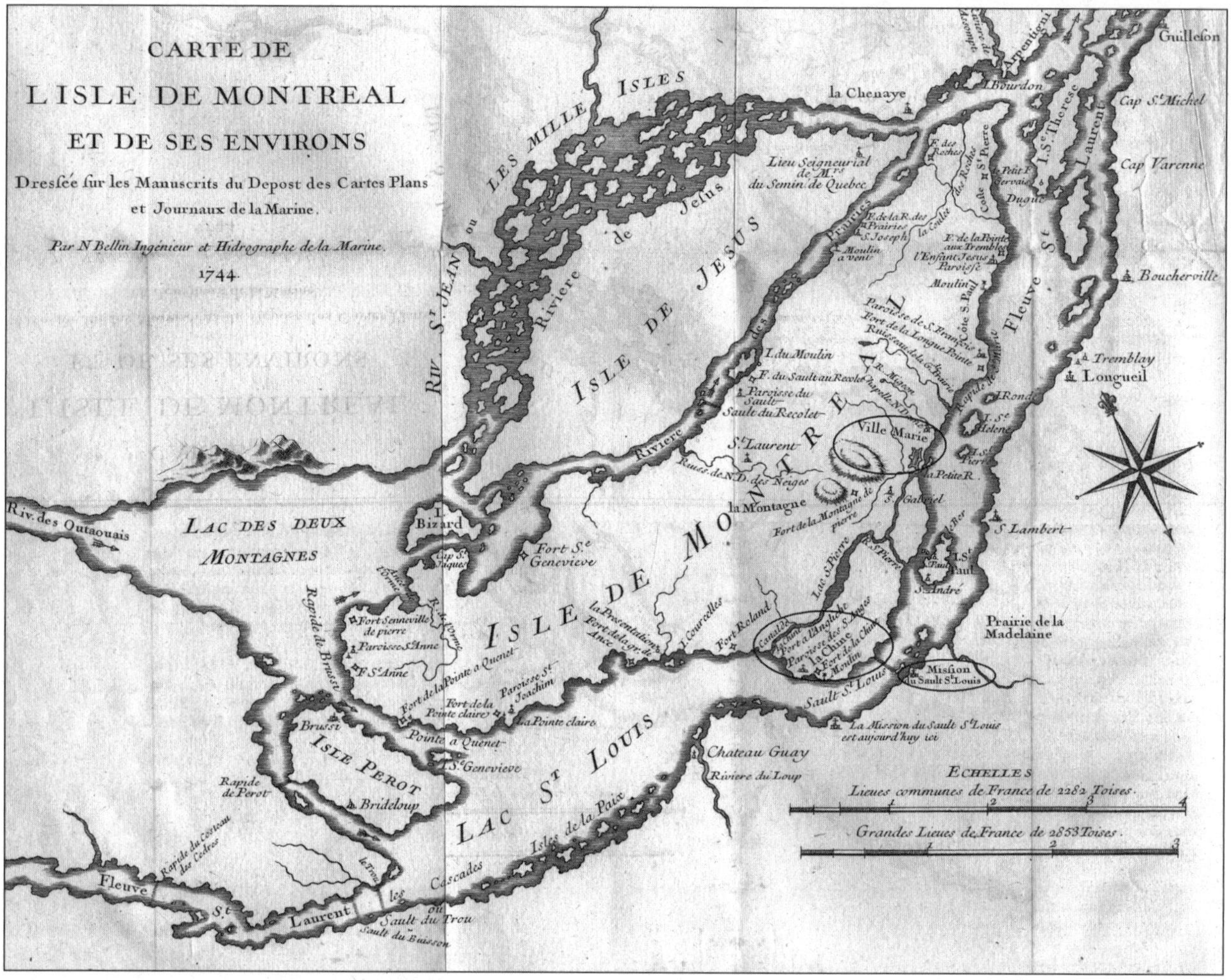

Lachine, la mission du sault Saint-Louis et Montréal (Ville-Marie) sont indiqués sur cette carte par des cercles. « Carte de L Isle de Montreal et de ses environs Dressée sur les Manuscrits du Depost des Cartes Plans et Journaux de la Marine. Par N. Bellin Ingénieur et Hidrographe de la Marine ». 1744, dans Pierre-François-Xavier de Charlevoix, *Histoire et description générale de la Nouvelle France avec le journal historique d'un voyage fait par ordre du Roi dans l'Amérique septentrionnale* [sic], Paris, Nyon, 1744, vol. 1, p. 226-227.

Les causes de décès selon le curé Rémy (1681-1706)

Les causes de décès relevées par le curé Rémy complètent bien le portrait dressé par Gaultier[279]. Né à Paris en 1636, Pierre Rémy entre au séminaire de Saint-Sulpice de Paris en 1666. Arrivé au Canada en 1672, il est ordonné prêtre en 1676. En novembre 1680, les autorités ecclésiastiques lui confient la paroisse de Lachine[280]. Il dessert également pendant plusieurs années Sainte-Anne-du-Bout-de-l'Île.

Située sur l'île de Montréal, à l'ouest de Montréal, la paroisse de Lachine est le point de départ et d'arrivée des voyageurs allant à la traite des fourrures

279. L'utilisation des registres d'état civil comme source d'information sur les causes de mortalité est limitée par la rareté des documents où les causes de décès sont signalées sur une période relativement longue. Sur leur utilisation, voir Jean-Noël Biraben, « Les causes populaires de décès des personnes âgées en France au XVIIIe siècle », dans *Historicka demografie*, n° 14, (1990), p. 57-70.

280. Christopher J. Russ, « Rémy, Pierre », dans *Dictionnaire biographique du Canada*, vol. II : *De 1701 à 1740*, Québec, Presses de l'Université Laval, 1969, p. 586-587.

et des coureurs des bois. Quelques centaines d'habitants y seraient établis à la fin du XVIIe siècle.

Le curé Rémy, contrairement à ses collègues, indique, dans plus de 93 % des cas, la cause ou les circonstances des décès. Du 6 janvier 1681 jusqu'au 5 octobre 1706, 223 inhumations sont enregistrées par lui dans les registres paroissiaux de Lachine[281].

Aux fins de notre analyse, nous n'avons conservé que les habitants établis à Lachine et à Sainte-Anne-du-Bout-de-l'Île, soit 196 actes. Les gens de passage, les enfants mis en nourrice, les soldats et les Amérindiens n'ont pas été retenus. Lorsque le curé n'indiquait pas l'âge de la personne décédée, nous avons suppléé à cette lacune grâce aux dictionnaires généalogiques et au recensement nominatif de 1681[282].

Les années 1681-1706 sont une période difficile pour toute la colonie et en particulier pour Lachine. La reprise de la guerre iroquoise s'avère tragique. En effet, le 5 août 1689, les Iroquois font irruption à Lachine et tuent plusieurs dizaines de personnes, voire plusieurs centaines, et en amènent autant en captivité. Le chiffre exact des pertes est difficile à établir. Le gouverneur Frontenac avance un minimum de 200 morts et de 120 prisonniers, chiffres acceptés par plusieurs historiens mais qui mériteraient sans doute d'être révisés à la baisse[283]. Les registres de l'état civil, qui ne mentionnent que les décès de dix-huit habitants et de quatre soldats, ne sont assurément pas le reflet réel du désastre qui s'abat sur cette communauté. Enfin, le 26 juin 1691, trois habitants et trois soldats partis sarcler leur blé sont tués par les Iroquois.

Les causes de décès sont variables mais, somme toute, elles semblent assez bien correspondre à ce que les gens pouvaient percevoir et reflètent également les limites du savoir médical de l'époque. La pauvreté du vocabulaire en témoigne. Une vingtaine de termes décrivent l'ensemble des maladies et le vocable fièvre recouvre diverses réalités allant de la rougeole au typhus.

Contrairement aux relevés du médecin Gaultier, les mentions des causes de décès permettent de rejoindre des maladies et des accidents peu fréquents ou ordinaires tels que l'hydropisie ou les noyades. Le poids des épidémies est également relativisé. Toutefois, les données recueillies par Rémy ne permettent pas de connaître les maux et les infirmités non mortelles affectant la population.

L'analyse de la compilation des causes de décès faite par le curé Rémy met en lumière certains phénomènes. La mortalité infantile est très élevée : les enfants de moins de deux ans comptent pour plus de la moitié des décès (55 %) et encore, cela ne tient pas compte du sous-enregistrement des décès appartenant à ce groupe d'âge[284]. Ce groupe d'âge est aussi généralement le plus vulnérable aux épidémies, entre autres celles de variole de 1702-1703. Il est également le plus sujet à une identification imprécise des causes de décès : 78 % (49/63) des mentions de maladies sans autre précision concernent ce groupe. Presque tous les cas de décès dont la cause n'est pas précisée et les morts naturelles touchent les enfants de moins de deux ans. Désintéressement face à la mort d'enfants ou limite du savoir médical ? Les deux sans doute. Les cas de grossesses se terminant mal retiennent également l'attention. Trois femmes et 12 enfants décèdent au moment de la naissance et cela ne tient pas compte des cas de décès survenus un peu plus tard mais attribués à l'accouchement. Toutes ces observations laissent entrevoir qu'il y a là un monde à médicaliser.

Si les maladies épidémiques ne sont pas la cause première des décès, le poids des épidémies ne peut être pour autant négligé. Les épidémies comptent pour environ le quart des décès ; 1687 et 1703 sont les années les plus meurtrières. Alors que généralement le nombre de décès annuel ne dépasse dix que cinq fois en 26 ans, il atteint 24 en 1687 et 37 en 1703.

281. Registres de baptêmes, mariages et sépultures de Lachine, 1681-1706, BAnQ-M, CE601,S8, Saints-Anges-de-Lachine.

282. En particulier, nous avons consulté l'indispensable *Dictionnaire généalogique des familles du Québec* de René Jetté. Tout au long de nos travaux, cet ouvrage s'est avéré un outil exceptionnel. René Jetté. *Dictionnaire généalogique des familles du Québec*. Montréal, Presses de l'Université de Montréal, 1983, 1176 p.

283. Jacques Mathieu, « Province de France », dans Jean Hamelin (sous la dir. de), *Histoire du Québec*, Saint-Hyacinthe, Edisem, 1977, p. 176 ; Emile Salone, *La colonisation de la Nouvelle-France*, Paris, E. Guilmoto, 1905, p. 288.

284. Louise Dechêne, se basant sur les travaux du démographe Jacques Henripin, évalue au quart la proportion d'enfants qui décèdent dans l'année qui suit leur naissance, et ce tant pour le XVIIe que pour le XVIIIe siècle. De même, pour l'ensemble de l'île de Montréal pour la période 1676-1705, les compilations de Louise Dechêne permettent d'évaluer à plus du tiers le sous-enregistrement des décès d'enfants d'un an et moins. Louise Dechêne, *Habitants et marchands de Montréal au XVIIe siècle*, Montréal, Plon, 1974, p. 115-118.

Tableau 4. Causes de mortalité à Lachine (1681-1706) selon le curé Rémy

Causes de décès	Groupes d'âge (ans) 0-1	2-14	15-59	60-99	Inconnu	Total
1. *Maladie*						*129*
Abcès crevé dans le corps	2					2
Dysenterie	1					1
Écrouelles à la gorge		1				1
Fièvre	7	6	6	1		20
Fièvre hectique		1				1
Flux de ventre	1					1
Hydropisie			2			2
Langueur	1					1
Léthargie et apoplexie			1			1
Loupe dans la gorge	1					1
Mal d'estomac qu'elle avait de sa naissance		1				1
Maladie (sans précision)	49	7	6	1		63
Phlegme	1					1
Picote	12	4	6			22
Pleurésie		2	4			6
Pourpre			2			2
Rhume	1					1
Tournoiement de tête		1				1
Ulcère au dos		1				1
2. *Accident, mort violente et empoisonnement*						*31*
Chute d'un échafaud				1		1
Mort dans le lit entre les bras de sa mère couché entre son père et sa mère	1					1
Mort à moitié brûlé		2				2
Mort par le feu qui prit à la cabane		1				1
Noyé			3			3
Probablement tué et dévoré par une bête sauvage				1		1
Tué par un arbre qu'il abattait				1		1
Tué par les Iroquois	1	3	10	2	5	21
3. *Mort naturelle*						*8*
Mort naturelle	6					6
Mort naturelle comme fièvre	1					1
Vieillesse				1		1
4. *Mort subite*						*2*
Mort subite				1		1
Mort subite dans son lit étant depuis plusieurs années paralytique de la moitié du corps			1			1
5. *Décès liés aux accouchements ou à la naissance*						*15*
Mal d'enfant			1			1
Mal de mère	1					1
Mort à la naissance	1					1
Mort-né	1					1
Mort dans le corps de sa mère	1					1
Morte de la picote en accouchant			1			1
N'ayant pu enfanter et mettre au monde son enfant			1			1
Né avant terme	7					7
Née les pieds devant	1					1
6. *Aucune indication de cause*	12	1				*13*
TOTAL	109	31	44	9	5	198

L'épidémie de fièvre pourpre et de rougeole de 1687 aurait causé la mort d'une vingtaine de personnes entre août et la fin de décembre. Les mentions de fièvres (8 cas), de maladies (7 cas), de flux de ventre (1 cas) et probablement de pleurésie (3 cas) doivent être associées à cette épidémie[285].

L'épidémie de variole de 1702-1703 est nettement mieux décrite. À Lachine, 21 des 22 décès dus à la picote (variole) sont survenus durant cette épidémie entre le 18 décembre 1702 et le 6 juin 1703. Les femmes enceintes ou en couches sont particulièrement vulnérables[286]. La presque absence (un seul cas) de mentions de picote dans les registres du curé Rémy en dehors de cette épidémie démontre bien que, contrairement à ce qui se passe dans bien des régions en France, et en particulier en Bretagne, cette maladie n'est pas endémique.

Les causes de décès selon le ministre anglican Montmollin (1770-1794)

En 1768 débarque à Québec le ministre anglican David-François de Montmollin. Né en 1721 à Neuchâtel en Suisse, il appartient à une famille de la petite noblesse terrienne de cette ville. S'il est passé à l'histoire en raison de ses fonctions religieuses, il n'en demeure pas moins qu'il a acquis une solide formation médicale. À 17 ans, il s'inscrit à la faculté de médecine de l'Université de Bâle. Il aurait fait son cours en trois ans. En 1744, il se rend à Leyde peut-être afin de poursuivre ses études médicales. En 1748, il est à Londres et continue toujours d'étudier la médecine[287]. Au début de 1768, il obtient la cure de Québec et, quelques semaines plus tard, il est ordonné ministre de l'Église anglicane par l'évêque de Londres. Après une vie difficile et controversée, Montmollin décède à Québec le 17 décembre 1803.

À l'instar du curé Rémy, mais avec moins de constance, le pasteur Montmollin, durant un quart de siècle, note à l'occasion les causes de décès. En tout, sur 511 actes de sépulture, il note 102 causes de décès. Son intérêt envers les raisons de la mort de ses paroissiens varie d'une année à l'autre. Ainsi, les années 1771 et 1772 et celles de 1786, 1787 et 1788 comptent pour 77 % des mentions de causes, mais seulement 47 % des actes de sépulture rédigés par Montmollin pour le même temps. Ce manque de constance n'est pas sans risquer de créer des distorsions. Il en est de même de la présence importante des militaires et des gens de passage qui explique le nombre réduit d'enfants et de femmes parmi la population anglicane.

À l'instar du curé Rémy, le vocabulaire employé par Montmollin reste des plus sommaires et montre bien la difficulté, voire l'impossibilité, d'avoir régulièrement un diagnostic précis. Et il ne faut pas oublier que le pasteur avait une formation médicale ! Les mentions d'accidents et de morts violentes représentent 20 % du corpus. À l'image des registres catholiques, les mentions de noyades sont nombreuses : 9 actes sur 22. Des cas de décès imputables à l'alcool sont également mentionnés.

Les maladies respiratoires représentent plus du quart des décès par maladie. Fait difficile à expliquer, les six cas de « consumption », dont l'âge du malade est inconnu ou inférieur à 20 ans, touchent exclusivement des personnes de sexe féminin. À l'opposé, les onze malades décédés des suites de cette affection et dont l'âge est supérieur à 20 ans sont tous des hommes. Presque tous ces derniers ont entre 30 et 42 ans.

Les maladies épidémiques sont aussi présentes dans les registres de Montmollin. Si l'épidémie de variole de 1783 est à peu près occultée, il n'en est pas de même pour une épidémie non identifiée qui pourrait être la scarlatine et dont les symptômes connus seraient une fièvre pourpre, écarlate ou rouge, un mal de gorge et à quelques reprises des convulsions. Treize personnes, dont onze enfants

285. Le problème de l'identification précise de l'épidémie et de sa ou ses composantes ressort encore ici. Les autorités coloniales éprouvent la même difficulté : « Ces maladies ont commencé par la rougeolle Il y a du pourpre et ensuite des fluctions Sur la poitrine », notent alors le gouverneur et l'intendant. Lettre de Denonville et Champigny au ministre, 6 novembre 1687, ANOM, Fonds des Colonies, série $C^{11}A$, vol. 9, f. 5r.

286. Catherine Quenneville décède de la variole « ayant accouché le jour précédent » et Marie Fortin meurt « de la picote en accouchant d'une fille » après six mois et demi de grossesse. S'inquiétant d'une expérience d'inoculation en temps d'absence d'épidémie, un auteur de la fin du XVIIIe siècle note que la petite vérole naturelle « est presque toujours fatale » aux femmes enceintes. *Gazette de Québec*, n° 848, 6 décembre 1781.

287. James H. Lambert, « Montmollin, David-François de », dans *Dictionnaire biographique du Canada*, vol. V : *De 1801 à 1820*, Québec, Presses de l'Université Laval, 1983, p. 661-663.

de moins de neuf ans, auraient succombé à cette maladie entre mars et juin 1786[288].

Quelques cas mortels de rougeole sont signalés à la fin de 1772. Ils touchent quatre jeunes enfants âgés entre trois et 17 mois. Enfin, signalons cinq décès attribués à la variole dont deux seraient survenus après l'inoculation. Ainsi, en mai 1773, Jane Allsopp Row, fille d'un notable, meurt à l'âge de six mois et 10 jours « of ye Small Pox after Inoculation ». De même, en novembre 1786, James Watson, quatre ans, « died of purple fever and small Pox, after innoculation ». Pourrait-on voir dans ces commentaires des propos visant à discréditer l'inoculation ou ne s'agirait-il pas plutôt des observations réellement fondées qui démontreraient les limites de cet acte ?

Tableau 5. Causes de mortalité à Québec (1770-1794) selon le ministre Montmollin[289]

	Groupes d'âge (ans)					
Causes de décès	**0-1**	**2-14**	**15-59**	**60-99**	**Inconnu**	**Total**
1. *Maladie*						*72*
Amputation of his right arm (after the)			1			1
Asthmatic pains			1			1
Consumption		1	15		2	18
Consumption occasioned by a fish cod bone sticking in his gullet			1			1
Consumption occasioned by Liquors			1			1
Convulsion		1	3			4
Decay and wore out Lungs				1		1
Dropsy			1			1
Dropsy of ye womb			1			1
Dropsy of ye breast			2			2
Erysipelas in the face			1			1
Fever	1					1
Flux		1	1			2
Haemoptysis occasioned by the fall of his musket up his breast			1			1
Haemorrhage « either of the nose or Lungs »			1			1
Hernia Umbilicalis « of an enormous Seize »			1			1
Illness of a few days			1			1
Measles	2					2
Mortification				1	1	2
Mortification after ye firing of a piece that bursted			1			1
Palsy			2	1		3
Purple fever		3				3
Purple fever and smallpox after inoculation		1				1
Purple fever and smallpox	1					1
Scarlet fever		1				1
Short illness				1		1
Smallpox		1	2			3
Smallpox after inoculation	1					1

288. En mai 1786, Marie Cantin meurt « ayant étouffé d'un mal de gorge violent ». C'est la seule référence dans les registres catholiques qui pourrait être associée à la fièvre scarlatine.

289. Registres des baptêmes et des sépultures, 24 avril 1768 - 24 novembre 1794, BAnQ-Q, CE301,S61, Anglican Cathedral Quebec.

	Groupes d'âge (ans)					
Causes de décès	**0-1**	**2-14**	**15-59**	**60-99**	**Inconnu**	**Total**
Soon after was taken ill				1		1
Sore throat after the measles	1					1
Sore throat and convulsions		1				1
Sore throat and fever		2			1	3
Sore throat and purple fever	1	2				3
Sore throat and red fever	1	1				2
Sore throat and scarlet fever	1					1
Teeth (Died of y^{e})	1					1
Worms		1				1
2. ***Accident, mort violente et empoisonnement***						***22***
Choked with a bit of Canadian Sugar		1				1
Died of Liquor after going to bed intoxicated			1			1
Drinking too much Liquor			1			1
Drowned			8		1	9
Fall from his horse			1			1
Fall from ye top of the Artillery Mess house			1			1
Fall in the Barrack			1			1
Falling in a tub of boiling suds		1				1
Frozen to death			1			1
Lightning (killed by)			1			1
Scalded by misfortune in hot water		1				1
Stab received 24 hours before			1			1
Stiffed to Death by persons unknown			1			1
Wound		1				1
3. ***Mort naturelle***						***3***
Decay	1		1			2
Decay and old age			1			1
4. ***Mort subite***						***2***
Died suddenly			2			2
5. ***Décès liés aux accouchements ou à la naissance***						***3***
Child-bed (died in)			3			3
6. ***Aucune indication de cause***						***409***
Total						**511**

Enfin, les registres de Montmollin signalent la présence de trois décès de femmes en couches. Compte tenu du manque de constance de Montmollin dans l'inscription des causes de décès, il est difficile de déterminer si ce type de mortalité est plus fréquent dans la population anglicane de Québec que dans celle de Lachine deux siècles plus tôt.

La morbidité d'après les guérisons miraculeuses

Dans son étude sur les pratiques de dévotion en Nouvelle-France, Marie-Aimée Cliche a relevé 96 guérisons jugées miraculeuses[290]. Encore plus que les relevés de Gaultier qui mettent en valeur les maladies prévalentes ou que les causes de décès du curé

290. Cliche, *Les Pratiques de dévotion...*, p. 33-35.

Rémy ou du ministre anglican Montmollin qui ne touchent que les affections se terminant par la mort, les guérisons miraculeuses rejoignent les maux et les infirmités affectant quotidiennement les individus.

Tableau 6. Maladies ayant fait l'objet de guérisons miraculeuses[291]

Maladies	Nombre de cas
Paralysie ou troubles gênant la marche	25
Grossesses difficiles et maladies puerpérales	10
Cécité ou troubles affectant la vue	6
Fièvre	5
Hernies ou « descentes »	4
Écrouelles	2
Mal de poitrine	2
Oppression d'estomac	2
Épilepsie (mal caduc, haut mal)	2
Mutisme	2
Crachement de sang	1
Plaie purulente au cou	1
Bras démis	1
Tigne à la tête	1
Excroissance de chair à la gorge	1
Balle dans la tête	1
Abcès à l'oreille	1
Branlement de tête	1
Néphrétique	1
Rétention d'urine	1
Petite vérole	1
Pourpre	1
Flux	1
Jaunisse	1
Hydropisie	1
Pleurésie	1
Démence	1
Migraine	1
Maladies mal déterminées	18
TOTAL	96

Près du tiers des guérisons sont liées à des infirmités. La guérison de paralytiques, d'aveugles et de muets n'est pas sans rappeler les Évangiles[292]. Suivent les maladies ou les traumatismes liés à la grossesse. Certains maux, tels l'épilepsie, la migraine ou la démence, qui ne se retrouvaient pas dans les écrits de Gaultier et de Rémy, sont mentionnés.

* * *

Les textes du médecin Gaultier, les informations fournies par le curé Rémy et le ministre anglican Montmollin, la liste des infirmités et des maux guéris miraculeusement, ainsi que le contenu des actes de sépulture permettent de mieux connaître la morbidité générale en Nouvelle-France, mais en tout premier lieu ces données nous éclairent sur le sens de la maladie. Envoyée par Dieu, la maladie demeure essentiellement une entité abstraite. La pauvreté et l'imprécision du vocabulaire médical qui découlent de la fréquente impossibilité de poser à l'époque des diagnostics exacts en témoignent. « Mort de maladie », « malade depuis longtemps », « mort de la maladie courante » sont autant d'expressions qui reflètent bien la situation. D'ailleurs, les symptômes et non les causes servent d'éléments distinctifs pour classifier les pathologies.

La maladie fait partie du quotidien et prend diverses formes. Les maladies infectieuses sont, en particulier, très présentes. Généralement introduites de l'extérieur, les épidémies semblent toucher avec beaucoup plus de fréquence et de force une ville portuaire comme Québec. Porte d'entrée pour les hommes et les marchandises, elle l'est également pour la maladie. Une concentration de population importante, des conditions rudimentaires d'hygiène et la présence d'institutions hébergeant les contagieux favorisent également l'apparition et la propagation d'épidémies. Si dans bien des cas la maladie et surtout les fièvres frappent d'abord Québec, l'onde de choc se propage généralement assez rapidement dans les campagnes et dans le reste de la colonie.

Puisqu'elles sont généralement introduites de l'extérieur, les maladies épidémiques ne sont pas directement liées à des crises frumentaires[293]. Il

291. Nous reprenons à peu près intégralement les données et les regroupements effectués par Marie-Aimée Cliche, *op. cit.*, p. 34.

292. « Et les foules de s'émerveiller en voyant ces muets qui parlent, ces estropiés qui redevenaient valides, ces boiteux qui marchaient et ces aveugles qui recouvraient la vue… » (Mt 15 31).

293. En Finlande, entre 1750 et 1806, bien que les mauvaises récoltes puissent favoriser la propagation des maladies infectieuses, il n'existe pas de liens directs entre apparition d'une épidémie et crises frumentaires. Oiva Turpeinen, « Les causes des fluctuations annuelles du taux de mortalité finlandais entre 1750 et 1806 », dans *Annales de démographie historique*, 1980, p. 287-296. Sur la relation entre famine et maladie, voir en particulier Robert Dirks, « Famine and Disease », dans Kenneth F. Kiple, ed., *The Cambridge World History*

arrive à l'occasion que des mauvaises récoltes surviennent en même temps et possiblement aggravent la situation, comme en 1765 et en 1784, mais la relation entre disette et apparition d'une épidémie semble généralement fortuite. En regard de bien des régions en France et en particulier face à la Bretagne, le Canada offrirait de meilleures conditions de vie à ses habitants, des disponibilités alimentaires plus grandes et plus équilibrées, une densité de population plus faible, un air réputé sain, une infrastructure hospitalière offrant plus de lits par 10 000 habitants et une densité médicale plus élevée. Tels sont les éléments qui pourraient expliquer en partie cette situation plus favorable[294].

Dans un pays comme le Canada, marqué par l'utilisation constante des voies d'eau, par les rigueurs de l'hiver et par un contexte de guerre souvent présent, les traumatismes provenant de causes extérieures sont nombreux. Les noyades et les morts violentes atteignent des niveaux élevés.

Il est intéressant de comparer, dans une certaine mesure, la morbidité de la Nouvelle-France à celle de la Bretagne[295]. Au-delà des similitudes entre les maladies, similitudes qui sont peut-être accentuées par une identification, une description et une classification déficientes des maladies à cette époque, le bilan de santé des Canadiens se démarque surtout par la presque absence d'endémies meurtrières et, à quelques exceptions près, par une surmortalité engendrée par les maladies épidémiques mais qui ne dépasse pas le niveau des naissances. Tel n'est pas le cas en Bretagne où Jean-Pierre Goubert observe des cas où les sépultures l'emportent largement sur les naissances. Au Canada, au contraire, en période d'épidémie, la croissance démographique est freinée, mais rarement compromise.

Malgré cette comparaison avantageuse avec la Bretagne, le poids de la maladie sur les habitants du Canada reste quand même important. La maladie fait partie de l'univers quotidien des Canadiens et le fait de percevoir le Canada comme une terre saine, sans maladie, sans épidémie, à opposer à une Europe où pulluleraient des éléments pathologiques et pathogènes constituerait une erreur grave. De plus, ainsi que le montrent aisément les actes de dévotion, les journaux personnels et les pièces de correspondance de l'époque, la population canadienne se préoccupe de sa santé[296]. Des besoins médicaux importants et une volonté populaire de conserver ou de recouvrer sa santé justifient de fait le recours aux praticiens de la santé, reconnus ou pas, et aux institutions hospitalières. De plus, puisque les conceptions européennes de la maladie se sont transposées sans heurt en terre canadienne, elles rendent inutiles un renouvellement ou une adaptation des savoirs et des pratiques provenant de la métropole. En somme, cette ressemblance au niveau de la perception et de l'identification des maladies entre le Canada et le vieux continent facilite le passage de la France à la Nouvelle-France tant des membres du corps médical que de leur savoir ou de leur pratique. Cela est d'autant vrai que la perception européenne de la maladie comme étant une entité intrinsèquement liée au corps, comme en étant issue et comme résultant essentiellement d'un déséquilibre des humeurs demeure inchangée au Canada et constitue toujours la base des théories médicales.

---

of Human Disease, Cambridge, Cambridge University Press, 1993, p. 157-163.

294. La question des infrastructures hospitalières et de la densité médicale au Canada est abordée dans les chapitres 4 et 5. Voir aussi Jacques Mathieu, « Un pays à statut colonial », dans Jean Hamelin, dir., *Histoire du Québec*, Saint-Hyacinthe, Edisem, 1977, p. 229-230.

295. Jean-Pierre Goubert, *Malades et médecins en Bretagne. 1770-1790*, Rennes, Institut armoricain de recherches historiques, 1974, p. 267-383.

296. Journal de Henry Juncken, 1788-1789, BAnQ-Q, P119, Henry Juncken; Barbara McLean Ward, « Medicine and Disease in the Diary of Benjamin Walker, Shopkeeper of Boston », dans Peter Benes, ed., *Medicine and Healing*, Boston, Boston University, 1992, p. 46; Robert I. Goler, « A Household and Its Doctor: A Case Study of Medical Account Books in Colonial America », dans Peter Benes, ed., *Medicine and Healing*, Boston, Boston University, 1992, p. 66-81.

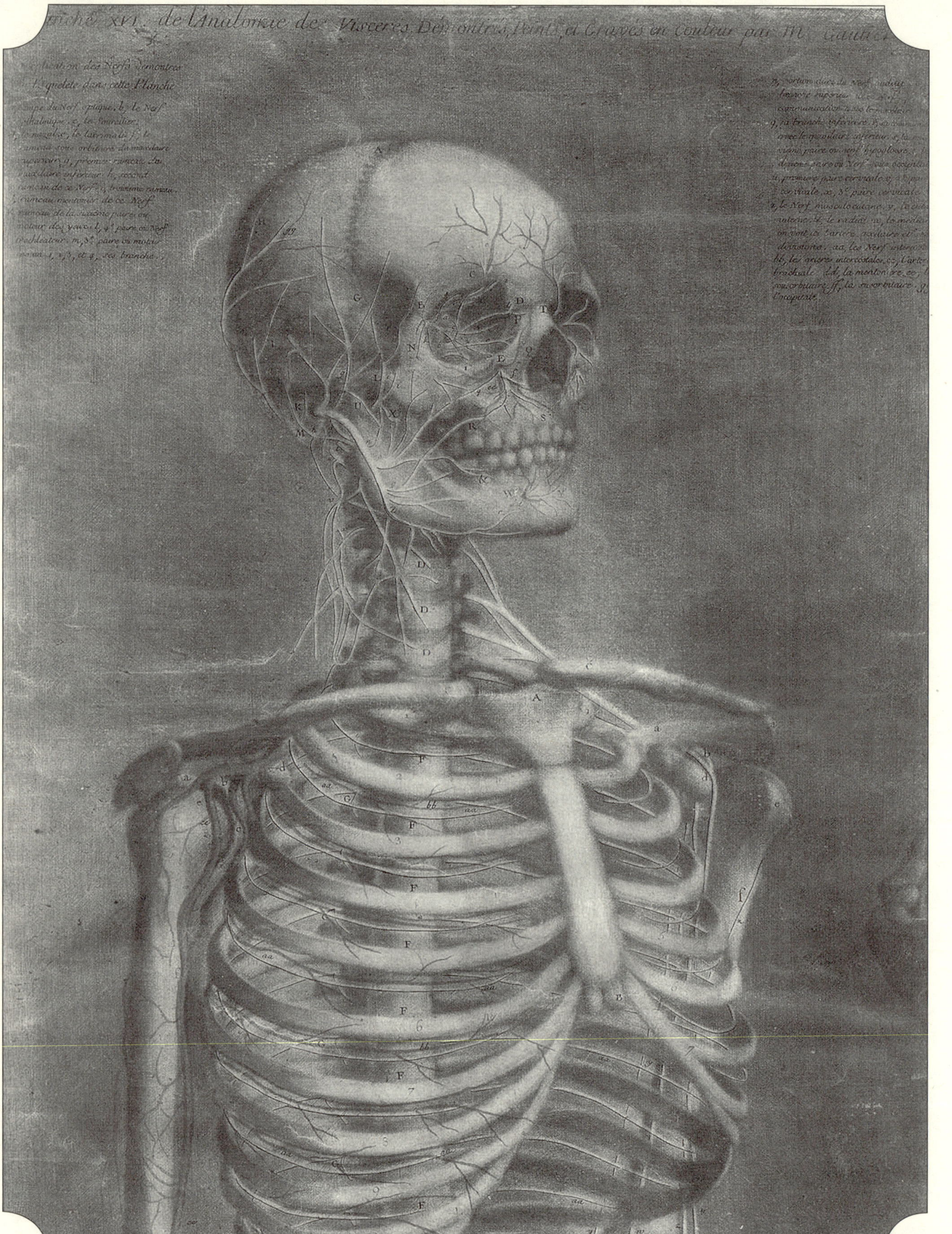
de l'Anatomie des Visceres Demontrés, Peints, et Gravés en Couleur par M.

CHAPITRE 2

L'art de guérir

Des besoins médicaux nombreux et variés alliés à la présence de maladies identifiables par leurs symptômes et non par leur étiologie imposent un défi énorme à la médecine officielle, en ce qui concerne tant la possibilité de poser un diagnostic approprié que celle de prescrire un traitement adéquat. La pensée médicale européenne et l'expérience personnelle guident l'action du praticien de la santé canadien. S'attarder aux savoirs médicaux, aux techniques, aux instruments, aux remèdes, à la littérature médicale et aux champs d'intervention de la médecine permet de mieux comprendre les interventions thérapeutiques du corps médical canadien, d'en évaluer la portée sur la population et d'en distinguer l'originalité en regard de la pratique médicale en France. De plus, l'utilité du corps médical et sa place au sein de la société sont directement liées à l'efficacité supposée et réelle de son intervention thérapeutique.

Aux XVIIe et XVIIIe siècles, la médecine proprement dite est généralement divisée en cinq parties principales : la physiologie, la pathologie, la sémiotique, l'hygiène et la thérapeutique[1]. La physiologie traite de la constitution du corps humain « regardé comme sain & bien disposé » et ce qui appartient à l'anatomie. La pathologie traite aussi de la constitution du corps humain, mais lorsqu'il « n'est pas selon sa nature », en d'autres termes, le corps malade. La sémiotique, appelée aussi l'indicative, s'intéresse aux signes ou aux indications de la santé ou de la maladie. L'hygiène donne « des règles du régime qu'on doit garder pour conserver sa santé ». De même, la thérapeutique enseigne la conduite et l'usage de la diète et comprend la chirurgie et la médecine proprement dite. Enfin, puisque la pratique médicale se veut essentiellement curative, l'action sanitaire préventive se limite à quelques éléments d'hygiène, à des mesures de quarantaine et au recours tardif à l'inoculation.

1. La médecine comprend trois branches séparées : la médecine proprement dite, la chirurgie et la pharmacie. Si la chirurgie s'intéresse aux maladies externes et aux maux exigeant une intervention manuelle, la médecine, par contre, se concentre sur les maladies internes. La pharmacie, quant à elle, est l'art de la préparation et de la composition des remèdes. L'obstétrique relève de la chirurgie. *Dictionnaire universel français et latin, vulgairement appellé Dictionnaire de Trévoux*, tome IV, Paris, Delaune et autres, 1743, p. 751.

Physiologie, pathologie et sémiotique : un savoir limité

Les connaissances médicales de l'époque, basées essentiellement sur les textes de grands médecins de l'Antiquité comme Hippocrate ou Galien, évoluent plus ou moins lentement selon les branches de la médecine[2].

Dès la Renaissance, les connaissances anatomiques et physiologiques se développent. L'anatomie descriptive connaît ses heures de gloire au XVIe siècle[3]. André Vésale, au milieu de ce siècle, lui donne un élan décisif et publie des planches anatomiques d'une qualité inégalée pendant deux siècles. Un siècle plus tard, au moment où la période des grandes découvertes anatomiques est révolue, Pierre Dionis fait la compilation et la synthèse des connaissances de l'époque dans son *Cours d'opérations de chirurgie démontrées au Jardin royal*[4]. Paru à la fin du

2. Albert S. Lyons et R. Joseph Petrucelli, *Medicine. An Illustrated History*, New York, Harry N. Abrams Inc., 1987, p. 368-493.
3. Jean-Marie Vigroux, *Le XVIIIe siècle, époque clé de la chirurgie française*, thèse de doctorat d'État en médecine, Université Paul-Sabatier (Toulouse, France), 1985, p. 90-95.
4. Cet ouvrage semble populaire également au Canada. Il figure en 1743 dans l'inventaire des biens du médecin Sarrazin. Le Séminaire de Québec possède encore aujourd'hui les éditions de 1708, de 1716 et de 1757. L'exemplaire de 1716 provient de l'ecclésiastique De Guerne et celui de 1757 a appartenu aux chirurgiens Blin et Besserer.

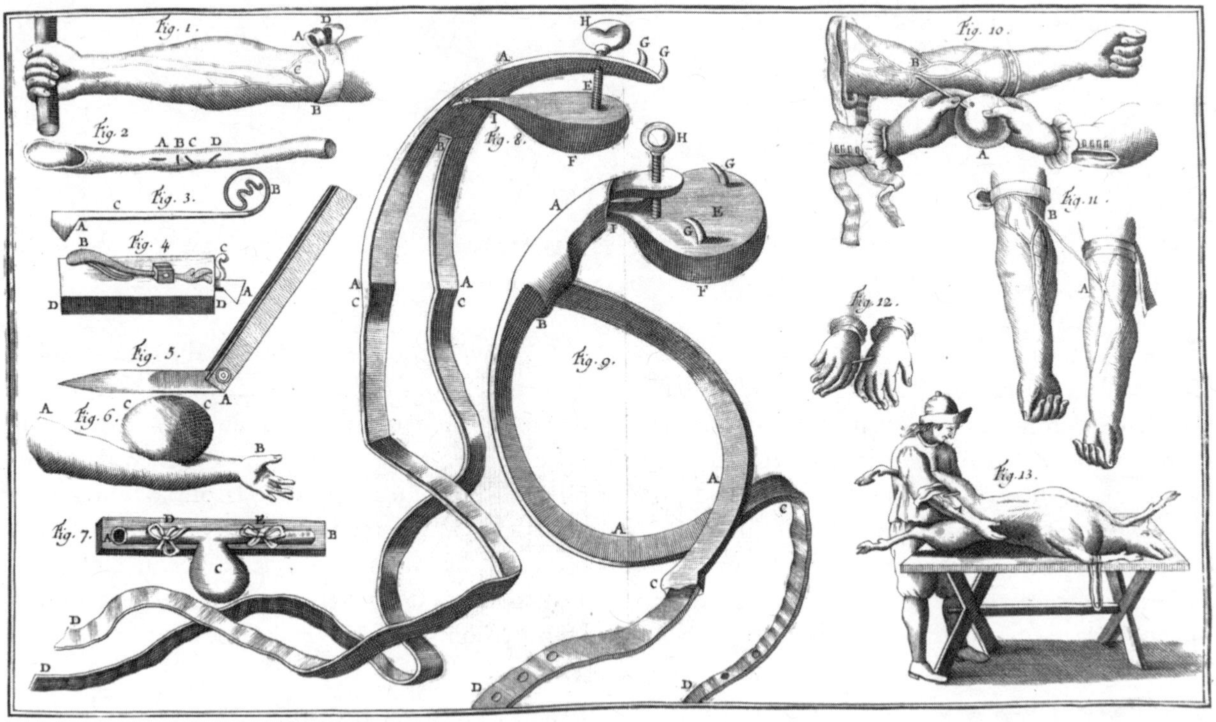

Propositions pour faire des essais de transfusion sanguine. Laurent Heister, *Institutions de chirurgie*, tome 2, Paris, P. Fr. Didot le jeune, 1771. Centre de référence de l'Amérique française (anciennement Bibliothèque du Séminaire de Québec, Ancien fonds). (Photo Denis Ross)

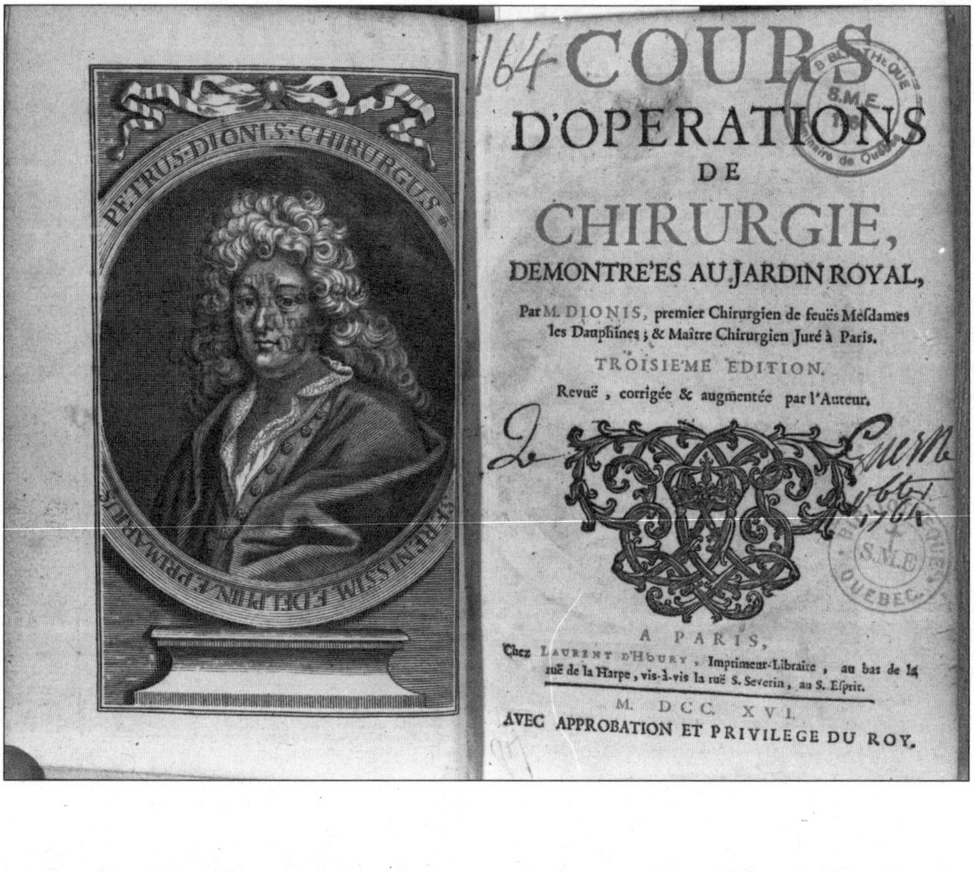

164 COURS D'OPERATIONS DE CHIRURGIE, DEMONTRE'ES AU JARDIN ROYAL,

Par M. DIONIS, premier Chirurgien de feuës Mesdames les Dauphines ; & Maître Chirurgien Juré à Paris.

TROISIEME EDITION.

Revuë, corrigée & augmentée par l'Auteur.

A PARIS,

Chez LAURENT D'HOURY, Imprimeur-Libraire, au bas de la ruë de la Harpe, vis-à-vis la ruë S. Severin, au S. Esprit.

M. DCC. XVI.

AVEC APPROBATION ET PRIVILEGE DU ROY.

Célèbre traité de Dionis Cours d'opérations de chirurgie. Ce dernier connut plusieurs éditions. Le Séminaire de Québec (éditions de 1708, 1716, 1757), le prêtre québécois De Guerne (édition de 1716) et les chirurgiens Blin (édition de 1757) et Besserer (édition de 1757) ont, en particulier, possédé cet ouvrage. Centre de référence de l'Amérique française (anciennement Bibliothèque du Séminaire de Québec, Ancien fonds). (Photo Denis Ross)

XVIIe siècle, cet ouvrage connut plusieurs rééditions tout au long du siècle suivant.

Parallèlement, la physiologie expérimentale fait son apparition. En 1628, William Harvey publie un livre où il démontre le rôle de pompe du cœur et met en évidence la circulation du sang. Bien qu'elle fut contestée par plusieurs et qu'elle ne suscitat guère d'applications, cette découverte constitue l'un des progrès les plus importants de la médecine. À cette époque, l'Italien Santorio est le premier à prendre son pouls et à mesurer la température de son corps. Toutefois, ce n'est pas avant le XIXe siècle que le thermomètre devient un élément usuel de la pratique médicale. Grâce à l'utilisation du microscope, le monde de l'infiniment petit devient accessible au XVIIe siècle. À l'aide de cet instrument, Malpighi découvre, entre autres, les vaisseaux capillaires et Leewenhoeck s'intéresse aux globules rouges et aux spermatozoïdes.

Au XVIIIe siècle, la physiologie continue de faire de notables progrès, notamment grâce aux études d'Albrecht von Haller sur le système nerveux, de René de Réaumur sur la digestion et de Stephen Hales sur la dynamique de la circulation sanguine. Ce dernier démontre ainsi l'importance du système capillaire et enregistre la pression sanguine à l'aide d'un manomètre.

La pathologie progresse au niveau de la sémiotique mais demeure désespérément pauvre sur le plan de l'étiologie. Le développement de la clinique, surtout à l'époque des Lumières, est un acquis important qui permet de mieux repérer mais surtout de différencier certaines affections. La notion de spécificité des maladies, relancée au XVIIe siècle, se développe au XVIIIe siècle, mais un même terme en apparence précis peut toujours recouvrir plusieurs réalités. Le cas des fièvres est éloquent à cet égard. La médecine officielle en dénombre plus d'une centaine de sortes. De même, ce n'est que dans les années 1760 que la variole et la varicelle sont clairement reconnues comme maladies différentes et en 1774 pour la syphilis et la gonorrhée[5].

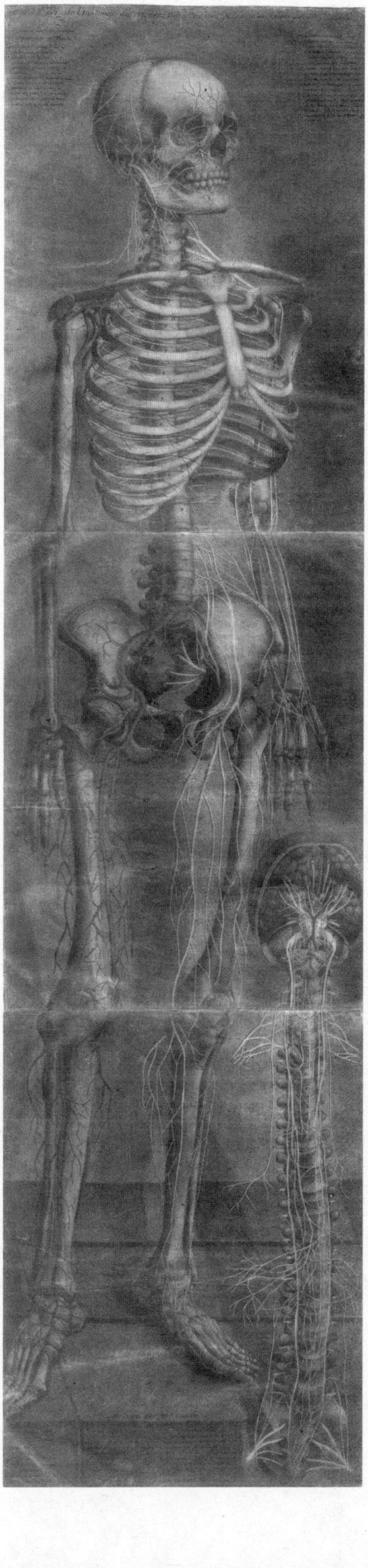

Jacques Gautier d'Agoty, *Anatomie générale des viscères en situation, de grandeur et couleur naturelle, avec l'angéologie, et la névrologie de chaque partie du corps humain.* Paris, s.é., 1752. Planche XVI. Images from the History of Medicine (NLM), Bethesda, MD. (http://www.nlm.nih.gov/exhibition/historicalanatomies/Images/1200_pixels/Gautier_skeleton.jpg).

5. Biraben, Gutton et Lebrun, *loc. cit.*, p. 270 ; R. H. Kampmeier, « Varicella Zoster », dans Kenneth F. Kiple, ed., *The Cambridge World History of Human Disease*, Cambridge, Cambridge University Press, 1993, p. 1092-1094. La distinction entre gonorrhée et syphilis, du moins au niveau des symptômes, est acquise depuis longtemps, mais ce n'est

Les thérapeutiques ne bénéficient guère des progrès des connaissances de base. Elles dépendent en grande partie de ceux, trop limités, de l'étiologie. Faute de moyens d'investigation efficaces et en dépit de certains progrès de la physiologie et de la nosographie, les causes des maladies sont peu connues et l'on continue généralement à traiter les symptômes.

Pour plusieurs praticiens, la théorie humorale fait donc toujours office de dogme; dogme de plus en plus contesté il est vrai, mais jamais réellement remplacé[6]. Bref, malgré un renouvellement des connaissances de base, principalement en physiologie et en anatomie, une contestation accrue des autorités classiques et l'élaboration de nouvelles théories et de nouvelles doctrines qui amènent un certain progrès, principalement au XVIIIe siècle, les résultats sont, somme toute, très limités[7]. Bien qu'ils soient de plus en plus basés sur l'observation clinique et l'expérimentation, ces nouveaux modèles explicatifs, souvent contradictoires, débouchent rarement sur des applications concrètes au niveau des thérapeutiques et les pratiques liées à la théorie humorale se perpétuent[8].

L'action thérapeutique

Le diagnostic

Avant d'entreprendre la cure d'un malade, le praticien de la santé interroge et examine le patient afin d'avoir une « connoissance exacte » à la fois du mal et des causes qui ont pu le provoquer[9]. Il s'enquiert ainsi de l'âge, du tempérament, du régime de vie, des indispositions ordinaires et des occupations du malade. Il doit également interroger ce dernier sur la nature du mal, son origine et sa progression, sur le siège de la douleur, sur les accidents survenus et sur les remèdes déjà utilisés[10].

Par la suite, il procède à un examen physique du malade. Si l'inspection du pouls, du sang, des selles et des urines est essentielle, le praticien se doit également d'observer l'état des parties du corps et des principaux organes[11]. Il faut souligner qu'on ne procède à aucune auscultation, ni mesure de la température à cette époque.

Le rapport dressé par le chirurgien de Boucherville, Marien Tailhandier dit Labaume, illustre bien les démarches et les gestes exécutés par un chirurgien de cette époque :

> Jay marien Tailhandier La Beaume Chirurgien demurant au Bourg de Boucherville Soubsigné Sertifie a tous quil appartiendra que Jay Eté appelé Le dixneufvieme Jour du présent moy davril pour aller an bas de La Seigneurie de S[t] michel parroisse de renne Ches La Veuve burel ou Estant arivé Environs trois heures appres midy Jay trouvé francois Coulons Jissant au Lit Luy ayant touché Le poux que Jay trouvé plus Ellevé Et Emeu quil ne Les dans Une bonne Santé dun homme de Cest age Luy ayant demandé Ce que Setoit que son mal Et Les douleurs quil Souffrit Il ma dit quil avoit bien mal au Cotté gauche Et quil ne Ce pouvoit pas Servir de son bra droit Et quil Luy fesoit bien du mal, Lay visité Et trouvé Le dit bra Enveloppé de Linges Couver de Cataplasme faits avec de Lurine et du Sen (sang ?) Et appres que Len a Eut Lavé & Essuyé Le bra Lay trouvé Un peut enflé ou Il paroissoit deux Contusion Et Sur Le au de Lepaulle Une petitte Escoriaon qui ont besouent de quelque fomentation que Je Lauray Enseigné & quils peuves faire Eux mesme Et Luy ay tiré du Sangs a Cause de La Douleur de Cotté dont Il Se plignoit Les dites

qu'à la fin du XVIIIe que les deux maladies seront désormais et définitivement considérées comme distinctes et non pas comme des variantes d'une maladie unique. Richard B. Rothenberg, « Gonorrhea », dans Kenneth F. Kiple, ed., *The Cambridge World History of Human Disease*, Cambridge, Cambridge University Press, 1993, p. 756-763.

6. Pour la plupart des praticiens, la maladie résulte généralement d'un déséquilibre des humeurs, c'est-à-dire des substances liquides contenues dans le corps humain. Afin de restaurer cet équilibre, tout traitement vise essentiellement à évacuer ces humeurs ou à en modifier la qualité.
7. On retrouve des positions contradictoires parmi les nouvelles théories. Ainsi, les iatrochimistes conçoivent le corps en terme d'acidité et d'alcalinité tandis que les iatromécanistes, par contre, le voient comme une machine. Jean-Noël Biraben, Jean-Pierre Gutton et François Lebrun, « L'homme devant la maladie et la mort », dans Jacques Dupâquier (sous la direction de), *Histoire de la population française*, tome 2 : *De la Renaissance à 1789*, Paris, Presses universitaires de France, 1988, p. 252-279.
8. Ainsi, la théorie de la circulation du sang décrite avec précision par l'Anglais Harvey en 1628 est à l'origine d'une vive querelle entre médecins et n'est généralement acceptée qu'un demi-siècle plus tard. Qui plus est, même si cette découverte est importante pour l'histoire de la pensée médicale, elle ne change pas la pratique comme telle. Et il en est de même de la plupart des découvertes des XVIIe et XVIIIe siècles.
9. (Adrien) Helvétius, *Traité des maladies les plus fréquentes, et des remèdes propres à les guérir*, tome I, Paris, Le Mercier, 1739, p. 1.
10. *Ibid.*, p. 2-3.
11. La qualité du sang retiré lors de saignée est un indicateur de l'état de santé du malade. Pierre Puibarau la note dans plusieurs de ses rapports : « Très mauvais sang », « méchant sang », « vilain sang » ou « bon sang ».

Contusions peuvent avoirs Esté faites avec batons ou autres Instrumt. Contondant mais Le tout Sans fieuvre ny peril de La Vie, Ce que Je Sertifie Estre Vray En foy de quoy Jay donné Le prent rapport pour Servir a qui Il apartiendra fait Ce 25e avril 1725

TAILHANDIER La Beaume[12]

Le recours à l'autopsie permet de connaître ou du moins de tenter de connaître une maladie en temps d'épidémie. Bien qu'il fut exécuté en 1535 lors du deuxième voyage de Jacques Cartier au Canada, cet acte reste longtemps réprouvé par l'Église et son emploi semble exceptionnel. En juin 1756, le commissaire des guerres André Doreil, installé dans la colonie depuis un an, y a recours.

> Le Vaisseau le *Leopard* est arrivé empesté d'une maladie d'autant plus sérieuse qu'elle est devenue épidemique. À mon arrivée icy (Québec) nous avions plus de 300 soldats à l'hôpital dont environ 280 de ce seul Vaisseau et presque tous nos Officiers qui y avoient été embarqués et ceux de la Marine attaqués dangereusement. On etoit dans les plus grandes allarmes. On soubçonnoit du poison et on agissoit pour le traitement sans certitude. Je conferai avec M. de Levis et M. L'Intendant et je proposai de faire ouvrir sur le champ deux grenadiers qui venoient de mourir. Je fis a cet effet assembler à l'hôpital général toute la medecine et la chirurgie de terre et de mer. Je fus présent à l'ouverture où M. Le Cheer de Lévis, les Commandans de La Sarre et de Ral Roussillon voulurent bien se trouver ainsi que M. l'Evêque. On trouva la rate d'un volume considerable et gangrenée ; un engorgement de Sang et un gonflement dans la tête avec un commencement de supuration dans le cerveau &. Cette connaissance du Siège de la maladie a été le Salut des malades. Au moyen du bon traitement, des soins infinis, d'une attention suivie de ma part, de l'ordre, de la regle et de la discipline, il ne nous est mort depuis le debarquement de nos bataillons jusqu'a ce jour, que 20 hommes et un domestique […][13].

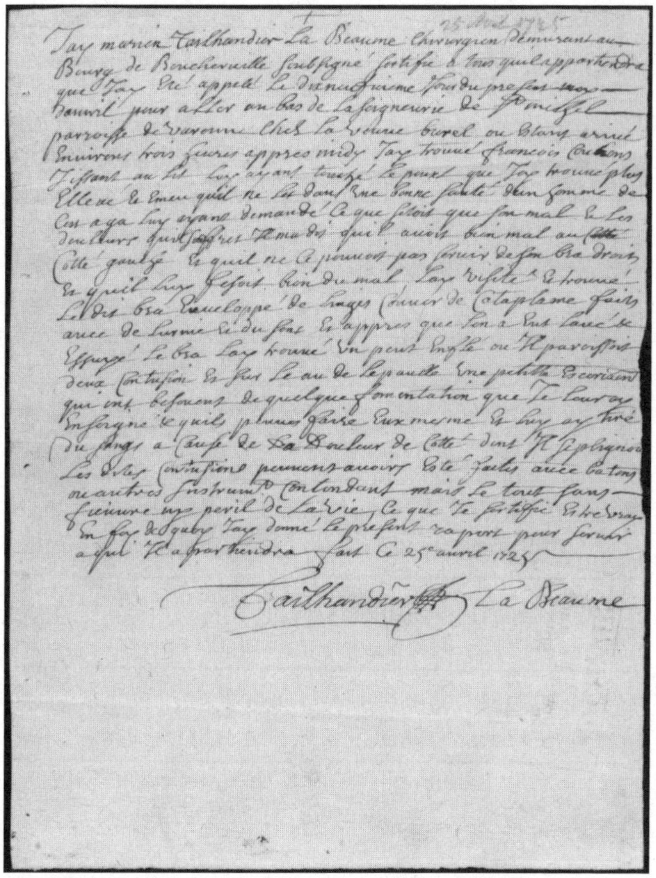
Tailhandier La Beaume

Rapport médical du chirurgien de Boucherville Marien Tailhandier dit Labaume, 25 avril 1725, dans Procès entre François Courault dit Coulon, époux de Marie-Anne Burel, habitant de Cap-Saint-Michel, plaignant, et Guillaume Guyon, accusé de voies de fait, 21 au 30 avril 1725, BAnQ-M, TL4,S1,D3137.

Fort de tous ces renseignements fournis par l'interrogatoire, l'observation et l'examen du malade ou par la dissection, le praticien pose un diagnostic et prescrit un traitement qui se veut adéquat[14].

L'indication ou l'art de prescrire un traitement

Aux XVIIe et XVIIIe siècles, l'art de prescrire un traitement relève de l'« indication », c'est-à-dire de la connaissance de l'état du malade et de ce qu'il faut lui prescrire afin de parvenir à un but précis. Le diagnostic posé, le praticien doit donc choisir

12. Rapport de Marien Tailhandier dit Labaume, 25 avril 1725, dans Procès entre François Courault dit Coulon, époux de Marie-Anne Burel, habitant de Cap-Saint-Michel, plaignant, et Guillaume Guyon, accusé de voies de fait, 21 au 30 avril 1725, BAnQ-M, TL4,S1,D3137, Dossiers de la Juridiction royale de Montréal.

13. Lettre d'André Doreil au ministre, 20 juin 1756, publiée dans Antoine Roy, « Les lettres de Doreil », dans *Rapport de l'archiviste de la province de Québec pour 1944-1945*, Québec, Rédempti Paradis, 1945, p. 81.

14. Helvétius, *op. cit.*, p. 3-7.

un traitement. L'indication est de trois ordres : empirique, empirico-rationnelle et rationnelle[15].

Aux yeux de la médecine officielle, l'essentiel des traitements prescrits par un médecin se devait théoriquement de ne relever que de l'indication rationnelle qui « désigne le rapport qu'il y a entre le vice & le remède convenable[16] ». Cette indication rationnelle repose sur des théories et des systèmes qui remontent au temps des Grecs Galien et Hippocrate et sur les nombreuses variantes qui en sont issues.

Il est intéressant de connaître le discours médical savant. La volonté de rationaliser et d'expliquer conduit à l'élaboration de modèles explicatifs souvent fort complexes. Ainsi, à la fin du XVIIe siècle, l'officier Bacqueville de la Potherie tente d'expliquer le scorbut tel qu'il a pu le voir lors d'une campagne à la baie d'Hudson :

> L'extrême froid & principalement la quantité prodigieuse de Nitre qui régne dans le détroit, forment des sels fixes qui arrêtent la circulation du sang. Ces esprits si mordicans causent des acides qui minent petit à petit la partie à laquelle ils s'attachent, & le Chile qui devient visqueux, acide, salé & terrestre, cause l'épaicisement au Sang dont le mouvement circulaire se trouvant interrompu, produit en même tems des douleurs que l'on restent aux extrêmitez inferieures, comme aux jambes, aux cuisses, & aux bras : l'on se sent d'abord attaqué par ces endroits.
>
> Ces obstructions étant dans les veines qui portent le sang de sa circonference au cœur qui en est le centre, étant comme un obstacle, procurent des tumeurs œdemateuses.
>
> Ces parties deviennent insensibles, noirâtres, & lors qu'on les touche il y reste des creux tels que l'on feroit dans une pâte molle. Et comme les exostoses qui se rencontrent dans la partie du tibia ne sont produites que par les acides qui causent des douleurs entre les os & le perioste qui est une membrane cinereuse, laquelle ne peut être émûë sans recevoir une extrême douleur, il ne faut pas s'étonner si les malades font de grands cris, quand on les touche[17].

Forts de cette rationalité et faute d'une connaissance réelle de l'étiologie des maladies, les « médecins dogmatiques » ont construit une classification particulière des remèdes basée, pour l'essentiel, sur les effets engendrés par ces produits sur les humeurs ou sur les symptômes. En fait, à cette époque, les thérapeutiques, que ce soient les diètes, les régimes de vie adéquats, les médicaments ou certains actes chirurgicaux, visent généralement à corriger selon la théorie humorale ce que l'on croit être « la cause de l'équilibre perdu [du]... corps[18] ». En vertu de ce

15. L'indication empirique est généralement associée au charlatanisme. Selon un auteur du XVIIIe siècle, elle relève plus du « souvenir des expériences passées » que du raisonnement. Utilisée par les médecins des siècles précédents, cette façon de procéder serait délaissée par la médecine officielle des XVIIe et XVIIIe siècles parce que, prétend un praticien de l'époque, « les maladies ne se ressemblent jamais ». L'indication empirico-rationnelle repose à la fois sur des observations empiriques qui permettent d'associer un traitement spécifique à une maladie donnée et sur une explication plus ou moins élaborée concernant la manière d'agir du médicament. M.D., *Introduction à la matière médicale en forme de thérapeutique*, Paris, Veuve Quillau, 1753, p. 5-15 ; M. Jadelot, *Pharmacopée des pauvres ou formules des médicamens les plus usuels dans le traitement des maladies du peuple*, Nancy, H. Haener, 1784, p. 170 ; Nysten, *op. cit.*, p. 329.

16. M.D., *Introduction à la matière...*, p. 7-8.

17. Monsieur Bacqueville de la Potherie, *Histoire de l'Amérique septentrionale*, Paris, Chez Brocas, 1753, tome 1, p. 190-191. Il est également fort intéressant de s'attarder à l'épisode de l'expédition du gouverneur Le Febvre de La Barre qui s'est terminé misérablement, à l'été 1684, à l'anse de la Famine. À cette occasion, une « sorte de fièvre, quoi qu'intermittente », fait de grands ravages parmi les milices. « Dans le frisson les mouvemens convulsifs, les tremblemens & la frequence du pouls étoient si violens : que la plûpart des malades perissoient au deux ou troisiéme accès : leur sang étoit brun, tirant sur le noir, mêlé d'une espéce de sérosité jaunâtre, qui ressembloit assez à du pus ». Aux demandes d'expliquer les raisons de ces symptômes, le médecin de La Barre, « soutenant en habile homme la reputation de ses Maîtres & de ses confreres », aurait répondu en tentant d'éblouir son auditoire « par ses grands mots ». « Jamais Hipocrate & Galien n'ont débité de plus beau verbiage sur l'Origine de la fièvre. » Après avoir estimé que cette maladie est imputable « aux mauvaises qualitez de l'air & des alimens », le disciple d'Esculape tente d'établir le lien avec la fièvre. « L'air étant trop raréfié par le rapide mouvement que la chaleur excessive de la saison cause aux vapeurs, on n'en reçoit pas assez pour une saine & salubre respiration ; d'ailleurs le peu d'air que l'on tire, & que l'on pompe par les tuiaux pulmonique s'étant chargé d'insectes, & de petits corps impurs jette la nature dans un mortel dérangement ». Il ajoute également que l'eau de vie et les viandes salées « aigrissent le sang ». « Cette aigreur [...] cause une espece de coagulation du chile & du sang lors qu'ils se mêlent dans les veines ; cette coagulation l'épaissit & l'empêche de passer dans le cœur aussi vîte que de coutume ; cela donne lieu à une fermentation extraordinaire... » Ces explications, raillées par le baron de Lahontan, sont typiques de celles qui avaient été avancées par le corps médical en général et par les médecins en particulier. Baron de Lahontan, *Voyages du baron de La Hontan dans l'Amérique septentrionale*, Amsterdam, Chez François L'Honoré, 1705, tome 1, p. 48-49.

18. *Chirurgie complette suivant le système des modernes*, tome 2, Paris, Veuve de Charles-Maurice d'Houry, 1747, p. 204.

principe, le praticien doit faire évacuer ou du moins altérer les humeurs devenues surabondantes ou corrompues afin de rétablir l'équilibre[19]. Ce grand principe guide l'action des praticiens canadiens tout au long des XVIIe et XVIIIe siècles et l'utilisation régulière de la saignée le démontre aisément.

Un bon régime de vie

Prescrire un bon régime de vie et en particulier une diète appropriée est essentiel pour faciliter la guérison et maintenir la santé. Un bon régime, régime au sens d'un « usage raisonné et méthodique des alimens et de toutes les choses essentielles à la vie, tant dans l'état de santé que dans celui de maladie », doit tenir compte du tempérament, de l'âge, du sexe ou de l'état du patient[20]. Certains aliments sont prohibés ; d'autres sont prescrits. Le recours au bouillon et au vin à des fins médicales est particulièrement courant[21]. Enfin, des pratiques comme la marche sont mises à l'honneur[22].

Outre les mentions dans les traités médicaux, nous ne possédons guère de renseignements sur les diètes prescrites au Canada. Quelques cas seulement ont été retracés. Ainsi, en 1783, sur les recommandations de magistrats de la ville et « par amour pour l'humanité », le curé de la paroisse de Notre-Dame de Québec prend la peine de signaler en chaire les préjugés entourant la variole et dénonce les pratiques telles que tenir le malade jour et nuit dans une chaleur excessive, de lui faire boire du vin ou des liqueurs et d'utiliser des couvertures pesantes[23]. Au contraire, soulignant que les docteurs anglais et français s'accordent, il vante les bienfaits d'un régime rafraîchissant comportant une diète avec légumes, laitages, eau ou petit lait.

En 1796, l'instituteur Louis Labadie, de Verchères, envoie au chirurgien Bernard Decousse de Varennes un « petit mot d'Ecrit » décrivant ses problèmes de santé. Ce dernier lui envoie des remèdes et la lettre suivante :

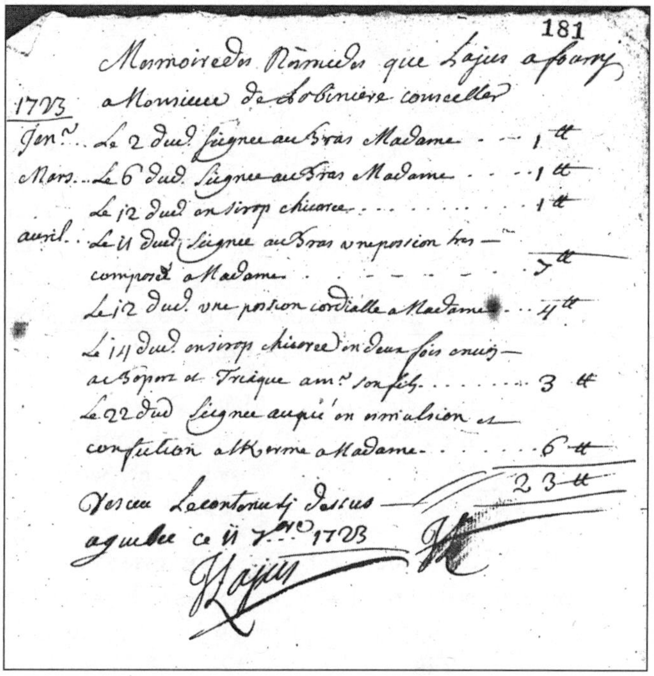
181

Memoire des Remedes que Lajus a fourny a Monsieur de Lobiniere conseller

1723

Jenr... Le 2 dud. saignee au bras Madame ... 1 tt

Mars... Le 6 dud. saignee au bras Madame ... 1 tt

Le 12 dud. un sirop chicorée ... 1 tt

avril... Le 11 dud. saignee au bras une posion tres composée a Madame ... 7 tt

Le 12 dud. une posion cordialle a Madame ... 4 tt

Le 14 dud. un sirop chicorée en deux fois avec ... et Triaque a Mr son fils ... 3 tt

Le 22 dud. saignee au pié un ... et confection alkerme a Madame ... 6 tt

23 tt

Receu Le contenu cy dessus a quebec ce 11 7bre 1723

Lajus

Saignées au pied et au bras et remèdes sont au cœur de ce mémoire de frais. Mémoire des remèdes fournis par le chirurgien Jourdain Lajus, 11 septembre 1723. La fréquence du recours à la saignée est significative des pratiques de l'époque. Bibliothèque et Archives nationales du Québec (BAnQ) à Québec, ZQ118, Fonds Famille Joly de Lotbinière, 1re partie (1709-1723), p. 181.

19. Lebrun, *Se soigner…*, p. 19. Quelques remèdes efficaces, comme la quinquina utilisée dans les cas de fièvre, produisent de bons résultats sans altérer les humeurs et, de ce fait, ne peuvent être classés selon les typologies traditionnelles. Leur existence suscite d'ailleurs de vives discussions entre les praticiens de l'époque.
20. P.-H. Nysten, *Dictionnaire de médecine, et des sciences accessoires à la médecine, avec l'étymologie de chaque terme ; suivi de deux vocabulaires l'un latin, l'autre grec*, Paris, Chez J.-A. Brosson, 1814, p. 507.
21. En 1725, l'intendant Bégon écrit qu'il a obligé ceux qui ont obtenu des permissions pour tenir des cabarets « d'avoir du vin, sur ce que les Curés […] [lui] ont représenté que la pluspart de ceux qui tenoient Cabaret, ne vendoient que de L'eau de vie, et qu'on ne pouvoit pas avoir du vin pour les malades ». Lettre de Bégon au ministre, 31 octobre 1725, ANOM, Fonds des Colonies, série C^11^A, vol. 47, f. 280r.
22. Le 11 janvier 1789, le marchand québécois Henry Juncken écrit : « At about 11 o'clock, I took a walk out Palace Gate along the River Charles, I met Mr. Oudrie who said that he was taking a walk for his health, being advise of it by the Doctors, […] I intended to go round into the Lower town for a walk & Exercise sake only, and then to come up mountain street & thus home again… » Journal d'Henry Juncken, 11 janvier 1789, BAnQ-Q, P119/1, fonds Henry Juncken (copie dactylographiée), p. 138.
23. Prône du 24e dimanche après Pâques, 1783, Archives de la paroisse de Notre-Dame de Québec, MS70, Cahier de prônes (1783-1787). L'adoption de la méthode rafraîchissante, suggérée par le célèbre médecin anglais Thomas Sydenham, se produit également à la même époque en Écosse. Deborah Brunton, « Smallpox inoculation and demographic trends in eighteenth-century Scotland », dans *Medical History*, vol. 36, n° 4 (octobre 1992), p. 410-411.

Monsieur Labadie

Monsieur

Je vous envois par votre homme Une Opiatte Purgative pour prendre ce soir en vous couchant, vous prendrez par dessus Une bonne Tasse de Lait Boully et bien sucré, et pour de main matin du Boullion fait cy l'Opiatte Purgative ne vous purge point Suivant vos désirs. Le matin vous prendrai 6 pillules purgative que je vous envois, vous boirai par dessus du Boullion fait, ménagez vous, vous êtes Utiles à la Patrie. Je suis.

Bourg de Varennes
13 octobre 1796

Monsieur
Votre Très Humbles et
très obéissants Serviteur
DECOUST[24]

Une bonne diète demeure donc essentielle. La confection de bouillon pour restaurer la santé fait d'ailleurs l'objet de chapitres entiers dans certains traités médicaux.

La saignée

Aux XVIIe et XVIIIe siècles, la saignée, qui consiste en l'« ouverture faite à un vaisseau pour en tirer du sang » au moyen d'une lancette, est sans contredit l'un des actes médicaux les plus courants tant en France qu'au Canada[25]. De fait, la plupart des comptes médicaux qui nous sont parvenus font état de ce traitement. « C'est le plus grand remède qu'il y ait dans la médecine », écrit à cette époque le célèbre Dionis[26]. Le médecin Helvétius reconnaît également son utilité :

C'est pour dégager les vaisseaux, & pour moderer la trop grande fermentation du sang, que l'on fait saigner dans la plupart des fiévres naissantes ; parceque le sang se rarefiant alors peut s'extravaser, & empêcher la secretion des differentes humeurs.

On seigne dans les fluxions pour les detourner & pour relâcher les parties trop tenduës : dans les douleurs aiguës, pour en calmer la violence ; dans les commencemens des dépôts, pour en prévenir les progrès ; dans les inflammations, pour les appaiser & pour prévenir la rupture des vaisseaux ; dans les hémoragies, pour arrêter l'evacuation du sang provenant de cause interne ou externe : à quoi nous pouvons ajoûter, que ces maladies sont les plus souvent accompagnées de fievre : nouvelle raison pour avoir promptement recours à la saignée[27].

La plupart des maladies se soignent en ayant recours à la saignée. Ainsi, en 1769, « Vû que la Coqueluche, ou toux convulsive, est à présent extrêmément fatale aux enfans dans ce district [Montréal] », le chirurgien James Latham propose aux parents le traitement suivant :

[Il faut] faire saigner leurs enfans aussitôt qu'ils sont attaqués de cette maladie, et de leur donner le lendemain matin une médecine douce, soit de manne, de Senné étuvé avec des prunes, adoucie avec le sucre du païs - Qu'ils fassent une diete modérée, et boivent beaucoup de boissons foibles pendant la maladie.

Si les symptomes violens ne cessent pas à cette premiere conduite, il faut réiterer, sans perdre de tems, la saignée et la médecine[28].

Mesure à la fois préventive et curative, la saignée se pratique généralement au bras ou au pied. Suivant les cas, la saignée peut être réitérée plusieurs fois. Louis XIV aurait été saigné plus de 2 000 fois entre 1647 et 1711[29]. Au Canada, plusieurs patients subissent des phlébotomies à répétition. Le voyageur Pehr Kalm note en 1749 que la meilleure manière qu'on ait trouvée pour guérir la pleurésie consiste d'abord à donner des produits sudatoires afin de faire fortement suer le malade pendant huit à dix heures, à

24. Journal de Louis Labadie, 1796, CRAF, MS 74, 1er livre, p. 256.

25. *Chirurgie complette...*, tome 2, p. 185 ; Jean Héritier, *La sève de l'homme de l'Age d'or de la saignée aux débuts de l'hématologie*, Paris, Denoël, 1987, p. 19-53. Bien que relevant du travail du chirurgien, le caractère universel de cet acte nous a incité à l'aborder séparément de la chirurgie proprement dite. La moitié des comptes médicaux qui nous sont parvenus font mention d'une ou de plusieurs saignées.

26. Cité par Vigroux, *op. cit.*, p. 131. Même un mal de dos peut faire l'objet d'une saignée. Ainsi, en février 1789, après s'être plaint de douleurs au dos, un malade est saigné par le chirurgien Weis : « ... Doctor Weis came this morning..., he blead Peter, who fainted away almost as soon as he saw the spring lance, it seems that Peter is but of a very weak constitution ». Journal d'Henry Juncken, 12 octobre 1788, BAnQ-Q, P119/1, fonds Henry Juncken (copie dactylographiée), p. 184-185.

27. Adrien Helvétius, *Traité des maladies les plus fréquentes, et des remèdes propres à les guérir*, tome 1, Paris, Le Mercier, 1739, p. 154.

28. *Gazette de Québec*, n° 256, 23 novembre 1769.

29. Héritier, *op. cit.*, p. 20.

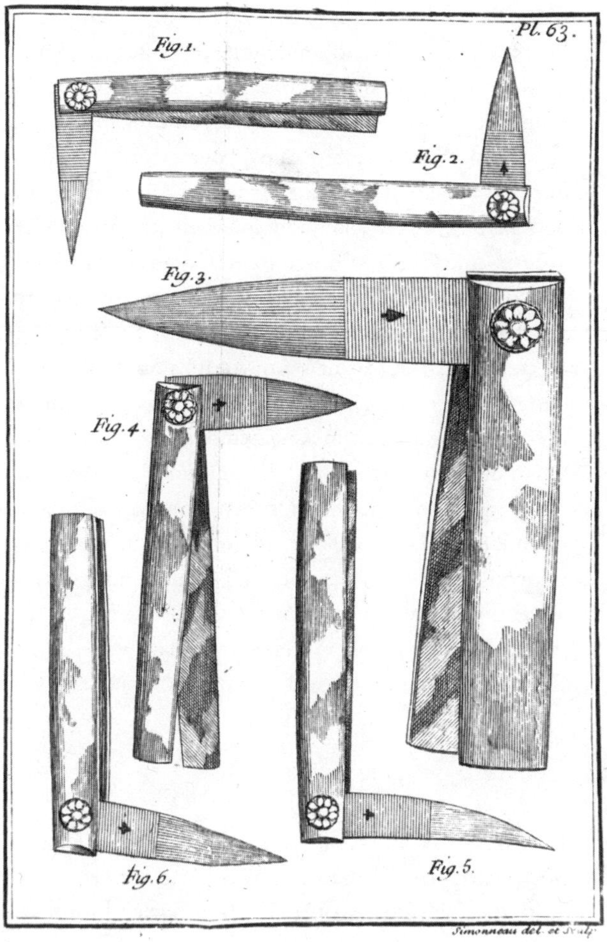

Lancettes servant à exécuter des saignées. Jean-Louis Petit, *Traité des maladies chirurgicales, et des opérations qui leur conviennent*, tome 1, Paris, P. Frs Didot le jeune, 1774, planche 63. Centre de référence de l'Amérique française (anciennement Bibliothèque du Séminaire de Québec, Ancien fonds). (Photo Denis Ross)

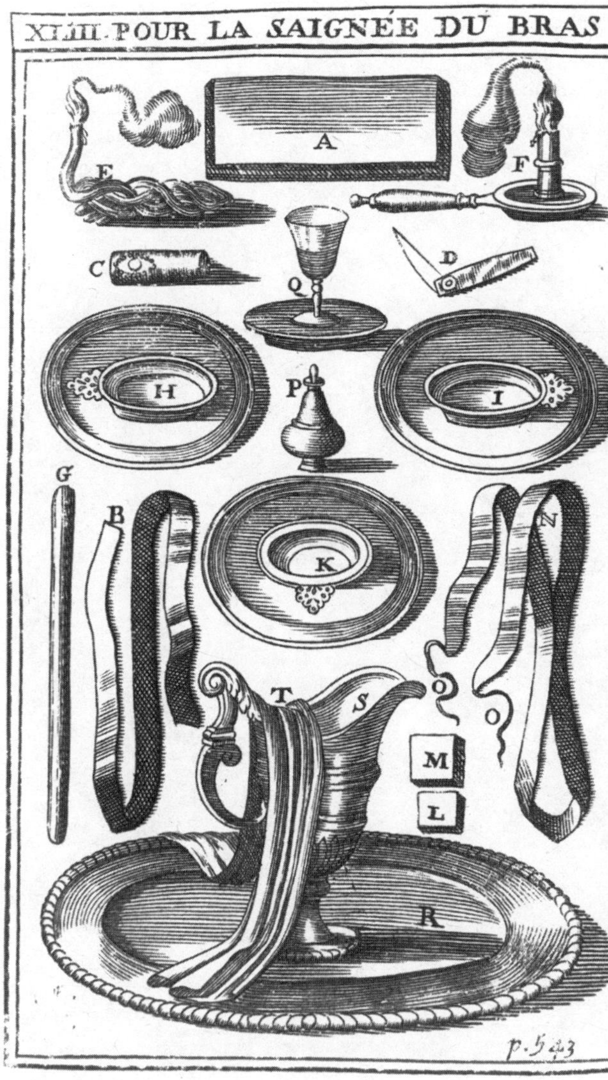

Objets nécessaires pour exécuter une saignée dont, entre autres, une lancette (D) et des palettes (H, I et K). M. Dionis, *Cours d'opérations de chirurgie, démontrées au Jardin royal*, 3e éd., Paris, Chez Laurent d'Houry, 1716, p. 543. Centre de référence de l'Amérique française (anciennement Bibliothèque du Séminaire de Québec, Ancien fonds). (Photo Denis Ross)

le saigner ensuite, à le faire suer à nouveau et, enfin, à le saigner une autre fois[30]. Cette méthode aurait été mise au point par le médecin Michel Sarrazin. En mai 1773, le chirurgien Duval de Québec saigne le marchand Etienne Caze dit La Ferrière à quatre reprises durant sa maladie[31]. En 1733, le maître couvreur en bardeaux Louis Lefebvre, de Montréal, avait été saigné trois fois dans un court laps de temps :

> Nous soussigné medecin du Roy Et Chirugien Et tablis dans la ville de montreale Certifion a tous ce que lapartiendras que ce jourdhuy 12e juillet 1733 En Execution de lordonnanse de monsieur le lieutenant generale Civile Et Criminele de la juredition royale de motreale nous Somme transporter rue de St paul Che noumes bosseron maistre Cordonier pour voir Et vigiter le Sieur Louy le fevres maitre couveure En

30. Pehr Kalm, *Voyage de Pehr Kalm au Canada en 1749*, Montréal, Pierre Tisseyre, 1977, p. 151-152.
31. Inventaire de Marie-Anne Voyer et de feu Etienne Caze dit La Ferriere, 20 novembre 1773, BAnQ-Q, CN301,S205, greffe de Jean-Antoine Panet.

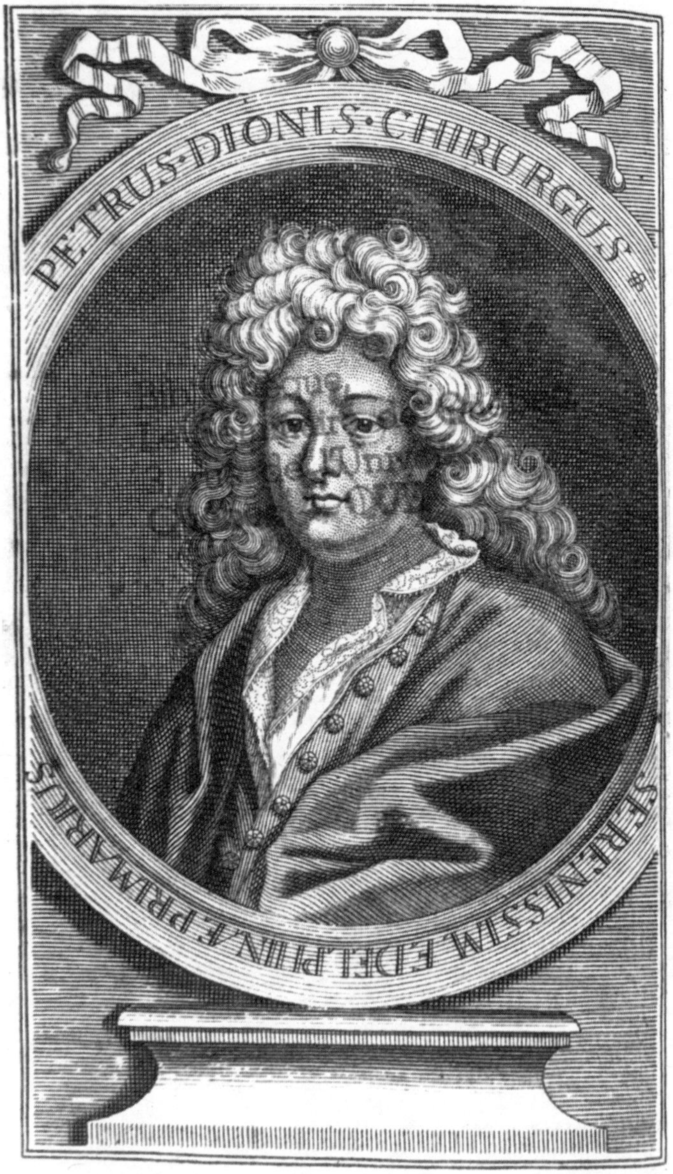

Pierre Dionis, né en 1643 à Paris, est nommé en 1672 chirurgien par Louis XIV pour enseigner « l'anatomie selon la circulation du sang » alors que la Faculté de médecine de Paris conteste la découverte de la circulation du sang par William Harvey. En 1680, il devient médecin et chirurgien de la reine et, en 1712, il devient médecin et premier chirurgien du Dauphin, de la maison de France et de plusieurs princes de sang. Il enseigne l'anatomie et la chirurgie au Jardin du roi. Dionis est l'auteur de l'*Anatomie de l'homme suivant la circulation du sang* (1690), du *Cours de chirurgie* (1707), de la *Dissertation sur la mort subite* (1709) et du *Traité des accouchements* (1718). Il meurt à Paris le 11 décembre 1718. Centre de référence de l'Amérique française (anciennement Bibliothèque du Séminaire de Québec, Ancien fonds). (Photo Denis Ross)

bardot nou Et tent lavons trouves gisant au lit ce plaignient d une grand douleur de tete Sur tout d une douleur dorelie Et disant avoir recue plusieur Coup de poing Et Coups de pied par les noumes Jean brossar et hurbint Son frere Sur quoy nous avon remarques Sur Son visage au Cotte gauche une Contusion qui Se tent des puis la ma choir inferieur jusque a leulie aveque une Excoriation nous luy avons trouves En noutre deux Contusion une Sur los moplate Et lautre Sur les lombe nous avons trouves qui aves un peut de fievres Et nous a dit resantire un grande douleur dans le vantre Et Comme ilores Ette Saigniee deux foys nous avons EtStimes ne Serere de le Saigniee En Cor pour la troisieme fois Et luy donne les remede Convenable quy luy faut nous avons ordonné un regime qui lobeserveras peandant huit jour que nous Croyons quy Serat gueris Sofe les assidant qui pourois arives dont ce que dessus nous avons Dressé Le present proces verbal pour valloir et Servir quant et a ce que Deraison fait aud montreal ce jour et an que dessus et Signé par nous ainsi q[l] Suit

SILVAIN

ISTRE[32]

Le choix de la veine à saigner est également important depuis l'Antiquité et dépend de la nature de la maladie[33]. En octobre 1786, Charles Houtelas écrit à madame de Lavaltrie que « mr montarville a hu Le malheur De perdre sa demoiselle en quatres jours dais fièvre rouge… [et qu'] on attribue Sa mort à une Seigné ». Si sa « cher Suzette » les attrappe, il suggère à sa correspondante de lui faire prendre un fort vomitif ou deux et de la faire suer. Si une saignée doit être exécutée, elle devrait être au pied, celle au bras étant condamnée par les docteurs. Mademoiselle de Montarville, en effet, avait été saignée au bras[34] !

La saignée est d'environ 12 onces. Adrien Helvétius, auteur du traité de médecine le plus populaire au Canada au XVIIIe siècle, recommande trois palettes – un

32. Rapport de Timothée Silvain et de Joseph Istre, 12 juillet 1733, dans Procès entre Louis Lefebvre, maître couvreur en bardeaux, habitant sur la rue Saint-Paul, plaignant, et Jean-Baptiste Brossard, fils de François, laboureur et voyageur, et Urbain Brossard, également fils de François, charretier de son père, accusés de voies de fait, 29 juin 1733 au 3 août 1733, BAnQ-M, TL4,S1,D4055, Dossiers de la Juridiction royale de Montréal.

33. Héritier, *op. cit.*, p. 43-44.

34. Lettre de Charles Houtelas à madame de Lavaltrie, 4 octobre 1786, CRAF, Fonds Verreau, boîte 7, n° 15.

contenant d'environ quatre onces – pour les saignées de bras et trois ou quatre pour celles de pied[35]. En octobre 1779, le lieutenant William Augustus Ogilvie est sérieusement blessé à l'abdomen par un coup de baïonnette. Demandé, le chirurgien Edward Salmon se rend à bord du navire le *Canceaux* alors présent dans le port de Québec et, après avoir pansé les plaies du blessé, exécute une saignée de 10 onces de sang[36].

L'usage abusif de cette pratique, tant par sa répétition que par les quantités de sang retiré, est souvent dénoncé, surtout au XVIIIe siècle, à la fois par les médecins, les chirurgiens et par des gens étrangers à la profession médicale. Ainsi, en 1744, une religieuse de l'Hôtel-Dieu de Québec, sœur Marie-Andrée Duplessis de Sainte-Hélène, note que les Canadiens qui n'ont pas succombé à la maladie qui a fait un grand nombre de victimes cette année-là semblent éprouver des difficultés à se rétablir parfaitement. Elle attribue cet état de choses aux remèdes continuels qu'on leur fait prendre et aux « saignées frequentes et copieuses qu'on leur fait[37] ».

Pour faciliter l'évacuation ou l'altération des humeurs et afin de fortifier le corps, le médecin et le chirurgien canadiens ont également recours à une pharmacopée complexe.

Les médicaments

L'étude des médicaments en usage tant en France qu'au Canada permet de mieux connaître la pratique médicale canadienne et d'en saisir l'originalité s'il y a lieu. Elle permet de connaître les échanges réciproques et de mesurer l'influence de l'une sur l'autre. La présence de végétaux nouveaux au Canada et l'absence de plantes couramment employées dans les médecines populaire et officielle européennes, l'éloignement de la métropole et l'influence amérindienne auraient pu se traduire par l'apparition d'une pratique médicale différenciée, mais tel ne fut pas le cas.

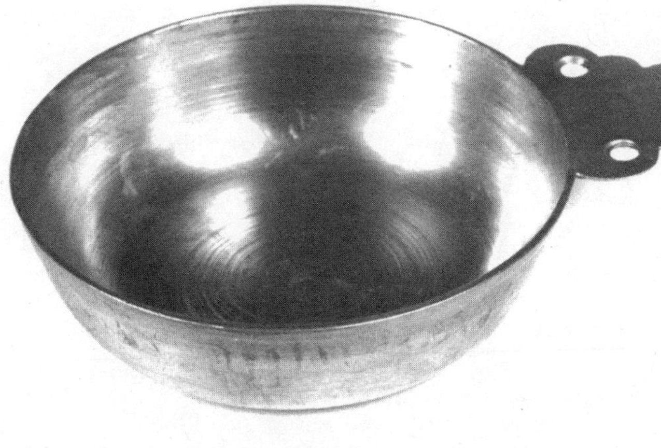

Palette aussi appelée poilette servant à recueillir le sang lors des saignées. Collection des religieuses hospitalières de Saint-Joseph. (Photo Denis Ross)

La pharmacopée officielle

Si la pharmacopée officielle des XVIIe et XVIIIe siècles repose encore en grande partie sur les écrits de Galien et d'Hippocrate, elle est également influencée par de nouvelles théories[38]. Ainsi, Paracelse développe au XVIe siècle la théorie des « signatures » selon laquelle la forme et la couleur d'une feuille, d'une fleur ou d'une racine permettent de déceler des affinités avec un organe ou une maladie[39]. Paracelse est également le fondateur de l'iatrochimie qui prône le recours à des produits chimiques tels le mercure, le soufre ou l'antimoine pour combattre la maladie. Enfin, les voyages d'exploration des XVIe et XVIIe siècles amènent l'introduction en Europe de médicaments nouveaux. La cardamone des Malabar, le bois de gaïac des Antilles, le jalap du Mexique, la salsepareille de la Nouvelle-Espagne, le baume de Copahu d'Amérique du Sud ou la gomme gutte d'Asie sont intégrés à la pharmacopée

35. Helvétius, *op. cit.*, p. 158 ; Nysten, *op. cit.*, p. 434.
36. Déposition d'Edward Sampson Salmon, 25 octobre 1779, dans Le roi contre Thomas Egan alias Hogan, BAnQ-Q, TL18,S1,SS1, Cour du banc du roi pour le district de Québec, Matières criminelles en général, dossier n° 181 A.
37. « Lettre de Mère Marie-Andrée Duplessis de Sainte-Hélène à Féret, 30 octobre 1744 », publiée dans « Lettres de Mère Marie-Andrée Duplessis de Sainte-Hélène Supérieure des Hospitalières de l'Hôtel-Dieu de Québec », dans *Nova Francia*, vol. VI, n° 1 (1931), p. 42.
38. Sur l'histoire des médicaments et sur la pharmacopée officielle de l'époque, voir en particulier Jean-Claude Dousset, *Histoire des médicaments des origines à nos jours*, Paris, Payot, 1985, p. 1-211 ; Yannick Romieux, *De la hune au mortier ou l'histoire des compagnies des Indes, leurs apothicaires et leurs remèdes*, Nantes, Éditions ACL, 1986, 440 p. ; J. Worth Estes, « Therapeutic Practice in Colonial New England », dans Philip Cash, Eric H. Christianson et J. Worth Estes, ed., *Medicine in Colonial Massachusetts, 1620-1820. A Conference Held 25-26 May 1978 by Colonial Society of Massachusetts*, Boston, The Colonial Society of Massachusetts, 1980, p. 289-383.
39. Ainsi, on attribue des propriétés emménagogues au sang-de-dragon, une plante qui fournit une gomme rouge.

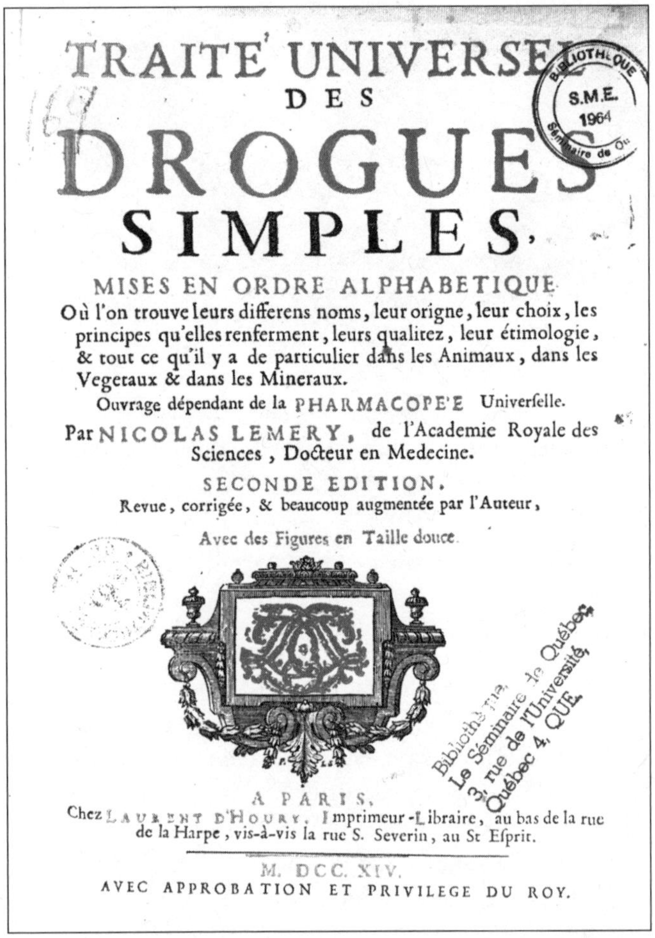
TRAITÉ UNIVERSEL DES DROGUES SIMPLES, MISES EN ORDRE ALPHABETIQUE.
Où l'on trouve leurs differens noms, leur origne, leur choix, les principes qu'elles renferment, leurs qualitez, leur étimologie, & tout ce qu'il y a de particulier dans les Animaux, dans les Vegetaux & dans les Mineraux.
Ouvrage dépendant de la PHARMACOPE'E Univerfelle.
Par NICOLAS LEMERY, de l'Academie Royale des Sciences, Docteur en Medecine.
SECONDE EDITION.
Revue, corrigée, & beaucoup augmentée par l'Auteur,
Avec des Figures en Taille douce.
A PARIS,
Chez LAURENT D'HOURY, Imprimeur-Libraire, au bas de la rue de la Harpe, vis-à-vis la rue S. Severin, au St Efprit.
M. DCC. XIV.
AVEC APPROBATION ET PRIVILEGE DU ROY.

Nicolas Lémery, *Traité universel des drogues simples*, 2e éd., Paris, Chez Laurent d'Houry, 1714, 922 p. Centre de référence de l'Amérique française (anciennement Bibliothèque du Séminaire de Québec, Ancien fonds). (Photo Denis Ross)

officielle et sont utilisés au Canada durant les régimes français et anglais[40].

Toutefois, ce sont deux végétaux d'origine sud-américaine, l'ipécacuana et le quinquina, qui vont jouer un rôle déterminant dans la thérapeutique européenne à partir du XVIe siècle. Le premier se révèle efficace dans les cas de maladies dysentériques et le second s'avère un excellent fébrifuge[41]. Au Canada, au XVIIIe siècle, presque tous les inventaires de médicaments possédés par les membres du corps médical mentionnent ces produits.

Selon Nicolas Lémery, l'un des auteurs les plus renommés aux XVIIe et XVIIIe siècles dans le domaine de la pharmacie, les médicaments se divisent en deux catégories principales : les généraux et les spécifiques[42].

Les médicaments généraux comprennent des produits favorisant une évacuation, une altération ou un renforcement des humeurs et ne sont pas reliés à une maladie précise. Ils se divisent en trois classes : les évacuants, les altérants et les fortifiants[43].

Les médicaments dits évacuants ou purgatifs comprennent les produits qui facilitent l'élimination des humeurs superflues « par une certaine fermentation & irritation qu'ils excitent dans le corps[44] ». On retrouve dans cette catégorie, entre autres, les émétiques ou vomitifs[45], les diaphorétiques ou sudorifiques[46], les cathartiques ou purgatifs[47] et les diurétiques[48].

40. La cardamone, le bois de gaïac, le jalap, la salsepareille, le baume de Copahu ou la gomme gutte sont respectivement mentionnés dans les documents canadiens pour la première fois en 1732, 1741, 1665, 1735 et en 1742. Il est possible que ces produits se retrouvent en Nouvelle-France beaucoup plus tôt puisque nous ne possédons que très peu de listes de médicaments antérieures à 1730.

41. La première mention de la quinquina au Canada remonte à 1705. À cette date, le séminaire de Québec en vend au chirurgien Lajus deux livres. Dans les colonies anglaises, Richard Harrison Shryock estime qu'elle a été introduite vers 1720. Patrice Boussel, Henri Bonnemain et Franck J. Bové, *Histoire de la Pharmacie et de l'Industrie Pharmaceutique*, Paris, Éditions de la Porte verte, 1982, p. 145-149, 175 ; Shryock, *Medicine and Society…*, p. 48 ; CRAF, Livres de comptes, C-5 : Grand livre, p. 165-166 ; Jean-Pierre Goubert, *Médecins d'hier, médecins d'aujourd'hui. Le cas du docteur Lavergne (1756-1831)*, Paris, Éditions Publisud, 1992, p. 130-131.

42. Les produits énumérés dans les pages qui suivent sont disponibles au Canada et ont été retracés dans les inventaires après décès de chirurgiens, les comptes médicaux et les factures de médicaments importés de France par l'Hôtel-Dieu de Québec. Il est à noter que les médicaments mentionnés ne forment qu'une petite partie des produits utilisés et ne sont énumérés qu'à titre d'exemples.

43. Nicolas Lémery, *Pharmacopée universelle contenant toutes les compositions de pharmacie*, Amsterdam, aux dépens de la Compagnie, 1748, p. 1.

44. *Ibid.*

45. Parmi les émétiques ou vomitifs, on retrouve le tartre émétique, vitriol et l'« azarum ».

46. Parmi les diaphorétiques ou sudorifiques, on retrouve les sels volatils, le « squine », la salsepareille, le gaïac et l'antimoine diaphorétique.

47. Parmi les cathartiques ou purgatifs, on peut signaler la crème de tartre, l'agaric, le coloquinte, la fleur de pêcher, la casse, le « catholicum », la rhubarbe, le jalap, la poudre cornachine, la « scammonée », le turbith, l'ellébore, le séné, le sel de Glauber, le sel d'Epsom et le sel de Seignette.

48. Nicolas Lémery, *Pharmacopée universelle contenant toutes les compositions de pharmacie*, Amsterdam, aux dépens de la Compagnie, 1748, p. 1, 3 ; *Chirurgie complette…*, tome 2, p. 204-210, 219-227. Parmi les diurétiques, signalons le cristal minéral, l'esprit de sel, le vin blanc, persil, l'ache et l'asperge.

Les médicaments dits altérants changent l'état des liquides et des solides du corps sans provoquer d'évacuations. Ils peuvent tout aussi bien humecter ou dessécher les plaies, provoquer l'assoupissement, resserrer les fibres ou les relâcher. Cette catégorie de médicaments compte plus d'une quinzaine de sous-groupes aux propriétés spécifiques[49].

Les médicaments fortifiants dits cordiaux ou cardiaques sont ceux qui « fortifient le cœur en reparant les esprits, & donnent plus de vigueur au corps qu'il n'en avoit[50] ».

Les médicaments spécifiques, pour leur part, seraient de huit ordres. Aux antispasmodiques prescrits contre les convulsions et aux vermifuges[51] se greffent les antivénériens[52], les antiscorbutiques[53], les « alexipharmaques » ou antidotes contre les poisons et les miasmes vénéneux[54], les antiseptiques[55] propres « à empêcher & à arrêter la Gangrêne ou dissolution putride », les stomachiques[56] qui rétablissent la digestion et les fébrifuges contre la fièvre[57].

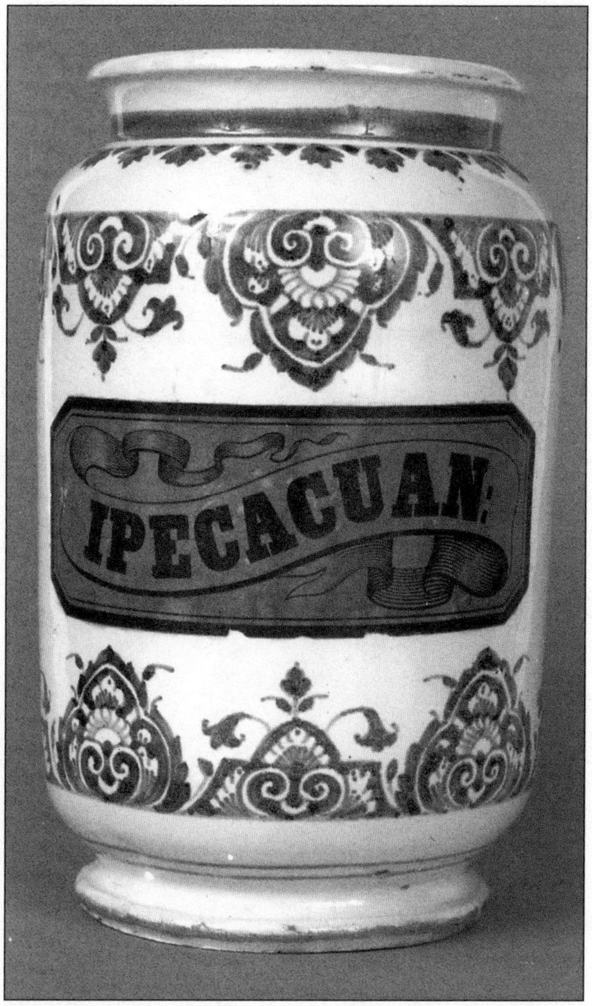

Pot de pharmacie utilisé par les religieuses de l'Hôpital général de Québec. L'étiquette collée est du XIXe siècle. Le pot servait alors à conserver l'ipécacuana, efficace lors des cas de dysenterie. Musée de l'Hôpital général de Québec. (Photo Denis Ross)

Entre les spécifiques et les généraux, de nombreux médicaments sont utilisés dans le traitement de certains organes et de différentes parties du corps. Ce sont, en particulier, les remèdes céphaliques composés « de partie sulphureuses & salines volatiles, donnent une vapeur agréable au cerveau, laquelle après avoir atténué & fait en partie dissiper la pituite trop grossière, r'anime les esprits animaux & excite la circulation des humeurs[58] » ; les remèdes ophtalmiques pour fortifier et guérir les maladies

49. Lémery, *op. cit.*, p. 1-3 ; Nysten, *op. cit.*, p. 37 ; *Chirurgie complette…*, tome 2, p. 239-257. Ce sont, en particulier, les échauffants (absinthe, cannelle, poivre) et les rafraîchissants (esprit de soufre, gomme arabique, laitue, crème de tartre) ; les humectants (mauve, laitue, concombre) et les dessicatifs (salsepareille, corail, vitriol) ; les émollients ou anodins (violette, mauve, semence de fenugrec) et les condensants (plomb, blanc d'œuf) ; les raréfiants ou atténuants (esprit de vin, sels volatils) et les assoupissants ou narcotiques (pavot, orge mondé, opium) ; les astringents (corail préparé, eau de rose, baume de Copahu, baume du Pérou, diascordium, ipécacuana, rhubarbe) et les relâchants (violette, pruneaux, pommes, cerises) ; les répercussifs (racines de Brionne, sang-de-dragon, alun, terre sigillée) ; les maturatifs (graisse, beurre, fleurs de camomille, thériaque), les digestifs (oignons, gommes) et les résolutifs (racines d'aristoloche, urine, jusquiame, baume du Pérou), les corrosifs (précipité rouge, cantharides, pierre infernale) et les incrassants (orge mondé, gomme adragante, gomme arabique), les détersifs (alun, aloès, racines d'aristoloche, feuilles d'absinthe) et les arrêtants (oxycrat).
50. Parmi les fortifiants, signalons la poudre de vipère, la thériaque, les confections d'alkermès et de jacinthe complètes, le santal citrin, l'esprit de vitriol et le suc de citron. Lémery, *op. cit.*, p. 3.
51. Signalons le mercure, le fleur de pêcher et l'« aethiops » antimoniale.
52. Le mercure demeure l'un des remèdes antivénériens les plus courants.
53. Parmi les antiscorbutiques, on retrouve l'eau de goudron, la thériaque et les feuilles de « beccabunga ».
54. Parmi les « alexipharmaques », signalons l'orviétan, la thériaque et le bezoard.
55. Parmi les antiseptiques, notons l'utilisation du crème de tartre et du camphre.
56. Parmi les stomachiques, signalons la camomille et l'infusion de quinquina.
57. Le quinquina demeure le fébrifuge le plus efficace. *Chirurgie complette…*, tome 2, p. 213-217, 227-231, 234-236, 238-239 ; M. D., *op. cit.*, p. 117-118.
58. Par exemple : tabac, bétoine, sauge, girofle, marjolaine.

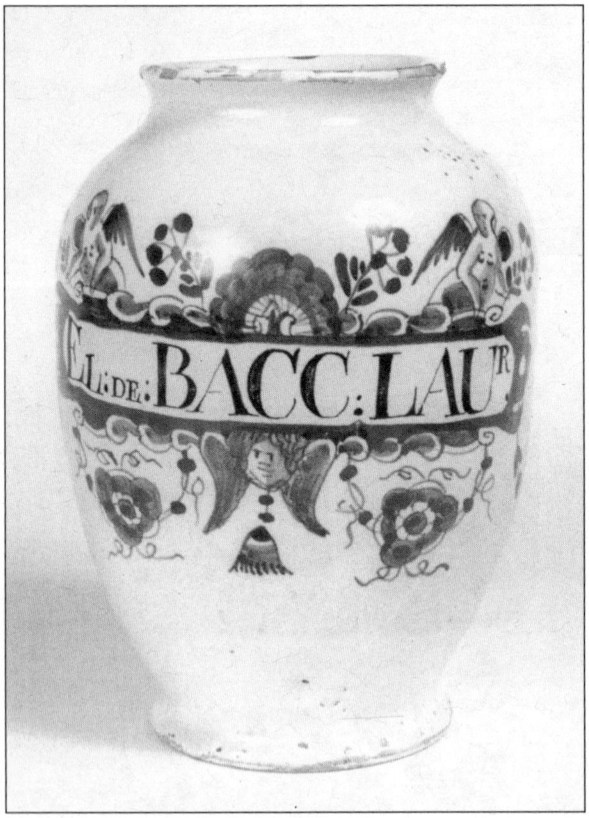

Pot de pharmacie de faïence ayant servi à contenir de l'électuaire de baies de laurier, XVIIIe siècle. Collection des religieuses hospitalières de Saint-Joseph. (Photo Denis Ross)

d'yeux[59]; les remèdes béchiques ou pectoraux pour la poitrine[60]; les remèdes stomachiques pour l'estomac[61]; les remèdes hépatiques « ainsi nommez, parce qu'on a prétendu qu'ils fortifioient le foye; ils sont propres pour corriger les vices du sang[62] »; les remèdes « spléniques » pour la rate (ceterac) et les remèdes emménagogues pour provoquer les menstruations ou pour traiter les suites des accouchements[63]; les remèdes « hystériques » pour les maladies de la matrice[64].

Ce mode de classification adopté par certains auteurs, modifié ou rejeté par d'autres, est imparfait puisque, en pratique, certains remèdes peuvent appartenir à plusieurs classes.

Un médicament peut avoir plusieurs effets. Ainsi, le kermès minéral peut être vomitif ou purgatif, béchique incisif, diaphorétique ou diurétique selon la nature ou les circonstances de la maladie et la disposition du malade. De même, la bardane peut être, entre autres, diurétique, sudorifique, pectorale, hystérique, vulnéraire et fébrifuge[65].

Si l'on désire une indication composée susceptible de produire plus d'un effet, il est souvent nécessaire de procéder à un mélange des drogues. Le « catholicum », qui est censé purger toutes les humeurs, est un électuaire composé surtout de polypode de chêne, de semences de fenouil, de sucre, de casse, de réglisse, de rhubarbe, de feuilles de séné, de tamarin, de semences de violette et d'anis[66].

Les produits de base proviennent principalement des plantes médicinales, dites « simples ». Les fleurs, les feuilles, la résine, les racines, l'écorce, les semences ou la farine sont les principaux éléments qui entrent dans la composition des médicaments[67].

D'autres éléments proviennent des animaux. C'est le cas notamment des œufs, du lait, du beurre, du miel, du castoréum, du suif de mouton, des cantharides, du fumier de cheval, des poumons de renard, des yeux d'écrevisse et des cloportes[68]. En 1717, Jean Bouillet de la Chassaigne, major des troupes du gouvernement de Québec, permet au commissaire d'artillerie Pierre Rey Gaillard, incommodé d'un bras, d'aller à Kamouraska « se baigner dans l'huile de marsouin[69] ».

59. Par exemple: eau de vie, eau de la reine d'Hongrie, eau de plantain, blanc d'œuf, petite consoude, tuthie préparée, sucre candi, iris de Florence, vitriol.
60. Par exemple: lait, tussilage, réglisse, racines d'althea.
61. Par exemple: cannelle, anis, conserve de rose, confection de jacinthe, mastic, yeux d'écrevisse, corail préparé.
62. Par exemple: chicorée, laitue, rhubarbe, aloès.
63. Par exemple: aloès, sabine, armoise.
64. Par exemple: eau de cannelle, castor, eau commune, esprit de vitriol, esprit de nitre dulcifié, laudanum; Lémery, *op. cit.*, p. 4; *Chirurgie complette...*, tome 2, p. 212-215, 217-219, 236-237, 258-259.
65. Jadelot, *op. cit.*, p. 170-171; Liger, *La nouvelle maison rustique, ou économie générale de tous les biens de campagne: la manière de les entretenir & de les multiplier*, Paris, Saugrain fils, 1755, tome 2, p. 397.
66. Lémery, *op. cit.*, p. 13; Liger, *op. cit.*, p. 438.
67. Selon les parties utilisées, les plantes varient. Par exemple: pour les fleurs (centaurée, rose de Provins, sauge, coquelicot, violette, safran, camomille, mélilot, bourrache), pour les feuilles (séné, tussilage, cerfeuil, sauge, absinthe, tanaisie), pour la résine (sapin, « scammonée », storax), pour les racines (aristoloche, brionne, grande consoude, jusquiame, « squine », iris, guimauve, bardane), pour l'écorce (quinquina), pour les semences (melon, concombre, carvi, laitue, anis) ou pour la farine (fenugrec, orge); *Chirurgie complette...*, tome 2, p. 204-259.
68. *Ibid.*
69. Lettre de Jean Bouillet de la Chassaigne à Vaudreuil, 14 juillet 1717, ANOM, Fonds des Colonies, série C[11]A, vol. 38, f. 218r-219r.

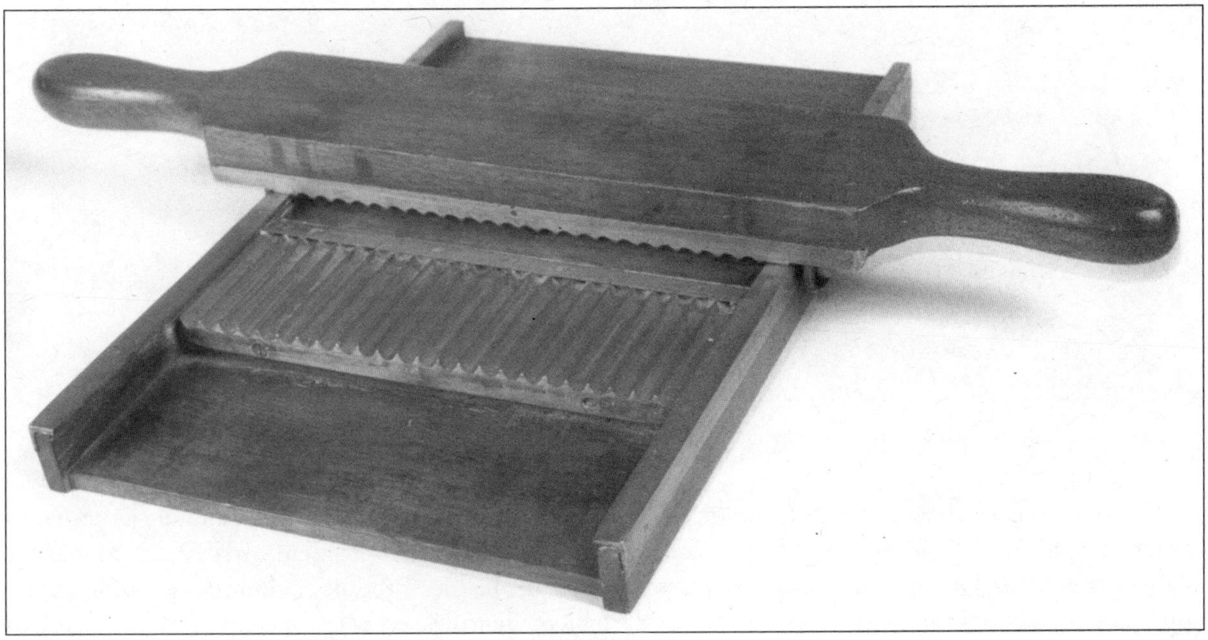

Le pilulier est un instrument avec lequel on confectionne des pilules, XIXe siècle. Musée de l'Hôtel-Dieu de Québec. (Photo Denis Ross)

Quelques minéraux sont également utilisés, tel le sel marin, l'alun, l'antimoine, le soufre, le mercure, le plomb et le fer[70]. De même, le recours aux eaux minérales fait l'objet de quelques mentions au Canada.

Les produits de base font souvent l'objet de traitements avant d'être utilisés seuls ou avec d'autres. Ils peuvent être humectés, cassés, calcinés, râpés, infusés, macérés, lavés, bouillis pour faire des décoctions, cuits, pulvérisés, mondés, séchés, sciés, hachés, coupés, limés ou distillés[71].

Les médicaments qui sont administrés par voie orale prennent des formes et des consistances variables en fonction de la région soignée, du tempérament, du désir du malade ou des produits utilisés. Selon l'usage, la forme, la consistance ou les produits en présence, les préparations sont identifiées par des noms particuliers. Parmi les remèdes à usage interne se retrouvent les potions (liquides à base d'eau, d'esprits ou d'essence), les tisanes (décoctions, « apozèmes » ou infusions), les teintures à base d'alcool, les élixirs composés de teintures ou d'esprits, les vins médicinaux, les juleps à base d'eau et de sucre et les émulsions au goût agréable et d'aspect semblable au lait. D'une texture plus épaisse sont les sirops faits avec du sucre ou du miel et les loochs à consistance un peu plus ferme et utilisés pour les affections pectorales. Les produits à consistance de miel comprennent, en particulier, les électuaires liquides, les confections et les opiats qui ne sont plus, aux XVIIe et XVIIIe siècles, nécessairement à base d'opium. Parmi les compositions fermes, la médecine reconnaît les tablettes ou électuaires solides à base de sucre, les poudres, les pilules, les trochisques de forme conique et les bols généralement plus gros que les pilules. Parmi les remèdes à consistance de colle, on retrouve les mucilages à la texture gluante, qu'on utilise pour ramollir, et les gelées. Enfin, de consistance variable, on se sert de confitures à base de sucre et de conserves ayant ordinairement des fleurs pour matière première[72].

70. *Chirurgie complette...*, tome 2, p. 204-259.

71. Ainsi, certains produits peuvent être humectés (limaille de fer), cassés, calcinés (alun, corne de cerf), râpés (ivoire, corne de cerf), infusés (séné, roses, rhubarbe, antimoine), macérés (roses), lavés (tuthie, « litarge »), bouillis pour faire des décoctions (racines de chiendent), cuits (racines d'althea, « litarge », casse), pulvérisés (séné, rhubarbe, corail, corne de cerf), mondés (séné), séchés (corne de cerf) sciés, hachés, coupés (bois, herbes), limés (fer, acier) ou distillés (eau vulnéraire ou d'« arquebusade », eau de plantain) ; Lémery, *op. cit.*, p. 5-7.

72. Michel Ettmuller, *Méthode de consulter et prescrire les formules de médecine*, Lyon, Thomas Amaulry, 1698, p. 15, 62, 184, 215, 368 ;

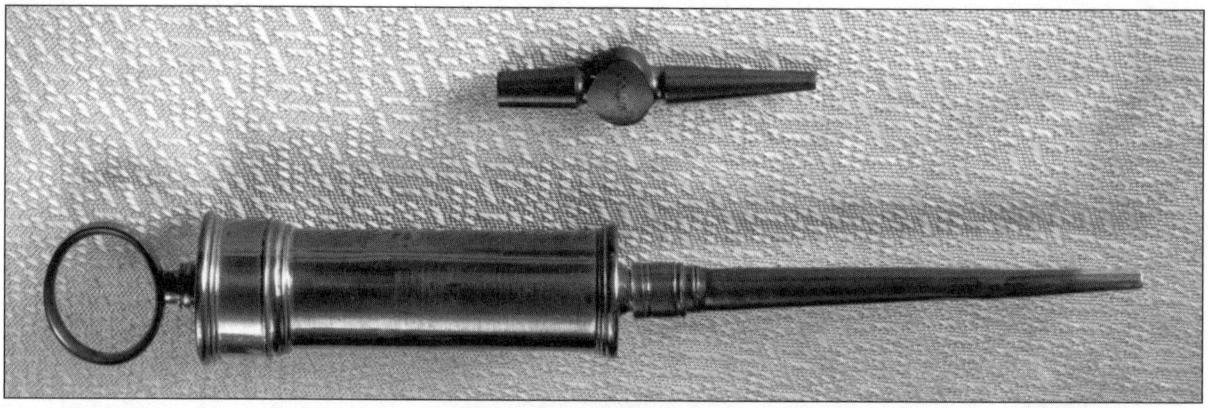

Seringue en argent, probablement du XIXe siècle. Musée de l'Hôtel-Dieu de Québec.

Parmi les remèdes à usage externe, les praticiens de la santé emploient des lotions qui rafraîchissent ou apaisent la douleur, les fomentations ou cataplasmes appliqués chauds, les cataplasmes à consistance de bouillie, les emplâtres à texture solide, les collyres liquides ou secs employés pour les yeux, les huiles, les onguents formés de graisse, d'huile, de poudres et de cire à consistance de graisse, les liniments dont la texture se situe entre l'huile et l'onguent et enfin les cérats à base de cire[73].

Enfin, le recours aux lavements ou clystères est un autre moyen d'administrer un traitement. C'est un « remède ou injection liquide qu'on introduit dans les intestins par le fondement (grâce à des seringues de tailles variables), pour les rafraîchir, pour lâcher le ventre, pour humecter et amollir les matières, pour irriter la faculté expultrice, dissiper les vents, aider à l'accouchement, etc.[74] » En fonction de l'effet recherché, les injections seront composées d'eau ou de divers produits. La présence de seringues au Canada, tant chez les particuliers que chez les praticiens de la santé, témoigne de la popularité de ce traitement. En 1718, par exemple, madame de la Vallière reçoit deux lavements qui lui coûtent une livre chacun[75]. Les lavements anodins administrés par le chirurgien Jean-Baptiste Chrétien à l'ecclésiastique Gravé coûtent le même prix 70 ans plus tard[76].

En plus des produits chimiques ou biologiques bien identifiés, le corps médical et les Canadiens en général ont également accès aux remèdes secrets ayant, dans plusieurs cas, fait l'objet de « patentes ». Ces produits miracles vendus par des apothicaires et par d'autres individus font l'objet de réclames publicitaires dans les journaux et se retrouvent dans les inventaires après décès de chirurgiens. La *Gazette de Québec* annonce ainsi en 1773 le « baume de vie de Turlington », un remède spécifique pour guérir « la pierre, la gravelle, la colique, le vomissement, le crachement de sang et les autres débilités intérieures[77] ». Le médicament, à usage interne et externe, guérirait également les douleurs, la toux, la goutte, l'abattement d'esprit, l'oppression d'estomac, la pierre, la fièvre intermittente, le déclin de la nature, la gravelle, l'engourdissement, les rhumatismes, et autres[78]. Cette liste pourrait s'allonger d'une trentaine d'autres affections. Quant à l'« eau inestimable d'Andalusie », annoncée en 1784, elle sert dans les cas de maux de jambe, de rhumatismes, de foulures, de goutte ou d'entorses[79]. Bien que l'on retrace plus difficilement ces produits avant la publication de journaux, ces ancêtres des spécialités pharmaceutiques actuelles sont présents en France dès le XVIIe siècle. Signalons, entre autres, la présence

Bellecoste, *Le chirurgien d'hôpital, enseignant la manière douce & facile de guérir promptement toutes sortes de Playes, & le moyen assuré d'éviter l'exfoliation des Os*, Paris, Veuve d'Houry, 1734, p. 459-522 ; Liger, *op. cit.*, p. 425-448 ; Lémery, *op. cit.*, p. 8-38, 43, 51-59, 71, 74, 76, 87, 92, 114, 184, 190-191, 263, 298, 394, 420, 516.

73. *Ibid.*

74. Lebrun, *Se soigner…*, p. 65.

75. Inventaire de feue Françoise Denis, 16 septembre 1721, BAnQ-Q, CN301,S10, greffe de Jacques Barbel, n° 611.

76. Mémoire des medicaments faite et fourny a Messieurs Du Seminere par chretien, 24 septembre 1787, CRAF, Séminaire 120, n° 311.

77. *Gazette de Québec*, n° 419, 14 janvier 1773.

78. *Ibid.*

79. *Gazette de Québec*, n° 992, 26 août 1784.

278 LA MEDECINE

Fiévres

LES FIEVRES.

Fiévres Intermittentes.

LEs Vômitifs ſont très-utiles donnez une heure ou deux avant l'accès de la fiévre, ſur tout de la Quarte. Le Tartre émetique eſt le plus uſité & le meilleur, on en donne ordinairement huit ou dix grains ſelon les forces du malade, dans un boüillon ou dans un verre de tiſane laxative, il fait vômir & aller par le bas, & emporte en peu de tems la fiévre.

La ſaignée n'eſt pas abſolument néceſſaire pour guérir les fiévres intermittentes, & on s'en paſſera pourvû que le malade ne ſoit plétorique & fort ſanguin, dit M. de St Hilaire.

Un petit verre de ſuc crud de Chicorée ſauvage, ou quatre onces de ſon eau diſtilée donnée aux premieres aproches de l'accès des fiévres, les guérit ordinairement en deux ou trois priſes.

La Racine de grande Gentiane donnée depuis demie dragme juſqu'à une dragme en poudre avant l'accès fait ſuer, & ſi on le réïtére elle chaſſe abſolument les fiévres intermittentes.

Pour toutes fiévres intermittentes.

DES PAUVRES. 279

Fiévres

Prenez une charge de fuſil de Poudre à Canon, une bonne pincée de Sel gris, deux ou trois gouſſe d'Ail, le jaune d'un œuf frais du même jour, & pour un ſol de Safran en Poudre. Mêlez le tout après avoir bien pilé l'Ail, le Sel, & la Poudre à canon enſemble, couvrez entiérement le doigt annulaire de la main gauche trois ou quatre heures avant l'accès de la fiévre avec cette compoſition, que vous y laiſſerez cinq ou ſix jours, tenant pendant ce tems, la main gauche chaudement ſans la laver. Ce remède a été éprouvé un très-grand nombre de fois.

Dans trois chopines d'eau faites boüillir ſix Pommes de Reinette miſes en morceaux ſans ôter la peau, réduiſez les trois chopines d'eau à une pinte par l'ébullition, laquelle étant froide, faites-y infuſer pendant toute la nuit une once de Séné, autant de Régliſſe nouvelle, miſe en morceaux, une dragme de Criſtal mineral, une poignée de Pimprenelle avec un Citron mis en tranches. Faites quatre priſes de la colature, dont vous en donnerez deux le matin, l'une à ſix heures, & l'autre à ſept & les deux autres le lendemain, à moins que le malade eût été beaucoup purgé. car en ce cas il faudra donner un jour de repos entre deux. Cette Tiſane a été donnée autrefois par M. Bouvart premier Mé-

Traitement des fièvres intermitentes. Alexandre, Dom N. *La médecine et la chirurgie des pauvres, qui contiennent des Remèdes choisis, faciles à préparer & sans dépense, pour la plûpart des Maladies internes & externes qui attaquent le Corps Humain.* Paris, Laurent Le Conte, 1738, p. 278-279.

PAR AUTORITE.

EAU

INESTIMABLE D'ANDALUSIE,

QUI guérit radicalement toutes inflamations concernant les yeux, ou dans aucune partie du corps, par quelqu'accident que ce puiſſe être, Efforts, Foulures, Entorſes, Meurtriſſures : Elle ôte auſſi l'Inflamation Eryſipéle, ôte le feu des brulures ſans y laiſſer de cicatrice, pourritures de chairs ou putréfaction ; il n'eſt pas néceſſaire de ſe ſervir d'aucun emplâtre en faiſant uſage de cette Eau, car elle ne tache point le linge, et n'a aucune odeur déſagréable.

Si toutes les Familles connoiſſoient les vertus de cette Eau, aucune ne voudroit en manquer.

C'eſt une très-excellente Médecine pour voyager, ſoit pour les Meſſieurs de l'armée ou les Navigateurs : Elle fait ſortir immédiatement le venin des morſures ou piqures des animaux, moucherons ou couſins ; adoucit et ôte toutes enflures, de quelques natures qu'elles puiſſent être ; elle ôte les extrêmes peines de la Goutte et du Rhumatiſme, en baſſinant ſouvent la partie ſouffrante, et effectivement ôte les brûlures par éclairs ou autres accidents par la poudre à tirer, ſans laiſſer aucune enflure ou noirceur, et pareillement ſi l'on l'applique aux plus grands coups ou meurtriſſures : et finalement aucun Préparatif ou Compoſé eſt égal à cette Eau, pour guérir les maux ci-deſſus. Et c'eſt ce que plus de mille Perſonnes certifieront avec plaiſir.

La guériſon, pour les maux des jambes eſt certaine.

D I R E C T I O N S.

Pour les maux des yeux, mettez-en un peu dans une taſſe, baſſinez-les deux fois par jour, avec une plume.

Pour les Efforts, Meurtriſſures, Foulures, Enflures, maux des Jambes et autres ſemblables Maladies, trempez un linge blanc dedans la dite Eau, et étendez-le ſur la partie affligée ; et pour toutes bleſſures tendantes à la mortification, trempez un peu de charpie dans la dite Eau, et mettez-la dans la dite bleſſure. Le prix de la Fiole eſt d'une Piaſtre Eſpagnole, et ſe vend chez Mr. J. A. GRAY, à la Voute de Mr. SCOTT, rue St. Paul à Montréal,

Réclame publicitaire pour l'eau inestimable d'Andalusie (sic). *Gazette de Québec*, n° 992, 26 août 1784. Centre de référence de l'Amérique française (anciennement Bibliothèque du Séminaire de Québec, Ancien fonds). (Photo Denis Ross)

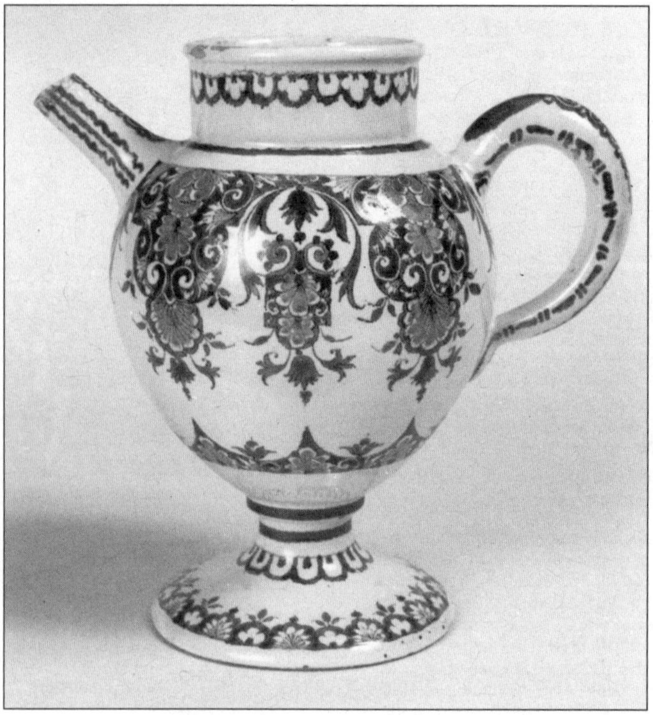

Chevrette en faïence de Rouen, XVIIIe siècle. Pots de pharmacie par excellence, les chevrettes servent à contenir les sirops, les miels et les huiles. Collection des religieuses hospitalières de Saint-Joseph, 984x304.1. (Photo Denis Ross)

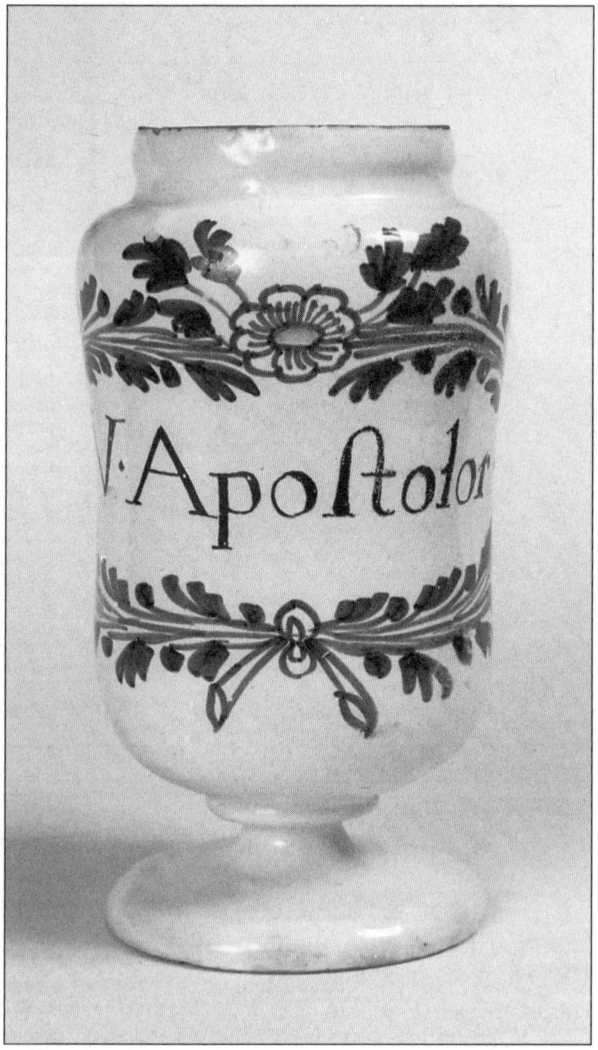

Pot canon en faïence de Rouen, XVIIIe siècle. Collection des religieuses hospitalières de Saint-Joseph, 987x490. (Photo Denis Ross)

au Canada, avant 1760, du sel polychreste dont Elie Seignette a obtenu un brevet en 1673 et du baume tranquille du père Aignan[80].

Cette variété dans les formes, les matières, les compositions et les préparations caractérise la pharmacopée européenne des XVIIe et XVIIIe siècles, qui se traduit par l'utilisation de centaines de médicaments différents.

Les apothicaireries reflètent bien cette situation et la multiplicité des contenants en témoigne. Dans une apothicairerie de Baugé, en France, on retrouvait au XVIIe siècle 146 boîtes de bois cylindriques, 190 pots ou chevrettes, 180 petits pots ou piluliers, 120 bouteilles ou bocaux de verre[81]. Chaque récipient porte le nom latin, souvent abrégé, du produit qu'il contient[82]. Au Canada, certaines apothicaireries sont considérables. En 1742, le chirurgien Jourdain Lajus, de Québec, possède dans la sienne 241 contenants « tant flacons que bouteilles et fioles de différentes grandeurs » et 40 pots de terre de différents formats. La présence de 131 produits médicaux différents est également notée[83].

80. Boussel et autres, *op. cit.*, p. 178-179, 184. Le sel polychreste fait partie de la liste des remèdes que l'on demande en 1692 pour les troupes et en 1741 pour l'Hôtel-Dieu de Québec. De même, le baume tranquille du père Aignan est mentionné dans une liste de remèdes requis par l'Hôtel-Dieu de Québec en 1741.

81. Lebrun, *Se soigner…*, p. 67.

82. *Ibid.*

83. Inventaire de feu François-Xavier Lajus et de Louise-Élisabeth Moreau, lieutenant des chirurgiens de Québec, 28 mars 1742, BAnQ-Q, CN301,S223, greffe de Jacques Pinguet, n° 2839.

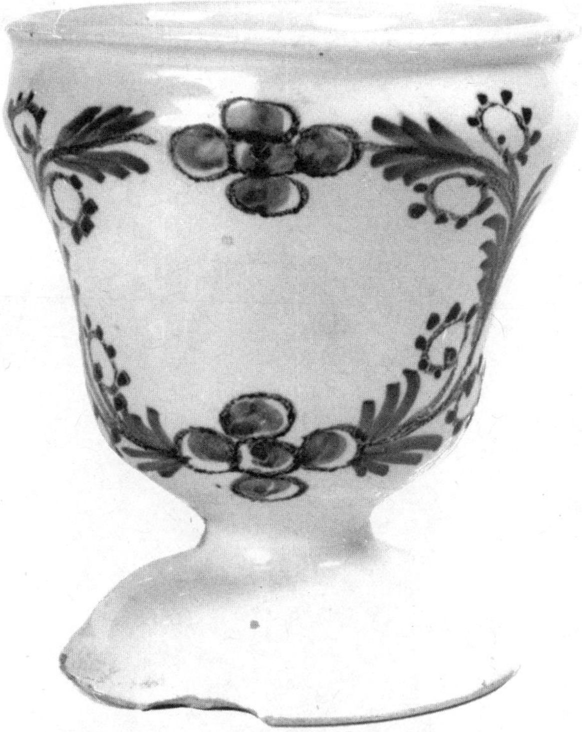

Petit pot à pommade, XVIIIe siècle. Il a été utilisé à la pharmacie des religieuses hospitalières de Saint-Joseph jusqu'en 1962. Collection des religieuses hospitalières de Saint-Joseph, 987x489. (Photo Denis Ross)

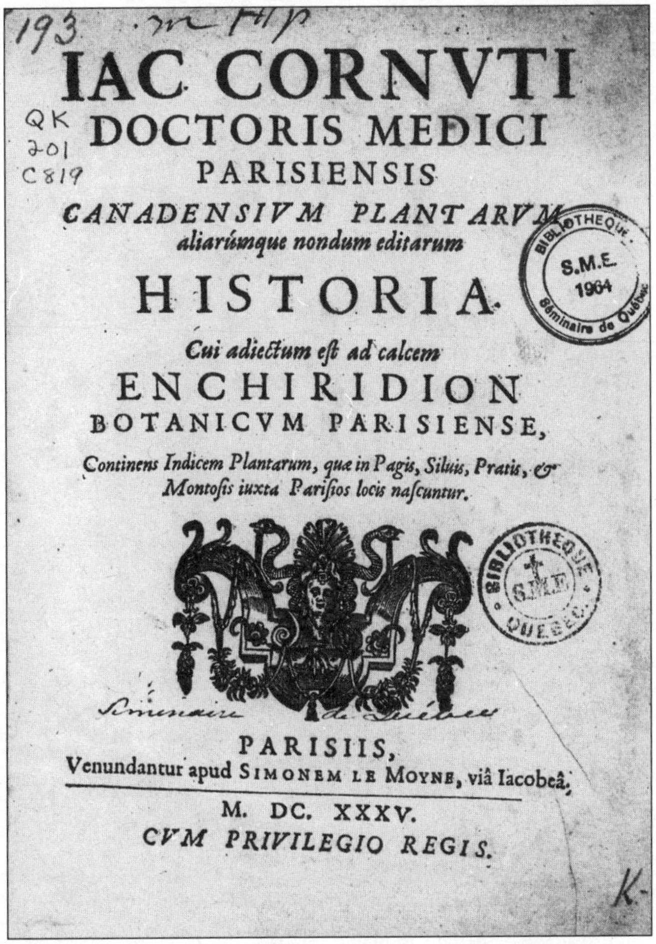

IAC CORNVTI
DOCTORIS MEDICI
PARISIENSIS
CANADENSIVM PLANTARVM
aliarúmque nondum editarum
HISTORIA.
Cui adiectum est ad calcem
ENCHIRIDION
BOTANICVM PARISIENSE,
Continens Indicem Plantarum, quæ in Pagis, Siluis, Pratis, & Montosis iuxta Parisios locis nascuntur.

PARISIIS,
Venundantur apud SIMONEM LE MOYNE, viâ Iacobeâ.
M. DC. XXXV.
CVM PRIVILEGIO REGIS.

Premier livre de botanique de l'Amérique du Nord, cet ouvrage de Cornut décrit 79 espèces canadiennes dont plusieurs ont des usages médicinaux. Jacques-Philippe Cornuti, *Canadensium Plantarum aliarumque nondum editarum Historia*, Paris, Simon Le Moyne, 1635, page titre.

La pharmacopée officielle canadienne

Au Canada, aux XVIIe et XVIIIe siècles, les institutions hospitalières, les militaires, les Jésuites et le corps médical suivent des pratiques et des usages observés en France. L'examen des inventaires après décès de chirurgiens et d'apothicaires, des factures des importations de médicaments de l'Hôtel-Dieu de Québec, des commandes de fournitures pour les troupes de même que des comptes médicaux le confirme. Vingt-sept documents des XVIIe et XVIIIe siècles ont permis de dresser une liste comprenant 1 800 mentions de produits médicaux[84]. On constate aisément que la majorité des produits de base ou matières premières qui entrent dans la composition des médicaments, et même certaines préparations, sont importés de France. Cette dépendance face à la métropole existe également en Nouvelle-Angleterre au XVIIIe siècle[85].

Un peu plus de la moitié des 96 inventaires après décès de membres du corps médical rédigés entre 1660 et 1800 mentionnent la présence de remèdes. L'absence de mentions de remèdes chez plusieurs d'entre eux s'explique par l'écart entre le décès et l'inventaire, par une vente avant l'inventaire, par l'âge avancé du praticien, par le fait que les remèdes faisaient partie du préciput ou par le peu de valeur

84. Ce sont essentiellement des listes de médicaments contenues dans les inventaires après décès de chirurgiens, des commandes de médicaments pour les troupes, pour l'Hôtel-Dieu de Québec ou pour le chirurgien Bonnefoy et, enfin, des comptes médicaux.

85. J. Worth Estes, «Therapeutic Practice in Colonial New England», dans *Medicine in Colonial Massachusetts 1620-1820*, Boston, The Colonial Society of Massachusetts, 1980, *passim.*

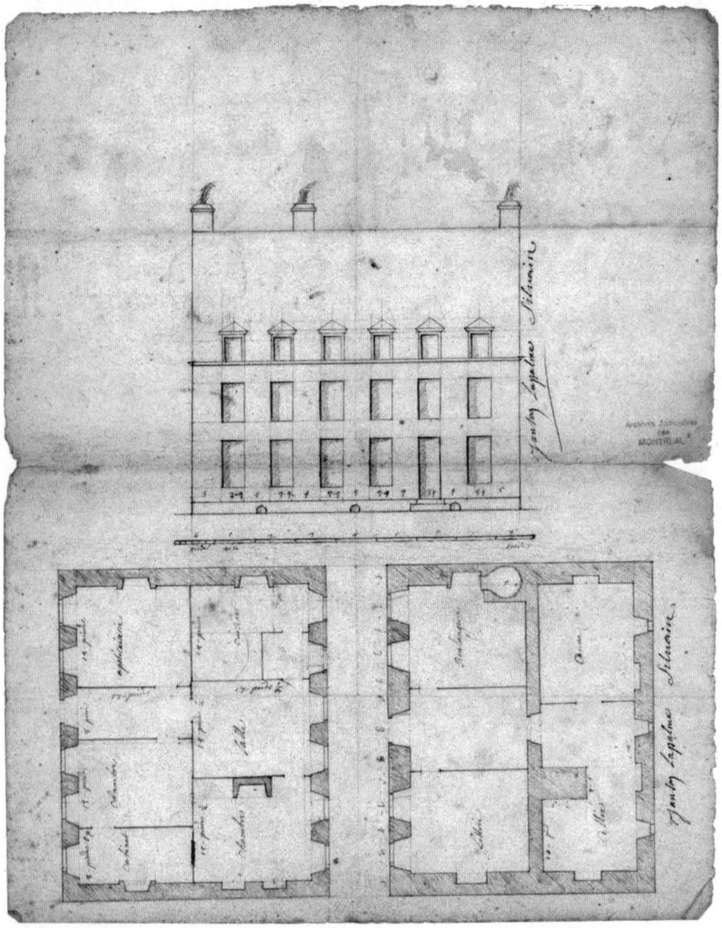

Façade principale et plan d'une maison de Montréal. On y retrouve un local « servant d'apothicairerie » au médecin montréalais Timothée Sullivan dit Sylvain, vers 1730. Bibliothèque et Archives nationales du Québec (BAnQ) à Québec, P318,S9,D12.

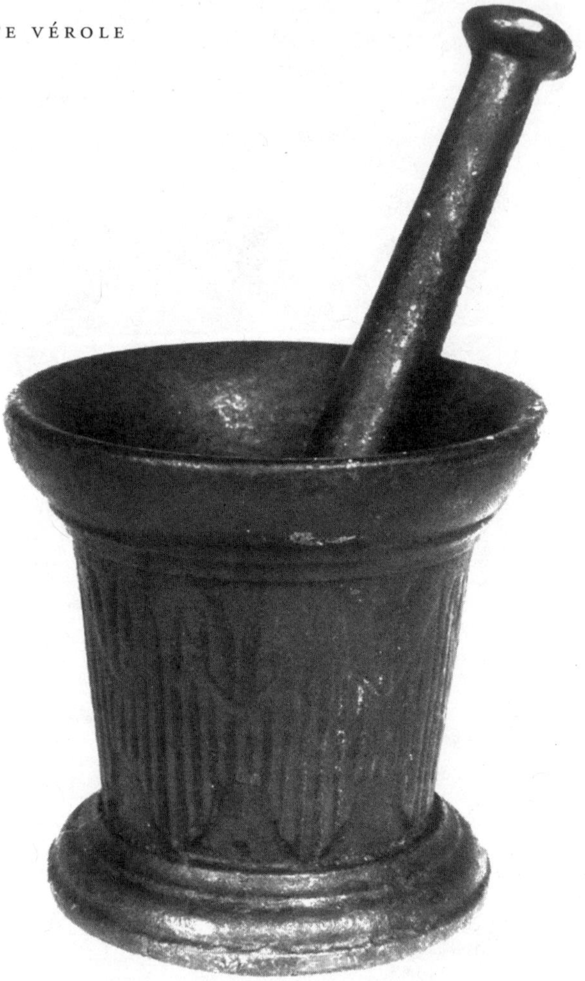

Mortier avec motifs géométriques et son pilon, XVIIe ou XVIIIe siècle. Collection des religieuses hospitalières de Saint-Joseph, 984x374. (Photo Denis Ross)

qu'ils représentent. La présence d'instruments liés à la préparation ou à la conservation des remèdes tels les mortiers et pilons ou les pots chez plusieurs chirurgiens n'ayant pas de médicaments inscrits dans leur inventaire, soit 15 % des cas, milite en faveur de la thèse qu'une absence de mentions ne découle pas nécessairement d'une absence de remèdes. Il est vrai qu'en ville la présence d'apothicaireries telles celles des Jésuites à Québec, de l'Hôtel-Dieu à Montréal ou de certains confrères pourrait avoir incité quelques praticiens à se procurer des produits auprès de celles-ci. De même, l'utilisation de produits issus de la colonie ayant peu ou pas de valeur marchande par rapport aux remèdes importés coûteux pourrait être invoquée. Mais toutes ces justifications n'expliquent pas tout. L'absence de mentions de médicaments est souvent liée à des successions médiocres d'individus qui pourraient avoir limité leurs interventions thérapeutiques à l'usage du davier, du rasoir et de la lancette. Enfin, l'absence de mentions de médicaments, qui est la règle au XVIIe siècle (9/11), représente près des trois cinquièmes des cas entre 1701 et 1740 (13/23), moins de la moitié entre 1740 et 1780 (15/34) et seulement le quart entre 1781 et 1800 (7/27). Cette évolution témoigne de la professionnalisation progressive du corps de santé canadien.

Certaines apothicaireries sont bien garnies. Les chirurgiens urbains Lajus, Saint-Olive, Baudoin et Feltz possèdent – respectivement en 1742, 1743, 1752 et 1756 – 131, 102, 60 et 25 produits à usage médical. Les campagnes contiennent également

Tableau 7. Les 23 produits médicaux les plus fréquemment présents chez les chirurgiens du XVIIIe siècle

Produits	1716	1735	1742	1743	1747	1752	1756	1771	1776	1777	1791	1792
Jalap	X	X	X	X	X	X	X	X	X	X	X	X
Vitriol[86]	X	X	X	X	X		X	X	X	X	X	X
Tartre[87]		X	X	X	X	X	X	X	X	X	X	X
Ipécacuana	X	X	X		X	X	X		X	X	X	X
Sené	X	X	X	X	X		X	X	X	X	X	
Quinquina	X	X	X	X	X	X				X	X	X
Thériaque	X	X	X		X	X	X	X		X	X	
Écrevisse	X	X	X	X	X	X		X		X	X	X
Mercure	X	X		X	X	X		X		X	X	
Manne	X			X	X	X	X	X		X	X	
Corail	X	X		X	X	X				X	X	X
Rhubarbe	X	X	X	X	X	X	X					X
Poudre cornachine	X	X		X	X	X		X		X		X
Cannelle	X	X		X		X		X		X	X	
Alkermès	X	X	X			X		X		X		
Antimoine	X		X	X		X				X	X	X
Safran			X	X	X		X			X	X	X
Réglisse		X	X		X	X			X	X		X
Anis			X	X	X	X			X	X		
Cantharide	X			X		X				X	X	X
Soufre		X	X	X					X		X	X
Rose	X		X	X	X						X	X
Vipère	X	X	X	X		X				X		
TOTAL	18	17	17	19	17	18	9	11	8	20	18	15

quelques apothicaireries dignes des meilleurs chirurgiens des villes. Le chirurgien Vincelot, de Champlain, possède 52 produits médicaux différents en 1716; Boucher, de Varennes puis de Boucherville, 49 en 1735; Dalen, de la Côte-du-Sud, 40 en 1747; Labat, de Terrebonne puis de Pointe-aux-Trembles, respectivement 101 et 123 en 1777 et en 1791; Duberger, à Saint-Thomas (Montmagny), 120 en 1792.

L'analyse de onze inventaires après décès, énumérant des médicaments ayant une valeur monétaire, et d'une commande de remèdes adressée à un marchand par le chirurgien Bonnefoy en 1771, fait ressortir ceux qui sont les plus couramment employés au XVIIIe siècle par les praticiens canadiens[88]. Faute de documents précis, nous n'avons pu étendre cette analyse au siècle précédent. Nous avons retenu, parmi les centaines de produits différents, les 23 produits présents dans la majorité des inventaires[89].

86. Ancien terme désignant des sulfates, le mot vitriol comprend plusieurs produits. Nous avons inclus dans cette catégorie le vitriol, le vitriol romain, le vitriol de Chypre, le vitriol blanc, le sel de Glauber, le sel d'Epsom, le sel polychreste, le sel Duobus et l'arcanum duplicatum. Bien qu'étant un sulfate, l'alun a été exclu conformément aux usages de l'époque.

87. Nous avons inclus dans cet article le tartre martial soluble, le tartre émétique ou stibié, la crème de tartre et le sel végétal.

88. Puisque certains produits d'usage courant en alimentation ou disponibles gratuitement dans la nature étaient également utilisés en médecine, il est probable que les listes de médicaments retracées dans les inventaires soient incomplètes.

89. À l'exception d'une commande de médicaments faite à Londres pour le chirurgien Bonnefoy en 1771, chacune des dates correspond à celle d'un inventaire après décès de chirurgiens où la liste des remèdes possédés est donnée. Inventaire de feu Urbain Vincelot, chirurgien, 15 février 1716, BAnQ-TR, CN401,S70, greffe de Daniel Normandin; Inventaire de feue Agathe Hébert et de Joseph Boucher-Denoix, écuyer et chirurgien du bourg de Boucherville, 22 novembre 1735, BAnQ-M, CN601,S362, greffe de Simon Sanguinet, père; Inventaire de feu François-Xavier Lajus et de Louise-Elisabeth Moreau, lieutenant des chirurgiens de Québec, 28 mars 1742, BAnQ-Q, CN301,S223, greffe de Jacques Pinguet, n° 2839; Levée des scellés et inventaire sur les biens de feu Claude Boiteux de Saint-Olive, apothicaire, et de feu son épouse Madeleine Nafrechou, 27 au 30 juillet 1743, BAnQ-M, TL4,S1,D4981, Juridiction royale de Montréal; Inventaire de feu Jean Dalen, chirurgien de la paroisse de Saint-Roch, 8 février 1747, BAnQ-R, CN104,S26, greffe de Joseph Dionne; Inventaire de feu Gervais Baudoin et de Marthe

Dans plusieurs cas, l'usage de ces produits est difficile à préciser. Certaines appellations, spécialement celles qui concernent des matières d'origine minérale, recouvrent plusieurs produits différents aux usages différents. De même, tous les dérivés d'un produit de base ne portent pas nécessairement un nom semblable et un même produit peut porter plusieurs noms. Les cas du vitriol et du tartre sont assez éloquents. Le vitriol, nom ancien des sulfates, est présent sous forme de sulfate de cuivre (vitriol de Chypre), de sulfate de zinc (vitriol blanc), de sulfate de soude (sel de Glauber), de sulfate de magnésie (sel d'Epsom) et de sulfate de potasse (sel polychreste, sel Duobus et arcanum duplicatum). De même, le tartre est signalé sous forme de tartrate de potasse et de fer (tartre martial soluble), de tartrate de potasse et d'antimoine (tartre émétique ou stibié), de tartrate acidulé de potasse (crème de tartre) et de tartrate de potasse (sel végétal). Enfin, les usages d'un produit, suivant les quantités, les formes ou les combinaisons avec d'autres médicaments, peuvent varier.

Malgré ces difficultés, il est possible de caractériser la médecine pratiquée, au XVIIIe siècle, par les disciples canadiens d'Esculape. Les remèdes évacuants tels les purgatifs (jalap, sené, sel de Glauber, sel d'Epsom, manne, crème de tartre, sel végétal, ipécacuana, rhubarbe et poudre cornachine), les vomitifs (vitriol blanc, ipécacuhana, antimoine et tartre émétique) et les diaphorétiques (antimoine diaphorétique) occupent la place d'honneur et cette présence massive confirme la locution latine « Saignare, purgare et clysterium donare » (Saigner, purger et administrer des lavements) qui résume l'essentiel de la pratique médicale de l'époque[90]. Grâce au soufre, au quinquina et à l'ipécacuana, l'intervention du praticien peut s'avérer relativement efficace dans les cas de gale, de fièvre et de dysenterie. Les mouches cantharides servent de vésicatoire et le vitriol de Chypre, le vitriol blanc, l'alun et le corail servent généralement d'astringent. Le corail et les yeux d'écrevisse – qui ne sont pas réellement des yeux, mais plutôt des pierres se trouvant dans cet animal – sont utilisés comme absorbant. Le mercure sert surtout d'antivénérien et la réglisse comme adoucissant. Enfin, la thériaque, qui contient de l'opium, est utilisée comme fortifiant et calmant.

Dans ces 23 produits, le praticien canadien retrouve l'essentiel des actions thérapeutiques recommandées à cette époque. Ces produits sont-ils efficaces ? Le quinquina et l'ipécacuana, bien représentés dans les inventaires de chirurgiens du XVIIIe siècle, sont parmi les remèdes les plus efficaces que possède la médecine de l'époque. Le premier sert à traiter les cas de fièvre et le second est utilisé pour soigner les malades atteints de dysenterie. Encore aujourd'hui, des dérivés de ces produits sont utilisés. De même, il est vrai que le sené et la manne purgent bien ou que la thériaque calme. Toutefois, la question fondamentale réside plutôt dans la pertinence d'une purgation, d'un calmant ou de tout autre traitement dans un contexte où l'on ne peut généralement pas identifier les causes réelles d'une maladie. Le malade risque souvent de sentir ou de ressentir les effets d'une médication mais sans que cela se traduise par une amélioration de son état. D'ailleurs, en cas de guérison, il est difficile pour les contemporains de Louis XV de prouver ou de nier qu'elle est imputable à l'action thérapeutique de la médication[91].

Marcou, maître chirurgien et bourgeois de Québec, 5 juillet 1752, BAnQ-Q, CN301,S11, greffe de Claude Barolet, n° 2631 ; Inventaire de feue Ursule Aubert et de Ferdinand Feltz, chirurgien-major des troupes, de Montréal, 9 octobre 1756, BAnQ-M, CN601,S108, greffe de Louis-Claude Danré de Blanzy ; État des Remèdes que je prie Monsr Ermatinger de Vouloir bien me faire venir de Londres, Bonnefoy chirurgien, 9 novembre 1771, BAC, MG 19, A2, Fonds Lawrence Ermatinger, Letterbook (1770-), p. 97-98 ; Inventaire de feu Jean-Baptiste Laserre dit Laforme et d'Élisabeth Renoux, chirurgien de Repentigny, 11 octobre 1776, BAnQ-M, CN605,S14, greffe de Joseph Daguilhe, n° 4515 ; Inventaire de feue Marie-Archange Lamoureux et de Guillaume Labat, chirurgien de Terrebonne, 6 février 1777, BAnQ-M, CN606,S7, greffe de Jacques Dufault, n° 1035 ; Inventaire de feue Marianne Chaumont et de Guillaume Labat, chirurgien de Pointe-aux-Trembles, 2 et 3 mars 1791, BAnQ-M, CN606,S7, greffe de Jacques Dufault, n° 4448 ; Inventaire de feu Bernard Duberger et de Louise Cureux, maître chirurgien de Saint-Thomas (Montmagny), 22 octobre 1792, BAnQ-Q, CN301,S92, greffe d'Alexandre Dumas.

90. Lebrun, *Se soigner autrefois...*, p. 62.

91. Malgré un diagnostic flou ou une méconnaissance de l'étiologie des maladies, certains traitements peuvent donner de bons résultats. Certaines mesures involontaires d'aseptie peuvent empêcher l'infection. Citons, à titre d'exemple, le cas du docteur Lavergne de Lamballe en Bretagne qui traite, en 1808, des cas de morsures par des animaux atteints par la rage. Or, le traitement local préconisé par le médecin correspond à peu de chose près à celui qui est recommandé par l'Organisation mondiale de la Santé en 1954. Jean-Pierre Goubert, *Médecins d'hier, médecins d'aujourd'hui. Le cas du docteur Lavergne (1756-1831)*, Paris, Éditions Publisud, 1992, p. 206-207.

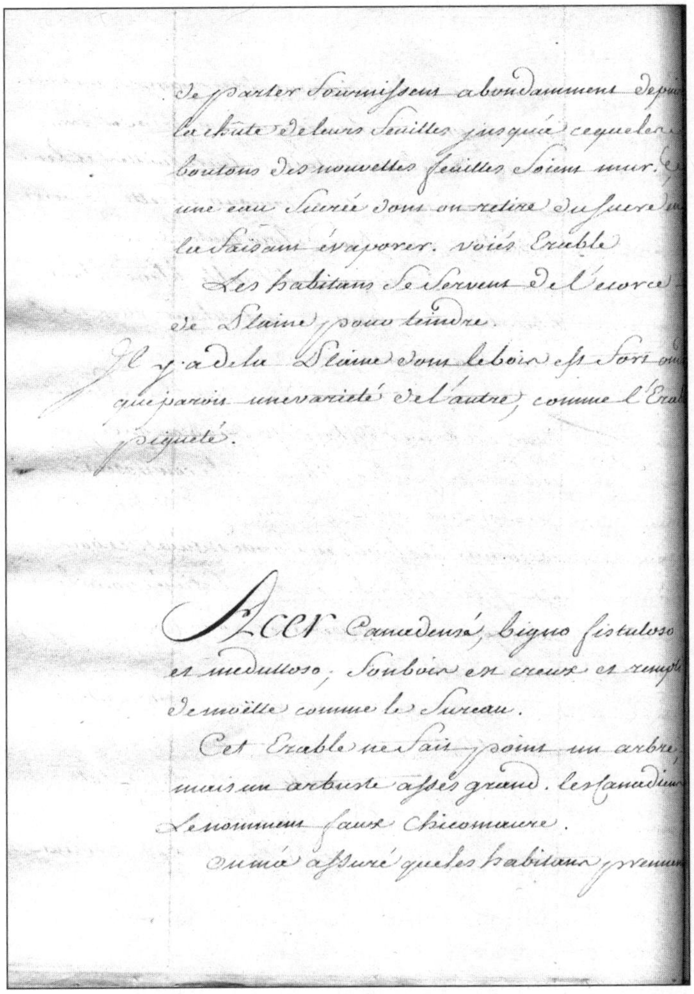

de parler fournissent abondamment depuis
la chute de leurs feuilles jusqu'à ce que les
boutons des nouvelles feuilles soient mûr. C'est
une eau sucrée dont on retire du sucre en
la faisant évaporer. voiés Erable

Les habitans se servent de l'ecorce
de plaine pour teindre.

Il y a de la plaine dont le bois est fort onde
que parois une varieté de l'autre, comme l'Erable
piqueté.

Acer Canadense, ligno fistuloso
et medulloso; son bois est creux et rempli
de moëlle comme le Sureau.

Cet Erable ne fait point un arbre
mais un arbuste assés grand. les Canadiens
le nomment faux Chicomaure.

On m'a assuré que les habitans prennent

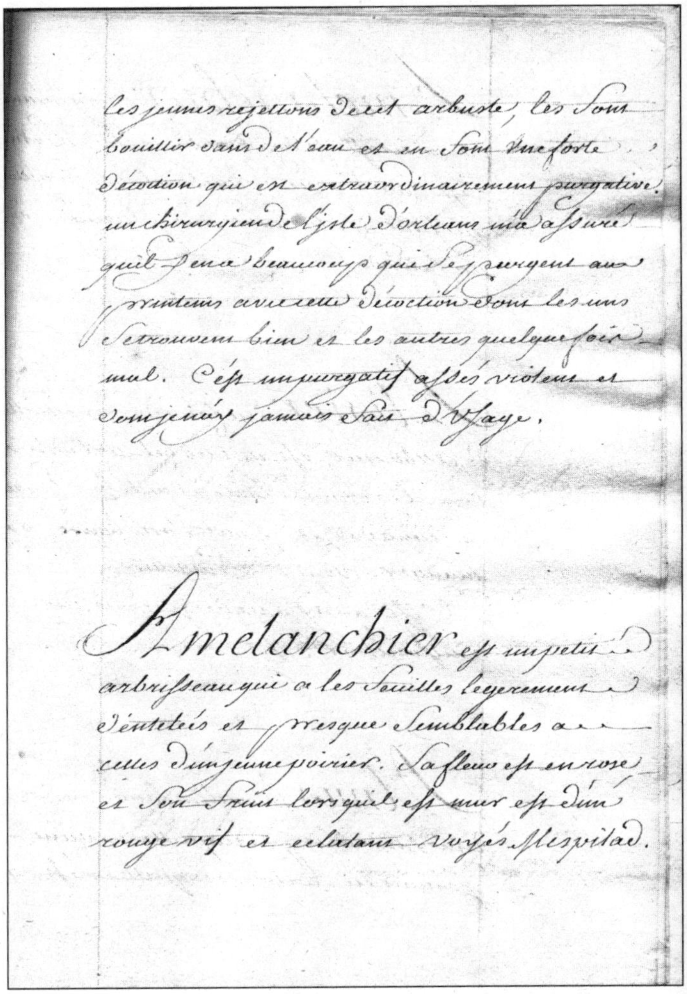

les jeunes rejettons de cet arbuste, les font
bouillir dans de l'eau et en font une forte
decoction qui est extraordinairement purgative;
un chirurgien de l'Isle d'orleans m'a assuré
qu'il y en a beaucoup qui se purgent au
printems avec cette decoction dont les uns
se trouvent bien et les autres quelquefois
mal. C'est un purgatif assés violent et
dont je n'ay jamais fait d'usage.

Amelanchier est un petit
arbrisseau qui a les feuilles legerement
dentelées et presque semblables a
celles d'un jeune poirier. La fleur est en rose
et son fruit lorsqu'il est mûr est d'un
rouge vif et eclatant. voyés Mespilus.

Jean-François Gaultier note l'usage médicinale des plantes par les Canadiens. Le chirurgien de l'île d'Orléans auquel il fait allusion serait Jean Mauvide. Jean-François Gaultier, *Histoire des Plantes du Canada*, BAnQ-Q, P91.

Si l'essentiel de la pharmacopée canadienne est importé, plusieurs remèdes proviennent de la colonie. Des simples sont cultivés dès le XVIIe siècle. En 1681, un chirurgien montréalais en récolte dans son jardin. De même, l'Hôtel-Dieu de Québec possède au XVIIIe siècle un « carré » où l'on produit des plantes médicinales[92].

Certaines plantes médicinales furent cultivées dès les débuts de la colonie ; d'autres espèces, par contre, sont devenues indigènes après leur introduction, souvent de façon fortuite. C'est le cas, par exemple, de la véronique Beccabunga (Veronica Beccabunga L.) introduite au XVIIe siècle et maintenant naturalisée dans la région de Québec[93]. Cette plante comestible que le médecin Gaultier désigne comme « la première salade qu'on mange en Canada » est utilisée

92. « Santé du corps et de l'esprit », dans *Nos Racines, l'histoire vivante des Québécois*, Montréal, Les Éditions T.L.M. Inc., 1979, n° 17, p. 326-327 ; Plan du terrain de l'hôpital et de celuy de la comté des Religieuses tel qu'ils se trouvent dans la ville avec les batimens qui les occupent, vers 1740, Archives du monastère de l'Hôtel-Dieu de Québec, PR4-00020-003.

93. Le médecin Gaultier note qu'on ramassa dans la région de Québec, en avril 1745, « dans les endroits bien découverts & sur le bord des ruisseaux, beaucoup de pissenlis & de bécabunga ou de véronique d'eau ». Monsieur Du Hamel, « Observations botanico-météorologiques faites à Québec », dans *Histoire de l'Académie royale des Sciences, Année M.DCCXLVI*, Paris, Imprimerie royale, 1751, p. 93 ; Frère Marie-Victorin, *Flore laurentienne*, Montréal, Presses de l'Université de Montréal, 1964, p. 474.

comme antiscorbutique[94]. Originaires d'Eurasie, la véronique officinale, le chiendent, la consoude officinale, la tanaisie vulgaire, l'herbe de Saint-Jean[95], la jusquiame noire, le bleuet, l'aristoloche clématite et l'absinthe[96] sont utilisés en médecines officielle et populaire et furent probablement introduits au Canada dès le Régime français[97].

94. *Ibid.*

95. En 1802, Antoine Chrétien, de Saint-Henri, dans la région de Québec, est poursuivi pour avoir tenté de faire avorter Marie-Barbe Roy, enceinte de lui. Selon un témoignage, « Chrétien La Seigna et lui dit de prendre de la Tisanne de rasinne depersie, de l'arbe à chât et de l'arbe St Jean » afin de faire « perire Son Enfans ». Or, les racines de persil (Petroselinum hortense), l'herbe-à-chat (Nepata Cataria L.) et l'herbe de Saint-Jean (Artemisa vulgaris L.) sont des plantes originaires d'Eurasie et, en France, leurs propriétés emménagogues sont signalées dans les traités médicaux des XVIIe et XVIIIe siècles. Nous remercions madame Hélène Laforce de nous avoir mentionné l'existence de ce document exceptionnel. Le roi contre Antoine Chrétien, 13 juillet 1802, BAnQ-Q, TL18,S1,SS1, Cour du banc du roi pour le district de Québec, Matières criminelles en général, Dossier n° 481. En fait, un survol de la médecine populaire actuelle dans les régions de Bellechasse et de la Beauce et dans la localité de Sainte-Brigitte-de-Laval démontre beaucoup d'affinités avec les médecines officielle et populaire françaises de l'époque. Signalons l'emploi de la bardane mineure mieux connue sous le nom de rapace (Arctium minus (Hill) Bernh.), du chardon vulgaire (Cirsium vulgare (Savi) Tenore), du chiendent (Agropyron repens (L.) Beauv.), du lin (Linum usitatissimum L.), de la menthe à épis ou baume (Mentha spicata L.), du plantain majeur (Plantago major L.), du framboisier (Rubus idaeus L.) ou du pissenlit (Taraxacum officinale Weber) ; Liger, *op. cit.*, p. 393, 396 ; Fortin, *op. cit.*, p. 56 ; Sœur Sainte-Ursule, *op. cit.*, p. 173-176, 179-180 ; Frère Marie-Victorin, *op. cit.*, p. 331-332, 383-384, 495, 504-505, 509-510, 553-554, 567, 572, 582, 788-789 ; Jacques Nadeau, *op. cit.*, p. 74, 78-79, 81-84, 86-87, 93-94, 96-98 ; France Bélanger et autres, *La Beauce et les Beaucerons. Portraits d'une région 1737-1987*, Beauceville, L'Éclaireur, 1990, p. 235-238.

96. Ces plantes sont mieux connues par leurs noms officiels : la véronique officinale (Veronica officinalis L.), le chiendent (Agropyron repens (L.) Beauv.), la consoude officinale (Symphytum officinale L.), la tanaisie vulgaire (Tanacetum vulgare L.), l'herbe de Saint-Jean (Hypericum perforatum L. ou Artemisia vulgaris L.), la jusquiame noire (Hyoscyamus niger L.), le bleuet (Centaurea Cyanus L.), l'aristoloche clématite (Aristolochia Clematitis L.) et l'absinthe (Artemisia Absinthium L.).

97. Frère Marie-Victorin, *op. cit.*, p. 220, 284, 425, 457, 462-463, 474, 568, 570, 572, 788-789 ; Jacques Nadeau, « La médecine populaire dans quatre paroisses du comté de Bellechasse », dans Robert-Lionel Séguin, dir., *Revue d'ethnologie du Québec*, vol. 2, n° 1, Montréal, Leméac, 1976, p. 84, 86, 92, 96 ; Fleurbec, *Plantes sauvages des villes et des champs*, Québec, Fleurbec et Éditeur officiel du Québec, 1978, p. 174-176, 208, 232-234 ; Fleurbec, *Plantes sauvages des villes, des champs et en bordure des chemins*, Saint-Augustin, Fleurbec, 1983, p. 130-132 ; Daniel Fortin, *L'herbier médicinal. Album d'ethnobotanique québécoise*, Sillery, Québec Science, 1983, p. 24, 44, 46, 96 ; Sœur Sainte-Ursule, *Civilisation traditionnelle des Lavallois*, Québec, Presses de l'Université Laval, 1951, p. 175.

L'apport du Canada à la pharmacopée officielle

Au XVIIe et surtout au XVIIIe siècle, les Français s'intéressent au potentiel de la faune et de la flore canadienne. Des médecins tels Michel Sarrazin ou Jean-François Gaultier herborisent, font des expérimentations, compilent des données et entretiennent une correspondance suivie avec des membres de l'Académie royale des sciences à Paris. Dès la fin du XVIIe siècle, l'État soutient et encourage financièrement de telles initiatives en octroyant des gratifications spéciales et, à l'occasion, en payant les frais de recherche des plantes.

Des spécimens sont envoyés en France par Sarrazin et Gaultier de même que par le chirurgien Hubert-Joseph de la Croix, par l'enseigne Daneau de Muy et par la sage-femme Catherine Jérémie[98]. En 1738, encouragé par le ministre de la Marine, Jean-Baptiste Gosselin, prêtre du séminaire des Missions étrangères, remet à l'intendant Hocquart deux caisses de plantes pour le Jardin du roi[99]. L'année suivante, il fournit un petit « ballot contenant un herbier ». En 1742, il s'embarque « avec Mr Cugnet pour voir si dans les terres du Domaine [Domaine du roi] il ne trouveroit pas quelques plantes particulières. Il a eu le bonheur, dit-on, d'en rencontrer quelques unes qui ont été estimées et reçeues au Jardin du Roy en France[100] ». Un envoi de plantes est effectivement effectué en 1742 à la grande satisfaction du ministre de la Marine. En 1749, le gouverneur La Galissonière fait parvenir aux commandants des différents postes de la Nouvelle-France et de la Louisiane un

98. Lettre de Beauharnois au ministre, 17 octobre 1736, ANOM, Fonds des Colonies, série $C^{11}A$, vol. 65, f. 140r-141r. Lettre de Hocquart au ministre, 8 novembre 1740, ANOM, Fonds des Colonies, série $C^{11}A$, vol. 73, f. 414r-416v ; Catherine Fortin-Morisset, « Jérémie, dit Lamontagne, Catherine », dans *Dictionnaire biographique du Canada*, vol. III : *De 1741 à 1770*, Québec, Presses de l'Université Laval, 1974, p. 338-339 ; Catherine Fortin-Morisset, « La Croix, Hubert-Joseph », dans *Dictionnaire biographique du Canada*, vol. III : *De 1741 à 1770*, Québec, Presses de l'Université Laval, 1974, p. 359-360.

99. Lettre de Hocquart au ministre, 26 octobre 1738, ANOM, Fonds des Colonies, série $C^{11}A$, vol. 70, f. 124r-126v ; Catherine Fortin-Morisset, « Gosselin, Jean-Baptiste », dans *Dictionnaire biographique du Canada*, vol. III : *De 1741 à 1770*, Québec, Presses de l'Université Laval, 1974, p. 282-283.

100. Annales du père J.-B. Maurice, 1742, publiées dans Léo-Paul Hébert, transcripteur, *Le troisième registre de Tadoussac Miscellaneorum Liber*, Montréal, Presses de l'Université du Québec, 1976, p. 261.

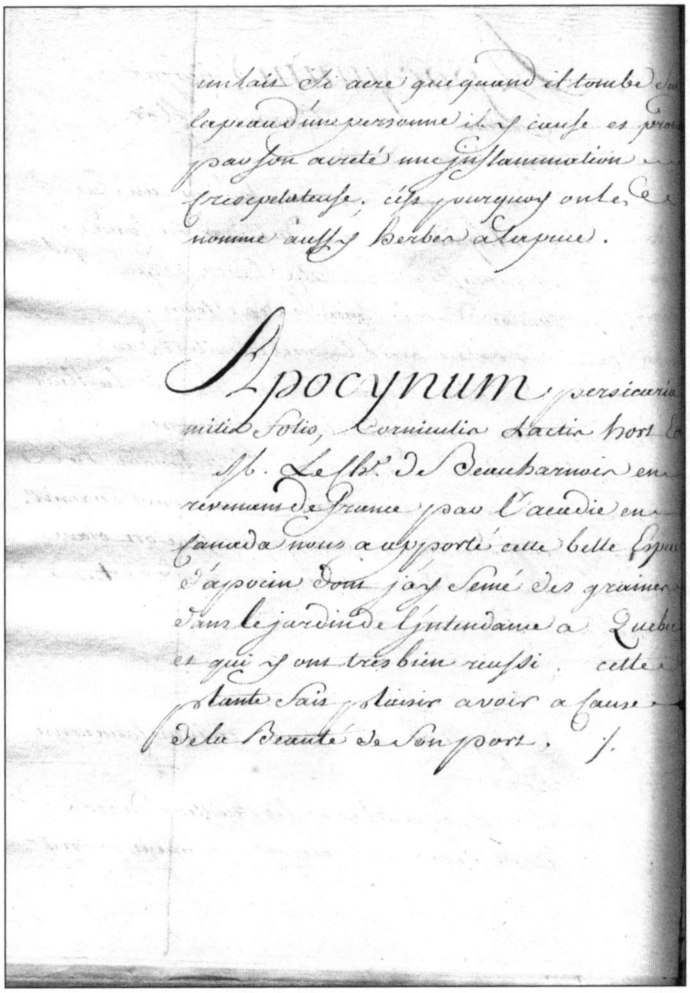
ent lait si acre que quand il tombe sur
la peau d'une personne il y cause et pro[duit]
par son acreté une inflammation
Eresipelateuse, c'est pourquoy on le
nomme aussy herbe a la puce.

Apocynum persicariæ
mitis folio, Cornutia, Actia hort
Mr. Le Chr. de Beauharnois en
revenant de France par l'acadie en
canada nous a apporté cette belle Espe[ce]
d'apocin dont j'ay semé des graines
dans le jardin de l'intendance a Quebe[c]
et qui y ont tres bien reussi. cette
plante fait plaisir avoir a cause
de la Beauté de son port. /.

La recherche de plantes nécessite la collaboration de nombreux individus. Le chevalier de Beauharnois partit pour Québec par voie de terre de Chibouctou, futur Halifax, en Acadie le 2 octobre 1746. Jean-François Gaultier, *Histoire des Plantes du Canada*, BAnQ-Q, P91.

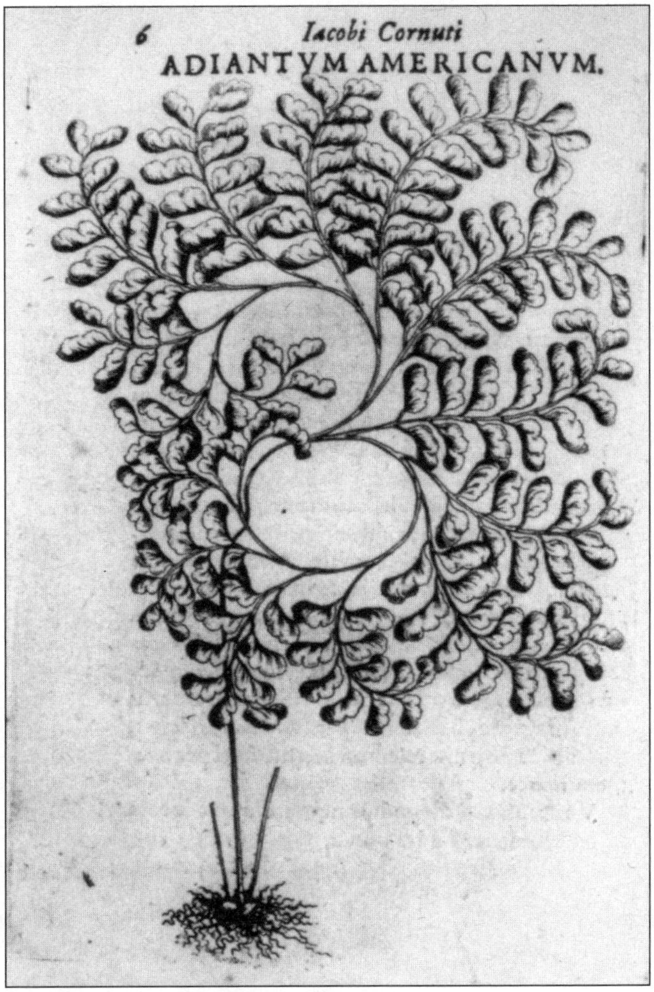

Capillaire du Canada. Gravure de Jacques-Philippe Cornuti, *Canadensium Plantarum aliarumque nondum editarum Historia*, Paris, Simon Le Moyne, 1635, p. 6. (Photo Denis Ross)

mémoire rédigé par le médecin Gaultier: ils sont priés de récolter des spécimens et de l'information sur différents aspects de l'histoire naturelle[101].

De cet effort scientifique, la pharmacopée européenne ne retiendra que quelques éléments. Dès le XVIIe siècle, le capillaire canadien (Adiantum pedatum L.), une espèce de fougère, jugé supérieur à celui de Montpellier, est renommé en France pour ses propriétés pectorales[102]. Au cours de la première moitié du siècle suivant, la supérieure de l'Hôtel-Dieu de Québec en envoie régulièrement en France, nature ou sous forme de sirop[103].

101. Kalm, *op. cit.*, f. 660.

102. En 1694, Lamothe Cadillac se plaint de la perte de sirop de capillaire qu'il avait expédié en France. Mémoire de Lamothe Cadillac, 28 septembre 1694, ANOM, Fonds des Colonies, série $C^{11}A$, vol. 13, f. 178r-191v.; M. Geoffroy, *Traité de la matière médicale ou de l'histoire des vertus, du choix et de l'usage des remèdes simples*, tome 5: *Traité des végétaux*, Section 2: *Des plantes de notre pays*, Paris, Jean Desaint & Charles Saillant, 1743, p. 52-55.

103. «Lettre de Mère Marie-Andrée Duplessis de Sainte-Hélène à madame Hecquet de la Cloche, 19 octobre 1732», publiée dans «Lettres de Mère Marie-Andrée Duplessis de Sainte-Hélène Supérieure des Hospitalières de l'Hôtel-Dieu de Québec», dans *Nova Francia*, vol. III, n° 2 (1927-1928), p. 50-51. De même, en 1713, la dépositaire des Ursulines de Québec expédie au marchand Bourgine de La Rochelle une barrique de capillaire. Connaissement d'une barrique de capillaire chargée sur le «Saint-Hiérôme» par Sœur des

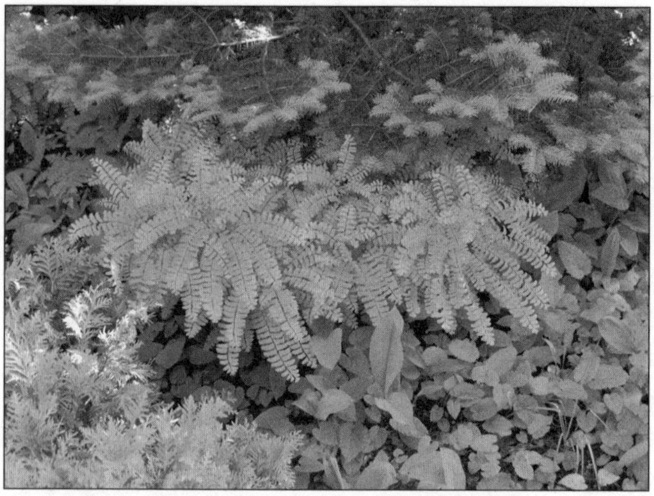

Jugé supérieur à celui de Montpellier, le capillaire du Canada (Adiantum pedatum L.), employé sous forme de sirop, était très populaire dans les cas de maladies pulmonaires. (Photo Rénald Lessard)

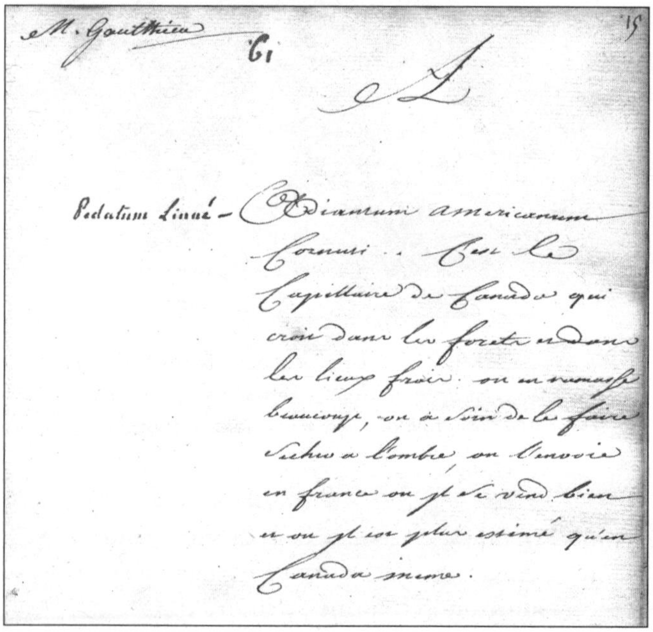

M. Gauthier 61 15

A

Pedatum Linné – Adiantum americanum Cornuti. C'est le Capillaire de Canada qui croit dans les forets et dans les lieux frais. on en ramasse beaucoup, on a soin de le faire sécher a l'ombre, on l'envoie en france ou il se vend bien et ou il est plus estimé qu'en Canada meme.

Jean-François Gaultier rappelle les vertus de la capillaire du Canada et son exportation vers la France. Jean-François Gaultier, *Description de plusieurs plantes du Canada par Mr gauthier*, p. 15, BAnQ-Q, P91.

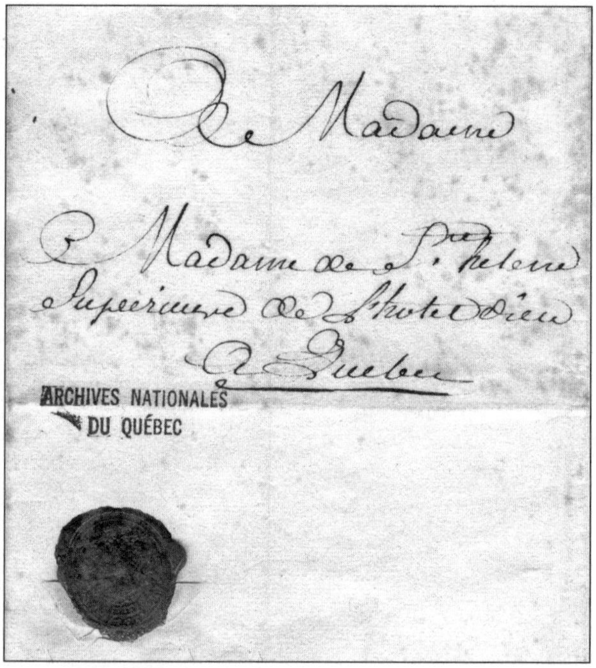

A Madame

Madame de St. Helene Superieure de l'hotel Dieu a Quebec

ARCHIVES NATIONALES DU QUÉBEC

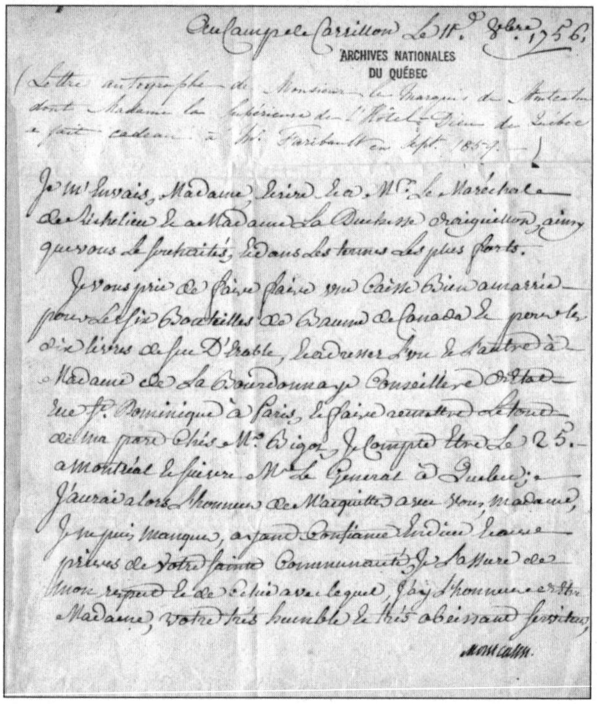

Au Camp de Carillon Le 11. 8bre 1756,

ARCHIVES NATIONALES DU QUÉBEC

(Lettre autographe de Monsieur le Marquis de Montcalm dont Madame la Supérieure de l'Hôtel-Dieu de Québec a fait cadeau à Mr. Faribault en Sept. 1857.)

Je me suivais, Madame, écrire à Mr. le Maréchal de Richelieu et a Madame la Duchesse d'aiguillon, ainsy que vous le souhaités, et dans les termes les plus forts.

Je vous prie de faire faire une Caisse bien amarrée pour les six Bouteilles de Baume de Canada et pour les dix livres de Suc D'Erable, et adresser l'un et l'autre à Madame de La Bourdonnaye Conseillère d'Etat rue St. Dominique à Paris, et faire remettre le tout de ma part chés Mr. Bigot. Je compte être le 25. a Montréal et suivre Mr le General à Quebec; J'aurai alors l'honneur de m'acquitter avec vous, Madame, Je ne puis manquer, ayant confiance en dieu et aux prières de votre sainte Communauté. Je l'assure de mon respect et de celui avec lequel J'ay l'honneur d'être Madame, votre très humble et très obéissant serviteur,

Montcalm.

En 1756, le marquis de Montcalm demande à la supérieure de l'Hôtel-Dieu de Québec de préparer une caisse afin d'envoyer à Paris « six Bouteilles de Baume de Canada Et … dix livres de Suc D'Erable ». Lettre du Marquis de Montcalm, écrite du Camp Carillon, à sœur de Ste-Hélène, supérieure de l'Hôtel-Dieu de Québec, 11 octobre 1756. Bibliothèque et Archives nationales du Québec (BAnQ) à Québec, P1000,S3,D2763.

Séraphins, dépositaire des Ursulines de Québec, et destinée à Bourgine, marchand de La Rochelle, 10 novembre 1713, Archives des Ursulines de Québec, 1/N1,4,3, Fonds des Ursulines de Québec, Temporel, Affaires de France, Envois de marchandises, Factures et connaissements, pièce nº 28.

Tableau 8. Exportation de capillaire, de rognons de castor et de ginseng vers le port de La Rochelle (1718-1757)[104]

	Capillaire		Rognons de castor		Ginseng	
Année	Quantité (livres)	Valeur (livres)	Quantité (livres)	Valeur (livres)	Quantité (livres)	Valeur (livres)
1718	150	300	240	300		
1719	2660	3990	488	976		
1720	1550					
1721	4700	242	726			
1722	1622	1622	218	327		
1723	830	2490	35	70		
1724	2910	5820	150	300		
1725	2990	5980	332	664		
1726	80	160				
1727	980	1960	620	1240		
1728	310	620	210	420		
1729	2255	2255	830	1660		
1730	2750	3300	800	1600		
1731	1430	1716	1463	2806		
1732	2910	3637	1260	3780		
1733	2875	4312	1666	6664		
1734	1880	2820	1282	4487		
1735	2400	2400	1800	6300		
1736	325	487	2212	8848		
1737	1450	1812	754	2639		
1738	4535	6802	2841	9233		
1739	3300	3300	1209	4231		
1740	3500	3500	1116	3906		
1741	1920	1920	75	262		
1744	7990	7191	2268	6804	780	2340
1747	220	275	1073	3219	2150	12900
1748	5050	5050	1811	5433	2250	10125
1749	2430	3037	2353	7059	5450	76300
1750	8980	8980	416	1248	4683	65562
1751	4760	5920	550	1650	8450	152100
1752	14370	12933	2572	9002	34580	484120
1753	1710	1871	35	140		
1754	4228	3805	1442	5768	8140	32560
1756	520	468	147	588	568	1420
1757	165	165	814	3256	5000	10000

104. Les chiffres relatifs à la capillaire, aux rognons de castor et au ginseng concernent le Canada, Louisbourg, la Louisiane et les îles françaises (Antilles). Marchandises entrées dans le royaume par le port de La Rochelle, 1718-1760, Archives départementales de la Charente-Maritime, Chambre de commerce de La Rochelle, Carton XXVII, Dossier 1, n°s 9385-9424.

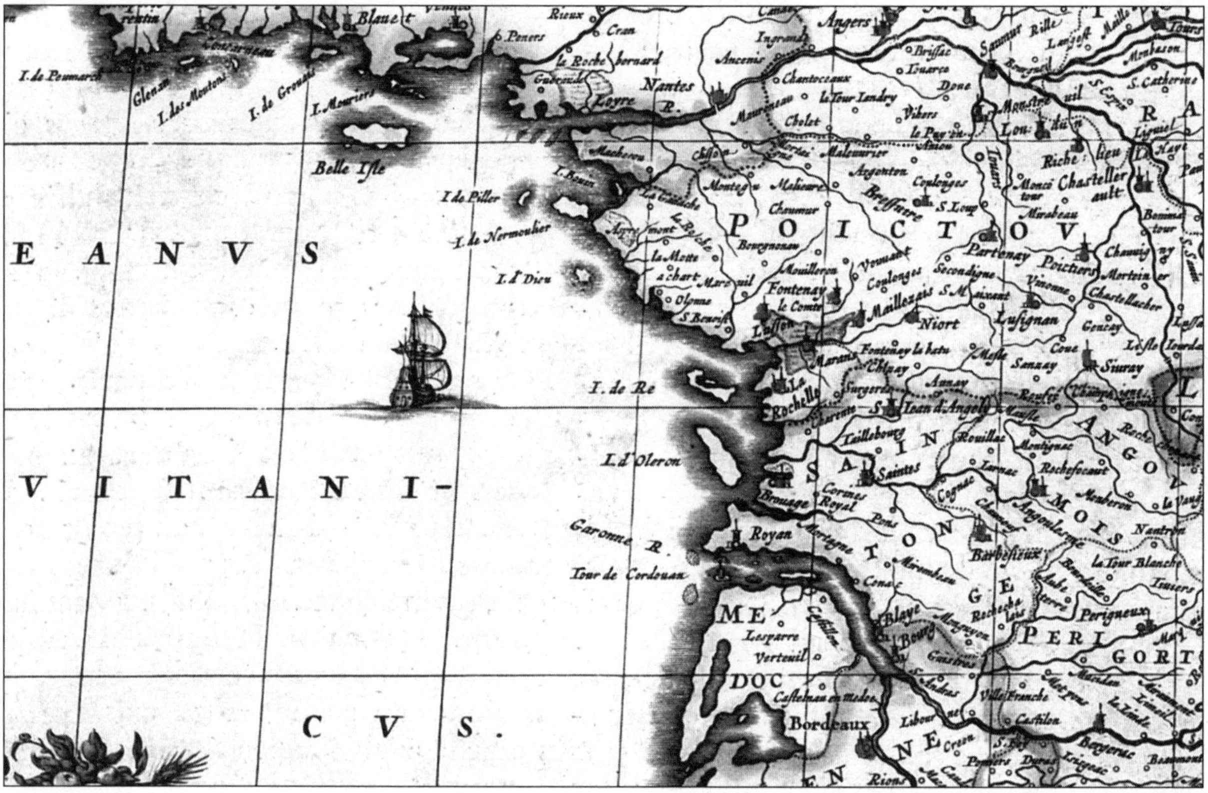

Au XVIIe siècle, le port de La Rochelle est le principal port desservant la Nouvelle-France. Extrait de Gallia vulgo La France, publiée dans Joan Blaeu, *Atlas Maior*, [s.é.], 1662, vol. 7, pl. 1.

Entre 1718 et la Conquête, le port de La Rochelle reçoit d'Amérique de la capillaire dont la valeur annuelle a atteint 12 933 livres en 1752. Outre le capillaire, les rognons de castor et le ginseng canadiens sont également recherchés par les Français[105]. Une véritable ruée vers le ginseng, prisé par les Chinois, survient entre 1747 et 1752 : les exportations vers La Rochelle atteignent un sommet en 1752 avec une valeur de 484 120 livres[106].

Au début du Régime anglais, les Britanniques cherchent à exploiter le potentiel de leur nouvelle colonie. Des simples comme l'aralia nudicaulis, confondue avec la salsepareille, sont recueillis sur une grande échelle. En 1765, les négociants James Trye et Lawrence Ermatinger en achètent pour plusieurs milliers de livres[107]. Toutefois, l'entreprise la plus élaborée est celle d'un chirurgien et apothicaire originaire de Pennsylvanie, Henry Taylor, qui s'illustre par la découverte de l'essence d'épinette[108]. Ce produit, qui se conserve bien et

105. Marchandises venues du Canada, 1749-1752, Archives départementales de la Charente-Maritime, Chambre de commerce de La Rochelle, Carton XXI, Dossier 6, n° 7294.

106. À l'été 1752, le marchand montréalais Simon Rhéaume paie entre 13 et 16 livres la livre pour obtenir tout le ginseng sec et bien conditionné que pourront ramasser deux individus avant le 1er octobre suivant. Marché de livraison de ginseng entre Jean-Baptiste Leduc, seigneur de l'île Perrault, et Simon Rhéaume, négociant de Montréal, 2 juin 1752, BAnQ-M, CN601,S202, greffe de Gervais Hodiesme, n° 291 ; Marché de livraison de ginseng entre Jacques Larchevêque dit Lapromenade, maître forgeron de Montréal, et Simon Rhéaume, négociant de Montréal, 24 juillet 1752, BAnQ-M, CN601,S202, greffe de Gervais Hodiesme, n° 334.

107. Marché entre Toussaint Le Cavelier et James Trye et Lawrence Ermatinger, 22 avril 1765, BAnQ-M, CN601,S290, greffe de Pierre Mézières, n° 626 ; Marché entre Joseph Despins et James Trye et Lawrence Ermatinger, 30 avril 1765, BAnQ-M, CN601,S290, greffe de Pierre Mézières, n° 631 ; Marché entre Louis Landriau et James Trye et Lawrence Ermatinger, 9 mai 1765, BAnQ-M, CN601,S290, greffe de Pierre Mézières, n° 637 ; Marché entre Claude Thiéry et James Trye et Lawrence Ermatinger, 9 mai 1765, BAnQ-M, CN601,S290, greffe de Pierre Mézières, n° 638.

108. Rénald Lessard, « Le secret de la bière d'épinette (Henry Taylor et la fabrication de l'essence d'épinette) », dans *Cap-aux-Diamants*, vol. 2, n° 4 (hiver 1987), p. 45.

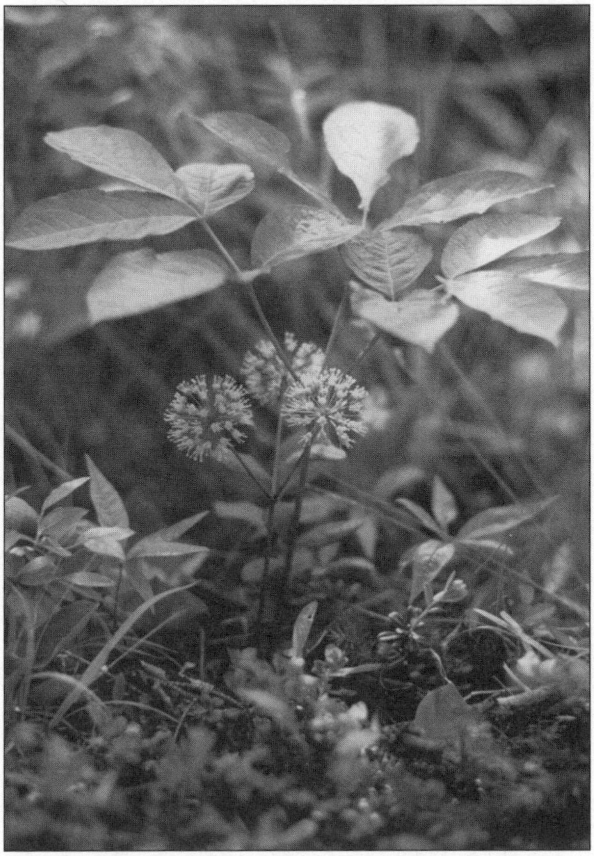

L'aralie à tige nue (Aralia nudicaulis L.), connue au Canada sous le nom fautif de salsepareille, est encore utilisée en médecine populaire. Au XVIIIe siècle, elle est utilisée en guise de salsepareillle. (Photo Gisèle Lamoureux)

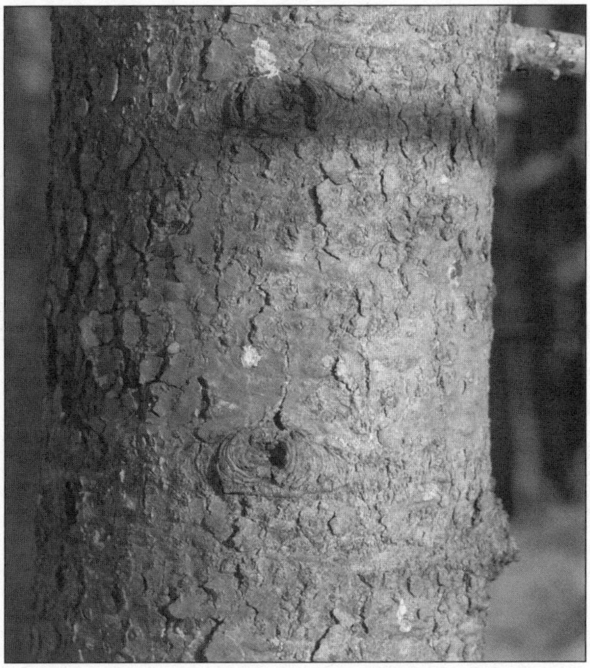

Au début du Régime anglais, le chirurgien Henry Taylor s'illustre par la découverte de l'essence d'épinette. (Photo Rénald Lessard)

est peu encombrant, permet de fabriquer de la bière d'épinette aux propriétés à la fois rafraîchissantes et antiscorbutiques. Son utilisation sur les navires permet de produire de la bière d'épinette selon les besoins. Taylor s'établit à Québec en 1763 ou au début de 1764. Peu après son arrivée, il installe sa boutique « auprès la porte du Pallais » et offre à sa clientèle « un grand assortiment de drogues Chemiques et Galleniques, qui viennent d'arriver de Londres dans la Nannon, capitaine Smith, ainsy qu'un assortiment d'instruments de poche pour des Chirurgiens[109] ». Le 11 août 1772, il obtient des lettres patentes lui accordant le privilège exclusif de distiller et de vendre de l'essence d'épinette pour quatorze ans :

En l'année 1763 James Johnston... étant à Londres accéda aux prières de Henry Taylor chirurgien, en achetant un parti de drogues et medecines pour lui établir une apothicairerie à Québec, ce qui fut effectué par le crédit même les avis et la protection de la société Johnston & Purss, qui logèrent en ami Henry Taylor dans leur maison à Québec jusqu'en hiver 1764. Alors Henry Taylor épousa la demanderesse et les défenseurs leur donna un plus ample crédit et une protection extraordinaire. Henry Taylor trouvant que les profits de ses affaires ne suffisaient pas aux dépenses de sa famille qui augmentait, s'appliqua longtemps à faire des expériences sur les plantes de ce pais et trouva la méthode d'extraire l'essence d'épinette. En mai 1772, il partit pour Londres et revint à Québec en novembre suivant. Pendant son absence, John Purss l'un des défendeurs géra ses affaires, conduisit l'apothicairerie, même les commencements de la manufacture de l'essence d'épinette...[110]

109. *Gazette de Québec*, n° 2, 28 juin 1764.

110. Observations des défendeurs, 28 juillet 1790, BAnQ-Q, TL15,S2, Cour des plaidoyers communs du district de Québec, Matières civiles en générales, dossier n° 3627 (Ann Johnston contre Johnston & Purss).

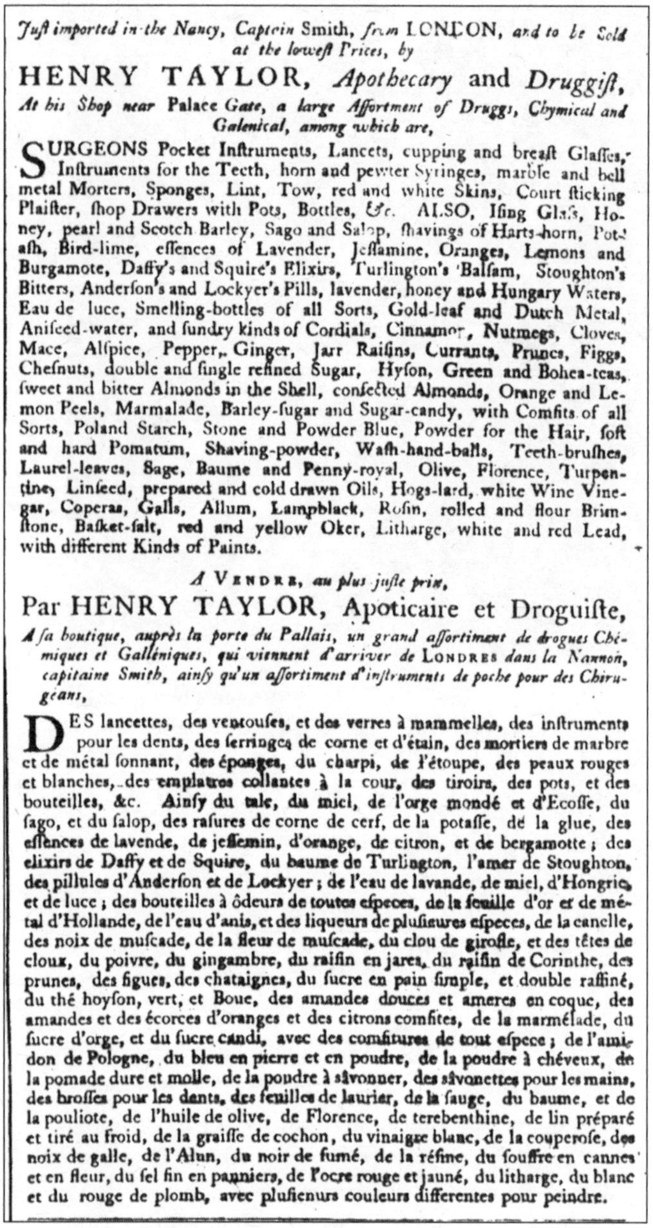

Juſt imported in the Nancy, Captain Smith, *from* LONDON, *and to be Sold at the loweſt Prices, by*

HENRY TAYLOR, *Apothecary* and *Druggiſt,*

At his Shop near Palace *Gate, a large Aſſortment of Druggs, Chymical and Galenical, among which are,*

SURGEONS Pocket Inſtruments, Lancets, cupping and breaſt Glaſſes, Inſtruments for the Teeth, horn and pewter Syringes, marble and bell metal Morters, Sponges, Lint, Tow, red and white Skins, Court ſticking Plaiſter, ſhop Drawers with Pots, Bottles, *&c.* ALSO, Iſing Glaſs, Honey, pearl and Scotch Barley, Sago and Salop, ſhavings of Harts-horn, Pot-aſh, Bird-lime, eſſences of Lavender, Jeſſamine, Oranges, Lemons and Burgamote, Daffy's and Squire's Elixirs, Turlington's Balſam, Stoughton's Bitters, Anderſon's and Lockyer's Pills, lavender, honey and Hungary Waters, Eau de luce, Smelling-bottles of all Sorts, Gold-leaf and Dutch Metal, Aniſeed-water, and ſundry kinds of Cordials, Cinnamon, Nutmegs, Cloves, Mace, Allſpice, Pepper, Ginger, Jarr Raiſins, Currants, Prunes, Figgs, Cheſnuts, double and ſingle refined Sugar, Hyſon, Green and Bohea-teas, ſweet and bitter Almonds in the Shell, confected Almonds, Orange and Lemon Peels, Marmalade, Barley-ſugar and Sugar-candy, with Comfits of all Sorts, Poland Starch, Stone and Powder Blue, Powder for the Hair, ſoft and hard Pomatum, Shaving-powder, Waſh-hand-balls, Teeth-bruſhes, Laurel-leaves, Sage, Baume and Penny-royal, Olive, Florence, Turpentine, Linſeed, prepared and cold drawn Oils, Hogs-lard, white Wine Vinegar, Coperas, Galls, Allum, Lampblack, Roſin, rolled and flour Brimſtone, Baſket-ſalt, red and yellow Oker, Litharge, white and red Lead, with different Kinds of Paints.

A VENDRE, *au plus juſte prix,*

Par HENRY TAYLOR, Apoticaire et Droguiſte,

A ſa boutique, auprès la porte du Pallais, un grand aſſortiment de drogues Chémiques et Galléniques, qui viennent d'arriver de LONDRES *dans la Nannon, capitaine Smith, ainſy qu'un aſſortiment d'inſtruments de poche pour des Chirugeans,*

DES lancettes, des ventouſes, et des verres à mammelles, des inſtruments pour les dents, des ſerringes de corne et d'étain, des mortiers de marbre et de métal ſonnant, des éponges, du charpi, de l'étoupe, des peaux rouges et blanches, des emplatres collantes à la cour, des tiroirs, des pots, et des bouteilles, &c. Ainſy du talc, du miel, de l'orge mondé et d'Ecoſſe, du ſago, et du ſalop, des raſures de corne de cerf, de la potaſſe, de la glue, des eſſences de lavende, de jeſſemin, d'orange, de citron, et de bergamotte; des elixirs de Daffy et de Squire, du baume de Turlington, l'amer de Stoughton, des pillules d'Anderſon et de Lockyer; de l'eau de lavande, de miel, d'Hongrie, et de luce; des bouteilles à ôdeurs de toutes eſpeces, de la feuille d'or et de métal d'Hollande, de l'eau d'anis, et des liqueurs de pluſieures eſpeces, de la canelle, des noix de muſcade, de la fleur de muſcade, du clou de girofle, et des têtes de cloux, du poivre, du gingambre, du raiſin en jares, du raiſin de Corinthe, des prunes, des figues, des chataignes, du ſucre en pain ſimple, et double raffiné, du thé hoyſon, vert, et Boue, des amandes douces et ameres en coque, des amandes et des écorces d'oranges et des citrons comfites, de la marmélade, du ſucre d'orge, et du ſucre candi, avec des comfitures de tout eſpece; de l'amidon de Pologne, du bleu en pierre et en poudre, de la poudre à chéveux, de la pomade dure et molle, de la poudre à ſâvonner, des ſâvonettes pour les mains, des broſſes pour les dents, des feuilles de laurier, de la ſauge, du baume, et de la pouliote, de l'huile de olive, de Florence, de terebenthine, de lin préparé et tiré au froid, de la graiſſe de cochon, du vinaigre blanc, de la couperoſe, des noix de galle, de l'Alun, du noir de fumé, de la réſine, du ſouffre en cannes et en fleur, du ſel fin en panniers, de l'ocre rouge et jauné, du litharge, du blanc et du rouge de plomb, avec pluſienurs couleurs differentes pour peindre.

Produits offerts en vente par le chirurgien et apothicaire Henry Taylor. *Gazette de Québec*, nº 2, 28 juin 1764.

La construction de la distillerie débute en 1773, sur un terrain cédé à crédit par John Purss le long de la rue Champlain, près du quai du Roi. Henry Taylor meurt le 30 mai 1773 d'une « esquinancie gangreneuse ». Il laisse une succession déficitaire et des travaux à peine amorcés. Reprise par la compagnie Johnston & Purss, l'affaire prend rapidement de l'ampleur. Des débuts jusqu'au 17 juillet 1790, de l'essence pour une valeur de 35 731 livres anglaises est produite. En 1797, la distillerie comprend trois alambics contenant respectivement 1 600, 1 200 et 60 gallons. L'année suivante, des querelles familiales ponctuées de coûteuses procédures judiciaires aboutissent à la vente par licitation des installations. En 1809, 77 barriques et 9 boîtes d'essence d'épinette sont exportées par le port de Québec[111].

Néanmoins, les apports canadiens à la pharmacopée européenne restent peu nombreux et les praticiens de la santé établis au Canada ont recours surtout aux médicaments français. Toutefois, ils n'hésitent pas à employer des plantes indigènes, surtout celles présentant des affinités physiques avec des végétaux utilisés en France. C'est le cas de l'« auralia » à tige nue (l'Aralia nudicaulis L.), qui « passe icy pour une Salsepareille au cause de Sa racine qui a quelque rapport… on S'en Sert icy en guise de Salsepareille […][112] ». En 1765, les négociants James Trye et Lawrence Ermatinger achètent plusieurs milliers de livres « de simple nommée Chassepareille c'est à dire Sa racine[113] ». Notons que cette plante connue sous le nom fautif de salsepareille est encore utilisée en médecine populaire québécoise[114]. Autre exemple, le « phytolaque » d'Amérique (phytolacca americana L.) est considéré, au XVIIIᵉ siècle, comme un « mechoacam en Canada. Les chirurgiens la coupent par tranches et S'en Servent dans les portions hydragogues. Il est moins puissant que le véritable mechoacam, mais il purge véritablement. C'est une plante d'Arcadie qu'on cultivoit icy dans les jardins ou elle a peri[115] ».

Une variété d'aster est prise par les « chirurgiens de Canada… pour une Betoine et S'en Servent en guise[116] ». Connue des Égyptiens qui lui attribuaient

111. *Gazette de Québec*, nº 2347, 22 février 1810.

112. BAnQ-Q, P91, Jean-François Gaultier, *Histoire des Plantes du Canada*, p. 12-14.

113. Marché entre Toussaint Le Cavelier et James Trye et Lawrence Ermatinger, 22 avril 1765, BAnQ-M, CN601,S290, greffe de Pierre Mézières, nº 626 ; Marché entre Joseph Despins et James Trye et Lawrence Ermatinger, 30 avril 1765, BAnQ-M, CN601,S290, greffe de Pierre Mézières, nº 631 ; Marché entre Louis Landriau et James Trye et Lawrence Ermatinger, 9 mai 1765, BAnQ-M, CN601,S290, greffe de Pierre Mézières, nº 637 ; Marché entre Claude Thiéry et James Trye et Lawrence Ermatinger, 9 mai 1765, BAnQ-M, CN601,S290, greffe de Pierre Mézières, nº 638.

114. Frère Marie-Victorin, *op. cit.*, p. 412.

115. BAnQ-Q, P91, Jean-François Gaultier, *Histoire des Plantes du Canada*, p. 89.

116. *Ibid.*, p. 18.

des propriétés magiques, cette plante occupe le premier rang de la pharmacopée officielle. On la considère notamment comme vulnéraire, apéritive, diurétique, adoucissante et propre pour les « maladies du cerveau & du bas ventre ». Les racines en décoction « purgent par haut & par bas[117] ».

Les simples employés par les Amérindiens retiennent particulièrement l'attention. En 1732, en vertu des ordres qu'il a reçus, l'arpenteur Joseph-Laurent Normandin interroge les Amérindiens au sujet des plantes qu'ils utilisent pour traiter leurs maladies lors de son expédition sur le territoire du Domaine du roi[118]. En 1736, le gouverneur signale que l'enseigne Daneau de Muy s'est appliqué à l'étude des plantes dans les pays d'en haut. Il en aurait rapporté en poudres, en racines et en feuilles et aurait assuré avoir guéri plusieurs Amérindiens au moyen d'herbes locales[119]. En 1740, l'intendant Hocquart fait remarquer au ministre que la veuve Lepailleur, née Catherine Jérémie, s'est « attachée depuis longtemps à connaître les secrets de la médecine des sauvages[120] ».

La médecine amérindienne a été décrite par plusieurs observateurs français, en particulier par les missionnaires. Dans les *Relations des Jésuites*, les allusions à la médecine autochtone sont fréquentes et l'on dénonce régulièrement les superstitions auxquelles elle donnerait lieu. En 1616, le père Biard déplore l'état peu avancé de cette médecine, ridiculise le charlatanisme des sorciers, mais note néanmoins l'usage « des estuvées & sueurs & du baigner[121] ». « Toute leur science est en la cognoissance de quelque peu de simples laxatifs, ou astringents, chauds ou froids, lenitifs, ou corrosifs, pour le foye, ou pour le roignon ; & le hasart de bonne fortune, voila tout[122]. » « Pour la cure des playes, les Autmoins n'y entendent guieres plus : car ils ne sçavent que succer la blesseure & la charmer, y apposant quelques simples au rencontre de la bonne aventure[123]. » D'autres missionnaires, comme le père Lejeune, dénoncent avec véhémence les superstitions entourant l'art de guérir.

Cette perception négative et hautaine des pratiques amérindiennes a varié selon les observateurs. Les missionnaires, qui voyaient les sorciers comme des concurrents et des entraves à leur prosélytisme, semblent avoir été les plus impitoyables. Fondées ou pas, ces perceptions négatives de la médecine amérindienne expliquent le peu d'influence qu'elle a eu sur la pratique médicale du corps de santé canadien. Objet de curiosité scientifique, la médecine amérindienne est vue sous l'angle réducteur du missionnaire qui veut en extirper les éléments perçus comme relevant de la sorcellerie ou du botaniste recherchant des plantes aux vertus inconnues. Peu d'efforts sont faits, sinon aucun, pour l'appréhender d'une manière globale. Les contacts avec la médecine amérindienne ne remettent en question aucun des grands préceptes de la médecine officielle européenne.

Quelques contemporains, comme Louis-Antoine de Bougainville à la fin du Régime français, posent un regard moins réprobateur. En se basant sur la culture médicale de son temps et sur le témoignage d'un certain Blondeau, il tente une comparaison. Cet écrit, sans prétention littéraire, qui cherche à décrire l'autre, présente en fait un portrait autant de la conception européenne de la pratique médicale que de celle des Amérindiens. Hormis une meilleure connaissance des plantes indigènes, la médecine indigène aurait peu à offrir aux Européens et, si Bougainville lui reconnaît certaines réussites, il se garde bien de lui concéder une supériorité marquée.

> Les Sauvages ont une médecine naturelle et des médecins. Ils vivent aussi longtemps que nous. Ils ont moins de maladies. Ils les guérissent quasi toutes hors la petite vérole, qui fait toujours de funestes ravages chez eux, maladie qui leur était inconnue avant notre commerce.
>
> La vérole et toutes les maladies vénériennes leur sont connues. Ils les traitent avec des tisanes composées

117. Pierre Delaveau et autres, *Secrets et vertus des plantes médicinales*, Montréal, Sélection du Reader's Digest, 1985, p. 77 ; Liger, *op. cit.*, p. 398.

118. Journal de Joseph-Laurent Normandin en 1732, 24 juin 1732, BAnQ-Q, P195/1, Joseph-Laurent Normandin, p. 522-523.

119. Lettre de Beauharnois au ministre, 17 octobre 1736, ANOM, Fonds des Colonies, série $C^{11}A$, vol. 65, f. 140r-141v.

120. Lettre de Hocquart au ministre, 8 novembre 1740, ANOM, Fonds des Colonies, série $C^{11}A$, vol. 73, f. 414r-416v ; Fortin-Morisset, *loc. cit.*, p. 338-339.

121. Relation du père Biard, 1616, dans Reuben Gold Thwaites, *The Jesuit Relations and Allied Documents. Travels and Explorations of the Jesuit Missionaries in New France 1610-1791*, Cleveland, The Burrows Brothers Company, 1900, vol. 3, p. 114.

122. *Ibid.*, p. 116.

123. *Ibid.*, p. 124.

de quelques simples qu'il n'y a qu'eux ou quelques voyageurs des Pays d'en Haut qui les connaissent. Je croirais cependant leurs remèdes plus palliatifs que curatifs.

Leurs grands principes pour la guérison de toutes les maladies sont : la diète rigoureuse, faire suer le malade, employer les vomitifs, des purgatifs et des lavements. Ils ne connaissent ni la casse, ni la manne, ni le séné, ni la rhubarbe, ni les quinquinas, mais ils produisent les mêmes effets que ces drogues avec des plantes qu'ils connaissent, dont ils font des infusions. Ils ont des remèdes particuliers pour guérir les tumeurs scrofuleuses ou écrouelles. Ils font peu d'usage de la saignée. Ils ne connaissent point celle du pied. Ils font cette opération à l'aide d'un couteau bien pointu ou d'une pierre à fusil. Ils font observer à leurs malades une diète plus rigoureuse que nous. Ils leur font un bouillon fort clair indistinctement de toutes viandes, mais de préférence de poisson, sentiment que M. Héquet aurait bien adopté. Ils n'excluent pour faire du bouillon à leurs malades, parmi les aliments maigres, que l'anguille, la truite et l'éturgeon, et parmi les aliments gras, la dinde, la biche, l'ours, le cochon et le castor ; à juger par leurs succès, ils sont aussi bons médecins que les nôtres. Ils ne connaissent point les remèdes chimiques, ils ne sont que grands botanistes et connaissent parfaitement les simples. Je ne crois pas que les médecins des Sauvages soient aussi habiles sur le fait de la chirurgie. Ils remettent les os disloqués. Ils rétablissent les fractures, ils se servent de bandages, mais, moins adroits que nous, on reste quelquefois estropié. Ils ne connaissent point l'art terrible et malheureusement nécessaire des amputations. Ils guérissent les blessures qui ne sont pas considérables, en suant. Ils donnent aussi des tisanes à leurs blessés. Ils ont des tisanes adoucissantes pour les maux de poitrine ; aucun usage du lait ; leur sagamité, qui est une préparation du blé d'Inde, fait une nourriture légère et rafraîchissante. Ils ont aussi une tisane qu'ils regardent comme un très-bon dissolvant de la pierre et des matières graveleuses[124].

Les chirurgiens et les habitants du Canada ont recours aux remèdes élaborés par les Amérindiens mais il ne semble pas que ces emprunts soient nombreux. Il est toutefois difficile de déterminer si les usages notés par divers observateurs sont généralisés ou s'ils ne sont adoptés que par quelques individus. De même, un usage en médecine populaire ne se traduit pas forcément par une adoption automatique par la médecine officielle[125]. Les chirurgiens hésiteraient encore au début du XVIIIe siècle à utiliser la gomme de sapin[126]. Enfin, fait à noter, l'influence des Européens sur la médecine amérindienne se traduit par l'utilisation de techniques et de plantes qui étaient inconnues des Amérindiens.

En 1749, le voyageur suédois Pehr Kalm note le cas suivant :

> Le prêtre qui nous accompagne dit avoir vu l'un de ses amis si gravement atteint de disuria qu'il ne pouvait plus retenir son urine. Un Sauvage l'en a guéri, alors que les autres remèdes ne lui étaient d'aucun recours, en lui donnant à boire une décoction d'écorce de Cornus, ou hart rouge[127].

Kalm reçoit du garde-magasin Martel « plusieurs racines et remèdes qu'utilisent les Sauvages[128] ». De même, un médecin note qu'« on Se Sert en Canada des racines de Polygonatum (Polygonatum pubescens *[Willd.] Pursh.*) pour les descentes (et qu') on dit ce remède des Sauvages[129] ».

Les potions abortives figurent parmi les traitements empruntés aux Amérindiens. Gaultier stipule que « les Sauvagesses et les Françoises mal intentionnées » prétendent que le sang-dragon (Sanguinaria canadensis L.) a la vertu « de pousser puissamment les mois[130] ». De même, la chélidoine (Chelidonium

124. Louis-Antoine de Bougainville, « Conversation avec le sieur Blondeau », dans *Rapport de l'archiviste de la province de Québec pour 1923-1924*, Québec, Ls-A. Proulx, 1924, p. 69-70. Texte publié également dans Louis-Antoine de Bougainville (sous la direction de Roland Lamontagne), *Écrits sur le Canada. Mémoires-Journal-Lettres*, Sillery, Éditions du Pélican, 1993, p. 112.

125. Il faut toutefois signaler qu' au niveau de la pratique l'écart entre médecine officielle et médecine populaire n'était pas très grand. Jean-Pierre Goubert, « L'art de guérir. Médecins et charlatans à la fin du XVIIIe siècle », dans *Annales. Économies. Sociétés. Civilisations*, vol. 32, n° 5 (septembre-octobre 1977), p. 908-926.

126. Mémoire sur les plans des Seigneuries et habitations des Gouvernements de quebec les 3 Rivières et Montréal, 7 novembre 1712, ANOM, Fonds des Colonies, série C^{11}A, vol. 33, f. 210v.

127. Kalm, *op. cit.*, f. 782.

128. *Ibid.*, f. 898.

129. BAnQ-Q, P91, Jean-François Gaultier, *Histoire des Plantes du Canada*, p. 92-93.

130. BAnQ-Q, P91, Jean-François Gaultier, *Description de plusieurs plantes du Canada par Mr gauthier*, p. 447-449.

majus L., peut-être confondue avec la Sanguinaria canadensis L.) possède un « Suc... rouge comme Sang[131] ». Le médecin Sarrazin précise qu'« il a plû a nos Dames Sauvagesses et a quelques apprivoisées aussy de croire quil pouvoit causer l'avortement[132] ». Bien qu'il mette en doute le bien-fondé de cette croyance, il utilise tout de même cette plante « pour provoquer les mois[133] ». Enfin, on prétend que le bois de cèdre rouge (Juniperus virginiana L.) longuement bouilli dans l'eau fait une décoction emménagogue et que les « mal intentionnés Soit Sauvagesses ou autres ne luy connoissent que trop[134] ».

Le gymnocladier dioïque (gymnocladus dioica L. Koch) est employé avec succès par les « Sauvages et autres » pour les plaies et les ulcères[135]. Chez les Canadiens comme chez les Amérindiens, les produits extraits du sapin (abies balsamea (L.)) ou de l'épinette rouge (Larix laricina (Du Roi) Koch) sont particulièrement réputés. Le premier fournit « une therebentine qu'on nomme Vulgairement en Canada gomme de Sapin, et en france Baume blanc de Canada[136] ». Ce baume, dont les vertus

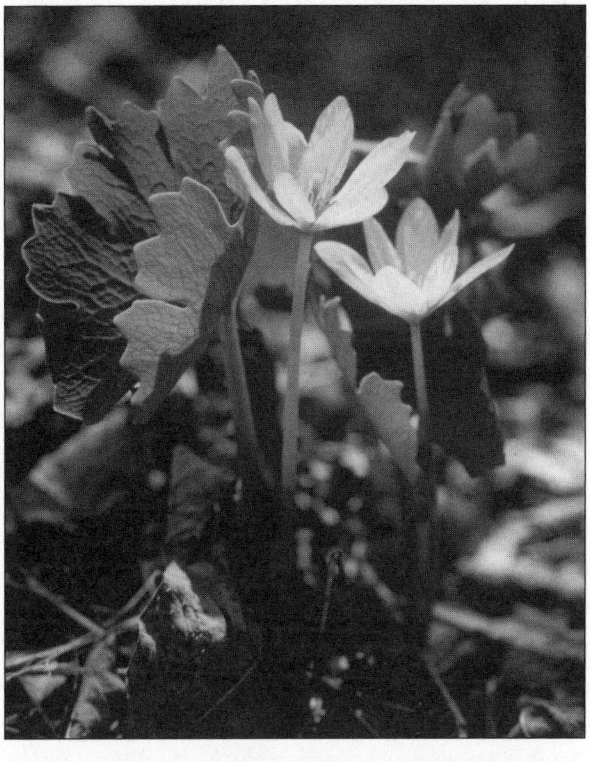

On a souvent prêté des propriétés emménagogues à la sanguinaire du Canada (Sanguinaria canadensis L.), connue aussi sous le nom de sang-dragon. Ce phénomène semble provenir de la couleur rouge de son latex qui, en vertu de la doctrine des signatures, serait associé au sang. (Photo Gisèle Lamoureux)

131. BAnQ-Q, P91, Jean-François Gaultier, *Histoire des Plantes du Canada*, p. 28-29.
132. *Ibid.*
133. *Ibid.*
134. BAnQ-Q, P91, Jean-François Gaultier, *Description des Plantes du Canada*, 1749, p. 219.
135. D'autres plantes sont employées par les Canadiens mais l'origine de leur utilisation ne nous est pas connue. Au cours du Régime français, l'atoca est estimé dans le traitement des « cours de ventre ». L'anis sauvage (Aralia racemosa L.) est un apéritif et un médicament contre les vieux ulcères et les plaies. Les graines de frêne sont utiles pour les palpitations. BAnQ-Q, P91, Jean-François Gaultier, *Histoire des Plantes du Canada*, p. 85-86 ; BAnQ-Q, P91, Jean-François Gaultier, *Description des Plantes du Canada*, 1749, p. 101-102, 263-265, 267-268.
136. BAnQ-Q, P91, Jean-François Gaultier, *Description des Plantes du Canada*, 1749, p. 5. Au XVIIe siècle, selon le père Chrestien Le Clercq, la « gomme de sapin, que quelques-uns appellent therebentine, & qui est comme une espece de baume souverain pour toute sorte de plaies, & de coups de hache, de coûteau & de fuzil, est le premier & le plus ordinaire remede » dont les Amérindiens de la Gaspésie se servent avec succès « pour faire de tres-belles cures ». Père Chrestien Le Clercq, *Nouvelle relation de la Gaspésie qui contient Les Mœurs & la Religion des Sauvages Gaspesiens Porte-Croix, adorateurs du Soleil, & d'autres Peuples de l'Amerique Septentrionale, dite le Canada*, Paris, Chez Amable Auroy, 1691, p. 514 (reproduit et traduit dans William F. Ganong, éd. *New relation of Gaspesia With the Customs and Religion of the Gaspesian Indians*, Toronto, The Champlain Society, 1910, p. 428-429). En 1754, Nicolas-Gaspard Boucault note le même usage de la gomme de sapin chez les Canadiens et précise que « bien des habitants ... [s'en] servent pour la medecine et pour les blessures de coups de haches quand il leur arrive de se blesser en bûchant ». Nicolas-Gaspard Boucault, « Etat présent du Canada, dressé sur nombre de mémoires et connaissances acquises sur les lieux, par le sieur Boucault (1754) », dans *Rapport de l'archiviste de la province de Québec pour 1920-1921*, Québec, Ls-A. Proulx, 1921, p. 16. Par ses recherches, Jacques Rousseau avait identifié le cèdre (thuja occidentalis L.) comme étant l'« anneda », l'arbre qui guérit les compagnons de Jacques Cartier du scorbut durant l'hiver 1535-1536. Précédemment, le frère Marie-Victorin penchait plutôt pour l'épinette blanche (Picea glauca (Moench) Voss). Toutefois, des travaux récents remettent en question ces propositions et concluent que l'arbre en question serait plutôt la pruche (tsuga canadensis) ou le sapin baumier (Abies balsamea (L.) Mill.). Dans son journal, le marquis de Montcalm note en date du 5 mai 1757 : « Quoique l'hiver ait été très rude dans les pays d'En-Haut, ainsi qu'à Montréal, il n'y a presque pas eu de maladies, quelques scorbutiques, que l'usage de la pruche, que l'on peut regarder comme un des meilleurs antiscorbutiques, a entièrement guéris. » Yannick Romieux, « Compte rendu de la thèse de Jacques Bévillon. *Jacques Cartier, le scorbut et la bière de sapinette*, Thèse de doctorat d'État en pharmacie, Université de Nantes, 1992. 105 p. », dans *Revue d'Histoire de la Pharmacie*, tome XL, no 296 (1er trimestre 1993), p. 113-114 ; Frère Marie-Victorin, *Flore laurentienne*, Montréal, Presses de l'Université de Montréal, 1964, p. 140, 143 et 145-146 ; Jacques Mathieu, *L'annedda. L'arbre de vie*. Québec, Les éditions du Septentrion, 2009, 187 p. ; Henri-Raymond Casgrain, *Journal du marquis de Montcalm durant ses campagnes en Canada de 1756 à 1759*, Québec, L.-J. Demers, 1895, p. 196.

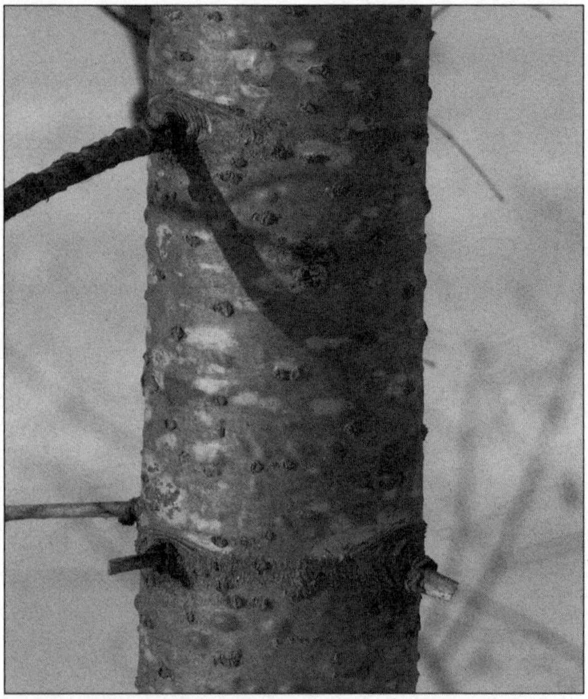

Au XVIIe siècle, selon le père Chrestien Le Clercq, la « gomme de sapin, que quelques-uns appellent therebentine, & qui est comme une espece de baume souverain pour toute sorte de plaies, & de coups de hache, de coûteau & de fuzil, est le premier & le plus ordinaire remede » dont les Amérindiens de la Gaspésie se servent avec succès « pour faire de tres-belles cures ».

sont reconnues dès 1664 par Pierre Boucher, sert à plusieurs usages.

> Ce Baume est Emploié pour les vernis pour les Usages medecinaux et Chirurgicaux on en prend interieurement pour les maladies des Reins lorsque les urines ne coulent pas aisement, pour les abcès qui sont aux poulmons et dans différentes parties du corps, et pour les ulcères de la vessie. enfin les habitans S'en Servent pour Se purger, ils prennent une cuillerée ou deux de ce Baume, ils le mêlent avec de l'huille D olive et ils lavalent cela les purge doucement il est aussy emploié pour les playes[137].

De même, l'épinette rouge a des propriétés qui en font une « médecine universelle[138] ». Le médecin Michel Sarrazin écrit à ce propos :

> [la bière d'épinette] est même rafraichissante et antiscorbutique, elle est aussy diuretique et Fort Salutaire pour les maladies des Rheins… On fait avec les jeunes branches de cette Epinette un tisanne qui est un bon antiscorbutique qui desale et adoucit le Sang. on mâche Son ecorce et Surtout celle qui est la plus proche du bois pour nettoyer les gencives qui sont attaquées du Scorbut… enfin cet arbre est Fort Estimé en Canada a cause de tous les avantages qu'on en retire, il est même regardé comme la medecine universelle… on Estime encore beaucoup cette resine pour Faire des emplâtres qu'on applique sur les parties attaquées de Rhumatisme et De la goute. je n'en ay jamais vû d'effets bien remarquables, elle est aussy très bonne pour nettoier et déterger les plaies les Scorbutiques machent avec Succès l'écorce de ces arbres lorsqu'elle est bien remplie de resine, c'est un machicatoire excellent pour nettoyer les Ulcères des gencives, et cela a cause de la resine qui est contenue dans cette écorce[139].

Enfin, le sucre tiré de l'érable est employé pour différents usages « tels que des tablettes qu'on regarde comme pectorales on en fait aussi un Sirop qui est

137. BAnQ-Q, P91, Jean-François Gaultier, *Description des Plantes du Canada*, 1749, p. 137-138. L'ingénieur Gédéon de Catalogne tient des propos similaires en 1712. « Le Sapin a le regarder de loing ressemble a L Epinette blanche, mais differend en ce que L Ecorce de celuy cy est unie et Luisante, a laquelle Se forme de petites vessies de la grosseur d'un grain de fêve d'aricot qui contiennent une Espèce de beaume Naturellement aussy Clair que la Turbantine, fort estimé pour la prompte guerison des plaies depuis quelques années, Contre le Sentiment des Chirurgiens on la mis en usage pour la purgation qui fait Son effet Sans causer ny douleur ny tranchée ; Ceux qui Sen purgent par precaution Se peuvent dispenser de garder la chambre Sans craindre de mauvaises Suittes ». Mémoire sur les plans des Seigneuries et habitations des Gouvernements de quebec les 3 Rivières et Montréal, 7 novembre 1712, ANOM, Fonds des Colonies, série C^{11}A, vol. 33, f. 210v.

138. BAnQ-Q, P91, Jean-François Gaultier, *Description des Plantes du Canada*, 1749, p. 15-19.

139. *Ibid.* En 1746, l'escadre du duc d'Anville chargée de reprendre Louisbourg est décimée par la maladie, en particulier le typhus et le scorbut. Le médecin Étienne Chardon de Courcelles essaie d'abord de combattre ce dernier avec une « espèce de bière qu'on fait au Canada avec de la mélasse et l'épinette ou sapinette » puisque tout le monde lui parle de cette boisson « comme d'un spécifique remarquable pour le scorbut ». Il est probable que l'une des personnes qui lui ait suggéré d'utiliser ce remède soit le Canadien Charles-Simon Soupiran qui sert alors comme aide-chirurgien sous ses ordres. Cette utilisation de la bière donne des résultats mitigés alors, sans plus de succès, la racine d'iris palustris urtica. Après 1760, les troupes britanniques en garnison au Canada utiliseront d'ailleurs la bière d'épinette pour conserver la santé des soldats. Carole Reymond, *Les Chirurgiens Navigans de la Marine Royale à Brest de 1663 à 1780*, Thèse de doctorat d'État en médecine, Université de Nantes, 1975, p. 87-91 ; BAC, RG 4, A 1, série « S », vol. 24, p. 7991-7992.

fort estimé pour les maladies de la poitrine[140] ». Dans un mémoire publié en 1755 par l'Académie royale des sciences, le médecin Jean-François Gaultier en précise les vertus :

> Quant à la médecine, le sucre d'érable est pectoral & adoucissant. On en fait des tablettes, sur-tout avec le sucre de plaine, qui sont très-estimées & avec raison, car il est meilleur & plus doux que le sucre d'érable blanc. On emploie ces tablettes pour adoucir les acretés du poumon & de la trachée-artère, & l'acrimonie de la limphe. c'est ce qui fait qu'elles sont si salutaires dans le rhume, pour calmer la violence de la toux. On en fait bouillir gros comme une noix, dans une pinte d'eau pendant cinq ou six minutes. On en fait une boisson très-agréable qu'on boit dans le rhume, l'extinction de voix & enrouement, ou bien on se contente d'en mette un petit morceau dans sa bouche, & on l'y laisse fondre, cela fait un look sec qui est fort bon. On fait quelquefois ces tablettes avec l'eau d'orge ou une infusion de capillaire : Ces deux ingrédiens en augmentent la vertu & en relèvent la qualité. Enfin le sirop d'érable battu avec de l'eau est fort adoucissant, pectoral & rafraîchissant[141].

Plusieurs autres végétaux encore employés de nos jours en médecine populaire étaient utilisés par les Amérindiens et peut-être par le corps de santé canadien. Mentionnons l'herbe à dindes, le sapin, l'herbe-à-sept-vertus ou eupatoire, connue à la fois des Européens et des Amérindiens, l'immortelle, le thé du Labrador, le plantain majeur, le cerisier à grappes et le cormier[142].

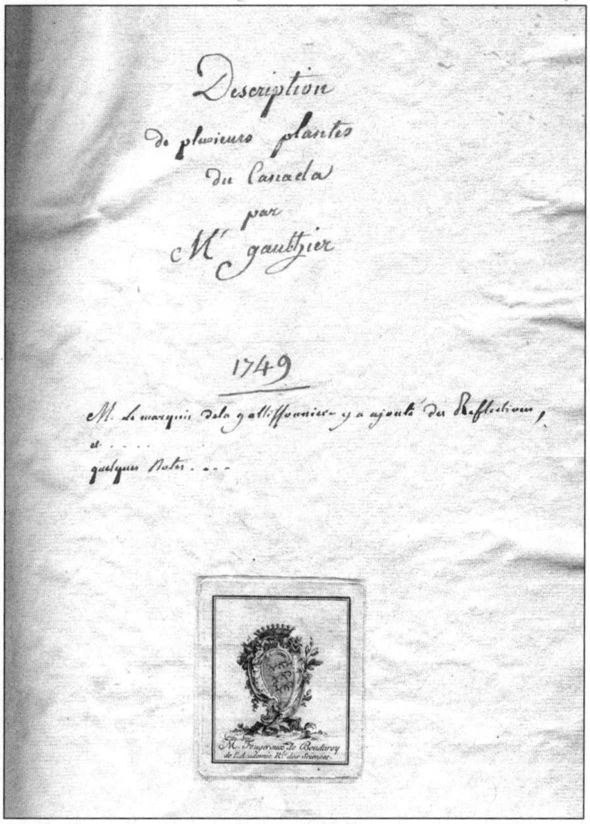

Jean-François Gaultier, *Description de plusieurs plantes du Canada par Mr gauthier*, BAnQ-Q, P91.

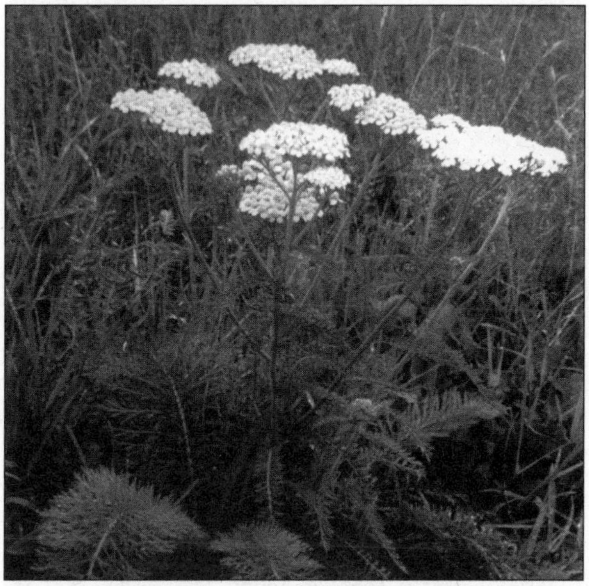

Tout aussi bien en France qu'au Canada, l'achillée millefeuille ou herbe à dindes (Achillea Millefolium L.) est un élément important de la médecine populaire. Elle était également connue des Amérindiens. (Photo Gisèle Lamoureux)

140. BAnQ-Q, P91, Jean-François Gaultier, *Description des Plantes du Canada*, 1749, p. 439-441 ; Relation d'un voyage intéressant au Canada, 1753-1754, Bibliothèque nationale (France), Département des manuscrits, Ms de Rennes, nº 213 (12.701).

141. Jean-François Gaultier, « Histoire du sucre d'érable », dans *Mémoires de mathématique et de physique*, tome 2, Paris, Imprimerie royale, 1755, p. 391-392.

142. Ces plantes sont mieux connues sous leurs noms officiels : l'herbe à dindes (Achillea Millefolium L.), le sapin (Abies balsamea (L.) Mill.), l'herbe-à-sept-vertus ou eupatoire (Agrimonia striata Michx), connue à la fois des Européens et des Amérindiens, l'immortelle (Anaphalis margaritacea (L.) Benth. & Hook), le thé du Labrador (Ledum groenlandicum Retzius), le plantain majeur (Plantago major L.), le cerisier à grappes (Prunus virginiana) et le cormier (Sorbus americana Marsh) ; Frère Marie-Victorin, *op. cit.*, p. 146, 319, 322, 438, 509-575, 592 ; Fortin, *op. cit.*, p. 20, 38, 82, 90 ; Fleurbec, *Plantes sauvages des villes, des champs et en bordure des chemins*, Saint-Augustin, Fleurbec, 1983, p. 62-63, 124-125.

L'utilisation et l'essai de plantes réputées médicinales ne s'avèrent pas toujours concluants. En 1772, Ch. de Saint-Ours envoie à Perrault fils « une herbe aromatique que lon nome foin sauvage et dont la propriété est selon la voix publique de chasser le mal de tête ». Toutefois, après s'être aperçu qu'elle le lui donne lorsqu'il ne l'a pas, il suggère à son correspondant de juger par lui-même des effets qu'elle produit[143].

Dans le traitement de leurs maux, les Canadiens ont également recours aux produits d'origine animale. La graisse d'ours, de mouffette et les rognons de castor sont les principales composantes employées[144]. Enfin, signalons que l'orignal, à l'instar de son cousin européen, est renommé pour son pied arrière gauche qui serait souverain dans les cas d'épilepsie[145].

Des sources d'eau minérale font l'objet d'utilisation médicinale. Au XVIIIe siècle, les habitants de Baie-Saint-Paul boivent de l'eau sulfureuse d'un ruisseau, ou se frictionnent avec, pour « se guérir de la galle & dartres[146] » ou des « faiblesses d'estomac [...][147] ». Selon un témoignage, cette eau serait « un peu purgative : il faut qu'elle le soit beaucoup pour purger les habitants ou les paysans, qui sont presque toujours très difficiles à purger en Canada[148] ». En 1749, le Suédois Kalm note que le médecin du roi Gaultier utilise une source minérale située à proximité de Québec pour « combatre les obstructions, l'hypocondrie et les maux de ce genre[149] ».

La médecine officielle est demeurée dans ses principes essentiellement européenne aux XVIIe et XVIIIe siècles. L'apport amérindien, quoique difficile à évaluer, semble modeste et circonstanciel au niveau de la médecine officielle, mais plus significatif auprès de la médecine populaire[150]. D'ailleurs, plusieurs plantes indigènes sont souvent utilisées en raison de leurs ressemblances avec des plantes médicinales européennes[151].

Chirurgie et opérations chirurgicales

Outre les médicaments et les diètes, la médecine des XVIIe et XVIIIe siècles fait également appel à la chirurgie qui, à cette époque, est en pleine expansion. La réglementation se précise et l'enseignement fait des progrès considérables. À Paris, l'Académie royale de chirurgie est fondée en 1731 et l'École pratique de dissection voit le jour en 1750[152].

Toutefois, malgré des progrès significatifs tant des connaissances que des techniques, progrès qui contrastent avec le dogmatisme de la médecine encore très centrée sur Galien et Hippocrate, la chirurgie se heurte à des obstacles de taille. Faute d'une connaissance des causes de l'infection, les mesures favorisant l'aseptie et l'antiseptie relèvent de l'empirisme ou du hasard. De même, en l'absence de pinces hémostatiques, les hémorragies sont difficilement contrôlées. Enfin, la douleur s'oppose à la

143. Lettre de Ch. de St-Ours à M. Perrault fils, 7 août 1772, BAnQ-Q, ZQ43/4, Collection Baby.

144. Louis Nicolas, *Histoire naturelle ; ou la fidelle recherche de tout ce qu'il y a de rare dans les Indes occidentales*, XVIIe siècle, Bibliothèque nationale (France), Département des manuscrits, Fonds français, vol. 24225, p. 65, 75, 114.

145. *Ibid.*, p. 103-104 ; Pierre Boucher, *Histoire véritable et naturelle*, s.l., Société historique de Boucherville, 1964, p. 45.

146. M. Guettard, « Mémoire Dans lequel on compare le Canada à la Suisse, par rapport à ses minéraux », dans *Histoire de l'Académie royale des Sciences. Année M. DCCLIII*, Paris, Imprimerie royale, 1756, p. 215.

147. *Ibid.*

148. *Ibid.*

149. Pehr Kalm, *Voyage de Pehr Kalm au Canada en 1749*, Montréal, Pierre Tisseyre, 1977, p. 283.

150. La médecine populaire utilise plus facilement les plantes et les produits disponibles dans l'entourage immédiat des gens et, à cet égard, les plantes utilisées par les Amérindiens s'offraient naturellement et sans frais aux malades.

151. La médecine populaire de l'époque a peut-être le plus bénéficié de l'apport amérindien. Comme celle d'aujourd'hui, elle s'adaptait aux produits disponibles. Les pratiques en usage dans les campagnes françaises, les thérapeutiques employées par la médecine officielle et les remèdes connus des Amérindiens étaient mis à contribution. La médecine populaire actuelle a beaucoup de traits communs avec la médecine officielle des XVIIe et XVIIIe siècles telle qu'elle se pratiquait en Nouvelle-France. Le recours aux simples, qui en constitue le fondement, et la nosologie sont similaires. C'est une médecine qui visait davantage à soulager les symptômes qu'à traiter les causes profondes des maladies, causes souvent difficiles à diagnostiquer sans avoir recours à des équipements technologiquement élaborés et sans les connaissances physiologiques appropriées. Il est intéressant de comparer des traités médicaux du XVIIIe siècle avec les résultats d'enquête sur la médecine populaire et les manuels actuels de phytothérapie. Les similitudes au niveau des produits, des utilisations et du vocabulaire sont particulièrement nombreuses. Des études sont actuellement en cours sur la médecine populaire québécoise par une équipe comprenant Francine Saillant, Serge Genest et Ginette Côté et bénéficiant de la collaboration de Françoise Loux. Francine Saillant, Serge Genest et Ginette Côté. « Les pratiques thérapeutiques traditionnelles au Québec : note de recherche ». Texte soumis pour publication à *Anthropologie et Sociétés*, 23 p.

152. Vigroux, *Le XVIIIe siècle*..., p. 49-68, 72-73.

réalisation d'opérations prolongées[153]. La dextérité et la rapidité d'exécution constituent les qualités essentielles de tout bon chirurgien exécutant des interventions majeures. Si, dans certains cas, l'alcool ou les produits à base d'opium atténuent la douleur, la souffrance et les cris demeurent omniprésents[154]. Tous ces obstacles rendent le recours aux opérations chirurgicales internes exceptionnel et incitent la majorité des chirurgiens à se cantonner dans des interventions mineures[155].

Quelques cas permettront de mieux comprendre l'exercice de la chirurgie. Bien que nous n'ayons pas le récit de l'ablation du polype du nez d'un marchand de Québec telle qu'elle a été pratiquée le 26 septembre 1769 par le chirurgien Charles-Simon Soupiran, nous pouvons reconstituer cette opération fort douloureuse grâce aux traités de chirurgie de l'époque[156]. Cette excroissance « charnue & fongueuse » qui se forme dans la cavité nasale doit être extirpée par une opération chirurgicale[157] :

> Mais avant l'opération, il faut faire les préparations convenables. On commence par saigner quelquefois le malade, & par le purger; on lui fait prendre les remèdes delayants & adoucissans ; s'il y a quelque levain vérolique ou scorbutique, on fait prendre les remèdes capables de détruire ces maladies.
>
> Pour extirper le polype, on fait asseoir le malade sur une chaise un peu panchée en arrière, & lui ayant tourné le visage du côté du jour ; on porte des pincettes fenêtrées le plus avant qu'il est possible dans le nez, pour placer le polype entre les deux branches alors on le pince, on le tord doucement pour le déraciner, & on le tire hors du nez. Si le polype se casse, il faut le retirer par morceaux ; s'il descend dans la gorge, il faut l'arracher par la bouche.
>
> Quand l'hémorrhagie survient après l'opération, on tâche de l'arrêter en portant une tente ou un bourdonnet imbibé d'un styptique, ou chargé d'une poudre astringente. On tamponne & on remplit la narine de bourdonnet pour presser fortement sur l'artère ouverte.
>
> L'hémorrhagie arrêtée, on panse avec des bourdonnets, ou des tentes chargées de poudres astringentes & dessicatives[158].

Aucune allusion à un contrôle quelconque de la douleur n'est mentionnée dans ce texte. Autre exemple. En 1778, le négociant Michel Bouchaud est « attaqué d'une goutte serenne à la partie supérieure de la cuisse gauche[159] ». La souffrance est alors atroce :

> Est à observer que le six may 1778 sur les huit heures du matin led. Sr Bouchaud étant attaqué de la goutte serenne laquelle à chaque instant luy causait une douleur épouvantable se qui l'obligeait malgré luy à jetter un cris comme sy luy avait passé une épée au travers de la cuisse dans le temps que la douleur le prenait laquelle douleur le prenait à tous les quarts d'heures et dans l'instant la douleur cessait, sur le midy la douleur deveint continuelle avec une fiebvre putride et maline et voyant la maladie dangereuse, je ne voulu rien luy faire sans avoir le conseil du docteur Badelard, et en attendant son arrivée je me contente de luy bassiner la partie douleureuse avec de l'eau-de-vie canfrée et voyant que cela ne luy faisait rien j'ay changé luy ay fait un autre remède avec l'esprit de thérebantine et laudanum et qui luy soulageait un peu et continuant à luy bassiner la ditte partie tous les deux heures jusqu'au lendemain grand matin ou ledit Docteur Badelard arriva et nous avons continuer à le soigner avec l'ayde du Docteur Conrade jusqu'à sa mort[160].

153. Le protoxyde d'azote n'est découvert qu'en 1772, l'éther sulfurique en 1792 et la morphine en 1806. Toutefois, on connaisssait les narcotiques, les soporifiques, l'alcool ou le froid, mais leur usage était loin d'être fréquent. Si certains praticiens croient qu'il est de leur devoir de combattre la douleur, d'autres, par contre, prétendent que la douleur est nécessaire et qu'elle participe au processus même de la guérison. Jean-Pierre Peter, « Trois "propos sur la douleur". Observations sur les attitudes de la médecine prémoderne envers la douleur », dans Jean-Pierre Peter, dir., *De la douleur*, Paris, Quai Voltaire/Histoire, La Cité des sciences et de l'industrie, 1993, p. 7-66.

154. Lebrun, *Se soigner…*, p. 76-78.

155. Irvine Loudon, « The Nature of provincial medical Practice in Eighteenth-Century England », dans *Medical History*, vol. 29, nº 1 (janvier 1985), p. 10-17 ; Jeannine Demesy-Maurent, « Un maître chirurgien dans la Haute Provence dromoise à la veille de la Révolution », dans *Cahiers d'histoire* (Lyon), vol. 33, nº 1 (1988), p. 43-70.

156. Ahern, *op. cit.*, p. 181.

157. *Chirurgie complette…*, tome 2, p. 111.

158. *Ibid.*, p. 112-113.

159. Rénald Lessard, « Un chirurgien québécois du XVIIIe siècle », dans *Cap-aux-Diamants*, vol. 1, nº 1 (printemps 1985), p. 41-42 ; Marie-Angélique Chauveau, veuve d'André Bouchaud, contre Elie Lapparre, 1777-1787, BAnQ-Q, TL15,S2, Cour des plaidoyers communs du district de Québec, Matières civiles en générales, Dossier nº 1739.

160. *Ibid.*, p. 42.

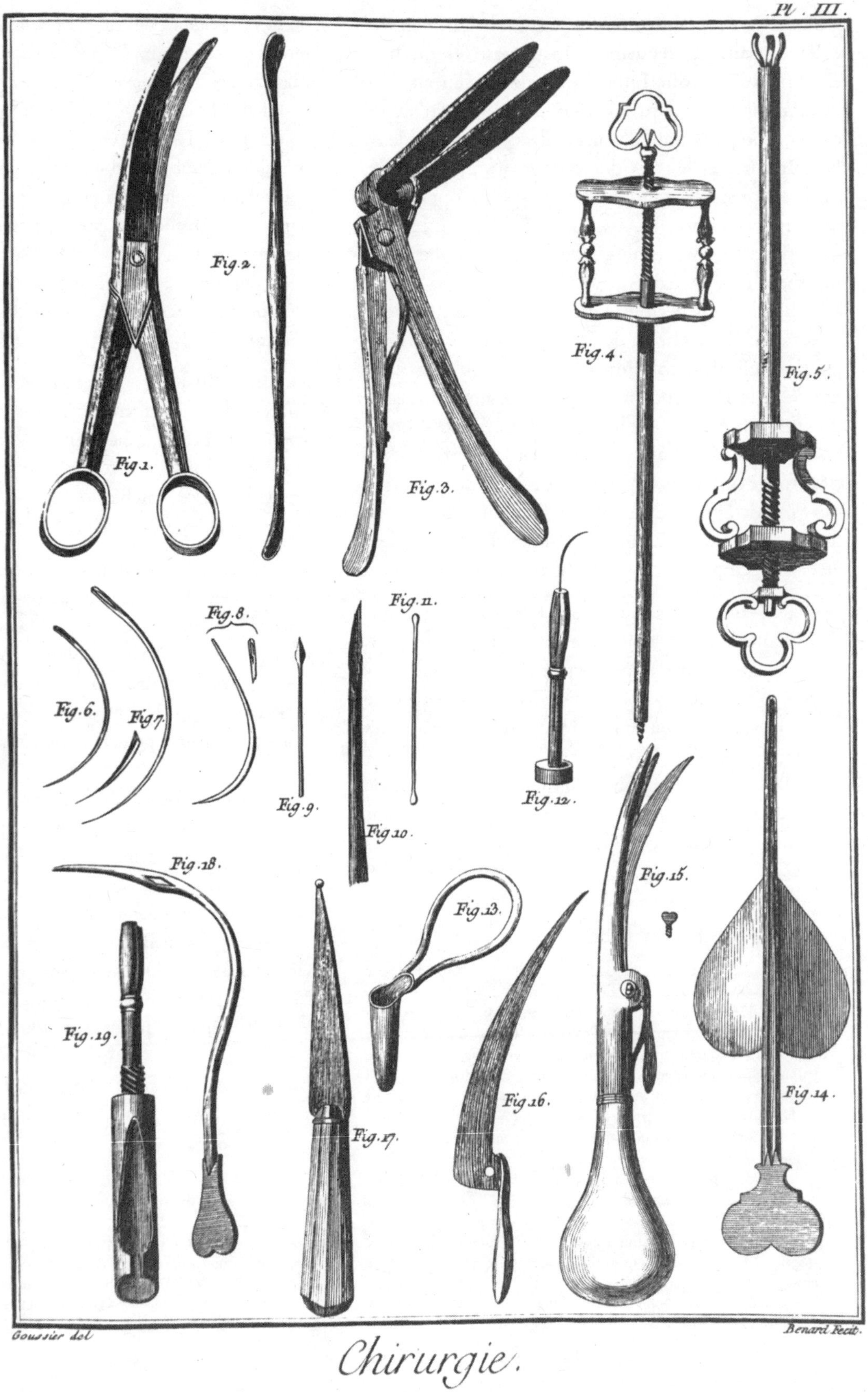

Différents objets liés à l'exercice de la chirurgie dont, en particulier, des ciseaux courbes (fig. 1), une petite curette servant à extraire les corps étrangers (fig. 2), des tire-balles (fig. 4 et 5), des aiguilles (fig. 6-11), des bistouris herniaires (fig. 15 et 16) et un porte-pierre infernale (fig. 19). Diderot, *Encyclopédie ou dictionnaire raisonné des sciences, des arts et des métiers, par une société de gens de lettres*, Paris, 1751-1780, planche III de la section Chirurgie. (Photo Denis Ross)

Malgré ces limites, le champ d'intervention de la chirurgie reste théoriquement très vaste. La chirurgie se définit au XVIIIe siècle comme la « science qui apprend à connoître & à guérir les maladies extérieures du corps humain, & qui traite de toutes celles qui ont besoin pour leur guérison, de l'opération de la main, ou de l'application des topiques[161] ».

Selon un traité du XVIIIe siècle, cinq catégories regroupent les maladies extérieures : les plaies[162], les tumeurs[163], les ulcères, les fractures et les luxations[164].

Saigner et arracher les dents constituent toutefois les opérations les plus fréquentes[165]. Ainsi, en vertu de l'ordonnance médicale de 1788, les chirurgiens les plus médiocres ne sont autorisés qu'à pratiquer ces deux actes[166]. De même, les praticiens de l'époque ont recours à la trépanation[167], à l'amputation, à l'opération de l'empyème[168] ou à la lithotomie[169].

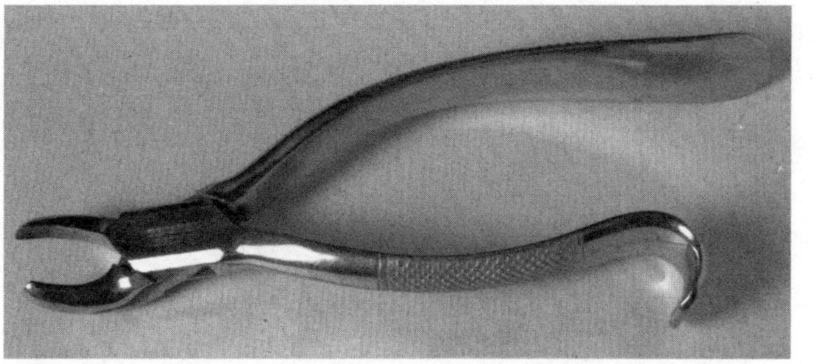

Davier pour extraire des dents. Il serait le premier davier utilisé par l'Hôtel-Dieu de Québec. Musée de l'Hôtel-Dieu de Québec. (Photo Denis Ross)

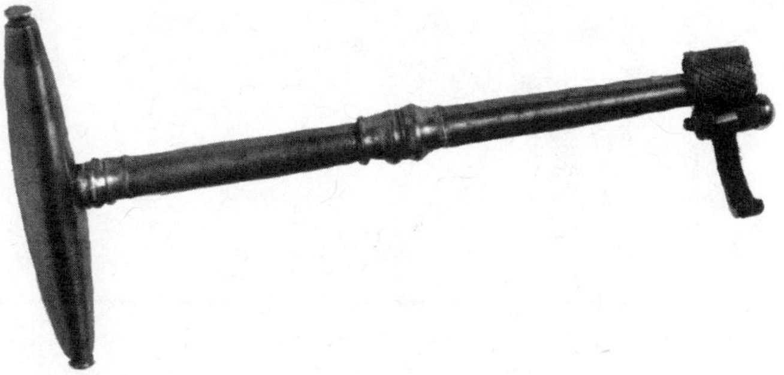

Clef dentaire dite clé de Garengeot, pour molaire du maxillaire inférieur « faite en 1740 ». Musée de l'Hôtel-Dieu de Québec. (Photo Denis Ross)

Faute d'anesthésie et de mesures aseptiques et antiseptiques adéquates, les chirurgiens doivent généralement se limiter à des cas de maladies externes. Rares sont les incisions qui touchent aux organes internes. D'ailleurs, bien que l'anatomie soit de mieux en mieux connue, les lacunes dans la

161. Diderot, *Encyclopédie ou dictionnaire raisonné des sciences, des arts et des métiers, par une société de gens de lettres*, tome 3, Paris, Briasson, David, Le Breton, Durand, 1753, p. 350.

162. Les ulcères peuvent être calleux, sinueux, scrofuleux, scorbutiques, vénériens et incluent les fistules anales ou lacrymales. Les chancres sont inclus dans les ulcères.

163. Les tumeurs comprennent principalement les abcès, les mortifications, les maladies « phlegmoneuses » (clous ou furoncles, panaris, bubons, engelures, ecchymoses, parotides, anévrismes et charbon), les maladies « érésipéleuses » (dartres, gale, teigne, couperose, feu volage, échauboulures), les œdèmes incluant l'emphysème, les maladies squirreuses (cancer, écrouelles, polypes du nez, loupes), les hernies, les tumeurs causées par des calculs de la vessie, l'ankylose, le rachitisme, les exostoses et la carie.

164. *Chirurgie complette…*, tome 2, *passim.*

165. En 1738, sœur Duplessis de Sainte-Hélène, supérieure de l'Hôtel-Dieu de Québec, remarque que les « chancres deviennent bien commun et les meaux de dents ». Lettre de Marie-Andrée Duplessis de Sainte-Hélène à Féret, 30 octobre 1738, publiée dans « Lettres de Mère Marie-Andrée Duplessis de Sainte-Hélène Supérieure des Hospitalières de l'Hôtel-Dieu de Québec », dans *Nova Francia*, vol. IV, nº 6 (1929), p. 372. Le 18 février 1789, Henry Juncken, marchand de Québec, se rend chez le chirurgien Weis afin de se faire extraire une dent et constate que la personne qui vient après lui « had also a tooth drawn, at least he wanted it to be drawn but, because it was so rotten it broke off even with the Gum ». Journal d'Henry Juncken, 12 octobre 1788, BAnQ-Q, P119/1, fonds Henry Juncken, (copie dactylographiée), p. 216.

166. Acte ou ordonnance qui défend à qui que ce soit de pratiquer la médecine et la chirurgie dans la Province de Québec, ou la profession d'accoucheur dans les villes de Québec ou Montréal, sans permission, 30 avril 1788, dans « Ordonnances édictées pour la province de Québec par le gouverneur et le conseil de celle-ci, de 1768 à 1791 », dans Arthur Doughty, *Rapport concernant les travaux des Archives publiques pour les années 1914 et 1915*, Ottawa, J. de L. Taché, 1917, p. 224-225. Publiée aussi dans la *Gazette de Québec*, nº 1187, 15 mai 1788.

167. La trépanation est l'opération qui consiste à ouvrir le crâne pour faire cesser les accidents de la compression lorsqu'ils dépendent de l'enfoncement de quelque pièce osseuse ou de l'épanchement d'un liquide à la surface du cerveau. Nysten, *op. cit.*, p. 588.

168. L'opération de l'empyème consiste à faire une ouverture aux parois de la poitrine pour donner issue au pus, au sang ou à tout autre liquide épanché dans sa cavité. Nysten, *op. cit.*, p. 241. À l'automne 1716, à Québec, des chirurgiens exécutent « l'opération de l'Empienne » sur un individu, Charles Fustel, blessé d'un coup d'épée porté à la poitrine. Résumé d'une lettre de Vaudreuil et Bégon datée du 14 novembre 1718 et délibération du Conseil de Marine, ANOM, Fonds des Colonies, série C11A, vol. 41, f. 198r-204v.

169. La lithotomie est l'opération par laquelle on extrait la pierre de la vessie et qui consiste généralement à ouvrir ce viscère par le périnée. Nysten, *op. cit.*, p. 558, 568.

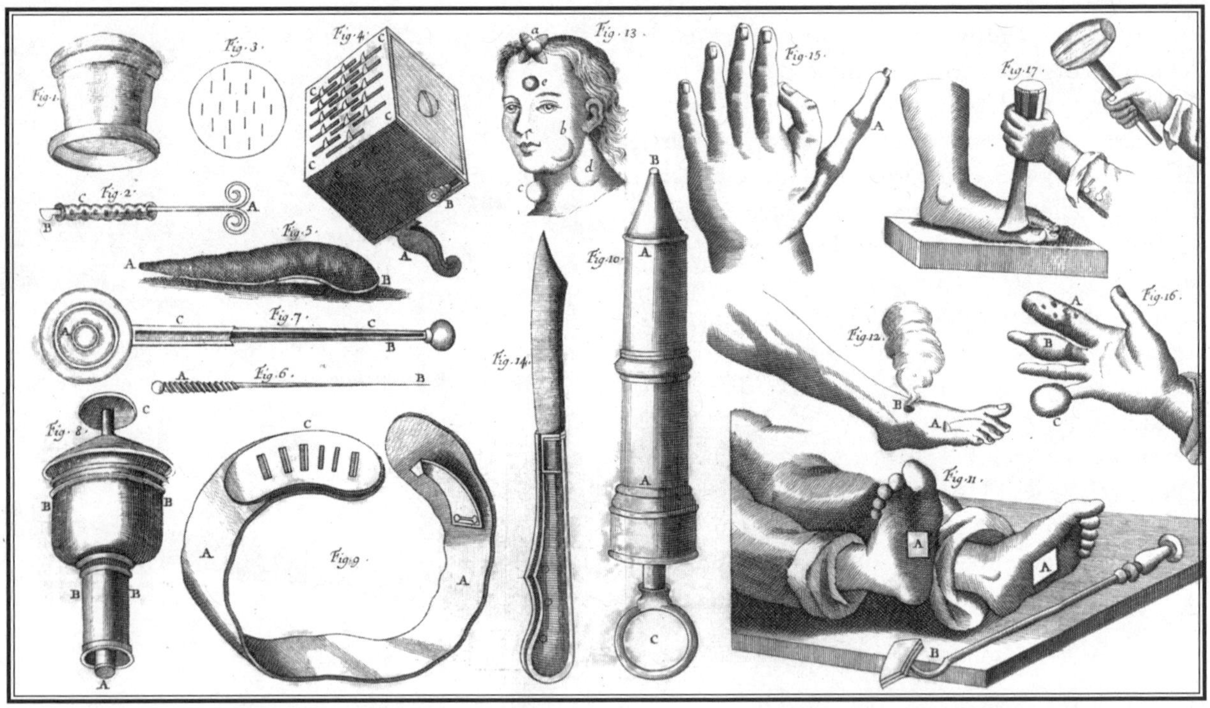

Amputations d'un orteil, scarificateur, traitement de verrues et de chancres. Laurent Heister, *Institutions de chirurgie*, tome 2, Paris, P. Fr. Didot le jeune, 1771. Centre de référence de l'Amérique française (anciennement Bibliothèque du Séminaire de Québec, Ancien fonds). (Photo Denis Ross)

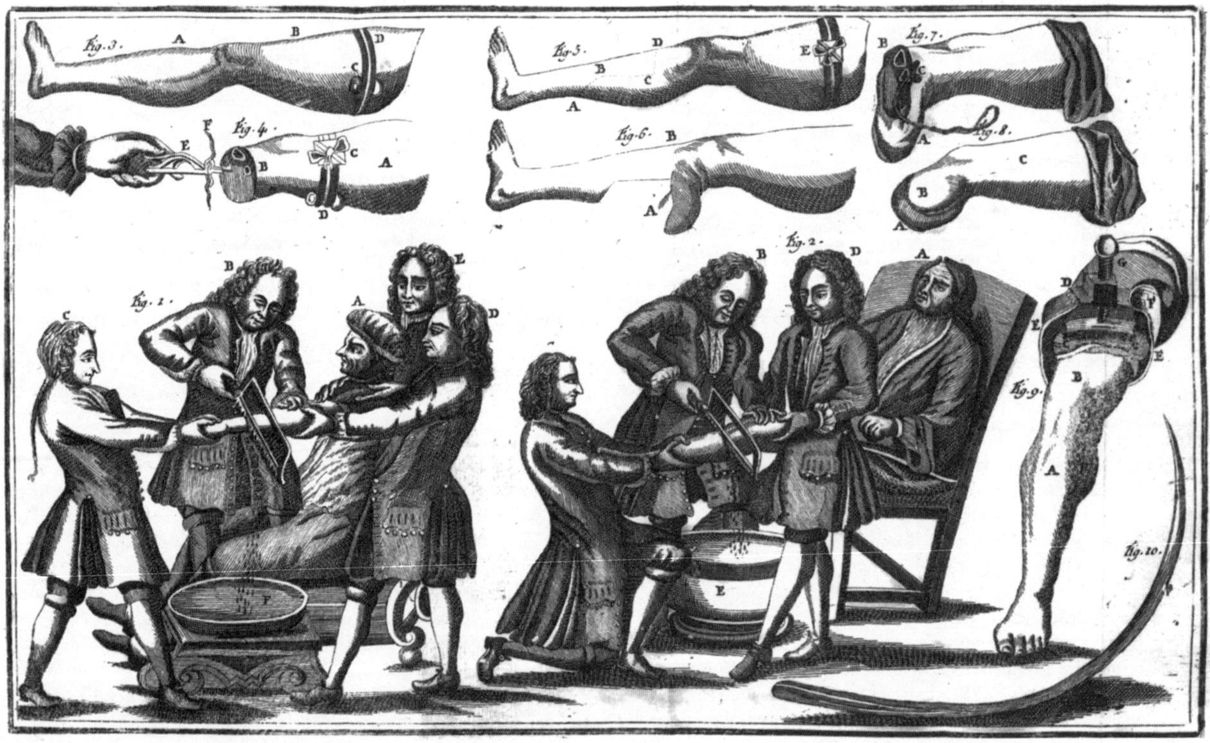

Amputations de l'avant-bras et de la jambe. Laurent Heister, *Institutions de chirurgie*, tome 2, Paris, P. Fr. Didot le jeune, 1771, planche 14. Centre de référence de l'Amérique française (anciennement Bibliothèque du Séminaire de Québec, Ancien fonds). (Photo Denis Ross)

description et l'identification des maladies internes qui auraient pu être soignées par la chirurgie constituent également des restrictions importantes. Toutefois, malgré ses limites, la chirurgie, et surtout la petite chirurgie, forme une partie importante de l'exercice de l'art de guérir.

L'obstétrique

Dans une colonie où les autorités souhaitent une augmentation rapide de la population, les sages-femmes sont appelées à jouer un rôle important. Le *Rituel du diocèse de Québec* de monseigneur de Saint-Vallier, publié en 1703, prévoit que les sages-femmes seront élues par les femmes les plus vertueuses et les plus honnêtes de la paroisse. Elles devront de plus prêter serment et être instruites des procédures liées à l'ondoiement[170]. La plupart des paroisses se dotent d'une ou de plusieurs sages-femmes dès le début de la colonie. Leur connaissance de l'obstétrique vient essentiellement de leur expérience. En France, le premier édit royal réglementant la profession de sage-femme dans l'ensemble du royaume date de 1692[171]. Toutefois, il n'est guère appliqué et touche essentiellement les villes. D'autres textes réglementaires seront émis tout au long du XVIIIe siècle et leur application se généralisera graduellement. Au Canada, aucune ordonnance n'encadre la pratique des sages-femmes avant 1788.

Jusqu'au début du XVIIIe siècle, les autorités coloniales ne se sont guère intéressées à la pratique de l'obstétrique. En 1714, le médecin Michel Sarrazin exerce des pressions auprès des autorités pour que soit établi le poste de sage-femme entretenue par le roi, fonction déjà existante dans plusieurs villes et municipalités françaises, mais dont les frais étaient généralement assumés par les institutions locales et non par l'État. À cette date, Simone Bisson de Québec, veuve de Nicolas Gauvreau, serait la seule sage-femme « habile » de la colonie. Malgré les instances du médecin Michel Sarrazin afin qu'elle enseigne à quelques femmes, aucune ne s'est

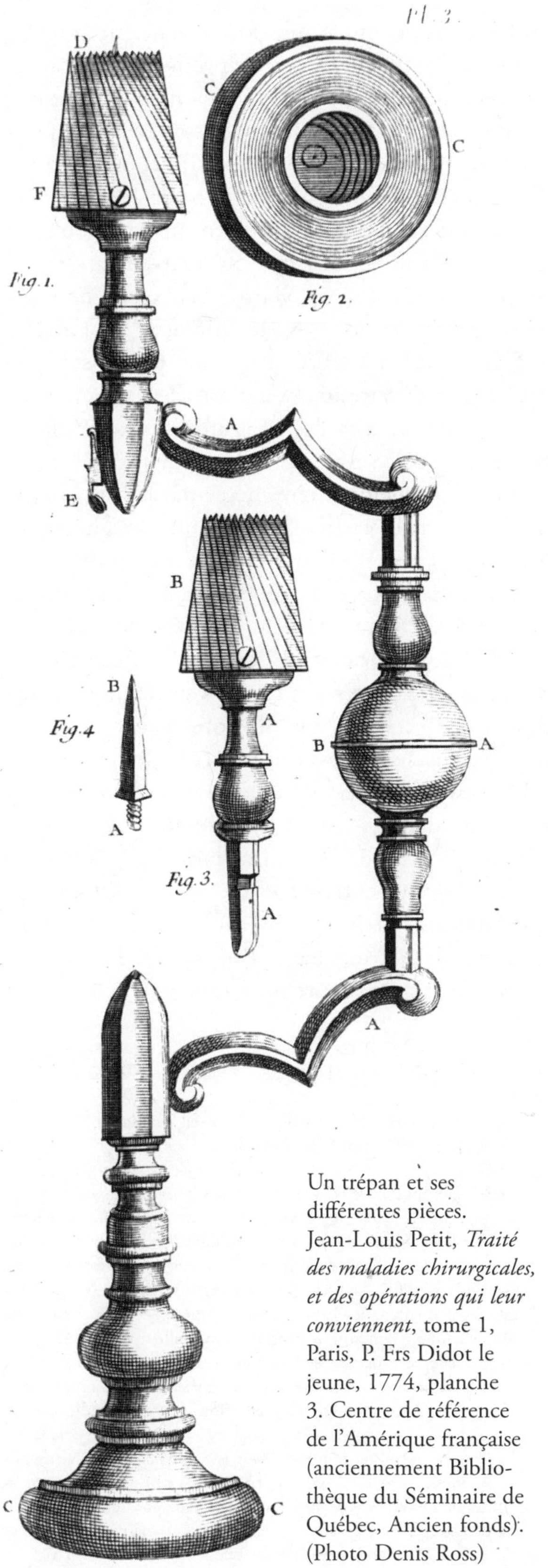

Un trépan et ses différentes pièces. Jean-Louis Petit, *Traité des maladies chirurgicales, et des opérations qui leur conviennent*, tome 1, Paris, P. Frs Didot le jeune, 1774, planche 3. Centre de référence de l'Amérique française (anciennement Bibliothèque du Séminaire de Québec, Ancien fonds). (Photo Denis Ross)

170. Hélène Laforce, *Histoire de la sage-femme dans la région de Québec*, Québec, Institut québécois de recherche sur la culture, 1985, p. 152-162.

171. Jacques Gélis, *La sage-femme ou le médecin. Une nouvelle conception de la vie*, Paris, Fayard, 1988, p. 44-45.

présentée pour cette profession. Le fait que la veuve Gauvreau ne ferait que peu de profit expliquerait ce peu d'empressement[172]. L'intendant souhaite donc qu'une pension de 300 livres lui soit accordée pour corriger cette situation. Cinq ans plus tard, le problème n'est toujours pas résolu. Sarrazin s'inquiète encore du manque de sage-femme à Québec et des « grands inconveniens » qui peuvent arriver. Il propose au Conseil de Marine l'envoi d'une sage-femme avec pension : « Cela animeroit les autres à apprendre ce métier[173]. » Bien que le Conseil « ne peut proposer cette augmentation » à ce moment-là, la demande est accordée trois ans plus tard. Elle se concrétise par la venue, en 1722, de la première sage-femme officiellement rémunérée par le roi. Épouse d'un officier de carrière, Madeleine Bouchette fut formée à l'Hôtel-Dieu de Paris et devint sage-femme jurée au Châtelet de Paris et à la confrérie de Saint-Côme. Son traitement est fixé à 400 livres par année. Elle doit demeurer au service des pauvres, instruire les autres sages-femmes et témoigner lors des procès[174]. En 1724, on note qu'elle est « fort habile dans sa profession et fort utile icy[175] ». En 1733, les autorités coloniales demandent en vain une seconde sage-femme entretenue pour servir à Montréal[176]. En 1750, l'intendant Bigot note que la sage-femme entretenue est utile à Québec et que, depuis l'arrivée d'une nouvelle sage-femme qui remplace Madeleine Bouchette décédée en mars 1749, il ne meurt plus autant de femmes en couches[177]. Cinq ans plus tard, la veuve Bracquemard, qui est établie au Canada depuis 1749 ou 1750, écrit au ministre qu'elle et sa compagne ne peuvent suffire aux accouchements dans la colonie et qu'elle souhaiterait être autorisée à établir deux écoles pour enseigner son art, l'une à Montréal et l'autre à Québec[178]. Le ministre s'empresse de demander l'avis des autorités coloniales. En 1756, les dirigeants canadiens reviennent à la charge et le gouverneur Vaudreuil s'inquiète particulièrement de la situation à Montréal :

> Je suis obligé d'avoir l'honneur de vous representer qu'il n'y à que deux vielles Sage femme en cette ville, dont le manque de Theorie, et d'Experience me Sont que trop connus par les Suittes facheuses des accouchements qu'elles font, Elles Sont même par leur grand âge Incapable d'en faire, et on est Souvent obligé de Recourir à des Jeunes chirurgiens qui n'y reussissent pas mieux puisque tout Ressament la mere et L'Enfant ont pery dans L opperation nous avons à Quebec La Dame Bracquemar Sage femme jurée Et la Dame Leynier qui luy Sert d aide je n'ay rien négligé pour attirer celle cy à Montréal mais Elle Sy est constament refusée attendû que ce qu'elle y gagneroit en Exercant Son art, ne pourroit Suffire à Son Logement et à Son Entretien il Seroit Monseigneur, du bien de la Colonie, que vous voulussiés fixer laditte Dame Leynier à Montreal avec les mêmes appointements que la Dame Bracquemard

172. Laforce, *op. cit.*, p. 194-195 ; Lettre de Bégon au ministre, 12 novembre 1714, ANOM, Fonds des Colonies, série C[11]A, vol. 34, f. 319r.

173. Lettre des autorités coloniales au Conseil de Marine, 7 octobre 1719, Ac, série C[11]A, vol. 41, f. 264v.

174. Laforce, *op. cit.*, p. 82-83 ; Hélène Laforce, « L'univers de la sage-femme aux XVIIe et XVIIIe siècles », dans *Cap-aux-Diamants*, vol. 1, n° 3 (automne 1985), p. 4-5 ; Certificat de Madeleine Bouchette et d'Anne Dufresne, 17 janvier 1726, dans Procédures criminelles contre Marie-Geneviève Gautros (Gaudreau), fille de feu Gilles Gaudreau et d'Élisabeth Carabi (Dominguo), native de Cap-Saint-Ignace, demeurant à Québec, servante engagée en la maison de Marie-Louise Migneron, femme de Jean Veillon, navigateur, pour avoir caché sa grossesse et jeté son enfant par-dessus la galerie, entraînant la mort du nouveau-né (infanticide), 17 au 19 janvier 1726, BAnQ-Q, TL5,D739, Collection de pièces judiciaires et notariales.

175. Lettre de Bégon au ministre, 2 novembre 1724, ANOM, Fonds des Colonies, série C[11]A, vol. 46, f. 228r-231v.

176. Résumé de la lettre de Beauharnois et Hocquart au ministre du 26 octobre 1735 avec commentaires dans la marge du 9 janvier 1736, ANOM, Fonds des Colonies, série C[11]A, vol. 66, f. 157r.

177. Lettre de Bigot au ministre, 12 octobre 1750, ANOM, Fonds des Colonies, série C[11]A, vol. 96, f. 33r-34v.

178. Jeanne-Catherine Pelissier, épouse du menuisier Jean-Baptiste-Antoine Bracquemard, est établie à Québec depuis 1749 ou 1750. Elle serait repassée en France peu après et serait de retour en 1755. En effet, selon un relevé de passagers : « La D[e] Bracmart Sage femme de l'hotel Dieu de quebec embarquée par ordre du ministre a la place de Six Engagés dans le Navire la Parfaite Union d'honfleur pour quebec a honfleur le 5 may 1755. » Son mari décède le 26 mars 1756. Marie-Anne Laigniez est sage-femme à Québec depuis au moins 1750 et on la retrouve en 1751 et 1752 dans des actes en compagnie d'un certain Pierre Bracquemard. En 1754, un certain François Laignier, bourgeois de Québec, et Claude-Élisabeth Noiseu font baptiser un enfant à Québec. Or, les parrain et marraine sont Jean-Baptiste-Antoine Bracquemard et Marie-Anne Laignier. Liens professionnels ou familiaux ? Enfin, en décembre 1749, l'on trouve une mention de « Catherine Lainier [elle signe Catherine Laïgnie] Sage femme épouse de jean baptiste Bragmar ». Est-ce Marie-Anne Laignier, Catherine Pelissier ou une autre personne ? Nous ne pouvons trancher. Relevé des noms, Surnoms et qualités des Passagers… partis d'Honfleur pendant l'année 1755, ANOM, Fonds des Colonies, série F[5]B, vol. 48 ; Lettre du ministre à Duquesne et Bigot, 22 mai 1755, ANOM, Fonds des Colonies, série B, vol. 101, f. 122r. ; Laforce, *Histoire de la sage-femme…*, p. 86.

à a Quebec tout m'Engage à vous Supplier d'accorder cette grace aux Dames, et aux pauvres femmes de cette ville qui Sont grandement Intimidés et fremissent memes de tant de funestes Exemples[179].

Nous ne connaissons pas les suites de cette demande. Quoi qu'il en soit, la Conquête met fin pour plusieurs décennies à l'intervention de l'État. En 1760, après la capitulation de Montréal, la veuve Bracquemard et sa fille Françoise quittent Québec et arrivent à Bordeaux le 31 décembre[180]. L'intervention de l'État, qui ne reprendra qu'en faveur de l'ordonnance de 1788, oblige tous ceux et celles qui font profession d'accoucheur dans les villes de Québec et de Montréal à subir un examen et à obtenir une licence[181]. Quelques sages-femmes s'y conformeront.

Aux XVIIe et XVIIIe siècles, les relations entre les sages-femmes et les chirurgiens sont généralement harmonieuses. Selon toute apparence, l'obstétrique demeure un domaine qui ne nécessite l'intervention du chirurgien que dans les cas difficiles. En 1760, à Saint-Roch-des-Aulnaies, le chirurgien De Rogé entreprend une césarienne après que deux sages-femmes eurent vainement tenté d'accoucher une femme[182]. Des chirurgiens comme Paul Landry en 1770, Jacques Franchère en 1756 ou Jean Cassaux en 1727 n'hésitent pas à faire accoucher leur épouse par des sages-femmes ou, à l'instar de Joseph Karch, de Jacques Perrault, de Jourdain Lajus ou de Hubert-Joseph de la Croix, à épouser des filles de sages-femmes[183].

Au fil des ans, surtout dans la deuxième moitié du XVIIIe siècle, la présence masculine dans l'univers de l'accouchement devient de plus en plus fréquente. Comme en Europe, l'intervention masculine a débuté par le recours au chirurgien dans les cas difficiles[184]. Il vient donc aider et non se substituer

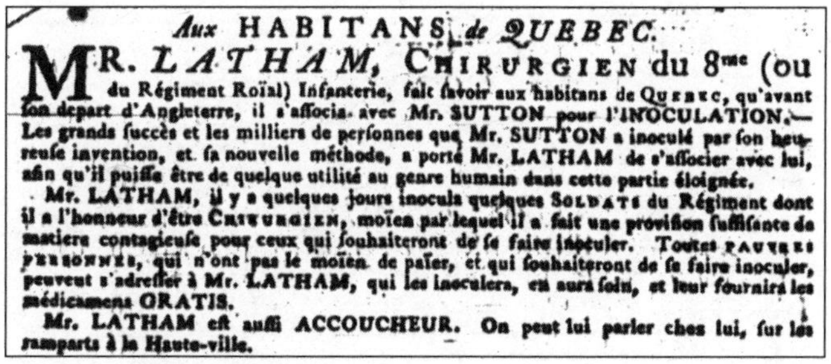
Aux HABITANS de QUEBEC.

MR. LATHAM, CHIRURGIEN du 8me (ou du Régiment Roïal) Infanterie, fait ſavoir aux habitans de QUEBEC, qu'avant ſon depart d'Angleterre, il s'aſſocia avec Mr. SUTTON pour l'INOCULATION.— Les grands ſuccès et les milliers de perſonnes que Mr. SUTTON a inoculé par ſon heureuſe invention, et ſa nouvelle méthode, a porté Mr. LATHAM de s'aſſocier avec lui, afin qu'il puiſſe être de quelque utilité au genre humain dans cette partie éloignée.

Mr. LATHAM, il y a quelques jours inocula quelques SOLDATS du Régiment dont il a l'honneur d'être CHIRURGIEN, moïen par lequel il a fait une proviſion ſuffiſante de matiere contagieuſe pour ceux qui ſouhaiteront de ſe faire inoculer. Toutes PAUVRES PERSONNES, qui n'ont pas le moïen de païer, et qui ſouhaiteront de ſe faire inoculer, peuvent s'adreſſer à Mr. LATHAM, qui les inoculera, en aura ſoin, et leur fournira les médicamens GRATIS.

Mr. LATHAM eſt auſſi ACCOUCHEUR. On peut lui parler chez lui, ſur les ramparts à la Haute-ville.

En 1768, le chirurgien militaire James Latham se dit accoucheur. *Gazette de Québec*, n° 194, 15 septembre 1768.

à la sage-femme. Toutefois, graduellement des chirurgiens urbains ajoutent le titre d'accoucheur à celui de chirurgien. Certains chirurgiens ont la réputation d'être d'habiles accoucheurs : c'est le cas du chirurgien François Lajus de Québec qui exerce entre 1744 et 1799. En 1770, lorsqu'une rumeur blâme sa conduite lors de l'accouchement de l'épouse de William Laing, celui-ci s'empresse de défendre le travail et la réputation du chirurgien dans la *Gazette de Québec*[185]. En 1768, le chirurgien militaire James Latham se dit accoucheur[186]. En 1779, John Stackhouse Apedaile, un ancien chirurgien et accoucheur à Trois-Rivières et, en 1786, Timothy O'Connor s'intitulent médecin et accoucheur[187]. En 1786, ce dernier s'annonce dans la *Gazette de Québec* :

> Le Soussigné Medecin et Accoucheur, après avoir fini ses études à Paris et pris ses grades, a passé quelque temps en Angleterre pour comparer ensemble la théorie et la pratique des deux nations dans les sciences de la medecine et de l'accouchement ; espere agir au contentement des dames et messieurs François et Anglois qui l'honoreront de leur confiance. - Il facilitera au public en général les moyens de ne pas manquer les secours de la medecine dans les maladies dependantes de la grossesse, le traitement des femmes dans les accouchements, et depuis qu'elles sont accouchées jusqu'à la fin du mois, avec les maladies infinies auxquelles elles et leurs enfans sont sujets pendant cette intervalle. Les pauvres femmes dans cet état peuvent s'adresser en toute sureté pour avoir GRATIS tout soin et attention possible[188].

179. Lettre de Vaudreuil de Cavagnial au ministre, 31 octobre 1756, ANOM, Fonds des Colonies, série C^11^A, vol. 101, f. 134r-134v.
180. Passagers débarqués à Bordeaux, 31 décembre 1760, ANOM, Fonds des Colonies, série F^5^B, vol. 14, p. 223.
181. Acte ou ordonnance qui défend…, 30 avril 1788, *op. cit.*, p. 224-225.
182. Hélène Laforce et Rénald Lessard, « Une césarienne en 1760 », dans *Cap-aux-Diamants*, vol. 1, n° 3 (automne 1985), p. 41-42 ; Etat Des medicamants Etrettemants De maladie fait Efournis pour La deffunte fame ajeans ollette Dont Laveuve Soussy se merre doit payer Le dit Etat Due 10e. aoust 1760, 10 août 1761, BAnQ-R, CN104,S51, greffe de Joseph-Barthélémi Richard.
183. Laforce, *Histoire de la sage-femme…*, p. 85.
184. Gélis, *op. cit.*, p. 306-327.
185. *Gazette de Québec*, n° 274, 29 mars 1770.
186. *Gazette de Québec*, n° 194, 15 septembre 1768.
187. *Gazette de Québec*, n° 710, 8 avril 1779 ; n° 1089, 29 juin 1786.
188. *Gazette de Québec*, n° 1089, 29 juin 1786.

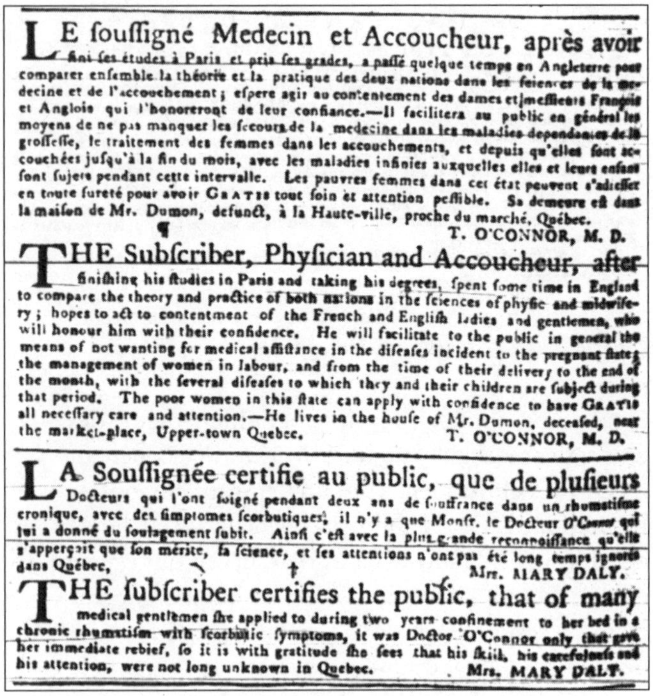

LE ſouſſigné Medecin et Accoucheur, aprés avoir fini ſes études à Paris et pris ſes grades, a paſſé quelque temps en Angleterre pour comparer enſemble la théorie et la pratique des deux nations dans les ſciences de la medecine et de l'accouchement; eſpere agir au contentement des dames et meſſieurs François et Anglois qui l'honoreront de leur confiance.—Il facilitera au public en général les moyens de ne pas manquer les ſecours de la medecine dans les maladies dependances de la groſſeſſe, le traitement des femmes dans les accouchements, et depuis qu'elles ſont accouchées juſqu'à la fin du mois, avec les maladies infinies auxquelles elles et leurs enfans ſont ſujets pendant cette intervalle. Les pauvres femmes dans cet état peuvent s'adreſſer en toute ſureté pour avoir GRATIS tout ſoin et attention poſſible. Sa demeure eſt dans la maiſon de Mr. Dumon, defunct, à la Haute-ville, proche du marché, Québec.

¶ T. O'CONNOR, M. D.

THE Subſcriber, Phyſician and Accoucheur, after finiſhing his ſtudies in Paris and taking his degrees, ſpent ſome time in England to compare the theory and practice of both nations in the ſciences of phyſic and midwifery; hopes to act to contentment of the French and Engliſh ladies and gentlemen, who will honour him with their confidence. He will facilitate to the public in general the means of not wanting for medical aſſiſtance in the diſeaſes incident to the pregnant ſtate; the management of women in labour, and from the time of their delivery to the end of the month, with the ſeveral diſeaſes to which they and their children are ſubject during that period. The poor women in this ſtate can apply with confidence to have GRATIS all neceſſary care and attention.—He lives in the houſe of Mr. Dumon, deceaſed, near the market-place, Upper-town Quebec.

T. O'CONNOR, M. D.

LA Souſſignée certifie au public, que de pluſieurs Docteurs qui l'ont ſoigné pendant deux ans de ſouffrance dans un rhumatiſme cronique, avec des ſimptomes ſcorbutiques, il n'y a que Monſr. le Docteur O'Connor qui lui a donné du ſoulagement ſubit. Ainſi c'eſt avec la plus grande reconnoiſſance qu'elle s'apperçoit que ſon mérite, ſa ſcience, et ſes attentions n'ont pas été long temps ignorés dans Québec,

Mrs. MARY DALY.

THE ſubſcriber certifies the public, that of many medical gentlemen ſhe applied to during two years confinement to her bed in a chronic rhumatiſm with ſcorbutic ſymptoms, it was Doctor O'Connor only that gave her immediate rebief, ſo it is with gratitude ſhe ſees that his ſkill, his carefulneſs and his attention, were not long unknown in Quebec.

Mrs. MARY DALY.

Timothy O'Connor s'annonce en 1786 médecin et accoucheur. *Gazette de Québec*, n° 1089, 29 juin 1786.

À la campagne, la pénétration de l'homme dans le domaine obstétrical semble plus lente et plus tardive[189].

Cette présence masculine dans le monde obstétrical se reflète dans l'évolution des livres et des instruments chirurgicaux en possession des chirurgiens. Si l'on exclut l'ouvrage *Nouvelles Observations sur la pratique des accouchements* de Pierre Amand, publié en 1715, que l'on retrouve en 1720 dans la bibliothèque des Jésuites, aucune mention de livre sur l'obstétrique n'a été retracée dans les inventaires de chirurgiens avant 1773. Après la Conquête, l'apothicaire Taylor et le chirurgien militaire Richard Hope possèdent, respectivement en 1773 et en 1786, l'ouvrage sur la « midwifery » rédigé par le célèbre accoucheur londonien William Smellie[190]. Taylor est également propriétaire d'un livre sur le même sujet écrit par Burton. Chez les francophones, trois inventaires confectionnés entre 1788 et 1792 mentionnent des ouvrages sur l'obstétrique. Le *Traité complet des accouchements naturels* de Guillaume Mauquest de La Motte, publié pour la première fois en 1721, est possédé par le chirurgien montréalais Louis-Nicolas Landriaux en 1788 ; le livre *Observations sur la grossesse*, de François Mauriceau se retrouve chez le chirurgien Louis-Nicolas Landriaux ; le *Traité de maladie de femmes grosses Et de Celles qui Sont accouchées*, de Guillaume Mauriceau, publié d'abord en 1668 puis réédité à de nombreuses reprises, est présent chez les chirurgiens Bernard Duberger et Elie Lapparre et, enfin, le chirurgien Bernard Duberger a en sa possession un traité intitulé *Pratique des accouchemens*[191]. Les ouvrages de William Smellie, de François Mauquest de la Motte et de François Mauriceau ont longtemps été considérés comme figurant parmi les meilleurs de l'époque. Les mentions d'instruments chirurgicaux liés à l'obstétrique se limitent à trois cas tardifs. Le chirurgien Bernard Duberger possède, en 1792, trois instruments pour accoucher ; le chirurgien Antoine Hamel a, en 1804, six outils pour les accouchements tandis que son confrère d'origine allemande Andreas Goetze était propriétaire, en 1798, « des fer pour accouchement[192] ». Les deux premiers chirurgiens pratiquent dans les campagnes depuis le milieu du XVIIIe siècle tandis que le dernier s'établit au Canada en 1783.

189. À la fin du XVIIIe siècle, dans certaines régions en France, le chirurgien n'intervient toujours que dans les cas difficiles. C'est le cas du chirurgien Jacques Long (1732-1810) de Venterol, village du sud de la Drôme. Jeannine Demesy-Maurent, « Un maître chirurgien dans la Haute Provence dromoise à la veille de la Révolution », dans *Cahiers d'histoire* (Lyon), vol. 33, n° 1 (1988), p. 50-51.

190. Procès-verbal de vente des biens de Richard Hope, chirurgien-major du 52e Régiment, 3 juillet 1786, BAnQ-Q, CN301,S83, greffe de Pierre-Louis Descheneaux (Inventaire du 30 juin 1786) ; Inventory of the Goods & Chattels Debts & Credits &ca of the Estate of the deceased Henry Taylor of Quebec Apothecary at the time of his death, 26 juin 1773, BAnQ-Q, TL18,S2,SS1, Cour du banc du roi pour le district de Québec, Dossier n° 3985.

191. Inventaire de feu Bernard Duberger et de Louise Cureux, maître chirurgien de Saint-Thomas (Montmagny), 22 octobre 1792, BAnQ-Q, CN301,S92, greffe d'Alexandre Dumas ; Inventaire des biens de la communauté de feu Louis Landriaux et de Marie-Anne Prudhomme, chirurgien de Montréal, 15 septembre 1788, BAnQ-M, CN601,S74, greffe de Louis Chaboillez ; Inventaire de feu Elie Lapparre et de Marguerite Maillou, maître chirurgien ci-devant de Québec, 13 juillet 1795, BAnQ-M, CN601,S45, greffe de Louis Bonnet.

192. Inventaire de feu André Goetze, chirurgien à L'Assomption, 8 janvier 1798, BAnQ-M, CN602,S29, greffe de Barthélémy Faribault ; Inventaire de feu Bernard Duberger et de Louise Cureux, maître chirurgien de Saint-Thomas (Montmagny), 22 octobre 1792, BAnQ-Q, CN301,S92, greffe d'Alexandre Dumas ; Inventaire de feu Antoine Hamel et de feue Josephte Alain, médecin et chirurgien de la rivière à la Graisse à Rigaud, 12 novembre 1804, BAnQ-M, CN601,S383, greffe de Louis Thibaudeau, n° 2205.

Les chirurgiens procèdent à l'occasion à des césariennes. En fait, la césarienne post-mortem est généralement admise et même recommandée par l'Église. Il importe alors que l'enfant vive et surtout qu'il soit baptisé. Toutefois, l'incision d'une femme vivante fait figure d'assassinat et se heurte à des résistances[193]. Pour sa part, le chirurgien français Guillaume Mauquest de La Motte estime en 1715 que la césarienne, qui a déjà donné des résultats concrets, doit être tentée in extremis[194]. Au Canada, quelques cas nous sont connus pour le XVIIIe siècle. Il faut cependant souligner que cette pratique ne visait pas à sauver la mère, mais à préserver la vie de l'enfant. En 1760, cette motivation guide l'action du chirurgien Pierre De Rogé[195]. En 1777, le chirurgien Pierre Lebreton dit Lalancette retire, par « l'opération supérieure », un enfant du sein de sa mère décédée[196].

À la fin du XVIIIe siècle, à l'instar de ce qui se fait en Europe à la même époque, des praticiens de la santé offrent des « cours d'accouchement[197] ». Le chirurgien militaire Gill se propose, en 1784, de « donner un cours de lectures et des instructions sur la théorie et la pratique de l'accouchement à toute femme dont la sobriété et tendresse seront attestées, et qui souhaiteront d'acquérir des connaissances dans cette science utile et humaine[198] ». Trois ans plus tard, le chirurgien montréalais Alexandre Serres offre un cours analogue qui s'adresse à la fois aux chirurgiens et aux sages-femmes[199]. Suivant en cela le modèle anglais, ces cours sont le fruit d'initiatives privées. Faute d'informations, il est difficile d'évaluer leur popularité. Toutefois, l'absence de données témoignerait de leur caractère éphémère.

Graduellement, au cours des XVIIe et XVIIIe siècles, le praticien de la santé a envahi le domaine de l'obstétrique. Au Canada, l'intervention de l'État s'est d'abord manifestée par la nomination de sage-femme entretenue qui vise à assurer un secours aux pauvres, mais également à institutionnaliser un savoir basé traditionnellement sur l'expérience personnelle. La Conquête anéantit cet effort et ce n'est qu'en 1788 que l'État intervient à nouveau, cette fois en privilégiant le corps médical comme porteur de la norme et en soumettant les sages-femmes au contrôle des hommes de l'art. Toutefois, ce contrôle est encore très réduit et se limite aux villes, mais il témoigne de la progession du corps médical dans le secteur de l'obstétrique.

Si l'obstétrique apparaît comme un secteur en plein développement, l'adoption de mesures favorisant la prophylaxie reste très limitée.

La prophylaxie

La prévention des maladies et de leur dispersion se limite à peu de chose. Outre des conceptions très limitées d'hygiène et une incitation à maintenir un bon régime, régime au sens d'un « usage raisonné et méthodique des alimens et de toutes les choses essentielles à la vie, tant dans l'état de santé que dans celui de maladie », la médecine ne connaît guère que les mesures de quarantaine et l'utilisation de l'inoculation contre la variole[200].

Si la médecine des XVIIe et XVIIIe siècles est avant tout curative, elle prône néanmoins certaines mesures prophylactiques, c'est-à-dire visant à prévenir la maladie ou sa diffusion et à conserver la santé. Pour l'individu, elle prône un régime de vie équilibré incluant une diète adaptée à son travail, à son tempérament, à son âge ou à son sexe. Les questions d'hygiène personnelle et publique ont laissé

193. Mireille Laget, « La césarienne ou la tentation de l'impossible, XVIIe et XVIIIe siècles », dans *Annales de Bretagne et des pays de l'Ouest*, vol. 86, n° 3 (1979), p. 177-189.

194. Guillaume Mauquest de la Motte, *Traité complet de chirurgie contenant des observations & des reflexions sur toutes les maladies chirurgicales, & et sur la maniere de les traiter*, Paris, Cavelier, 1732, tome IV, p. 58-98.

195. Hélène Laforce et Rénald Lessard, « Une césarienne en 1760 », dans *Cap-aux-Diamants*, vol. 1, n° 3 (automne 1985), p. 43-44 ; Etat Des medicamants Etrettemants De maladie fait Efournis pour La deffunte fame ajeans ollette Dont Laveuve Soussy se merre doit payer Le dit Etat Due 10e. aoust 1760, 10 août 1761, BAnQ-R, CN104,S51, greffe de Joseph-Barthélémi Richard.

196. Laforce, *op. cit.*, p. 84.

197. Jacques Gélis, *La sage-femme ou le médecin. Une nouvelle conception de la vie*, Paris, Fayard, 1988, p. 113-194. À La Rochelle, entre 1760 et 1789, des efforts sont faits pour promouvoir l'enseignement de l'obstétrique et des cours publics d'accouchement sont, entre autres, offerts entre 1773 et 1776. Pascal Even, *L'assistance et la charité à La Rochelle sous l'Ancien Régime XVIIe et XVIIIe siècles*, thèse de doctorat en histoire, Université de Paris I, 1986, p. 423-424.

198. *Gazette de Québec*, n° 1010, 30 décembre 1784.

199. *Gazette de Montréal*, 27 septembre 1787.

200. P.-H. Nysten, *Dictionnaire de médecine, et des sciences accessoires à la médecine, avec l'étymologie de chaque terme ; suivi de deux vocabulaires l'un latin, l'autre grec*, Paris, Chez J.-A. Brosson, 1814, p. 507.

peu de traces dans le discours médical canadien des XVIIe et XVIIIe siècles. Les autorités interviennent à plusieurs reprises en édictant des règlements de police touchant de près ou de loin à l'hygiène[201]. L'inspection des viandes, la circulation des cochons dans les rues, l'évacuation des ordures, le contrôle des marchés publics, l'emplacement et le nombre des boucheries et des tanneries sont touchés mais le rôle du corps médical dans la conception et l'élaboration des règlements est obscur. Il est vrai que des médecins comme Sarrazin ou Gaultier, tous deux membres du Conseil supérieur de Québec, avaient une grande audience auprès des autorités et que leur crédibilité en faisait des interlocuteurs de premier plan.

La quarantaine

Au niveau collectif, la médecine encourage le recours à la quarantaine ou au cordon sanitaire en temps d'épidémie. C'est ainsi qu'en 1720-1722 de telles mesures réussissent à contenir une épidémie de peste meurtrière à la Provence[202]. L'exemple est suivi au Canada. « La maladie contagieuse qui s'est repandüe dans la ville de Marseille, et ensuitte à Toulon ayant fait prendre dans le Royaume et dans les pays etrangers les précautions qui ont été jugées les meilleures pour s'en garentir, et etant necessaire de suivre cet Exemple pour eviter qu'elle se communique en ce pays cy », le gouverneur et l'intendant émettent, le 20 octobre 1721, une ordonnance obligeant les navires en provenance de la Méditerranée qui arrivent au Canada de mouiller à la rade de la prairie de l'île aux Coudres. Après avoir fait les signaux convenus, ils devront alors attendre, sans que personne ne débarque ou ne prenne contact avec les habitants de la colonie, que ceux qui sont chargés d'aller à leur bord arrivent et s'enquièrent de la provenance et de l'état sanitaire du navire. Un rapport sera fait par le médecin ou le chirurgien chargé de la visite du vaisseau, qui ne pourra quitter le mouillage pour venir à Québec sans une permission écrite des autorités[203].

Ces mesures seront temporaires. Aucune mesure ne sera prise par la suite pour empêcher les navires infectés de fièvre d'atteindre Québec. Ce n'est qu'en 1795 que des mesures législatives similaires à celles de 1721 sont adoptées pour obliger les vaisseaux « venant des places infectées de la peste ou aucune fièvre ou maladie pertilentielle, de faire la Quarantaine[204] ».

La prévention de la propagation de maladies contagieuses passe, dans certains cas, par la désinfection de lieux touchés par la maladie. Ainsi, en 1721, le chirurgien de l'Hôtel-Dieu de Québec Coffigny y a recours :

> [...] les deux malades du bord du bord [sic] de la Goüellette la Princesse de Miscou commandée par le S^r^. Dargenteuil sont entierement gueris de la Rougeolle dont ils ont été attaqués que les hardes de l'Equipage ont ésté lessivées à bord dud. bastiment, et qu'il à fait parfumer led. vaisseau en sa presence pendant Six jours [...][205].

201. *Gazette de Québec*, n° 899, 14 novembre 1782 ; Marc-André Bluteau, *La santé et l'assistance publique au Québec 1886-1986*, Québec, ministère de la Santé et des Services sociaux, 1986, p. 15.

202. Lebrun, *Se soigner...*, p. 162-168 ; À la fin du XIVe siècle, Dubrovnik, puis Venise et bientôt tous les grands ports de la Méditerranée instaurent un système de quarantaine pour les navires infectés. À Marseille, dès la fin du XVe siècle, sinon avant, le service sanitaire du port devient permanent. À Nantes, des mesures sont également prises pour éviter la propagation de la contagion. Christine Chapalain-Nougaret, « Nantes et la peste de Marseille : un exemple de protection sanitaire municipale sur les côtes du Ponant (1720-1723) », dans *Le corps et la santé. Actes du 110e congrès national des sociétés savantes, Section d'histoire moderne et contemporaine*, tome I, Montpellier, ministère de l'Éducation nationale, Comité des travaux historiques et scientifiques, 1985, p. 151-167. Sur le fonctionnement du bureau de la santé de Marseille, voir Françoise Hildesheimer, *Le bureau de la santé de Marseille sous l'Ancien Régime. Le renfermement de la contagion*, Marseille, Fédération historique de Provence, 1980, 256 p.

203. Ordonnance de Vaudreuil et Bégon, 20 octobre 1721, ANOM, Fonds des Colonies, série C^11^A, vol. 44, f. 72r-74r.

204. Fait intéressant, le gouvernement a consulté le corps médical avant l'adoption de ces mesures. *Gazette de Québec*, n° 1553, 26 mars 1795 ; Acte pour obliger les bâtimens et vaisseaux venant des places infectées de la peste ou aucune fièvre ou maladie pertilentielle, de faire la Quarantaine, et pour empêcher la communication d'icelles dans cette Province, 1795, publié dans *Les Statuts provinciaux du Bas-Canada*, tome I, Québec, Guillaume Vondenvelden, 1795, p. 142-150.

205. Ordonnance de l'intendant Bégon qui, sur le rapport du sieur Coffigny attestant que les deux matelots de « la Princesse de Miscou » qui étaient atteints de rougeole sont guéris, permet au sieur d'Argenteuil de faire débarquer son équipage pour vaquer comme bon lui semblera, 6 août 1721, BAnQ-Q, E1,S1,P1311, Ordonnances des intendants, Cahier 7 1/2, f. 133v-134r.

L'inoculation

L'inoculation de la variole demeure sans contredit la mesure la plus importante du XVIIIe siècle pour la prévention des épidémies, la petite vérole étant la maladie épidémique la plus meurtrière des XVIIe et XVIIIe siècles. Environ 15 % des malades atteints succombent. À Boston, durant les épidémies de 1721, 1730, 1752 et 1764, respectivement 14,6 %, 13,9 %, 9,7 % et 17,7 % des malades décèdent[206]. L'inoculation vise à donner à un individu la maladie, sous forme généralement bénigne, en le mettant en contact avec de la matière variolique. De cette manière, le patient peut acquérir une immunisation contre une nouvelle atteinte.

Introduite en Grande-Bretagne en 1721, et à la même époque en Nouvelle-Angleterre, cette nouvelle mesure, originaire d'Asie, suscite bien des réactions, tant positives que négatives[207]. De même, en France, cette pratique ne se diffuse que lentement et est sujette à controverse. En fait, au moment où le Canada est cédé à l'Angleterre, l'inoculation est généralement plus acceptée chez les Britanniques que chez les Français[208]. En mai 1756, au moment où il arrive au Canada le marquis de Montcalm, note :

> La petite vérole a fait de grands ravages en Canada l'hiver dernier cette maladie n'y paroît que de loin en loin, mais elle est toujours funeste et épidémique. L'inoculation qui commence à s'introduire en France, en Suisse et dans le Nord, n'y fera pas sitôt des progrès. Les sauvages n'aiment pas les innovations, et les Canadiens joignent quelquefois à une dévotion estimable, des préventions qui leur feront rejeter une méthode que je crois utile à la conservation de l'espèce humaine, sous prétexte qu'il n'est pas permis de donner un mal certain, quelque petit qu'il soit, pour un bien il peut y avoir quelque degré d'incertitude[209].

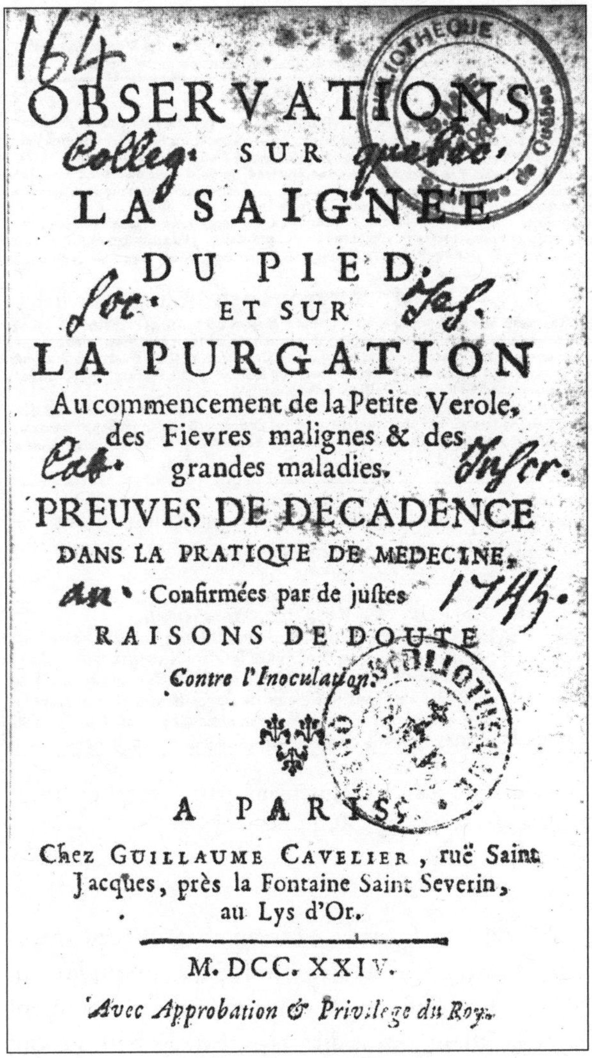
OBSERVATIONS SUR LA SAIGNEE DU PIED ET SUR LA PURGATION Au commencement de la Petite Verole, des Fievres malignes & des grandes maladies. PREUVES DE DECADENCE DANS LA PRATIQUE DE MEDECINE, Confirmées par de justes RAISONS DE DOUTE Contre l'Inoculation.

A PARIS, Chez GUILLAUME CAVELIER, ruë Saint Jacques, près la Fontaine Saint Severin, au Lys d'Or.

M.DCC.XXIV.

Avec Approbation & Privilege du Roy.

L'inoculation suscite en France des réactions négatives qui trouvent écho en Nouvelle-France. La présence de l'ouvrage ci-dessus est attestée au collège des Jésuites de Québec en 1745. *Observations sur la saignée du pied et sur la purgation au commencement de la Petite Vérole, des fièvres malignes et des grandes maladies. Preuves de décadence dans la pratique de médecine Confirmées par de justes Raisons de doute Contre l'Inoculation*, Paris, Guillaume Cavelier, 1724.

206. John B. Blake, « Smallpox Inoculation in Colonial Boston », dans *Journal of the History of Medicine and Allied Sciences*, vol. VIII (1953), p. 297.
207. En Angleterre, l'opposition à l'inoculation cesse durant les années 1750 et sa pratique devient routinière à la fin des années 1760. En Écosse, la popularité de cette mesure n'est pas aussi évidente et les progrès sont relativement lents. Ce ne serait que dans les années 1790 que la popularité de l'inoculation aurait atteint un sommet. Shryock, *op. cit.*, p. 57 ; John B. Blake, *loc. cit.*, p. 284-300 ; Antoinette Emch-Dériaz, « L'inoculation justifiée… vraiment ? », dans *Bulletin canadien d'histoire de la médecine*, vol. 2, n° 2 (hiver 1985), p. 237-263 ; Deborah Brunton, « Smallpox inoculation and demographic trends in eighteenth-century Scotland », dans *Medical History*, vol. 36, n° 4 (octobre 1992), p. 403, 406.
208. Lebrun, *op. cit.*, p. 15-16.
209. Henri-Raymond Casgrain, *Journal du marquis de Montcalm durant ses campagnes en Canada de 1756 à 1759*, Québec, L.-J. Demers, 1895, p. 59.

QUEBEC, le 9 Fevrier.

Le 2 de ce mois mouret un Soldat de Roial Américain de la Petite Verole naturellement contractée, et Mardi dernier un Soldat du 8me régiment eut le même ſort.

AVERTISSEMENS.

MR. LATHAM, Chirurgien du Régiment du Roi (ou 8me Régiment d'Infanterie) etant informé qu'il court un bruit, qu'il eſt mort un ſoldat la ſemaine derniere de la Petite Verole par innoculation, ſe croit obligé d'aſſurer le public que l'infortuné défunt appartenoit à la ſuite du Capitaine Holland, et qu'il etoit du ſecond bataillon du Roial Américain, et qu'il en avoit été attaqué naturellement, quoique le Capitaine Holland l'eut pluſieurs fois importuné pour ſe faire inoculer.

Mr. LATHAM a le plaiſir d'informer le public, qu'il a dernierement inoculé trente-ſix perſonnes, et qu'elles ont toutes eu l'heureux ſuccès ordinaire. Il a auſſi donné ſes ſoins à quatre perſonnes qui ont eu la Petite Verole naturellement, dans lequel petit nombre deux en ſont morts.

MR. LATHAM, Surgeon to the King's (or 8th) Regiment of Foot, being inform'd that a Report prevails, of a Soldier's dying laſt Week in the Small-pox by Inoculation, thinks it incumbent upon him to aſſure the Publick, that the unfortunate Deceaſed belonged to Captain Holland's Party, and of 2d Battalion of the Royal Americans; that he took the Diſeaſe in the Natural Way, altho' frequently importuned by Captain Holland to be inoculated.

Mr. LATHAM has the Pleaſure to acquaint the Publick, That he has inoculated Six and Thirty Perſons lately, and that they have all ſucceeded with the uſual happy Succeſs. He has likewiſe attended four Perſons in the Natural Small-Pox, of which ſmall Number two have died.

Les rumeurs touchant l'inoculation sont combattues par le docteur Latham. *Gazette de Québec*, nº 215, 9 février 1769.

MONTREAL, le 2 Octobre.

La Petite Verole régne ici avec beaucoup de violence, et fait beaucoup de ravage, à peine ſe paſſe-t-il ſix ou ſept jours ſans qu'il meure quelqu'un. L'on eſpére que cette fatalité ceſſera bientôt, vû que les Canadiens ont à la fin approuvé l'inoculation, de l'avis judicieux de leurs Eccléſiaſtiques, et la facile et heureuſe méthode de Mr. SUTTON, pratiquée ici par Mr. LATHAM, Chirurgien du huitiéme régiment d'infanterie ou régiment du Roi.

L'inoculation pénètre lentement parmi la population. *Gazette de Québec*, nº 250, 12 octobre 1769.

MR. LATHAM, Chirurgien du huitiéme régiment d'infanterie (ou régiment du Roi) étant informé que le bruit a été malicieuſement repandû, qu'il avoit pris un Aſſocié pour l'Inoculation, croit abſolument neceſſaire (tant à cauſe des François, pour qu'ils ne ſoient pas trompés, que pour ſe rendre juſtice, et à ſon Aſſocié Mr. SUTTON, le Grand Inoculateur Anglois, et Inventeur de la préſente méthode heureuſe, aiſée, qui réüſſit toujours) d'aſſurer le Public qu'il n'a pas d'Aſſocié ici, et qu'il n'eſt pas d'intention de prendre un Aſſocié à préſent.—Mr. Latham avertit pareillement le Public, qu'il eſt le ſeul Aſſocié que Mr. SUTTON ait en Amérique, mais avant de quitter Québec il ſe propoſe de laiſſer un Aſſocié pour le bien de cette province, dont le nom et la demeure ſeront publiés dans cette Gazette.—Tous ceux qui ſouhaitent d'être inoculés ſelon la méthode de Mr. SUTTON, doivent s'adreſſer à Mr. Latham chez lui, ſur la batterie, à la Haute-ville. Le prix de l'Inoculation ſelon les facultés du monde. Mr. Latham a inoculé pendant ces trois mois pluſieurs perſonnes de diſtinction parmi les Anglois, en tout 185, avec le ſuccès ordinaire.

Avis concernant l'inoculation et le travail de Latham. *Gazette de Québec*, nº 225, 20 avril 1769.

INOCULATION.

MR. LATHAM, Chirurgien du huitiéme régiment d'infanterie, ou régiment du Roi, informe les habitans de cette province, que vû que la Petite Verole naturelle a été ſi fatale aux familles cette année, et qu'il eſt impoſſible de l'empêcher de devenir encore plus funeſte ſans le ſecours de l'inoculation, il eſt determiné à reſter à Montréal l'hiver prochain, pour être auſſi utile qu'il pourra dans ce diſtrict, et a loué une maiſon pour y recevoir ceux qui demeurent à la campagne, ou autres qui ſouhaiteront d'être ſous ſes yeux. On s'adreſſera particuliérement au dit Mr. Latham, à ſa maiſon vis-à-vis l'égliſe des Recollets,

N. B. Vû qu'on a fait courir avec deſſein le bruit, que la Petite Verole naturelle revient après l'Inoculation, moien par lequel ceux qui voudroient être inoculés ſont privés de cet avantage, Mr. Latham croit qu'il eſt abſolument néceſſaire d'aſſurer le Public, qu'il eſt contre la nature des choſes que cela arrive.

INOCULATION.

MR. LATHAM, Surgeon to the King's (or 8th) Regiment of Foot, acquaints the Inhabitants of this Province, that as the Natural Small-Pox has been ſo extremely fatal to Families this Year, and as it is impoſſible to prevent its being ſtill more deſtructive, without the Aſſiſtance of Inoculation, that he is determined to continue in Montreal for the enſuing Winter; and in Order to be of as much Service as he poſſibly can to this Diſtrict, he has open'd a Houſe for the Reception of thoſe Perſons who reſide in the Country, or others, who chuſe to be immediately under his Inſpection. For further Particulars Application to be made to Mr. LATHAM, at his Houſe oppoſite the Recollets Church.

N. B. As there has been a Report maliciouſly propogated, that the Natural Small-Pox returns after Inoculation, by which Means many Perſons, willing to be inoculated, are deprived of this great Bleſſing, Mr. LATHAM thinks it abſolutely neceſſary to aſſure the Public, that it is againſt the Nature of Things, for ſuch an Accident to happen.

Publicité concernant l'inoculation visant à informer le public et à faire disparaître les préjugés. *Gazette de Québec*, nº 252, 26 octobre 1769.

De fait, au Canada, l'inoculation ne sera introduite qu'au début du Régime anglais et popularisée, à partir de 1768, par le chirurgien du 8e Régiment James Latham, qui se dit l'associé de Robert Sutton, le célèbre inoculateur anglais[210]. Aussitôt débarqué à Québec en provenance d'Angleterre, il inocule quelques soldats de son régiment, propose d'inoculer gratuitement les pauvres et offre ses services à la population comme inoculateur et accoucheur[211]. « Le prix de l'Inoculation [est établi] selon les facultés du monde[212]. »

Afin de convaincre la population, Latham n'hésite pas, en novembre 1768, à inoculer une de ses filles[213]. Le 13 avril suivant, il proclame avoir inoculé pendant les trois derniers mois 185 personnes, dont « plusieurs personnes de distinction parmi les Anglais[214] ». Au début de mai, le nombre total d'inoculés atteint 303[215]. La progression

210. *Gazette de Québec*, nº 194, 15 septembre 1768; Barbara Tunis, « Inoculation for Smallpox in the Province of Quebec, a Reappraisal », dans Charles G. Roland, ed., *Health, Disease and Medicine Essays in Canadian History*, Toronto, The Hannah Institute for the History of Medicine, 1984, p. 174-176. Chirurgien dans le Suffolk, en Angleterre, Robert Sutton ouvre trois cliniques d'inoculation entre 1757 et 1759. En 1760, il associe à son entreprise plusieurs chirurgiens des environs. En 1762, son fils aîné Robert ouvre deux maisons d'inoculation à Barrow et, en 1763, la famille Sutton étend ses activités au Norfolk. Dès cette année, un autre Sutton, Daniel, entreprend d'étendre l'entreprise à travers le monde. Au fil des mois, tous les membres de la famille se retrouvent à la tête de « succursales ». La famille ne peut satisfaire à toutes les demandes et doit bientôt faire appel à des associés. C'est dans ce contexte que se situe la pratique de Latham. Entre 1763 et 1796, une équipe de 62 inoculateurs aurait ainsi effectué une centaine de milliers d'inoculations. Pierre Darmon, *La longue traque de la variole. Les pionniers de la médecine préventive*, Paris, Librairie académique Perrin, 1985 (1986), p. 119-120.

211. *Gazette de Québec*, nº 194, 15 septembre 1768.
212. *Ibid.*, nº 224, 13 avril 1769.
213. *Ibid.*, nº 201, 3 novembre 1768.
214. *Ibid.*, nº 224, 13 avril 1769.
215. *Ibid.*, nº 228, 11 mai 1769.

est intéressante mais somme toute relative pour une ville atteignant 4 000 à 5 000 habitants. Des réticences semblent se manifester, principalement chez les francophones. En mai 1769, la *Gazette de Québec* note un changement d'attitude et écrit que les « Habitans francois voiant les grands avantages provenant de l'Inoculation, ont à la fin suivi l'exemple des Anglois ; et nous apprenons que Mr Latham a maintenant quelques unes des familles principalles Françoises sous l'Inoculation, qui réussissent extrêmement bien[216] ». L'avis judicieux de leurs ecclésiastiques aurait incité les Canadiens à approuver cette mesure[217].

À l'été 1769, Latham se rend à Montréal et poursuit son œuvre :

> La petite vérole règne ici [Montréal] avec beaucoup de violence, et fait beaucoup de ravage, à peine se passe-t-il six ou sept jours sans qu'il meure quelqu'un. L'on espère que cette fatalité cessera bientôt vû que les Canadiens ont à la fin approuvé l'inoculation, de l'avis judicieux de leurs Ecclésiastiques, et la facile et heureuse méthode de Mr. Sutton, pratiquée ici par Mr. Latham [...][218].

À l'automne, Latham peut prétendre avoir inoculé 200 personnes en cinq semaines[219].

Au printemps 1770, la petite vérole naturelle faisant rage dans la paroisse de L'Assomption, quelques Acadiens du lieu ayant souffert de la maladie incitent « un grand nombre de ce pauvre peuple » à s'adresser au curé Jacques Degeay pour obtenir la permission d'être inoculé[220]. Ce dernier, « connaissant les grands avantages de l'inoculation », ordonne des provisions convenables et s'empresse alors de transformer sa maison en hôpital pour recevoir 30 à 40 patients à la fois qui sont inoculés par Latham. À cette occasion, au moins 120 personnes auraient été inoculées.

À la fin de 1770, Latham quitte le Canada et va pratiquer l'inoculation dans les colonies américaines. En trois ans, il y établit un réseau hospitalier voué à l'inoculation comprenant cinq établissements dans l'État de New York, un dans le Connecticut et un au Massachusetts[221].

Associé à Latham à New York en 1772, le chirurgien militaire Hammond Beaumont devient, l'année suivante, l'associé principal de Sutton et Latham pour le Canada[222]. Les journaux continuent de publier des textes favorables à l'inoculation, par la méthode suttonienne ou autrement, et à prôner des régimes propres à faciliter la guérison[223]. Plusieurs personnes souhaitent profiter de l'inoculation. Ainsi, en 1773, un résident de Détroit envoie son fils étudier à Québec et souhaite qu'il soit inoculé[224].

En octobre 1775, John McAulay, un Irlandais reçu médecin à Reims en France en 1759 et établi à Québec depuis peu annonce qu'il « inocule la petite verole dans la methode la plus pratiquée et la plus aprouvés en Europe[225] ».

L'apparition d'une épidémie de variole en 1783-1784 confirme de manière non équivoque que les efforts antérieurs pour promouvoir cette mesure n'ont guère touché qu'une petite partie de la population. Cependant, comme en Europe, la peur de l'épidémie rend l'inoculation plus populaire. Certains, comme le marchand encanteur John Jones, se hâtent de faire inoculer leur famille et leurs domestiques[226].

À Montréal, à l'automne 1783, le mot inoculation est à la mode :

> Il n'est question ici que d'inoculation : je ne sais d'ou est venue cette terreur panique qui détermine tant de gens a se faire inoculer. ce mot est si nouveau encore parmi le peuple quils le mettent à toute sauce et le prononcent de cent manières differentes excepté comme il faudrait. Ils entrent chez Mr Jobert, Monsieur je vous prie de vouloir bien ceussonner ma fille un autre

216. *Ibid.*, n° 227, 4 mai 1769.
217. *Ibid.*, n° 250, 12 octobre 1769.
218. *Gazette de Québec*, n° 250, 12 octobre 1769.
219. *Ibid.*, n° 255, 16 novembre 1769.
220. *Ibid.*, n° 276, 12 avril 1770.

221. Carl Bridenbaugh, *Cities in Revolt. Urban Life in America, 1743-1776*, New York, Capricorn Books, 1964, p. 328.
222. *The New York Journal, or general advertiser*, n° 1546, 20 août 1772, cité dans Francisco Guerra, *American Medical Bibliography*, New York, Lathrop C. Harper Inc., 1962, p. 580 ; *Gazette de Québec*, n° 455, 30 septembre 1773.
223. *Gazette de Québec*, n° 441, 24 juin 1773.
224. Lettre de Duperon Baby à François Baby, 23 août 1773, CRAF, Fonds H.-R. Casgrain, série O, 0423.
225. *Gazette de Québec*, n° 561, 12 octobre 1775.
226. Compte de ce que doit John Jones à la succession du docteur James Bowman pour les années 1782 à 1787, 1791, BAnQ-Q, TL15,S2, Cour des plaidoyers communs du district de Québec, Matières civiles en générales, Dossier n° 3751.

savait faire acculer et un autre pis encore, enfin cest une chose risible que la manière dont ils estropient ce pauvre mot[227].

L'auteur de ces propos, le poète et homme d'affaires montréalais Joseph Quesnel, avait lui-même fait inoculer sa fille :

> [...] nous avons eu le sensible chagrin de perdre notre pauvre petite Lucie et de la voir expirer pleine de vie, si jose m'exprimer ainsi, à une inoculation trois fois réitérées sans aucune apparence d'effet succéda une petite vérole naturelle ou inoculée, d'une espèce dangereuse et compliquée de rougeole. À tout ceci elle avait résisté, mais l'humeur entrant subitement et se fixant sur ses poumons par l'ignorance ou négligence du médecin nous nous vimes ravis en quelques heures - l'objet chéri de quinze mois de soins et de sollicitudes[228].

Malgré des mentions de plus en plus fréquentes de l'inoculation, la pénétration de cette mesure préventive parmi la population canadienne est difficile à évaluer. En 1770, James Latham clame avoir inoculé 1 250 personnes durant son séjour en terre canadienne[229]. C'est beaucoup numériquement, mais c'est peu en regard de la population, à peine plus de 1 %. C'est peut-être suffisant pour faire la démonstration de l'intérêt de la mesure, mais c'est insuffisant, contrairement à ce qui se passe à Boston durant la même période, pour diminuer sensiblement la mortalité. Comme nous l'avons déjà souligné, les ravages de l'épidémie de 1783-1784 le prouvent aisément. Il est même possible que l'inoculation ait été un facteur facilitant la propagation de la maladie.

Les réticences semblent importantes, surtout chez les francophones. Plusieurs raisons peuvent être évoquées pour expliquer cet état de fait : absence d'intervention de l'État, réticences du clergé, réticences des chirurgiens francophones, réticences et préjugés des Canadiens, coût de l'inoculation et dangers du recours à l'inoculation en dehors des temps d'épidémie.

Contrairement à ce qui se passe dans d'autres pays ou dans d'autres colonies, les autorités coloniales canadiennes n'interviennent pas à cette époque pour promouvoir une campagne massive d'inoculation. Dans le Haut-Canada, des efforts ne seront tentés qu'à la fin du siècle[230]. Dans le Bas-Canada, ce ne sera qu'au XIXe siècle que des mesures seront adoptées.

L'Église semble relativement peu encline à favoriser cette nouvelle pratique qu'est l'inoculation. Si l'effort d'un curé Degeay est mentionné dans les journaux, il n'y a aucune trace que d'autres l'aient suivi. Aucun mandement, aucune directive officielle ne sont fournis par l'évêque. En 1783, sur les recommandations de magistrats de la ville et « par amour pour l'humanité », le curé de la paroisse de Notre-Dame de Québec prend la peine de signaler en chaire les préjugés entourant la variole et dénonce les pratiques telles que tenir le malade jour et nuit dans une chaleur excessive, lui faire boire du vin ou des liqueurs et utiliser des couvertures pesantes[231]. Au contraire, soulignant que les docteurs anglais et français s'accordent, il vante les bienfaits d'un régime prônant un régime rafraîchissant comportant une diète avec légumes, laitages, eau ou petit lait. Il exhorte également les patients à se faire purger avant et après la picote. Toutefois, malgré ces recommandations précises, il ne fait aucune mention de l'inoculation.

En décembre 1783, au moment où l'épidémie atteint son paroxysme à Québec, un auteur anonyme publie une lettre ouverte adressée au clergé et souhaite qu'il utilise son influence pour convaincre ses ouailles d'adopter l'inoculation. Après avoir démontré l'utilité de la mesure, il dénonce « un usage aussi déraisonnable que pernicieux dans ses suites, [c'est-à-dire...] celui de préparer les enfans, et de les exposer ensuite dans une atmosphere infectée, pour leur faire gagner le mal ». Il s'attaque également aux détracteurs de l'inoculation :

227. « Mr Jobert », Jean-Baptiste Jobert (1733-1798), chirurgien établi à Montréal depuis 1759, avait hébergé en 1769 l'inoculateur Latham. Toutefois, nous ne savons pas si Jobert pratiquait réellement l'inoculation. Lettre de Joseph Quesnel à Panet fils, 12 octobre 1783, publiée dans *Bulletin des recherches historiques*, vol. XXXVI (1930), p. 546-547.

228. Lettre de Joseph Quesnel à Panet, 1er janvier 1784, publiée dans *Bulletin des recherches historiques*, vol. XXXVI (1930), p. 548.

229. Tunis, *loc. cit.*, p. 176.

230. Tunis, *loc. cit.*, p. 180.

231. Prône du 24e dimanche après Pâques, 1783, Archives de la paroisse de Notre-Dame de Québec, MS70, Cahier de prônes (1783-1787).

Avec tous ces avantages l'Inoculation rencontra le fort de tout ce qui tend à innover ou perfectionner. Elle trouva des antagonistes. La superstition fournit aux uns des moïens de chicane. « C'est s'attirer la vengeance divine » dirent ils, « que de faire naitre une maladie où il n'en existe aucune. » On eut soin de rassembler soigneusement et de publier tous les accidents qui en resulterent, et parceque, semblable à tout ce qui est humain, l'inoculation n'étoit pas parfaite on ne vouloit pas l'admettre. D'autres objections furent faites qui n'étoient fondées que sur ce que la theorie n'en étoit que superficiellement entendue. On attribua tous les avantages de cette pratique à la maniere dont on préparoit ceux qu'on vouloit Inoculer, et partant de ce principe ils dirent, « preparons donc les sujets et qu'ils gagnent ensuite la maladie, soit par accident où de la maniere qu'il plaira à la providence divine ». C'est ces principes qui dominent dans ce païs, joint à la pernicieuse coutume d'exposer les sujets à la gagner. Il ne dépend que de vous Messieurs de détruire ces erreurs qui doivent dangereusement affecter le bonheur et la félicité de ce païs ; et aussitôt que vous aurez observé le mal vous ferez sans doute vos efforts pour y remedier[232].

Ces efforts pour convaincre le clergé montrent bien que la cause de l'inoculation était loin d'être gagnée auprès des religieux. Le chirurgien James Fisher, en 1786, se plaint du peu d'empressement du clergé. Il note que les bénéfices de l'inoculation resteront peu considérables tant et aussi longtemps que les paysans n'auront pas été incités à en essayer les bons effets, chose qui n'arrivera pas tant que le clergé donnera son opinion avec si peu d'empressement, sinon avec désapprobation[233].

Les chirurgiens francophones ne semblent guère plus empressés à adopter et à promouvoir l'inoculation, cette nouveauté introduite par les Britanniques. Bien que nous ayons retracé plusieurs comptes médicaux de cette époque, ce n'est qu'en 1795 que nous retrouvons une mention d'utilisation de cette mesure par un francophone et encore, c'est un jeune chirurgien, Jean-Baptiste Ménard, qui vient de terminer son apprentissage avec James Fisher. L'inoculation semble être la chasse gardée des chirurgiens militaires anglophones[234].

La pratique de l'inoculation ne semble pas universellement acceptée par la population. Certains craignent, avec raison, que la manipulation de matière variolique et l'utilisation de l'inoculation, en dehors des temps d'épidémie, suscitent une véritable épidémie où les pauvres n'ayant pas les moyens de payer les frais de l'inoculation seront les seuls affectés[235]. Un auteur aurait même signalé « qu'il y a plus de personnes qui meurent de la petite vérole depuis l'introduction de l'Inoculation qu'auparavant, parceque par ce moien la contagion se repand, et qu'elle se communique à plusieurs gens qui n'auroient jamais eu cette maladie sans cela[236] ». D'autres s'interrogent sur la qualité de la matière variolique. Le décès de personnes inoculées ayant succombé à la maladie hante certains esprits et ces échecs ne sont guère de nature à rassurer les Canadiens[237]. Enfin, certains doutent de la permanence

232. *Gazette de Québec*, n° 957, 25 décembre 1783. Cette peur de créer la maladie là où elle n'existe pas et ainsi d'offenser Dieu est présente aussi en Europe. « We tempt GOD … by voluntary bringing on a disease which we might possibly have escaped: We throw ourselves in the way of danger: We distrust the Providence of Almighty GOD, who is all-sufficient to deliver us », écrira à la même époque un ministre du culte écossais. Deborah Brunton, « Smallpox inoculation and demographic trends in eighteenth-century Scotland », dans *Medical History*, vol. 36, n° 4 (octobre 1992), p. 415.

233. « Here I must with regret observe that the benefit of introducing the small pox by art, has hitherto been, and I fear will continue to be, but inconsiderable, until the Peasantry are brought to try its good effects, which will never happen, while the Clergy give their opinion of it, with so little warmness, not to say disapprobation ». Reflections by Mr. James Fisher, 19 décembre 1786, BAC, RG 14, A 1. Registres du Parlement, Québec et Bas-Canada. Registres divers du Conseil législatif, 1760-1867.

234. Nous savons que l'inoculation a été pratiquée par les chirurgiens militaires britanniques James Latham, Hammond Beaumont, James Davidson, Charles Austin et James Bowman. Tunis, *loc. cit.*, p. 180.

235. En 1783, le chirurgien John de Courcy Gill qui sert à l'île Carleton amène avec lui dans le futur territoire du Haut-Canada de la matière variolique pour pratiquer l'inoculation mais les autorités, craignant que cela provoque une épidémie parmi les Amérindiens, ordonnent qu'elle soit enterrée profondément. Établi à Québec l'année suivante, il s'annonce comme étant « en possession du secret de la méthode suttonienne d'inoculer la petite vérole ». Lettre du gouverneur Frédérick Haldimand à John Johnston, 3 novembre 1783, BL, Add. MSS 21775, f. 200v; *Gazette de Québec*, n° 1010, 30 décembre 1784.

236. *Gazette de Québec*, n° 848, 6 décembre 1781.

237. À Québec, en mai 1773, la fille de Jacob Row, « deputy marshall », décède à l'âge de six mois de « ye Small Pox after Inoculation ». De même, le 6 novembre 1786, le jeune James Watson, âgé de 4 ans, est inhumé après être décédé « of purple fever and small Pox, after inoculation ». Inhumation de Jane Allsopp Row, 24 mai 1773, BAnQ-Q, Registres d'état civil de la Quebec Anglican Church ; Inhumation

de l'immunisation. Des motifs religieux peuvent être invoqués. N'est-ce pas aller à l'encontre de Dieu que de créer la maladie là où elle n'existait pas[238] ?

Pour la majeure partie de la population, le recours à cette mesure ne survient qu'en temps d'épidémie lorsque les risques d'attraper la variole naturelle deviennent importants. Entre deux maux, on choisit le moindre. Ainsi, en 1773, Duperon Baby, un marchand de Détroit, envoie son fils étudier à Québec. Constatant qu'il « n'a point encore eû La petitte vérole », il propose à la personne qui prend en charge son enfant de la lui faire donner si elle le juge à propos « par insertion ». Toutefois, l'inoculation devra être faite lorsque la petite vérole deviendra épidémique[239]. Cette attitude n'est pas sans rappeler celle qui avait été observée en Nouvelle-Angleterre avant la Révolution américaine où « the popular attitude was that inoculation was to be used solely as a last resort, after it became apparent that it would be practically impossible to avoid natural smallpox[240] ». En 1775, Duperon Baby se ravise et décide « qu'il faut inoculer si les médecins l'approuvent[241] ». Encore une fois, cette attitude nouvelle, plus favorable à l'inoculation, est similaire à ce qui se passe dans les colonies britanniques à partir de l'époque de la guerre de l'Indépendance américaine. En septembre 1783, au début d'une épidémie de variole, le médecin Barr craint qu'elle ne se propage, surtout si la population se fait inoculer. Il est toutefois conscient des enjeux :

> [...] the cold Weather approaching will probably prevent the Spreading of the Disease, unless it happens to be propagated by Inoculation, for which there is a Strong desire in all the English Inhabitants & in many of the Canadian Families; numerous Applications have been made to me for small Pox Matter, Surgeons have come to Sorel from distant parts of the Country to obtain it; However none has been given, nor will be given by the Mate left at Sorel, unless in Consequence of an order from the Commander in Chief.
>
> As to the propriety or impropriety of Inoculation much has been said and wrote on both sides, The great Argument against it in Canada is the Number who have not had the Disease, but by Discouraging that useful Practice and great improvement in Physic the Number will be every Day increasing and make the Danger of the Disease in the Natural way so much the more alarming.
>
> I for my own part am one of those who think, that it would be for the good of the province to encourage inoculation and have the disease always in the Country as it is in England[242].

Les propos de Barr montrent à quel point les opinions divergent sur l'opportunité d'inoculer les gens. Paradoxalement, l'inoculation favoriserait les risques d'épidémie[243]. Toutefois, Barr croit que, malgré tout, les avantages de l'inoculation l'emportent.

Enfin, autre obstacle à l'inoculation, elle est une opération coûteuse pour le patient. Si James Latham inocule gratuitement les pauvres, il ne semble pas que ce soit la règle chez ses successeurs. Au moment où débute l'épidémie dans la colonie et peu de temps avant qu'elle atteigne une ampleur importante à Québec, le marchand encanteur John Jones, établi dans la capitale, fait inoculer « Miss Betsey » le 25 septembre 1783, « Miss Harriet » le 27, les enfants de la « nurse » et l'enfant de Polly le 1er octobre et « Miss Ann » le 5. La peur de l'épidémie semble même l'obliger à quitter Québec pour Sainte-Foy au début d'octobre, du moins le chirurgien s'y rend-il à plusieurs reprises à partir du 5. Excepté pour les enfants de la « nurse » traités gratuitement, le chirurgien James Bowman qui soigne la famille Jones depuis 1782 réclame deux livres anglaises courantes et six chelins (L 2.6.0) pour chaque inoculation, soit l'équivalent d'une cinquantaine de

de James Watson, 6 novembre 1786, BAnQ-Q, Registres d'état civil de la Quebec Anglican Church.

238. *Gazette de Québec*, n° 848, 6 décembre 1781 ; n° 957, 25 décembre 1783.

239. Lettre de Duperon Baby à François Baby, 23 août 1773, CRAF, Fonds H.-R. Casgrain, série O, 0423.

240. John B. Blake, « Smallpox Inoculation... », p. 295. Une attitude semblable se retrouve également en Écosse à la même période. Brunton, *loc. cit.*, p. 407.

241. Lettre de Duperon Baby à François Baby, 10 août 1775, CRAF, Fonds H.-R. Casgrain, série O, 0423.

242. Lettre du pourvoyeur de l'hôpital général militaire (General Hospital) Barr au capitaine Mathews, secrétaire du gouverneur Haldimand, 9 septembre 1783, British Library, Official correspondence and papers of Sir Frederick Haldimand, Add. MSS 21857, f. 305r.

243. En Europe, cette opinion est également partagée par plusieurs opposants à l'inoculation. Deborah Brunton, « Smallpox inoculation and demographic trends in eighteenth-century Scotland », dans *Medical History*, vol. 36, n° 4 (octobre 1992), p. 410.

livres françaises[244]. On aurait promis en 1783 une guinée (L 1.3.4 ou 28 livres françaises) au chirurgien Charles Austin pour chaque soldat inoculé puisque leur chirurgien aurait toujours eu cette somme[245]. À moins que les inoculateurs n'exigent des tarifs moindres des familles les moins aisées, ces montants élevés rendent l'inoculation inaccessible à une grande partie de la population.

Des outils

Dans l'exercice de leurs fonctions, les membres du corps médical ont recours à des instruments variés. De plus, l'ensemble du corps de santé puise une bonne partie de son savoir dans la littérature médicale de l'époque. Grâce en particulier aux inventaires après décès, il devient possible de connaître la nature et l'importance de cette instrumentation quant au savoir et à la pratique.

Les instruments de chirurgie et de pharmacie

Les instruments de chirurgie et de pharmacie reflètent les différents aspects de la pratique médicale. En Europe, nombre d'outils en usage aux XVIIe et XVIIIe siècles ont été conservés ou ont été décrits avec précision par les traités de chirurgie et de pharmacie ainsi que par Diderot dans l'*Encyclopédie*[246]. Au Canada, l'analyse d'une centaine d'inventaires après décès de médecins et de chirurgiens ayant pratiqué aux XVIIe et XVIIIe siècles permet de retracer les principaux instruments utilisés dans la colonie.

Quelques inventaires sont très détaillés. En 1669, Jean Madry, lieutenant du premier barbier du roi, possède :

- « Trois etuyes de chirurgie garnys de touttes pieces »,
- 18 rasoirs,
- quatre paires de « scizeaux »,
- « L'arbre d'un trespan avec ses trois couronnes »,
- « les trois tierfons (tire-fonds) »,
- « deux Elevatoires »,
- « une Rougine (rugine) »,
- « une scye »,
- « un couteau courbe »,
- « deux boutons de cautere »,
- « deux tirebales »,
- « Une paire de tenailles Incisive Et autres petits Instruments »,
- « Trois bassins a fe le poil scavoir un destain et deux de cuivre »,
- « trois petites paires de balance »,
- cinq « ventouzes »,
- trois seringues,
- cinq petites seringues
- deux mortiers avec leurs pilons de fonte[247].

En 1752, le chirurgien de Québec Gervais Baudoin est, quant à lui, propriétaire :

- d'une vieille seringue,
- d'une pierre à rasoir,
- de quatre petites seringues à injection,
- d'une mauvaise seringue avec ses canules,
- de cinq rasoirs vieux,
- d'une « paire de petite balance avec un marc de de demye livre »,
- d'un trébuchet avec ses grains et poids,
- d'« une paire de ballance avec un marc de deux livres »,
- d'un petit coquemar de cuivre rouge,
- de deux lanciers de six lancettes chacun,
- d'un autre lancier de quatre lancettes,
- de vingt canules de bois,
- de deux « arganifs d'argent »,
- d'une sonde d'argent pour la poitrine,

244. En 1795 et 1796, le chirurgien québécois Jean-Baptiste Ménard, qui a fait son apprentissage avec James Fisher favorable à l'inoculation, inocule quatre personnes et réclame deux fois 5 chelins, une fois 10 et une fois 15 pour un cas à la campagne. Les tarifs sont de beaucoup inférieurs à ceux de Bowman, mais les clients semblent moins fortunés. Compte de ce que doit John Jones à la succession du docteur James Bowman pour les années 1782 à 1787, 1791, BAnQ-Q, TL15,S2, Cour des plaidoyers communs du district de Québec, Matières civiles en générales, Dossier n° 3751 ; Livre de comptes du docteur Jean-Baptiste Ménard, 1795-1796, BAC, MG 23, G V, 3, *passim.*

245. Lettre de Charles Austin à Mathews, 24 novembre 1783, BL, Add. MSS 21818, f. 394r-394v.

246. Diderot, *Encyclopédie ou dictionnaire raisonné…*, vol. 24, Paris, Briasson, David, Le Breton, Durand, 1763 (planches concernant la chirurgie) ; *Les siècles d'or de la médecine. Padoue XVe-XVIIIe siècles*. Catalogue d'une exposition tenue à Paris, au Jardin des Plantes, du 24 au 18 décembre 1989, Milan, Electra, 1989, p. 188-205.

247. C'est l'inventaire le plus précis du XVIIe siècle. Inventaire de feu Jean Madry, maître chirurgien de Québec, lieutenant et commis de monsieur Barnoin, et de Françoise Duquet, 30 juillet 1669, BAnQ-Q, CN301,S101, greffe de Michel Filion, n° 114.

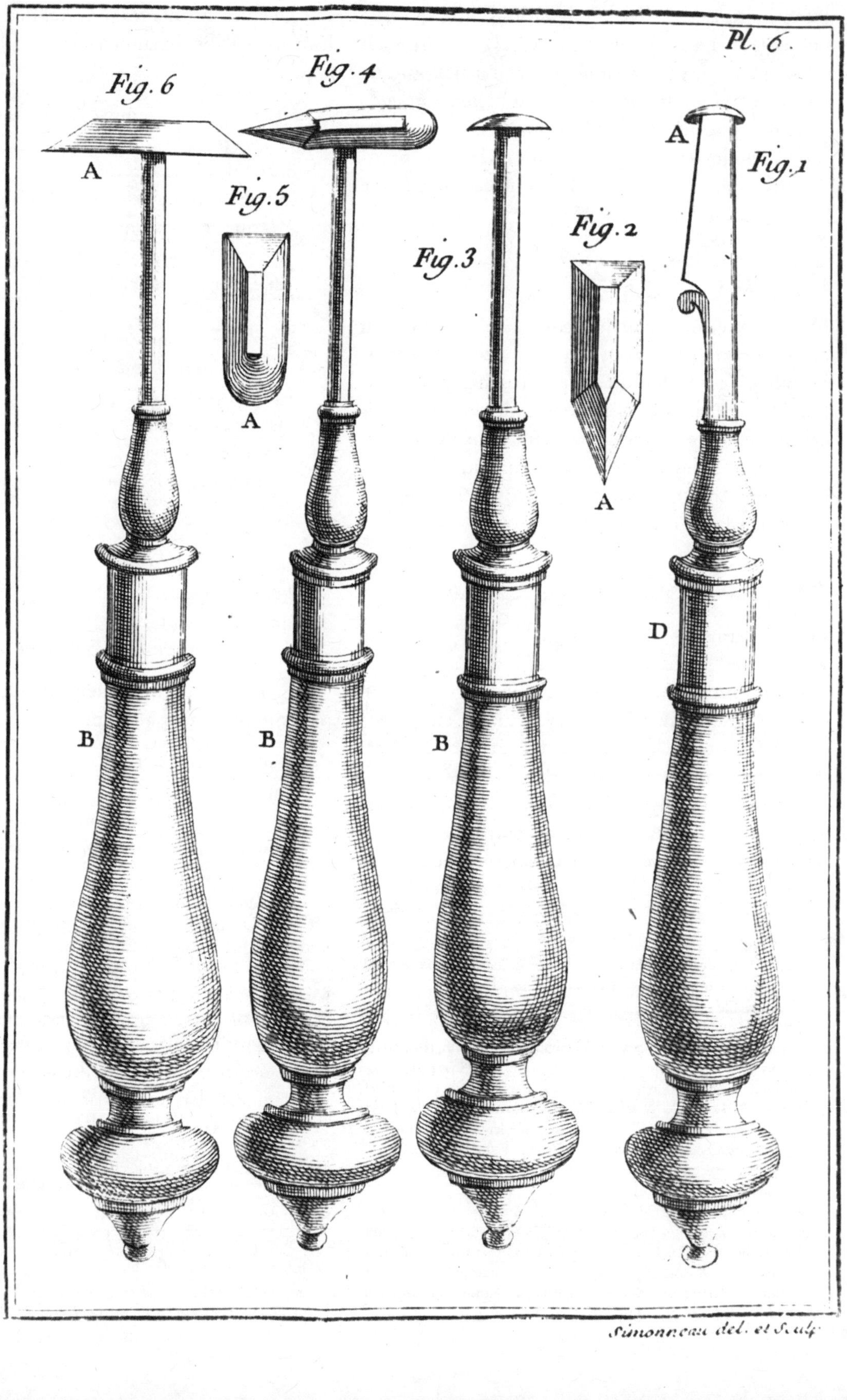

Instruments chirurgicaux. Jean-Louis Petit, *Traité des maladies chirurgicales, et des opérations qui leur conviennent*, tome 1, Paris, P. Frs Didot le jeune, 1774, planche 6. Centre de référence de l'Amérique française (anciennement Bibliothèque du Séminaire de Québec, Ancien fonds). (Photo Denis Ross)

- d'une petite sonde d'argent,
- d'un « Trois quart avec la Canulle d'argent,
- d'un « Etuy portatif garny de ses instruments »,
- des instruments requis pour arracher les dents,
- de quatre crochets et de deux instruments de fer pour les dents,
- d'une caisse garnie de ses instruments grands et petits[248].

La plupart des inventaires sont loin d'être aussi précis, tant pour ce qui est des mentions que des descriptions ou des utilisations. C'est le cas pour celui du chirurgien John Andrew Blumké de Neuville, qui indique en 1790 qu'il possède des « instruments tranchants avec les boëtes », des « drogues avec les pots qui les renferment » et des « livres de chirurgie tant liés qu'en les brochures[249] ». Enfin, certains instruments comme les rasoirs, les balances ou couteaux peuvent n'avoir été utilisés qu'à des fins personnelles ou des usages autres que médicaux. Dans ces circonstances, il est souvent difficile de connaître le degré de diffusion de certains équipements[250]. Quelques caractéristiques peuvent cependant être relevées. D'une part, la présence d'instruments de chirurgie dans les inventaires après décès de membres du corps médical rédigés entre 1660 et 1800 montre une grande stabilité quant au nombre de documents sans mention (36/96) si on les répartit entre les périodes 1660-1700 (4/12), 1701-1740 (8/23), 1741-1780 (15/34) et 1781-1800 (9/27). Des facteurs comme l'écart entre le décès et l'inventaire ou l'inclusion des instruments de chirurgie dans le préciput expliquent l'absence de mentions d'instruments dans plusieurs inventaires, mais il semble bien que nombre de chirurgiens n'étaient guère outillés. À Rochefort, au XVIIe siècle, les inventaires de chirurgiens mentionneraient du

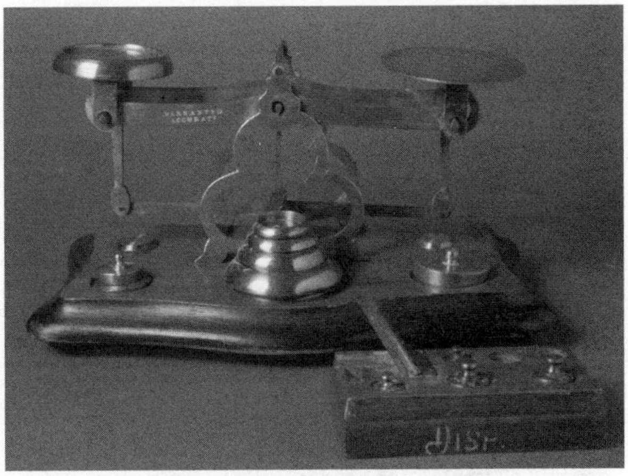

Balance, probablement du XIXe siècle. Musée de l'Hôtel-Dieu de Québec.

248. Inventaire de feu Gervais Baudoin et de Marthe Marcou, maître chirurgien et bourgeois de Québec, 5 juillet 1752, BAnQ-Q, CN301,S11, greffe de Claude Barolet, n° 2631.

249. Inventaire de Jean Blumké et de Marie Amiot, 18 février 1790, BAnQ-Q, CN301,S158, greffe de François-Xavier Larue.

250. Parmi les inventaires les plus détaillés, ceux de Michel Sarrazin, Jourdain Lajus, Jean Dalen et de Jacques Franchère se distinguent par leur précision. Ainsi, celui du médecin Michel Sarrazin révèle, en 1743, l'une des bibliothèques médicales les mieux garnies au Canada. Outre les livres, le médecin possédait un pilon avec son mortier de fonte, une « trousse … [contenant] plusieurs outils de Médecin » en argent, une « paire de Cizeaux garnie d'argent », deux « petites Lancettes dEcaille, de differents Usages garnie d'argent dans son haut », un « petit Etuis de Chagrin, garnie de trois lancettes, Epointées », une « petite paire de Balance de Cuivre ou trebuchet » et « Vingt quatre outils d'assier, de Différente façon, servant à la Cherurgerie ». En 1724, le chirurgien Jourdain Lajus, de Québec, possède trois seringues avec leurs « garnitures », une petite seringue à plaie, deux moyens pilons de fonte et leurs mortiers, sept « poilette » d'étain, un grand coquemar et trois petits coquemars de cuivre rouge, très vieux, dont un sans couvercle, cinq plats à barbe de faïence, 40 vieux rasoirs tant bons que mauvais ; 12 lancettes ; une petite spatule creuse, une canule, une sonde unie, une pincette, une sonde à sonder pour les urines, une petite seringue à injection pour les oreilles, le tout d'argent ; une paire de ciseaux garnis d'argent ; deux bistouris garnis d'argent ; deux petites paires de balances ; une bouteille de cristal et deux alambics de cuivre rouge. Le chirurgien Gervais Baudoin évalue à 245 livres 10 sols la valeur de ces instruments. Signalons que les médicaments et les remèdes de même que les 18 pots de faïence et les 72 fioles qui les contiennent représentent à eux seuls 380 livres. Vingt fioles d'eau de mélisse sont également comprises dans cette dernière évaluation. Pour sa part, l'inventaire du chirurgien Jean Dalen, de Saint-Roch-des-Aulnaies, révèle, en 1747, un mortier et son pilon, quatre rasoirs, quatre lancettes, un étui de cinq lancettes avec les cinq lancettes, un autre étui de trois lancettes, un couteau à ressort, deux petits grappins et trois rasoirs. De plus, un davier, deux sondes de fer, une pincette et un petit bistouri sont conservés dans deux bourses de cuir. Le chirurgien Jacques Franchère, de Québec, laisse à sa mort, en 1766, un mortier et son pilon, une balance et un trébuchet et 15 lancettes. En outre, le notaire qui rédige l'inventaire note la présence d'« instrument de chirurgie consistant en deux trespant, deux idem à amputations, quatre a regalée un poelon (?) garni et une seringue et trois trois quart (trocart) » ; Inventaire de feu Michel Sarrazin et de Marie-Anne Hazeur, 6 avril 1743, publié dans « Un inventaire de l'année 1743 », dans *Rapport de l'archiviste de la province de Québec pour 1943-1944*, Québec, Rédempti Paradis, 1944, p. 17-47 ; Inventaire de feue Marie-Louise Roger et de Jourdain Lajus, 26 mai 1724, BAnQ-Q, CN301,S10, greffe de Jacques Barbel ; Inventaire de feu Jean Dalen, 8 et 9 février 1747, BAnQ-R, CN104,S26, greffe de Joseph Dionne ; Inventaire de feu Jacques Franchère et d'Elizabeth Boissy, 28 août 1767, BAnQ-Q, CN301,S168, greffe de Jean-Baptiste Lebrun, n° 23.

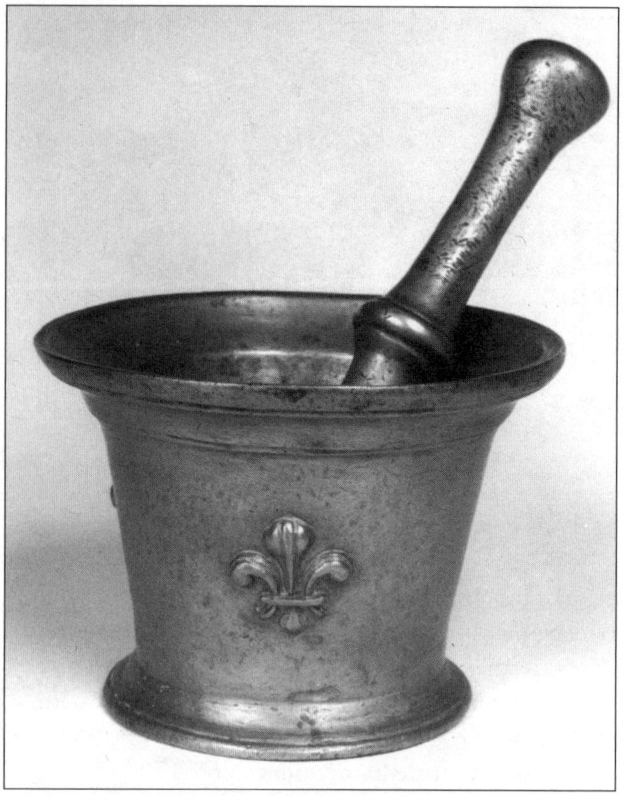

Mortier en bronze avec motifs à fleurs de lys et son pilon, XVIIe ou XVIIIe siècle. Collection des religieuses hospitalières de Saint-Joseph, 984x374a et 984x374b. (Photo Denis Ross)

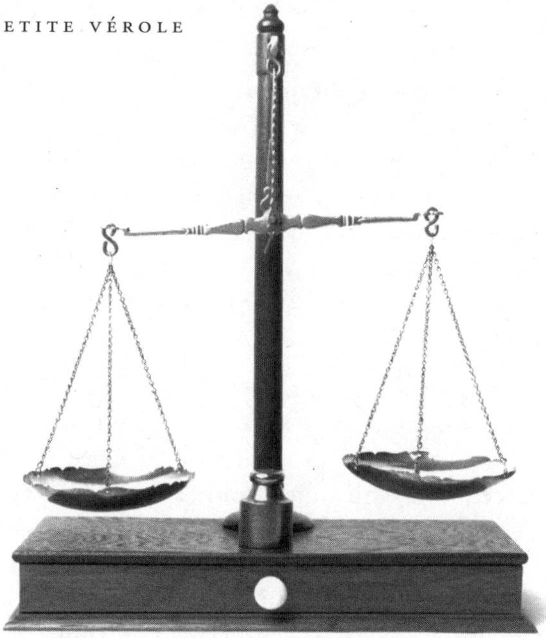

Balance. Musée de l'Hôpital général de Québec. (Photo Denis Ross)

matériel de barbier, mais pas d'instruments de chirurgie[251].

L'évolution du nombre d'instruments par chirurgien, de leur variété et de leur qualité n'est guère connue. Tout au long de la période d'observation, la très grande majorité des chirurgiens ne possèdent pas d'instruments pour une valeur dépassant 100 livres.

Signe de la fréquence du recours à la saignée, les lancettes qui servent à ouvrir les veines, et dans certains cas les artères, sont régulièrement présentes dans les instruments énumérés dans les inventaires avec au moins 28 mentions sur 96 inventaires[252]. De même, on retrouve quelques mentions de palettes ou poilettes servant à recueillir le sang.

La présence de mortiers et de pilons, utilisés pour réduire en poudre les substances solides, est signalée chez plus du tiers des praticiens. Moins fréquemment figurent des mentions de balances et de trébuchets pour peser les produits médicaux, de pots, de fioles, et plus rarement encore d'alambics ou de chapelles permettant la distillation[253]. La présence de ces équipements chez plusieurs chirurgiens témoigne bien des fonctions d'apothicaire qu'exercent la plupart d'entre eux au Canada. Signe de la pratique du métier de barbier, 30 % des inventaires de la période antérieure à 1741 mentionnent des bassins à faire la barbe et des rasoirs. Entre 1741 et 1800, ce pourcentage descend à 12 % pour les rasoirs et à moins de 1 % pour les bassins.

Les seringues servant à donner des lavements et des injections de liquides dans les cavités du corps

251. Le nombre d'inventaires consultés n'est malheureusement pas indiqué. Il devient ainsi difficile de connaître la valeur de l'affirmation. Michel Fontaine, *Histoire de la médecine à Rochefort de sa création (1666) à 1745*, thèse de doctorat d'État en médecine, Université de Bordeaux II, 1985, p. 145-146.

252. Les lancettes peuvent également être utilisées pour les abcès.

253. Les mentions d'alambics ou de chapelles ont été retrouvées dans les inventaires des chirurgiens Gervais Baudoin en 1715, Jean Coustard en 1726, Jourdain Lajus en 1724 et François Lajus en 1742 ; Inventaire de feu Gervais Baudoin et d'Anne Aubert, 3 et 4 juin 1715, BAnQ-Q, CN301,S240, greffe de Pierre Rivet, n° 271 ; Inventaire de feu Jean Coustard et de feue Marguerite Niel, 7 juin 1726, BAnQ-Q, CN301,S190, greffe de Jean-Claude Louet ; Inventaire de feue Marie-Louise Roger et de Jourdain Lajus, 26 mai 1724, BAnQ-Q, CN301,S10, greffe de Jacques Barbel ; Inventaire de feu François-Xavier Lajus et de Louise-Elizabeth Moreau, 28 mars 1742, BAnQ-Q, CN301,S223, greffe de Jacques-Nicolas Pinguet, n° 2839.

sont régulièrement signalées. Bien qu'elles soient expérimentées dès le XVIIe siècle, les injections intraveineuses ne font pas encore partie de l'arsenal thérapeutique courant[254].

On retrouve également dans les inventaires des daviers pour arracher les dents, des trocarts, ces poinçons d'acier utilisés pour ouvrir la cavité de l'abdomen dans le but d'en évacuer les eaux, des sondes, pleines ou creuses, pour la vessie, les plaies ou les fistules, des couteaux, des bistouris, des pincettes[255], des scies pour l'amputation, des rugines pour râcler les os ou des trépans pour percer ces derniers[256]. Les mentions d'instruments liés à l'accouchement sont rares et tardives.

Le chirurgien britannique Richard Hope semble être l'un des rares praticiens de la santé à posséder « une boete Denviron six pieds de haut Dans laquelle est un squellette complette de corps humain[257] ».

Outre les inventaires après décès, d'autres sources permettent de retracer des objets liés à la pratique médicale canadienne. En 1733, un mémoire des instruments de chirurgie commandés pour l'Hôpital de Trois-Rivières mentionne :

- Pour Le Trepan avec toutes les pieces
- L'arbre
- deux perforatifs
- quatre Couronnes
- un Couteau Lenticulaire
- un exfoliatif
- un meningofilax
- deux Elevatoires
- deux Rugines
- La Clef
- le tire fond
- la brosse
- La Caisse Contenant toutes les pieces instruments pour lamputation
- une grande Scie
- une moindre
- deux Couteaux a deux tranchants pour passer Entre les os
- une ligature

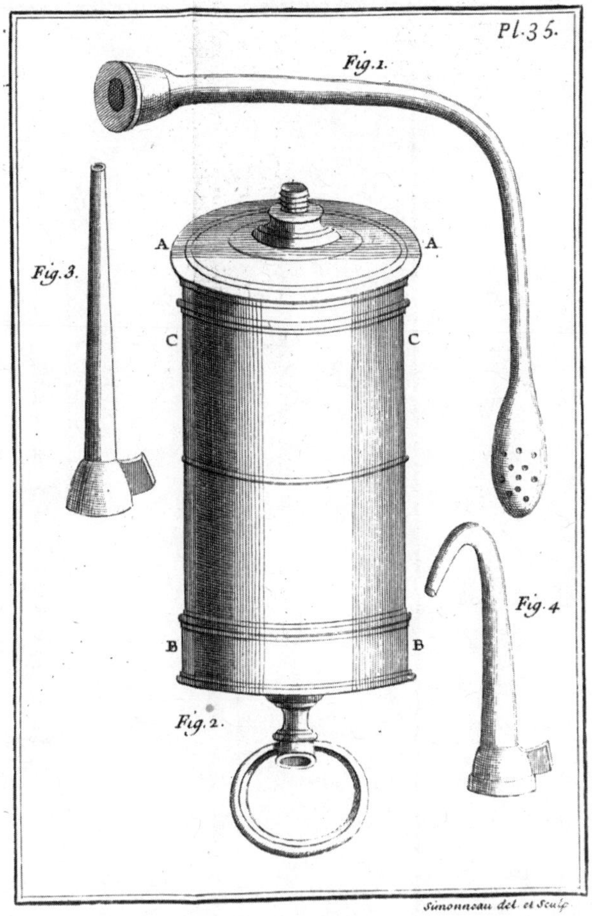

Différentes parties d'une seringue : seringue proprement dite (fig. 2) et différentes canules se fixant sur la seringue (fig. 1, 3 et 4). Jean-Louis Petit, *Traité des maladies chirurgicales, et des opérations qui leur conviennent*, tome 1, Paris, P. Frs Didot le jeune, 1774, planche 35. Centre de référence de l'Amérique française (anciennement Bibliothèque du Séminaire de Québec, Ancien fonds). (Photo Denis Ross).

- deux douzaines Eguilles a suture de differentes grandeurs
- six bistouris Courbes
- six bistouris droits
- six paires Ciseaux a incision de Courbes et de droits
- six Lancettes à abcès
- six rasoirs
- Douze lancettes pour les Seignées
- deux troisquarts[258]

254. Lyons et Petrucelli, *op. cit.*, p. 436.
255. Il est à noter que la pince hémostatique servant à arrêter les hémorragies lors d'opérations chirurgicales n'est pas utilisée à cette époque.
256. Le stéthoscope ne sera inventé par Laënnec qu'au début du XIXe siècle.
257. Inventaire de Richard Hope, 30 juin 1786, BAnQ-Q, CN301,S83, greffe de Pierre-Louis Descheneaux.
258. Mémoire des instruments de chirurgie pour lhopital des Trois Rivières, 1733, ANOM, Fonds des Colonies, série C^11^A, vol. 59, f. 237r-237v.

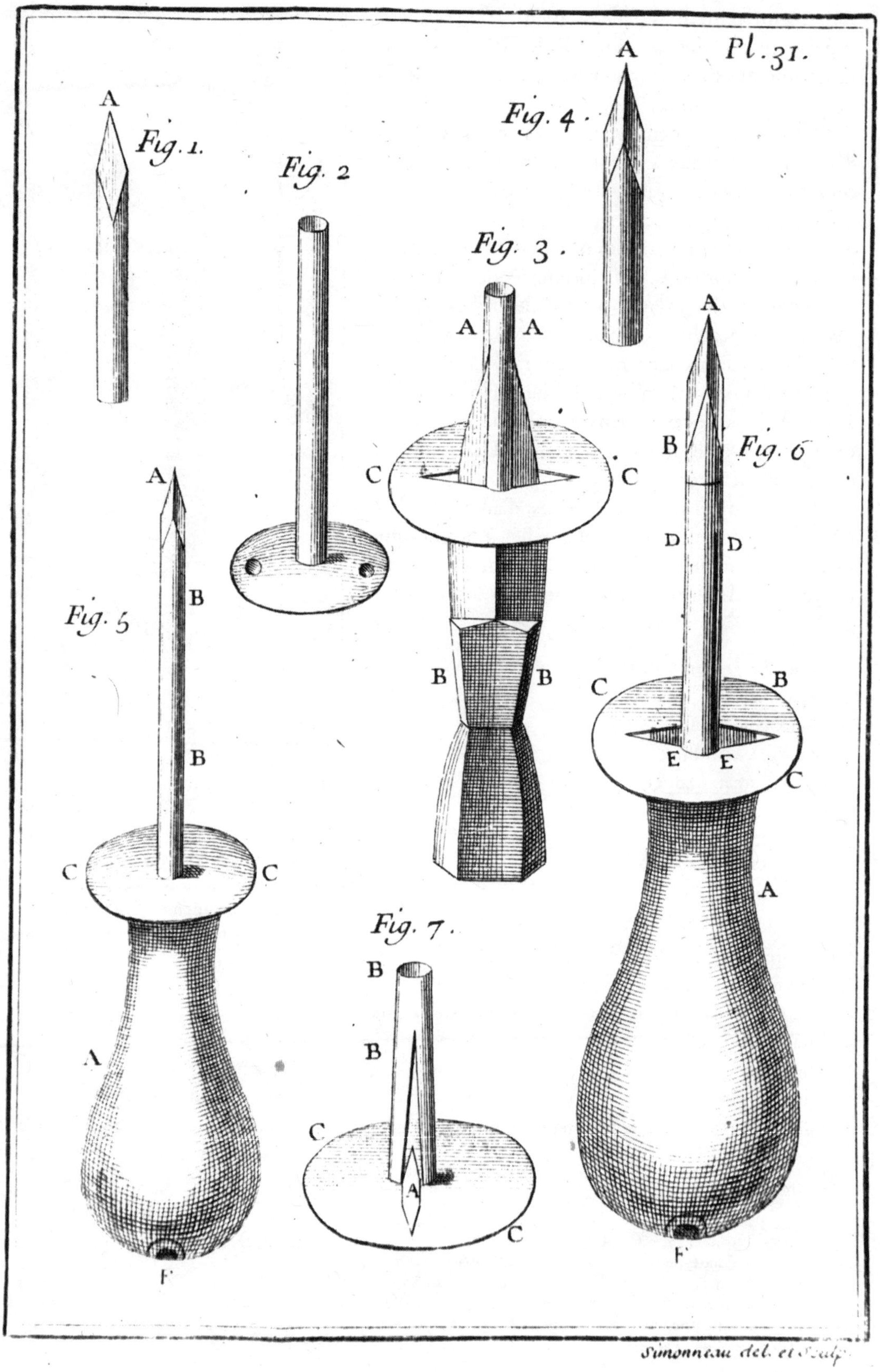

Les trocarts ou trois-quarts servent à faire des ponctions. Jean-Louis Petit, *Traité des maladies chirurgicales, et des opérations qui leur conviennent*, tome 1, Paris, P. Frs Didot le jeune, 1774, planche 31. Centre de référence de l'Amérique française (anciennement Bibliothèque du Séminaire de Québec, Ancien fonds). (Photo Denis Ross)

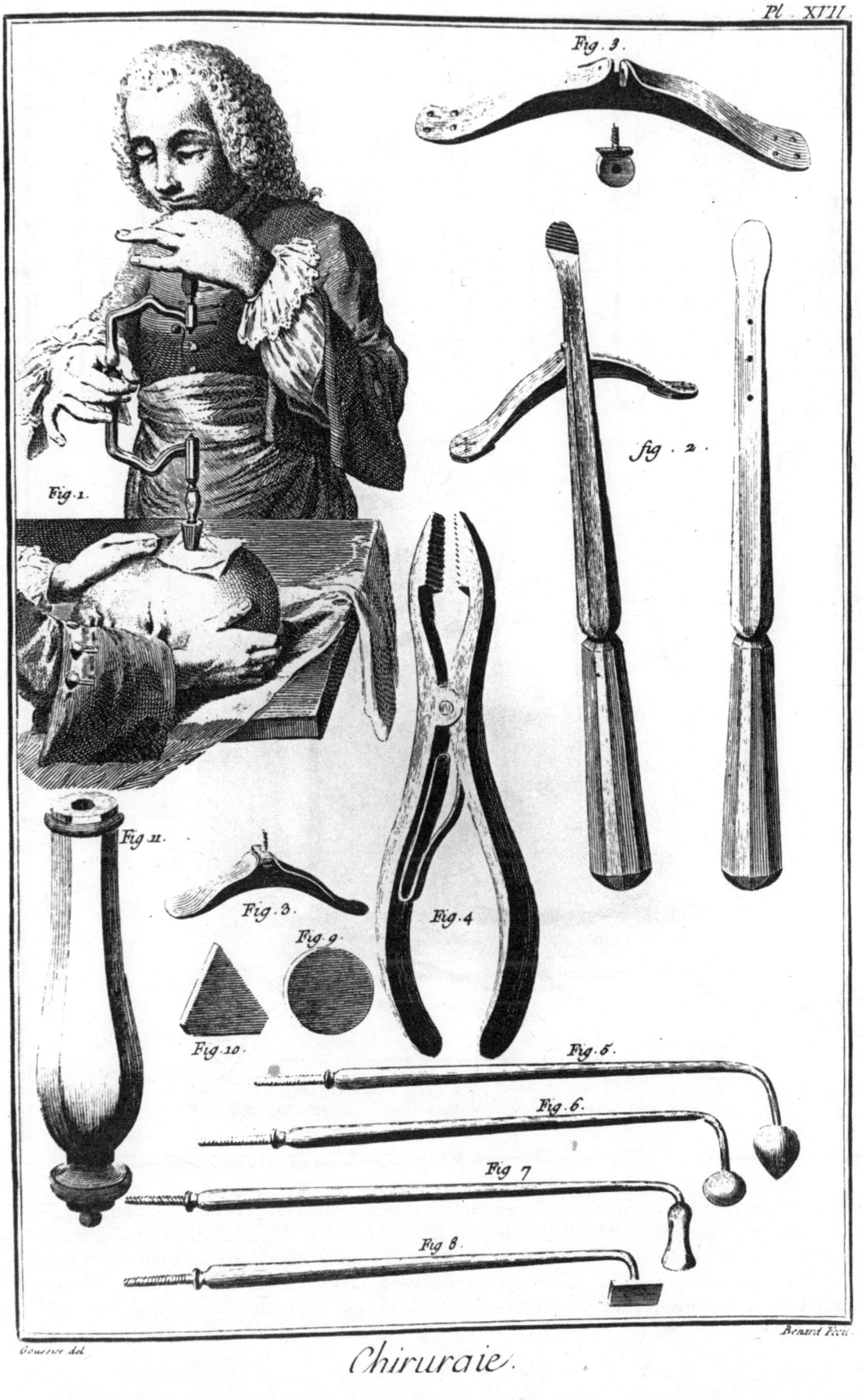

Différents objets liés à l'utilisation du trépan dont, en particulier, l'opération du trépan (fig. 1), l'élévatoire de M. Petit (fig. 2), le chevalet et la pièce qui permet la bascule (fig. 3), un valet à patin (fig. 4), différents cautères (fig. 5, 6, 7 et 8), une plaque ronde d'un cautère (fig. 9), une plaque triangulaire (fig. 10) et un manche sur lequel se montent les cautères. Diderot, *Encyclopédie ou dictionnaire raisonné des sciences, des arts et des métiers, par une société de gens de lettres*, Paris, 1751-1780, planche XVII de la section Chirurgie. (Photo Denis Ross)

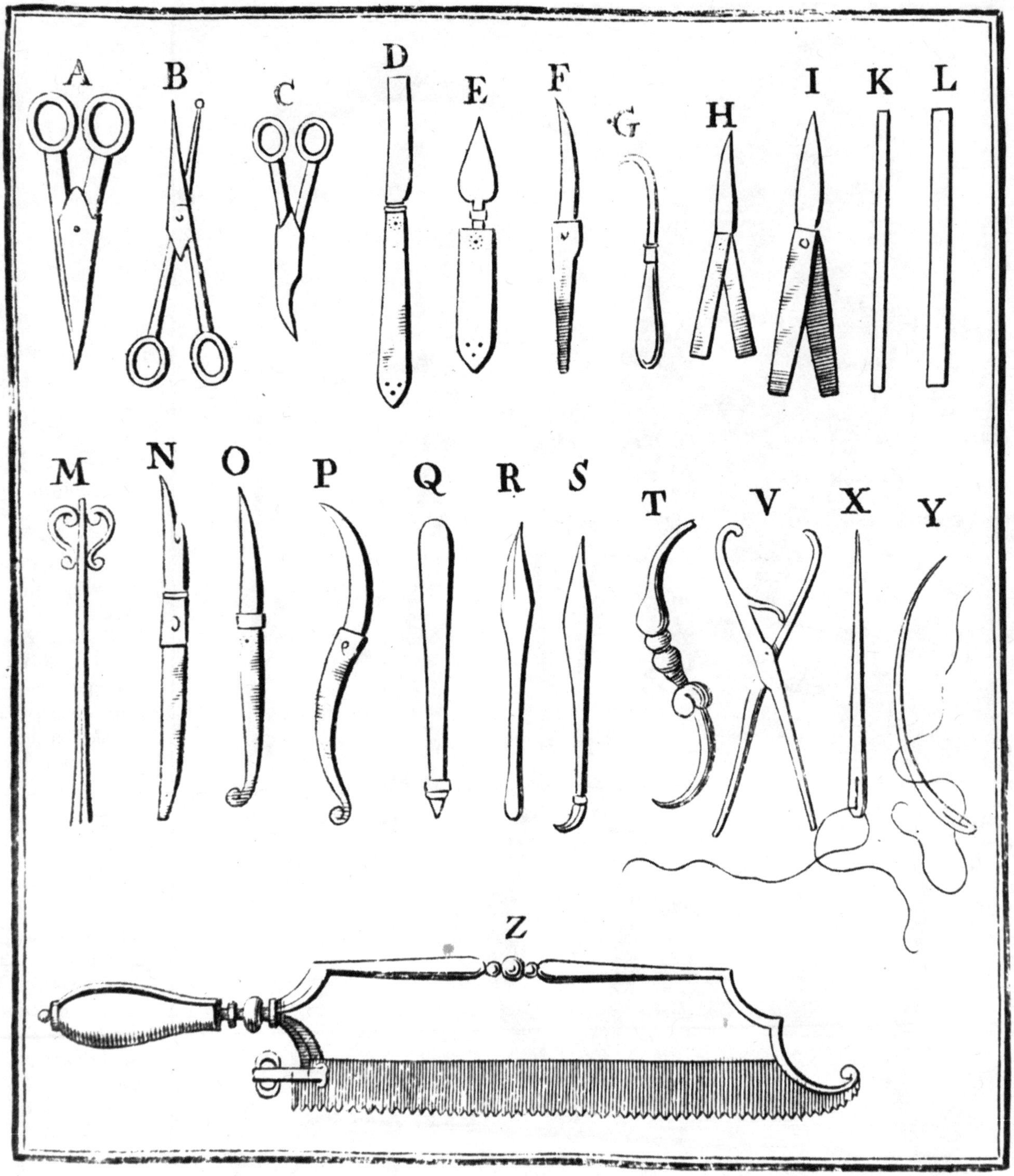

Principaux instruments de chirurgie : ciseaux (A), ciseaux à incision (B), ciseaux courbes (C), rasoir (D), scalpel (E et F), érigne (G), lancette (H), lancette à abcès (I), sonde (K), sonde plate (L), sonde creuse (M), bistouri (N), bistouri droit (O), bistouri courbe (P), spatule (Q), feuille de myrrhe (R et S), élévatoire (T), pincettes (V), aiguille droite (X), aiguille courbe (Y) et scie (Z). M. Dionis, *Cours d'opérations de chirurgie, démontrées au Jardin royal*, Bruxelles, Frères T'serstevens et Antoine Claudinot, 1708, p. 15. Centre de référence de l'Amérique française (anciennement Bibliothèque du Séminaire de Québec, Ancien fonds). (Photo Denis Ross)

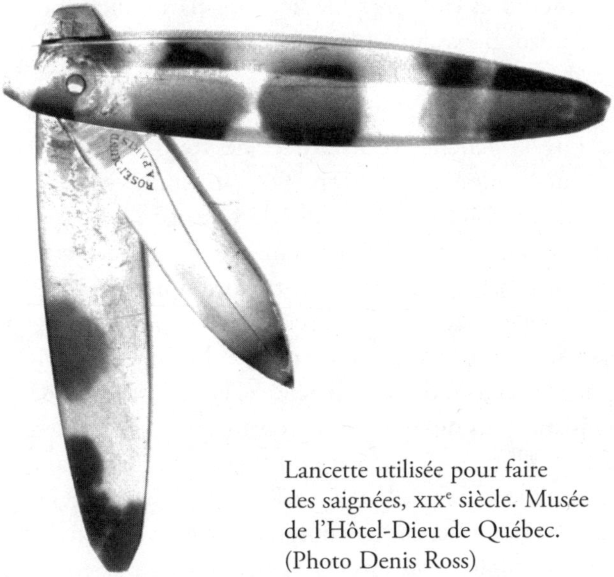

Lancette utilisée pour faire des saignées, XIXe siècle. Musée de l'Hôtel-Dieu de Québec. (Photo Denis Ross)

Un relevé des instruments en usage sur les navires révèle une grande similitude avec ceux que l'on retrouve sur terre. « Couteau Courbe, Scie, Bistourin… tire balle, Rugine » côtoient « mortie Et pilon Basin a barbe poillon Seringue et Canulles, Vantouses[259]. »

À partir des instruments de base, relativement peu nombreux, les chirurgiens européens des XVIIe et XVIIIe siècles conçoivent des outils aux formes, aux dimensions et aux usages variés. Dans certains cas, la qualité, la précision et la facture des objets démontrent les progrès importants réalisés par la chirurgie, en plus de refléter l'audace de certains chirurgiens. Les manuels européens représentent plusieurs de ces nouveaux outils. À titre d'exemple, signalons que, pour réaliser une opération de « clôture » de la pupille de l'œil, le chirurgien Laurent Heister décrit onze aiguilles différentes ayant chacune une facture soignée, délicate et souvent complexe[260]. En plus des instruments proprement dits, les praticiens de la santé ont recours à la littérature médicale de l'époque.

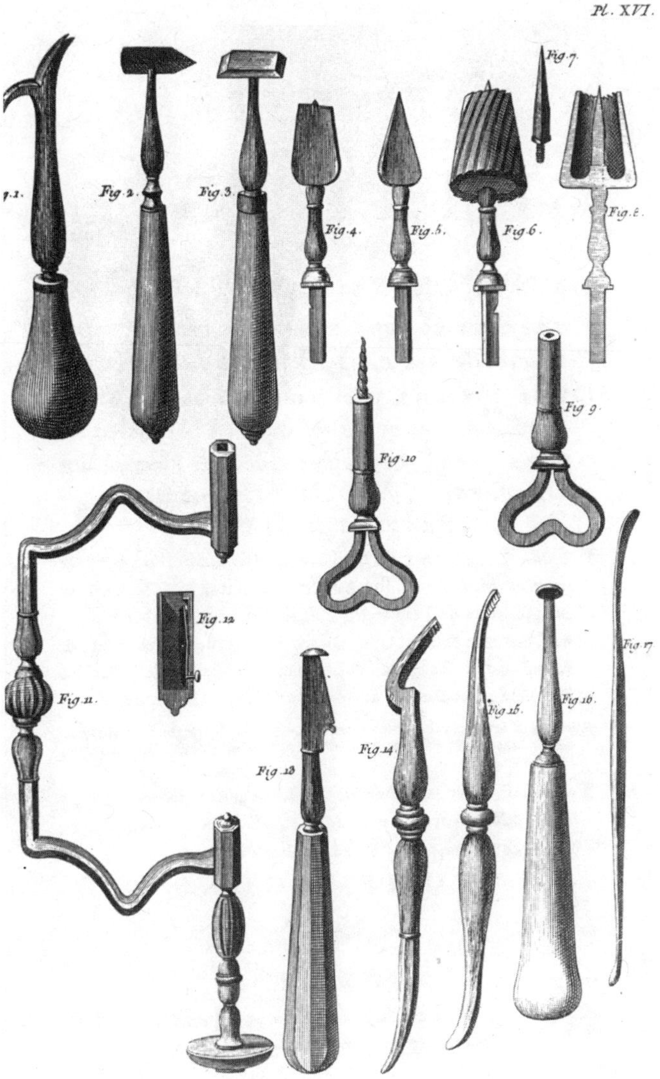

Différents objets liés à l'utilisation du trépan dont, en particulier, un repoussoir (fig. 1), des rugines pour râcler ou ratisser les os (fig. 2 et 3), un trépan exfoliatif (fig. 4), un trépan perforatif (fig. 5), une couronne de trépan servant à scier les os (fig. 6) et sa pyramide (fig. 7), une clé de trépan pour démonter la pyramide et la séparer de la couronne du trépan (fig. 9), un tire-fond pour enlever le morceau d'os scié par le trépan (fig. 10), un arbre de trépan (fig. 11), un couteau lenticulaire pour enlever les inégalités que la couronne du trépan a laissées au voisinage des bords de l'ouverture faite à l'os (fig. 13), des élévatoires pour relever des os (fig. 14 et 15), un méningophylax pour abaisser la dure-mère (fig. 16) et un petit levier servant également à abaisser la dure-mère (fig. 17). Diderot, *Encyclopédie ou dictionnaire raisonné des sciences, des arts et des métiers, par une société de gens de lettres*, Paris, 1751-1780, planche XVI de la section Chirurgie. (Photo Denis Ross)

259. Mémoire Des Remedes Nécessaires dans un Coffre de Chirurgien pour la mer, c. 1739, Archives de la Charente-Maritime, Juridiction consulaire de La Rochelle, B-6040, Papiers Capdeville.

260. Laurent Heister, *Institutions de chirurgie*, Paris, P. Fr. Didot le jeune, 1771, tome 2, p. 638-639.

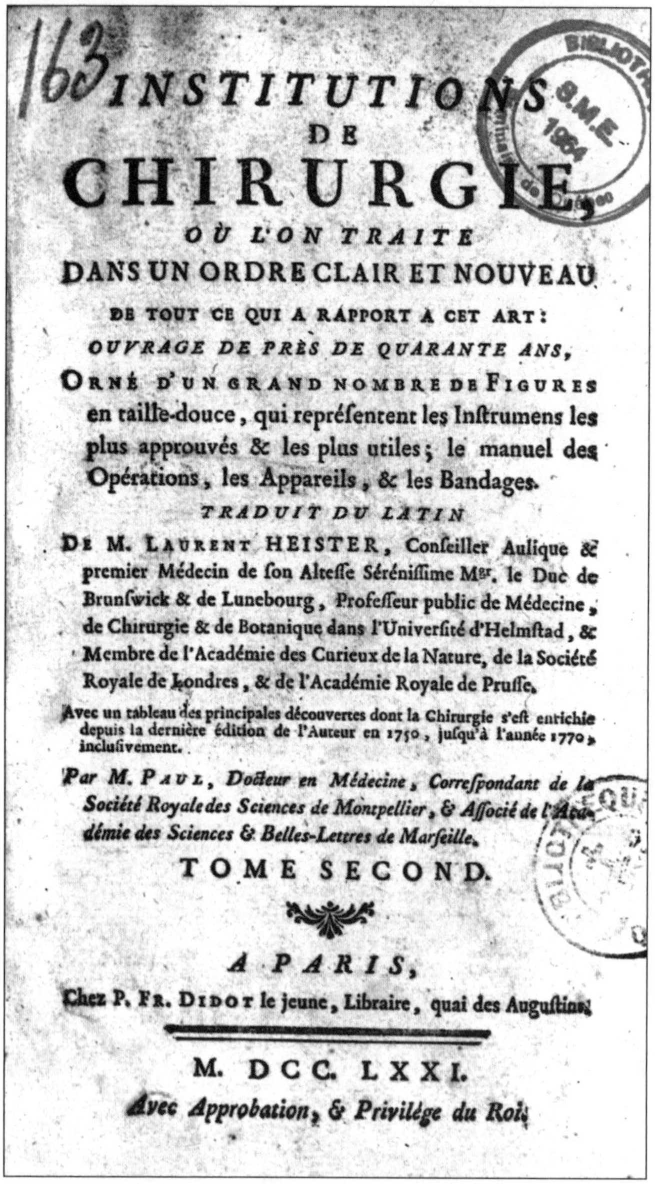
INSTITUTIONS
DE
CHIRURGIE,
OÙ L'ON TRAITE
DANS UN ORDRE CLAIR ET NOUVEAU
DE TOUT CE QUI A RAPPORT À CET ART:
OUVRAGE DE PRÈS DE QUARANTE ANS,
ORNÉ D'UN GRAND NOMBRE DE FIGURES
en taille-douce, qui repréſentent les Inſtrumens les plus approuvés & les plus utiles; le manuel des Opérations, les Appareils, & les Bandages.
TRADUIT DU LATIN
DE M. LAURENT HEISTER, Conſeiller Aulique & premier Médecin de ſon Alteſſe Séréniſſime Mgr. le Duc de Brunſwick & de Lunebourg, Profeſſeur public de Médecine, de Chirurgie & de Botanique dans l'Univerſité d'Helmſtad, & Membre de l'Académie des Curieux de la Nature, de la Société Royale de Londres, & de l'Académie Royale de Pruſſe.
Avec un tableau des principales découvertes dont la Chirurgie s'eſt enrichie depuis la dernière édition de l'Auteur en 1750, juſqu'à l'année 1770, incluſivement.
Par M. PAUL, Docteur en Médecine, Correſpondant de la Société Royale des Sciences de Montpellier, & Aſſocié de l'Académie des Sciences & Belles-Lettres de Marſeille.
TOME SECOND.
A PARIS,
Chez P. FR. DIDOT le jeune, Libraire, quai des Auguſtins.
M. DCC. LXXI.
Avec Approbation, & Privilège du Roi.

Laurent Heister, *Institutions de chirurgie*, tome 2, Paris, P. Fr. Didot le jeune, 1771. Centre de référence de l'Amérique française (anciennement Bibliothèque du Séminaire de Québec, Ancien fonds). (Photo Denis Ross)

La littérature médicale

Le livre médical est le véhicule par excellence pour transmettre les connaissances et pour favoriser une institutionnalisation du savoir médical. Au XVIIe et surtout au XVIIIe siècle, la multiplication des éditions de volumes médicaux en langue française plutôt que latine facilite la pénétration de l'imprimé chez les membres du corps médical, en particulier chez les chirurgiens dont la formation est généralement limitée.

Le livre médical est peu présent parmi la population en général. Pour la période 1690-1759, une enquête menée à travers 962 inventaires après décès de résidents de la ville de Québec révèle que 297 d'entre eux mentionnent des livres[261]. De ce nombre, seulement 18 concernent des propriétaires d'ouvrages médicaux. À l'exception de quatre chirurgiens, d'un médecin et d'un orfèvre-horloger, il s'agit pour la plupart d'individus liés à l'administration de la justice, au notariat et au commerce[262]. En fait, si l'on exclut les praticiens de la santé de même que le notaire Chambalon dont le père était médecin, le procureur Verrier, le conseiller Cugnet et le marchand Cugnet, ces rares propriétaires ne possèdent qu'un seul traité médical. Aucun titre ne prédomine chez les individus qui ne font pas partie du corps médical. Signalons, par exemple, la présence des *Remèdes charitables de madame Fouquet pour guérir à peu de frais toute sorte de maux*, d'un *Recueil de remèdes*, des *Œuvres du médecin charitable* et d'un *Traité des femmes grosses*[263]. Le premier ouvrage et possiblement le troisième s'adressent avant tout à des gens n'ayant pas de formation en médecine.

Les inventaires après décès et les ex-libris de traités médicaux anciens conservés au Séminaire de Québec nous renseignent sur les ouvrages en usage chez les praticiens. Bien que près des deux tiers des inventaires de disciples d'Esculape signalent la présence de livres, ils ne mentionnent que rarement leur nombre, leurs titres, leurs auteurs ou les

261. Enquête menée par Yvon Desloges et Gilles Proulx, historiens de Parcs Canada.

262. Ce sont : 1. Jacques-François Cugnet, conseiller, trésorier ; 2. Timothée Roussel, chirurgien (2 inventaires) ; 3. Pierre Baudeau, chirurgien ; 4. Alexandre Peuvret de Gaudarville, conseiller ; 5. Jessé Leduc, procureur général ; 6. Guillaume de la Colombière, grand vicaire ; 7. Robert Drouard, négociant ; 8. Théodore Denys de Vitré, écuyer ; 9. Jean Coustard, chirurgien ; 10. Louis Louvigny de La Porte, gouverneur ; 11. Florent de La Cetière, notaire ; 12. Louis Chambalon, notaire ; 13. Jacques Pagé, orfèvre-horloger ; 14. Louis Aubert de la Chenaie, lieutenant ; 15. Abbé de Norey, récollet ; 16. Michel Sarrazin, médecin ; 17. François-Étienne Cugnet, marchand ; 18. Guillaume Verrier, procureur.

263. Le premier se retrouve chez Jacques-François Cugnet et Louis Louvigny de La Porte, le second chez François-Étienne Cugnet, le troisième chez Jacques Pagé et le dernier chez Louis Aubert de la Chenaie.

Tableau 9. Répartition des inventaires après décès de chirurgiens selon la présence de livres médicaux et selon les périodes (1660-1800)

Nombre	1660-1700	1701-1740	1741-1780	1781-1800
Aucun livre médical	9	14	18	6
1 à 5 livres médicaux	2	5	2	2
6 à 10 livres médicaux	0	1	1	3
11 à 20 livres médicaux	1	0	1	1
21 livres médicaux et plus	0	0	3	6
Plusieurs livres médicaux mais sans précision relative à leur nombre	0	1	6	6
Présence de livres mais sans précision des sujets traités	0	2	3	3
TOTAL	12	23	34	27

dates d'édition[264]. Ainsi, en 1669, l'inventaire du chirurgien Jean Madry révèle la présence de 17 livres « Propres pour la chirurgie Et medecine » ; celui de Jean-Baptiste Danglade en 1795, quatre livres et deux dictionnaires de chirurgie ; celui de Jacques Franchère en 1767, deux livres de chirurgie. Pour sa part, Jean-Baptiste Lasserre possède en 1776 treize livres de médecine, tandis que Jean Mauvide a en sa possession, six ans plus tard, plusieurs livres de médecine, de chirurgie, d'anatomie et de botanique. Rien ne permet cependant d'identifier avec précision ces ouvrages[265]. La majorité des praticiens de la santé qui sont propriétaires de livres médicaux en ont moins de dix. Les cas de Bernard Duberger, de Richard Hope ou de Michel Sarrazin sont exceptionnels : leurs bibliothèques comptent respectivement 77, 83 et 45 ouvrages relatifs à la pratique médicale[266]. Les bibliothèques les mieux garnies sont généralement la propriété de praticiens urbains, mais cela n'empêche pas quelques chirurgiens des campagnes de se mesurer avantageusement à la majorité de leurs confrères des villes.

La présence de livres chez les membres du corps médical croît avec les ans : absence presque généralisée de livres médicaux au XVIIe siècle, croissance rapide au début du siècle suivant puis progression plus lente et, enfin, nouvelle croissance importante à la fin du XVIIIe siècle. Durant la période 1781-1800, les livres médicaux sont présents dans 80 % des inventaires et le nombre moyen de livres de médecine par bibliothèque est à la hausse par rapport aux périodes précédentes. La présence d'inventaires d'anglophones (10/27) et de germanophones (6/27) pour la période 1781-1800, virtuellement absents avant 1781, n'explique pas ce phénomène. Les praticiens francophones sont plus nombreux à posséder des livres médicaux et ils en possèdent en moyenne plus que durant les périodes précédentes.

Aux XVIIe et XVIIIe siècles, la bibliothèque médicale la plus importante au Canada serait celle des Jésuites. Il subsiste actuellement plus de 130 ouvrages médicaux en ayant fait partie[267]. Les titres rassemblent des traités généraux de médecine, de chirurgie ou de pharmacie et des ouvrages plus spécialisés (*L'ostéologie*, *Traité des maladies vénériennes*, *Traité du rhumatisme*, *Traité de la petite vérole*, *Traité des tumeurs* et autres)[268]. Des publications récentes

264. Toutefois, l'absence de mentions dans les inventaires peut quelquefois s'avérer trompeuse. Ainsi, un ex-libris nous a révélé que Jean-Baptiste de Mosny était propriétaire du *Traité des opérations de chirurgie* de Joseph de la Charriere : Joseph de la Charriere, *Traité des opérations de chirurgie*, Paris, Daniel Horthe, 1693, 181 p. (exemplaire en possession de la bibliothèque du secteur collégial, Ancien fonds, Séminaire de Québec). Or, on ne retrouvait aucune trace de ce livre, ni même d'aucun autre dans ses inventaires successifs ; Inventaire de feue Julienne Buisson et de Jean-Baptiste de Mosny, 25 mai 1705, BAnQ-Q, CN301,S146, greffe de Florent de La Cetière, n° 239 ; Inventaire de feu Jean-Baptiste de Mosny et de Marie Albert, 19-20 août 1715, BAnQ-Q, CN301,S240, greffe de Pierre Rivet, n° 297.

265. Inventaire de feu Jean Madry, maître chirurgien de Québec, lieutenant et commis de monsieur Barnoin, et de Françoise Duquet, 30 juillet 1669, BAnQ-Q, CN301,S101, greffe de Michel Filion, n° 114 ; Inventaire de feu Jean-Baptiste Danglade et de feue Marie-Geneviève Lebourdais, 21 novembre 1795, BAnQ-R, CN104,S21, greffe de Louis Cazes, n° 5031 ; Inventaire de feu Jacques Franchère et d'Elizabeth Boissy, 28 août 1767, BAnQ-Q, CN301,S168, greffe de Jean-Baptiste Lebrun, n° 23 ; Inventaire de feu Jean-Baptiste Lasserre dit Laforme et d'Isabelle Renoux, 11 octobre 1776, BAnQ-M, CN605,S14, greffe de Joseph Daguilhe, n° 4515 ; Inventaire de feu Jean Mauvide et de feue Marie Genest, 31 juillet 1782, BAnQ-Q, CN301,S200, greffe de Louis Miray.

266. Inventaire de feu Michel Sarrazin et de Marie-Anne Hazeur, 6 avril 1743, publié dans « Un inventaire de l'année 1743 », dans *Rapport de l'archiviste de la province de Québec pour 1943-1944*, Québec, Rédempti Paradis, 1944, p. 17-47 ; Inventaire de feu Bernard Duberger et de Louise Cureux, 22 octobre 1792, BAnQ-Q, CN301,S92, greffe d'Alexandre Dumas ; Procès-verbal de vente des biens de Richard Hope, chirurgien-major du 52e Régiment, 3 juillet 1786, BAnQ-Q, CN301,S83, greffe de Pierre-Louis Descheneaux (inventaire du 30 juin 1786).

267. Antonio Drolet, « La bibliothèque du Collège des Jésuites », dans *Revue d'histoire de l'Amérique française*, vol. XIV, n° 4 (mars 1961), p. 501.

268. *Ibid.*, p. 487-544.

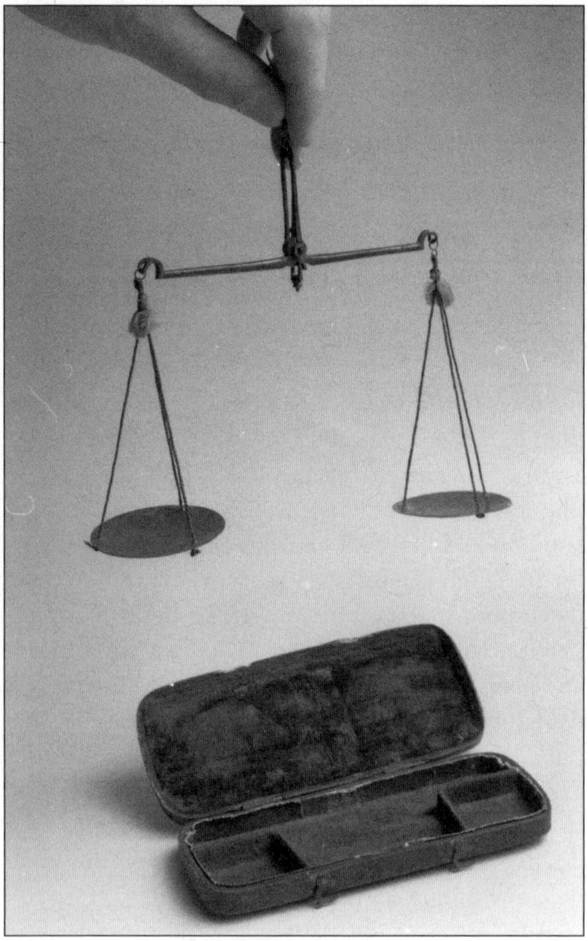

Ce trébuchet ayant appartenu au chirurgien Jean Cassaux (1699-1761) de Château-Richer est un type particulier de balance ordinaire. C'est une balance de précision, utilisée pour peser de faibles quantités de substances tels les produits pharmaceutiques. Cet objet est actuellement la propriété de son descendant Michel Caseault. (Photo Denis Ross)

côtoient des œuvres classiques ou anciennes. Les grands auteurs de l'époque tels Dionis, Boerhaave, Sydenham, Ettmuller, Lémery ou Helvétius y sont représentés.

Les caractéristiques générales des bibliothèques médicales d'une grande partie des membres du corps de santé francophones se résument ainsi : livres peu nombreux, publications en français, ouvrages généraux plutôt que spécialisés, ouvrages d'auteurs connus ayant une large diffusion, livres imprimés surtout à Paris, rareté des nouveautés ou des livres ayant fait l'objet de polémique, ouvrages souvent publiés d'abord au XVIIe siècle puis réédités par la suite, ouvrages touchant à la fois la médecine, la pharmacie et la chirurgie et, enfin, présence d'ouvrages de médecine charitable facilement accessibles[269].

Les inventaires des chirurgiens Jean Cassaux, Jean Dalen, Bernard Planté et François Dauthier de Saint-André sont tout à fait représentatifs de ceux des chirurgiens ruraux francophones du XVIIIe siècle[270]. Né vers 1699 dans le Béarn, Jean Cassaux arrive au Canada en 1720 ou peu avant et s'installe à Château-Richer vers 1723 et y décède en août 1761. Il semble avoir vécu surtout de sa pratique et du revenu de propriétés agricoles. Sa bibliothèque médicale est modeste mais, fait unique, le notaire prend la peine de bien décrire les livres[271] :

- *Œuvres d'Ambroise Paré*, Lyon, 1664 ;
- *Traité des maladies les plus fréquentes et des remèdes propres pour les guérir* par M. Helvétius, Paris, 1740 ;
- *Suite du livre de la Bonté* par Louis Gayon Dolois sieur de la Mandre, Lyon, 1615 ;
- *Médecin des pauvres*, 1671 (par Paul Dubé) ;
- *Nouvelles observations anatomiques sur les os* par Jean Joseph Courtial, Paris, 1705.

Jean Dalen, né dans le Périgord vers 1717, demeure à Saint-Roch-des-Aulnaies, chez un habitant, de 1743 jusqu'à sa mort en janvier 1747. Il laisse peu de biens. Sa bibliothèque est tout à fait comparable à

269. Les inventaires de praticiens anglophones ou germanophones sont trop peu nombreux, sont trop rapprochés dans le temps et surtout sont trop imprécis dans les descriptions de livres pour permettre une caractérisation des bibliothèques.

270. Si l'on exclut les inventaires des chirurgiens Roussel (1688, 1701) et Baudeau (1708) et du médecin Sarrazin (1743), les inventaires détaillés des bibliothèques des praticiens urbains se limitent à celui de Louis-Nicolas Landriaux, de Montréal, dressé en 1788 et qui signale les volumes suivants : *Pharmacopée universelle*; *Traité des accouchements* par M^r^ de La motte; *Observations sur la grossesse*; *L'anatomie du corps humain*; *Trésor de médecine*; *Anatomie* de Mr Palfin; *Cours de chirurgie*; *Matières médicales*; *Démonstrations anatomiques*; *Traité des maladies*; *Cours de chimie*; *Traité des médicaments*, Mr Tauvry; *Eléments de médecine*; *Dissertation sur les*; *Traité des convulsions*; *Remèdes propres à guérir les maladies*; *Nouveau recueil chirurgical*; *Traité des maladies vénériennes*; *Pratique de médecine*; *Abrégé complet de la chirurgie*; *Les aphorismes d'Hypocrate*; *Nouvelles médecines*; *Traité de l'antimoine*; *Réflexions sur la nature des remèdes*; *Les observations de chirurgie*; *Nouvelles formules de médecine*, Mr Garnier; *Œuvres* d'Ambroise PARE; *Nouvelles descriptions anatomiques*; *Nouvelles découvertes en médecine*. Inventaire des biens de la communauté de feu Louis Landriaux et de Marie-Anne Prudhomme, chirurgien de Montréal, 15 septembre 1788, BAnQ-M, CN601,S74, greffe de Louis Chaboillez.

271. Inventaire de feu Jean Cassaux et de Marie-Madeleine Voyer, 25 juillet 1763, BAnQ-Q, CN301,S76, greffe d'Antoine Crespin, n° 2127.

celle de Cassaux. Bien que nous ne connaissions pas les éditions de ses volumes, plusieurs pourraient être, à l'instar de ceux de Cassaux, du XVIIe siècle.

- *L'anatomie du corps humain* ;
- *La médecine des pauvres* ;
- *Traité des maladies* par Helvétius ;
- *Traité des opérations de chirurgie* ;
- *L'abrégé de l'anatomie* de maître Laurent Heister ;
- *L'abrégé de toute la médecine pratique* ;
- *La chirurgie complète* par maître Leclaire.

Bernard Planté, originaire du diocèse de Tarbes, est fils du chirurgien-major de l'Hôpital royal de Préchac. Né vers 1724, il s'installe à Neuville en 1748 et y demeure jusqu'à sa mort en septembre 1782. À sa pratique médicale, il greffe les fonctions de notaire après 1772. Il laisse à sa mort plus de 12 000 livres françaises de biens et un faible passif : l'exemple d'une belle réussite dans les campagnes. Sa bibliothèque médicale reste pourtant limitée et étonnamment similaire à celle de Cassaux et de Dalen[272].

- *Manuel des dames de charité* ;
- *Traité des maladies les plus fréquentes* ;
- *L'art de guérir les plaies* de Guisart
- *L'ostéologie* ;
- *La chirurgie complette par demandes et par reponses* ;
- *La chirurgie d'hôpital* ;
- *Opérations de chirurgie* ;

Enfin, dernier cas, celui du chirurgien François Dauthier de Saint-André né vers 1753 en Provence. Sa présence est mentionnée à Montréal en 1777. Sa venue au Canada pourrait être liée à sa parenté avec le chirurgien Honoré-Maure Bonnefoy, établi dans la région montréalaise depuis au moins 1750. En 1781, il est à Saint-Denis-sur-Richelieu, mais il déménage aussitôt à L'Assomption et y décède le 22 juillet 1783. Signe de cette fin de siècle, sa bibliothèque est mieux garnie, mais comprend sensiblement les mêmes types d'ouvrages que dans celles de Cassaux, Dalen ou Planté[273] :

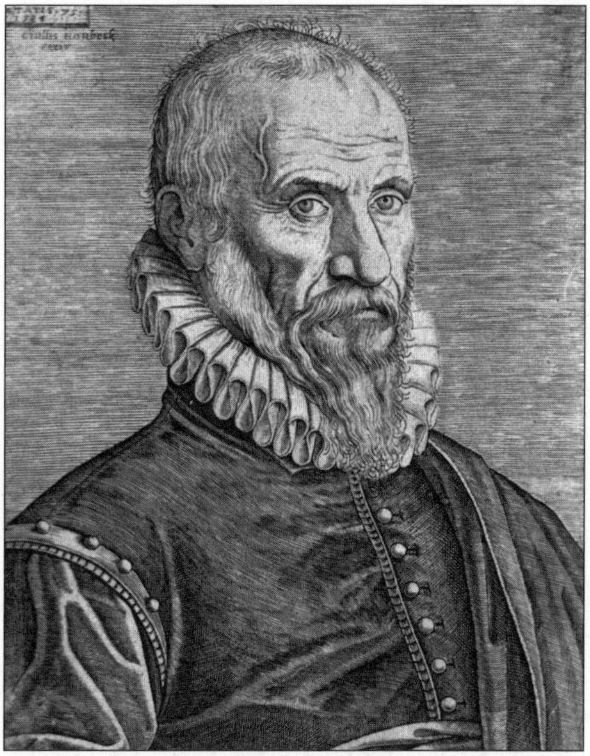

[Ambroise Paré (1510?-1590) *Giullus Horbeck fecit.* Les œuvres d'Ambroise Paré se retrouve dans plusieurs bibliothèques de chirurgiens canadiens. The National Library of Medicine, Collection Images from the History of Medicine (NLM), Portrait n° 5199.3 (B020687).

- *L'anatomie du corps humain avec ses maladies* par le sieur de St-Hilaire ;
- *Démonstrations anatomiques faites au jardin du roy* ;
- *Les observations de médecine* de Lazare Riviere ;
- *Cours d'opérations chirurgicales* par le sieur Dionis ;
- *Pratique de médecine* de Lazare Riviere ;
- *Recherches analytiques (anatomiques) de la structure du corps humain* ;
- *Traité complet de chirurgie* par Me Guillaume Mauquet Sieur de La Motte ;
- *La chirurgie complète par demandes et par réponses* par M. Le Clerc ;
- *Traité des maladies les plus fréquentes et des remèdes propres à les guérir* par Mr Helvétius ;
- *Introduction à la matière médicale* ;
- *La médecine, la chirurgie et la pharmacie des Pauvres* par Mr Hecquet ;
- *Recherche analytique de la structure du corps humain* par Mr Besse ;

272. Inventaire de feu Bernard Planté et de Marie-Joseph Faucher, 4 janvier 1783, BAnQ-Q, CN301,S83, greffe de Pierre-Louis Descheneaux, n° 85.
273. Inventaire de feu François Dauthier et de Louise Loupe, 4 août 1783, BAnQ-M, CN605,S37, greffe de Joseph-Thomas Raymond.

- *La médecine aisée* par Mr Le Clerc ;
- *Traité des opérations de la chirurgie* par Joseph de La Charriere ;
- *Le maître en chirurgie* de Gui de Chauliac ;
- *L'art de guérir les maladies des os* par J. L. Petit ;
- *Nouvelles formules de médecine latines et françaises* ;
- *Recueil de préceptes ou est expliqué la manière de guérir toutes sortes de maladies tant internes qu'externes*

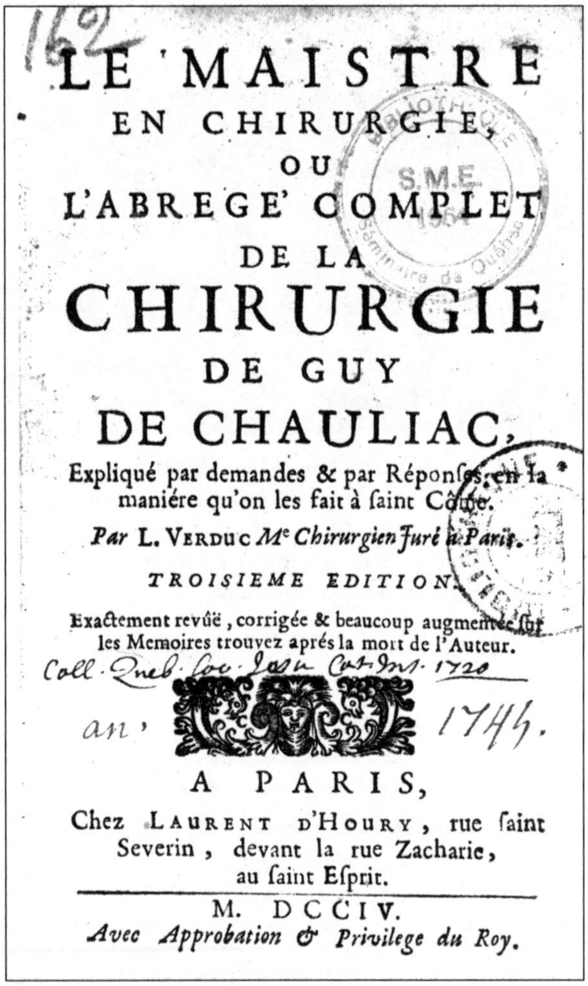

LE MAISTRE EN CHIRURGIE, OU L'ABREGE' COMPLET DE LA CHIRURGIE DE GUY DE CHAULIAC, Expliqué par demandes & par Réponses, en la maniére qu'on les fait à saint Côme.

Par L. VERDUC Me Chirurgien Juré à Paris.

TROISIEME EDITION.

Exactement revûë, corrigée & beaucoup augmentée sur les Memoires trouvez aprés la mort de l'Auteur.

A PARIS, Chez LAURENT D'HOURY, rue saint Severin, devant la rue Zacharie, au saint Esprit.

M. DCCIV.

Avec Approbation & Privilege du Roy.

Chirurgien le plus éminent du XIVe siècle, Guy de Chauliac a révolutionné l'esprit médical de son temps et mérité le nom de « père de la chirurgie moderne ». « La grande chirurgie » dite « le guidon », écrit en 1363, est le premier traité donnant un aperçu complet de toutes les connaissances médicales et chirurgicales du XIVe siècle. Il servira de référence aux étudiants jusqu'au XVIIIe siècle. Cet exemplaire est en possession du collège des Jésuites de Québec depuis au moins 1720 puisqu'il y est catalogué en 1720 et 1745. Laurent Verduc, *Le maistre en chirurgie, ou l'abrégé de la chirurgie de Guy de Chauliac*, 3e édition, Paris, Laurent D'Houry, 1704. 563 p.

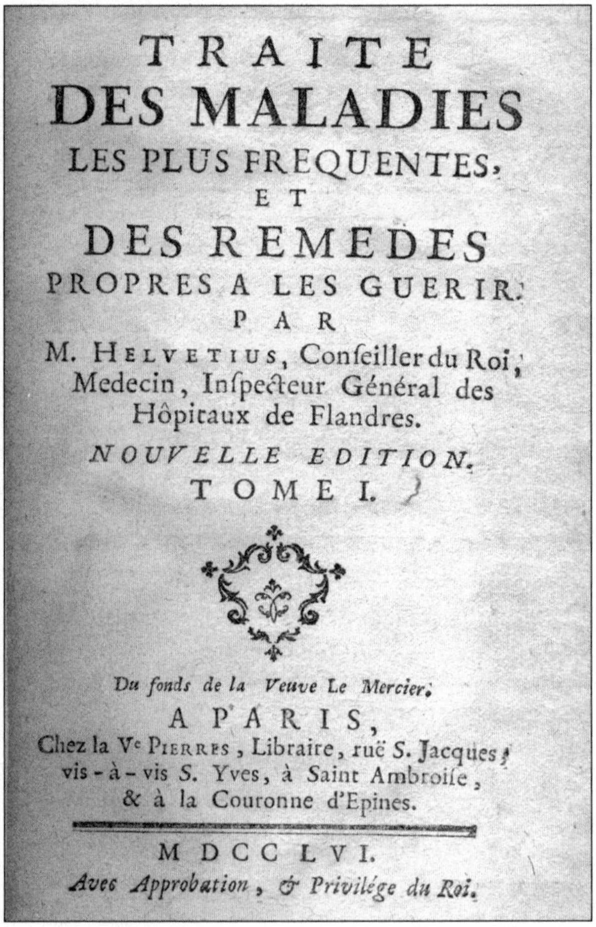

TRAITE DES MALADIES LES PLUS FREQUENTES, ET DES REMEDES PROPRES A LES GUERIR: PAR M. HELVETIUS, Conseiller du Roi, Medecin, Inspecteur Général des Hôpitaux de Flandres.

NOUVELLE EDITION. TOME I.

Du fonds de la Veuve Le Mercier.

A PARIS, Chez la Ve PIERRES, Libraire, ruë S. Jacques, vis-à-vis S. Yves, à Saint Ambroise, & à la Couronne d'Epines.

M D C C L V I.

Avec Approbation, & Privilége du Roi.

(Adrien) Helvétius, *Traité des maladies les plus fréquentes, et des remèdes propres à les guérir*, Nouvelle édition, tome I, Paris, Veuve Pierres, 1756, page titre.

Le *Traité des maladies les plus fréquentes et des remèdes propres à les guérir* d'Adrien Helvétius est l'ouvrage le plus fréquemment mentionné dans les inventaires après décès. Le médecin Sarrazin et les chirurgiens Cassaux, Dalen, Dauthier, Dubarry, Planté, Duberger et Chrétien en possèdent des exemplaires[274]. Réédité à plusieurs reprises au cours

274. Inventaire de feu Michel Sarrazin et de Marie-Anne Hazeur, 6 avril 1743, publié dans « Un inventaire de l'année 1743 », dans *Rapport de l'archiviste de la…*, p. 17-47 ; Inventaire de feu Jean Cassaux et de Marie-Madeleine Voyer, 25 juillet 1763, BAnQ-Q, CN301,S76, greffe d'Antoine Crespin, no 2127 ; Inventaire de feu François Dauthier et de Louise Loupe, 4 août 1783, BAnQ-M, CN605,S37, greffe de Joseph-Thomas Raymond ; Inventaire de feu Jean Dalen, 8 et 9 février 1747, BAnQ-R, CN104,S26, greffe de Joseph Dionne ; Inventaire de feu Bernard Planté et de Marie-Joseph Faucher, 4 janvier 1783, BAnQ-Q, CN301,S83, greffe de

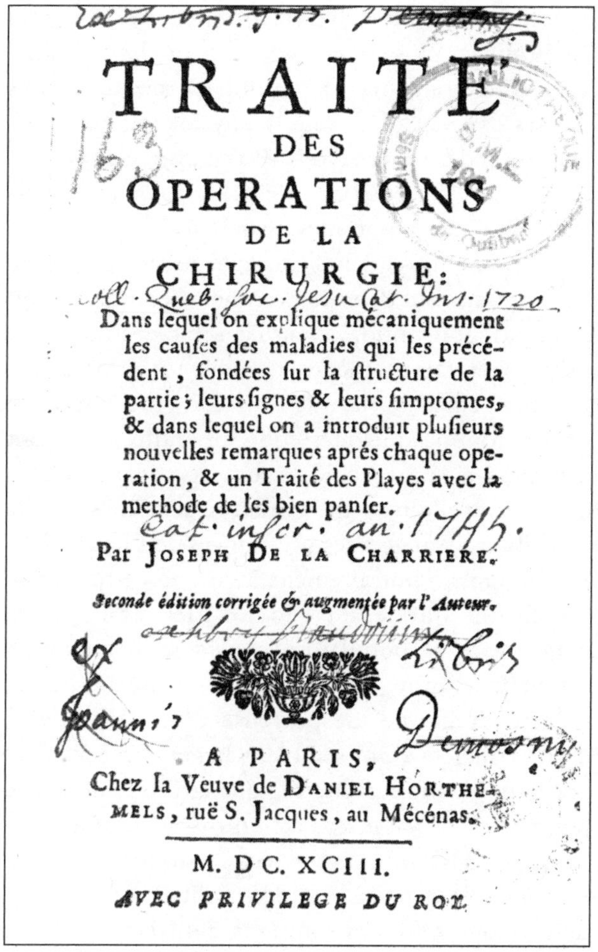
TRAITÉ DES OPERATIONS DE LA CHIRURGIE: Dans lequel on explique mécaniquement les causes des maladies qui les précédent, fondées sur la structure de la partie; leurs signes & leurs simptomes, & dans lequel on a introduit plusieurs nouvelles remarques aprés chaque operation, & un Traité des Playes avec la methode de les bien panser. Par JOSEPH DE LA CHARRIERE. Seconde édition corrigée & augmentée par l'Auteur.

A PARIS, Chez la Veuve de DANIEL HORTHEMELS, ruë S. Jacques, au Mécénas. M. DC. XCIII. AVEC PRIVILEGE DU ROY.

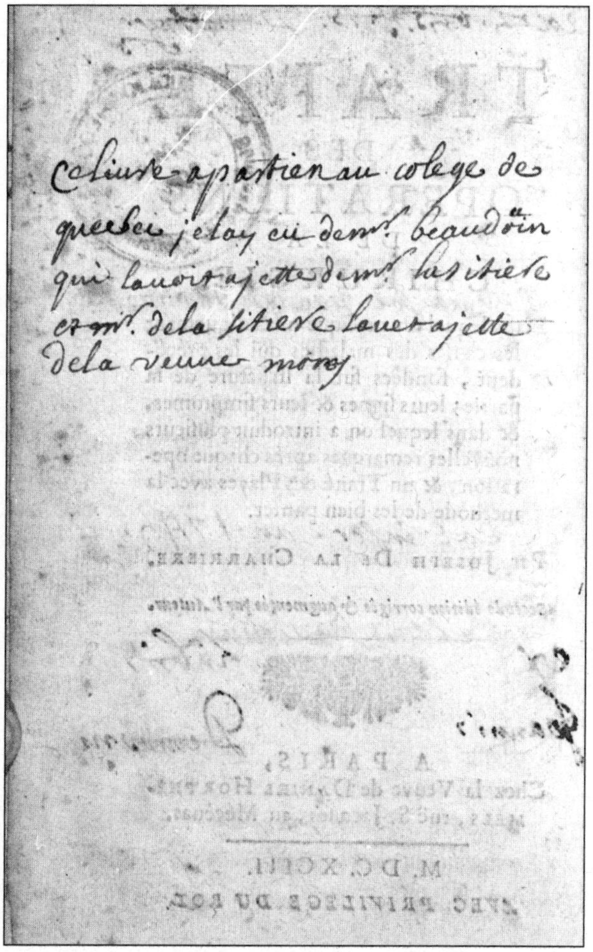

Exemplaire du *Traité des opérations de la chirurgie* de Joseph de la Charrière ayant successivement appartenu à deux chirurgiens et à un notaire avant d'être acquis par les Jésuites. Centre de référence de l'Amérique française (anciennement Bibliothèque du Séminaire de Québec, Ancien fonds). (Photo Denis Ross)

du XVIIIe siècle et traduit en plusieurs langues, ce livre s'adresse à un vaste public[275]. Helvétius y aborde « la maniere de connoître les Maladies, les Pouls & les Crises », s'intéresse à la saignée, aux vomitifs, aux purgatifs, aux lavements, aux régimes, aux bouillons ou aux tisanes, décrit les remèdes, leurs propriétés, leur posologie et leur usage et s'attarde enfin aux différentes méthodes pour guérir les maladies les plus fréquentes[276].

Les ex-libris sont aussi des témoins révélateurs de l'itinéraire parcouru par certains livres. Ainsi, le *Traité des opérations de la chirurgie* de Joseph de la Charrière, publié en 1693, se retrouve en 1720 dans la bibliothèque des Jésuites de Québec. L'ex-libris porte la mention suivante : « Ce livre apartien au colege de quecbec je lay eu de mr beaudoin qui lavoit afette de mr Lasitiere et mr de la Sitiere lavet ajette de la veuve mony[277]. »

Ce livre avait donc appartenu aux chirurgiens Mosny et Baudoin et au notaire La Cetière. En l'absence d'imprimerie durant le Régime français,

Pierre-Louis Descheneaux, n° 85; (Adrien) Helvétius, *Traité des maladies les plus fréquentes et des remèdes propres à les guérir*, tome II, Paris, Le Mercier, 1748 (exemplaire du Séminaire de Québec, Ancien Fonds; page de garde: signature de Dubarry).

275. (Adrien) Helvétius, *Traité des maladies les plus fréquentes et des remèdes propres à les guérir*, tome I, Paris, Le Mercier, 1739, (préface).

276. *Ibid.*

277. Joseph de la Charrière, *Traité des opérations de chirurgie*, Paris, Daniel Horthe, 1693, 181 p. (exemplaire en possession de la bibliothèque du secteur collégial, Ancien fonds, Séminaire de Québec).

les chirurgiens canadiens utilisent des livres importés de France et généralement édités à Paris. Ils ont à leur disposition les ouvrages les plus courants de leur époque et rien n'indique à ce niveau un retard significatif par rapport à leurs collègues européens. Après 1760, la situation est plus confuse. En 1789, le praticien de la santé Pierre de Sales Laterrière, établi alors au Canada depuis plus de 30 ans, note que « Not only the most approved English authors are unknown to most of us, but even the late French writers on physic and surgery are scarcely seen among us[278] ». Le Séminaire de Québec est propriétaire en 1767 de la troisième édition de l'*Avis au peuple sur sa santé* de Tissot, ouvrage qui venait tout juste de sortir des presses. Toutefois, même si des livres français atteignaient le Canada après 1760, les inventaires après décès de chirurgiens pour les années 1780 sont trop peu nombreux et surtout trop imprécis pour infirmer ou confirmer les dires de Laterrière. Nous savons que la *Gazette de Québec* annonce à l'occasion des livres mis en vente, mais ce sont généralement, voire presque exclusivement, des volumes en langue anglaise[279]. Et si l'on se fie aux quelques indications données dans les inventaires après décès, les ouvrages écrits dans la langue de Shakespeare ne semblent pas être populaires auprès des francophones. Le vieillissement accéléré du corps médical francophone pourrait aussi contribuer au désintérêt de quelques praticiens pour les progrès de la science médicale de cette époque.

* * *

Aux XVIIe et XVIIIe siècles, les progrès enregistrés en médecine sont inégaux. Aux acquis des siècles précédents, surtout en anatomie, se greffent des découvertes en physiologie. Toutefois, les thérapeutiques restent résolument classiques et basées presque exclusivement sur la théorie humorale. Des remèdes propres à certaines maladies, des cordiaux ou des narcotiques sont utilisés mais saigner, purger et administrer des clystères demeurent les actes médicaux les plus courants de cette médecine essentiellement évacuante. La méconnaissance des causes exactes des maladies et de la physiologie humaine, l'absence de moyens d'investigation élaborés et l'utilisation de remèdes axée principalement sur le traitement des symptômes et sur la recherche d'effets sur les humeurs rendent l'efficacité de cette médecine aléatoire, surtout dans les cas sérieux, et limitent son champ d'intervention. Dans l'ensemble, à nos yeux, même si certains remèdes, traitements ou pratiques s'avèrent efficaces, la question demeure plutôt de savoir, comme quelques contemporains se le sont demandé, si la médecine de cette époque sauve plus de gens qu'elle n'en tue et dans quelle mesure elle contribue à soulager les souffrances de l'Humanité.

Toutefois, contrairement à ce que certains historiens ont affirmé, il est loin d'être certain que la majorité de la population considère la médecine officielle comme inefficace[280]. Pluriséculaire, la théorie humorale est porteuse d'une logique et d'une cohérence qui semblent largement acceptées par la population. Cette logique et cette cohérence permettent de valoriser l'action thérapeutique de la médecine des XVIIe et XVIIIe siècles. Puisque la maladie est supposée être liée à un déséquilibre, la médecine de l'époque offre des solutions dont l'efficacité est facilement constatée par les malades. Ainsi, purger un patient donne généralement des résultats non équivoques. En somme, la question serait plutôt de savoir si une purgation est pertinente et si elle aide réellement la nature. Et répondre à cela était difficilement à la portée des gens de l'époque. Il ne faut d'ailleurs pas oublier que la médecine des XVIIe et XVIIIe siècles est plus modeste et moins triomphante que depuis la révolution pasteurienne. Le praticien favorise la guérison, mais Dieu et la nature décident. L'échec d'une cure n'est pas nécessairement l'échec de la médecine ou du praticien. Le coupable est difficile à identifier. À l'opposé, il est facile pour un praticien de se donner tout le mérite d'une guérison même si son intervention n'est pas efficace aux regards des canons actuels de la médecine.

278. Pierre de Sales Laterrière, *A dissertation on the Puerperal Fever, delivered at a Public Examination for the Degree of bachelor in medicine*, Boston, Samuel Hall, 1789, p. 5.

279. *Gazette de Québec*, nº 843, 1er novembre 1781 ; nº 1085, 1er juin 1786 ; nº 1151, 6 octobre 1787 ; nº 1206, 25 septembre 1788 et 1305, 5 août 1790.

280. Irvine Loudon, « Medical practitioners 1750-1850 and the period of medical reform in Britain », dans Andrew Wear, *Medicine in Society. Historical essays*, Cambridge, Cambridge University Press, 1992, p. 229.

Encore aujourd'hui, beaucoup de gens croient que la médecine peut guérir un rhume. Or, tout au plus peut-elle en soulager les symptômes. Cependant, nombre de personnes attribuent à leur médecin une guérison qui serait survenue de toute façon si l'on avait laissé le temps faire son œuvre ! Cela était d'autant plus vrai autrefois alors que les praticiens de la santé traitaient surtout des cas de maladie ou de traumatisme qui n'étaient pas mortels. Évidemment, s'attaquer principalement à des affections bénignes augmente le nombre de cas de réussite et, par le fait même, minimise les cas d'échec.

Cette pratique médicale des XVIIe et XVIIIe siècles repose sur une pharmacopée complexe qui comprend des produits d'origine minérale ou animale, mais surtout des plantes. Les techniques chirurgicales progressent mais, sans anesthésie, ni aseptie ou antiseptie, les opérations complexes sont rares, risquées et peu utilisées dans l'exercice courant des membres du corps médical[281]. Dans la seconde moitié du XVIIIe siècle, en France et au Canada, des mesures comme l'inoculation commencent à peine à être popularisées et l'obstétrique s'ouvre de plus en plus à l'intervention du corps médical masculin.

À tous points de vue, les contributions autochtones et canadiennes à la pharmacie et à la pratique médicale en général sont relativement limitées et ne changent guère la pratique médicale officielle. Si le capillaire du Canada, le baume de sapin ou les rognons de castor ont acquis une certaine renommée, leur introduction dans la pharmacopée officielle ne fait que l'enrichir sans vraiment la bouleverser. Un examen des instruments et de la littérature médicale en usage dans la colonie et certains témoignages relatifs à l'exercice de l'art de guérir ont révélé que les praticiens canadiens ont une pratique médicale tout à fait similaire à celle de leurs collègues européens. Du point de vue de la médecine officielle, cette similitude dans la pratique et l'absence de besoins médicaux particuliers au Canada démontrent que le transfert de la métropole vers sa colonie laurentienne n'a pas suscité d'adaptations ou de modifications substantielles liées à un nouvel environnement.

281. Cette conclusion rejoint celles des études faites en Europe à partir de livres de comptes et des témoignages de l'époque. Jeannine Demesy-Maurent, « Un maître chirurgien dans la Haute Provence dromoise à la veille de la Révolution », dans *Cahiers d'histoire* (Lyon), vol. 33, n° 1 (1988), p. 59-70 ; Irvine Loudon, « The Nature of provincial medical Practice in Eighteenth-Century England », dans *Medical History*, vol. 29, n° 1 (janvier 1985), p. 1-32 ; Dominique Menardais, *Les chirurgiens navigans d'Ille-et-Vilaine au XVIIIe siècle*, thèse de doctorat d'État en médecine, Université de Nantes, 1977, p. 27-29.

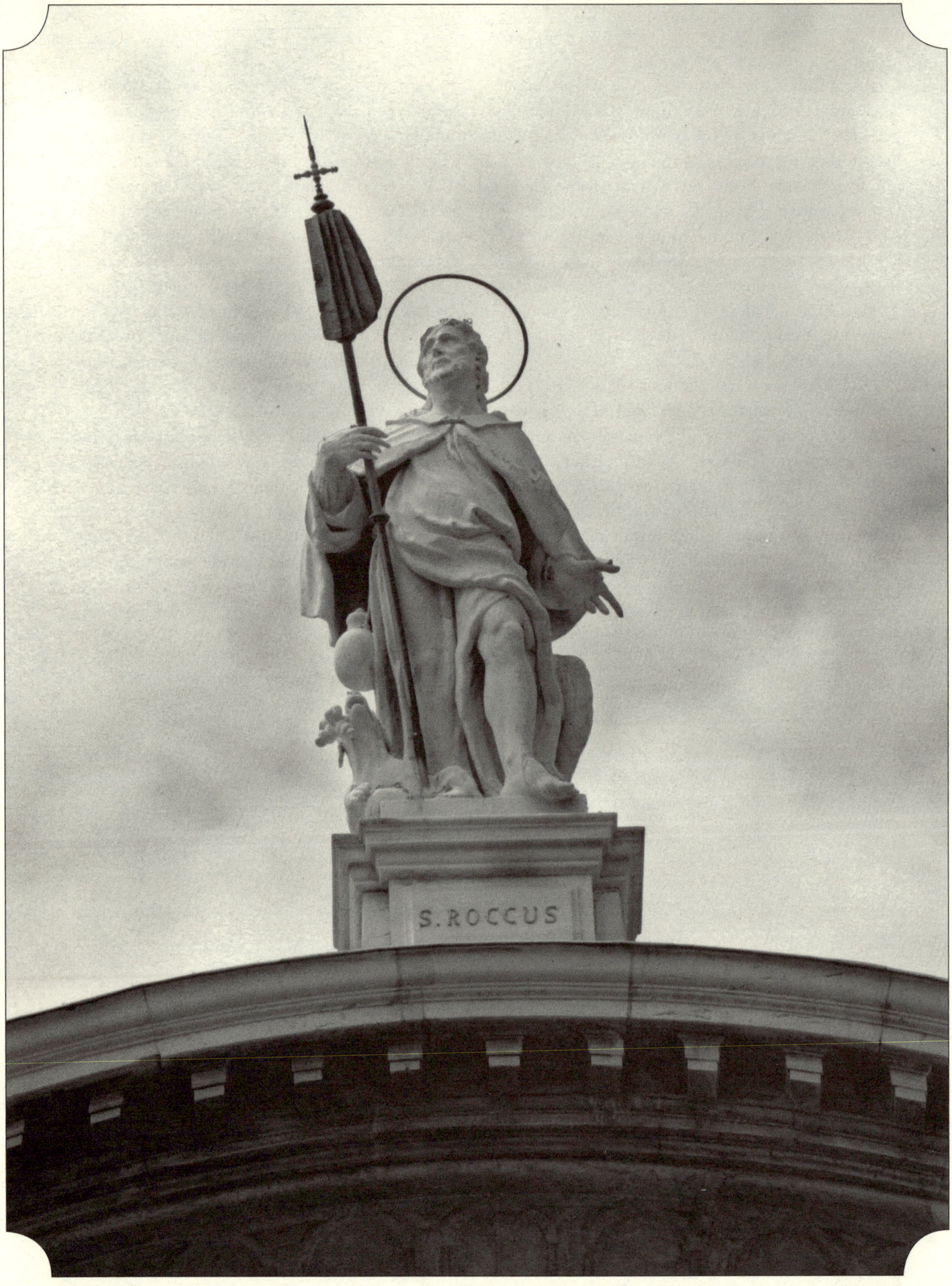
S.ROCCUS

CHAPITRE 3

Les praticiens non reconnus

Aux XVIIe et XVIIIe siècles, les besoins médicaux canadiens sont similaires à ceux que l'on retrouve en France. De même, les techniques et les savoirs liés à la pratique médicale, tant dans la métropole que dans la colonie, sont comparables.

Les progrès limités au niveau des thérapeutiques ne permettent cependant pas de créer un écart important, dans le savoir et les techniques, entre les dispensateurs de soins. La différence entre les praticiens officiellement reconnus et les autres dispensateurs de soins réside beaucoup plus dans les représentations collectives et dans la reconnaissance légale qu'on leur a accordée que dans des actions thérapeutiques plus efficaces[1]. D'ailleurs, un même patient peut se tourner successivement ou en même temps vers tel médecin, tel chirurgien, ou bien encore vers son guérisseur. Le recours à l'automédication ou à des pratiques religieuses n'est pas exclus[2]. En France tout comme en Angleterre, aux XVIIe et XVIIIe siècles, l'exercice de la médecine n'est pas l'apanage d'un seul groupe et le corps médical n'a de facto aucun monopole sur lequel il puisse asseoir un pouvoir. Parmi les dispensateurs de soins qui concurrencent ou peuvent concurrencer le corps médical, on retrouve des individus exerçant plus ou moins légalement, allant du charlatan au rebouteux en passant par certains membres du clergé et tout simplement par tout individu donnant des soins[3].

1. Jean-Pierre Goubert, « L'art de guérir. Médecins et charlatans à la fin du XVIIIe siècle », dans *Annales ESC*, vol. 32, n° 5 (sept.-oct. 1977), p. 908-926.
2. Ainsi, en 1788-1789, le marchand québécois note à la fin de son journal personnel, « a receipt for keeping the body open & for removing the rhuematick & gouty complaints ». Journal d'Henry Juncken, 1788-1789, BAnQ-Q, P119/1, fonds Henry Juncken (copie dactylographiée), p. 369.
3. Matthew Ramsey, *Professional and popular medicine in France, 1770-1830. The social world of medical practice*, Cambridge, Cambridge University Press, 1988, p. 17.

L'automédication

En 1698, le chanoine Louis Soumande atteste que Geneviève Rigaud, femme de Pierre Testu, sieur Dutilly, a été guérie miraculeusement durant la neuvaine de sainte Anne. Or, elle était

> depuis plus de vingt ans mais surtout depuis trois annees travaillée d'une sorte de maladie que Lon ne peut pas bien decemment nommer pandant ces trois ans La n'aiant pas eu une demie Journée de relache voulant elle mesme Se procurer quelque remede Sans en parler au medecin elle en prist tout contraire a Son mal qui Luy Causerent une autre maladie mortelle Son mari La voyant toute changée Et a Lextremité voulut scavoir d'elle quelque chose de Sa maladie pour en pouvoir faire Le raport au medecin mais elle n'osant avouer Le mechant effet qu'avoint opere Les remedes qu'elle avoit pris d elle mesme Le pria de Les consulter Sur Sa premiere Sorte de maladie Lesquels jugerent tous Sans hesiter quelle n'en devoit point rechapper elle pareillement resentant bien quelle ne pouvoit pas durer que fort peu de Jours Se resolut puisque Les Secours humains ne Luy pouvoint plus rien faire d'avoir recour aux divains Touchée d'une devotion Et confiance envers La glorieuse Sainte anne…[4]

Ce cas illustre bien les multiples choix qui s'offrent à un malade : automédication ou recours à des pratiques parallèles, médecine officielle puis recours au surnaturel.

En 1788-1789, le marchand québécois note à la fin de son journal personnel : « a receipt for keeping the body open & for removing the rhuematick &

4. Certificat du chanoine Louis Soumande, 15 septembre 1698, CRAF, Paroisses diverses, n° 73.

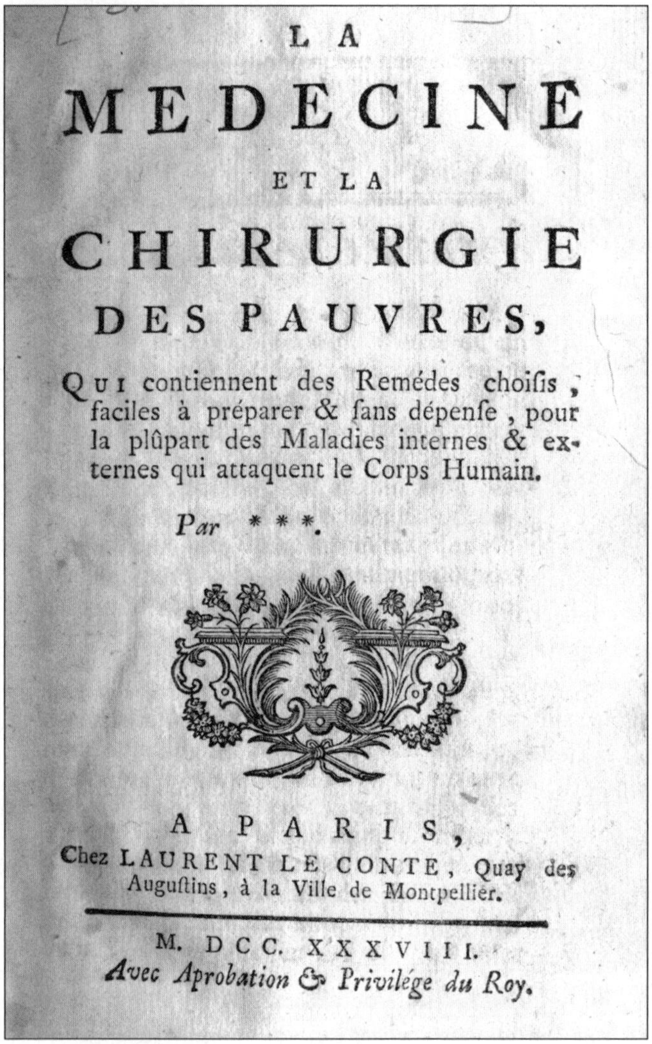

LA
MEDECINE
ET LA
CHIRURGIE
DES PAUVRES,
Qui contiennent des Remédes choiſis, faciles à préparer & ſans dépenſe, pour la plûpart des Maladies internes & externes qui attaquent le Corps Humain.
Par ***.

A PARIS,
Chez LAURENT LE CONTE, Quay des Auguſtins, à la Ville de Montpellier.

M. DCC. XXXVIII.
Avec Aprobation & Privilége du Roy.

Alexandre, Dom N. *La médecine et la chirurgie des pauvres, qui contiennent des Remèdes choisis, faciles à préparer & sans dépense, pour la plûpart des Maladies internes & externes qui attaquent le Corps Humain*. Paris, Laurent Le Conte, 1738. 557 p. Page titre. Ce genre d'ouvrage, très répandu, s'adresse à tous ceux, religieux ou laïcs, qui souhaitent soulager la misère des pauvres.

gouty complaints[5] ». En fait, quiconque sait lire peut trouver l'information médicale nécessaire dans les imprimés. En Europe, dans la deuxième moitié du XVIIIe siècle, l'*Avis au peuple sur sa santé* de Tissot est l'ouvrage le plus consulté. Le volume, à l'instar de plusieurs autres, dont le *Traité de maladies les plus fréquentes, et des remèdes propres à les guérir* d'Helvétius, s'adresse aux personnes charitables qui assistent des malades. Le clergé demeure le groupe par excellence visé par ces publications[6]. Du côté des parutions en langue anglaise, le *Domestic Medicine* de William Buchan connaît un succès important. Cet ouvrage est vendu au Canada et, en 1786, une souscription est même organisée dans la province de Québec afin d'en imprimer une nouvelle édition[7].

Il semble toutefois que, dans la colonie, le recours aux livres de médecine soit plutôt rare. L'analyse de 962 inventaires après décès de résidents de Québec pour la période 1690 à 1759 révèle qu'à peine 18 d'entre eux sont propriétaires de livres médicaux. De ce nombre, quatre pratiquent la médecine ou la chirurgie[8]. Si aucun titre ne prédomine, signalons la présence en 1727 du classique *Remèdes charitables...* de madame Fouquet chez Louis Louvigny de La Porte ou encore, en 1742, des *Œuvres du Médecin charitable* chez l'orfèvre-horloger Jacques Pagé[9].

À compter de 1764, la *Gazette de Québec* publie, à l'occasion, certaines recettes ou indications de traitement pour guérir diverses affections[10]. Ainsi, le 15 avril 1784, la composition de remèdes pour lutter contre les vers est présentée aux lecteurs[11]. De même, certains produits font l'objet de réclames publicitaires tels le baume de vie de Turlington ou l'eau d'Andalusie (sic)[12].

Pour bien comprendre l'exercice de la médecine officielle au Canada et son rayonnement ainsi que pour connaître ceux qui l'exerce, il est donc essentiel de s'attarder à tous ces individus et à ces institutions qui se partagent le marché des services médicaux et d'établir la part de chacun.

5. Journal d'Henry Juncken, 1788-1789, BAnQ-Q, P119/1, fonds Henry Juncken (copie dactylographiée), p. 369.

6. Heller, *loc. cit.*, p. 362-364.
7. *Gazette de Québec*, n° 843, 1er novembre 1781 ; n° 1085, 1er juin 1786 ; n° 1151, 6 octobre 1787 ; n° 1206, 25 septembre 1788 et n° 1305, 5 août 1790.
8. Ces données proviennent d'une analyse des fiches de dépouillement d'un projet de recherches portant sur les inventaires après décès. Le relevé a été réalisé sous la direction d'Yvon Desloges et de Gilles Proulx de Parcs Canada. Gilles Proulx, *Les Québécois et le livre 1690-1760*, texte présenté devant la Société historique du Canada, Montréal, 28 mai 1985.
9. *Ibid.*
10. *Gazette de Québec*, n° 736, 7 octobre 1779 ; n° 973, 15 avril 1784 ; n° 1085, 1er juin 1786 et n° 1298, 24 juin 1790.
11. *Gazette de Québec*, n° 973, 15 avril 1784.
12. *Gazette de Québec*, n° 419, 14 janvier 1773 ; n° 992, 26 août 1784.

Les soins infirmiers

En Nouvelle-France, l'obtention de soins et de réconfort en période de maladie relève surtout de la famille, des voisins, des amis ou de personnes engagées. Ainsi, en 1754, la succession de Marie Sigouin, une célibataire morte sans héritiers, doit à la femme de Louis Jacques, habitant du Bourg Royal à Charlesbourg, chez qui elle demeurait, la somme de 16 livres « pour avoir soigné huit jours et huit nuits lad. deffunte dans sa maladie quarante sols par jour[13] ».

Parmi les exemples du recours à des personnes de son entourage, signalons le cas de la femme du marchand québécois Henry Juncken. En octobre 1788, se plaignant de douleurs au côté, elle est saignée puis purgée sur les conseils d'un chirurgien. Souffrant à nouveau de maux au côté, elle suit les conseils de sa servante, mais n'obtient guère de succès[14].

Se soigner soi-même, utiliser l'aide de parents, de voisins, d'amis ou d'étrangers ou encore avoir recours aux conseils de personnes de son entourage sont aussi des pratiques fort répandues.

Le clergé

Dans des milieux souvent privés d'un membre du corps médical, les curés sont, dans certains cas, appelés à jouer ce rôle. Leur devoir de charité chrétienne les pousse à s'engager et ils bénéficient de la confiance que leur témoignent à la fois leurs paroissiens et les autorités[15].

Dès le XVIIe siècle, l'État distribue des remèdes aux pauvres[16]. En 1687, le gouverneur et l'intendant remarquent que le « remède des pauvres » donné par le roi se révèle d'un « très grand secours et fait de grands biens[17] ». Depuis 1686, une somme de 300 livres, portée par la suite à 500 livres, est prévue annuellement pour l'achat de « pastes et remedes[18] ». Cette pratique se perpétue jusqu'à la Conquête. Comme en fait foi une lettre de l'intendant Hocquart de 1732, l'argent est transmis aux Hospitalières de la région de Québec qui se chargent par la suite d'acheminer aux curés les remèdes requis pour les pauvres :

> Il est vray que Mr Bégon a toujours fait payer cette somme à M^r^ L'Evesque de Québec qui en a fait L application comme il a jugé a Propos. M^r^ De Saint Vallier demeuroit à L hopital général, et je sçay aussy qu'alors La Religieuse chargée de L'apotiquairerie distribuoit les remèdes aux Curés qui en demandoient pour les pauvres de La Campagne. Jay vérifié qu en 1728 cette Somme fut remise a L'hopital général qui continua de distribuer ces remedes. En 1729 M^r^ Le Coadjuteur me dit qu'il n'entendoit point toucher Les 500 ^tt^, et il me proposa de les donner a Lhotel Dieu pour le même usage ce qui fut fait. En 1730 Lorsque je commencay a connoitre Le dérangement des affaires de Lhôpital général, je pensay que cette Communauté trouveroit par là une petite ressource

13. Règle générale, ces exemples de prise en charge par des particuliers ont laissé peu de traces dans les archives, mais il ne faut pas pour autant occulter le phénomène. Inventaire de Marie Sigouin, 14 août 1754, BAnQ-Q, CN301,S115, greffe d'André Genest. Après la Conquête, lors du processus de liquidation des papiers du Canada, on retrouve un « Certificat du S. De Longueuil commandant au Detroit pour attester qu'etienne Gautier a Servi et Soigné les malades du d. Poste comme infirmier depuis le 18 Juillet 1748 au 16. 8bre Suivant led. Service estimé d'une main etrangere à 150 tt ». Archives nationales (Paris, France), Sections anciennes, V7, 346, dossier 1, p. 260. Titres de créance de propriété britannique, n° 103.
14. Journal d'Henry Juncken, 12 octobre 1788, BAnQ-Q, P119/1, fonds Henry Juncken (copie dactylographiée), p. 24, 26-27, 29-30, 33-34.
15. François Lebrun, *Les hommes et la mort en Anjou aux XVIIe et XVIIIe siècles. Essai de démographie et de psychologie historiques*, Paris, Flammarion, 1975, p. 153.
16. En France, cete pratique débute dès 1680 et se poursuit jusqu'à la veille de la Révolution. L'utilisation des curés pour distribuer les remèdes du roi remonte au XVIIe siècle. Christine Chapalain-Nougaret, *Misère et assistance dans le pays de Rennes au XVIIIe siècle*, Nantes, Cid Éditions, 1989, p. 379-387 ; Jean-Pierre Goubert, « Épidémies, médecine et État en France à la fin de l'Ancien Régime », dans Neithard Bulst et Robert Delort, dir., *Maladies et société (XIIe-XVIIIe siècles. Actes du colloque de Bielefeld, novembre 1986*, Paris, Éditions du Centre national de la recherche scientifique, 1989, p. 393-401 ; François Lebrun, *Se soigner autrefois. Médecins, saints et sorciers aux 17e et 18e siècles*, Paris, Temps actuels, 1983, p. 171-173.
17. Lettre de Denonville et Champigny au ministre, 6 novembre 1687, ANOM, Fonds des Colonies, série C^11^A, vol. 9, f. 13v.
18. Dès 1691, la somme de 300 livres est portée à 500 livres. Estat de la depense que le Roy veut et ordonne estre faite par le Tresorier general de la marine Me Louis de Lubia pour les gratifications que Sa Ma^te^ a accordées aux hospitaux, Religieux et habitans establis au pays de la nouvelle France, et autres depenses a faire pendant la presente année 1686, mai 1686, ANOM, Fonds des Colonies, série F^1^A, vol. 2, f. 406r ; Fonds faits pour Canada et l'Acadie, 1692, ANOM, Fonds des Colonies, série F^1^A, vol. 7, f. 227r.

quand ce n'auroit esté que de gagner la facon de ces remedes j'en parlay a M[r] Le Coadjuteur qui auroit mieux aimé qu'elle eust tombé a L'hotel Dieu. J'ay crû que les mesmes raisons de soulager L'hôpital général en 1731 pourroient Subsister a l'égard de La mauvaise qualité des remedes, je N'en eus connoiss[ce] que par M[r] Le Coadjuteur la mesme automne 1731, et je me déterminay alors d'envoyer a lhôpital général Le s[r]. Sarrasin médecin pour visiter Les nouveaux remèdes. il se fit accompagner par Le frère Boispineau Jésuite habile apotiquaire qui me certifièrent de leur bonne qualité... J'ay fait cette année ce qu'il (le coadjuteur) a souhaitté au sujet de ces 500 [tt] que j'ay fait payer à Lhotel Dieu[19].

Grâce à leur pratique médicale, quelques curés atteignent une certaine renommée. L'abbé Pierre-Joseph Compain, curé de la paroisse de Saint-Étienne-de-Beaumont, qui aurait étudié la médecine avec le chirurgien Feltz, se dit détenteur d'un médicament pour guérir les chancres. En 1796, il vend son secret au chirurgien George Longmore, établi à Québec, qui paie la somme énorme de 529 livres anglaises pour en connaître la teneur[20]. Ce « secret efficace qu'il emploie depuis plusieurs années » et qui guérit « radicalement les chancres ou exulcérations fréquentes en ce païs » consiste à saigner et à purger le malade puis à appliquer sur l'ulcération un emplâtre constitué d'avoine pulvérisée, tamisée et détrempée avec quelques gouttes d'eau et enfin à recouvrir la plaie d'un fil d'araignée[21].

Jean-Baptiste Corbin, curé de la paroisse de Saint-Joachim sur la côte de Beaupré, fournit quant à lui des remèdes dont la diversité vaut bien celle des meilleurs chirurgiens[22]. À sa mort, en 1811, on écrira :

Son zèle dans l'exercice de son ministère et ses autres vertus pastorales lui avoient justement acquis la confiance de ses Paroissiens : regretté de tous, il le sera en particulier et longtemps de la classe des pauvres dont il fut véritablement le père par ses aumones abondantes dans leur indigence, et des remèdes fournis et administrés gratuitement dans leurs maladies ses restes furent inhumés, dans son Eglise, le 29 du même mois en présence d'un grand concours de ses Paroissiens, et de ceux des Paroisses voisines[23].

Dans les milieux éloignés ou en cas de crises, des ecclésiastiques sont appelés à jouer un rôle important. Distribution de médicaments, indications thérapeutiques et même interventions chirurgicales figurent au nombre de leurs pratiques[24]. Lors de l'épidémie de syphilis appelée mal de la baie Saint-Paul, le clergé est sollicité par les autorités pour participer à l'éradication de la maladie[25]. En novembre 1784, le lieutenant-gouverneur avait chargé le chirurgien James Bowman de dresser un état de la situation « with an economical mode of curing it[26] ». Très tôt, il pense intégrer le clergé dans son projet. Sa piètre opinion des chirurgiens de campagne n'est pas étrangère à sa décision. À l'opposé, il juge que les curés sont les mieux informés sur la médecine et la chirurgie ou, du moins, peuvent le devenir très rapidement. De plus, les curés sont les intermédiaires par excellence « as having most influence, and it being most economical[27] ». De son côté, le clergé collabore généralement sans trop de réticence et parfois même avec un zèle admirable contre un mal « si affreux dans ses effets, si dommageable au commerce et à la société, si à craindre pour ceux qui voyagent et peut-être même si dangereux dans certaines fonctions du ministère[28] ». Pour faciliter la tâche des curés et des autres personnes ayant à soigner le mal, Bowman

19. Lettre de Hocquart au ministre, 15 octobre 1732, ANOM, Fonds des Colonies, série C[11]A, vol. 58, f. 38r-41r.

20. Accords entre Pierre-Joseph Compain et George Longmore, 27 juin 1796, BAnQ-Q, CN301,S92, greffe d'Alexandre Dumas; Gilles Janson, « Compain, Pierre-Joseph », dans *Dictionnaire biographique du Canada*, vol. V : *De 1801 à 1820*, Québec, Presses de l'Université Laval, 1983, p. 221-222 ; Édouard Desjardins, « La médecine populaire au Canada français », dans *L'Union médicale du Canada*, vol. 101, n° 8 (août 1972), p. 1596-1597.

21. *Ibid.*

22. Petit livre de notes par Corbin, prêtre, 1785-1810, CRAF, Série MS, n° 302.

23. *Gazette de Québec*, n° 2394, 7 février 1811.

24. Robert Heller, « Priest-Doctors » as a Rural Health Service in the Age of Enlightment », dans *Medical History*, vol. 20, n° 4 (octobre 1976), p. 364 ; Goubert, *Malades et médecin...*, p. 107, 259 ; François Lebrun, *Les hommes et la mort en Anjou aux XVIIe et XVIIIe siècles. Essai de démographie et de psychologie historiques*, Paris, Flammarion, 1975, p. 152-153.

25. Lessard, *Le mal de la baie Saint-Paul...*, p. 73-91.

26. Lettre du docteur Bowman à lord Dorchester, 16 novembre 1786, BAC, RG4, B43, vol. 1, p. 271-281.

27. *Ibid.*

28. Lettre circulaire de Mgr Desgly aux curés, 12 avril 1785, dans Mgr Henri Têtu et l'abbé Charles-Octave Gagnon, dir., *Mandements,*

DIRECTION

POUR LA GUERISON DU

MAL DE LA BAIE St. PAUL.

SYMPTOMES.

LES premiéres indications de ce funeſte Mal, ſe manifeſtent communément, par de petits ulcères ſur les levres, la langue, l'intérieur de la bouche et les parties ſecretes. Ce ſont de petites puſtules, remplies d'une matière blanchâtre et purulente, qui renferment un poiſon ſi ſubtil, que ſa plus petite portion eſt capable de communiquer l'infection; boire dans un verre, fumer avec une pipe infectée de cette matiére vénéneuſe, c'en eſt aſſez pour faire naître ſur les levres une petite ampoule remplie de cette même matiére, qui venant à ſe dégorger, dilate la plaie, corrode les chairs circonvoiſines et forme un ulcère plus grand.

LE linge, les draps, les couvertes, les habits, &c. peuvent contenir aſſez de cette matiére pour communiquer la contagion.

IL y a des tempéraments qui abſorbent le poiſon et les ulcères paroiſſent guéris: mais ils reparoiſſent bientôt; et alors, le mal eſt à ſon ſecond période.

DE plus grands ulcères ſe forment à la bouche, à la gorge, aux parties et au fondement. Les glandes du goſier, des aiſſelles, de l'aiſne, ſont enflammées, et dechargent, quelquefois, du pus; ſouvent elles deviennent des tumeurs dures et inſenſibles, qui changent de place en les touchant. Bientôt les douleurs ſe font ſentir, à la tête, aux épaules, aux bras, aux mains, aux cuiſſes, aux jambes, aux pieds. Pendant ce tems, le malade croit que ce ſont ſes os qui ſont affectés. Ces maux augmentent, quelquefois, par l'exercice, dans les tems humides, et au lit, lorſqu'on commence à s'y échauffer, et diminuent de même vers le matin, lorſque la tranſpiration ſurvient.

LE troiſiéme dégré de la maladie peut ſe reconnoître à des croutes galeuſes ſur la peau, qui ſe montrent et diſparoiſſent, tour-à-tour. Bientôt les os du nez ſe pourriſſent, ainſi que le palais, les dents, les gencives; ſurviennent des boſſes, ſur le crâne, ſur les clavicules, aux os des jambes, aux bras, et aux doigts des mains. On voit des ulcères ſur tout le corps, qui, après avoir diſparus, reviennent. Enfin, des douleurs de coté et de poitrine, la difficulté de reſpirer, la toux, le défaut d'appétit, la chute des cheveux, la perte de la vue, de l'ouïe, de l'odorat, ſont les précurſeurs de la mort.

AU reſte, il ne faut pas s'y tromper: car quelquefois, les premières apparences du mal ſe montrent par les ſymptômes du ſecond et même du troiſiéme degré.

LES ſymptômes de douleur dans les membres et dans les ulcères même, ſe feront ſentir ſouvent plus ſenſiblement après quelques jours que l'on aura fait uſage des remédes.

LES habits des infectés ſeront jettés dans une leſſive chaude; autrement ils pourroient communiquer l'infection.

REGIME QU'ON OBSERVERA.

LA Nourriture conſiſtera, en bouillons de viande fraiche, lait, pain, orge, ris, bouillie de farine ou d'avoine, patates, lentilles, pois, fêves, œufs frais. On pourra compoſer et mêler tous ces différents alimens, comme on voudra. On s'abſtiendra de toute autre nourriture.

LE breuvage ſera, petit lait, eau d'orge, gruau, eau panée, lait avec de l'eau, infuſion de graine de lin adoucie avec du ſucre d'érable, ou ſucre commun, au goût du malade. On pourra ſuivre ſa fantaiſie, dans l'uſage des alimens et boiſſons ſus-nommés.

INSTRUCTIONS SUR LA PRISE DES REMEDES.

LES Enfans qui tétent ſe trouveront guéris, quand la nourrice aura pris les pilules, telles qu'elles vont être preſcrites.

Depuis l'âge de dix-huit mois juſqu'à trois ans, prendre une des pilules de la boîte marquée - - - *N°* 1.
Depuis trois ans juſqu'à ſix, une pilule - - - *N°* 2.
Depuis ſix ans juſqu'à dix, une ditto - - - *N°* 3.
Depuis dix ans juſqu'à ſeize, une ditto - - - *N°* 4.
Depuis ſeize ans juſqu'à vingt, une ditto - - - *N°* 5.
Depuis vingt et au deſſus, une ditto - - - *N°* 6.

C'EST toujours le ſoir, en ſe couchant, qu'on doit prendre les pilules.

ON ne doit pas redouter ces medicamens pour les enfans, ou autres qui ſeroient incommodés des vers; parceque ces drogues ont la propriété de les détruire.

IL faut les prendre, pendant quinze jours au moins, après que tous les ſymptômes de la maladie ont diſparu.

SI après avoir commencé à prendre les pilules dans les proportions mentionnées ci-deſſus, on ne s'apperçoit pas d'un changement favorable dans le cours de deux ſemaines, alors on augmentera les doſes, comme ſuit:

DANS la troiſiéme ſemaine, au lieu de ne prendre qu'une pilule, on en prendra deux; et ſi l'effet n'en eſt pas encore ſenſible, dans le cours de cette troiſiéme ſemaine, on en prendra trois dans la quatriéme: mais jamais on ne doit excéder ce nombre, dans les ſemaines ſuivantes.

Régle générale.

SI Le mal de bouche ſurvient, (et les pilules peuvent l'occaſioner) ou le rhume, la toux, un devoiement, ou mal de ventre et d'eſtomac, ou le flux périodique aux femmes, on ſuſpendra abſolument tout uſage des pilules: mais auſſitôt ces accidents paſſés, on en reprendra le même nombre qu'on prenoit auparavant; c'eſt à dire, une dans les deux premiéres ſemaines, deux dans la troiſiéme, et trois dans la quatriéme.

LE malade évitera de ſe mouiller les pieds, de reſter à la pluïe, ou au mauvais tems, de ſortir la nuit, et de s'enrhumer. La négligence ſur ces articles expoſera les malades à des maux d'eſtomac, au mal de ventre, au dévoiement. Si néanmoins ces accidents ſurvenoient, on prendra une des pilules jaunes, marquée ſur les boîtes en rouge.

A. N° 1.
A. N° 2.
A. N° 3.
A. N° 4.
A. N° 5.
A. N° 6. } Leſquels numeros correſpondent aux âges reſpectifs des malades ſpécifiés par les numeros ci-deſſus. Ces pilules jaunes ſeront adminiſtrées pendant la durée des maux d'eſtomac, &c. de deux en deux heures, juſqu'à ce que les coliques ſoient paſſées, ou juſqu'à ce que le malade s'endorme.

SI un enfant qui téte eſt affligé d'un devoiement qui l'affoibliſſe, la nourrice ceſſera de prendre les pilules, juſqu'à ce que le devoiement ceſſe, et en ſe couchant elle prendra une des pilules A. N° 6.

SI le malade ſe trouvoit débile et affoibli par la durée du mal, ou par la fatigue du régime et des remédes, ou que les ſymptômes ne diſparoiſſent pas, alors il prendra de la poudre marquée B. dans du lait. La doſe ſera ſelon l'âge du malade, depuis une cuillerée à caffé, juſqu'à huit, comme l'état de la poitrine, de l'eſtomac, ou de la reſpiration, le permettra. Cette régle ſuffit; parce qu'il n'y a rien à craindre de l'uſage modéré de cette poudre.

DANS toutes les circonſtances, le répos eſt préférable au travail, et à l'exercice.

QUAND la guériſon ſera complette, on s'abſtiendra, pendant quelques ſemaines, de boiſſons fortes, d'ail, d'oignon, de viandes ſalées, ou épicées, et d'alimens trop gras.

PENDANT le traitement, le commerce des ſexes eſt au dernier point nuiſible, et empecheroit abſolument la guériſon.

LA propreté eſt auſſi recommendable que l'attention au régime eſt néceſſaire.

N. B. *On prendra grand ſoin de ne pas changer les couvertes des boîtes.*

COMME la Légiſlature s'intereſſe à la cure de cette maladie; qu'elle fait ſoigner les malades *gratis* dans tous les endroits où ils ſe trouvent; et qu'il eſt important pour toute la province, d'exterminer ce fléau; on eſpére, que ceux qui en ſont affligés, ne refuſeront pas de ſe déclarer. Au reſte, le ſecret, s'ils l'exigent, ſera inviolable, et on ſuivra, pour le garder, autant qu'il ſera poſſible, tous les moyens de prudence que les malades eux-mêmes voudront ſuggérer: mais, ſi une mauvaiſe-honte les retenoit encore, ne feroit il pas du bien de la province en général, et de chaque individu en particulier, de les déceler avec prudence?

James Bowman, *Direction pour la guérison du Mal de la Baie St Paul*, Québec, Guillaume Brown, 1785. Fascicule accompagnant les remèdes fournis par le Dr James Bowman. Bibliothèque et Archives nationales du Québec.

fait imprimer, en avril 1785, un petit livret de 16 pages contenant une description détaillée des symptômes et du traitement de cette maladie. Tiré à 250 exemplaires, cet opuscule, paru en français sous le titre *Direction pour la guérison du Mal de la Baie St Paul*, est la première publication à caractère médical imprimée au Canada[29].

Le 12 avril 1785, une lettre circulaire de l'évêque est expédiée aux curés pour leur faire part de l'envoi de « plusieurs exemplaires d'un imprimé concernant cette maladie » accompagné de remèdes. Ce document définit clairement le rôle assigné au clergé. Les curés se doivent d'inciter et même d'obliger les malades à déclarer leur mal, d'expliquer les termes de l'imprimé qu'ils ne comprennent pas, de les visiter, de les consoler, de leur donner les conseils appropriés et, enfin, de tenir « une note fidèle » du nombre de malades guéris[30].

Si la collaboration du clergé s'avère en général acquise, elle suscite néanmoins quelques oppositions. En 1785, le curé Ménard de Chambly s'objecte à ce que le gouvernement s'adresse aux curés pour administrer des traitements aux malades atteints du mal de la baie Saint-Paul puisque « dix-neuf vingtièmes d'entre... [eux] n'y entendent goutte[31] ». Il craint que les religieux confondent les symptômes de plusieurs maladies avec ceux du mal de la baie Saint-Paul et redoute les accidents et les complications à propos desquels le livret accompagnant les remèdes envoyés par le gouvernement reste muet[32]. Malgré ces réticences, le clergé demeure l'un des groupes les mieux placés pour fournir des secours médicaux aux plus démunis.

L'idée d'utiliser les curés pour seconder les praticiens de la santé n'est pas propre au Canada. Durant le XVIIIe siècle, plusieurs pays d'Europe forment des projets en vue de mieux tirer parti des capacités de ces hommes[33]. En Anjou, la plupart des curés de campagne jouent, en temps normal et surtout en temps d'épidémie, le rôle de médecin des corps presque autant que des âmes. En Bretagne, ils aident l'intendance dans des distributions de médicaments et de secours alimentaires et produisent diverses attestations[34].

Rebouteux, empiriques et charlatans

Des individus d'origines diverses se mêlent également de médecine. Dès 1645, le *Journal des Jésuites* mentionne qu'« un nommé Dubok soldat empyrique fut invité d'aller voir les malades de Sillery pour trois ou quatre jours », mais précise que sa mission ne réussit pas[35].

À l'automne 1713, le seigneur Étienne Charest est retenu à Québec, alité et atteint d'une « méchante maladie ». Marie-Louise Charpentier, femme du cordonnier Gilles-François Paris de Québec, voyant la femme de Charest toute en pleurs, lui en demande la cause[36]. Elle lui répond que son mari était bien malade « du fleu de ventre » et que les « sirugiens ne pouvoit pas Luy donné de Soulagement ». La femme du cordonnier offre alors de guérir le malade « a peu de fres ». Peu après, Charest lui aurait dit : « Madame La Madelaine Si vous me gerisser Je vous donnere Cent eque (écus, soit 300 livres) ». Elle lui promet alors qu'avec l'aide de Dieu elle le guérirait et lui aurait ensuite fait promettre de ne prendre « au Cun Remede des Sirugiens ». Or, après avoir été guéri, Charest aurait refusé d'exécuter sa promesse et de payer la femme du cordonnier. Le 10 septembre 1714, Paris et sa femme ont recours aux tribunaux pour obtenir justice[37]. La démarche s'avère vaine

lettres pastorales et circulaires des évêques de Québec, vol. 2, Québec, Imprimerie générale A. Côté et Cie, 1888, p. 317-320.

29. Rénald Lessard, *Le mal de la baie Saint-Paul*, Québec, Célat, Université Laval, 1989, p. 61-62.

30. Lettre circulaire de Mgr Desgly..., p. 317-320.

31. Lettre du curé Mennard, 25 août 1785, Archives du diocèse Saint-Jean-de-Québec-Longueuil, paroisse Saint-Joseph-de-Chambly, 1A/4.

32. Lessard, *op. cit.*, p. 60-73.

33. Heller, *loc. cit.*, p. 364.

34. Goubert, *op. cit.*, p. 107, 259 ; Christine Chapalain-Nougaret, *Misère et assistance dans le pays de Rennes au XVIIIe siècle*, Nantes, Cid Éditions, 1989, p. 394-402.

35. Cité dans Robert-Lionel Séguin, *La sorcellerie au Québec du XVIIe au XIXe siècle*, Montréal, Leméac, 1971, p. 120.

36. Fille de Jean et de Barbe Renaud, Marie-Louise Charpentier est née à Québec le 28 décembre 1671. Elle épouse à Lauzon, le 1er mars 1688, le cordonnier François Pélisson dit Lafleur. Cinq enfants, tous nés à Québec, sont issus de ce mariage, dont deux qui survivront à leur père, qui décède en décembre 1700. Le 7 juin 1702, la veuve se remarie au cordonnier Gilles Paris dit Lamadeleine. Sept enfants naîtront de leur union. Marie-Louise Charpentier, blanchisseuse après le décès de son mari, meurt à Québec le 26 octobre 1739.

37. Requête de Gilles Paris dit Lamadeleine, cordonnier à Québec, tant pour lui que pour sa femme Marie-Louise Charpentier, afin de faire assigner Étienne Charest pour qu'il paie les 323 livres portées par

puisque, le 11 octobre suivant, Charest affirme sous serment qu'il n'a jamais promis une somme de 300 livres. Toutefois, il ne mentionne pas s'il a reçu des soins. Il est possible que les prétentions de Paris soient fausses et qu'elles ne servent qu'à éviter de payer une somme due à Jean-Baptiste, frère d'Étienne Charest[38]. Un jugement avait d'ailleurs été obtenu contre Paris le 4 septembre 1714 et la poursuite de Paris visait à répondre à cette condamnation[39]. La démarche de Paris démontre cependant bien que des gens pratiquant la médecine sans être réellement membres du corps médical peuvent s'afficher publiquement. Les tribunaux n'ont jamais mis en cause la capacité de la femme de Paris de soigner un individu contre rénumération.

Au Canada, aux XVIIe et XVIIIe siècles, le plus célèbre est sans contredit le Breton Yves Phlem. « Dans un âge adolescent on lui apprit à saigner, panser des blessures et plusieurs remèdes pour guérir différentes maladies. » En 1727, il s'établit à Sainte-Anne-de-la-Pérade. Fort de l'appui général de la population, il « médicamente » panse et soigne « toutes les maladies… de la paroisse » et acquiert bientôt une réputation, notamment en ce qui concerne le traitement des chancres, qui s'étend à toute la colonie. De partout, des gens accourent chez lui et y demeurent jusqu'à leur guérison… ou leur décès ! Les registres d'état civil de Sainte-Anne-de-la-Pérade contiennent effectivement quelques mentions de patients morts dans sa maison. Des malades condamnés par les sommités médicales de la Nouvelle-France, soit le médecin Michel Sarrazin, le chirurgien Michel Bertier ou le frère Jean-Jard Boispineau, se tournent vers Phlem en dernier recours[40]. Ces cas où un patient se tourne successivement vers différents types de dispensateurs de soins se retrouvent fréquemment dans les récits de guérison miraculeuse.

Nous avons retracé d'autres cas de pratique médicale non officielle. Ainsi, en 1748, l'habitant Jean Doyon reçoit quatre livres en paiement de « plusieurs saignées par lui faites aux sauvages » de Panaouamské[41]. En 1730, « le nommé Jasque houde habitant demeurant au fieffe duquet paroisse de Ste atoine de pade chirurgien de Laditte Coste » panse Jean-Joseph Dussault, blessé d'un coup reçu à la tête[42]. C'est le seul cas où Houde est présenté comme chirurgien. La même année, lorsqu'elle signe un certificat attestant qu'une femme a été battue, Marguerite Dizy de Batiscan se dit « chirurgienne à Batiscan[43] ». Enfin, le cas de Madeleine

un mémoire, pour sa guérison, avec dépens, 6 septembre 1714 au 10 septembre 1714, BAnQ-Q, TL1,S11,SS2,D357, Documents de la Prévôté de Québec ; Michael Joseph et Georges Ahern, *Notes pour servir à l'histoire de la médecine dans le Bas-Canada*, Québec, Imprimerie Laflamme, 1923, p. 340-341 ; *Jugements et délibérations du Conseil Supérieur de la Nouvelle-France*, vol. 6, Québec, Imprimerie Joseph Dussault, 1891, p. 839-840.

38. En 1714, Jean-Baptiste Charest poursuit Paris pour une somme de 114 livres pour un billet daté de novembre 1711. Cette somme était due à la suite d'achat de cuir. Charest aurait appris que Paris, avec toute sa famille, se dispose à passer incessamment en France sur le vaisseau du roi *Lafriquain*. Requête de Jean-Baptiste Charest marchand demeurant en Cette ville, 1er septembre 1714, dans Procès d'Étienne Charest, marchand tanneur de Québec contre Gilles Paris dit Lamadeleine, cordonnier, concernant un billet au montant de 114 livres, 1er septembre 1714 au 11 octobre 1714, TL5,D524, Collection de pièces judiciaires et notariales, pièce n° 524 A.

39. Comparution et assermentation d'Estienne Charest, marchand demeurant en sa seigneurie de Lauzon, 11 octobre 1714, dans Procès d'Étienne Charest, marchand tanneur de Québec contre Gilles Paris dit Lamadeleine, cordonnier, concernant un billet au montant de 114 livres, 1er septembre 1714 au 11 octobre 1714, TL5,D524, Collection de pièces judiciaires et notariales, pièce n° 524 F.

40. Il soigne, en 1735, Jean Bilodeau, habitant de Saint-François, île d'Orléans, atteint d'« espèce de chancre très avancé qui lui avait mangé la lèvre basse bien avant du côté gauche » qui avait été traité sans succès par le chirurgien Jean Mauvide. Par la suite, il avait rencontré le chirurgien du roi Bertier qui refuse de l'examiner en dehors de l'Hôtel-Dieu de Québec et, enfin, il avait fait appel au frère Boispineau qui juge son mal incurable. Bilodeau passe ensuite un marché de soins avec Phlem pour 500 livres, mais l'intervention s'avère vaine puisqu'il décède le 10 mai 1736. Les réclamations de Phlem face aux héritiers du patient ayant été soumises aux tribunaux, un jugement de la Prévôté de Québec du 15 mars 1737 interdit à Phlem « de prendre à l'avenir la qualité de chirurgien et d'en faire les fonctions qu'il n'ait été approuvé par les médecins et chirurgiens du Roi de ce pays ». Le 13 avril 1737, une sentence du Conseil supérieur précise que Phlem sera tenu de prendre des lettres de chirurgien de Jordain Lajus, lieutenant du premier chirurgien du roi. Nous ne savons pas s'il a obtempéré aux deux jugements mais il est certain qu'il continue de pratiquer par la suite. Raymond Douville, *Yves Phlem dit Yvon le Breton ancêtre des familles Hivon. Les tribulations d'un guérisseur à Sainte-Anne-de-la-Pérade au 18e siècle*, Trois-Rivières, Éditions du Bien Public, 1975, p. 6-24.

41. Bordereau des recettes et dépenses pour 1748, ANOM, Fonds des Colonies, série C^11^A, vol. 116, f. 126v.

42. Déclaration de Jacques Houde, chirurgien, habitant demeurant au fief Duquet, paroisse de Saint-Antoine-de-Pade, au sujet des blessures reçues par Jean-Joseph Dussault au cours d'une bagarre, 24 mai 1730, BAnQ-Q, TL5,D2379, Collection de pièces judiciaires et notariales.

43. Certificat médical de Marguerite Dizy, chirurgienne à Batiscan, en faveur de Madeleine [Marie-Françoise] Lonval, veuve de Labissonière, 11 avril 1730, BAnQ-Q, P1000,S3,D1314 ; Ahern, *op. cit.*, p. 171-172.

Rapin (1678-1758) semble exceptionnel. Fille du chirurgien André Rapin dit Lamusette de Lachine et épouse depuis 1696 de Jean-Gabriel Picard, elle est sage-femme à partir de 1717, sinon avant. En 1715, elle panse Pierre Aymard, habitant de Pointe-Claire, et signe alors un certificat où elle s'intitule comme « faisant Les Fonctions de Chirugienne dans La Coste delachine[44] ». Deux ans plus tard, Marie Gignard, femme de Pierre Dauzat, de Lachine, déclare « quelle Sest fait Seigner Dams le mois de Juin Dernier au bras et au pied par Lad. Picart pour des Raisons quelle avoit mais quelle na point pris de Vomitifve[45] ». Il est intéressant d'observer qu'en 1715 Madeleine Rapin avait soigné un homme – ce qui n'est manifestement pas de la compétence des sages-femmes – et qu'en 1717 il est clair qu'elle a pratiqué comme chirurgienne. Toutefois, même si les qualifications professionnelles de nombre de chirurgiens ne nous sont pas connues et même s'il est impossible d'évaluer le nombre d'individus exécutant des actes jugés comme étant du ressort des chirurgiens ou des médecins, les cas d'usurpation du titre de chirurgien semblent très rares.

Certains individus développent des spécialités. Si Phlem et Compain se targuent de guérir les chancres, le notaire Loiseau dit Châlons de Boucherville, lui, prétend en 1794 avoir trouvé « le vrai moyen de guérir l'Erésipele et les fièvres tremblantes en vingt quatre heures » et s'empresse d'offrir ses services dans la *Gazette de Québec*[46]. Un siècle plus tôt, Denis Guion (1631-1687), un bourgeois de Québec, passait à Québec comme un « Expert en matiere de descente de boyaux » (hernies)[47].

À l'instar de la France, on retrouve également au Canada des rebouteux ou « ramancheurs » qui se spécialisent dans les cas de luxations. Les bienfaits de leur traitement sont souvent mis en doute par les membres du corps médical. Lors d'une conférence prononcée en 1852, le docteur Joseph Painchaud attaque certaines « erreurs populaires » et s'interroge sur le recours aux ramancheurs :

> Le prétendu savoir des ramancheurs est, pour le peuple, un secret de famille qui se transmet de père en fils. Ces sortes de gens, sans savoir lire, ni écrire, sans la moindre connaissance des articulations, de la charpente humaine, s'ingèrent de traiter les maladies des jointures : ils vous replacent une jambe, un bras, le cou même, et les reins, à votre fantaisie ! Mais, c'est dans les fractures et les luxations, qu'ils déploient leur savoir-faire : avec-vous une côte enfoncée ? ils vous la relèvent le plus lentement du monde ! Ils vous la replacent un petit mieux qu'elle n'était auparavant !
>
> [...] Autrefois nous avions à Charlesbourg une famille de ramancheurs, la famille Beaumont. Ce privilège datait du temps des Français, c'était un grand secret qui ne se communiquait qu'à l'aîné de la famille ! Les autres n'étaient que des subalternes et de petits ramancheurs[48].

Cette famille Beaumont n'a laissé que peu de traces de sa pratique dans les documents. En janvier 1780, au cours d'une violente dispute, le menuisier Paul Thibodeau assène des coups de genou à l'épouse de Jean Morard dit Laforme[49]. À la suite de ces coups, elle ressent des douleurs à l'estomac et se rend, en compagnie de Marie-Anne Lafontaine, chez « la Bonnefemme Beaumons ». Après lui avoir « remis deux cottes », cette dernière déclare à la femme blessée qu'elle a « la palette de Lestomac Demanchée (et) quelle Sen Sentirois Longtems[50] ». En 1781, « la bonne femme bomont » reçoit six livres de l'Hôtel-Dieu de Québec « en reconnaissance des services qu'elle a rendûs aux publique[51] ».

Dans les documents, on découvre que quelques praticiens non reconnus furent poursuivis en justice.

44. Rapport de Madeleine Rapin, 17 septembre 1715, dans Procès entre Pierre Émard, époux de Lalande, habitant de Pointe-Claire, plaignant, et Marie-Antoinette Chouart, épouse de Bouchard dit Dorval, accusée de voies de fait, 16 au 19 septembre 1715, BAnQ-M, TL4,S1,D1774, Dossiers de la Juridiction royale de Montréal.

45. Interrogatoire de Marguerite Gignard, femme de Pierre Dauzat, 26 février 1717, dans Procès entre Pierre Ozanne et son épouse Marguerite Gignard, plaignants, et Jean Picard et son épouse Madeleine Rapin, accusés de calomnies, 19 février 1717 au 10 mars 1717, BAnQ-M, TL4,S1,D2073, Dossiers de la Juridiction royale de Montréal.

46. *Gazette de Québec*, n° 1530, 23 octobre 1794.

47. Sentence du 6 juillet 1680, BAnQ-Q, TL1,S11,SS1,D11, Registre du grand criminel de la Prévôté de Québec, n° 11, f. 17v-18r.

48. *Le Canadien*, vol. 22, n° 94, 15 décembre 1852.

49. Jean Morar dit La Forme contre Paul Thibodeau, 1780, BAnQ-Q, TL15,S2, Cour des plaidoyers communs du district de Québec, Matières civiles en générales, dossier n° 1978.

50. *Ibid.*

51. AMHDQ, Journal General de la Depence de LHotel Dieu de Quebec (1746-1781), p. 382 ; AMDHQ, Recettes et dépenses de l'hôpital (1776-1826) (audité), p. 54.

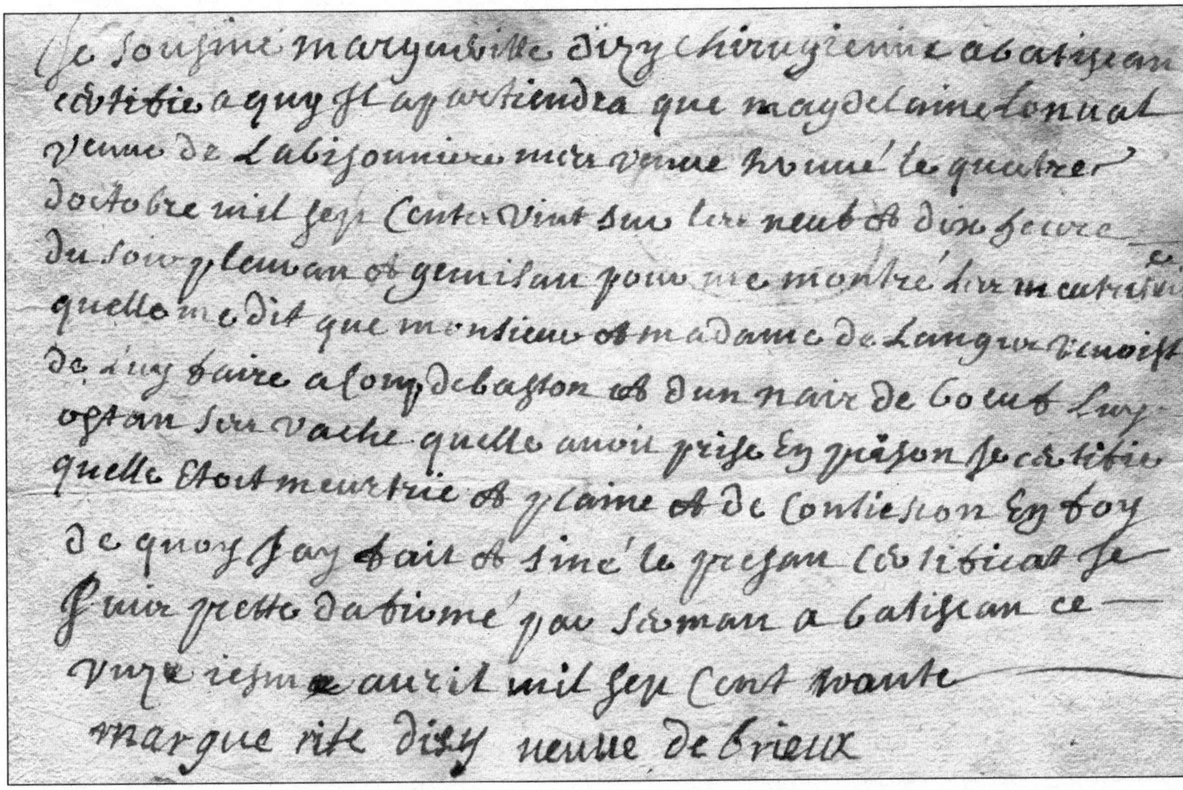

Je soussine marguerite dizy chirurgienne a batiscan
certifie a quy il apartiendra que maydelaine lonual
veuve de Labissonniere m'est venue trouvé le quatre
doctobre mil sept Cent vint sur les neuf et dix heure
du soir pleurant et gemisan pour me montré ses meurtrisure
quelle me dit que monsieur et madame de Langue venoist
de luy faire a coup de baston et dun nair de boeuf luy
ostant sa vache quelle avoit prise en prison je certifie
quelle Etoit meurtrie et plaine et de contiesion en foy
de quoy Jay fait et siné le presan certificat je
suis preste dafirme par serman a batiscan ce
vunzieme avril mil sept Cent trante
marguerite dizy veuve de brieux

Certificat médical de Marguerite Dizy, chirurgienne à Batiscan, en faveur de Madeleine [Marie-Françoise] Lonval, veuve de Labissonière, 11 avril 1730, BAnQ-Q, P1000,S3,D1314.

C'est le cas notamment de Pierre Duverger à qui, en 1716, l'on intime l'ordre de ne plus s'identifier comme chirurgien et de ne pas exercer la chirurgie avant d'avoir passé un examen devant le médecin Michel Sarrazin et d'avoir obtenu son certificat[52]. En 1737, Yves Phlem est contraint à une démarche similaire[53]. Enfin, en 1806, en se basant sur l'ordonnance médicale de 1788, le chirurgien Liveright Piuze, de Rivière-Ouelle, intente une poursuite contre l'Alsacien Ignace Lassare, ancien commerçant et cabaretier de la Malbaie, pour pratique illégale de la médecine[54]. Le 8 avril 1808, la Cour condamne

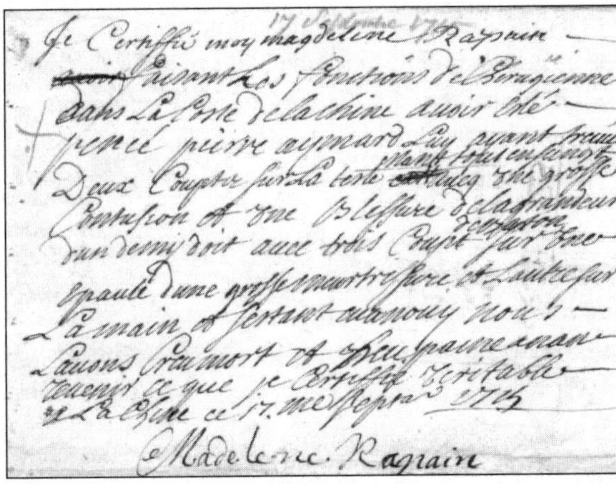

Je Certiffie moy magdeleine Rapain
faisant les fonctions de chirurgienne
dans la coste de lachine avoir esté
pencé pierre aymard luy ayant trouvé
Deux Coups sur la teste [illegible]
[illegible]
Madelene Rapain

Théoriquement les femmes sont exlues de l'univers de la chirurgie. Madeleine Rapin fait exception. Fille de chirurgien et sage-femme, elle fait clairement office de chirurgienne dans ce rapport. Rapport médical de Madeleine Rapin faisant les fonctions de chirurgienne dans la côte de Lachine, 17 septembre 1715, dans Procès entre Pierre Émard, époux de Lalande, habitant de Pointe-Claire, plaignant, et Marie-Antoinette Chouart, épouse de Bouchard dit Dorval, accusée de voies de fait, 16 au 19 septembre 1715, BAnQ-M, TL4,S1,D1774.

52. Gabriel Nadeau, « Le dernier chirurgien du roi à Québec. Antoine Briault 1742-1760 », dans *L'Union médicale du Canada*, vol. 80 (juin 1951), p. 715.
53. *Ibid.*
54. Procès de Liveright Piuze contre Ignace Lassare, 1806-1808, BAnQ-Q, TL18,S2,SS1, Cour du banc du roi pour le district de Québec, dossier nº 5998 ; Jugement dans la cause opposant Liveright Piuze et Ignace Lassare, 8 avril 1808, BAnQ-Q, TL18,S2,SS1, Cour du banc du roi pour le district de Québec, Registre des jugements (28 janvier 1807 au 30 nov. 1808), p. 245.

ce dernier à une amende de 20 livres courantes. Lors du procès, Jean-Baptiste Émond, habitant de Sainte-Anne-de-la-Pocatière, décrit la pratique de Lassare :

> Je Connois le demand. il est docteur Je connois le defend. il m'a dit qu'il sappelloit Ignace Lessard ou Lazard je ne me rappelle pas bien c'est l'un des deux il soignoit les malades de côté et d'autre. il a soigné ma femme en 1806 vers le 22 ou 23 may a Ste Anne du Sud dans le district de Québec il a été 13 ou 14 jours à la soigner il a été et venu. j'avois été chercher le demand. pour ma femme et comme il n'y etoit pas j'ai emmené le defend. dont on m'avoit fait beaucoup deloges. il a donné des remèdes à ma femme il la purgé par quatre fois, lui a mis les mouches. il m'a demandé quatorze piastres pour ses remèdes et soins & je lui en ai donné Sept. il a soigné dans ce temps là quatre ou cinq autres femmes a ma connoissance dans la paroisse il leur a donné des remèdes et mis les mouches à Beaulieu.
>
> (transquestionné.)
>
> Jene Connois pas les pilules d'Anderson ni les medecines à Patentes. j'ai vû les medicines qu'il a donnés cetoient des poudres blanches et jaunes. Je ne lui ai pas vû donner des simples ou herbages il avoit des manieres de fleurs. il avoit du miel et des petites fioles qu'il faisoit sentir & qui montoient à la tête. il afait ramasser de la sagepareille du beaume de france et il faisoit boire des tisannes de cela à ma femme. il ordonnoit de boire à ceux qui n'avoient pas d'appetit dela tisanne de la pruche blanche[55].

Dans une société où le sacré et le merveilleux sont partout présents, les malades se tournent souvent vers la religion afin d'obtenir leur guérison. Les vœux, les neuvaines, les processions, les offrandes et les promesses constituent, avec les pèlerinages, des moyens pour atteindre ce but. Dans les cas d'épidémies, les habitants font célébrer des grands-messes pour obtenir l'aide de Dieu[56]. Parmi les lieux de pèlerinage, Sainte-Anne-de-Beaupré est sans contredit le plus célèbre. Érigée en 1658, la première

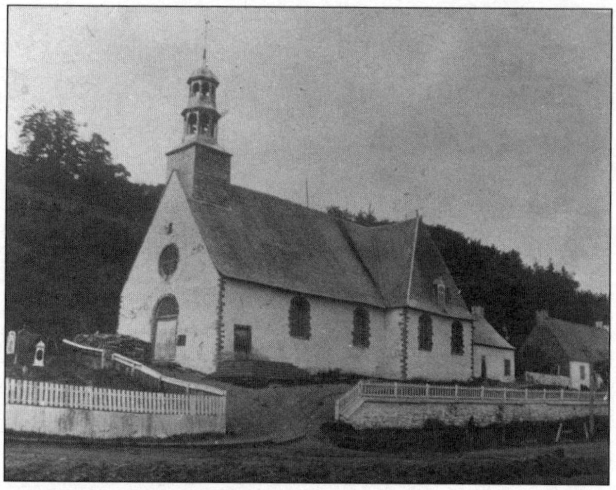

Le recours à sainte Anne en cas de maladie ou de situation dangereuse est très populaire chez les Canadiens. Sainte-Anne-de-Beaupré est un lieu de pèlerinage très fréquenté depuis les années 1660. Bibliothèque et Archives nationales du Québec (BAnQ) à Québec, Collection initiale, GH-770-357.

chapelle devient rapidement un lieu fréquenté[57]. Quelques années plus tard, vers 1661-1662, alors qu'une image de sainte Anne est placée dans le lieu de culte, on signalait les premières guérisons[58]. Marie de l'Incarnation écrit en 1665 qu'on « y voit marcher les paralytiques, les aveugles recevoir la vue et les malades de quelque maladie que ce soit recevoir la santé[59] ». En 1679, un chirurgien de la région de Montréal est débouté de sa demande pour des pansements et des médicaments après que le défendeur eut fait valoir que la jambe de sa femme a été guérie lors d'un pèlerinage à Sainte-Anne-de-Beaupré et non pas par les soins du disciple d'Esculape[60]. Plusieurs témoignages expriment cette confiance mise dans la sainte. Le cas de Jean Salois,

55. *Ibid.*
56. C'est le cas en particulier à Sainte-Anne vers 1708, à Saint-Augustin en 1729 et 1733 ou à L'Islet en 1738. Marie-Aimée Cliche, *Les Pratiques de dévotion en Nouvelle-France. Comportements populaires et encadrement ecclésial dans le gouvernement de Québec*, Québec, Presses de l'Université Laval, 1988, p. 54-55.
57. Lucien Gagné et Jean-Pierre Asselin, *Sainte-Anne-de-Beaupré. Trois cents ans de pèlerinage*, Sainte-Anne-de-Beaupré, Georges Bérubé, 1971, p. 6-17 ; Georges Bélanger, *La Bonne Sainte Anne au Canada et à Beaupré*, Québec, Imprimerie L'Action sociale ltée, 1923, p. 39-57. D'autres lieux de pèlerinage existent à travers la colonie. En 1726, Marie-Madeleine Bélanger meurt « subitement d'un enfle qu'elle avait souffert pendant l'espace de 8 à 10 mois ; il n'y avait que 4 jours qu'elle avait fait son bonjour à Notre-Dame-de-Bonsecours (L'Islet) où elle avait été en pèlerinage ».
58. Gagné et Asselin, *op. cit.*, p. 10.
59. *Ibid.*, p. 12.
60. Louise Dechêne, *Habitants et marchands de Montréal au XVII*e *siècle*, Montréal, Plon, 1974, p. 474.

fils de Claude et d'Anne Mabille de Saint-Laurent, île d'Orléans, illustre bien les démarches que peut effectuer un malade. Le 23 octobre 1699, Jean Salois est blessé par un coup de hache que lui donne par mégarde son beau-frère. Le « gros tandon du devant du genou » est coupé. Ne pouvant le recoudre, les chirurgiens Samuel Lecomte de la Vimodière, de Château-Richer, et Henry Belisle, de Québec, réussissent néanmoins à refermer la plaie, laissant le malade infirme pour le reste de ses jours et sujet à de grandes douleurs. Ayant fait un vœu à sainte Anne au moment où est survenu son accident, il se rend à l'église de Sainte-Anne le 1er mars suivant. Sept jours plus tard, Salois est guéri et marche désormais sans bâton ni béquille. Le médecin Michel Sarrazin, « fort expert en La Connoissance des blessures aussi bien que des maladies », ne peut que conclure que la « gairison n'avoit pû se faire naturellement[61] ».

On note une augmentation sensible des dévotions au moment d'épidémies. Ainsi en 1731, la chapelle des Récollets, érigée à la fin du XVIIe siècle près de la rivière Saint-Charles, devient trop exiguë :

> [...] le secours visible que le ciel a accordé aux peuples de cette ville et du pays par la protection de St Roch spécialement dans deux maladies contagieuses dont le pays a esté affligé en l'année 1699 et à la fin du l'année dernière (1730) et au commencement de celle de 1731 a tellement accrû la dévotion au grand sainct qu'il se fait un concours continuel et si considérable à cette chapelle que sa petitesse ne peut le contenir[62].

Durant la terrible épidémie de variole de 1702-1703, l'annaliste des Ursulines de Québec note le recours à des diverses formes de dévotions :

> Les maladies ayant commencé des la fin de novembre notre Communauté nen a esté attaquée quapres la my Ianvier lon ne rien espargné des moyens divins et humains pour sengarantit lon a faict plusieurs prieres publiques Saluts du st Sacrement oraison des 40 heures nous fismes une procession portant limage de st Roch tous les iours lon disoit a la fin de matine lantienne et Loraison de st Roch La Cathedrale fit aussy plusrs processions dans lune lon porta les stes Reliques dans lautre lon porta les statues de st Roch et de st Sebastien...[63]

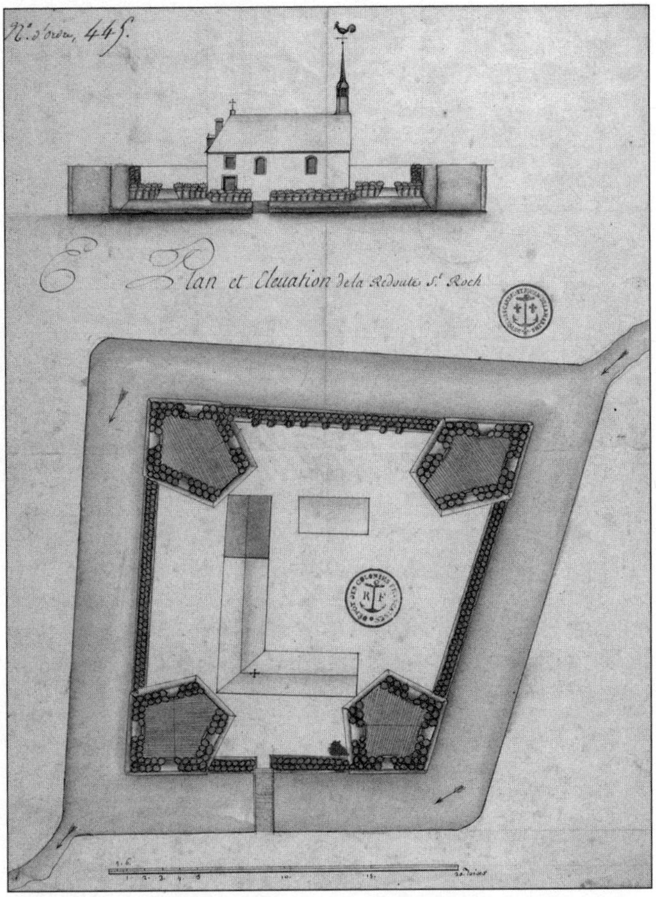

En 1731, les Récollets de Québec notent que « [...] le secours visible que le ciel a accordé aux peuples de cette ville et du pays par la protection de St Roch spécialement dans deux maladies contagieuses dont le pays a esté affligé en l'année 1699 et à la fin du l'année dernière [1730] et au commencement de celle de 1731 a tellement accrû la dévotion au grand sainct qu'il se fait un concours continuel et si considérable à cette chapelle que sa petitesse ne peut le contenir ». Ce plan et élévation nous font voir cette chapelle dédiée à Saint-Roch particulièrement populaire en temps d'épidémie. Saint Roch est réputé comme saint thaumaturge. Plan et élévation de la Redoute Saint-Roch, vers 1710. Plan de Boisberthelot de Beaucours. Archives nationales d'outre-mer (ANOM), France, Fonds des Colonies, Dépôt des fortifications des colonies, nº 407.

61. Certificat du curé François-Michel Léveyer, 1700, CRAF, Paroisses diverses, nº 71.
62. Les Récollets au ministre, 1731, ANOM, Fonds des Colonies, série C11A, vol. 54, f. 266v-267r.
63. Archives des Ursulines de Québec, 1/E9, 1, Vieux récit, 1702, p. 117.

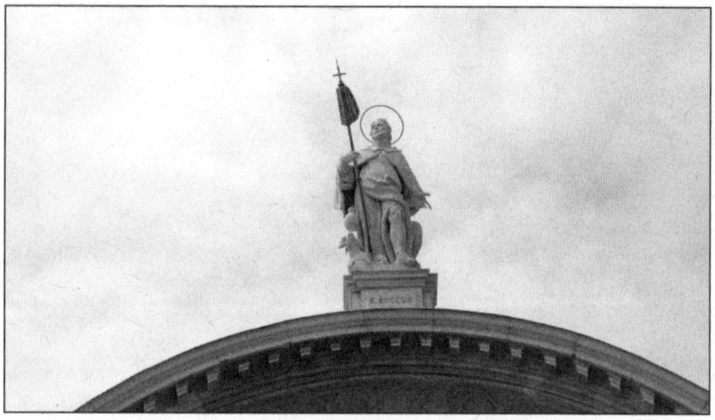

À Venise, les Scuole sont le siège de confréries de laïcs sous le patronage d'un saint protecteur. La Scuola di San Rocco (légalement reconnue en 1474) s'appliquait à secourir les malades, et particulièrement les victimes de la peste de 1576, suivant l'exemple de saint Roch (né en 1295 à Montpellier et miraculeusement guéri de la peste, dont le corps fut transporté à Venise en 1485 et déposé dans l'église de la Confrérie en 1520). San Rocco fut proclamé patron de Venise après la peste de 1576 et son église devint ainsi le lieu d'un pèlerinage annuel du Doge et de la Signoria. (Photo Rénald Lessard)

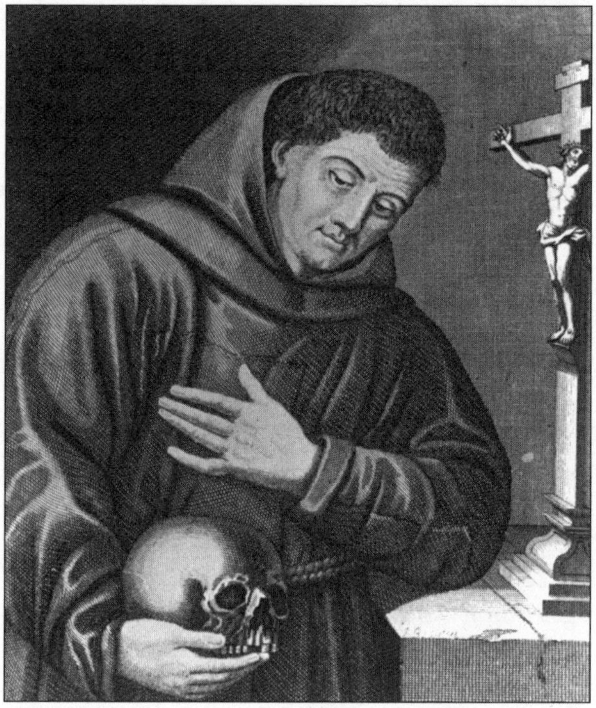

Le frère Didace Pelletier (1657-1699), récollet du couvent de Trois-Rivières, fut l'objet d'un culte populaire peu de temps après sa mort en odeur de sainteté. Plusieurs guérisons miraculeuses lui furent attribuées. Gravure de Jean-Baptiste Scotin, XVIIIe siècle. Archives du Monastère de l'Hôtel-Dieu de Québec.

La dévotion à saint Roch, entre autres, est également très populaire en Europe durant les épidémies de peste et s'est perpétuée jusqu'au XIXe siècle[64].

À un niveau différent, on retrouve également des gens que la population croit dotés de certains pouvoirs surnaturels. Si la vie édifiante ou les accomplissements confèrent à certains individus une réputation de thaumaturge, d'autres sont par ailleurs perçus comme détenteurs de secrets ou de pouvoirs liés à la sorcellerie[65]. Ainsi, peu après sa mort survenue en 1699, des miracles sont attribués au frère Didace Pelletier, né à Sainte-Anne-de-Beaupré en 1657[66]. En 1704, le curé Basset de Neuville rend compte au père Joseph Denis d'un cas particulièrement révélateur :

> [...] Pierre Constantineau habitant de cette paroisse, le jour de St Simon et St Jude, me dit mot à mot ce qui suit A sçavoir que son fils Julien Constantineau ayant esté réduit par une fièvre lente et quotidienne, qui luy auroit duré pendant un mois ou cinq semaines dans une faiblesse si grande qu'il ne pouvoit se soutenir causée par une insomnie et un dégout de toute sorte de nourriture, jusques là mesme que Mr Grégoire nostre Chirurgien avoit fait tout ce qu'il avoit pû pour le soulager et il l'avoit comme abandonné. Son père et sa mère furent inspirés de le recommander au bon frère Didace et le soir ayant mis sur luy un morceau de sa robe que vous aviez eu la bonté de donner à son père, cette mesme nuit il reposa bien, ce qu'il ne foisoit pas auparavant et le lendemain à son réveil il se trouva parfaitement guéri...[67]

64. Cliche, *op. cit.*, p. 54-55; John Hare, Marc Lafrance et David-Thiery Ruddel, *Histoire de la ville de Québec, 1608-1871*, Montréal, Boréal et Musée canadien des civilisations, 1987, p. 209.

65. Lebrun, *Les hommes et la mort...*, p. 284-299. Au Canada, l'on retrace des pratiques similaires à celles qui ont été relevées par les chercheurs français. Les récits entourant certaines guérisons réputées miraculeuses constituent l'une des meilleures sources d'information sur ce phénomène. Voir en particulier Marie-Aimée Cliche, *op. cit.*, p. 26-35.

66. Alan Gowans, « Pelletier, Didace », dans *Dictionnaire biographique du Canada*, vol. I : *De 1000 à 1700*, Québec, Presses de l'Université Laval, 1966, p. 548-549 ; Cliche, *op. cit.*, p. 29-30.

67. « Actes du très dévot Frère Didace, récollet mort en odeur de sainteté en 1699 », dans *Le Canada-Français*, vol. IV (1891), p. 273.

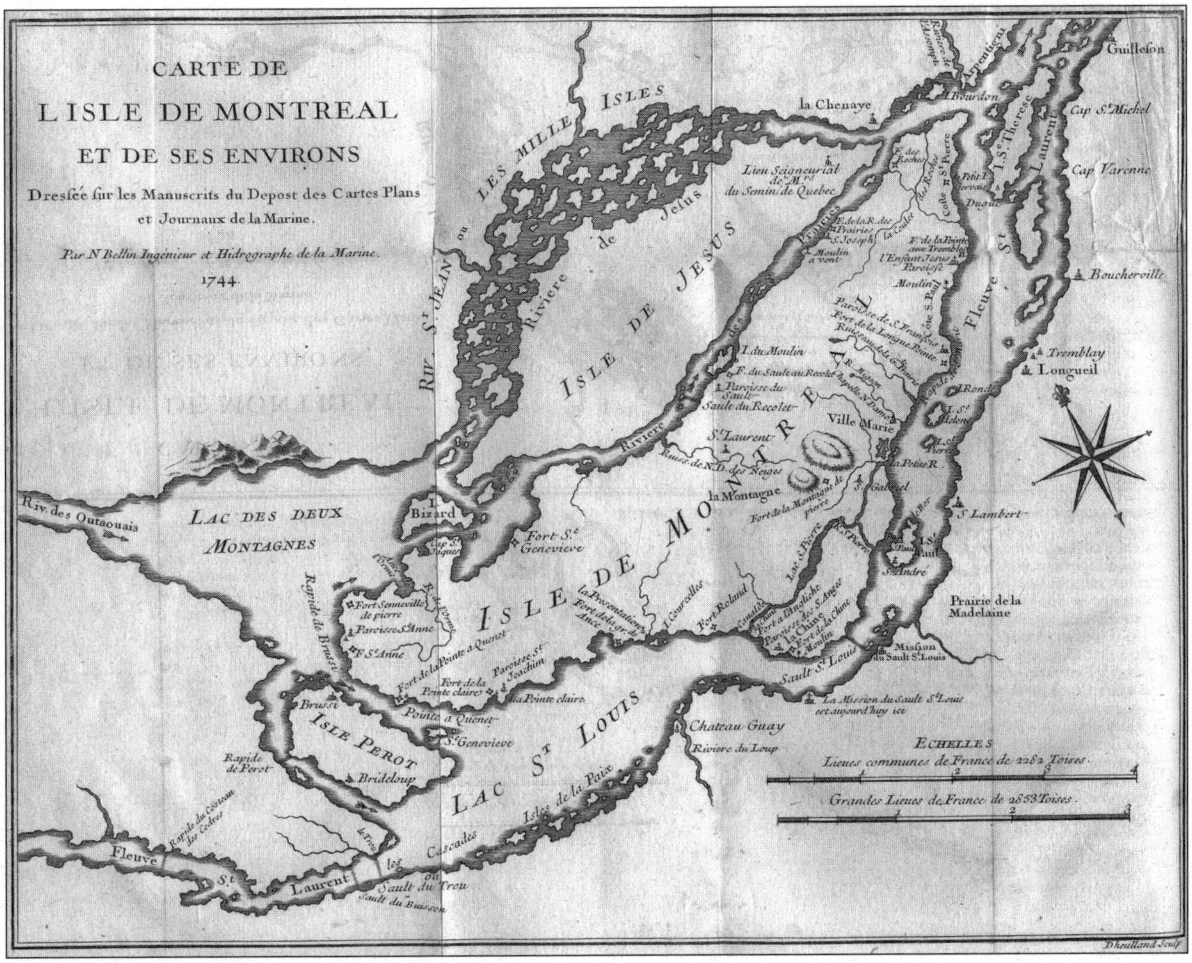

La paroisse Lachine est située sur l'île de Montréal à une vingtaine de kilomètres à l'ouest de Montréal (Ville-Marie). « Carte de L Isle de Montreal et de ses environs Dressée sur les Manuscrits du Depost des Cartes Plans et Journaux de la Marine ». Par N. Bellin Ingénieur et Hidrographe de la Marine. 1744, dans Pierre-François-Xavier de Charlevoix, *Histoire et description générale de la Nouvelle France avec le journal historique d'un voyage fait par ordre du Roi dans l'Amérique septentrionnale* [sic], Paris, Nyon, 1744, vol. 1, p. 226-227.

D'autres témoignages tout aussi significatifs ont été conservés. Ce recours à sainte Anne, au frère Didace Pelletier ou à tout autre thaumaturge démontre, dans bien des cas, les limites de la médecine, limites que ne contesteront pas certains praticiens. Ainsi, en 1717, François-Xavier-Jordain Lajus, lieutenant des chirurgiens, atteste qu'il a « fallu un miracle » obtenu par l'intercession du frère Didace pour qu'un de ses patients obtienne une prompte guérison[68].

Dans la région de Montréal, plusieurs guérisons sont attribuables à l'intercession de Kateri Tekakouitha (Tekakwitha), jeune Iroquoise décédée en odeur de sainteté en avril 1680. Le curé Rémy de la paroisse de Lachine en face de la mission du sault Saint-Louis où est inhumée Kateri Tekakouitha, relate avec précision plusieurs cas de personnes ayant obtenu soulagement et guérison[69]. Dans ces récits, religion et médecine s'entremêlent sans opposition.

Le curé Pierre Rémy de Lachine rappelle en 1696 les bienfaits qu'il a obtenus :

68. *Ibid.*, p. 270.

69. Mémoire par le père Pierre Rémy de Lachine touchant des miracles attribués à Kateri Tekakouitha adressé au père Pierre Cholenec, 12 mars 1696, Centre d'archives des jésuites au Canada (Montréal), manuscrit n° 344. Nous remercions l'historien Allan Greer de nous avoir gracieusement transmis une copie de ce document. Allan Greer, *Mohawk Saint: Catherine Tekakwitha and the Jesuits*, New York, Oxford University Press, 2005, 249 p.

> Il y a environ huict ou neuf ans qu'aiant esté attacqué d'une grande grande Surdité a l'oreille droicte quy m'empeschait absolument d'entendre les confessions de ce costé, Incommodité que je n'avois Jamais resenti, apres avoir essaié de plusieurs remedes pendant trois mois, mesme y avoir mis par plusieurs fois de l eaue benitte par le conseil de mon confesseur Sans pour tout cela en avoir receu aucun Soulagement. un jour une vertueuse femme quy estoit alors de ma paroisse nommée Jeanne Merein femme de René Le Moreau S^r^. du portail, quy avoit receu la guarison d'un mal dont je ne me puis apresent resouvenir quoy quelle me me le declara en ce temps vint me prier de dire une messse en action de graces de la guarison de ce mal quelle avoit receu de Dieu par l'Invocation quelle Luy avoit fait de catherine Katakouita, me preparant pour dire cette messe, il me vint une forte pensée que Je debvois aussy Invocquer cette bonne fille pour obtenir de Dieu par Son moien la guarison de ma Sursité, en effet Je fis vœu a Dieu de dire trois messes, une en lhonneur de S^t^. Ouin, La Seconde en l'honneur de S^t^. Aurel dont un bon et dêvot Soldat m'avoit Souvent entretenu des miracles que ces deux Sts avoient fait de guarisons d'oreilles et de Surdités, et là troisiesme en l'honneur de catherine Kekatouita a la quelle Je commencé a me confier dans l'esperance que je recevrois de Dieu par elle ma guarison, en effet apres la communion de cette messe, Je sentis tout a coup du Soulagement et apres la messe finiee cette Surdité cessa entierement Sans que du depuis j'en aye resenti aucune atteinte...[70]

Encore une fois, les moyens utilisés par Rémy sont variés : remèdes, eau bénite puis invocations à des saints thaumaturges ou à des gens morts en odeur de sainteté. Saint Ouen est invoqué en Touraine, particulièrement à Saint-Ouen-les-Vignes, pour soigner la surdité. En Quercy, saint Aureil (sans doute lié à une même prononciation qu'oreille), dont une église lui est consacrée à Castelnau-Montratier, et sainte Radegonde le seraient pour les maux d'oreilles et la surdité[71]. Cette confiance du soldat envers saint Ouen et saint Aureil, sans doute liée à son lieu d'origine, s'est transposée en Amérique mais elle ne s'y est pas enracinée faute d'ancrage dans un lieu ou dans un personnage de la colonie.

Magiciens et sorciers sont sollicités à l'occasion. En 1799, une femme de Pointe-Lévis tombe dans des convulsions et dans un dérangement d'esprit considérable. Convaincus qu'elle est possédée du démon, des proches souhaitent que le curé l'exorcise. Devant le refus du pasteur, et après des démarches infructueuses auprès de l'évêque, les parents de la malade s'adressent à « une femme soi-disant magicienne » qui fait subir à la malade un traitement cruel :

> [Elle] a été jettée dans une cuve par quatre hommes et là tenue quatre heures durant, dans la situation la plus violente et la plus cruelle d'où elle est sortie martyrisée et furieuse, sans que les invocations de la prétendue sorcière, aient pu lui donner aucun soulagement[72].

Ce cas semble toutefois exceptionnel et les archives sont muettes sur le recours à de telles pratiques.

L'art de guérir n'est donc pas un monopole entre les mains du corps médical et, de fait, la population dispose de plus d'un lieu où elle peut se procurer des services d'assistance et de soins. Si les praticiens non reconnus occupent un espace difficilement quantifiable dans le monde médical de l'époque, le rayonnement des hôpitaux est plus facile à cerner. À mi-chemin entre le religieux et le médical, au service du corps et de l'âme, ils offrent aux plus démunis, mais également à la population, la possibilité de recevoir, généralement gratuitement, des services de santé et d'assistance publique.

70. Mémoire par le père Pierre Rémy de Lachine touchant des miracles attribués à Kateri Tekakouitha adressé au père Pierre Cholenec, 12 mars 1696, Centre d'archives des jésuites au Canada (Montréal), manuscrit n° 344.

71. Pierre Dalon, *Aspects de la piété populaire en Quercy. Sources christianisées, saints guérisseurs, vierges miraculeuses, 2000, dans Le Portail Internet du Quercy*, http://www.quercy.net/patrimoine/saints/index.html (consulté le 19 janvier 2012) ; Pierre Dalon, *Du Causse de Limogne au Quercy Blanc : sources miraculeuses et dévotion populaire,* Bulletin de la Société des études du Lot, tome 98, 4e fasc. 1977, p. 191-192 ; Nominis. Liste des saints thaumaturges. http://nominis.cef.fr/contenus/saint/thaumaturges.html (consulté le 19 janvier 2012).

72. Hélène Laforce, *Histoire de la sage-femme dans la région de Québec*, Québec, Institut québécois de recherche sur la culture, 1985, p. 42-43 ; Robert-Lionel Séguin, *La sorcellerie au Québec du XVIIe au XIXe siècle*, Montréal, Leméac, 1971, p. 126-130.

CHAPITRE 4

Au service du corps et des âmes : les hôpitaux

La présence des hôpitaux en sol canadien soulève un triple questionnement. D'une part, comme en France, on est en droit de s'interroger si les institutions hospitalières sont médicalisées ou en voie de l'être[1]. D'autre part, la place respective occupée par l'Église, l'État et le corps médical dans le monde hospitalier est, en France, en pleine évolution et de nouveaux équilibres s'instaurent. En est-il de même au Canada ? Enfin, qu'en est-il de la place des hôpitaux dans la société, principalement face à la population qui requiert des soins médicaux et au corps médical qui en dispense ?

L'origine des hôpitaux est intimement liée à la diffusion du christianisme qui entraîna dans son sillage celle du concept d'hospitalité. Florissante au Moyen Âge, cette hospitalité, qui se fonde essentiellement sur la charité, prend la forme d'institutions qui rassemblent, dans un nouvel élan, pèlerins et voyageurs, puis démunis et malades. À compter du XVIIe siècle, la France se dote d'un véritable réseau hospitalier dont l'essor s'accompagne de la création de nouveaux ordres religieux qui en assurent le fonctionnement.

Contrairement aux pays catholiques, les hôpitaux britanniques ne sont pas ou plutôt ne sont plus liés à l'Église. En Angleterre, au XVIIIe siècle, les hôpitaux se développent rapidement. Entre 1700 et 1800, leur nombre passe de cinq à plus d'une cinquantaine. De plus, à partir de 1769, des dispensaires permanents sont établis. De 1770 à 1792, quinze institutions de ce genre sont fondées à Londres et, de 1775 à 1798, treize le sont également à l'extérieur de la capitale.

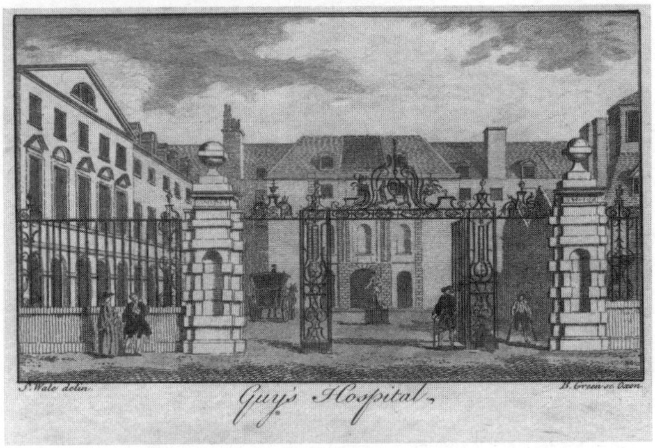

Le Guy's Hospital (Londres), vers 1780. Il fut fondé en 1721 par Sir Thomas Guy (1644-1724), un éditeur qui s'était enrichi en spéculant sur la Compagnie des mers du Sud. Il était à l'origine un établissement de soins pour les « incurables » à leur sortie du St. Thomas' Hospital. Samuel Wale, dessinateur ; B. Green, graveur. The National Library of Medicine, Collection Images from the History of Medicine (NLM), C05663.

Malgré ce développement rapide, le nombre d'hôpitaux et de dispensaires est relativement peu élevé en regard de la population totale du pays, surtout si l'on compare cette situation avec celle des pays catholiques. Cette situation s'explique en grande partie par le fait que l'assistance et les services de santé relèvent des autorités locales. Par la Poor Law de 1601, le devoir de fournir des secours aux indigents incombe aux paroisses et, avec le temps, les soins médicaux se greffent à cette obligation. Les colonies anglaises suivent le modèle établi dans la mère patrie, mais avec un retard considérable. Ce n'est qu'en 1751 que le premier hôpital est établi. Tout comme en Grande-Bretagne, les hôpitaux ne sont

1. Jean-Pierre Goubert, « Réseau médical et médicalisation en France à la fin du XVIIIe siècle », dans *Annales de Bretagne et des pays de l'Ouest*, vol. 86, n° 3 (1979), p. 221-229.

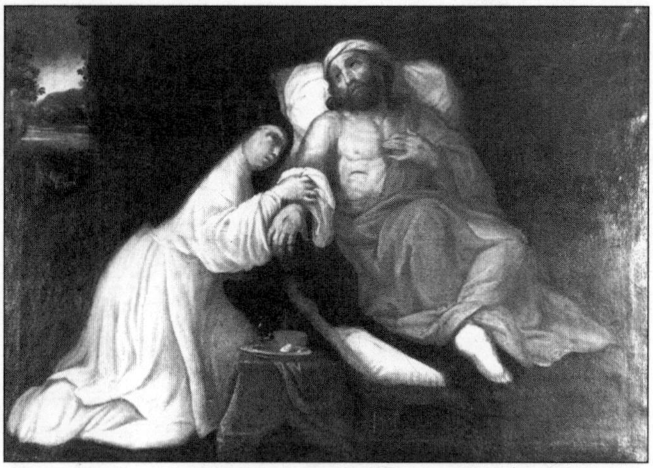

Hospitalière soignant Notre Seigneur dans la personne d'un malade, 1670 ou 1671. Peint par Claude François (dit frère Luc). Musée de l'Hôtel-Dieu de Québec, ministère des Affaires culturelles, Québec, négatif 73.656.1(22).

pas des entreprises gouvernementales ou religieuses, mais plutôt le résultat des efforts d'individus, et ils sont financés par souscription ou par des legs[2].

Hôtels-Dieu et hôpitaux généraux

En France, les XVIIe et XVIIIe siècles distinguent deux principaux types d'hôpitaux : l'hôpital général et l'hôtel-Dieu. L'hôpital général, dont la création remonte au milieu du XVIIe siècle, est d'abord un lieu d'enfermement des pauvres. La mendicité et le vagabondage prennent des proportions telles que l'État, qui perçoit non seulement ces démunis comme une menace pour l'ordre établi mais aussi comme des agents de propagation des épidémies, se sent forcé d'intervenir. En Angleterre comme en France, des lois tentent de contrôler la vie de ces hordes mendiantes. Leur « renfermement » forcé, assorti de mesures interdisant la mendicité et l'aumône, s'imposa comme solution. L'hôpital général était né : le premier fut érigé à Paris en 1656. Ces établissements offrent une solution à toute une gamme de problèmes sociaux et marquent l'institutionnalisation de la charité. De plus, en cette période mercantile, si soucieuse de « mettre tout le monde au travail », l'hôpital général est aussi conçu comme un lieu de production[3]. Toutefois, devant l'échec de l'entreprise, sa vocation s'élargit pour accueillir une clientèle hétérogène, les plus vulnérables de la société : les infirmes, les vieillards, les épileptiques, les prostituées, les enfants abandonnés et les aliénés.

La vocation des hôtels-Dieu est tout autre. Le « pauvre malade » y a sa place, mais cette institution n'est cependant pas réservée qu'au soin du corps : elle le transcende pour rejoindre l'âme[4]. Sa mission est intrinsèquement liée au salut de l'âme et la période d'hospitalisation doit être un temps de grâce, ou du moins de régénération morale. Les hôtels-Dieu sont aussi, il importe de le souligner, des lieux de rédemption pour le personnel soignant[5].

Dans les colonies françaises des Antilles, la fondation d'hôpitaux, qui survient plus tardivement qu'au Canada, est avant tout l'initiative de l'État.

À Saint-Domingue, le 1er août 1698, sur l'ordre des autorités métropolitaines, les religieux de la Charité ouvrent un hôpital de 40 lits au Cap-Français. En 1719, des lettres patentes sont émises pour cette institution et pour la fondation d'une autre à Léogane. Les pères de la Charité en ont la charge et doivent « y exercer l'hospitalité envers les pauvres malades et blessés de sexe masculin, les traiter, panser et médicamenter, et leur faire toutes les opérations de chirurgie nécessaires pour leur entière et parfaite guérison, leur administrer les sacrements, faire le service divin, enterrer les morts par prêtres séculiers ou réguliers ». L'hôpital du Cap-Français compte 35 lits en 1735. En 1732, l'île compte trois hôpitaux : Petit-Goave, Cap-Français et Léogane. Le 22 juin 1751, le transfert de la garnison de Léogane à Port-au-Prince se traduit par la fondation d'un hôpital dans la nouvelle capitale. En 1766, un établissement d'au moins 30 lits est fondé aux Cayes. À partir de 1719, des hôpitaux particuliers ou ambulants sont établis dans différents centres

2. Thomas Mc Keown et R. G. Brown, « Medical Evidence related to English Population Changes in the Eighteenth Century », dans *Population Studies*, vol. IX, n° 2 (novembre 1955), p. 124 ; George Rosen, « The Hospital. Historical Sociology of a Community Institution », dans *From Medical Police to Social Medicine : Essays on the History of Health Care*, New York, Science History Publications, 1974, p. 274-303.

3. Jean Imbert, *Histoire des hôpitaux en France*, Paris, Privat, 1982, p. 167.

4. L'expression « pauvre malade » signifie le pauvre qui est malade.

5. *Ibid.*, p. 205-210.

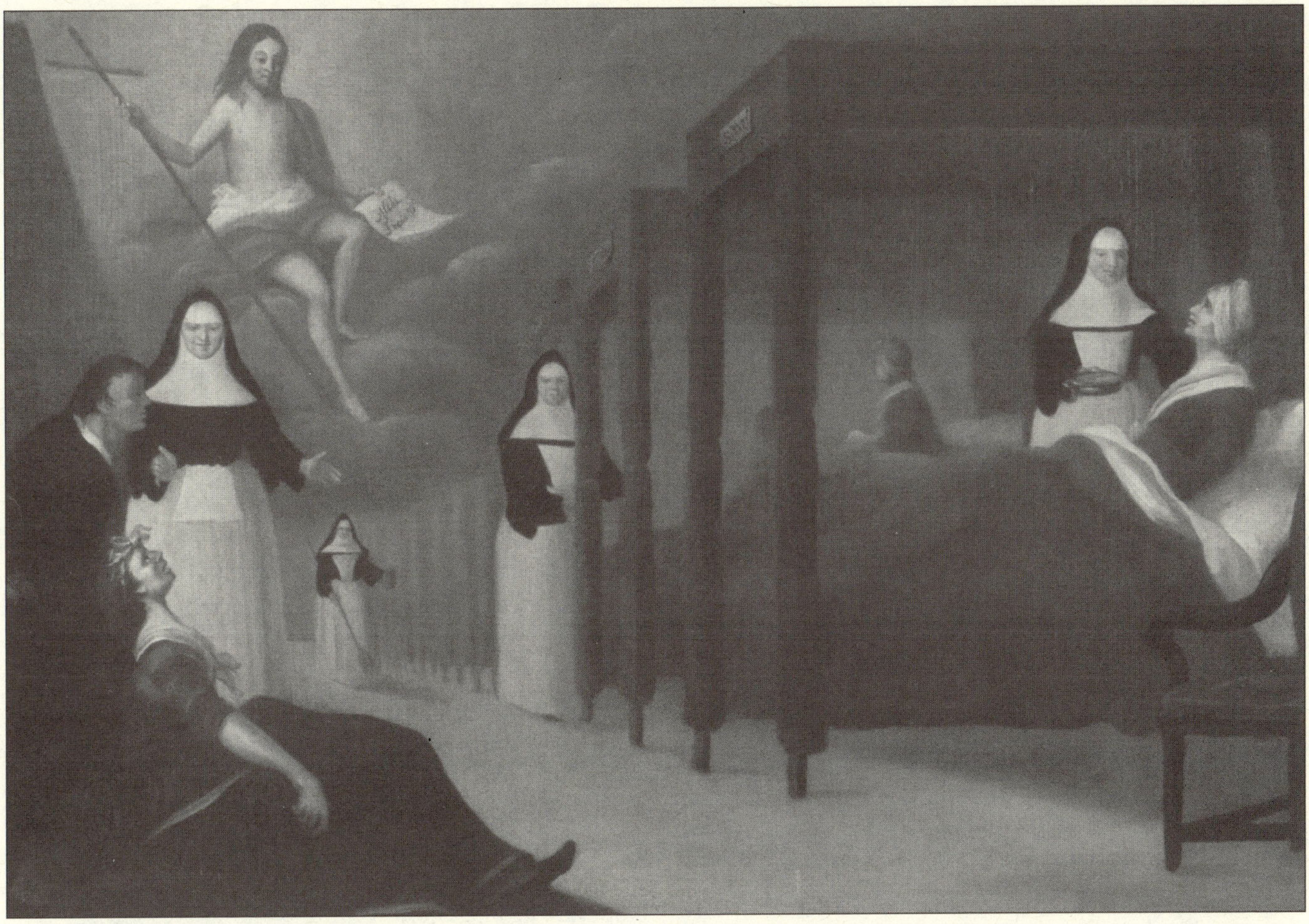

Ex-voto dit « de la salle des femmes » de l'Hôtel-Dieu de Montréal, XVIIIe siècle. Collection des religieuses hospitalières de Saint-Joseph. (Photo Denis Ross)

éloignés de l'île et sont placés sous la responsabilité des chirurgiens-majors.

À la Martinique, un hôpital est érigé vers 1721 à Fort-Royal et placé l'année suivante sous la gouverne des religieux de la Charité. Un autre, au fort Saint-Pierre, est établi avant 1724 et confié aussi aux religieux de la Charité[6].

Un hôpital est réclamé par les autorités acadiennes dès 1688. Le gouverneur Meneval souligne alors qu'un « comancement d'hospital » serait très nécessaire. En mars 1705, le gouverneur Monbeton de Brouillan, reconnaissant qu'une proposition de l'évêque de Québec d'établir un hôpital est pertinente, signale qu'il ne peut « trouver aucun expedient pour survenir à la depense qu'il conviendroit faire pour le bâtir y entretenir et soulager les malades » à moins d'une aide de l'État. À la fin de l'automne de la même année, le lieutenant général de la justice en Acadie, De Goutin, signale que « l'hospital du port Royal est sans aucun fonds pour son entretien ». En 1706, il précise que l'établissement a 25 pieds de long sur 18 pieds de large et qu'il contient « huit lits qui sont tres mauvais parce qu'il n'a rien esté envoyé po cet hospital y a cinq ans ». Port-Royal compte alors environ 570 habitants et la garnison pour l'ensemble de l'Acadie comprend théoriquement 200 militaires. En 1709, une « espèce de peste qui

6. ANOM, Fonds des Colonies, série A, vol. 1, f. 130r., vol. 5, f. 113r., vol. 25, f. 18v., 131r., 151v. et 162r. et vol. 26, f. 31r.; Pierre Pluchon, « La Santé dans les Colonies de l'Ancien Régime », dans Pierre Pluchon, dir., *Histoire des médecins et pharmaciens de marine et des colonies*, Toulouse, Bibliothèque historique Privat, 1985, p. 115-123.

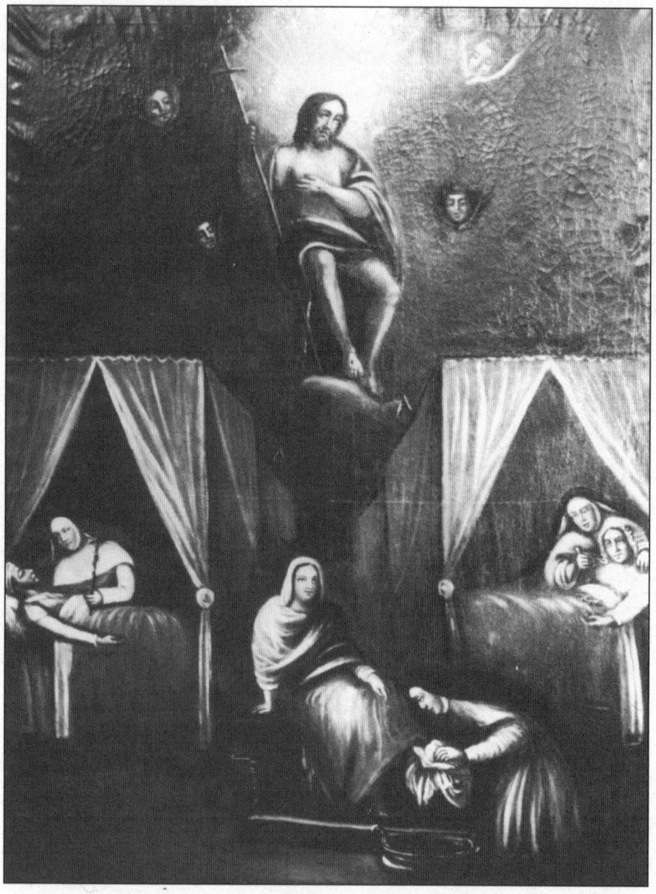

Religieuses soignant à la fois le corps (à droite) et l'âme (à gauche). Le lavement des pieds d'une malade (au centre), geste symbolique, rappelle le geste de Marie-Madeleine envers le Christ. Les Augustines, Thibermont (Neuville-les-Dieppe), France (copie photographique aux Archives du Monastère de l'Hôtel-Dieu de Québec).

se manifestoit par le pourpre » cause la mort d'une cinquantaine de personnes. Le nombre de malades oblige alors les autorités à bâtir un hôpital à la portée de fusil du fort. Sa présence est attestée en 1710, au moment où les Anglais s'emparent des lieux[7].

En 1698, l'établissement d'un hôpital à Plaisance, capitale de la colonie française de Terre-Neuve, est proposé. Le projet se concrétise par la suite puisque, vers 1713, un religieux membre des Récollets de Bretagne prend soin de l'Hôpital de Plaisance[8]. En vertu du traité d'Utrecht signé en 1713, les lieux sont cédés aux Britanniques et les habitants sont évacués vers l'île Royale en 1713-1714.

Pour desservir la colonie naissante, de petits hôpitaux sont aménagés à Port-Dauphin, alors la capitale, et à Louisbourg, le principal lieu de peuplement. En 1714, conformément aux ordres de la Cour et suivant l'usage de Plaisance, le commissaire-ordonnateur Soubras, qui souhaite établir des services hospitaliers financés sur une base solide, exige de chaque bâtiment marchand et de chaque habitant faisant la pêche un quintal de morue par chaloupe[9]. Mais cette mesure suscite une violente opposition et est rapidement abandonnée. Le roi assumera par la suite l'essentiel des coûts. En 1715, le logement qui sert d'hôpital à Louisbourg appartient au roi. Consistant en un simple bâtiment fait de piquets debout couvert d'écorce d'arbres, il mesure 30 pieds de long sur 20 de large. En 1716, le gouvernement français charge les frères de la Charité de l'Ordre de Saint-Jean-de-Dieu de la gestion des hôpitaux de l'île qui doivent recevoir tant les soldats et matelots civils et militaires que les habitants de l'île et les pêcheurs[10]. Établis la même année à Port-Dauphin, les frères hospitaliers s'installent en 1717 à Louisbourg sur un site vite jugé inadéquat. Un nouvel hôpital est alors bâti durant les années 1720 et mis en service en 1730. Deuxième bâtiment de la ville pour sa dimension, l'Hôpital du Roi constitue le plus grand hôpital jamais construit en Nouvelle-France. Bien que ses quatre salles puissent contenir

7. En 1706, le revenu de l'hôpital consiste en amendes et quelques casuels, « ce qui ne va pas a 200 #. On y a attaché la Banlieue du Port Royal qui consiste en quelques boisseaux de bled et en 56 # en argent. Il y a aussi les lots et ventes et le tout ne va pas a plus de 125 # ». R. Cole Harris, dir., *Atlas historique du Canada*, vol. 1 : *Des origines à 1800*, Montréal, Les Presses de l'Université de Montréal, 1987, planche 29 ; Mémoire du Sr de Menneval gouverneur de l'Acadie touchant les affaires de cette province pour l'année 1689, 10 septembre 1688, Ac, série $C^{11}D$, vol. 2, f. 99v. ; Mémoire de M. de Brouillan, 5 mars 1705, AC, Série $C^{11}D$, vol. 5, f. 71r. ; Extraits des lettres de l'Acadie de l'année 1705, Lettre du Sr de Goutin, 4 décembre 1705, AC, série $C^{11}D$, vol. 5, f. 192r. ; Lettre de Mathieu de Goutin, 22 décembre 1706, AC, série $C^{11}D$, vol. 5, f. 290r.-291r. ; Lettre de Daniel d'Auger de Subercase, 7 décembre 1709, AC, série $C^{11}D$, vol. 7, f. 23v.-24v.

8. Mémoire sur les affaires de la Colonie de Plaisance en Terre-Neuve, 1698, ANOM, Fonds des Colonies, série $C^{11}C$, vol. 2, f. 188r-189r. ; Extrait des affaires de Plaisance sur lesquelles il est nécessaire que Monseigneur ait agréable de donner ses ordres, vers 1713, ANOM, Fonds des Colonies, série $C^{11}C$, vol. 7, f. 291v.

9. Règlement pour l'Hôpital de Louisbourg, 24 octobre 1714, ANOM, Fonds des Colonies, série F^3, vol. 50, f. 23r.-25r.

10. Linda M. Hoad, *La chirurgie et les chirurgiens de l'île Royale*, Ottawa, Parcs Canada, 1979, p. 265.

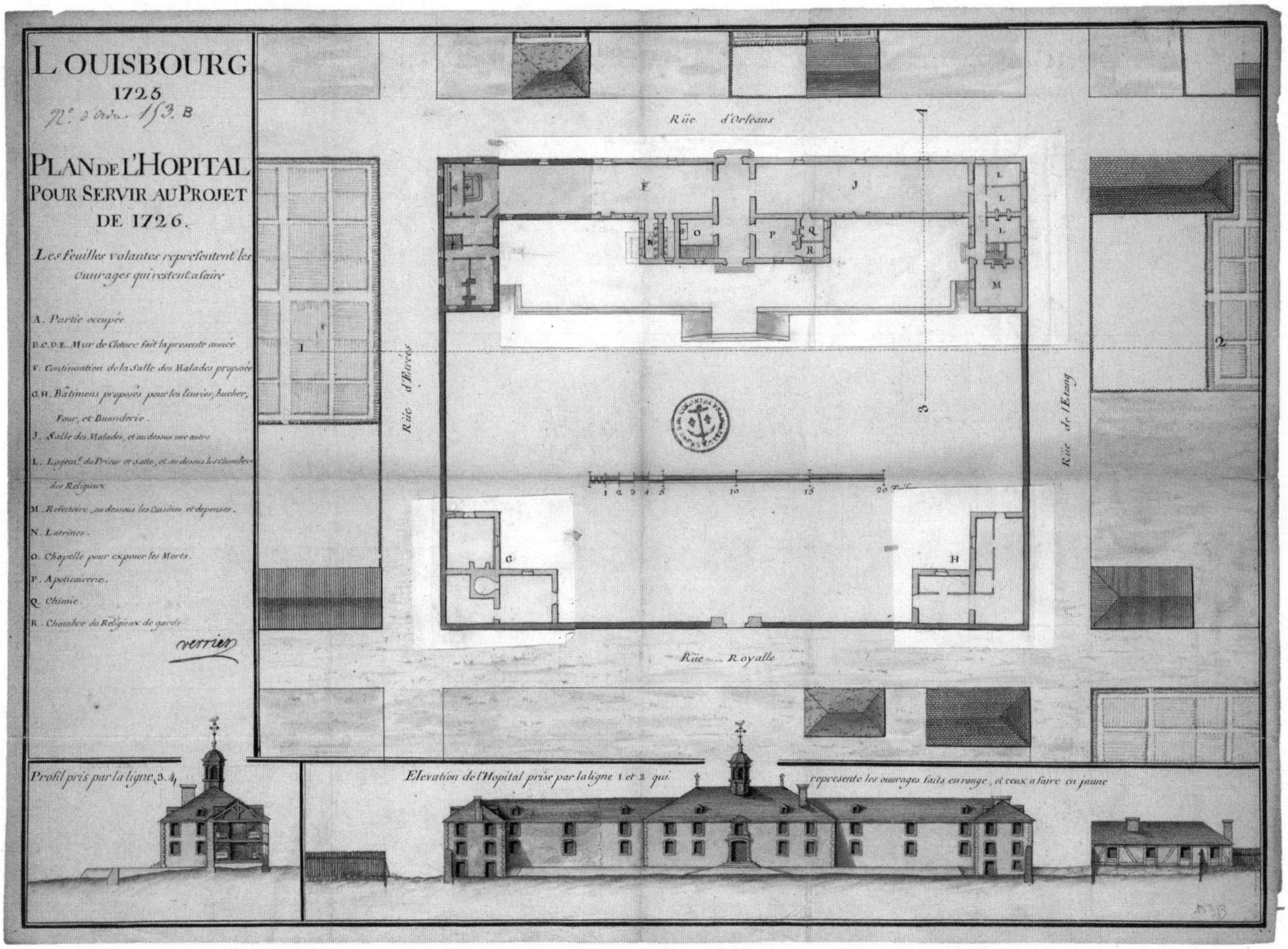

« Plan de l'Hôpital de Louisbourg pour servir au projet de 1726 », dessiné par Verrier, 1725. Archives nationales, France, Fonds des Colonies, Dépôt des fortifications des colonies, n° 153.

35 lits chacune, en 1733, seulement 50 lits et couchettes meublent les lieux. L'hôpital comprend aussi une chapelle, une apothicairerie, un lavoir, une boulangerie, une cuisine et des latrines[11].

Des hôpitaux sont également établis en Louisiane. Ainsi, La Nouvelle-Orléans, fondée en 1718, possède un hôpital dès 1722, sinon avant. En 1726, il est confié aux soins des Ursulines. Un hôpital de 30 lits est établi à La Nouvelle-Orléans. Le roi paie les salaires des chirurgiens-majors, des médecins, des apothicaires, des infirmiers, des cuisiniers et des chapelains. Destiné aux soldats et aux employés du roi, il reçoit aussi les pauvres de la ville jusqu'à l'ouverture de l'Hôpital de la Charité en mai 1736[12].

11. Estimation des maisons du roi qui sont au sud du port de Louisbourg, 19 octobre 1715, ANOM, Fonds des Colonies, série C^{11}B, vol. 1, f. 256r.; Inventaire des maisons du roi à Louisbourg, 30 septembre 1715, ANOM, Fonds des Colonies, série C^{11}B, vol. 1, f. 258r.; Linda M. Hoad, *La chirurgie et les chirurgiens…*, p. 265; A. J. B. Johnston, *Religion in Life at Louisbourg, 1713-1758*, Kingston et Montréal, McGill-Queen's University Press, 1984, p. 26-29, 67-85. Au 1er janvier 1733, il y aurait pour les malades 29 lits à colonnes garnis de rideau de serge verte, 10 lits à colonnes sans rideau, 10 couchettes de bois et 48 paillasses de toile, 48 matelas de laine, 50 traversins et 50 oreillers, 49 robes de chambre vertes. Ces chiffres laissent sous-entendre que l'hôpital comptait alors une cinquantaine de lits. Balance de la recette et dépense des meubles et ustenciles de l'hôpital du roi à Louisbourg pendant l'année 1733, 31 décembre 1733, ANOM, Fonds des Colonies, série C^{11}B, vol. 14, f. 238r-241v.

12. Marcel Giraud, *Histoire de la Louisiane française*, tome IV : *La Louisiane après le système de Law (1721-1723)*, Paris, Presses universitaires de France, 1974, p. 407-411; Stella O'Conner, « The Charity Hospital of Louisiana at New Orleans: An administrative

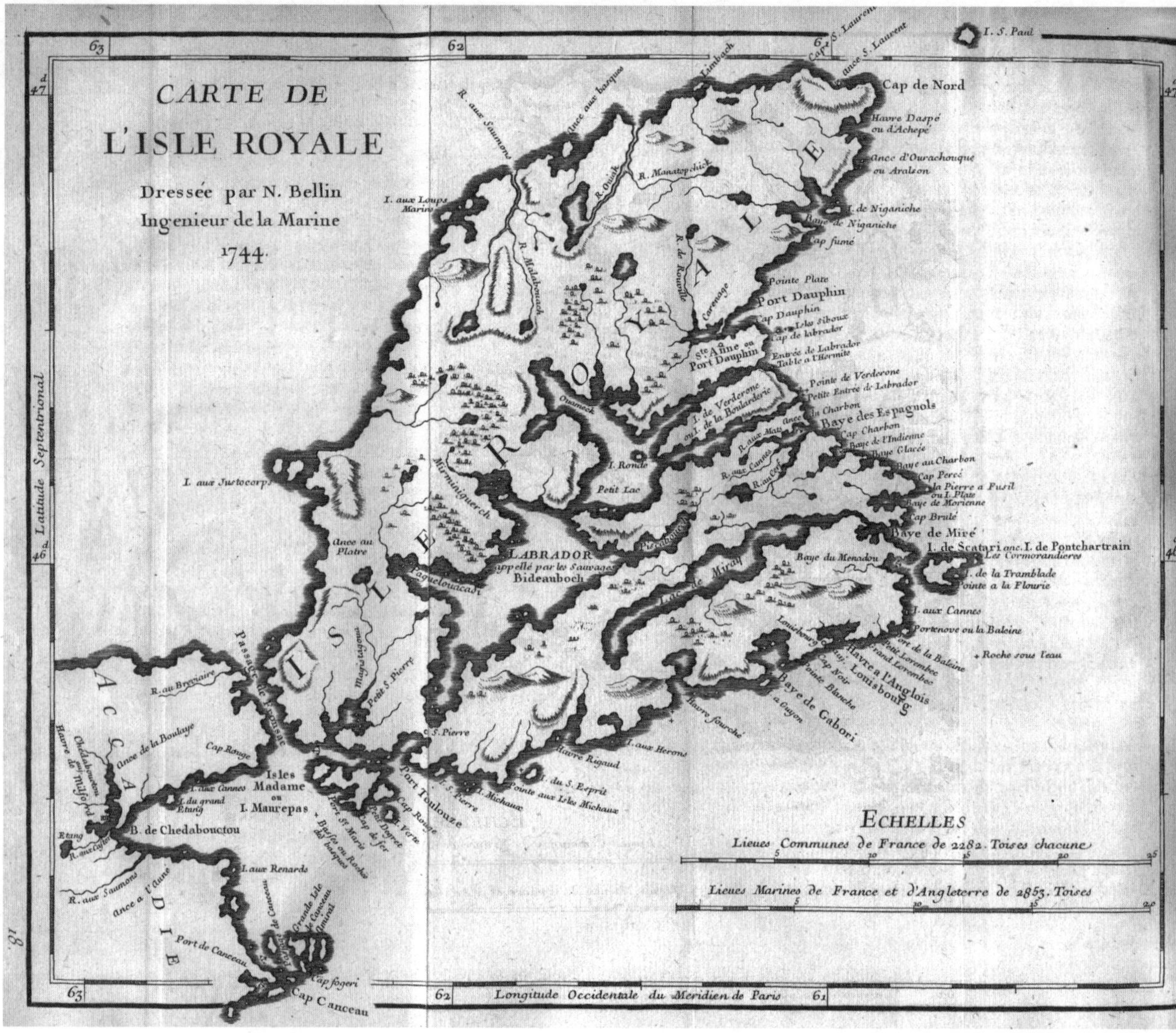

« Carte de L'Isle Royale ». Dressée par N. Bellin Ingenieur de la Marine. 1744, dans Pierre-François-Xavier de Charlevoix, *Histoire et description générale de la Nouvelle France avec le journal historique d'un voyage fait par ordre du Roi dans l'Amérique septentrionnale* [sic], Paris, Nyon, 1744, vol. 2, p. 384-385.

Bien avant les autres colonies françaises, et ce dès la fin du XVIIe siècle, le Canada a déjà mis en place le réseau hospitalier qu'il conservera pendant plus d'un siècle. Ces institutions demeurent essentiellement françaises : leur architecture, leur idéologie et leur fonctionnement sont inspirés d'une tradition hospitalière séculaire. Les règlements et les constitutions des communautés religieuses françaises servent également de soutien à leur action dans la colonie. La Conquête ne modifiera pas cette orientation et aucune nouvelle institution ne sera fondée avant le XIXe siècle.

L'histoire des hôpitaux dans la vallée du Saint-Laurent débute en 1639 avec l'arrivée de trois Hospitalières de la Miséricorde de Jésus et la fondation d'un premier hôtel-Dieu à Québec. Ces religieuses viennent de l'Hôtel-Dieu de Dieppe, fondé au VIIIe ou IXe siècle, que cette communauté avait pris en charge au XIIe siècle. Madame de Combalet, nièce de Richelieu et duchesse d'Aiguillon, est la fondatrice de ce nouvel hôpital qu'elle souhaite au service des

and financial history, 1736-1941 », dans *The Louisiana Historical Quarterly*, vol. 31, nº 1 (janvier 1948), p. 5-109.

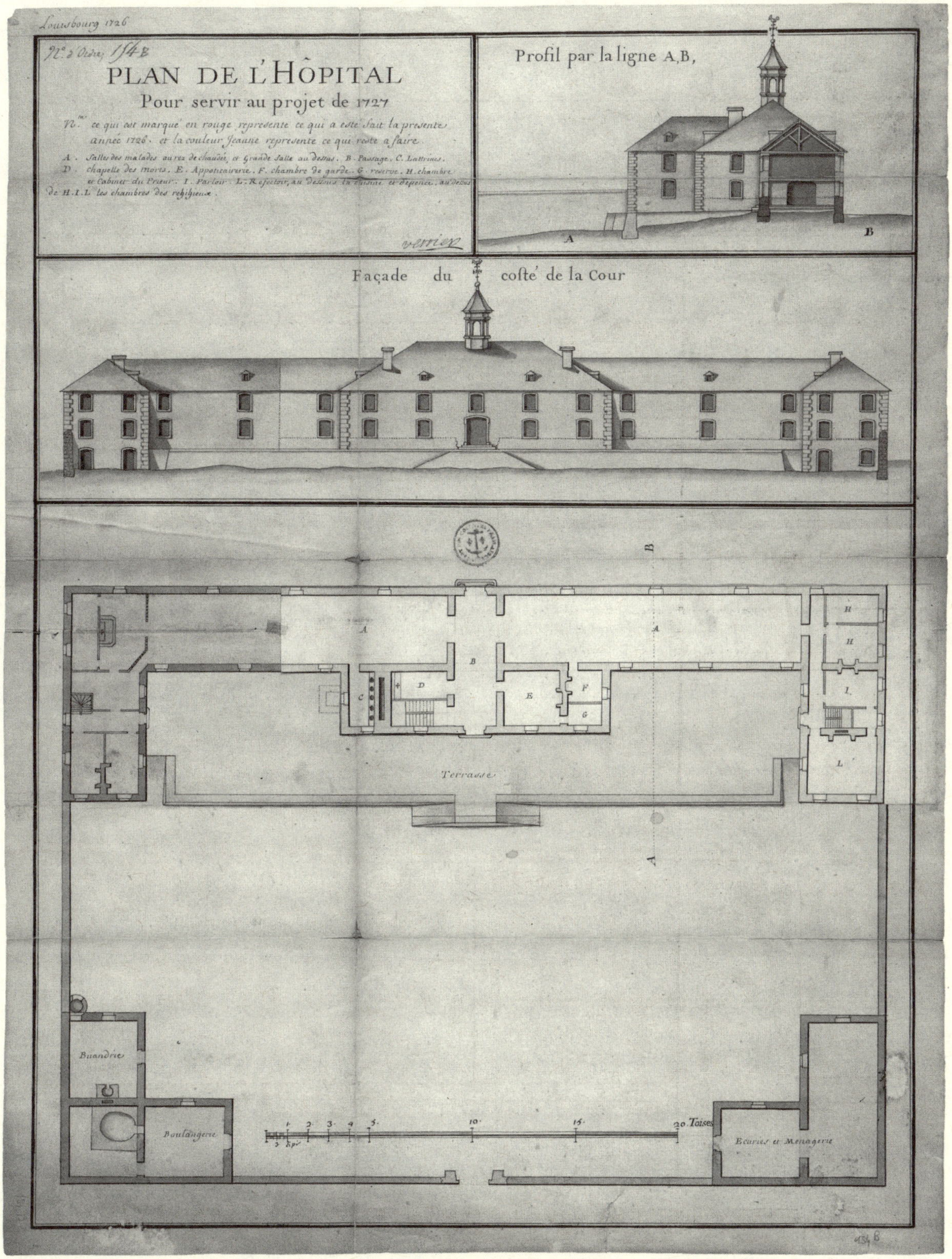

« Plan de l'Hopital [de Louisbourg] pour servir au projet de 1727 », dessiné par Verrier, 1726. Archives nationales, France, Fonds des Colonies, Dépôt des fortifications des colonies, nº 154.

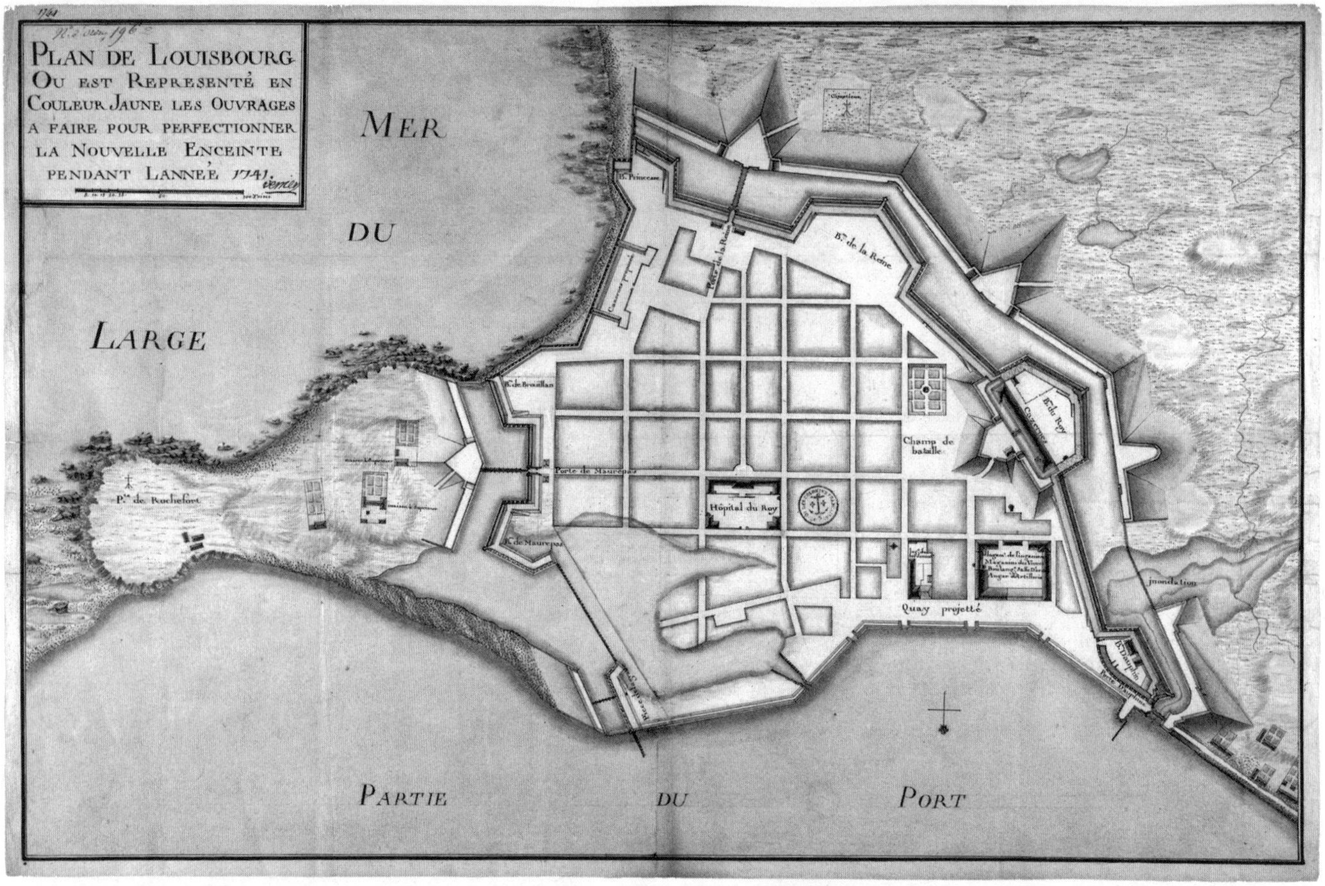

L'hôpital occupe une position centrale dans la ville de Louisbourg et son architecture est monumentale. « Plan de Louisbourg, où sont représentés en couleur jaune les ouvrages à faire pour perfectionner la nouvelle enceinte pendant l'année 1741 ». Signé Verrier. Archives nationales, France, Fonds des Colonies, Dépôt des fortifications des colonies, n° 196.

Amérindiens, « afin de contribuer à leur conversion et à leur salut[13] ». Dans cet esprit d'évangélisation, les Hospitalières s'établissent d'abord à Sillery, au cœur de la réserve créée par les Jésuites. Leur séjour sera de courte durée, puisque la mission est bientôt désertée en raison du conflit qui s'intensifie entre les Français et les nations iroquoises. En 1644, les religieuses gagnent Québec et cette année marque le début des travaux de construction de l'Hôtel-Dieu. Détourné de sa vocation première, l'Hôtel-Dieu n'accueille plus qu'une rare clientèle autochtone qui représente moins de 4 % des admissions à la fin du XVIIe siècle et moins de 1 % en 1744[14].

Grâce au soutien financier de madame de Bullion, un hôtel-Dieu est également érigé à Montréal. Fondé par Jeanne Mance, un « petit Hospital » est établi dans le fort dès la fondation de Montréal en 1642, mais la construction d'un bâtiment particulier ne débute qu'en 1644[15]. Des Hospitalières de

13. Jeanne-Françoise Juchereau de Saint-Ignace et Marie-Andrée Duplessis de Sainte-Hélène, *Les Annales de l'Hôtel-Dieu de Québec, 1636-1716*, Québec, Hôtel-Dieu de Québec, 1939, p. XX.

14. François Rousseau, *La croix et le scalpel. Histoire des Augustines et de l'Hôtel-Dieu de Québec*, tome I : *1639-1892*, Sillery, Septentrion, 1989, p. 70-84 ; François Rousseau, *L'Œuvre de chère en Nouvelle-France. Le régime des malades à l'Hôtel-Dieu de Québec*, Québec, Presses de l'Université Laval, 1983, p. 15-29 ; François Rousseau, « Hôpital et société en Nouvelle-France : l'Hôtel-Dieu de Québec à la fin du XVIIe siècle », dans *Revue d'histoire de l'Amérique française*, vol. 31, n° 1 (juin 1977), p. 29-30.

15. Robert Lahaise, « L'Hôtel-Dieu du Vieux-Montréal », dans Michel Allard, Robert Lahaise, Édouard Desjardins et autres, *L'Hôtel-Dieu*

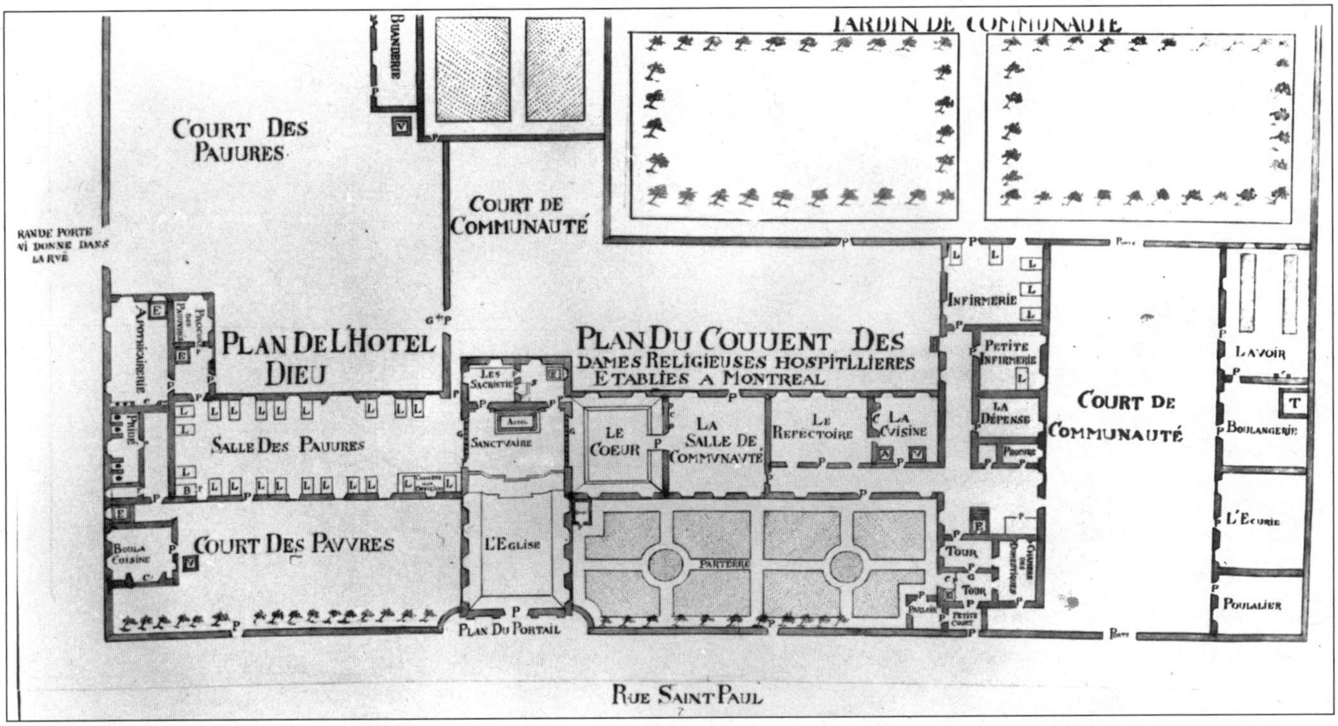

Extrait d'un plan de l'Hôtel-Dieu de Montréal qui aurait été fait après l'incendie de 1695. Attribué à Gédéon de Catalogne (copie dans la collection des religieuses hospitalières de Saint-Joseph d'après un original conservé à l'Hôtel-Dieu de Saint-Joseph, La Flèche, France).

La Flèche le prennent en charge en 1659. En 1701, l'Hôtel-Dieu de Montréal comprend 27 religieuses et entretient journellement 35 à 40 malades tant soldats qu'habitants[16]. En 1734, le personnel comprend quarante religieuses et six domestiques. Les malades sont alors « communement au nombre de 35 ou 40 des deux Sexes et la plûpart Sont traittés gratuitement[17] ». L'histoire de cette institution est cependant jalonnée de nombreux incendies qui, aux XVIIe et XVIIIe siècles, nécessitent sa reconstruction à plusieurs reprises.

Le soutien financier de l'évêque de Québec permet aux Ursulines de fonder, en 1697, un hôtel-Dieu à Trois-Rivières. L'établissement doit être pourvu d'au moins six lits[18]. Les religieuses, qui ont perdu six des leurs au cours d'une épidémie survenue durant l'hiver 1749-1750, demandent aux autorités coloniales leur consentement pour cesser d'« Exercer L'hospitalité ». L'intendant Bigot croit cependant que neuf religieuses devraient « suffire pour un aussi petit hôpital, n'y ayant qu'une chambre de dix Lits[19] ». En 1752, un incendie détruisit entièrement l'hôpital qui fut reconstruit par la suite[20]. À la fin du XVIIIe siècle, le voyageur Isaac Weld note que cet établissement comprend deux salles contenant

de Montréal (1642-1973), Montréal, Hurtubise HMH, 1973, p. 13-19 ; Robert Lahaise, *Les édifices conventuels du Vieux Montréal. Aspects ethno-historiques*, LaSalle, Hurtubise HMH, 1980, p. 29-35.

16. État des biens et revenus de l'Hôtel-Dieu de Montréal, 6 octobre 1701, ANOM, Fonds des Colonies, série C11A, vol. 106, f. 45r.-45v. ; État des charges et besoins des religieuses hospitalières de Montréal, 24 septembre 1701, ANOM, Fonds des Colonies, série C11A, vol. 106, f. 42r.-43v.
17. Mémoire pour servir a connoitre la situation ou se trouve la Communauté et l'hopital des Religieuses hospitalieres de Montreal, 7 septembre 1734, ANOM, Fonds des Colonies, série C11A, vol. 61, f. 146r-148v.
18. Fondation d'un hopital a la ville des trois rivieres par mr L Evesque de quebec, 8 octobre 1697, ANOM, Fonds des Colonies, série F5A, vol. 2, f. 184r-195r.
19. Lettre de Bigot au ministre, 24 octobre 1750, ANOM, Fonds des Colonies, série C11A, vol. 107, f. 39r-40v.
20. L'évêque de Québec, monseigneur de Pontbriand, se serait endetté de plus de 25 000 livres pour le rétablissement de cet hôpital. Lettre de Pierre de La Rue, abbé de L'Isle-Dieu, au ministre, 6 mai 1754, ANOM, Fonds des Colonies, série C11A, vol 99, f. 440r-441v.

Extrait d'un plan de l'Hôtel-Dieu de Montréal qui aurait été fait après l'incendie de 1695. Attribué à Gédéon de Catalogne (copie dans la collection des religieuses hospitalières de Saint-Joseph d'après un original conservé à l'Hôtel-Dieu de Saint-Joseph, La Flèche, France).

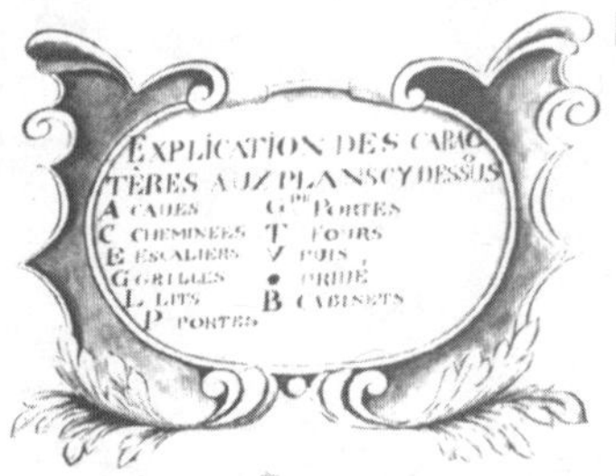

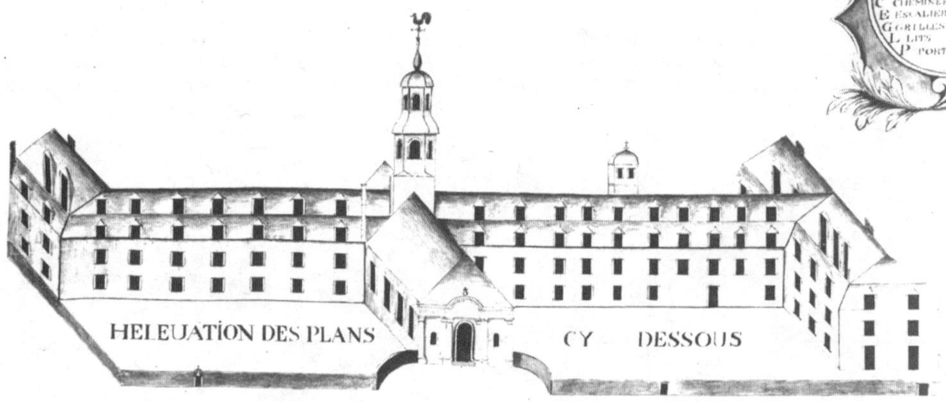

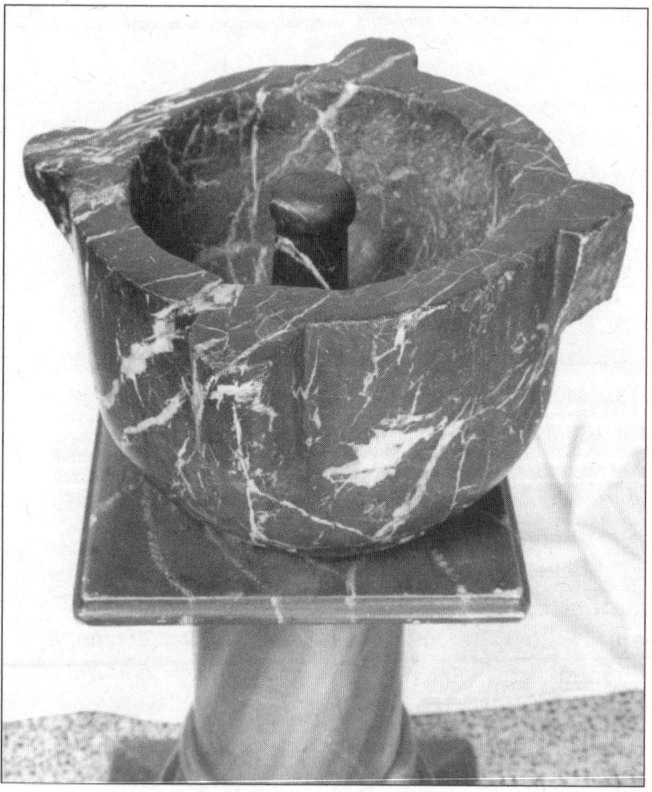

Mortier dit de Jeanne Mance. Collection des religieuses hospitalières de Saint-Joseph, 984x380a, 984x380b et 983x1177. (Photo Denis Ross)

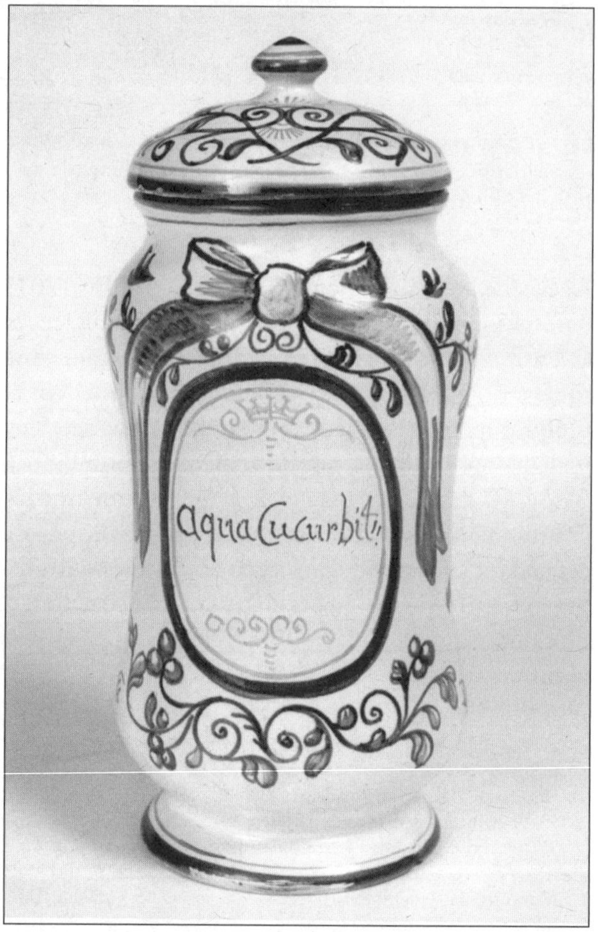

Pot canon de faïence ayant servi à conserver de l'eau de citrouille, XVIIIe siècle. Collection des religieuses hospitalières de Saint-Joseph. (Photo Denis Ross)

chacune douze ou quatorze lits « très bons et tenus très proprement[21] ».

La création des hôpitaux généraux en Nouvelle-France est la réponse aux problèmes que posent également le vagabondage, la mendicité et les démunis de toutes sortes. En 1688, les Canadiens traversent une période difficile. Depuis le début de la décennie, la guerre avec les Iroquois, les épidémies, la baisse de la traite des fourrures et les mauvaises récoltes contribuent à accroître le nombre de pauvres et de nécessiteux. Dans le but d'éliminer la mendicité, le Conseil souverain institue un bureau des pauvres à Québec, à Trois-Rivières et à Montréal et donne ainsi naissance au premier système d'assistance publique au pays. Principalement administrés par des laïcs, les bureaux des pauvres s'inspirent des bourses des pauvres établies en France dès le XVIe siècle. Tant en France qu'au Canada, deux grandes préoccupations guident l'action de ces institutions. D'une part, il s'agit de secourir les nécessiteux sur une base paroissiale et, d'autre part, de décourager la mendicité et l'aumône manuelle[22]. Pour parvenir à ces objectifs, des dons en argent ou en nature sont faits aux plus démunis ou un travail leur est procuré. À Québec, du moins, l'organisme fonctionne jusqu'à son remplacement par un hôpital général en 1692. Les administrateurs des deux institutions sont les mêmes, à une exception près. Six ans plus tard, le Conseil souverain rétablit les bureaux des pauvres. Si les hôpitaux généraux s'avèrent essentiels pour le soin des malades chroniques, des infirmes et des personnes âgées, ils ne conviennent guère cependant aux autres catégories de nécessiteux et ne contribuent en rien à réduire la mendicité. Le procureur général Ruette d'Auteuil considère même que ces établissements encouragent la fainéantise. Des bureaux des pauvres réapparaissent dans les centres urbains, notamment à Montréal, et dans au moins une paroisse rurale, celle de Sainte-Famille sur l'île d'Orléans. Toutefois, pour des raisons qui demeurent inconnues, cette forme d'assistance publique prend fin avec le XVIIe siècle[23].

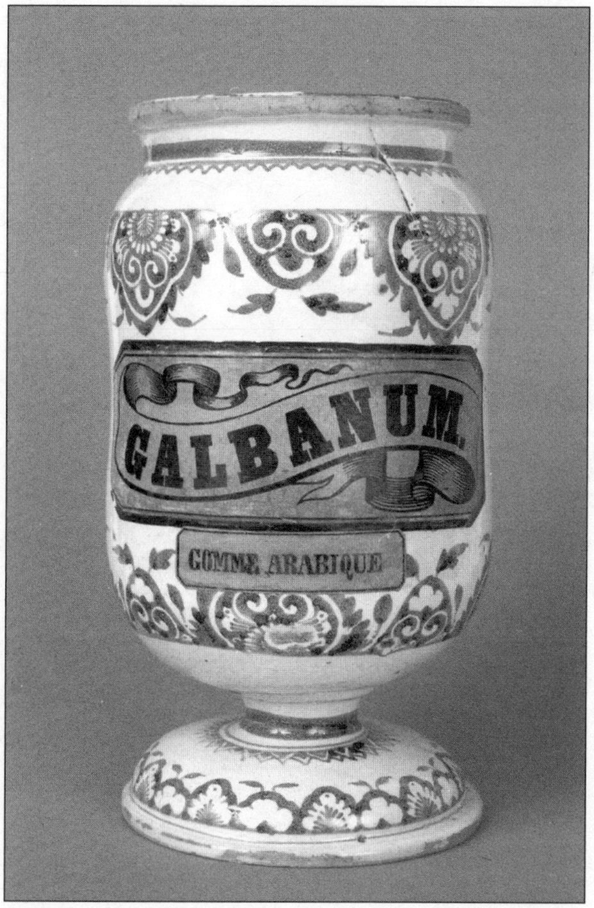

Pot canon utilisé par les religieuses de l'Hôpital général de Québec. L'étiquette collée est du XIXe siècle. Musée de l'Hôpital général de Québec. (Photo Denis Ross)

L'Hôpital général de Montréal est fondé en 1692 par le marchand François Charon de la Barre et ses associés[24]. Selon les lettres patentes du roi du 15 avril 1694, le but de l'institution est de retirer

21. Isaac Weld, *Voyage au Canada dans les années 1795, 1796 et 1797*, Paris, Chez Gérard, XI, vol. 2, p. 169-170.

22. Christine Chapalain-Nougaret, *Misère et assistance dans le pays de Rennes au XVIIIe siècle*, Nantes, Cid Éditions, 1989, p. 256-258, 357-372 ; Benoît Garnot, *Les villes en France aux XVIe, XVIIe et XVIIIe siècles*, Gap et Paris, Éditions Ophrys, 1989, p. 43-44.

23. Rénald Lessard, « Le Bureau des Pauvres de Sainte-Famille île d'Orléans (1698-1700) », dans *Cap-aux-Diamants*, vol. 3, n° 3 (automne 1987), p. 65 ; André Lachance, « Le Bureau des Pauvres de Montréal, 1698-1700 : contribution à l'étude de la société montréalaise de la fin du XVIIe siècle », dans *Histoire sociale*, vol. 1, n° 4 (novembre 1969), p. 99-110.

24. É.-Z. Massicotte, « Inventaire des documents et des imprimés concernant la communauté des Frères Charon et l'Hôpital Général de Montréal sous le Régime français, par É.-Z. Massicotte, archiviste en chef du Palais de justice de Montréal », dans *Rapport de l'archiviste de la province de Québec pour 1923-1924*, Québec, Ls-A. Proulx, 1924, p. 163-201.

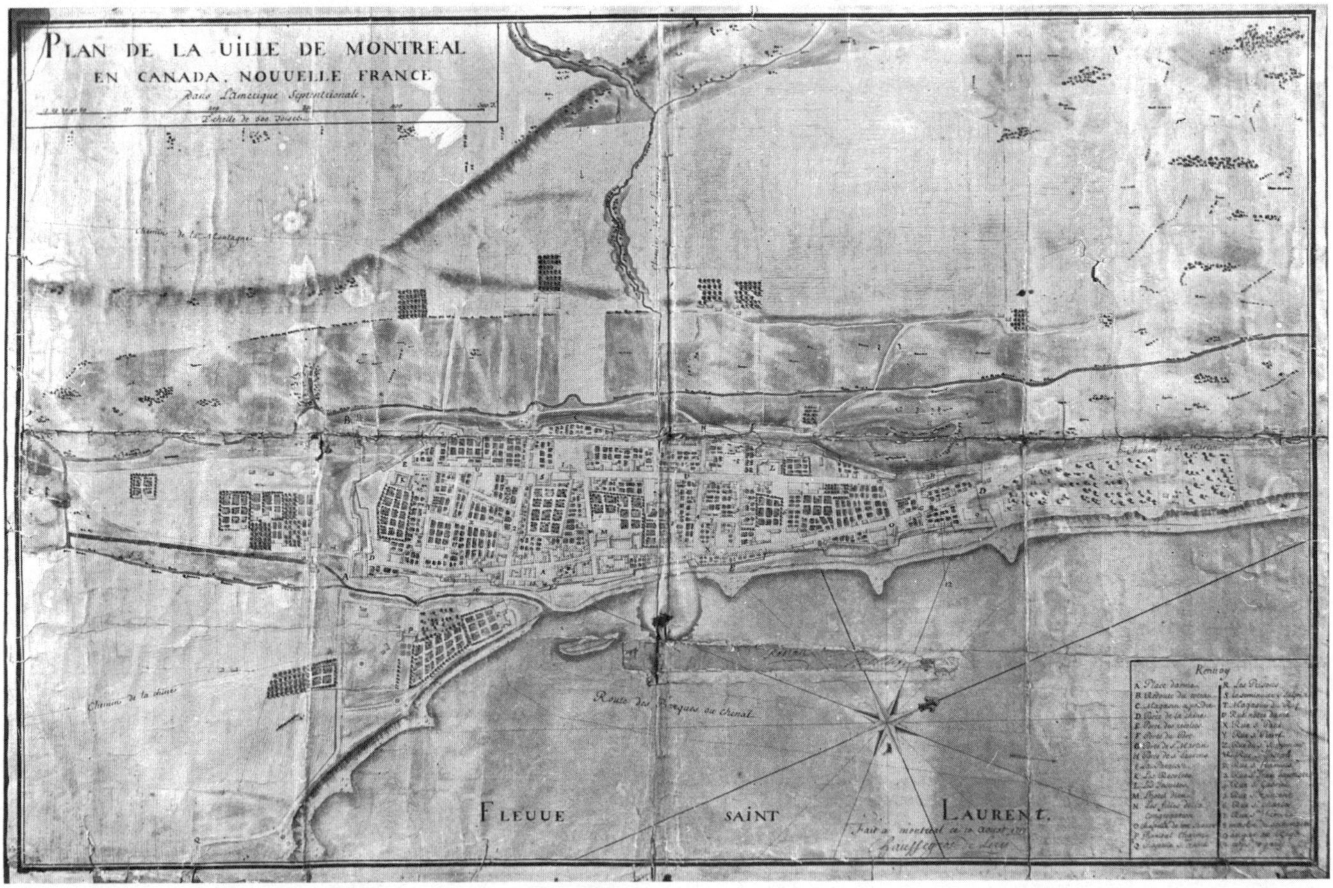

« Plan de Montréal en Canada, Nouvelle France dans L Amerique Septentrionale », 10 août 1717. Dessiné par Chaussegros de Léry. L'Hôtel-Dieu y occupe une place centrale (M) et, à l'opposé, l'Hôpital des frères Charron (P) est situé en dehors de la ville. BAnQ-Q, P600,S4,SS2,B941_Montréal_1717.

« les pauvres Enfans orphelins, Estropiez, viellards, infirmes et autres necessiteux » de sexe masculin « pour y Estre Logés, nourris et Secourus dans leurs Besoins, les occuper dans les ouvrages qui leur seront convenables, faire apprendre des mettiers auxdits Enfans et leur donner la meilleure Education que faire se poura[25] ». D'abord administré par des Hospitaliers connus sous le nom de « Frères Charon », l'Hôpital général de Montréal est pris en charge en 1747 par madame D'Youville et les sœurs grises[26].

En 1692, le roi accorde des lettres patentes pour l'érection d'un hôpital général à Québec[27]. Si l'évêque de Québec assure l'assise financière de l'institution, sa gestion est plutôt confiée à des directeurs et à des administrateurs majoritairement laïques. Toutefois, six ans plus tard, l'évêque prend le contrôle de l'établissement.

Dès 1693, des Hospitalières de l'Hôtel-Dieu de Québec s'occupent de l'hôpital. Six ans plus tard, elles forment leur propre communauté. L'institution est complétée par un asile pour les femmes aliénées en 1717 et par un second asile, pour les hommes,

25. Lettres Patentes du Roi pour l'établissement d'un Hôpital général à Ville-Marie (Montréal), 15 avril 1694, BAnQ-Q, TP1,S36,P351, Insinuations, vol. B, f. 114v-115.

26. Albertine Ferland-Angers, *Mère d'Youville Première Fondatrice Canadienne*, Montréal, Beauchemin limitée, 1945, p. 51-96.

27. Sur l'Hôpital général de Québec, voir Micheline D'Allaire, *L'Hôpital-Général de Québec (1692-1764)*, Montréal, Fides, 1971. 251 p., et Helena O'Reilly, dite Saint-Félix, *Monseigneur de Saint-Vallier et l'Hôpital Général de Québec : histoire du monastère de Notre-Dame-des-Anges*, Québec, C. Darveau, 1882, 743 p.

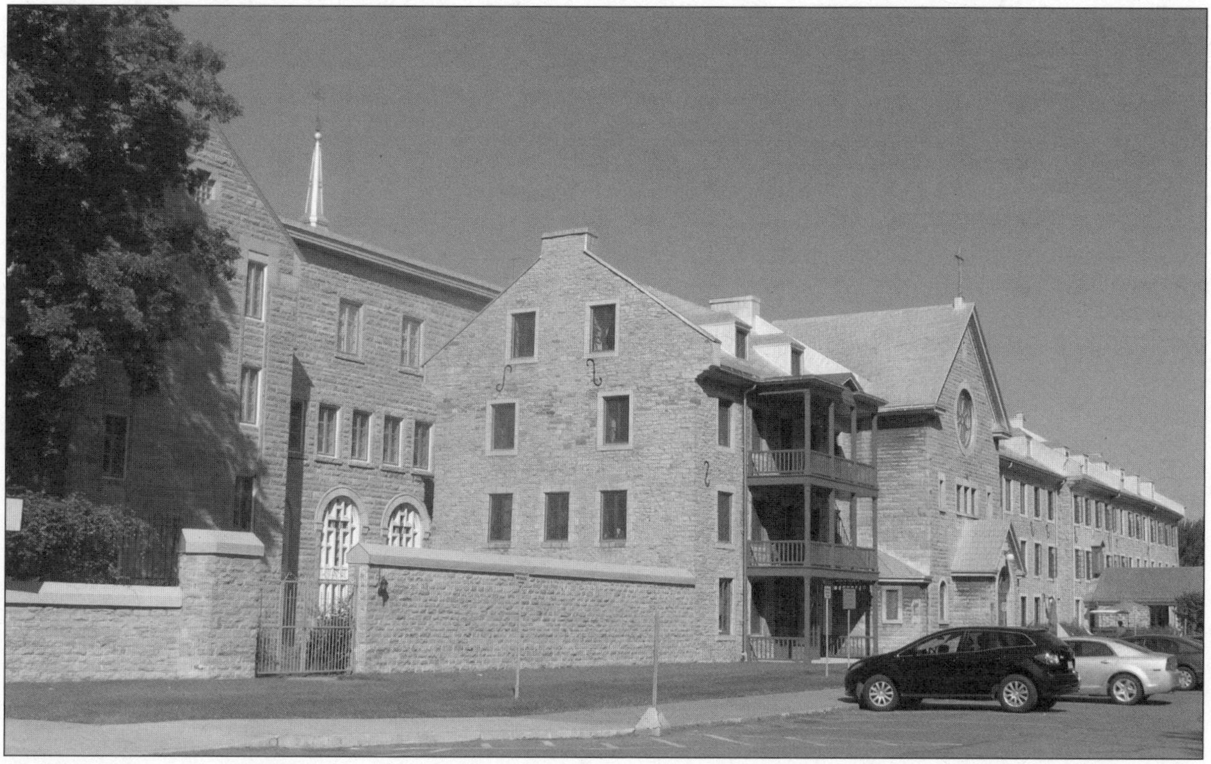

L'Hôpital général de Québec est le seul hôpital fondé à l'époque de la Nouvelle-France a n'avoir pas subi d'incendie. (Photo Rénald Lessard)

en 1722. Un logement réservé aux femmes « pécheresses » sera par la suite ajouté, en même temps que l'hôpital se transforme en « Hôtel des Invalides » pour accueillir les soldats infirmes ou impotents qui versent leur demi-solde en paiement. Une nouvelle aile est construite en 1738 pour les héberger[28]. En 1736, cette institution compte 23 religieuses de chœur, 8 converses, 43 invalides des deux sexes et 10 « insensés[29] ». L'Hôpital général, contrairement à l'Hôtel-Dieu, reçoit une clientèle hétérogène, qui regroupe, à la fin du Régime français, « (des) Invalides, (des) infirmes, des vieillards, des estropiés de l'un et l'autre sexe, des fous, des folles, des filles et des femmes de mauvaise vie[30] ».

Enfin, à l'automne 1757, l'intendant Bigot ordonne la construction d'un hôpital de marine dans la seigneurie de Lauzon, en face de la rade de Québec[31]. Un habitant du lieu est alors chargé de commencer les fondations et de veiller aux approvisionnements en matériaux. Toutefois, sur les recommandations de l'ingénieur Pontleroy, l'attribution des travaux est modifiée et la construction devait être offerte par adjudication au plus bas soumissionnaire. Des plans et devis sont alors réalisés mais, puisqu'aucun entrepreneur ne s'est présenté, l'ingénieur s'entend finalement avec un ouvrier qui accepte de se conformer au devis. En avril 1758, les travaux n'attendent que l'arrivée de vivres pour débuter. Nous ne savons pas si ce projet s'est concrétisé mais, si c'est le cas, l'hôpital n'a pas survécu à la Conquête.

28. John Hare, Marc Lafrance et David-Thiery Ruddel, *Histoire de la ville de Québec 1608-1871*, Montréal, Boréal et Musée canadien des civilisations, 1987, p. 94.
29. Lettre de Beauharnois et Hocquart au ministre, 6 octobre 1736, ANOM, Fonds des Colonies, série C[11]A, vol. 107, f. 394r-394v.
30. Memoire Concernant Le retablissement De Lhotel dieu de Quebec, c. 1755, AMHDQ, Mémoires : Projets d'agrandissement et de rétablissement avant et après l'incendie de 1755, 1730-1758, T. 2, C. 96, nº 4.
31. Lettre de Pontleroy au ministre, 24 avril 1758, ANOM, Fonds des Colonies, série C[11]A, vol. 103, f. 395r.-396r.

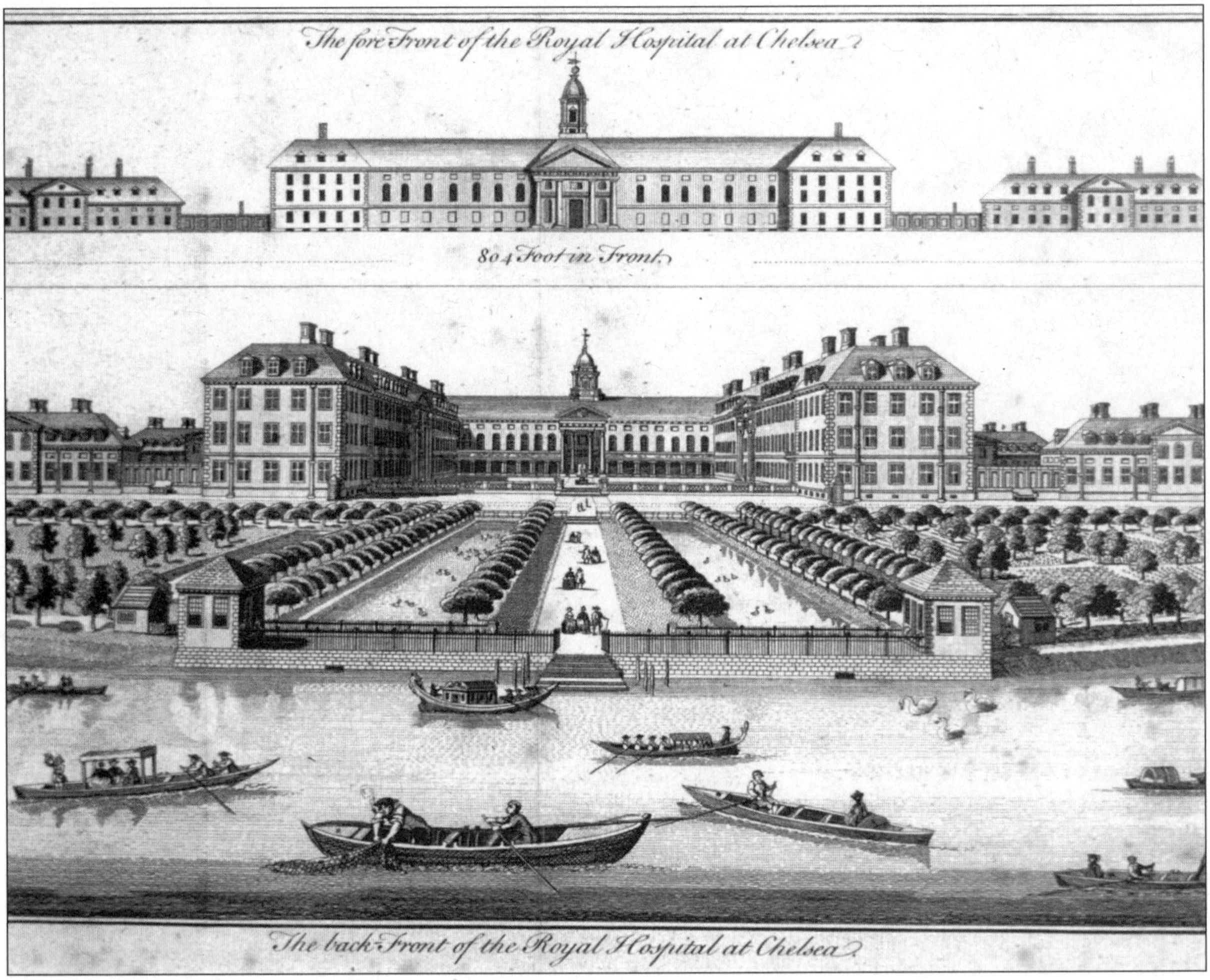

L'Hôpital royal de Chelsea (Londres, Angleterre) est un hispice fondé par un décret de Charles II autorisant sa construction le 22 décembre 1681, afin de pourvoir aux besoins des soldats âgés ou victimes de blessures de guerre. Christopher Wren qui fut chargé de dessiner et de diriger les travaux s'inspira de l'Hôtel des Invalides à Paris. L'Hôpital royal de Chelsea est un hospice pour les anciens combattants. The forefront of the Royal Hospital at Chelsea … 804 foot [sic] in front … The back front of the Royal Hospital at Chelsea, XVIIIe siècle. Gravé par B. Cole. The National Library of Medicine, Collection Images from the History of Medicine (NLM), C02695.

Pour quiconque s'intéresse à la vie hospitalière au Canada aux XVIIe et XVIIIe siècles, la documentation sur les hôpitaux, et en particulier sur les hôtels-Dieu, est de qualité variable suivant les institutions et les périodes. En fonction de la richesse des archives, il s'est avéré possible de dresser le portrait d'un maillon de ce réseau hospitalier, réseau essentiellement urbain et entièrement administré par des communautés religieuses. Ce maillon, en l'occurrence l'Hôtel-Dieu de Québec tel qu'il apparaissait au milieu du XVIIIe, rassemble tous les éléments, sur les plans architectural, administratif ou idéologique, qui caractérisent les hôpitaux de cette période. Institution issue de la charité chrétienne, l'hôpital se veut au service du corps et de l'âme.

Une abondante documentation est donc mise à contribution : les livres de comptes, les factures, les registres d'admission des malades, les inventaires, les testaments, les recensements, les bordereaux des recettes et dépenses du gouvernement et la correspondance de la supérieure auxquels il convient d'ajouter les *Annales* de l'institution, les cartes et plans et les riches descriptions que nous a laissées le voyageur suédois Pehr Kalm en 1749. Parmi ces sources

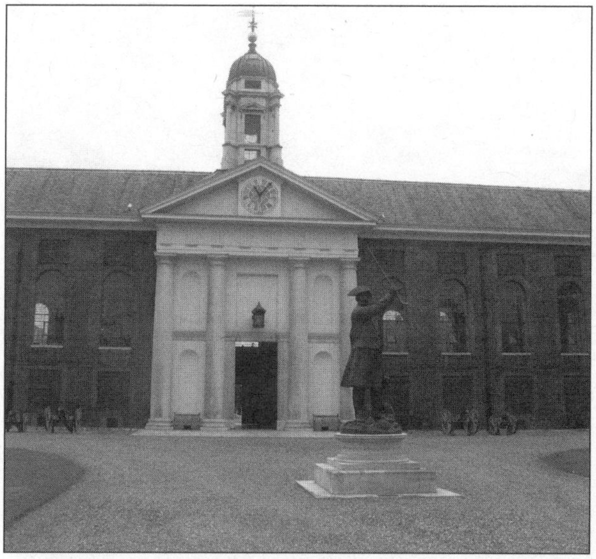

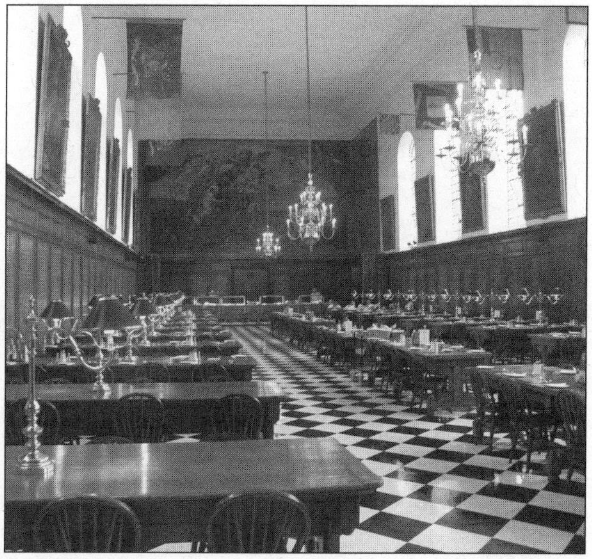

L'Hôpital royal de Chelsea (Londres, Angleterre) reçoit encore des soldats invalides, 2006. (Photos Rénald Lessard)

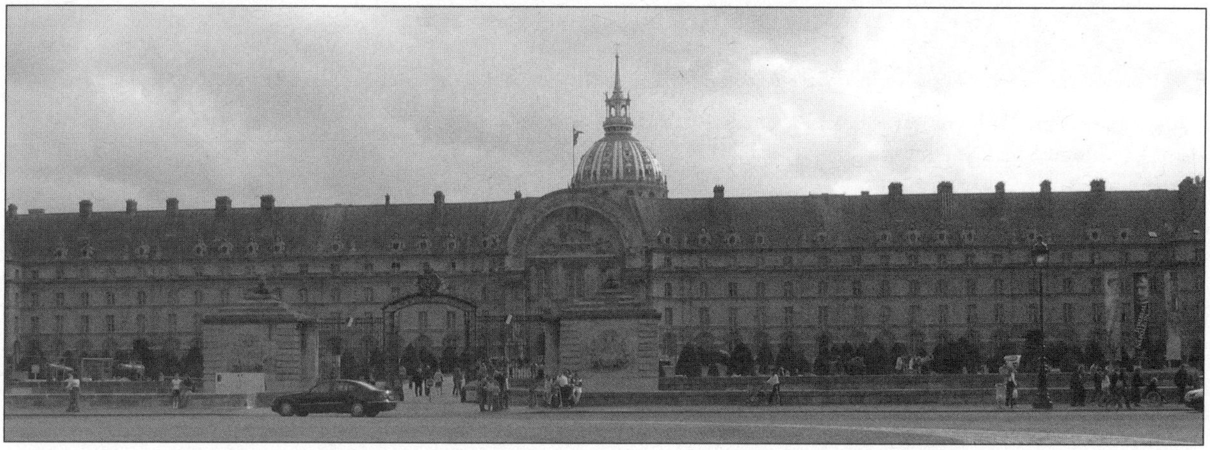

En 1670, Louis XIV décide de faire construire un bâtiment susceptible d'abriter ses soldats invalides ou trop âgés pour servir. Il confie son projet au secrétaire d'État à la Guerre, Louvois, qui choisit l'architecte Libéral Bruant pour la construction de l'hôtel. Ce projet s'inscrit dans le courant charitable et social du XVIIe siècle et l'Hôtel des Invalides devient un exemple pour bien d'autres pays européens. Hôpital des Invalides (Paris), 2005. (Photos Rénald Lessard)

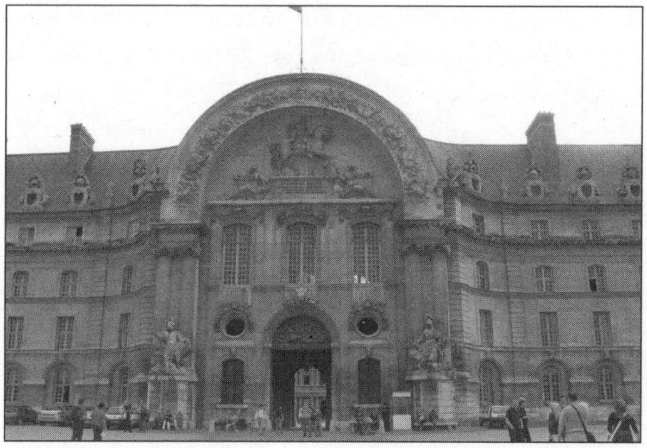

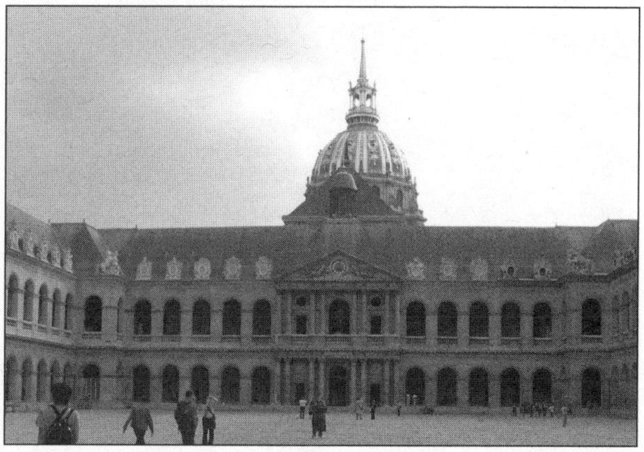

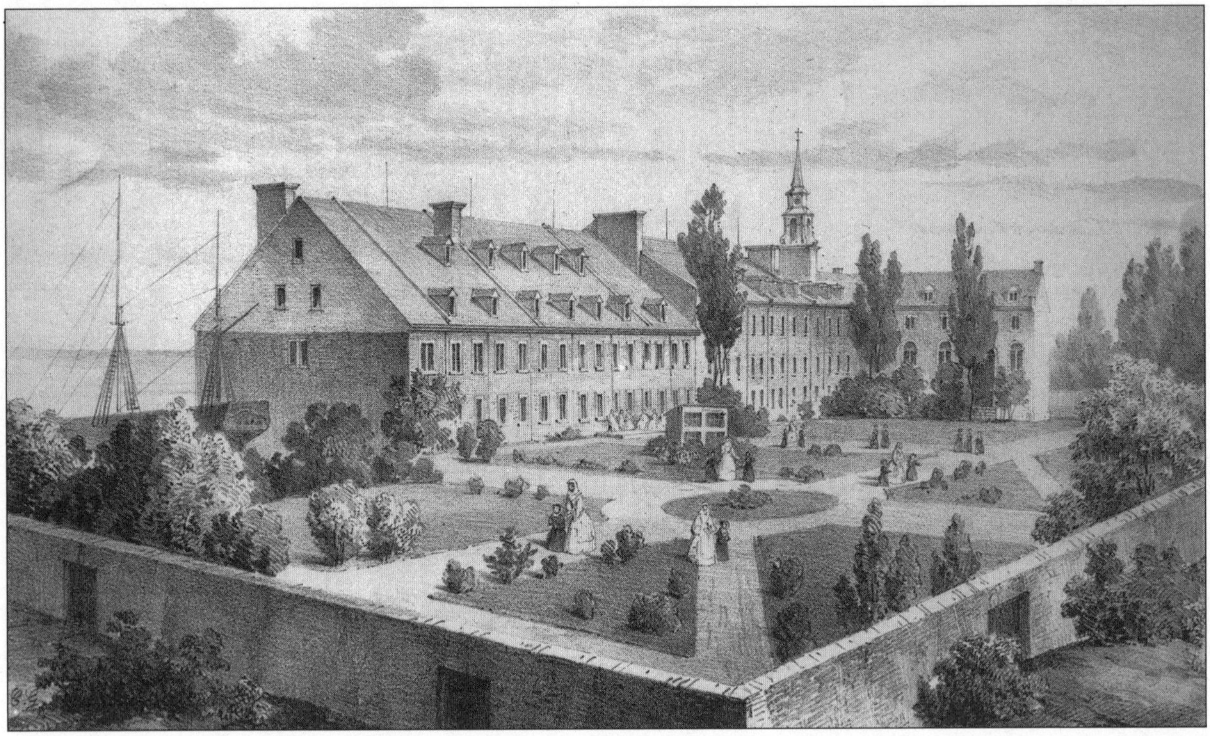

Vue du monastère de l'Hôpital général de Québec, à Notre-Dame-des-Anges, vers 1850. Grégoire et Deneux; Mauvin. BAnQ-Q, P600,S5,PLN43.

figurent aussi les *Règles et Constitutions*, de même que les *Coutumiers* des Hospitalières, qui régissent à la fois la vie monastique et la vie hospitalière[32].

L'Hôtel-Dieu de Québec au milieu du XVIIIe siècle

Au XVIIIe siècle, l'Hôtel-Dieu de Québec offre aux voyageurs l'image d'un établissement presque autonome, une ville dans la ville. Derrière ses murs, s'animent deux univers ayant chacun leur autonomie. D'une part, on retrouve l'hôpital et, d'autre part, le couvent. À la fois indépendante et tributaire de la ville, cette institution ne peut se définir sans une description de son environnement. Le site même de l'Hôtel-Dieu se partage entre les propriétés des pauvres, qui comprennent l'hôpital proprement dit, et celles des religieuses, centrées sur le monastère.

Le site

> La place De Cest hopital est tres bien Scituée dans un coin de la hautte Ville de quebec ou on respire un tres bon air, Séparé de tous les Cotés des maisons voisines, par des Courts, des jardins, et par des Ruës ce Qui a plusieurs avantages, Le Pr. Cest qu'on est toujours en paix avec Ses Voisins, Le Second Cest que les malades qui Sont dans cet hopital ainsy baty, et Scitué, Sont Eloignez du bruit et du tumulte, ce qui est une grande Satisfaction pour eux et leur donne beaucoup de tranquilité…[33].

32. Sur l'histoire de l'Hôtel-Dieu de Québec, voir en particulier François Rousseau, *La croix et le scalpel. Histoire des Augustines et de l'Hôtel-Dieu de Québec*, tome I: *1639-1892*, Sillery, Septentrion, 1989, 454 p.; François Rousseau, *L'Œuvre de chère en Nouvelle-France. Le régime des malades à l'Hôtel-Dieu de Québec*, Québec, Presses de l'Université Laval, 1983, 447 p. et François Rousseau, «L'Hospitalisation en Nouvelle-France: l'Hôtel-Dieu à la fin du XVIIe siècle», dans *Revue d'histoire de l'Amérique française*, vol. 31, nº 1 (juin 1977), p. 29-47.

33. Memoire Concernant Le retablissement De Lhotel dieu de Quebec, c. 1755, AMHDQ, Mémoires: Projets d'agrandissement et de rétablissement avant et après l'incendie de 1755, 1730-1758, T. 2, C. 96, nº 4.

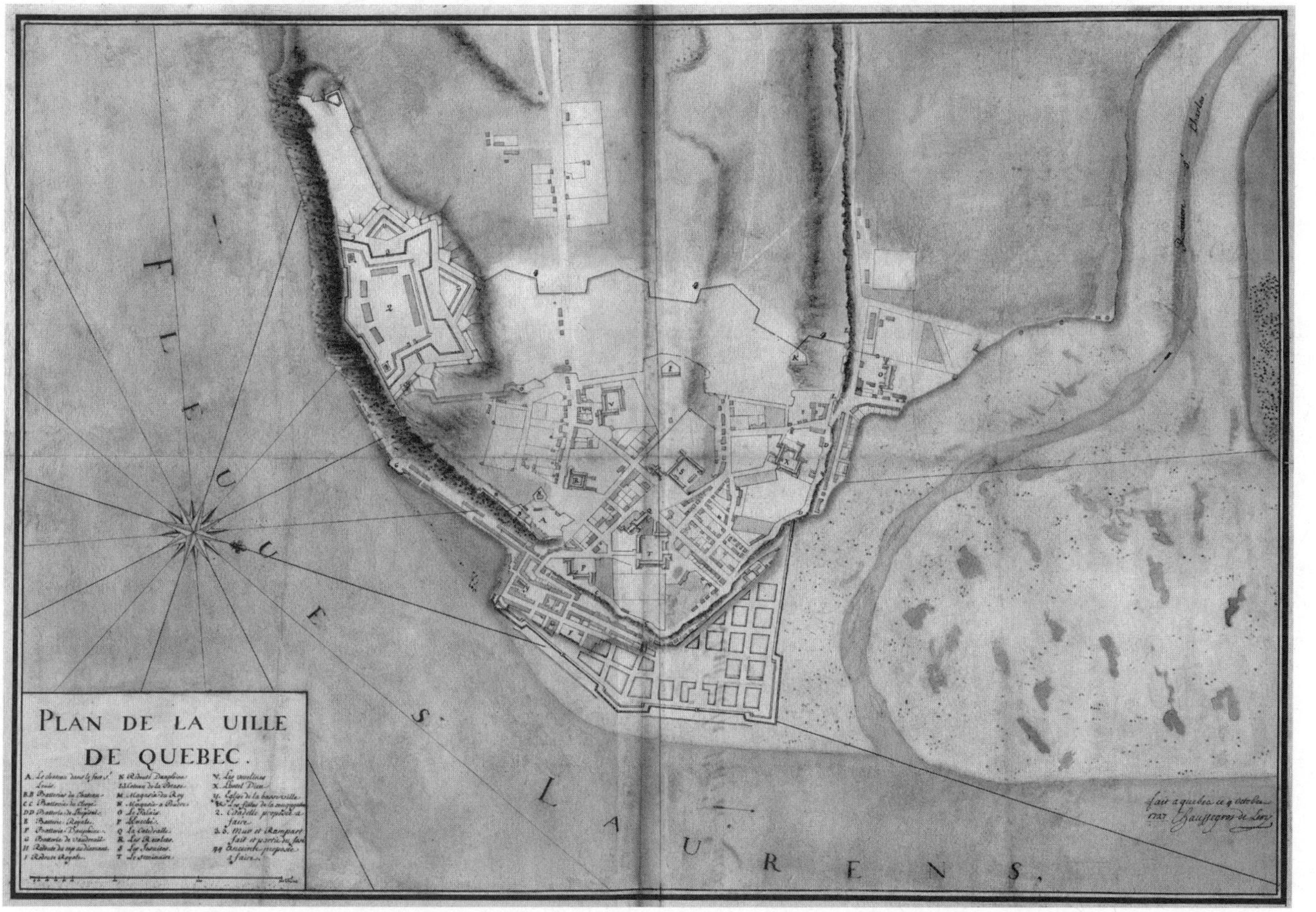

L'Hôtel-Dieu de Québec (X) occupe une position avantageuse à la haute-ville. « Plan de la ville de Québec » avec projet d'extension et de construction d'éléments défensifs, 1727. Plan de Gaspard-Joseph Chaussegros de Léry, BAnQ-Q, P600,S4,SS2,D593.

Situé à la haute-ville, l'Hôtel-Dieu occupe environ neuf arpents de terre à l'est du promontoire. Bornée au nord par les remparts, à l'est par le Séminaire, au sud par la rue Saint-Jean et par la rue des Pauvres (actuelle côte du Palais) à l'ouest, l'institution « à mi-côté, sur un platon qui avance un peu sur la rivière de Saint-Charles, (jouit) d'une assez belle vue[34] ».

La propriété du site est partagée entre les Hospitalières et les pauvres. La constitution des religieuses prescrit en effet une séparation et une administration distinctes des biens mobiliers et fonciers. Si la communauté ne détient aucun droit sur le bien des pauvres, elle jouit cependant de la possesion « paisible & inalienable des emplacemens & demeures, joignant l'Hospital, qui leurs auroient esté accordez par les Administrateurs du bien des pauvres...[35] »

Les avantages de cet emplacement sont nombreux. L'accès en est aisé, « Etant situés dans un des beaux Endroits de la hautte Ville de quebec, Etoit ala portée de tout le Monde[36] ». On y accède donc jour et nuit « de tous Cotés tant de la Ville que des Campagnes[37] ».

34. *Charlevoix (1682-1761)*, textes choisis et présentés par Léon Pouliot, Montréal et Paris, Fides, 1959, p. 67. Cette belle situation contraste avec celle des hôtels-Dieu de Rennes, de Fougères et de Vitré également desservis par les religieuses hospitalières de la Miséricorde. Christine Chapalain-Nougaret, *Misère et assistance dans le pays de Rennes au XVIIIe siècle*, Nantes, Cid Éditions, 1989, p. 327-328.

35. *Constitutions de la Congregation des religieuses Hospitalieres de la Misericorde de Jesus De l'Ordre de Sainct Augustin*, s.l., s. éd., 1666, p. 283.

36. Memoire Concernant Le retablissement De Lhotel dieu de Quebec, c. 1755, AMHDQ, Mémoires : Projets d'agrandissement et de rétablissement avant et après l'incendie de 1755, 1730-1758, T. 2, C. 96, nº 4.

37. *Ibid.*

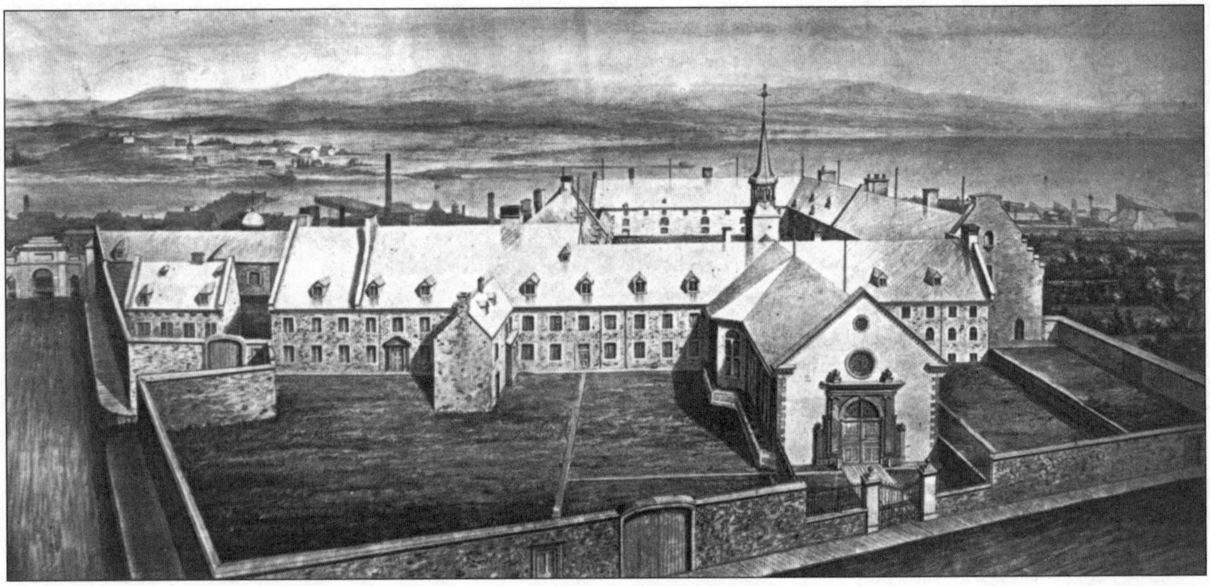

Vue d'ensemble de l'Hôtel-Dieu de Québec en 1877. Inventaire des biens culturels, Québec.

L'éloignement relatif de l'hôpital du cœur des activités de la capitale et les murailles qui entourent l'institution assurent son isolement et sa tranquillité. De plus, cette « place est Elevée, fort bien aérée Exposée aux vents du sud oüest, de Nord oüest, Nord et nordest et de Sud[38] ». Cette dernière affirmation a toute son importante : l'insalubrité caractérise les milieux urbains d'Ancien Régime où règne une odeur que les contemporains eux-mêmes jugent parfois insoutenable.

L'approvisionnement en eau, si vital pour un hôpital, ne pose généralement pas de problèmes importants. Les sources sont nombreuses et des canalisations acheminent l'eau aux endroits stratégiques de l'établissement.

Les bâtiments

Depuis le concile de Trente (1545-1563), toutes les communautés religieuses féminines doivent vivre cloîtrées. Les Hospitalières « s'y obligent par la profession de leurs Vœux[39] ». Cette contrainte influence l'architecture des lieux. Un mur entoure donc les bâtiments de la communauté, l'hôpital et les bâtiments annexes. Les religieuses n'ont pas le droit de sortir de cette enceinte, « pour aller garder les malades en Ville, n'y pour servir aux pestiferez, quoy qu'on leur offrit des demeures bien closes[40] ».

De même, à l'exception des salles réservées aux malades, le concile interdit à toute personne, sous peine d'excommunication, de pénétrer dans l'enceinte du monastère, sans en avoir au préalable obtenu la permission[41]. Ainsi, en 1749, le Suédois Pehr Kalm, qui souhaitait visiter l'institution, doit auparavant solliciter l'accord de l'évêque de Québec[42]. Les Hospitalières vivent donc en retrait de la société.

En plus de gérer leurs propres propriétés, les religieuses administrent les biens appartenant aux pauvres qui se composent de biens fonciers, dont l'hôpital proprement dit. Logé dans un bâtiment de 161 pieds de longueur dont l'extrémité sud-ouest est occupée par une église appartenant à la communauté, ce dernier abrite, en 1739, les deux salles des malades (hommes et femmes), l'apothicairerie et la chambre des officiers. Bâtie en pierre, la partie

38. *Ibid.*

39. *Constitutions de la Congregation...*, 1666, p. 49.

40. Une permission de sortir leur sera accordée par le prélat ou la supérieure, pour des motifs de « peril de mort, fondations nouvelles, changemens de maison, & autres necessitez tres urgentes, conformément aux Constitutions Canoniques... ». *Constitutions de la Congregation...*, 1666, p. 51.

41. *Ibid.*

42. Kalm, *Voyage de Pehr Kalm...*, f. 711.

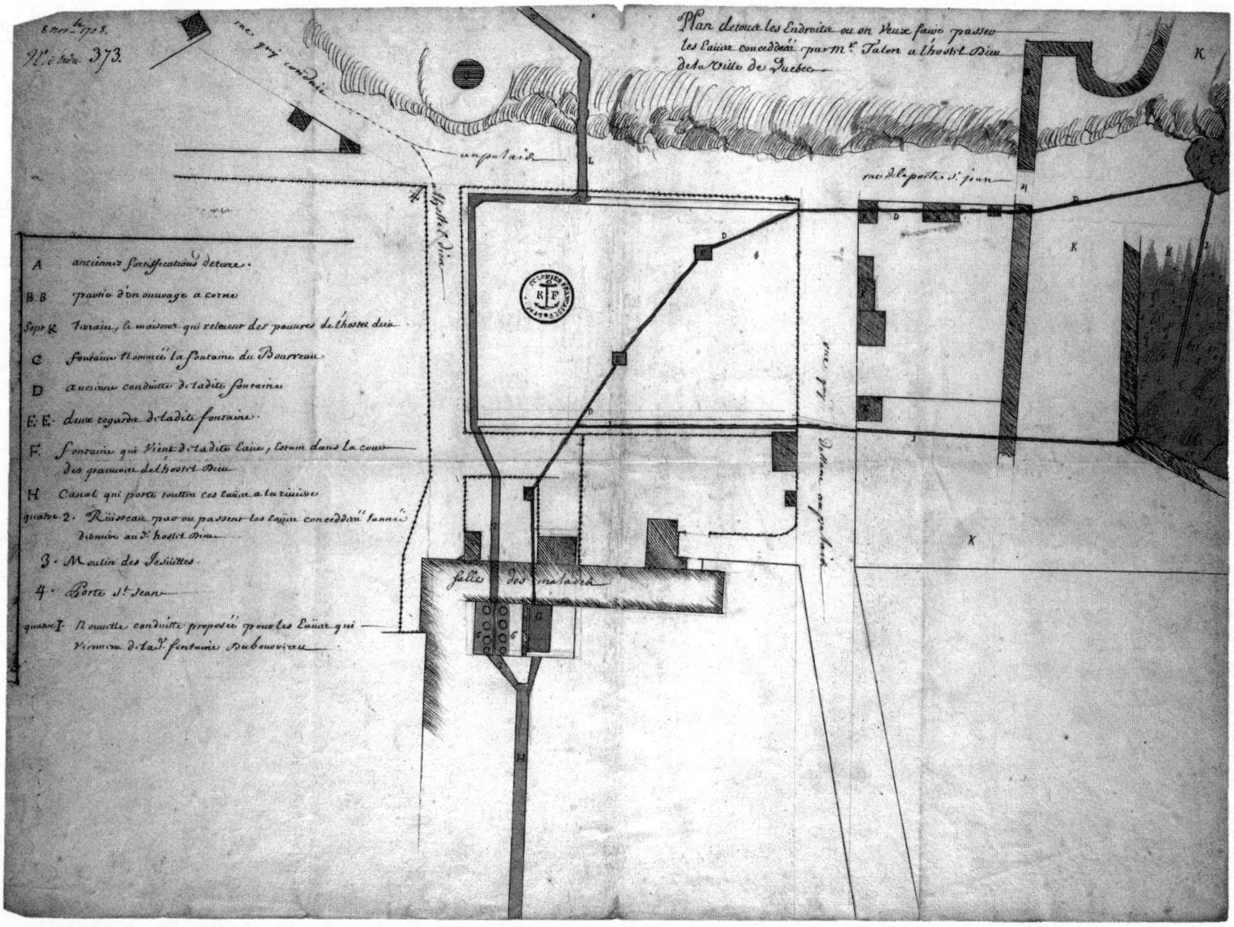

L'approvisionnement en eau et la question des égouts sont des enjeux importants pour l'Hôtel-Dieu de Québec. « Plan de tous les endroits ou on veux faire passer les eaüs conceddées par M. Talon à l'hostel Dieu de la ville de Quebec », 8 novembre 1708. De La Joue, arpenteur au Canada. Archives nationales d'outre-mer (ANOM), France, Fonds des Colonies, Dépôt des fortifications des colonies, n° 373.

de l'édifice servant d'hôpital mesure 111 pieds sur 26, comprend des pavillons, comporte un seul étage avec une mansarde au-dessus en bois de pièce sur pièce et possède un toit recouvert d'ardoises[43].

La chambre des officiers, située au sud de la salle des hommes, dans un pavillon en pierre, mesure 20 pieds de longueur sur 15 pieds de largeur. Quant à l'apothicairerie, elle loge au nord des deux salles, dans un pavillon identique au premier.

La propriété des pauvres comprend également « le droit du Chemin qui Serencontre au bou dudit Bâtiment neuf pour aller auxd. parloirs », des cours et des jardins[44]. En 1735, le notaire Dulaurent note que le prêtre Le Riche repose dans une des chambres réservées aux membres du clergé, « ayant vue sur le jardin des pauvres dud. hotel Dieu[45] ». Ce jardin, situé entre l'allée de l'hôpital et la rue des Pauvres, borné au sud par la rue Saint-Jean, est clos par des

43. Aveu et dénombrement de maître Christophe-Hilarion Dulaurent (Du Laurent), notaire royal en la Prévôté de Québec, fondé de la procuration spéciale des pauvres de l'Hôtel-Dieu de Québec, stipulant pour eux les Dames supérieures, religieuses, assistantes, discrètes et dépositaires dudit monastère, quant aux articles de terres et concessions accordées par Sa Majesté audites Dames Religieuses de l'Hôtel-Dieu de Québec, 15 décembre 1739, BAnQ-Q, E1,S4,SS3,P273, Aveux et dénombrements, vol. 2 (1732-1740), f. 700r-703r.

44. *Ibid.*

45. Testament de Messire Yves Le Riche, 12 décembre 1735, BAnQ-Q, CN301,S91, greffe Charles-Hilarion Dulaurent, n° 67.

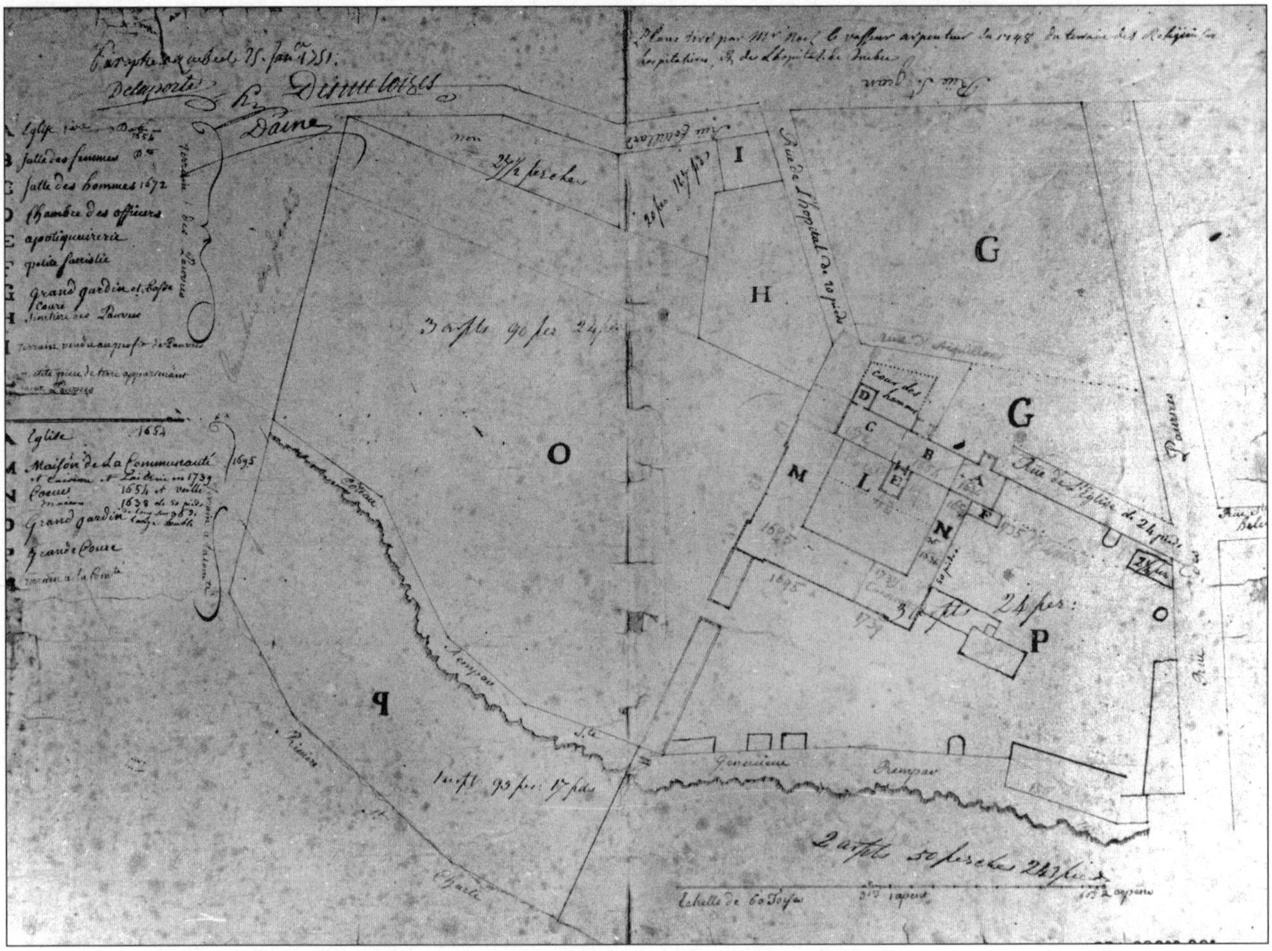

« Plans tiré par Mr Noel le vasseur arpenteur En 1748 du terrain des Religieuses hospitalieres, et de lhopital de Quebec ». Archives du Monastère de l'Hôtel-Dieu de Québec, PR4-00020-001. (Photo Denis Ross)

murailles[46]. On y cultive, entre autres, de la chicorée, du céleri, de l'oseille, de la laitue, des choux, des oignons, des navets et d'autres plantes dont on fait venir les graines de France[47].

Dans une lettre écrite vers 1727, la dépositaire des pauvres note : « je ne puis vous dire au juste Mr. ce que nous raporte ce jardin si envié ;… sans parler des plantes medicinales que l'on y cultive et qui epargnent une grande augmentation de remedes quil faudroit faire venir de france[48] ». Un plan réalisé à la fin du Régime français indique la présence d'un « Caré de Lapothicairerie » à l'intérieur du jardin de l'hôpital[49].

Le cimetière, dans lequel se trouve un charnier, occupe une assez large superficie entre la rue Couillard et l'allée de l'hôpital.

Ce portrait, esquissé à grands traits, des éléments extérieurs de l'institution livre néanmoins l'essentiel : son emplacement est excellent et il se dégage de son architecture et de ses aménagements extérieurs une harmonie certaine qui s'inscrit d'emblée dans la tradition des institutions hospitalières françaises.

46. Mémoire anonyme (1752), AMHDQ, Notes et Mémoires avec quelques correspondances, 1757-1784, T. 2, C. 92, n° 2a.

47. Rousseau, *L'Œuvre de chère…*, p. 127, 130.

48. Lettre de Marie-Andrée Duplessis de Sainte-Hélène à monsieur Taschereau, juin 1727, AMHDQ, Mémoires : État de la situation de l'Hôtel-Dieu de Québec, 1705-1750, T. 2, C. 90, n° 6.

49. Plan des terrains de l'hôpital et de celuy de la Comté des Religieuses, tel qu'ils se trouvent dans la ville avec les bâtiments qui les occupent, s.d., AMHDQ, PH8-00002-003-974-C.

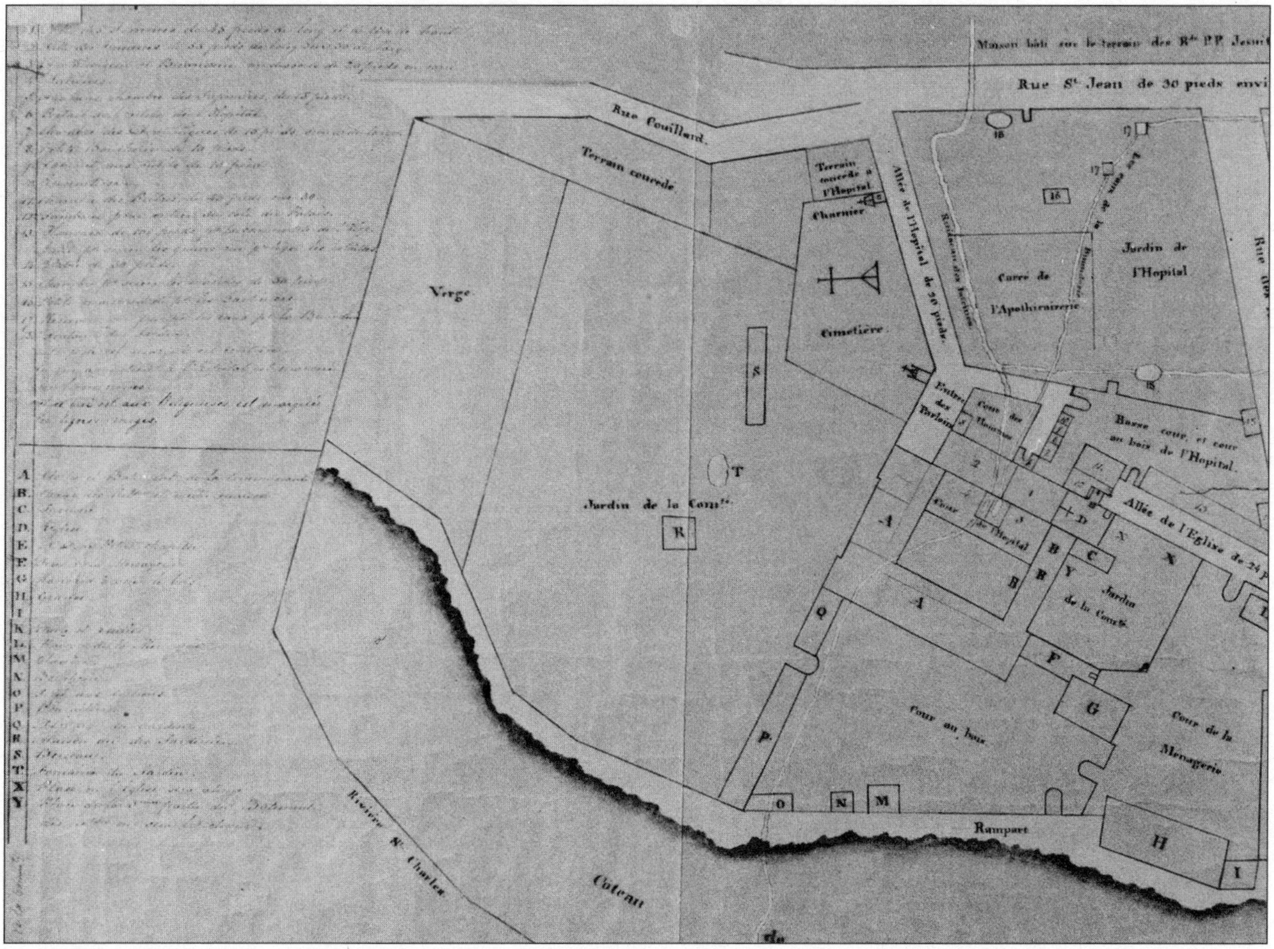

Le carré de l'apothicairerie est bien visible sur ce plan. Plan tracé par une religieuse avant 1755. Archives du Monastère de l'Hôtel-Dieu de Québec, PR4-00020-004. (Photo Denis Ross)

L'hôpital

L'hôpital proprement dit comprend au milieu du XVIIIe siècle la salle des hommes et celle des femmes, des chambres particulières dont la chambre des officiers et la maison des prêtres, une apothicairerie, des latrines, une buanderie, un dépôt et un ensevelissoir. Les documents ne fournissent aucune précision relative à la présence d'une pièce spécialement réservée à l'exécution d'opérations chirurgicales. Cette constatation s'applique également aux hôpitaux de Louisbourg et de Montréal[50].

La disposition, les fonctions et les dimensions des pièces ressemblent à s'y méprendre à celles des hôpitaux européens de dimensions similaires. Le modèle en usage en France a été transplanté intégralement en terre canadienne[51]. Il ne faut pas oublier non plus

50. Plan de l'Hôtel-Dieu de Montréal qui aurait été fait après l'incendie de 1695, plan attribué à Gédéon de Catalogne (copie dans la collection des religieuses hospitalières de Saint-Joseph d'après un original conservé à l'Hôtel-Dieu de Saint-Joseph, La Flèche, France) ; Projet d'agrandissement de l'Hôtel-Dieu de Québec, 10 novembre 1716, AC, Dépôt des fortifications des colonies, n° 402 ; Plan de l'Hôpital de Louisbourg pour servir au projet de 1726, dessiné par Verrier, 1725. AC, Dépôt des fortifications des colonies, n° 153. À l'Hôtel-Dieu Saint-Yves de Rennes, en Bretagne, ce n'est qu'en 1827 qu'une salle d'opération est installé. Auparavant, les interventions étaient réalisées au vu et au su des autres malades, au milieu de la salle. Jean Housset, « Les hôpitaux de Rennes jusqu'à la Révolution », dans Jean Pecker, Jean-Loup Avril et Jean Faivre (sous la direction de), *La Santé en Bretagne*, Paris, Éditions Hervas, 1992, p. 103.

51. Dankwart Leistikow, *Ten Centuries of European Hospital Architecture. A Contribution of the History of Hospital Architecture*, Londres, C.H. Boehringer Sohn, 1967, *passim*.

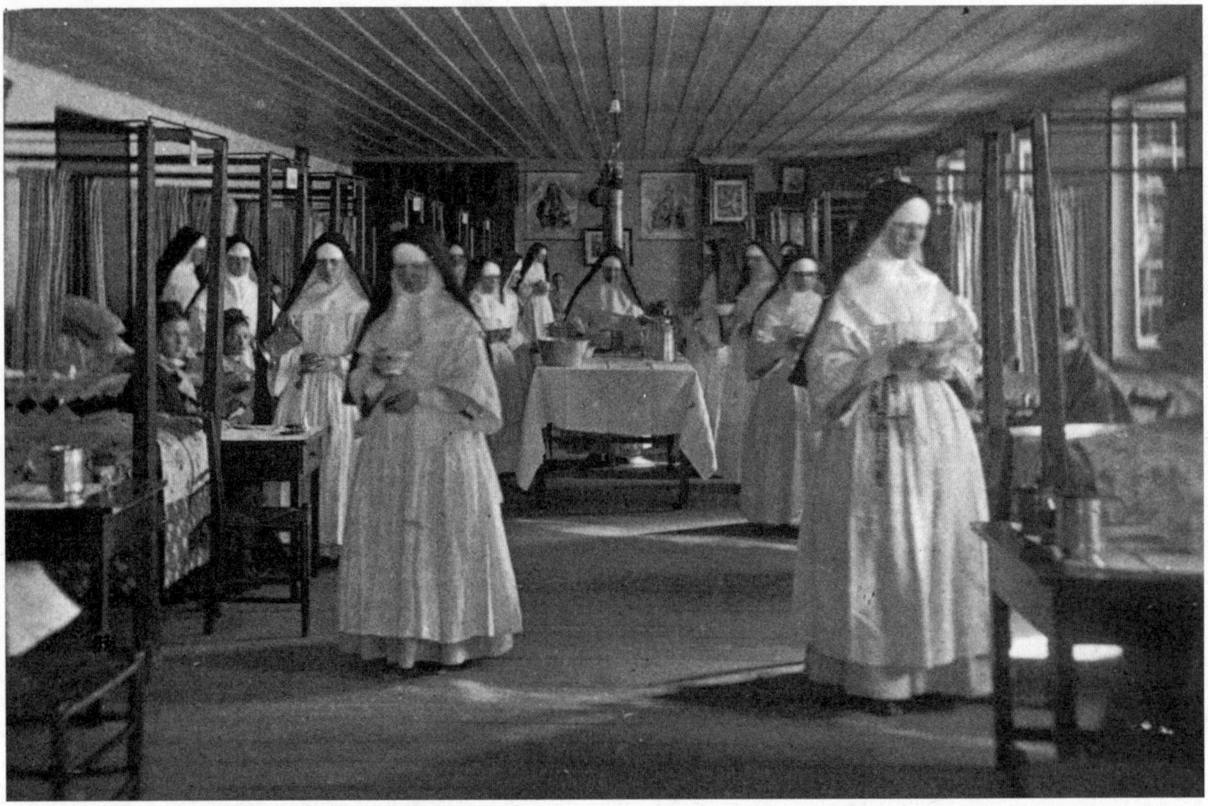

Une des salles des malades de l'Hôtel-Dieu de Québec en 1877. Fonds Louis-Prudent Vallée, ASQ.

que les coutumiers et les règlements régissaient avec précision l'organisation interne et l'ameublement d'un hôpital.

Il faut attendre l'année 1672 avant que l'Hôtel-Dieu soit doté de deux salles réservées aux pauvres. En effet, jusqu'en 1654, l'hôpital n'était qu'un « édifice de bois, qui étoit fort long et étroit, qui n'avoit pas plus de quatorze pieds de large, fort bas et sombre. On fit donc le projet d'un bâtiment plus solide pour une grande sale, une église et un chœur[52] ». Terminée en 1658, cette salle ne pouvait contenir que 10 lits, 20 en temps de crise. L'annaliste note : « Nous plaçames les lits des deux côtez a la maniere de France[53]. »

Le soutien financier de l'intendant Talon assura la construction de la seconde salle. La première salle fut réservée aux femmes et la nouvelle, aux hommes. Cette ségrégation sexuelle des malades est conforme à la tradition européenne. En effet, héritière de l'ordre moral introduit par la Réforme catholique, l'architecture hospitalière des XVIIe et XVIIIe siècles imposait cette séparation des sexes.

La constitution de 1666 précise que les hommes et les femmes seront reçus dans deux salles séparées « par une cloture, selon le plan qui sera dressé à cet effet pour rendre les Maisons & Hospitaux de cet Institut conformes[54] ». Par ailleurs, les salles devaient être disposées de façon à ce qu'il soit possible de passer de l'une à l'autre par une porte « balustrée, & qui fermera à clef, mais la chambrette ou se retirent les Religieuses qui veillent, n'aura aucune veüe n'y issüe dans la Sale des hommes…[55] » La configuration des deux salles de l'Hôtel-Dieu de Québec respecte cette prescription : elles sont placées en enfilade au premier étage de l'édifice.

52. Juchereau de Saint-Ignace et Duplessis de Sainte-Hélène, *Les Annales de l'Hôtel-Dieu…*, p. 87.
53. *Ibid.*, p. 98.
54. *Constitutions de la Congregation…*, 1666, p. 187-188.
55. *Ibid.*

D'après le voyageur Pehr Kalm, les deux grandes salles comportent

> [...] sur chaque côté, deux rangées de lits, l'une devant l'autre ; la rangée intérieure, c'est-à-dire la plus proche du mur, est entourée d'un rideau, mais la rangée extérieure en est dépourvue ; chaque lit est garni d'une belle literie, comportant une paire de draps propres... Entre chaque lit à rideau et, par conséquent, entre chaque lit dépourvu de rideau / : car l'un se trouve toujours devant l'autre et au même alignement : / il y a une distance de trois à quatre aunes et dans cet intervalle se trouve une petite table[56].

La salle des hommes « contient 24 lits, et ne peut en souffrir plus de 5 ou 6 d'augmentation, en cas de necessiter[57] ». Les informations relatives aux dimensions de cette salle sont contradictoires. En effet, selon l'aveu et dénombrement de 1739, la largeur serait de 26 pieds et la longueur de 55 pieds[58]. Toutefois, un mémoire de la fin du Régime français indique quant à lui 36 pieds de largeur[59]. De même, un autre document précise que cette pièce mesure 55 pieds de longueur sur 30 pieds de largeur et 11 de hauteur[60].

De dimensions semblables à celle des hommes, la salle des femmes est perçée par huit portes et par autant de fenêtres[61]. Dix lits sont disposés le long des murs.

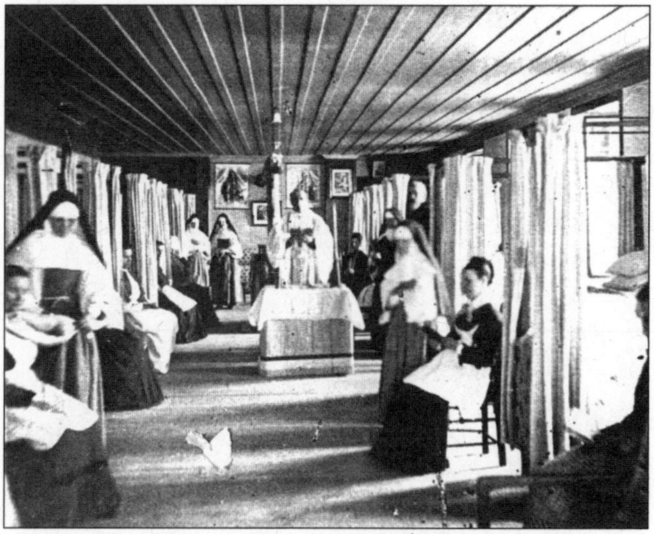

Une des salles des malades de l'Hôtel-Dieu de Québec en 1877. Vue de l'intérieur, chambre des malades avec la présence de l'aumônier et des religieuses. Bibliothèque et Archives nationales du Québec (BAnQ) à Québec, P1000,S4,D59,P95. (Louis-Prudent Vallée, photographe)

Les Hospitalières auraient certes préféré ne recevoir que des femmes dans leurs murs, car « le propre de (leur) Vocation est, de Secourir les pauvres filles, & les pauvres femmes malades[62] ». Toutefois, si la plupart des institutions administrées par des religieuses recoivent également des hommes, il s'y pratique en principe une stricte ségrégation des sexes. Les salles doivent être disposées de telle sorte « qu'o(n) puisse entrer de la salle des femmes, dans celles des hommes, par une porte faite à treillis, ou ballustre, bien fermée à clef ».

Cependant, cette stricte ségrégation recommandée par les règlements et constitutions des Hospitalières est bousculée en temps de crise ou d'épidémie. En effet, la salle des hommes se révèle alors trop exiguë pour accueillir tous les patients et la salle des femmes héberge, à cette occasion, des malades de sexe masculin. C'est le cas en 1675, alors que plus de 300 personnes furent hospitalisées à l'Hôtel-Dieu

56. Kalm, *op. cit.*, f. 712.
57. Description de L hotel Dieu de Quebec, c. 1750, AMHDQ, Mémoires : Projets d'agrandissement..., t. 2, C. 96, n° 1.
58. Aveu et dénombrement de maître Christophe-Hilarion Dulaurent (Du Laurent), notaire royal en la Prévôté de Québec, fondé de la procuration spéciale des pauvres de l'Hôtel-Dieu de Québec, stipulant pour eux les Dames supérieures, religieuses, assistantes, discrètes et dépositaires dudit monastère, quant aux articles de terres et concessions accordées par Sa Majesté audites Dames Religieuses de l'Hôtel-Dieu de Québec, 15 décembre 1739, BAnQ-Q, E1,S4,SS3,P273, Aveux et dénombrements, vol. 2 (1732-1740), f. 700r-703r.
59. Description de L hotel Dieu de Quebec, c. 1750, AMHDQ, Mémoires : Projets d'agrandissement..., t. 2, C. 96, n° 1.
60. Rousseau, *loc. cit.*, p. 31.
61. En fait, elle mesurerait 56 pieds de longueur, soit un pied de plus que celle des hommes. Aveu et dénombrement de maître Christophe-Hilarion Dulaurent (Du Laurent), notaire royal en la Prévôté de Québec, fondé de la procuration spéciale des pauvres de l'Hôtel-Dieu de Québec, stipulant pour eux les Dames supérieures, religieuses, assistantes, discrètes et dépositaires dudit monastère, quant aux articles de terres et concessions accordées par Sa Majesté audites Dames Religieuses de l'Hôtel-Dieu de Québec, 15 décembre 1739, BAnQ-Q, E1,S4,SS3,P273, Aveux et dénombrements, vol. 2 (1732-1740), f. 700r-703r ; Description de L hotel Dieu de Quebec, c. 1750, AMHDQ, Mémoires : Projets d'agrandissement..., t. 2, C. 96, n° 1.
62. *Règles et Constitutions des Religieuses de l'ordre de Sainct Augustin dites les Filles de la Misericorde, establies à Dieppe*, France, s. éd., 1631, p. 230-231.

à leur arrivée de France après une difficile traversée de l'Atlantique. On mentionne à ce moment que « la sale des femmes êtoit pleine d'officiers de qualité ». En 1739, Charles Guérard, de Québec, est « detenu au Lit malade En La Salle des femmes De Lhotel Dieu de Cette ville[63] ». Autre exemple très explicite : le 9 janvier 1750 le notaire Boucault de Godefus se rend « dans la Salle des femmes, ou [il trouve]… le d. Sieur Jean Pierre Michel Roma Malade et etant dans un fauteuil[64] ».

Les règles relatives à l'ameublement des salles sont très précises. Elles sont meublées dans le même esprit que les cellules des religieuses. Contrairement à ce qui prévaut dans de nombreux établissements français, les lits ne sont occupés que par un seul malade à la fois, « afin qu'ils ne s'incommodent point, & qu'on puisse aisément les servir[65] ». Un espace ou « ruelle » sépare chaque lit, meublé par « une petite table (ou) un bénitier ».

En 1732, l'hôpital compte 34 lits destinés aux malades des deux sexes et six autres réservés aux domestiques.

La présence de chambres privées est difficile à vérifier. En 1749, Pehr Kalm note l'existence de chambres particulières pour ceux qui sont très malades, afin qu'ils ne soient pas incommodés par le bruit de la grande salle[66]. De même, certains testaments font mention de chambres. En 1731, Pierre-Charles Narbonne repose « en un petitte Chambre particuliere donnant une face Sur la grande porte, ou on Entre aud. hôtel Dieu, et le derriere Sur la grande allée qui y Conduit[67] ». Selon la description faite par le notaire, il semble bien que cette chambre corresponde à celle des officiers ou en soit voisine.

S'il est difficile de distinguer sur un plan des chambres privées réservées à des gens plus riches ou à ceux qui ont besoin de calme, il est par contre relativement aisé de retracer deux autres lieux réservés à une clientèle particulière : la chambre des officiers et la maison des prêtres.

La chambre des officiers est contiguë à la salle des hommes. Cette pièce de dimensions restreintes mesure 15 pieds sur 10 pieds. En 1692, le marchand Hazeur verse une somme de 300 livres pour son ameublement tandis que la contribution de l'intendant Champigny s'élève à quelque 400 livres[68]. Au total, au moins 700 livres sont alors investies dans l'agrandissement et le réaménagement de cette chambre des officiers.

Les testaments rédigés à l'Hôtel-Dieu nous renseignent sur cette pièce réservée. Le 3 janvier 1721, le notaire Barbel se rend au chevet du lieutenant René Frérot qui repose « dans une petite chambre proche le Parloir[69] ». Dix ans plus tard, lorsque le notaire Barolet recueille les dernières volontés de Pierre-Charles Narbonne, il se fait plus précis : le malade se trouve « En une petite Chambre particuliere donnant une face Sur la grande porte, ou on Entre aud. hôtel Dieu, et le derriere Sur la grande allée qui y Conduit… couché dans un lict Bleuf a festons[70] ». C'est aussi dans cette « chambre destinée pour les officiers » que se trouvait, en février 1745, le sieur La Chesnaye, officier des troupes entretenues pour le service du roi[71]. Cette chambre particulière reçoit, à l'occasion, des civils. Ainsi, Jean Hiriard,

63. Testament de Charles Guérard, 7 septembre 1739, BAnQ-Q, CN301,S164, greffe de Jean Latour, n° 278.

64. Testament de Jean-Pierre Roma, 9 janvier 1750, BAnQ-Q, CN301,S36, greffe de Gilbert Boucault de Godefus, n° 865.

65. C'est cette raison qu'invoque le coutumier des religieuses de l'Hôtel-Dieu de Montréal. Un document de 1701 précise que l'Hôtel-Dieu de Québec contient ordinairement 40 lits répartis en deux salles et qu'il « n y a qu'un malade dans chaque lit ». *Coutumier et Petites regles des Religieuses Hospitalieres de la Congregation de S. Joseph*, Angers, Chez Olivier Avril, 1688, p. 37 ; Etat des revenus et des charges de l'Hôtel-Dieu de Québec, 9 octobre 1701, ANOM, Fonds des Colonies, série C11A, vol. 106, f. 61v. Au milieu du XVIIIe siècle, à l'Hôtel-Dieu Saint-Yves de Rennes en Bretagne, les lits comptent théoriquement une place, souvent occupés à deux, parfois à trois. En certaines circonstances, les lits accueilleraient jusqu'à sept malades. Jean Housset, « Les hôpitaux de Rennes jusqu'à la Révolution », dans Jean Pecker, Jean-Loup Avril et Jean Faivre» (sous la direction de), *La Santé en Bretagne*, Paris, Éditions Hervas, 1992, p. 98. Encore à la fin du XVIIIe siècle, à l'Hôtel-Dieu de Lamballe en Bretagne, on était obligé de mettre « les malades deux à deux dans les plus grands » lits. Jean-Pierre Goubert, *Médecins d'hier, médecins d'aujourd'hui. Le cas du docteur Lavergne (1756-1831)*, Paris, Éditions Publisud, 1992, p. 80 ; Jean Imbert, *Le droit hospitalier de l'Ancien Régime*, Paris, Presses universitaires de France, 1993, p. 137.

66. Kalm, *op. cit.*, f. 712.

67. Testament de Pierre-Charles Narbonne, 5 avril 1731, BAnQ-Q, CN301,S11, greffe de Claude Barolet, n° 26.

68. Rousseau, *L'Œuvre de chère…*, p. 26.

69. Testament de René Frérot, 3 janvier 1721, BAnQ-Q, CN301,S10, greffe de Jacques Barbel, n° 549.

70. Testament de Pierre-Charles Narbonne, 5 avril 1731, BAnQ-Q, CN301,S11, greffe de Claude Barolet, n° 26.

71. Testament de Louis Aubert, sieur de La Chesnaye, 27 février 1745, BAnQ-Q, CN301,S223, greffe de Jacques Pinguet, n° 3479.

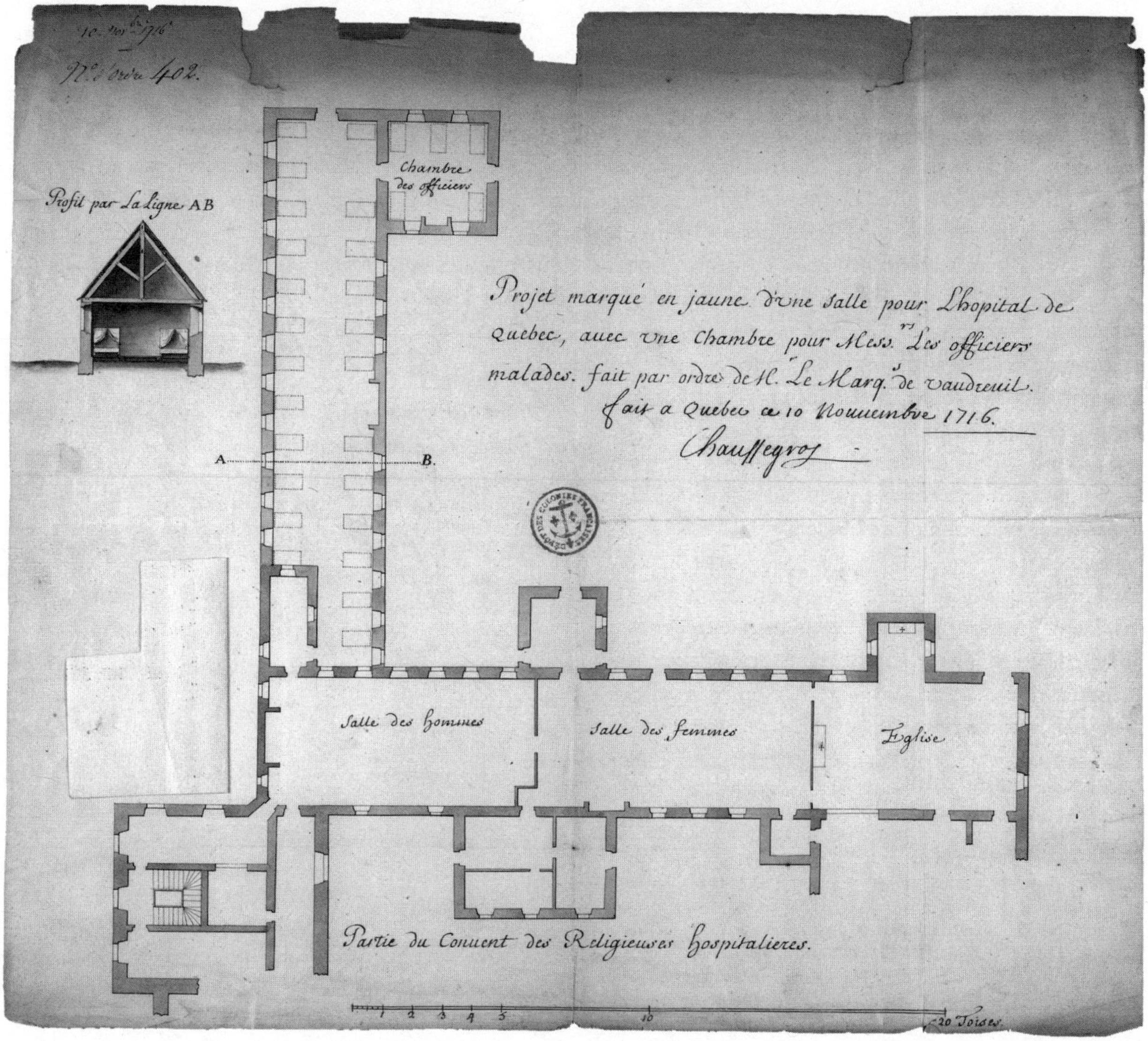

Projet d'agrandissement de l'Hôtel-Dieu de Québec. « Projet marqué en jaune d'une salle pour lhopital de Quebec avec une chambre pour Messieurs les officiers malades fait par ordre de M. le Marquis de Vaudreuil, 10 novembre 1716 ». Dessiné par Chaussegros de Léry. Archives nationales, France, Fonds des Colonies, Dépôt des fortifications des colonies, n° 402.

le valet de chambre de l'intendant, y est hospitalisé en 1751[72].

D'autres malades sont accueillis dans cette chambre lors de crise ou d'épidémie et elle fut aussi occupée par des femmes. Le registre des recettes pour l'année 1729 révèle en effet que 160 livres ont été reçues de « Melle de Ramesay qui a ocupé la petite chambre des officiers 80 jours à raison de 40 sols par jour[73] ».

En 1719, une maison réservée aux membres du clergé est érigée dans le périmètre de l'hôpital. Il s'agit là d'une décision de l'évêque, d'abord accueillie avec réticence par les religieuses, qui finissent néanmoins par l'entériner. Soulignons toutefois qu'à titre de secrétaire sœur Marie-Andrée Duplessis de Sainte-Hélène consigne sa dissidence dans le registre

72. Testament de Jean Hiriard, 19 septembre 1751, BAnQ-Q, CN301,S91, greffe de Charles-Hilarion Dulaurent, n° 1348.

73. AMHDQ, Registre des Receptes…, 1729, p. 388.

des délibérations du chapitre. Elle fait valoir que la maison projetée, n'ayant pas de revenus en propre, sera à la charge des pauvres : « C'est ôter la substance des membres de Jesus Christ pour nourrir ses ministres. » Elle invoque également le surcroît de travail ainsi imposé aux religieuses[74]. En dépit de ses objections, la maison voit le jour. Elle mesure 40 pieds de longueur sur 30 de largeur et comporte au moins deux chambres réservées aux prêtres[75]. Par ailleurs, monseigneur de Saint-Vallier fixe, en 1725, le coût de l'hospitalisation d'un ecclésiastique à 50 sols par jour en hiver et à 40 sols en été. Cette somme couvre les dépenses relatives à l'alimentation, aux médicaments, au chauffage et au linge mais exclut cependant le vin : « ceux… qui En voudront avoir pourront s'en fournir par Le déhor[76] ».

L'apothicairerie est en quelque sorte le cœur de l'hôpital et son emplacement en témoigne. Ce bâtiment, construit dans la cour intérieure, mesure 20 pieds de longueur sur 15 pieds de largeur[77] – 20 selon la légende d'un plan – et loge entre la salle des hommes et celle des femmes[78].

Dans une lettre datée de novembre 1749, on fait état de travaux réalisés à l'hôpital, notamment dans la pièce réservée aux domestiques, où il fut « encore pratiqué par loccasion que nous avions des materieaux un petit laboratoire po lapoticairerie qui luy est bien necessaire placé a leur porte…[79] ».

Dans l'inventaire réalisé en 1732, la rubrique « ustencilles » regroupe les éléments en usage à l'apothicairerie :

- 18 cocquemards de cuivre et une cuvette
- 5 Bassines
- une Boëte garnie de chirurgie
- deux cueillieres dargent et 4 scpatules
- un grand mortier de fonte et 3 petits, un de marbre
- 16 dou. tant Bouteilles que flacons
- 5 dou. de pots tant graisse que faillance et de terre
- 6 dou. de Poudriers de vers
- 24 chevrettes (trépieds) de faillance
- 2 alambic
- 3 fourneaux
- 6 poillons
- 12 écuelles de cuivre
- 6 cruches de terre et de grais
- 4 dou. de tabliers po les apoticairesses
- une dou. po le valet
- 2 dou. dessuis mains & serviettes[80].

L'analyse du contenu des cahiers de comptes révèle la variété des produits reçus par l'apothicairerie. Ainsi, en 1741, l'Hôtel-Dieu de Québec reçoit des apothicaires Dupas et Dergny de La Rochelle plus de 80 éléments différents. Le corail

74. Rousseau, *L'Œuvre de chère…*, p. 26-27.

75. *Ibid.*, p. 27.

76. Règlement de Mgr de St valiers au sujet des Prestres Malades du 10e mars 1725, AMHDQ, T. 3, C. 200. n° 4, p. 4.

77. Aveu et dénombrement de maître Christophe-Hilarion Dulaurent (Du Laurent), notaire royal en la Prévôté de Québec, fondé de la procuration spéciale des pauvres de l'Hôtel-Dieu de Québec, stipulant pour eux les Dames supérieures, religieuses, assistantes, discrètes et dépositaires dudit monastère, quant aux articles de terres et concessions accordées par Sa Majesté audites Dames Religieuses de l'Hôtel-Dieu de Québec, 15 décembre 1739, BAnQ-Q, E1,S4,SS3,P273, Aveux et dénombrements, vol. 2 (1732-1740), f. 700r-703r.

78. En vertu des règlements, l'apothicairerie devait comporter deux pièces. La première sert au rangement des ingrédients et des médicaments, tandis que la seconde est réservée à la fabrication des médecines et abrite les fourneaux et les chapelles. La première pièce devait être munie d'une ou deux tables, entourées « daix (planchettes de bois ou étagères) attachez au murail pour mettre les chevrettes, bouteilles, flacons, goblets, cruches, mortiers, balances, poids de marc Et de vicomté. Et grand paniers ». Dans la seconde pièce, elle aussi entourée d'étagères, on retrouve obligatoirement trois mortiers (un grand, un petit en fonte et un troisième en albâtre), des onguents, des boîtes et des pots et sur des clous sont suspendues les bottes d'herbes médicinales à sécher. C'est également dans cette pièce que sont rangés les livres et les traités de pharmacopée dans lesquels la pharmacienne « se puisse instruire aux occasions des choses nécessaires concernant son office, mais Elle n'en lira aucun vain curieux, Et beaucoup moins dangereux Lesquels ne doivent Estre reçue dans le monastère ». Toutefois, compte tenu de la petitesse des lieux, il est peu probable que l'apothicairerie de l'Hôtel-Dieu de Québec ait comporté deux pièces distinctes. AMHDQ, Reglements des Religieuses Hospitalieres de la Misericorde de Jesus, De L'ordre de St Augustin, Et de la Reforme de leur Premier monastere Etabli a Dieppe, Diocèse de Rouen, Avant L'an 1285 (copie de 1768), tome 1, p. 106-107. La pharmacie de l'Hôtel-Dieu de Carpentras, construite au milieu du XVIIIe siècle, est de dimension supérieure à celle de l'Hôtel-Dieu de Québec mais son contenu et son fonctionnement comportent beaucoup de similitude avec cette dernière. Colette Dubois, « Le quotidien d'une pharmacie hospitalière : la boutique de l'Hôtel-Dieu de Carpentras », dans *Herbes, drogues et épices en Méditerranée. Histoire, Anthropologie, Économie du Moyen Âge à nos jours. Actes de la Table ronde de l'Institut de recherches méditerranéennes et de la Chambre de commerce et d'industrie de Marseille*, Paris, Éditions du Centre national de la recherche scientifique, 1990, p. 79-114.

79. Lettre de ? à Monseigneur, 12 novembre 1749, AMHDQ, Mémoires : Etat de la situation de l'Hôtel-Dieu de Québec, de 1705 à 1750, T. 2, C. 90, n° 8b.

80. Abrégé de Linventaire des meubles des offices de L'hotel Dieu de Quebec, en Mars 1732, AMHDQ, Recettes et dépenses de l'hôpital (1732-1775) (Audité), p. 4-7.

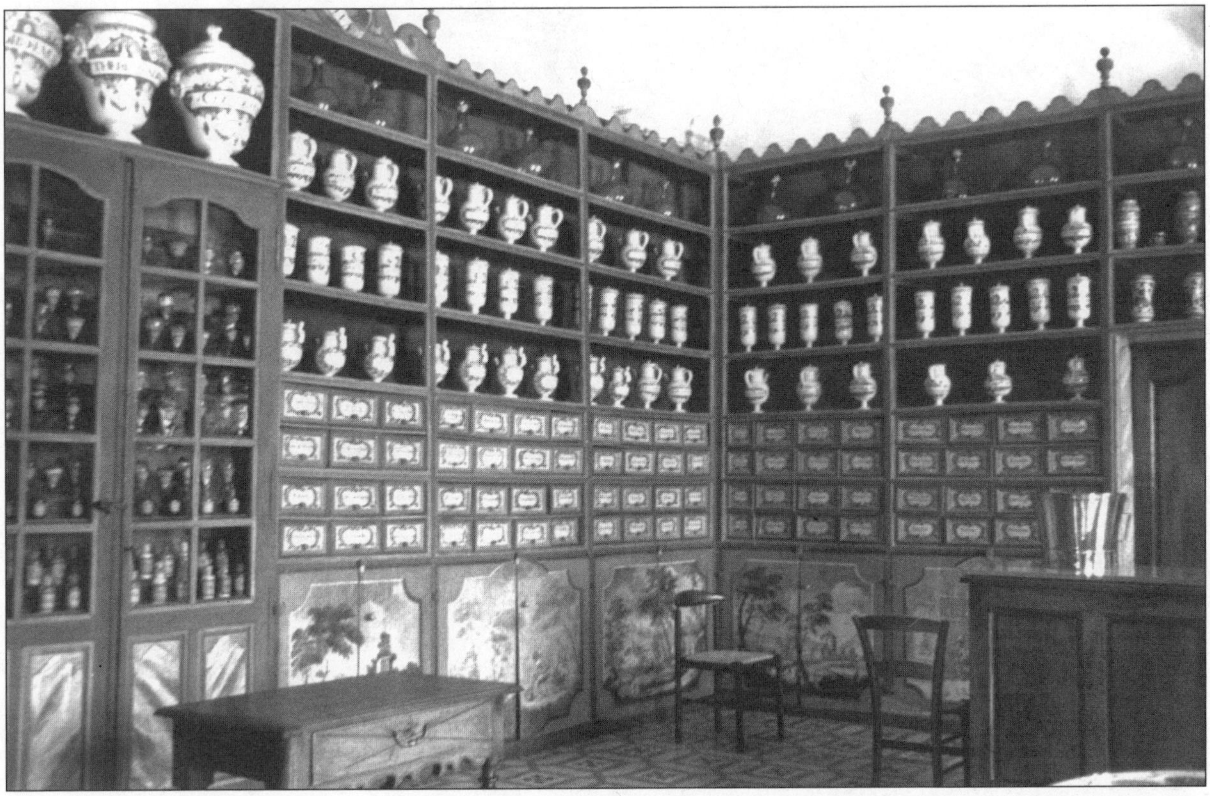

Exemple d'apothicairerie hospitalière : apothicairerie de l'Hôtel-Dieu de Carpentras, France. Les boiseries datent du début du XVIIIe siècle. (Photo John R. Porter, CT-25A)

rouge, l'ipécacuanha, l'aloès « sicotrin », l'essence de térébenthine, le sirop de coing, le camphre raffiné, les fleurs de dictame de Crète s'ajoutent au suc de réglisse, au sel d'Epsom, à l'eau thériacale, à l'huile de laurier ou au miel de Narbonne[81]. Provenant aussi bien d'Amérique et d'Europe que d'Afrique et d'Asie, ces médicaments simples ou composés sont les mêmes que ceux qui sont employés dans les hôpitaux de France[82]. Ces produits seront utilisés tels quels ou entreront, selon le cas, dans des compositions plus ou moins complexes. Ces achats de produits médicaux représentent de 3 % à 10 % du budget total de l'hôpital, soit le poste budgétaire le troisième en importance après ceux qui sont reliés à l'alimentation et à l'éclairage et au chauffage[83]. Cette situation semble similaire à ce que l'on retrouve en

81. Facture de Dupas et Dergny, 5 juin 1741, AMHDQ, Nos capitaux… Comptes 1736 à 1750, t. 2, C. 412, n° 13. En 1752, la succession de Jeanne-Marie-Pierre Dupas, veuve de l'apothicaire Charles-Michel Dergny, expédie au Canada « des marchandises de droguerie », soit une valeur de 524 livres aux religieuses de l'Hôpital général de Québec, 236 livres aux Ursulines de Trois-Rivières et seulement 69 livres aux religieuses de l'Hôtel-Dieu de Québec. Un envoi valant 274 livres est également expédié au chirurgien Pierre Lebreton dit Lalancette, ancien aide-chirurgien de l'Hôtel-Dieu de Québec, installé à Rivière-Ouelle. Inventaire des effets, titres et papiers de feue Jeanne-Marie-Pierre Dupas, veuve de Charles-Michel Dergny, marchand droguiste de La Rochelle, 16 juin 1752, Archives départementales de la Charente-Maritime, Étude Menon, 3E 1856, greffe de Guillemot, père et fils, pièce 91 (et 100). Ce document nous a été gracieusement signalé et transmis par madame Pauline Arseneault, chef de service des archives anciennes, Archives départementales de la Charente-Maritime, La Rochelle.

82. Rousseau, *op. cit.*, p. 56-57 ; Dubois, *loc. cit.*, p. 89-114.

83. Cette situation se retrouve également en France. À l'Hôtel-Dieu de Vitré, en Bretagne, au XVIIe siècle, les dépenses pharmaceutiques atteignent 3 % à 4 % des dépenses, mais ce pourcentage doit être considéré comme un minimum puisque de nombreuses denrées alimentaires entrent dans la composition des remèdes et que le jardin de l'apothicairerie approvisionne l'hôpital. En 1779, elles atteignent 6 % à l'Hôpital Saint-André de Bordeaux. *Ibid.*, p. 58 ; Rousseau, *La croix et le scalpel…*, p. 109-112 ; Christine Chapalain-Nougaret, *Misère et assistance dans le pays de Rennes au XVIIIe siècle*, Nantes, Cid Éditions, 1989, p. 326 ; Jean-Noël Biraben, Jean-Pierre Gutton et François Lebrun, « L'homme devant la maladie et la mort », dans Jacques Dupâquier (sous la direction de), *Histoire de la population française*, tome 2 : *De la Renaissance à 1789*, Paris, Presses universitaires de France, 1988, p. 268, 276.

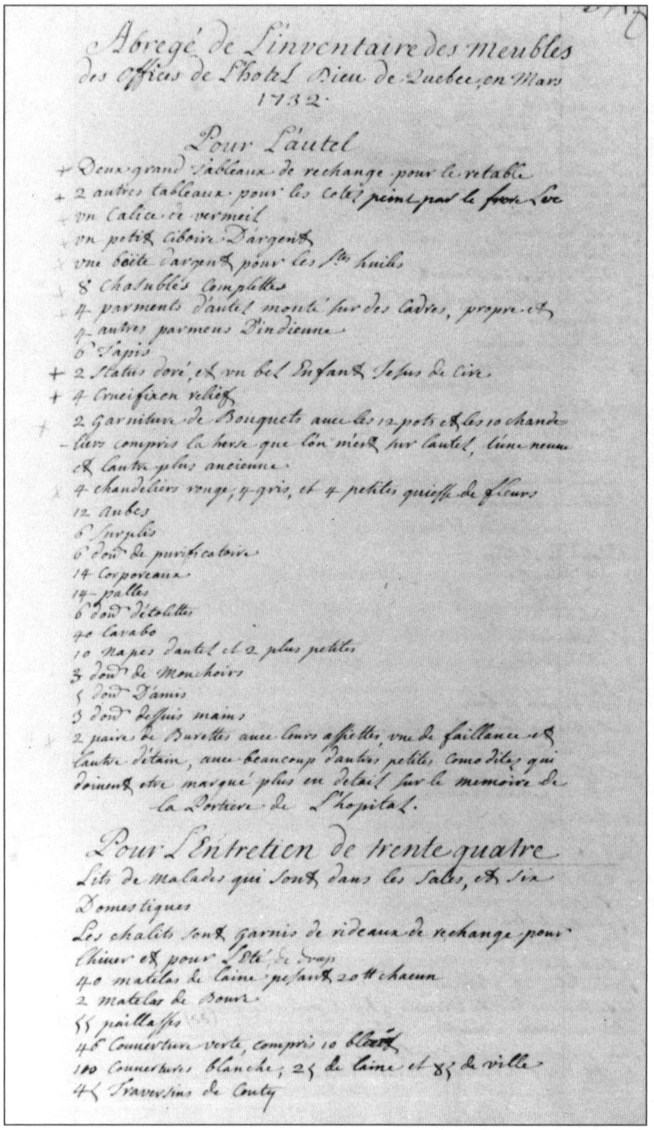

Abregé de Linventaire des meubles des Offices de Lhotel Dieu de Quebec, en Mars 1732.

Pour Lautel

+ Deux grand tableaux de rechange pour le retable
+ 2 autres tableaux pour les cotez peint par le frere Luc
+ vn Calice de vermeil
+ vn petit Ciboire Dargent
+ vne boite dargent pour les Stes huiles
+ 8 Chasubles Complettes
+ 4 parments dautel monté sur des Cadres, propre et
4 autres parmens Dindienne
6 Tapis
+ 2 Status doré, et vn bel Enfant Jesus de Cire
+ 4 Crucifix en relief
+ 2 Garniture de Bouquets avec les 12 pots et les 10 chande-
liers compris la herse que lon mect sur lautel, lune neuve
et lautre plus ancienne
+ 4 chandeliers rouge, 4 gris, et 4 petites quaisse de fleurs
12 Aubes
6 Surplis
6 dou^z de purificatoire
14 Corporeaux
14 palles
6 dou^z détollettes
40 Lavabo
10 Napes dautel et 2 plus petites
3 dou^z de Mouchoirs
5 dou^z Damis
3 dou^z dessuis mains
2 paires de Burettes avec leurs assiettes, vne de faillance et
lautre détain, avec beaucoup dautres petites Comoditez qui
doivent etre marqué plus en detail sur le memoire de
la Portiere de Lhopital.

Pour Lentretien de trente quatre
Lits de Malades qui sont dans les Sales, et six
Domestiques
Les chalits sont garnis de rideaux de rechange pour
lhiver et pour Lété de drap
40 matelas de laine pesant 20 ll chacun
2 matelas de Bourre
55 paillasses
45 Couverture verte, compris 10 blanch
100 Couvertures blanche; 25 de laine et 85 de ville
45 Traversins de Coutty

«Abrégé de Linventaire des meubles des offices de L'hotel Dieu de Quebec, en Mars 1732», AMHDQ, Recettes et dépenses de l'hôpital (1732-1775) (Audité), p. 4. Archives du Monastère de l'Hôtel-Dieu de Québec. (Photo Denis Ross)

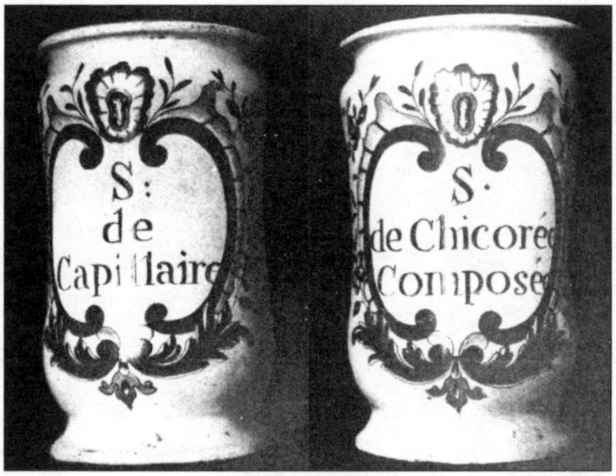

Pots servant à conserver du sirop de capillaire et du sirop de chicorée composé. Hospices civils, Dieppe.

France et ne peut, en aucun cas, être interprétée comme un indice d'une faible médicalisation. En 1779, la part des dépenses pharmaceutiques atteint 6% à l'Hôpital Saint-André de Bordeaux, un établissement qui ne néglige pourtant pas sa mission médicale[84].

Au milieu du XVIIIe siècle, si les religieuses s'approvisionnent principalement chez les marchands droguistes Dupas et Dergny de La Rochelle ou chez Féret à Dieppe, elles n'hésitent cependant pas à se procurer, par d'autres sources, certains produits médicaux. Ainsi, en 1743, des médicaments sont aussi achetés à Paris par l'intermédiaire du médecin Gaultier.

Les instruments de chirurgie, ceux de l'hôpital comme ceux du chirurgien du roi, sont rangés dans l'apothicairerie. Outre la commande passée chez Féret pour l'achat de «6 bons canons de seringues d'ivoire, forts et commodes, qui ne soient pas cassants» et les mentions de «boite de chirurgie», nous ne possédons pas de liste de ces instruments spécialisés[85].

En plus des achats destinés au traitement des malades hospitalisés, l'Hôtel-Dieu reçoit, au milieu du XVIIIe siècle, des sommes réservées à l'achat de médications qui sont remises aux missionnaires pour le soin des malades démunis de la campagne[86]. Ainsi, durant les années 1740 et 1750, l'État remet

84. Jean-Noël Biraben, Jean-Pierre Gutton et François Lebrun, «L'homme devant la maladie et la mort», dans Jacques Dupâquier (sous la direction de), *Histoire de la population française*, tome 2: *De la Renaissance à 1789*, Paris, Presses universitaires de France, 1988, p. 276.

85. Une liste partielle de ces instruments existe pour l'Hôpital de Trois-Rivières. Voir la liste en page 39. Mémoire des instruments de chirurgie pour l'Hôpital de Trois-Rivières, 1733, ANOM, Fonds des Colonies, série C^{11}A, vol. 59, f. 237r-237v.

86. Une somme de 300 livres, portée en 1691 ou avant à 500 livres, est prévue sur le Fonds de la Marine depuis au moins 1687 pour ce poste.

annuellement 500 livres à cette institution pour l'« achat de pastes et remedes pour les pauvres[87] ». En 1731, l'ecclésiastique Montigny rapporte de France un paquet contenant « quatre mille pastilles et huit pacquets d'onguent » qui lui ont été remis pour le Séminaire et pour l'Hôtel-Dieu[88]. L'année suivante, il envoie deux « pacquet de pastilles des pauvres et d'onguents. chaque pacquet est de 2000 pastilles et d'onguent a proportion[89] ». Comme pour l'année précédente, un de ces paquets ira au Séminaire et l'autre aux religieuses hospitalières de Québec. Ce dernier envoi fut particulièrement apprécié. Le 12 octobre 1732 sœur Duplessis de Sainte-Hélène écrit à M. de Montigny :

> Nous vous sommes bien redevables du paquet de remèdes que vous nous avez envoyé. Cela nous vient fort à propos car nous sommes chargées de faire une distribution aux curés, et plus on en donne, moins nous en achetons, en sorte que c'est une double charité qui nous a fait premièrement du bien, et ensuite aux paroisses de ce pays. Plus vous nous en pourrez procurer, Monsieur, sans vous incommoder et mieux cela nous fera[90].

Les religieuses de l'Hôtel-Dieu préparent et vendent aussi des médicaments. En 1743, une lettre de sœur Duplessis de Sainte-Hélène adressée à l'apothicaire Féret précise :

> Les affaires sont bien dificiles à traiter dans des pays à demi formés comme celui-ci. Je ne vois pas que vous puissiez y rien faire. On veut tout pour rien et souvent à crédit. On a regret de payer un remède et c'est quelquefois faire de la peine aux personnes les plus aisées de leur envoyer un mémoire qu'on leur aura fourni[91].

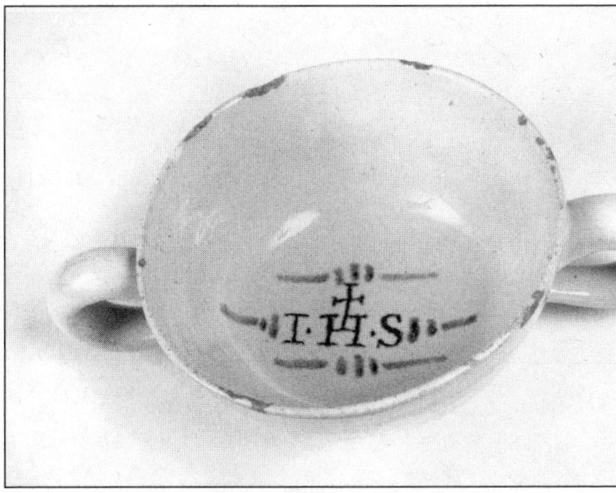

Écuelle utilisée par les religieuses hospitalières de Saint-Joseph. Collection des religieuses hospitalières de Saint-Joseph. (Photo Denis Ross)

Une analyse des dettes passives relevées dans les 1 300 inventaires après décès de résidents de Québec pour la période allant de 1690 à 1789 révèle une seule mention relative à la vente de médicaments par l'Hôtel-Dieu de Québec. Elle concerne le navigateur Simon Frichet qui, en 1747, doit douze livres pour des médicaments fournis par cette institution[92]. À l'opposé, les Jésuites sont mentionnés dans une vingtaine de cas. Il est donc prématuré de conclure à l'existence d'un commerce de détail élaboré[93].

En fait, selon certains témoignages, la clientèle de l'apothicairerie serait plutôt institutionnelle. Bien que les bordereaux de recettes et dépenses de la colonie pour les années 1730 et 1740 attestent la fourniture de médicaments aux postes et aux forts du roi par les Hospitalières de l'Hôtel-Dieu de Montréal, nous n'avons pas retracé de mentions pour l'Hôtel-Dieu de Québec[94]. Un mémoire rédigé

87. Estat des payemens que le Roy veut et ordonne estre faits, 1744, ANOM, Fonds des Colonies, série C[11]A, vol. 115, f. 136r-136v.

88. Lettre de M. de Montigny aux officiers du Séminaire, Paris, 15 mai 1731, CRAF, Lettres M, n° 74.

89. Lettre de M. Montigny à ?, 26 mai 1732, CRAF, Lettres M, n° 77.

90. Lettre de Marie-Andrée Duplessis de Sainte-Hélène à M. de Montigny, 12 octobre 1732, publiée dans « Lettres de mère Marie-Andrée Duplessis de Sainte-Hélène, supérieure des Hospitalières de l'Hôtel-Dieu de Québec », dans *Nova Francia*, vol. III, n° 2 (décembre 1927), p. 103-104.

91. Lettre de Marie-Andrée Duplessis de Sainte-Hélène à M. Feret, 20 octobre 1743, publiée dans « Lettres de mère Marie-Andrée Duplessis de Sainte-Hélène, supérieure des Hospitalières de l'Hôtel-Dieu de Québec », dans *Nova Francia*, vol. V, n° 6 (novembre-décembre 1930), p. 369-370.

92. Inventaire de feue Marie-Louise Constantin et de Simon Frichet, 26 mai 1747, BAnQ-Q, CN301,S11, greffe de Claude Barolet.

93. D'ailleurs, le revenu provenant de ce commerce n'atteint tout au plus que quelques centaines de livres. À Montréal, en 1741, les religieuses de l'Hôtel-Dieu de cette ville admettent que l'apothicairerie leur rapporte annuellement 300 livres lorsque les affaires le permettent. Recette generale des revenus des Pauvres de l'hotel Dieu de Montreal tant pour une annee, 10 juin 1741, ANOM, Fonds des Colonies, série C[11]A, vol. 107, f. 277r.

94. Ainsi, en 1736, les religieuses de l'Hôtel-Dieu de Montréal reçoivent 995 livres pour le prix des remèdes et médicaments fournis

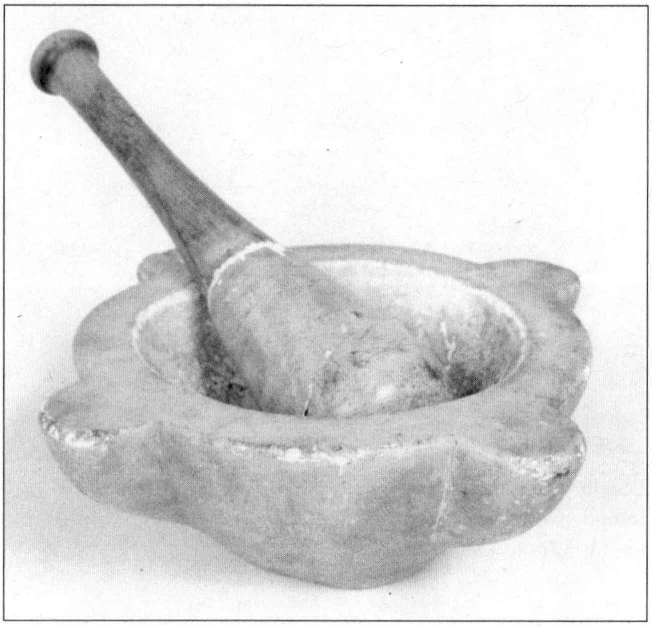

Petit mortier de marbre avec son pilon. Collection des religieuses hospitalières de Saint-Joseph, 985x576a et 985x576b. (Photo Denis Ross)

vers 1752 signale pourtant la présence d'un tel commerce qui semble exister depuis longtemps.

> Lapoticairerie de lhopital ayant coutume de fournir les remedes dans les postes que le Roy entretient dans plusieurs endroits, cetoit un petit avantage parce que dans la quantité de remedes qu'on est obligé davoir pour lusage de Lhotel Dieu qui ne peut etre reglé precisem[t] ont trouvoit par ce moyen un revenen bon qui facilitoit lachat que les pauvres en font de leurs deniers ils en seront privé Si des personnes qui ont d'autres ressources et beaucoup de bienfaits de sa majesté continuait à les fournir, il est bien assuré quil nen coutera pas moins au Roy, et qu'on ne fera pas de deduction sur leur memoire comme il Sen est fait sur ceux que cet hopital a fournit quoy que quexposé au plus bas prix[95].

Quoi qu'il en soit, l'apothicairerie semble surtout au service de l'hôpital. Selon les estimations des religieuses, l'incendie de 1755 entraîne pour l'apothicairerie des pertes de l'ordre de 40 000 livres. Si ce montant paraît surévalué, il témoigne néanmoins de l'activité considérable de l'apothicairerie[96].

L'administration et les finances

En vertu des constitutions des Hospitalières, les biens de la communauté et ceux des pauvres sont distincts et leur administration est séparée. Aux hôtels-Dieu de Québec et de Montréal, et ce depuis le XVIIe siècle, ce sont les religieuses qui assument la gestion financière du bien des pauvres.

Les principales sources de revenus de l'Hôtel-Dieu de Québec demeurent la gratification du roi, les revenus liés aux propriétés foncières des pauvres, la rente annuelle qui vient de France et les sommes versées pour l'hospitalisation de certaines catégories de malades.

La gratification que le roi attribue annuellement à l'hôpital est fixée depuis la fin du XVIIe siècle à 5 200 livres de France[97]. Cette somme est répartie comme suit : 2 200 livres pour les pauvres, 1 000 pour l'entretien de l'hôpital et 2 000 pour l'achat de médicaments et autres nécessités[98]. Cette contribution de l'État, qui représente 61 % des revenus pour la période 1704-1713 et 25 % pour les années 1744-1753, joue un rôle essentiel dans le budget de l'institution[99]. À titre de comparaison, signalons que l'Hôtel-Dieu de Montréal ne reçoit, en 1701, que 1 000 livres en gratifications ordinaires, ce qui ne représente que 24 % de ses revenus et qu'aucune somme n'est accordée à celui

pour les forts de Chambly, Saint-Frédéric, Niagara et Frontenac ainsi que pour les magasins de Montréal. Bordereau des dépenses qui excèdent en 1736 les fonds ordonnés, ANOM, Fonds des Colonies, série C[11]A, vol. 70, f. 84r.

95. Representation des Pauvres de Lhotel Dieu de Quebec, vers 1752, AMHDQ, Notes et Memoires avec quelques correspondances, 1757-1784, t. 2, C. 92, 1b.

96. Rousseau, *L'Œuvre de chère...*, p. 58.

97. Cette somme est en monnaie de France. À partir de 1717, monnaie de France et monnaie du Canada ont la même valeur. Etat des Revenus des Communautes Etablies en La Nouvelle france avec le[r] charges, 1701, ANOM, Fonds des Colonies, série F[5]A, vol. 3, f. 33r; Estat des Payemens que le Roy veut et ordonne estre faits, 1744, ANOM, Fonds des Colonies, série C[11]A, vol. 115, f. 136r-136v.

98. La somme de 2 200 livres dévolue aux pauvres est accordée depuis au moins 1679. Etat de la dépense que le Roi veut et ordonne être fait pour le payement des appointements, Solde et entretenement des gouverneurs, Majors, officiers, Capitaines, Soldats, et autres charges du païs de Canada, ou nouvelle france, 25 avril 1679, ANOM, Fonds des Colonies, série C[11]A, vol. 5, f. 82r-87r.

99. Rousseau, *La croix et le scalpel...*, p. 113-114.

Tableau 10. *Estat général de la dépense d'une année ordinaire que font les pauvres de l'Hôtel Dieu de Montréal tant pour l'entretien dud. Hopital, nourritures des malades, gages, 1741*

Scavoir	
800 minots de bled a 40s	1600 tt
9000 L bœuf à la Boucherie a 3s 6d	1575
820 L de Lard a 5s	205
En veaux, moutons, Volailles, Beure, graisse et autres menues Vivres	1200
Pour l'Entretien des draps, chemises, serviettes, toilles d oreillers, bonnets et coeffes, cornettes, mouchoirs, robes de chambre, couvertures, Rideaux et autres meubles servant aux pauvres malades. Le tout prix de France	900
Pour vin, Eau de vie, sucre, raisins, prunes, huille d'olives, vinaigre et autres menues provisions pour les pauvres malades	750
Pour morue et anguille pour les domestiques pauvres servant aud. Hôpital	70
20 minots de sel tant pour led. hopital que pour les ménageries des pauvres dud. Hôpital	50
Pour blanchissages, Scavons, Entretien de Cuves et autres meubles a cet usage	500
400 L de chandelle a 10 s	200
Une demi barrique d'huille de poisson	45
Entretien et reparations des meubles de Cuisine	40
Entretien et reparations des meubles servant aux pauvres malades dans les salles	40
Au forgeron, Serurier et Menuisier pour Entretien et reparations des meubles Servant aux pauvres	120
250 Cordes de bois a 5 tt	1250
Pour Sciage de 70 Cordes de bois pour l'Entrtetien des Poeles dans les salles, Lingerie et Boulangerie des pauvres de l'hotel Dieu a 20s	70
40 Bariques de Charbon	50
Pour les Gages de Trois hommes, Scavoir l'Infirmier, Jardinier et Boulanger des Pauvres	400
Pour les gages de quatre Servantes qui Sont a l'Entretien et Employés Scavoir 2 a la Cuisine, une dans les Salles, Et une a la Lingerie Et Basse court des pauvres dud. hôtel Dieu	200
À Un Chirurgien (Pierre Puibarau) pour soigner les Pauvres Malades	250
	£9515

de Trois-Rivières[100]. Pour la période 1714-1760, les subventions royales représentent à peine 9 % des revenus de l'Hôtel-Dieu de Montréal[101]. Après la Conquête, les institutions hospitalières perdent ce soutien financier de l'État.

Le roi paie de plus l'hospitalisation des soldats et des matelots des navires du roi, à raison de huit sols par jour en 1690 et en 1691. Une partie de cette somme provient du montant de la solde journalière des militaires hospitalisés et l'autre partie est versée par le roi. En 1698, le roi débourse pour ce supplément 231 livres pour l'Hôtel-Dieu de Québec à raison de deux sols par journée d'hospitalisation[102].

100. Comme pour l'Hôtel-Dieu de Québec, nous excluons les sommes versées par le roi aux hospitalières et nous nous attardons à celles qui sont attribuées pour l'hôpital. Etat des biens et revenus de l'Hôtel-Dieu de Montréal, 6 octobre 1701, ANOM, Fonds des Colonies, série C[11]A, vol. 106, f. 45r.-45v. Dans son étude de la condition matérielle du clergé canadien, Guy Frégault fusionne dans ses calculs les revenus des communautés religieuses avec ceux des pauvres. Guy Frégault, « L'Église et la société canadienne », dans Guy Frégault, *Le XVIIIe siècle canadien. Études*, Montréal, Éditions HMH, 1968, p. 105, 110. Notons que des gratifications particulières sont accordées aux hôtels-Dieu lors de graves événements ou de désastres.

101. Jacques Ducharme, « Les revenus des Hospitalières de Montréal au XVIIIe siècle », dans Michel Allard, Robert Lahaise, Édouard Desjardins et autres, *L'Hôtel-Dieu de Montréal (1642-1973)*, Montréal, Hurtubise HMH, 1973, p. 233-237, 244.

102. Pour cette même année, une somme de 2392 livres est accordée à l'hôpital de Montréal, soit 1937 livres pour les militaires à raison de 4 sols 7 deniers pour les caporaux, 6 sols pour les anspessades et 6 sols, 11 deniers et demi pour les soldats et 455 livres pour 810 journées d'hospitalisation d'habitants blessés au service du roi à raison de 11 sols 3 deniers. Il faut noter que le montant plus élevé accordé pour les habitants se justifie par le fait qu'ils n'ont pas de solde permettant de combler une partie des coûts. En tenant compte de la solde de chaque groupe, les frais journaliers d'hospitalisation s'élèvent à Montréal à 11 sols 3 deniers. Ce montant plus élevé versé à Montréal s'expliquerait par la présence massive de soldats dans cet avant-poste de la colonie, par la cherté de la viande dans ce lieu, par l'apitoiement de l'intendant sur le sort de cette institution, par l'état précaire de la situation économique des habitants et par la faiblesse de la gratification octroyée à l'hôpital de Montréal. Etat de la dépense faite pour la guerre et les fortifications sur les fonds de l'année 1699, ANOM, Fonds des Colonies, série C[11]A, vol. 113, f. 63r, 74v-75r; Frégault, *loc. cit.*, p. 110. En France, au XVIIIe siècle, il est fréquent que les établissements hospitaliers des villes soient conduits à assurer l'hébergement et les soins des militaires. Jean Imbert, *Le droit hospitalier de l'Ancien Régime*, Paris, Presses universitaires de France, 1993, p. 122-123.

Tableau 11. Recette générale des revenus des pauvres de l'Hôtel Dieu de Montréal tant pour une année, 1741[103]

Scavoir	
Pour les rentes sur l'hôtel de ville de Paris	1 417 tt 10s
Pour gratifications de Sa Majesté	1 000
Rentes de terrains dans la ville de Montreal et sur des terres	980 9d
Pour les Soldats et Sauvages malades aud. hotel Dieu Tant pour leurs payent que pour Suplement, annee Commune	2 700
Par divers particuliers de la ville et leurs domestiques malades dans led. Hôpital	500
£ 300 que l'apoticairerie donne lorsque les affaires le permettent 300	300
£ 1 000 d'avances que M^r hocquart intendant a la bonté de prester aux pauvres En forme d'acompte par avance, Tous les automnes et dont les pauvres restent toujours debiteurs envers le Roy	1 000
Environ 8 a 900 tt par chacune annee dont L'hôtel Dieu S'Est Endetté depuis son dernier Incendie pour la subsistance seullement des pauvres	800
817 tt 9s 3d que la providence a fourni par les Charites de diverses personnes	817 9s 3d
	£ 9515

En 1699, il est précisé qu'il est versé aux « Religieuses de l'hotel Dieu de Quebec po. suplement a la solde des anspessades et soldats qui y ont été malades pendant l'année 1699 a raison de 9d. pour chacun anspessade et de 2 s. pour chacun Soldat de suplement par jour, ayant été payé ausd. Religieuses 6 s. pour Chacun Homme tant de Sa Solde, que Sur le Compte du Roy[104] ». Cette somme de six sols par jour sera versée jusqu'à la fin du Régime français[105].

103. Estat Général de la depense d'une année ordinaire que font les pauvres de L'hotel Dieu de montreal Tant pour l'Entretien dud. hôpital, nourritures des malades, gages, 10 juin 1741, ANOM, Fonds des Colonies, série C11A, vol. 107, f. 276v; Recette generale des revenus des Pauvres de l'hotel Dieu de Montreal tant pour une annee, 10 juin 1741, ANOM, Fonds des Colonies, série C11A, vol. 107, f. 277r.

104. *Ibid.*

105. En 1687, devant les difficultés que rencontre l'Hôtel-Dieu de Montréal, difficultés accentuées par la reprise de la guerre iroquoise, par une épidémie et par la présence des troupes de la Marine, les autorités coloniales lui accordent alors « trois sols par jour pour chacun soldat au dela de leur paye » et souhaitent consentir le même bénéfice à celui de Québec. En 1689, pour Montréal, ce suppplément est de deux sols par jour. Entre le début de cette année et le 1er octobre suivant, une somme de 692 livres est versée aux religieuses Hospitalières de Montréal, soit pour 6 920 journées d'hospitalisation. Si l'on considère que l'hôpital compte alors probablement une quarantaine de lits, c'est dire que, durant les 10 premiers mois de 1689, les soldats auraient constitué plus de la moitié des malades admis dans cette institution. En 1701, « Monsieur l'intendant paye onze Sols aud hospital (Hôtel-Dieu de Montréal) par jour pour chaque soldat qui y sont receus malades ». Cette somme inclut probablement le montant de la solde des soldats. Lettre de Denonville et Champigny au ministre, 6 novembre 1687, ANOM, Fonds des Colonies, série C^11A, vol. 9, f. 5r.; Estat de la Depence faicte en lannée 1689 au sujet de la guerre en Canada, ANOM, Fonds des Colonies, série C^11A, vol. 113, f. 15v; Etat des biens et revenus de l'Hôtel-Dieu de Montréal, 6 octobre 1701, ANOM, Fonds des Colonies, série C^11A, vol. 106, f. 45r-45v.

Selon un mémoire de 1752, le roi accorde aussi dix sols par jour, ou six selon le bordereau des recettes et dépenses pour l'année 1744, pour les prisonniers de guerre qui sont traités à l'Hôtel-Dieu, les miliciens, les faux sauniers, les ouvriers des chantiers navals et les matelots du port[106]. Les frais de séjour à l'hôpital des matelots des navires marchands sont assumés par les capitaines ; ils se chiffrent à 15 sols par jour en 1752[107]. Quant à la pension des ecclésiastiques, elle est fixée à 50 sols par jour en hiver et à 40 en été. Ces revenus d'hospitalisation représentent 8 % des revenus totaux pour la période 1668-1699, 10 % pour 1700-1723 et 18 % pour 1724-1753. L'augmentation assez rapide des revenus provenant de cette source à partir des années 1720 montre l'importance grandissante accordée aux militaires et aux matelots[108].

Les religieuses tout comme leur consœurs de Montréal cherchent aussi à se procurer des revenus et des denrées en achetant des propriétés foncières. Elles acquièrent ainsi en 1734 la seigneurie de Saint-Augustin pour la somme de 19 000 livres. Cependant, si ces acquisitions sont une intéressante source de revenus, elles nécessitent, par contre, des dépenses et des immobilisations relativement importantes.

Les rentes provenant de France, si essentielles au cours des premières années qui suivirent la fondation de l'hôpital, ne représentent guère qu'un revenu

106. Rousseau, *L'Œuvre de chère…*, p. 86-96.

107. *Ibid.*, p. 92.

108. *Ibid.*

annuel de 646 livres au cours des années 1724 à 1763, soit moins de 10 % des revenus totaux[109]. À l'Hôtel-Dieu de Montréal, en 1741, les rentes de France atteignent 1 417 livres et représentent 15 % des recettes de l'hôpital. Par rapport au budget global, les revenus provenant des rentes sont de moins en moins élevés au fil des ans.

Les frais d'hospitalisation des malades ne dépendant pas du roi pourraient constituer une bonne source de revenus. Si les pauvres malades sont reçus gratuitement, les patients mieux nantis doivent en théorie payer des frais. En 1726, le chirurgien Bertier se plaint du fait que les Hospitalières admettent en leurs murs des particuliers aisés de Québec, de Montréal et même de Louisbourg, « moyennant telle somme par jour qui va souvent Jusqu'a quatre francs et cents sols[110] ». Toutefois, la majorité des patients en état de payer n'assument pas les frais de leur hospitalisation. Une religieuse souligne à ce propos que « les bourgeois et autres honnestes maison de la ville se fesoient un devoir quil ne fussent pas a charge et payoient honorablement, depuis vingt ans cette coutume est abolie puisque personne ny paie et ceux meme qui en ont reçu plus de services y ont rendu souvent les plus mauvais services et offices[111] ». Les sommes versées par les malades eux-mêmes ou par leurs familles pour des soins et des traitements représentent de fait des montants dérisoires dans les livres de comptes de l'institution. En 1741, à l'Hôtel-Dieu de Montréal, « divers particuliers de la ville et leurs domestiques malades dans led. hôpital » versent une somme de 500 livres, soit à peine 5 % des recettes de l'hôpital. Signe du peu d'empressement des Canadiens à payer des frais d'hospitalisation, sur les 1 300 inventaires après décès de résidents de la ville de Québec rédigés entre 1690 et 1789, un seul fait mention de tels frais. Il s'agit de Jacques Cotard qui doit, en 1739, la somme de 10 livres 10 sols pour 21 jours d'hospitalisation[112]. Les frais d'hospitalisation sont donc rares et ne semblent pas être un obstacle à l'admission des malades.

En ce qui a trait aux autres revenus, qu'ils proviennent de la vente de médicaments, de nourriture, de produits du jardin ou encore des aumônes et des rentes, ils ont plutôt tendance à décroître alors que les dépenses, pour leur part, sont en progression constante. Bien que son poids relatif diminue au fil des ans dans les bilans financiers de l'Hôtel-Dieu de Québec, l'État affirme sa présence de multiples façons[113]. Son intervention est multiple. Il paie les frais d'hospitalisation d'un partie de la clientèle, subventionne les religieuses par des gratifications annuelles, aide financièrement les hôpitaux victimes d'incendie et accorde certaines exemptions[114]. À la fin du Régime français, il songe même à fusionner certaines institutions ou à obliger les religieuses de l'Hôtel-Dieu de Québec à agrandir leurs salles. L'État va également jouer un rôle important en payant certains salaires.

Le personnel

Fondée par trois religieuses de la Miséricorde de Jésus provenant de l'Hôtel-Dieu de Dieppe, la communauté des Hospitalières de Québec ne tarde pas à élargir ses rangs[115]. Elles sont 14 en 1658. Leur nombre atteint une trentaine au début du XVIIIe siècle, touche un sommet en 1718 avec 64 religieuses, décline par la suite pour retomber en bas de 30 durant les années 1770-1780. Édictés à partir

109. Le capital s'élève à cette époque à 25 853 livres.

110. Lettre de Michel Berthier au ministre, 18 octobre 1736, ANOM, Fonds des Colonies, série C^11^A, vol. 66, f. 134r-136v.

111. Eclaircissement sur le changement de l'hopital depuis pres de vingt ans, c. 1750, AMHDQ, Notes et Mémoires, 1664-1760, t. 2, C. 94, n° 2d.

112. Inventaire de feue Marie-Madeleine Emond et de Jacques Cotard, 9 novembre 1739, BAnQ-Q, CN301,S11, greffe de Claude Barolet.

113. Ce poids de l'État est aussi visible en France. Jean-Noël Biraben, Jean-Pierre Gutton et François Lebrun, « L'homme devant la maladie et la mort », dans Jacques Dupâquier (sous la direction de), *Histoire de la population française*, tome 2 : *De la Renaissance à 1789*, Paris, Presses universitaires de France, 1988, p. 275.

114. Les difficultés financières qu'éprouve l'Hôtel-Dieu de Québec sont sérieuses, notamment à la fin du Régime français, et vont entraîner des demandes d'aide à l'État sans cesse renouvelées. Phénomène qui aggrave la situation déjà précaire des finances des institutions hospitalières, les trois hôtels-Dieu de la colonie subissent au milieu du XVIIIe siècle un ou plusieurs incendies qui obèrent lourdement leurs finances.

115. La congrégation des Hospitalières de la Miséricorde de Jésus de Dieppe essaime à la même époque vers différentes villes. En 1634, les religieuses sont à Vannes, à Tréguier et à Rennes en 1644, à Vitré en 1655 et à Fougères en 1673. Comme à Québec, les couvents de cet ordre vivent indépendants les uns des autres et chaque communauté suit un règlement particulier autorisé par l'évêque du diocèse. Christine Chapalain-Nougaret, *Misère et assistance dans le pays de Rennes au XVIIIe siècle*, Nantes, Cid Éditions, 1989, p. 315-316.

Tableau 12. Évolution du nombre de religieuses dans les hôtels-Dieu canadiens (1658-1788)[116]

	Québec			Montréal			Trois-Rivières		
Année	Choristes	Converses	Total	Choristes	Converses	Total	Choristes	Converses	Total
1658	11	3	14						
1668	12	4	16						
1678	16	6	22						
1685	20	6	26	7	3	10			
1688	23	6	29			15			
1698	20	8	28						
1701			36			27			8
1708	31	8	39						
1713						36			7
1718			64			46			10
1720			62			57			19
1721			63			48			25
1726			60			49			28
1728	40	13	53						
1736			57			29			24
1737			52			31			30
1738	37	14	51						
1739			50			23			27
1748	27	15	42						
1758	29	11	40						
1768	23	10	33						
1778	18	10	28						
1788	18	11	29						

de 1722, des règlements royaux concernant les dots expliqueraient en bonne partie le déclin observé des effectifs, déclin également perceptible à l'Hôtel-Dieu de Montréal. Le travail des religieuses est risqué et nombre d'entre elles y laisseront leur vie.

Le travail est divisé entre les sœurs converses et les choristes. Les tâches manuelles sont réservées aux premières tandis que les secondes s'occupent des malades[117].

Les Hospitalières se rendent quatre fois par jour dans les salles des malades. Le matin, elles doivent faire les lits, « évider les immondices, balayer la Sale &c, et faire déjeuner les malades[118] ». Le dîner, l'instruction religieuse et le souper les y amèneront à nouveau. Le silence est de rigueur et, lorsqu'elles se trouvent dans les salles, les portes de l'hôpital doivent demeurer fermées[119]. Dès que le jour tombe, une chandelle ou une lampe est allumée et les religieuses qui assurent le service se relaient au cours de la nuit[120].

Les Hospitalières, leurs compagnes, les portières et les suppléantes, sont aidées par deux sœurs qui viennent chaque semaine à l'hôpital pour laver les patients, préparer leurs tables, servir les repas. Ces

116. Ces chiffres proviennent des recensements généraux de 1685, 1688, 1713, 1718, 1720-1721, 1726, 1736-1737 et 1739, d'un relevé de François Rousseau concernant l'Hôtel-Dieu de Québec pour les années 1658, 1668, 1678, 1698, 1708, 1728, 1738, 1748, 1758, 1768, 1778 et 1788 et de déclarations faites en 1701. Les postulantes et les novices n'ont pas été incluses, mais il est souvent difficile de préciser si elles ont été incluses dans les recensements du XVIIIe siècle. Il est à noter que les Ursulines de Trois-Rivières s'occupent également d'enseignement. AN, Section Outre-mer, Série G^{1}, vol. 460-461. Rousseau, *La croix et le scalpel…*, p. 135 ; Etat des charges et besoins des Religieuses hospitalières de Montréal, 24 septembre 1701, ANOM, Fonds des Colonies, série C^{11}A, vol. 106, f. 42r ; Etat des Revenus que la Comm^{té} des Relligieuses hospitalieres de quebec possedent tant en Canada qu'en france, 9 octobre 1701, ANOM, Fonds des Colonies, série C^{11}A, vol. 106, f. 48v ; Procès-verbal concernant les biens des Ursulines de Trois-Rivières, 19 septembre 1701, ANOM, Fonds des Colonies, série C^{11}A, vol. 106, f. 72v.

117. Rousseau, *L'Œuvre de chère…*, p. 59.

118. *Constitutions de la Congregation…*, 1666, p. 168-170.

119. *Ibid.*

120. *Ibid.*

deux religieuses sont ainsi tenues de « soulager les Hospitalières ; particulièrement en l'assistant auprès des agonisants[121] ».

Les Hospitalières doivent aussi accompagner le médecin lors de sa visite quotidienne et elles s'informent de l'état des convalescents[122]. Au contact des malades, elles doivent faire en sorte que ceux-ci demeurent couverts et « que les yeux chastes n'en soient point offencez[123] ». Il leur est par ailleurs interdit de s'asseoir sur les lits, de paraître lâches ou abattues. Au contraire, on doit lire « en leur visage la joye & le plaisir qu'elles ont de servir Jesus-Christ en ses pauvres[124] ».

L'apothicairerie occupe une place vitale à l'Hôtel-Dieu de Québec. Plusieurs personnes se consacrent à son bon fonctionnement. Les responsabilités incombant à la pharmacienne sont grandes. Les règlements de 1631 sont très explicites quant au rôle de cette religieuse. C'est elle qui est responsable de l'apothicairerie, de son fonctionnement comme de son approvisionnement et qui procède à la confection de médicaments. Deux religieuses furent affectées à ce service, l'une d'elles tenant le rôle d'aide. Celle-ci voit à ce que l'approvisionnement en eau et en charbon soit suffisant, procède à l'entretien régulier des lieux et aide aux travaux de laboratoire.

Les règlements prévoient que, si la communauté est trop petite, la pharmacienne pourra obtenir l'aide ponctuelle d'une autre religieuse[125]. À l'Hôtel-Dieu de Québec, le personnel de l'apothicairerie est en partie laïque. Des garçons apothicaires secondent l'apothicairesse. Dans bien des cas, ce sont des soldats, plusieurs sont très jeunes et aucun ne fait ou ne fera carrière comme chirurgien ou comme apothicaire exerçant à son compte. La plupart n'ont laissé que peu de traces dans les archives. Le cas le mieux documenté est celui de Pierre Chabot dit Lusignan. Né vers 1711, il arrive comme soldat vers 1740. Il sert d'abord comme infirmier à partir d'octobre 1740, retourne à ses occupations comme soldat, puis revient en janvier 1743 pour servir à l'apothicairerie jusqu'en mai 1751. En octobre 1754, il est de retour à l'Hôtel-Dieu comme infirmier et il y demeure jusqu'en juin 1755. En 1749, Lusignan est identifié dans un acte notarié comme « appoticaire Employé ala Pharmecie de l'hotel Dieu de cette ville ». Nous connaissons mal les salaires reçus. En 1732, le nommé La France, apothicaire, reçoit des gages totalisant 120 livres[126].

Un des rôles de l'apothicaire est de veiller à ce que la pharmacie soit toujours bien fournie :

> de drogues, soit simples, soit composées, sur quoy elle [prendra] avis du medecin, ou du Chirurgien pour sçavoir d'eux, qu'elles sont les meilleures, & les plus necessaires, quant il fault renouveler, [quand], & comment se doivent faire les compositio[n]s de sirops, d'onguents, de confitures & d'autres choses semblables, desquelles un Hopital doit estre fourny, ta[n]t pour mieux assister les malades, que pour eviter la despense inutile[127].

Par ailleurs, il incombe également à l'apothicaire d'accompagner le médecin ou le chirurgien lors de sa tournée quotidienne des malades et de noter les ordonnances qu'il prescrit. L'apothicaire ne doit prendre aucune initiative et veiller à ne pas donner de médicaments « qui ne soient approuvez du medecin, si ce n'est quelque remede ordinaire, auquel elle ne se puisse tromper[128] ».

La pharmacienne fabrique les médecines et autres remèdes, y compris les « compositions, Sirops,

121. *Ibid.*, p. 171-172.
122. *Ibid.*
123. *Ibid.*, p. 174.
124. *Ibid.*
125. AMHDQ, Reglements des Religieuses Hospitalières…, 1768, p. 182.

126. Les registres des malades et les livres de comptes nous permettent d'identifier plusieurs de ces garçons apothicaires laïques, appelés quelquefois valet de l'apothicairerie. Nous avons relevé leurs noms pour la période 1723-1767 : Isaac Jean de Villeneuve (septembre 1723-juin 1731), Benoît Grelet (juin 1731), Antoine Lafay (septembre 1731), Charles Lorinet (septembre 1731), Lafrance (1732), Louis Lefebvre (octobre 1733-novembre 1733), Jean Leclerc dit Sansfaçon (novembre 1733-septembre 1734), St-Eustache (octobre 1734), Jacques Viau dit Poitevin (mars 1735-mai 1739), Jacques Pivin (novembre 1739-novembre 1742), Pierre Chabot dit Lusignan (janvier 1743-juin 1744, août 1744-octobre 1750, février 1751-mai 1751), Pierre Mounier (juillet 1744), Mathieu Hianveu dit Lafrance (novembre 1750-décembre 1750), Jean La Gesse (août 1751-juin 1752), Charles-Louis Lemer (juillet 1752-décembre 1753), René Boulard dit Poitevin (janvier 1754-juin 1755), Basile Petit (juillet 1758), Joseph Dubois (décembre 1758-juillet 1760), Joseph Bourré (mai 1767-juin 1767), Certificat de Thomas Denis et de Pierre Chabot, 9 octobre 1749, BAnQ-M, CN604,S34, greffe de François Simonet.
127. *Règles et Constitutions des Religieuses…*, 1631, p. 566-567.
128. AMHDQ, Reglements des Religieuses Hospitalières…, 1768, p. 179.

Conserves, Eaux distilles[129] ». Selon les règlements, elle doit de plus procéder tous les trois mois « de printemps » à la distillation, confectionner les sirops et les confitures, le « miel violard et mer Curial ».

Elle doit par ailleurs veiller à ce qu'aucun produit ne se gâte et elle « mettra sur chaque pot, l'inscription qui fera cognoistre ce que c'est ; afin qu'on ne prenne l'un pour l'autre ». Une ou deux fois par année, l'apothicaire dresse un inventaire des éléments qui sont nécessaires à la fabrication des médicaments. Par contre, en vertu des règlements, c'est à la supérieure qu'incombe la charge de définir « la quantité [pour] les Compositions Elle Les fera dordinaire au temp Les plus Commode, Et où il y aura moins affaire a Cette office[130] ».

Dans leur tâche quotidienne, les Hospitalières sont assistées d'un personnel laïque. Le médecin et le chirurgien du roi, les aides-chirurgiens, les infirmiers, les serviteurs, les servantes et les domestiques se partagent le travail et assurent le bon fonctionnement de l'institution[131].

Au cours des premières décennies de la fondation de l'hôpital, le personnel de soutien laïque demeure peu nombreux : entre 1671 et 1675 par exemple, on ne recense que quatre domestiques. Dès le XVIIe siècle, au moins un infirmier dessert l'hôpital. Entre 1693 et 1710, se dévoue Jacques Pomainville, « infatigable aupres des malades[132] ». Le personnel augmente sensiblement à compter du siècle suivant. En 1732, si l'on exclut l'apothicaire, onze personnes sont au service de l'hôpital, soit six domestiques, trois jardiniers, un infirmier et une servante[133]. Elles sont placées sous l'autorité et la surveillance de la supérieure.

Des règles très précises commandent leur recrutement[134]. De plus, on recommande que les serviteurs soient en nombre suffisant pour s'occuper des hommes, pour les laver, les vêtir ou les ensevelir.

La constitution de 1631 stipule que l'Hospitalière doit se rendre dans la salle des hommes afin de vérifier si les serviteurs s'acquittent adéquatement de leur tâche. Dans cet office, elle doit être accompagnée par une autre religieuse. Ainsi, « tout ce qu'on pourra faire par les serviteurs envers les hommes, & le moins que les Sœurs se pourront trouver parmi eux, ce sera le meilleur, & le plus agreable a nostre Seigneur[135] ».

Les patients masculins bénéficient des mêmes égards que les femmes. Les Hospitalières veillent à ce qu'il en soit ainsi. « Quand quelque homme malade sera reçu, l'Hospitaliere tiendra la main, que les Serviteurs luy rendent les mesmes devoirs de charité, que les Sœurs rendent aux femmes quand on les reçoit ; se retirant aussi tost qu'elle y aura donné ordre[136]. »

L'accès à la salle réservée aux femmes est interdit au personnel masculin ; les serviteurs peuvent cependant la franchir pour se rendre à l'église ou à un autre endroit, en présence des religieuses et « ne s'y arresteront en de longs discours avec les femmes, malades ou non ». De même, les Hospitalières ne doivent ni « discourir ni s'entretenir » avec eux.

Selon les règles, les serviteurs doivent obligatoirement dormir « en quelque lieu joignant l'Hospital » et leur chambre devra donner sur la salle des hommes[137]. Toutefois, l'exiguïté de l'hôpital les contraint, du moins de 1724 à 1748, à coucher dans la salle des malades.

Le personnel médical laïque occupe une place particulière dans l'hôpital. Le médecin, le chirurgien et les aides-chirurgiens de l'Hôtel-Dieu de Québec sont généralement nommés et payés par l'État[138].

129. *Ibid.*, p. 177.
130. *Ibid.*, p. 178.
131. Il est difficile voire impossible de dresser une liste exhaustive du personnel des institutions hospitalières. Cela est vrai pour les domestiques, les serviteurs et les servantes, mais cela l'est autant pour le corps médical. Même l'historien François Rousseau, un spécialiste de l'histoire de l'Hôtel-Dieu de Québec, n'a produit qu'une compilation partielle. Ce n'est qu'en compilant une grande variété de sources qu'une liste plus exacte peut être dressée. Rousseau, *La croix et le scalpel...*, p. 100.
132. Il décède le 5 septembre 1710 des suites d'une maladie qu'il a contractée auprès d'un malade. Selon le registre des malades, il « setoit donnée au service des pauvres malades de lhopital le p^r^ de juillet 1693 ». Jeanne-Françoise Juchereau de Saint-Ignace et Marie-Andrée Duplessis de Sainte-Hélène, *Les Annales de l'Hôtel-Dieu de Québec, 1636-1716*, Québec, Hôtel-Dieu de Québec, 1939, p. 351-352.
133. Rousseau, *L'Œuvre de chère...*, p. 60.
134. *Règles et Constitutions des Religieuses...*, 1631, p. 242-243.
135. *Ibid.*, p. 236-237.
136. *Ibid.*, p. 238.
137. *Constitutions de la Congregation...*, 1666, p. 191.
138. À l'Hôtel-Dieu de Montréal, les religieuses paient selon les époques l'ensemble ou une partie du salaire du chirurgien. En 1731, selon le gouverneur Beauharnois et l'intendant Hocquart, le chirurgien Joseph Benoist « est gratifié par les Religieuses hospitalières de

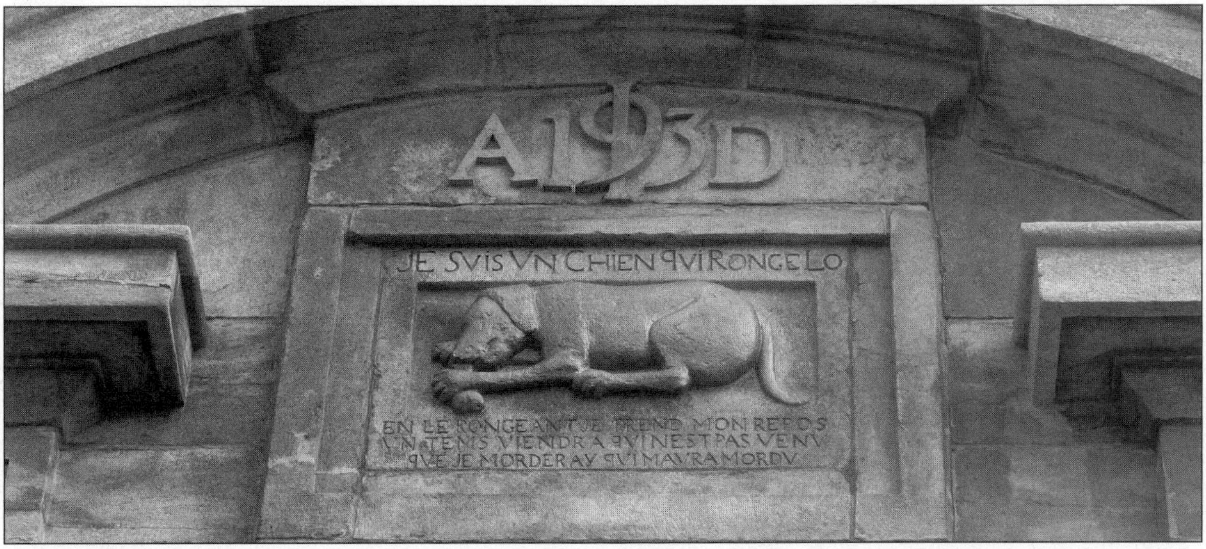

Bas-relief du chien d'or ornant le fronton de l'édifice Louis-S.-St-Laurent, l'ancien Hôtel des Postes situé en haut de la côte de la Montagne à Québec. Cette sculpture d'un chien doré rongeant son os est accompagnée des vers suivants : « Je suis un chien qui ronge lo / En le rongeant je prend mon repos / Un tems viendra qui nest pas venu / Que je morderay qui maura mordu. » En 1688, le chirurgien Timothée Roussel avait fait construire une maison sur un lot de la rue De Buade et y avait alors placé, directement au-dessus de la porte d'entrée, le bas-relief qui deviendra célèbre et qui est toujours demeuré au même endroit. (Photo Rénald Lessard)

Robert Giffard serait le premier médecin de l'Hôtel-Dieu de Québec. Il y exercerait sa profession d'une manière ponctuelle entre 1634 et 1668. Bien que se présentant dès 1648 comme médecin ordinaire de Sa Majesté, il n'aurait pas de diplôme de docteur en médecine et serait plutôt un chirurgien de formation[139]. Si l'on exclut le court passage de Jean Bonamour (1669-1672) aux activités peu connues, ce n'est qu'en 1697 qu'un véritable médecin s'installe dans la colonie. À cette date, Michel Sarrazin revient dans la colonie avec le titre de docteur en médecine. À son retour, il dispense gratuitement ses soins à l'Hôtel-Dieu de Québec. Le 23 avril 1700, il obtient un brevet de médecin des hôpitaux de la Nouvelle-France « pour visiter les malades des hôpitaux de la Nouvelle-France, et leur ordonner des remèdes convenables[140] ». Le médecin du roi devient, dans les faits, le médecin attitré de l'Hôtel-Dieu[141]. Son salaire est payé par le roi. Signe d'une hausse du statut du médecin et du désir des autorités de retenir dans la colonie un individu dont tous vantent les mérites, ses appointements, qui sont de 300 livres en 1699, passent à 600 livres en 1701 puis atteignent

deux cents livres par an ; Et il est en outre payé des gens aisés qui y sont soignes ». Il reçoit également 300 livres pour soigner les Amérindiens domiciliés et 1 008 livres pour traiter les militaires. Beauharnois et Hocquart au ministre, 7 octobre 1731, ANOM, Fonds des Colonies, série $C^{11}A$, vol. 54, f. 95r.

139. Il est possible d'être médecin du roi sans être docteur en médecine.

140. Arthur Vallée, *Un biologiste canadien. Michel Sarrazin. 1659-1735. Sa vie, ses travaux et son temps*, Québec, Ls-A. Proulx, 1927, p. 247.

141. Par son brevet de médecin du roi, Timothée Sullivan dit Sylvain doit visiter et traiter « dans leurs maladies les officiers et soldats » et, comme les soldats sont généralement soignés dans les Hôtels-Dieu, les médecins du roi deviennent ainsi les médecins officiels des institutions hospitalières. Les médecins desservant l'Hôtel-Dieu de Québec seront : Robert Giffard (1634-1668), probablement Jean Bonamour (1669-1672), Michel Sarrazin (1697-1734), Jean-François Gaultier (1742-1756) et François Lebeau (1758-1760). Jusqu'à l'arrivée du docteur George Selby vers 1782, Montréal a compté sur deux médecins qui ont desservi à l'occasion son hôtel-Dieu. Ce sont deux chirurgiens qui, bien que ne possédant pas de grade en médecine, ont obtenu grâce à leurs relations un brevet de médecin du roi. Le premier, Joseph Benoist, obtient son brevet le 26 avril 1736, pratique à l'Hôtel-Dieu de Montréal jusque vers 1740 et décède le 16 novembre 1742. Le second, l'Irlandais Timothée Sullivan dit Sylvain reçoit un brevet le 7 mars 1724, exerce à l'Hôtel-Dieu de Montréal jusque vers 1734, va en France, revient à Montréal en 1737, s'installe à Varennes en 1743, retourne à Montréal en 1747 et y demeure jusqu'à sa mort survenue le 16 juin 1749. Aucun médecin ne pratique à Trois-Rivières. Brevet de médecin à l'Isle de Montréal pour le Sieur Thimothée Silvain, Irlandois, 7 mars 1724, ANOM, Fonds des Colonies, série F^3, vol. 10, f. 270r-270v.

800 livres en 1706 et 1 100 livres en 1718[142]. En 1744, les appointements de Jean-François Gaultier, qui le remplace depuis trois ans, s'élèvent à 1 200 livres par année[143]. En 1760, le médecin Lebeau reçoit annuellement du roi le même montant.

Le médecin doit se rendre à l'hôpital « une ou même plusieurs fois par jour, afin de veiller à tout et de donner ses ordres[144] ». Les constitutions des Hospitalières insistent sur le fait que le médecin ou le chirurgien attaché au service de l'hôpital doit quotidiennement visiter les malades. Une Hospitalière l'accompagne dans sa visite et note les médicaments et les régimes prescrits. Théoriquement, aucun patient ne peut recevoir son congé sans que le médecin ait donné son consentement.

Outre le médecin du roi, et ce dès les années qui suivent sa fondation, l'Hôtel-Dieu de Québec peut compter sur les services d'un ou de plusieurs chirurgiens[145]. Le médecin ordonne, le chirurgien ou l'Hospitalière exécute. Cette subordination du chirurgien au médecin est évidente. Que ce soit au niveau du prestige, des appointements ou des activités quotidiennes, le médecin est supérieur au chirurgien. Il dirige tout ce qui a trait aux soins. Ainsi, en 1706, à la question de savoir qui le traite, le soldat Pierre Lefebvre dit Lafleur Lebreton, hospitalisé pour blessures, répond que « Cest Le Sieur monie En presence de Monsieur Sarazain medecin[146] ». Cet écart entre médecin et chirurgien tend toutefois à se rétrécir au cours du XVIIIe siècle.

Avant la Conquête, l'Hôtel-Dieu n'assume pas leurs salaires. En effet, à partir de 1648, la Communauté des Habitants et les administrateurs subséquents du pays

142. En 1718, les 1 000 livres se répartissent en 800 livres provenant du fonds de la Marine qui lui sont accordées à titre d'appointements comme médecin de l'« Hospital de Quebec » et en 300 livres inscrites dans les charges du Domaine d'Occident pour son entretien comme médecin des troupes à Québec. Outre ces sommes, il reçoit depuis 1717 une gratification annuelle de 500 livres qui lui sera accordée au moins jusqu'en 1728.

143. Ces honoraires fixes n'empêchaient pas le médecin de recevoir à l'occasion des gratifications du roi. Estat des payments que le Roy veut et ordonne estre faite… au pays de Canada pendant l'année 1744 sur le fonds… du Domaine d'Occident, AC, C^{11}A, vol. 115, f. 137v.

144. Kalm, *Voyage de Pehr Kalm…*, f. 711-712. À Saint-Domingue, le 1er août 1739, le gouverneur et l'intendant ordonnent au médecin de Léogane d'effectuer une visite à l'hôpital chaque jour tandis que son collègue du Cap-Français est astreint à quatre visites par semaine. Pierre Pluchon, « La Santé dans les Colonies de l'Ancien Régime », dans Pierre Pluchon, dir., *Histoire des médecins et pharmaciens de marine et des colonies*, Toulouse, Bibliothèque historique Privat, 1985, p. 120.

145. Robert Giffard, qui est à la fois chirurgien et médecin, dessert ponctuellement l'Hôtel-Dieu jusqu'à sa mort en 1668. De 1640 à 1642, le chirurgien René Goupil s'y dévoue à panser les malades et les blessés. Le chirurgien Annet Goumin, qui réside au Canada entre 1662 et 1666, aurait été « fort affectionné au service des pauvres ». Par son testament, il lègue 300 livres à l'Hôtel-Dieu. Il a donc probablement desservi l'Hôtel-Dieu pendant quelques années. À partir de 1675, et probablement dès 1665, deux chirurgiens sont rattachés à l'Hôtel-Dieu. Jean Madry, pour sa part, qui se présente comme chirurgien du roi depuis 1665 exerce auprès de l'institution au moment de son décès en 1669. En 1673, le chirurgien Timothée Roussel réclame de la veuve du chirurgien Madry la somme de 66 livres, 13 sols et 4 deniers « pour le temps ql a servi a Lhôpital acause de l absence & voyage dud deffunt Sr Madry au Montreal auql voyage Il est deceddé ». À partir d'au moins 1669, Timothée Roussel travaille à l'Hôtel-Dieu et il continue sa pratique pendant plus de trente ans. En 1693, sa fille Louise est reçue religieuse sans dot à cause de sa bonne vocation, mais également en raison des longs services de son père. Jean Demosny, arrivé dans la colonie en 1665 ou peu avant, aurait servi jusqu'à son décès en 1687. Sa fille également aurait été reçue sans dot en considération des longues années de service de son père. Par la suite, la nomination de Michel Sarrazin comme chirurgien major des troupes en 1686 l'aurait amené à desservir l'hôpital jusqu'à son départ pour la France en 1693 ou 1694. Son successeur, Pierre Baudeau, aurait fait de même pendant quelques années, bien que nous n'ayons pas trouvé de traces de ses activités professionnelles à l'Hôtel-Dieu. En 1702 et en 1706, les frères Jean et Charles Demosny figurent dans les archives comme chirurgiens desservant l'institution. Nous perdons la trace de Charles après 1706 et Jean décède en 1715. Le chirurgien du roi Jean Coustard sert à l'Hôtel-Dieu à partir de 1708, ou peu avant, et ce jusqu'à son décès en 1719. À cause de l'assiduité requise par l'emploi, personne ne veut prendre la relève. On se sert alors d'Henry Coffinier, nouvellement congédié des troupes, et du médecin Michel Sarrazin. En 1721, les deux postes de chirurgiens sont fusionnés, mais ce n'est qu'en 1722 qu'un nouveau chirurgien, Michel Bertier, arrive de France. Après la mort de ce dernier en 1740, Ferdinand Feltz occupe les fonctions pendant près de deux ans. En 1742, le chirurgien du roi Antoine Briault prend la relève jusqu'en 1760. De 1767 à 1774, les religieuses versent annuellement 100 livres à Jacques Dénéchaud pour qu'il exerce à l'Hôtel-Dieu. En 1784, James Bowman y sert comme chirurgien. Enfin, en 1789, les chirurgiens britanniques John Gould et George Longmore prennent la relève. John Mervin Nooth fait de même à titre de médecin. Sentence entre Timothée Roussel et Olivier Morel de la Durantaie, 23 juin 1673, BAnQ-Q, TL1,S11,SS1,D6, Registre civil de la Prévôté de Québec, n° 6, f. 67v; Jeanne-Françoise Juchereau de Saint-Ignace et Marie-Andrée Duplessis de Sainte-Hélène, *Les Annales de l'Hôtel-Dieu de Québec 1636-1716*, Québec, L'Hôtel-Dieu de Québec, 1984, p. 277, 292.

146. Interrogatoire de Pierre Lefebvre dit Lafleur le Breton, 12 mars 1706, dans Procès de Pierre Lefebvre (Lefèvre) dit Lafleur le Breton, environ 45 ans, natif de Gastry, paroisse de Plumieux, évêché de Saint-Brieuc, anspesade (bas officier d'infanterie au dessous du caporal) et soldat de la compagnie de Pierre Bécard, sieur de Grandville, logé par billet chez Olivier Guillemot, rue du Sault-au-Matelot, soupçonné de s'être blessé à plusieurs endroits avec des rasoirs afin d'avoir plus tôt un congé pour repasser en France, BAnQ-Q, TP1,S777,D125, Dossiers du Conseil Supérieur, Procédures judiciaires. Matières criminelles, tome III, f. 3r-5r.

y pourvoient[147]. Le 24 avril 1664, le Conseil souverain ordonnait à l'adjudicataire des droits des pelleteries de « payer aux chirurgiens de l'hospital la somme de Cent cinquante livres aussi pour la demie année courante...[148] » Y aurait-il donc plus d'un chirurgien à l'Hôtel-Dieu de Québec ? À la lueur d'un document de 1665, il semblerait que non puisque les charges du Canada comprennent les gages de deux chirurgiens, l'un à Québec, l'autre à Trois-Rivières[149]. Ce n'est toutefois qu'à partir de 1675 que nous pouvons attester de la présence réelle de deux chirurgiens, Jean Demosny et Timothée Roussel, qui reçoivent chacun annuellement 200 livres du roi[150]. Nous n'avons pas de détails sur les raisons qui justifient la présence de deux chirurgiens. Il est possible que chacun exerce par quartier ainsi que cela se pratique à Montréal en 1681. Le 20 août de cette année, Antoine Forestier et Jean Martinet de Fonblanche passent un contrat avec les religieuses de l'Hôtel-Dieu de Montréal par lequel, moyennant 75 livres chacun par an, ils s'engagent à « servir L'hospital de villemarie, panser et medicamenter tous les malades qui s'y trouveront et par quartier de trois en trois mois, et se renderont assidus a venir visitter les malades environ Sur les Sept heures du matin par chacun jour et autres heures lorsqu'il sera necessaire... sans que lesd. chirurgiens puissent pretendre aucune autre choze desd. malades n'y du garson qui servira led hospital soit pour les razer ou autrement, et ne fourniront que de leur soins et travail Les remèdes Seront fournis par led hospital...[151] »

De 1675 à 1720, chacun des deux chirurgiens desservant l'Hôtel-Dieu reçoit 200 livres par an. Par la suite, les deux postes sont fusionnés et le nouveau titulaire, Michel Bertier, obtient des appointements de 800 livres qui seront augmentés à 1 200 livres en 1737. En 1744, le chirurgien Antoine Briault reçoit annuellement 1 200 livres pour remplir cette fonction[152]. Après 1760, les nouveaux dirigeants cessent cette aide. L'occupation de locaux par les militaires limite les admissions à quelques cas jusqu'à l'aménagement, en octobre 1767, d'une salle destinée aux malades de la ville[153]. À partir de cette date, et jusqu'en 1774 ou 1775, le chirurgien Jacques Dénéchaud dessert l'hôpital moyennant la somme de 100 livres françaises que lui verse annuellement l'institution[154].

147. Rousseau, *L'Œuvre de chère...*, p. 61.

148. *Jugements et délibérations du Conseil Souverain de la Nouvelle-France*, vol. I : *1663-1675*, Québec, Imprimerie A. Côté et Cie, 1885, p. 183-184.

149. Chacun des chirurgiens reçoit annuellement 150 livres. Etat des charges du Canada, le paiement desquelles s'est toujours fait des deniers publics provenant du droit du quart des pelleteries, 3 novembre 1665, ANOM, Fonds des Colonies, série C[11]A, vol. 2, f. 159r-160r.

150. Compte que rend devant vous Monseigneur Du chesneau, Chevallier Seigneur de La Doussiniere et d'ambrault Con[er] du Roy en ses conseils d'Estat et privé, Intendant de La Justice police et finances en Canada Accadie, Isle de terre neufve, et autres pays de la France Septentrionnalle, Charles Bazirre procureur de M[r]. Jean Oudiette fermier des droits du Roy en ce pays, de La somme de trente six mil Livres dont Il est fait fonds par l'estat Expedié par Messieurs les directeurs generaux de La Compag[e] des Indes occidentalles Le 16e may 1674, pour payer les Charges Indispensables de Ce dit pays pendant L'année Commancée Le premier Janvier 1675, Depuis lequel temps Le Roy ayant annexé a son domaine ledit pays de La nouvelle France par son Edit du moins de novembre de La ditte année 1674, Sa Majesté est Tenue desdittes Charges a Commancer dudit Jour premier Janvier 1675, ..., 28 octobre 1676, ANOM, Fonds des Colonies, série F[1]A, vol. 1, f. 12r-15r ; Etat de la dépense que le Roi veut et ordonne être fait pour le payement des appointements, Solde, et entretenement des gouverneurs, Majors, officiers, Capitaines, Soldats, et autres charges du païs de Canada, ou nouvelle france, 25 avril 1679, ANOM, Fonds des Colonies, série C[11]A, vol. 5, f. 82r-87r ; Estat de la despense que le Roy veut, et ordonne estre faite pour le payement des appointemens, solde, et entretennement des gouverneurs, majors, officiers, cap.[nes], Soldats, et autres charges du pays de Canada, ou nouvelle france pendant la pnte année 1680, 26 mai 1680, ANOM, Fonds des Colonies, série B, vol. 8, f. 40r.

151. Convention entre l'Hôtel-Dieu de Montréal et Jean Martinet de Fonblanche et Antoine Forestier, 20 août 1681, BAnQ-M, CN601,S280, greffe de Claude Maugue. Une lettre de Denonville de 1687 confirme cette pratique. Il écrit qu'à Montréal « il y a deux chirurgiens qui pour toute retribution ont chacun quinze escus pour Servir toute l'année par Six mois qui leur Sont donnez par le pauvre hospital ». Et il ajoute qu'ils « Servent trop bien pour Sy peu de chose, c est pourquoy nous Sommes obligez de vous demander de leur donner quelque chose de plus pour leurs services et pour Soutenir leurs grosses familles ». Lettre de Denonville au ministre, 6 novembre 1687, ANOM, Fonds des Colonies, série C[11]A, vol. 9, f. 4r-4v.

152. En 1732, les trois chirurgiens-majors de Saint-Domingue reçoivent en tout 1 800 livres. La fréquence des visites à l'hôpital que doivent effectuer les chirurgiens canadiens n'est pas clairement précisée par les documents. À Saint-Domingue, le 1er août 1739, le gouverneur et l'intendant ordonnent aux chirurgiens ou aides-majors de visiter les officiers, soldats et matelots, deux fois la semaine. De même, à Louisbourg, les frères de la Charité qui gèrent l'hôpital de la ville promettent à l'intendant de tolérer la visite du chirurgien-major qui se rend à l'établissement deux ou trois fois par semaine. Pierre Pluchon, « La Santé dans les Colonies de l'Ancien Régime », dans Pierre Pluchon, dir., *Histoire des médecins et pharmaciens de marine et des colonies*, Toulouse, Bibliothèque historique Privat, 1985, p. 120, 123 ; Linda M. Hoad, *La chirurgie et les chirurgiens de l'île Royale*, Ottawa, Parcs Canada, 1979, p. 266-267 ; Estat des paymens que le Roy veut et ordonne estre faits... au pays de Canada, pendant l'année 1744 sur le fonds... du Domaine d'Occident, ANOM, Fonds des Colonies, série C[11]A, vol. 115, f. 137v.

153. Rousseau, *La croix et le scalpel...*, p. 172.

154. AMHDQ, Recettes et dépenses de l'hôpital (1732-1775) (Audité), p. 321, 336, 344, 352, 368.

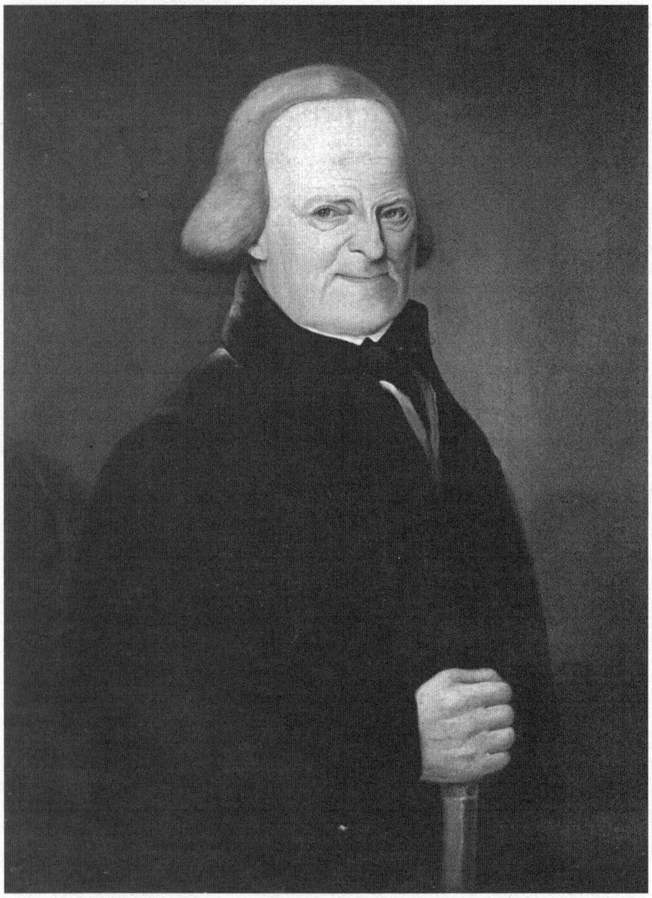

Portrait de Jacques Dénéchaud (1728-1810). Chirurgien de l'Hôtel-Dieu de Québec de 1767 à 1810. Musée de l'Hôtel-Dieu de Québec, ministère des Affaires culturelles, Québec, négatif 73.2552(35).

Dès 1723, on note la présence d'aides-chirurgiens généralement payés par l'État[155]. Les gages de l'aide-chirurgien Simon Soupiran sont annuellement de 150 livres pour la période 1731-1740. Hubert-Joseph De La Croix reçoit les mêmes gages en 1741-1742. Ceux de Pierre Lebreton dit Lalancette s'élèvent à 200 livres par année entre 1742 et 1746[156].

Les documents sont totalement silencieux sur la nature et le déroulement des opérations chirurgicales pratiquées à l'Hôtel-Dieu. Un document daté de 1739 affirme que « les grandes operations se sont toujours faites à l'hôtel-Dieu[157] ». Selon l'intendant Bégon, les fonctions de chirurgien de l'Hôtel-Dieu exigent beaucoup d'assiduité. C'est cette raison que les autorités invoquent, après le décès du chirurgien Coustard survenu en 1719, pour justifier le fait que personne n'a voulu remplir le poste et qu'elles ont été obligées de se servir du sieur Coffinier, nouvellement congédié des troupes. Toutefois, malgré sa bonne volonté, il s'avère rapidement peu instruit des techniques chirurgicales. Afin de solutionner le problème, un chirurgien est demandé en France et les gages rattachés à ce poste passent alors de 400 à 800 livres[158]. Une somme de 400 livres est également versée au médecin Michel Sarrazin « très habile Chirurgien en consideration des soins qu'il s'etoit donné a l'hotel Dieu depuis la mort duS.Coutard pour toutes les operations de Chirurgie qu'il a Eté obligé de faire[159] ».

Les instruments de chirurgie seraient rangés dans l'apothicairerie. L'inventaire réalisé après l'incendie de 1755 nous informe qu'il s'y trouvait à ce moment « trois boëtes de chirurgie, sans parler de celle de Mr le Chirurgien Major qu'il y avoit fait apporter[160] ».

Pour les chirurgiens, travailler à l'hôpital constitue une occasion de se perfectionner, surtout lorsqu'ils travaillent sous la direction d'un médecin habile. Les textes de l'époque notent à plusieurs reprises cet apport provenant de la pratique en milieu hospitalier. Le 21 octobre 1715, Joseph Pampalon s'engage à Simon Soupiran, maître chirurgien de Québec, comme apprenti pour trois ans « pendant

155. Les archives nous ont permis de retracer les noms de Simon Soupiran (1723-1740), de Hubert-Joseph De La Croix (1741-1742), de Pierre Lebreton dit Lalancette (1742-1746), François Alavoine (1747), de Jacques-Marie Alavoine (1748-1750) et de Pierre Montferrand dit Chevalier (1751). Un testament rédigé en 1723 dans la salle des hommes de l'Hôtel-Dieu de Québec signale la présence de « Simon Soupirant Le fils Chirurgien ». Tout semble indiquer qu'il sert déjà comme aide-chirurgien. Obligation de Jacques Frischet, farinier, envers l'Hôtel-Dieu de Québec, 20 novembre 1723, BAnQ-Q, CN301,S146, greffe de Florent de La Cetière. À l'Hôtel-Dieu de Montréal, on retrouve en 1760 un second chirurgien dont les gages sont payés par l'État. Commission de second chirurgien à l'Hôtel-Dieu de Montréal accordée par Bigot au S. Landrio, 23 juillet 1760, Archives de la paroisse de Berthier-sur-Mer.

156. Bordereau des recettes et dépenses pour 1744, ANOM, Fonds des Colonies, série $C^{11}A$, vol. 115, f. 101v.

157. Lettre de Hocquart au ministre, 28 septembre 1739, ANOM, Fonds des Colonies, série $C^{11}A$, vol. 71, f. 137r-138v.

158. Lettre de Bégon au ministre, 14 octobre 1723, ANOM, Fonds des Colonies, série $C^{11}A$, vol. 45, f. 190r-192r.

159. *Ibid.*

160. AMHDQ, Recettes et dépenses de l'hôpital (1732-1775) (Audité), p. 210.

lequel il sera tenu de faire touttes les barbes et autres choses qui luy sera commandé par led Sr Soupiran concernant la boutique,… Soupiran promet… de luy montrer ce ql pourra apprendre concernant la chirurgie mesme de le laisser aller à lhospital lors ql n'aura point d'affaire pressantes[161] ». Le 18 mai 1717, le même chirurgien engage Pierre Coraud de la Coste en qualité de garçon barbier et chirurgien pour deux annnées consécutives « pendant lesquelles Il S oblige… de faire touttes Ses barbes tant de la Ville que de la Boutique, et tout ce quIl pourra faire Concernant la Chirurgie ;… Soupiran s'oblige… luy montrer tout ce qui luy Sera possible dans l art de Chirurgie, le mener avec luy Voir Ses malades en Ville, Et le laisser aller à LHospital tous Les jours à L'Exception des Mercredy, Samedy, Dimanches, et dans l'automne lorsquil Sera necessaire à la Boutique, Comme aussy luy fournir les Razoirs et outils concernant la Chirurgie[162] ». Ce n'est pas un hasard si Charles Alavoine, le chirurgien-major de l'Hôpital de Trois-Rivières, envoie ses fils François et Jacques-Marie se perfectionner à l'Hôtel-Dieu de Québec à la fin des années 1740. En 1740, au nom de l'intérêt de la population, le chirurgien montréalais Joseph Benoist reconnaît même « qu'il Seroit necessaire de ne pas laiser travailler aucun frater etranger ny autre quil ne les ait interrogez a fin que Sil ne les trouvoit pas capables de travailler sur le public qu'il ait a les obliger de venir aprendre a l'hospital pour une plus grande perfection[163] ». L'hôpital devient ainsi un lieu de formation et un endroit où l'enseignement clinique se développe.

La présence dans l'hôpital des religieuses, gestionnaires de l'hôpital et dispensatrices de soins, et de membres du corps médical généralement nommés et payés par le roi suscite parfois des tensions, lesquelles sont souvent accentuées par des conflits de personnalités. Les sources de ces difficultés résident avant tout dans les mandats respectifs de chacune des parties qui créent des zones grises.

Par leurs règles et constituts, les religieuses ont comme mission de soigner les pauvres malades. L'admission des autres types de malades, que ce soient les malades aisés ou ceux qui sont liés au roi, déroge à cette règle, mais les circonstances financières, politiques ou militaires obligent les religieuses à faire preuve de flexibilité.

Si, le 23 avril 1700, Michel Sarrazin obtient un brevet de médecin des hôpitaux de la Nouvelle-France où il est bien précisé que ses activités consistent à « visiter les malades des hôpitaux de la Nouvelle-France, et leur ordonner des remèdes convenables » ; les autres brevets de médecin ou de chirurgien du roi qui ont été retracés, par contre, n'obligent pas leurs titulaires à traiter tous les malades sans distinction. Ainsi, en 1724, à titre de médecin du roi pour l'île de Montréal, Timothée Sullivan dit Sylvain doit « visiter dans Leurs maladies les officiers et Soldats quelle y entretient leur ordonner les Remedes convenables et prendre un soin particulier de leur guerison[164] ». Prenant prétexte que ses fonctions de chirurgien-major ne l'obligent qu'à soigner les pauvres et les soldats, le chirurgien Michel Bertier exige des religieuses de l'Hôtel-Dieu de Québec une pension annuelle de 400 livres pour soigner les autres types de malades. Les religieuses lui versent cette somme pendant quelques années puis les autorités décident par la suite de les dispenser de cette obligation[165]. Bertier revient à la charge à quelques reprises dans les années qui suivent et obtient l'appui du gouverneur et de l'intendant. En 1731, ces derniers constatent que :

161. Engagement de Joseph Pampalon à Simon Soupiran, maître chirurgien, de la ville de Québec, 21 octobre 1715, BAnQ-Q, CN301,S240, greffe de Pierre Rivest ; « Un engagement d'apprenti-chirurgien en 1715 », dans *Bulletin des recherches historiques*, vol. XXXI (1925), p. 51.

162. Engagement de Pierre Coraud de la Coste à Simon Soupiran, maître chirurgien, de Québec, 18 mai 1717, BAnQ-Q, CN301,S240, greffe de Pierre Rivest ; « Un engagement d'apprenti chirurgien en 1717 », dans *Bulletin des recherches historiques*, vol. XXXII (1926), p. 541.

163. Lettre de Joseph Benoist au ministre, probablement du 27 septembre 1740, Archives de la Marine, série C[7], Dossier n° 25 (Benoist) ; Lettre de Joseph Benoist au ministre, 27 septembre 1740, ANOM, Fonds des Colonies, série C[11]A, vol. 74, f. 223r-224r.

164. Arthur Vallée, *Un biologiste canadien. Michel Sarrazin. 1659-1735. Sa vie, ses travaux et son temps*, Québec, Ls-A. Proulx, 1927, p. 247 ; Brevet de médecin à l'Isle de Montréal pour le Sieur Thimothée Silvain, Irlandois, 7 mars 1724, ANOM, Fonds des Colonies, série F[3], vol. 10, f. 270r-270v.

165. En 1723 et 1724, les religieuses lui versent une pension annuelle de 400 livres et, en 1725, elles lui cèdent une gratification de 330 livres accordée par l'intendant. Lettre de Beauharnois et Dupuy au ministre, 20 octobre 1726, AC, C[11]A, vol. 48, f. 20r-20v ; Lettre de Michel Bertier au ministre, 18 octobre 1736, ANOM, Fonds des Colonies, série C[11]A, vol. 66, f. 134r-136v ; AMHDQ, Recettes et dépenses de l'hôpital (1681-1732) (Audité), p. 357, 362, 370.

Non seulement les Soldats et les pauvres habitants Sont reçus à Lhotel Dieu : mais encore les Bourgeois de cette ville, Et les habitants aisés qui Sont presque tous Sans distinction dans L'usage de Se faire transporter dans les hôpitaux quand ils Sont malades. Le Soldat y est Soigné pour sa paye, et un suplément d'un sol huit deniers par jour. ceux qui Sont absolument pauvres y Sont traites gratis, et C'est le plus petit nombre. Les autres payent à la dépositaire des pauvres dix sols jusqu'a cinquante Sols et un écû par jour pour leur nourriture pensements et médicaments. Le S^r^. Berthier donne également Ses Soins aux pauvres et aux Riches ; Et si ces derniers Se Font Soigner dans Les hopitaux, C'est en partie parcequîls y trouvent a propos Le Secours d'un bon chirurgien il Leur procure par conséquent un revenant bon auquel il y auroit de la justice de le faire participer. Les Religieuses ont consenti qu'il Se Fist payer directement par les gens aises Cet arrangement Seroit peut etre plus profitable au S^r^. Berthier mais il est beaucoup moins convenable a la bonne administration d'un hôpital.

Le S^r^. Benoist Chirurgien de Montréal est gratifié par les Religieuses hospitalières de deux Cents livres par an ; Et il est en outre payé des gens aisés qui y sont soignez. celles de Québec pouroient en user de mesme avec le S^r^. Berthier, qui est un bon sujet habile dans Sa profession, De mœurs douces et charitables et qui ne peut absolument subsister avec huit cents Livres, s'il n'a quelque ressource du costé de sa profession. Nous vous prions, Monseigneur par ces raisons auxquelles nous pourions en adjouter d'autres de vouloir bien luy estre favorable en ordonnant a M^r^ hocquart de faire payer à ce chirurgien trois Cents Livres Sur les Sommes employés dans l'Etat du Domaine pour l'hotel Dieu de cette ville Sans que Led. Sr Berthier puisse prétendre rien autre chose. Les Religieuses devroient Se porter d'elles mèmes à luy faire cette gratification qu'il merite par l'assiduité et l'attachement qu'il a a remplir Son Devoir, malgré Son peu de santé, et la rigueur dont usent les Religieuses à son égard[166].

En 1736, Michel Bertier supplie le ministre de la Marine de le « Maintenir à continuer de Tirer des particuliers aisez qui Se Feront Traitter à l'hôtel Dieu, la meilleure composition » qu'il lui estimerait due, « eû égard à la facultez et à la nature de leurs maladies ». Afin de régler définitivement le problème, les appointements du chirurgien du roi passeront de 800 à 1 200 livres en 1737.

La collaboration entre les religieuses et le corps médical n'est pas toujours acquise. En 1740, le chirurgien Joseph Benoît, qui se heurte aux Hospitalières de l'Hôtel-Dieu de Montréal, dénonce leur comportement :

Benoist Pere represente très respectueusement A votre grandeur que les dames hospitalieres de Montréal ne veulent point executer les règlemens que Sa Majesté ordonne pour les troupes.

PREMIEREMENT L'apotiquairesse ne veut point ecrire sa visite ny executer ces ordonnances de point en point.

SECONDEMENT S'oppose que lon visite leurs remedes quelle compose, ce qui occasionne un abus tres grand pars ce que ces dames vendent une partie des remedes que sa MAJESTÉ envoye pour le secours de ces Soldats aux apotiquaires. elles y trouvent a gagner cent pour cent, ce qui donne occasion que quand je donne mes ordonnances pour mes malades, elles voudroient ne faire que paser leurs Simples, ce qui fait que tous les jours, c'est nouvelle difficulté pour avoir les remedes que SA MAJESTÉ envoye pour cela.

TROISIEMEMENT mon fils fait les fonctions de mon employ quand je suis indisposé, ces dames veulent l'obliger que ce Soit luy qui donne les anodins quand il est ordonné, ou son garçon chirurgien pandant quelles ont un garçon apotiquaire qui est pour cela jay representé plusieurs fois a Madame la Superieure que ce n'etoit point les intentions du roy quelle n'avoit qu'a lire les ordonnances a ce Sujet. elle m'a toujours repondu quelle n'en connoisoit point auxquelles elle fut Sujette, que quand le roy leur donneroit mille ecus de rente que pour lors cela feroit une difference.

QUATRIEMENT elles préferent les habitans preferablement aux Soldats pars qu'ils donnent quinze, vingt, vingt cinq, et trente sols par jours jusqu aux domestiques qui sont Taxés a dix sols ce qui fait que pour avoir des lit je suis obligé d envoyer ces pauvres soldat chez Monsieur le commissaire pour les y faire recevoir.

166. Lettre de Beauharnois et Hocquart au ministre, 7 octobre 1731, ANOM, Fonds des Colonies, série C^{11}A, vol. 54, f. 93r-96r.

CINQUIEMENT ces dames veulent pas Suivre le regime de vivre qu'on leurs prescrit pour la Sancté de ces malades[167].

De même, à Québec, à la même époque, le remplacement de Michel Bertier par l'Autrichien Charles-Ferdinand Feltz ne se fait pas sans heurt. Après quelques mois de lune de miel, des tensions surviennent. En 1741, mère Marie-Andrée Duplessis de Sainte-Hélène, ancienne supérieure des Hospitalières de l'Hôtel-Dieu de Québec, dénonce « ce M^r^ felx qui paroissoit si désinteressé et si affectionné » et qui « nest rien moin que ce quil a paru il fait le gros monsieur[168] ». Elle ne lui parle plus. Deux ans plus tard, elle s'attaque au médecin Jean-François Gaultier et au chirurgien Antoine Briault, arrivés de France depuis un an :

> celuy [le médecin] qui nous est venu lannée passée paroit jaloux de son metier il si applique mais Comme il na pas lusage du pays il no fait bien de la dépense et no taille de louvrage, il est extremement suceptible et délicat aimant son point d'honneur, nous ne no accostons pas trop, il no faut de la franchisse, po nôtre chirurgien il na pas dexperience naime pas son ard, nest pas assidu a ses playes ny a louvrage de lhopital que des apprentis font ordinairem^t^ il cest mariez a une jolye demoiselle qui a du bien, par la vous voyez bien Monsieur que no ne voyons notre hopital servi si avantageusem^t^ que parle passé, ou le Roy dépensoit moin ne payant pas tant de gage, ny dapointem[169].

Ces cas de relations tendues entre les religieuses et des membres du corps médical ne sont pas propres à la vallée du Saint-Laurent. À Louisbourg, des conflits existent entre les frères de la Charité qui administrent l'hôpital et le chirurgien-major, mais ils portent alors essentiellement sur le droit de visite de l'hôpital par le chirurgien-major[170]. En France, dès le XVIIIe siècle, mais surtout au siècle suivant, des tensions sont également observées dans certains hôpitaux entre membres du corps médical et religieuses hospitalières[171].

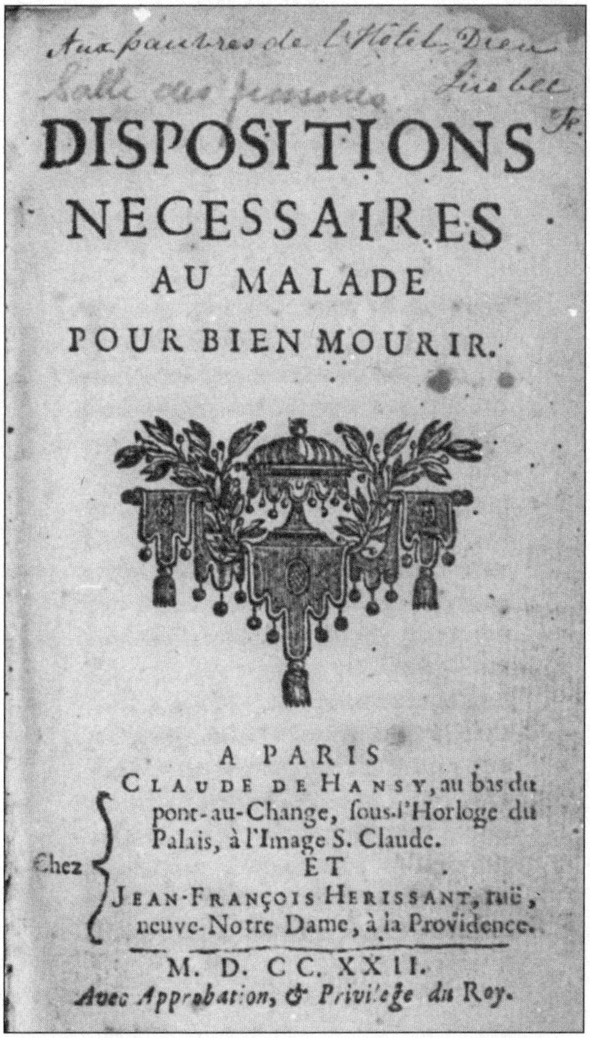
DISPOSITIONS
NECESSAIRES
AU MALADE
POUR BIEN MOURIR.

A PARIS
Chez CLAUDE DE HANSY, au bas du pont-au-Change, sous l'Horloge du Palais, à l'Image S. Claude.
ET
JEAN-FRANÇOIS HERISSANT, ruë neuve-Notre Dame, à la Providence.
M. D. CC. XXII.
Avec Approbation, & Privilege du Roy.

Ce livre en possession successivement du chirurgien Feltz et des pauvres de l'Hôtel-Dieu de Québec à Québec illustre bien le lien entre le soin du corps et celui des âmes. *Dispositions nécessaires au malade pour bien mourir*, Paris, Claude de Hansy et Jean-François Herissant, 1722.

167. Lettre de Joseph Benoît au ministre, probablement du 27 septembre 1740, Archives de la Marine, série C^7^, Dossier n° 25 (Benoît) ; Lettre de Joseph Benoît au ministre, 27 septembre 1740, ANOM, Fonds des Colonies, série C^11^A, vol. 74, f. 223r-224r.

168. Lettre de mère Marie-Andrée Duplessis de Sainte-Hélène à Féret, 29 octobre 1741, dans « Lettres de mère Marie-Andrée Duplessis de Sainte-Hélène, supérieure des Hospitalières de l'Hôtel-Dieu de Québec », dans *Nova Francia*, vol. V, n° 6 (nov.-déc. 1930), p. 360-361.

169. Lettre de mère Marie-Andrée Duplessis de Sainte-Hélène à Féret, 20 octobre 1743, dans « Lettres de mère Marie-Andrée Duplessis de Sainte-Hélène, supérieure des Hospitalières de l'Hôtel-Dieu de Québec », dans *Nova Francia*, vol. V, n° 6 (nov.-déc. 1930), p. 369.

170. Linda M. Hoad, *La chirurgie et les chirurgiens de l'île Royale*, Ottawa, Parcs Canada, 1979, p. 266-267.

171. Jean-Pierre Goubert, *Médecins d'hier, médecins d'aujourd'hui. Le cas du docteur Lavergne (1756-1831)*, Paris, Éditions Publisud, 1992, p. 81.

Les malades

Des règles strictes régissent l'admission des malades. Ceux-ci ne sont reçus à l'hôpital que sur l'avis du médecin résident (ou, en son absence, celui d'un collègue) et d'une administratrice. De plus, les malades ne sont pas tous admis d'emblée à l'hôpital. La constitution de 1631 précise que :

> [...] l'Hospitalière ne recevra aucun malade sans le sceu, & le consentement de la Mere ; & qu'elle le face visiter par le Medecin, ou par le Chirurgien, s'il y a quelque apparence de douter, qu'il ait quelque mal dangereux ; tel escrouelles, le mal qu'on nomme de S. Main, la lepre, & tout autre qui se gagne par communication, ou quelque frenesie naturelle ; car en tel cas, il ne faut point recevoir[172].

La constitution de 1666 ajoute au nombre des exclus les patients atteints de cancer et du « mal caduc[173] ».

Signalons également que plusieurs malades viennent se faire soigner à l'Hôtel-Dieu sans être nécessairement hospitalisés. Selon une religieuse, « Beaucoup de personnes... venoient a Cet hopital Se faire panser de legeres playes ». De plus, les religieuses fournissaient gratuitement aux pauvres de la ville et de la campagne des médicaments sur ordonnance du médecin ou du chirurgien-major[174].

Dans ses salles, l'Hôtel-Dieu de Québec reçoit théoriquement des patients qui proviendraient de toutes les couches de la société. En 1718, le bénédictin français dom Georges-François Poulet souligne que c'est « une coutume dans ce pays que tout le monde s'y fait mener dans la maladie, grands, riches, et tous les ecclésiastiques et cela à cause de la commodité du médecin et des remèdes qui s'y trouvent à propos et à cause des soins tout particuliers que les religieuses ont des malades[175] ». Enfin, en 1731, le gouverneur Beauharnois et l'intendant Hocquart notent que « Non seulement les Soldats et les pauvres habitants Sont reçus à Lhotel Dieu (de Québec) : mais encore les Bourgeois de cette ville, Et les habitants aisés qui Sont presque tous Sans distinction dans L'usage de Se faire transporter dans les hôpitaux quand ils Sont malades ». Ils ajoutent que le « S^{r}. Berthier donne également Ses Soins aux pauvres et aux Riches ; Et si ces derniers Se Font Soigner dans Les hopitaux, C'est en partie parcequîls y trouvent a propos Le Secours d'un bon chirurgien[176] ». Outre la qualité des soins prodigués par les religieuses, la présence d'un personnel médical réputé constitue donc un puissant incitatif à se faire hospitaliser.

Par l'analyse de 47 testaments faits par des malades hospitalisés, le profil socioprofessionnel des malades admis à l'Hôtel-Dieu de Québec entre 1700 et 1760 semble très diversifié et confirmerait les témoignages des contemporains. On y retrouve des ecclésiastiques, des militaires, un marchand, des employés du roi aussi bien que des artisans, des habitants, des domestiques et des veuves. De même, les patients proviennent de la ville, des campagnes et de France.

Les renseignements fournis par les testaments sont fort instructifs à plus d'un égard mais cette source, comme l'a bien démontré Marie-Aimée Cliche, comporte une certaine distorsion[177]. Les hommes, les citadins et les notables sont surreprésentés. De fait, ce n'est vraiment que par l'analyse

172. *Règles et Constitutions des Religieuses...*, 1631, p. 295-296. Nous ne possédons malheureusement pas les pathologies et les traumatismes affectant les malades admis à l'Hôtel-Dieu de Québec. Ce n'est qu'au XIXe siècle que de telles compilations verront le jour. Pour la période précédente, tout au plus pouvons-nous retracer quelques mentions. Ainsi, en novembre 1723, le farinier Jacques Frischet est au lit dans cet hôpital après avoir eu la jambe écrasée. Obligation de Jacques Frischet, farinier, envers l'Hôtel-Dieu de Québec, 20 novembre 1723, BAnQ-Q, CN301,S146, greffe de Florent de La Cetière.

173. À l'Hôtel-Dieu de Montréal, le *Coutumier* de 1688 recommande en effet que ceux qui sont atteints de « Contagion, Lepre, Verolle, Flux de sang, Teigne, Galle inveteré ou maligne, Paralysie, Ecroüelles », de même que « les aveugles confirmez, les mutilez, les insensez, les épileptiques, les femmes enceintes, les enfans au dessous de sept ans, les autres maladies jugées incurables », soient exclus de ses murs. *Constitutions de la Congregation...*, 1666, p. 161 ; *Coutumier et Petites regles...*, 1688, p. 33.

174. Memoire Concernant Le retablissement De Lhotel dieu de Quebec, c. 1755, AMHDQ, Mémoires : Projets d'agrandissement et de rétablissement avant et après l'incendie de 1755, 1730-1758, T. 2, C. 96, n° 4.

175. Dom Georges-François Poulet, « Récit simple de ce qu'un religieux bénédictin a souffert au Canada au sujet de la bulle Unigenitus », dans *Rapport de l'archiviste de la province de Québec pour 1922-1923*, Québec, Ls-A. Proulx, 1923, p. 285.

176. Lettre de Beauharnois et Hocquart au ministre, 7 octobre 1731, ANOM, Fonds des Colonies, série C^{11}A, vol. 54, f. 93r-96r.

177. Marie-Aimée Cliche, *Les Pratiques de dévotion en Nouvelle-France. Comportements populaires et encadrement ecclésial dans le gouvernement de Québec*, Québec, Presses de l'Université Laval, 1988, p. 238-239, 241.

Tableau 13. Malades admis à l'Hôtel-Dieu de Québec ayant fait un testament, 1700-1760[178]

Date du testament	Identification des testateurs
24 avril 1701	Jacquette Moreau, femme d'Adrien Le Comte dit Lafaye, habitant de cette ville
31 janvier 1703	Simon Courtois, habitant de la Petite Auvergne
6 avril 1703	Marie-Madeleine de Bidequin, veuve de Jean Bouvet dit Lachambre, chirurgien de la seigneurie de Saint-Ours
15 avril 1705	Marie Bourdon, veuve de Jean Gloria et de Jean-Toussaint Toupin, épouse de Jean Charet, demeurant en l'île et comté Saint-Laurent, paroisse de la Sainte-Famille
21 février 1707	Marie Vanneck, veuve de Jean-Baptiste Demeule et d'Eustache Lambert dit Dumont, épouse de Louis de Niort
12 avril 1708	Pierre Denis, Ecuyer, Sieur de ce nom
28 juillet 1708	Pierre Jallet, habitant de la seigneurie de Neuville
14 mars 1710	François Gilbert, fils d'Étienne Gilbert et de Marie Valeau, de la paroisse de Saint-Étienne en l'île de Ré
10 juin 1710	Marie Bélanger, épouse de Jean Prémont, habitant de la paroisse de la Sainte-Famille en l'île Saint-Laurent
26 mars 1711	Pierre Allard, habitant de la paroisse de Sainte-Anne en la seigneurie de Beaupré
28 août 1711	Marguerite Berger, veuve de Charles Courtois
17 janvier 1715	Nicolas Moreau, domestique de l'Hôtel-Dieu de cette ville
19 octobre 1715	Jacques Lareau, maçon et tailleur de pierre (de Québec)
3 janvier 1721	René Frérot, lieutenant d'une compagnie des troupes du détachement de la Marine
29 mars 1721	Florent Dumareuil, cordonnier en cette ville
5 mars 1722	Simone-Barbe Buisson, veuve de Nicolas Gauvreau vivant arquebusier en cette ville
13 mai 1724	Marie-Madeleine Baillargeon, fille majeure
21 janvier 1728	Marie Nault, fille de Pierre Nault et de Marie-Thérèse Garand (de la Durantaye)
5 avril 1731	Pierre-Charles Narbonne, natif de Versailles, paroisse de Notre-Dame, résident en ce pays depuis l'espace de dix-huit mois, majeur de vingt-cinq ans
21 juin 1733	François Girouanne, natif de Saintonge de la Tremblade fils du sieur Jean Girouanne et de dame Suzanne Moinard
10 juillet 1733	Louis Forest, du village Doubleu en Picardie
21 août 1733	Joseph Lamarche, de la Pointe-aux-Trembles près le Montréal
5 sept. 1734	René Richer, acolyte clerc du diocèse de Chartres en Beauce
28 juillet 1735	Marie-Madeleine Trudel, veuve en premières noces de feu Jacques Gendron, habitant de l'île d'Orléans, à présent femme de Raymond Fourmi, marinier de profession demeurant en cette ville, rue du Sault-au-Matelot
12 décembre 1735	Yves Le Riche, prêtre chanoine de l'église cathédrale de Québec
7 sept. 1739	Charles Guérard, habitant demeurant en cette ville
27 juin 1740	Jean Carbonneau, habitant de l'île et comté de Saint-Laurent, paroisse de Saint-François
24 janvier 1742	Pierre Monet, domestique de l'Hôtel-Dieu de Québec
27 février 1745	Louis Aubert, écuyer, sieur de La Chesnaye, officier des troupes entretenues pour le service du roi en ce pays
22 mars 1745	Madeleine Latournel, veuve de Claude Grenier
28 avril 1746	Catherine Laville
3 octobre 1747	Messire Joseph-Ambroise Gaillard, prêtre missionnaire en la paroisse de Berthier, gouvernement de Montréal
2 juin 1748	Louis Tayet dit Louis, garçon âgé de quarante-cinq ans, natif de Perthuis, diocèse de Saint-Malo, journalier domestique depuis plusieurs années de la maison des sœurs de la Congrégation de Notre-Dame en cette ville, rue Saint-Pierre
15 octobre 1748	Sieur Dupeux
9 janvier 1750	Jean-Pierre-Michel Roma, employé au service du roi, natif de la ville de Paris
28 février 1750	François Margane de Lavaltrie, prêtre
7 août 1750	Marguerite Valade, veuve de Pierre Laroche et de Pierre Dubreuil, vivant menuisier de cette ville
19 sept. 1751	Jean Hiriard, valet de chambre de monseigneur l'intendant
14 mai 1752	Louis Peigné, écrivain au Bureau du Domaine
11 nov. 1753	René-Jean Allenou de la Villangevin, prêtre chanoine théologal official vicaire général de l'évêché de Québec
27 mars 1754	François Mion, écrivain du roi employé à la construction des bâtiments du roi
13 janvier 1755	Denis Richer dit Saint-Germain, soldat de la compagnie de Sabrevois en garnison en cette ville
3 février 1757	Pierre Dubois, 35 ans, marchand tailleur d'habit, natif de la ville de Montauban en l'ancienne France et demeurant en la ville de Québec, rue du Cul de Sac
13 décembre 1757	Marc Auzuret, jardinier au séminaire des Missions étrangères
18 sept. 1758	Jean Mouchet, commis aux vivres sur la flûte du roi
11 mars 1759	Raymond Fourmi, gardien au chantier de construction des vaisseaux du roi
10 mai 1759	François de la Lande, portier du séminaire de Québec

178. Cette liste a été réalisée en compilant les testaments rédigés entre 1700 et 1760 par des notaires de la ville de Québec. Sauf un acte confectionné dans l'étude du notaire peu après la sortie du malade de l'hôpital, les testaments ont tous été rédigés à l'Hôtel-Dieu ou dans les endroits servant aux soins des malades après l'incendie de 1755.

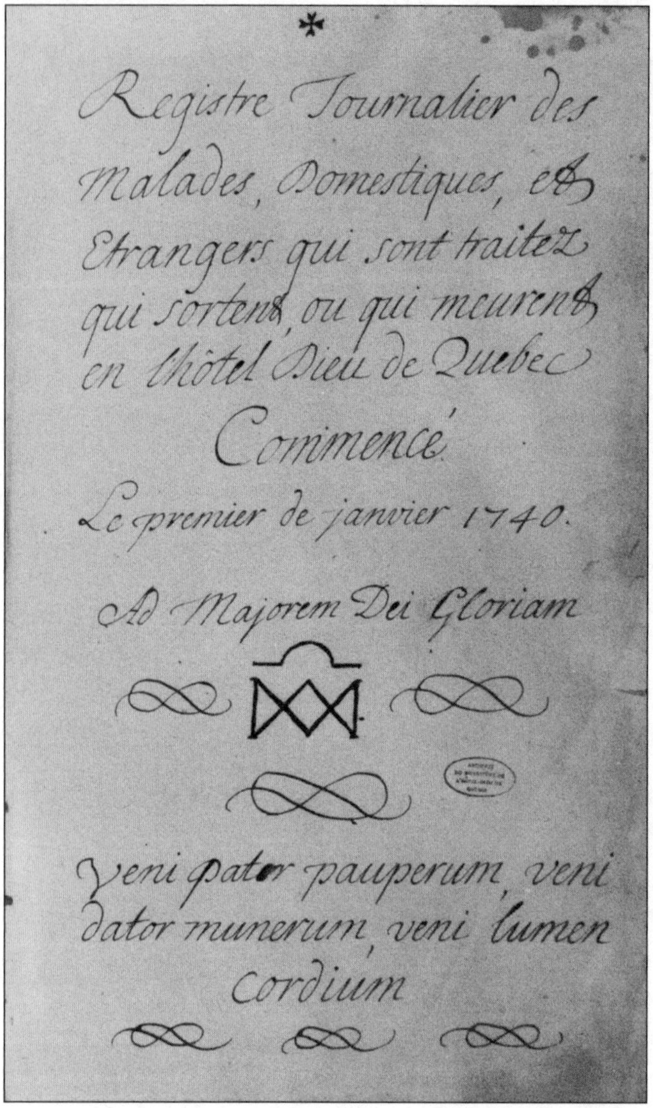
Registre Journalier des
malades, Domestiques, et
Etrangers qui sont traitez
qui sortent, ou qui meurent
en l'hôtel Dieu de Quebec
Commencé
Le premier de janvier 1740.
Ad Majorem Dei Gloriam
Veni pater pauperum, veni
dator munerum, veni lumen
cordium

Extrait du Registre Journalier des malades, Domestiques, Et Etrangers qui sont traitez qui sortent, ou qui meurent en l'hôtel Dieu de Quebec Commencé Le premier de janvier 1740, page titre. Archives du Monastère de l'Hôtel-Dieu de Québec. (Photo Denis Ross)

des registres d'admission que l'on peut cerner de très près le profil de la clientèle de l'Hôtel-Dieu de Québec. À cet égard, les travaux de François Rousseau permettent d'une part d'avoir un survol pour une période s'étendant de 1689 à 1759. D'autre part, cet historien s'est spécialement attardé à la fin du XVIIe siècle. Nos compilations, à l'opposé, sont concentrées plutôt sur le XVIIIe siècle et plus spécialement sur les patients admis en 1744. L'existence de sources documentaires exceptionnelles, dont en particulier le dénombrement nominatif des habitants de Québec par le curé Jacrau, alliée à une situation sanitaire qui n'a rien d'exceptionnelle pour la décennie qui suit 1740, explique ce choix de l'année 1744[179].

Entre le 1er juin 1689 et le 13 septembre 1759, 42 114 entrées sont enregistrées dans les registres des malades, ce qui représente une moyenne de 600 admissions par année[180]. Si les deux sexes sont représentés, on se rend cependant rapidement compte que cette population malade est composée aux quatre cinquièmes d'hommes, parmi lesquels les « gens de métier, les domestiques, les habitants figurent au premier rang[181] ». Les militaires (officiers, sous-officiers et soldats) et les matelots représentent le tiers de ces malades masculins, auxquels il faut aussi ajouter les ecclésiastiques.

La population féminine hospitalisée tend à décroître et aucune femme n'occupe l'hôpital entre les années 1757 et 1759, les lits étant tous réservés aux militaires[182]. Entre 1689 et 1698, les trois quarts des hommes hospitalisés ont moins de 38 ans et les femmes, moins de 41 ans[183].

En 1744, 657 admissions impliquant 535 patients sont inscrites dans les registres. Les cas de séjours répétés dans une même année ne sont donc pas rares. Certains malades ont été admis jusqu'à trois fois.

Les 535 malades se répartissent comme suit : 369 hommes, soit 69 %, et 166 femmes, soit 31 %. L'âge moyen est de 29 ans pour les hommes et de 30 ans pour les femmes. Quelques enfants sont également admis à l'hôpital au cours de cette année. Toutefois, aucun malade n'est âgé de moins de sept ans.

En Anjou, la faible durée du séjour est un fait observé dans tous les hôpitaux de la région. Ainsi, à Saumur, durant le premier trimestre de 1706, le temps de séjour à l'hôpital des malades qui y décèdent est de 21 jours et le séjour de ceux qui

179. La guerre se déclare au début de cette année mais n'affecte pas encore l'Hôtel-Dieu de Québec.
180. Rousseau, *L'Œuvre de chère…*, p. 15 ; Chiffres corrigés dans Rousseau, *La croix et le scalpel…*, p. 79.
181. Rousseau, *loc. cit.*, p. 40.
182. *Ibid.*
183. *Ibid.*, p. 41.

Tableau 14. Provenance et résidence des 535 malades admis à l'Hôtel-Dieu de Québec en 1744[184]

	Provenance				Résidence				
Catégories	Q	C	E	I	Q	C	E	I	Total
I : Chantier et *Le Castor*	10	4	12	-	22	1	3	-	**26**
II : *Le Caribou* et *Le Rubis*	-	-	63	-	-	-	63	-	**63**
III : Domestiques et engagés	15	20	31	-	30	12	24	-	**66**
IV : Soldats et officiers	4	1	77	-	6	-	76	-	**82**
V : Faux sauniers	-	-	6	-	1	-	5	-	**6**
VI : Ecclésiastiques	2	2	1	-	3	1	1	-	**5**
VII : Autres malades	105	116	56	10	142	92	44	9	**287**
Total	**136**	**143**	**246**	**10**	**204**	**106**	**216**	**9**	**535**

en sortent vivants atteint 19 journées[185]. À l'Hôtel-Dieu de Québec en 1744, la durée moyenne de l'hospitalisation est du même ordre, soit de 21 jours.

D'après les déclarations faites au moment de l'admission, un peu moins de la moitié des malades hospitalisés en 1744 sont originaires de l'extérieur de la colonie, essentiellement de France. Un quart des patients sont natifs de la ville de Québec et un autre comprend des malades nés au Canada, mais en dehors de la capitale. Ces derniers sont venus au monde principalement dans la région circonvoisine de Québec, essentiellement de Charlesbourg (23), de Saint-Augustin (13), de la Petite-Rivière-Saint-Charles (9) et de l'île d'Orléans (8). L'Ancienne-Lorette, Sainte-Foy, Saint-Nicolas, Montréal, l'île d'Orléans, Neuville, Saint-Antoine-de-Tilly, Beauport et Beaumont fournissent chacun entre trois et six patients.

Puisque les malades déclarent généralement leur lieu de naissance plutôt que celui de leur résidence et que nombre d'entre eux ont laissé peu de traces dans les archives, déterminer l'endroit où ils sont établis nécessite un recoupement avec plusieurs types de sources, dont les registres d'état civil, les archives notariales et les recensements. Le dénombrement paroissial de Québec effectué par le curé Jacrau en 1744 constitue la source la plus prolifique pour cette année, mais il comporte de nombreuses lacunes et, entre autres, les soldats et les institutions religieuses ainsi que leur personnel ne sont pas énumérés.

Cependant les données du dénombrement permettent tout de même de constater que les résidents de Québec accaparent la majorité des lits. En 1744, au moins 204 malades sur les 535 admis proviendraient de Québec. Bien que nous n'ayons pas l'information pour chaque individu, nous pouvons considérer les militaires et les employés du chantier naval royal comme résidant dans la capitale canadienne. Ces catégories permettent ainsi de grossir le rang des habitants de Québec de 204 à au moins 284. Compte tenu des lacunes du recensement, des personnes décédées avant sa confection et des problèmes liés à l'identification précise des malades, il est probable

184. Les lieux de provenance sont généralement indiqués dans les registres d'admission des malades et les lieux de résidence ont été relevés à partir de plusieurs sources, dont le recensement de la paroisse de Notre-Dame de Québec de 1744. Puisque le lieu de résidence ne peut être précisé dans plusieurs cas, nous avons alors retenu dans ces cas particuliers le lieu de provenance comme lieu de résidence. Nous avons quatre catégories de lieux : la ville de Québec (Q), la vallée du Saint-Laurent à l'exception de Québec (C), l'extérieur de la vallée du Saint-Laurent (E) et, enfin, les cas où cette information nous est inconnue (I). Les catégories reprennent celles facilement identifiables à l'aide du registre d'admission. Les catégories I à V comprennent les gens à la charge du roi ou de maîtres. Puisque nous n'avons pas toujours la mention de profession, la catégorie VI n'a pas été ventilée mais la présence des notables, des artisans et des autres groupes socioprofessionnels est analysée dans le tableau sur les occupations des malades. Catégorie I : Les travailleurs du chantier naval royal à Québec. *Le Castor* y est alors en construction. Catégorie II : Il s'agit essentiellement des équipages des navires du roi *Le Rubis* et *Le Caribou*. Catégorie III : Cette catégorie inclut tous les matelots non rattachés à un navire du roi, les domestiques, les servantes, les donnés et un apprenti. Catégorie IV : Soldats et officiers des troupes. Catégorie V : Faux sauniers déportés en Nouvelle-France. Deux faux sauniers travaillant comme serviteurs ont été plutôt classés dans la catégorie III. Catégorie VI : Ecclésiastiques. Catégorie VII : Autres malades.

185. François Lebrun, *Les hommes et la mort en Anjou aux XVIIe et XVIIIe siècles. Essai de démographie et de psychologie historiques*, Paris, Flammarion, 1975, p. 175. Au milieu du XVIIIe siècle, à l'Hôtel-Dieu Saint-Yves de Rennes en Bretagne, le temps moyen de séjour excède rarement un mois. Jean Housset, « Les hôpitaux de Rennes jusqu'à la Révolution », dans Jean Pecker, Jean-Loup Avril et Jean Faivre » (sous la direction de), *La Santé en Bretagne*, Paris, Éditions Hervas, 1992, p. 98 ; Christine Chapalain-Nougaret, *Misère et assistance dans le pays de Rennes au XVIIIe siècle*, Nantes, Cid Éditions, 1989, p. 301-307.

Tableau 15. Occupations des malades inscrits dans le recensement de 1744 et admis à l'Hôtel-Dieu de Québec en 1744[186]

Occupations ou statuts	Familles impliquées	Patients admis	Mentions dans le recensement
Apprentis-perruquiers	1	1	2
Archers	1	1	2
Barbiers	1	1	3
Bouchers	1	1	19
Brigadiers du port	1	1	2
Cabaretiers	1	2	40
Charpentiers	9	9	86
Charretiers	5	6	44
Cordonniers	4	5	26
Domestiques, servantes et serviteurs	12	12	271
Forgerons	2	2	29
Hoqueton	1	1	1
Huissiers	1	1	7
Journaliers	15	21	97
Maçons	1	1	26
Manœuvriers	2	3	2
Menuisiers	1	2	39
Navigateurs	4	4	76
Ouvriers-forgerons	1	1	8
Ramoneurs	1	4	4
Tailleurs	1	2	15
Tapissier	1	1	1
Tonneliers	1	1	25
Voyageurs	1	1	5
Autres métiers	0	0	312
Total:	69	84	1 142

que les deux tiers des malades proviennent de la ville de Québec. Parmi les autres, au moins 12 % seraient des Français de passage, essentiellement des matelots des navires du roi. La relation entre l'Hôtel-Dieu et le monde rural semble très faible, impliquant moins de 20 % des malades, probablement moins de 10 %, et se limitant presque exclusivement à des individus des environs immédiats de Québec. En fait, cette institution apparaît comme une institution principalement au service des gens des environs immédiats de Québec et surtout de sa population urbaine, qu'elle soit établie à demeure ou de passage[187].

Selon certains témoignages contemporains et suivant l'image que projettent les testaments de malades admis à l'Hôtel-Dieu de Québec, cette institution serait ouverte à toutes les catégories socioprofessionnelles. Toutefois, la réalité est plus nuancée. L'utilisation du dénombrement de Québec confectionné en 1744 permet de retracer les activités professionnelles de plusieurs malades même si les mentions de profession manquent pour 44 % des travailleurs[188]. Des 108 personnes admises à l'Hôtel-

186. Nous avons inscrit dans la colonne « Familles impliquées » le nombre de familles touchées par l'hospitalisation d'un ou de plusieurs de ses membres. De plus, si une femme ou des enfants qui sont hospitalisés ne possèdent pas de métier qui leur est propre, nous avons utilisé celui du chef de ménage. La colonne « Patients admis » indique le nombre de patients admis en 1744 qui sont inscrits dams le dénombrement de la même année. Enfin, la colonne « Mentions dans le recensement » indique le nombre de personnes identifiées à une occupation dans le dénombrement. Signalons que les cinq veuves, un enfant de veuve et 18 patients inscrits dans le recensement sans indication de métiers ont été exclus de ce tableau.

187. Règle générale, les hôpitaux français n'admettent pas les patients atteints de maladies contagieuses, mais accueillent libéralement tous les miséreux. S'il n'est pas rare que l'entrée dans l'hôpital soit réservée aux citadins et aux paysans des environs immédiats, plusieurs établissements accueillent des malades de provenances très diverses. Environ un tiers seulement des patients admis à l'Hôtel-Dieu de Provins sont issus du lieu ou de la campagne alentour dans un rayon de 20 kilomètres. À la Maison-Dieu de Montmorillon en Poitou, au début du XVIIIe siècle, l'hôpital accueille une population indigente qui provient essentiellement du Montmorillonnais ; une moitié vient de la ville, des faubourgs et des paroisses limitrophes de Montmorillon, et près d'un tiers de la campagne alentour dans un rayon de 20 kilomètres. À l'Hôtel-Dieu de Blois, à peine 10 % des hospitalisés sont des Blésois et 17 % sont originaires des environs. À Rennes, en Bretagne, dans la première moitié du XVIIIe siècle, l'Hôtel-Dieu Saint-Yves reçoit près de 1 250 malades par année. Pour être admis, un patient doit être théoriquement originaire de Rennes mais, dans la pratique, cette règle souffre plusieurs dérogations. Le malade doit être catholique, indemne de maladie vénérienne, de peste et de toute affection réputée incurable ou contagieuse. En 1764, manœuvres, apprentis, journaliers ou domestiques représentent près de 57 % de la population hospitalière. L'hôpital est donc consacré à la classe « disetteuse du peuple ». À l'occasion, l'Hôtel-Dieu Saint-Yves admet les soldats et les marins malades. Housset, *loc. cit.*, p. 98-99 ; Christine Chapalain-Nougaret, *Misère et assistance dans le pays de Rennes au XVIIIe siècle*, Nantes, Cid Éditions, 1989, p. 301-307 ; Jean Imbert, *Le droit hospitalier de l'Ancien Régime*, Paris, Presses universitaires de France, 1993, p. 127-128 ; Pascal Herault, « Soigner en Montmorillonnais au début du XVIIIe siècle », dans *Annales de Bretagne et des pays de l'Ouest (Anjou, Maine, Touraine)*, vol. 100, n° 1 (1993), p. 69.

188. Ce fort pourcentage d'absences de mentions de profession pourrait se traduire par une distortion au niveau de la représentativité du groupe d'individus auxquels une profession est accollée. On pourrait ainsi prétendre que les plus démunis ou les métiers les moins spécialisés auraient été négligés par le recenseur. Afin d'apporter quelques éléments de réponse, nous avons utilisé le répertoire du notaire Charles-Hilarion Dulaurent confectionné par Pierrette Gilbert-Léveillé et retracé les activités de 20 individus sans mention de profession dans le dénombrement. Nous retrouvons ainsi un boulanger, un charpentier, un contremaître chez les Hospitalières, un écrivain au service du roi, un employé des magasins du roi, un

Dieu de Québec en 1744 qui ont été recensées, 84 l'étaient avec une mention de profession. Ces derniers appartenaient à 69 familles différentes. Une comparaison entre les occupations des malades admis durant cette année et la structure socioprofessionnelle de la ville de Québec telle qu'elle est perçue à travers le dénombrement du curé Jacrau permet de préciser la relation entre la société québécoise et son hôtel-Dieu.

L'Hôtel-Dieu accueille d'abord les plus démunis. Les journaliers, les domestiques, les servantes et les serviteurs sont surreprésentés en regard de leur nombre dans la ville. Quarante pour cent des malades sont liés à une famille appartenant à cette catégorie, mais cette dernière regroupe le tiers des individus recensés avec une indication de profession. À l'opposé, les marchands (10), les commerçants (3), les négociants (60), les commerçants-négociants (3), les conseillers (9), le greffier du Conseil (1), les lieutenants civils (2), le grand-prévôt (1), les procureurs (3), les écrivains (10) et les notaires (3) qui représentent pourtant 105 chefs de famille avec mention de profession dans le dénombrement sont complètement absents des registres des malades pour 1744. Il en est de même pour leur famille et cependant ils n'hésitent pas à faire hospitaliser leurs domestiques!

L'Hôtel-Dieu de Québec dessert également les gens au service du roi. En 1744, leur présence dans le registre des admissions est importante : 82 soldats et officiers qui, avec les 63 matelots du *Rubis* et du *Caribou*, les 6 faux sauniers et les 26 ouvriers du chantier naval royal, sont tous à la charge du roi et constituent le tiers des patients admis. En période de crise ou de conflit, les militaires et les autres gens au service du roi occupent littéralement l'hôpital. Ainsi, l'Hôtel-Dieu de Québec joue de plus en plus le rôle d'hôpital du roi à l'image de l'hôpital de la Marine de Rochefort[189], changement dénoncé par certaines religieuses qui y voient une orientation qui se fait au détriment de la vocation première de l'institution : le soin des pauvres malades.

Vers 1752, les religieuses se plaignent de la situation.

> Le changement de la situation de cet hotel Dieu obligea il y a cinq ou six ans de dresser un memoire qui put faire comprendre Combien ses depences S augmentoient de jours en jours. les Religieuses se pretant de recevoir outre les pauvres une quantites de Malades, que laccroissement de la Colonie ont procuré depuis plus de vingt an par les faussonniers que le Roy Envoyoit autrefois en ce pays, par les ouvriers du chantier de la construction, par les miliciens et autres personnes dettaché que la guerre a occasionné, par les Matelots et les Recrues dont le nombre augmente tous les ans, et qui viennent tous chercher leur soulagement dans cet hopital aussy bien que les personnes de tous les états de cette ville et les pauvres qui ont de la peine a y trouver leur place quoy quils y dussent etre préféré[190].

Par ses règles et constituts, l'Hôtel-Dieu de Québec se veut d'abord au service des pauvres malades. Au gré des crises et des conflits, il reçoit un nombre variable de patients provenant de secteurs

entrepreneur des fortifications, un jardinier, un maçon, un maître d'école, un marchand, deux navigateurs, un navigateur et boucher, un négociant, un premier hocqueton de l'intendant, un tonnelier, un vitrier du roi et trois voituriers. De prime abord, ce petit échantillon démontre une grande variété d'occupations qui ne permet pas de conclure à une sous-représentation des plus démunis et des moins spécialisés dans le corpus constitué des gens avec mention de profession dans le dénombrement. De fait, l'oubli du recenseur de mentionner le personnel des institutions religieuses crée sans doute une plus grande distortion. Joseph-Claude Poulin, *Les métiers à Québec, d'après le recensement de 1744*, thèse de bachelier ès arts en histoire, Université Laval, 1965, p. 19, 41 et appendice E ; Pierrette Gilbert-Léveillé, *Répertoire des greffes des notaires*, vol. 2, Québec, Société de généalogie de Québec, 1986, p. 73-396.

189. Michel Fontaine, *Histoire de la médecine à Rochefort de sa création (1666) à 1745*, thèse de doctorat d'État en médecine, Université de Bordeaux II, 1985, p. 73-77. Selon un observateur en 1786, l'Hôtel-Dieu de Lamballe en Bretagne, qui compte normalement 30 lits, sert lui aussi d'hôpital civil en accueillant gratuitement les pauvres malades de la ville et d'hôpital militaire en recevant, moyennant finance, les marins et les soldats. Entre 1720 et 1737, à Blois, les militaires représentent 22,7 % de l'ensemble des hospitalisés, soit un pourcentage comparable à l'Hôtel-Dieu de Québec. Jean-Pierre Goubert, *Médecins d'hier, médecins d'aujourd'hui. Le cas du docteur Lavergne (1756-1831)*, Paris, Éditions Publisud, 1992, p. 80 ; Jean Imbert, *Le droit hospitalier de l'Ancien Régime*, Paris, Presses universitaires de France, 1993, p. 122-123.

190. Representation des Pauvres de L hotel Dieu de Quebec, c. 1752, AMHDQ, Mémoires : Notes et mémoires, 1757 à 1784, T. 2, C. 92, n° 1b. En France, dans certains hôpitaux, les malades de la ville se plaignent que les religieuses ont tendance à recevoir plus et à mieux soigner les militaires que les pauvres du lieu. En effet, recevoir des militaires procure un revenu supplémentaire non négligeable. Jean Imbert, *Le droit hospitalier de l'Ancien Régime*, Paris, Presses universitaires de France, 1993, p. 123.

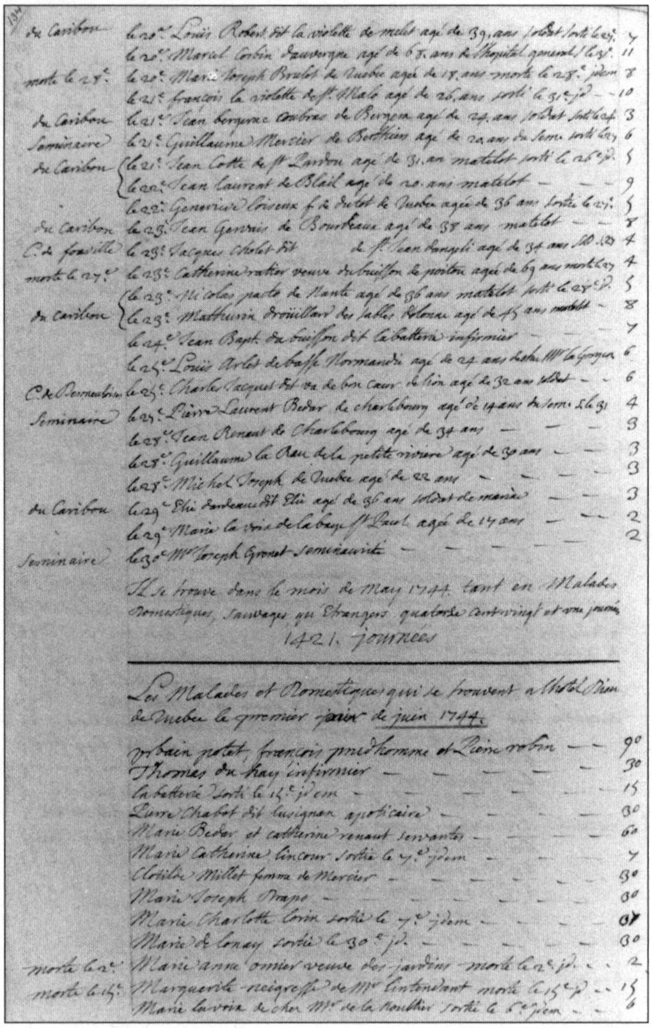
134
du Caribou — le 20e Louis Robert dit la violette de [illegible] agé de 39 ans soldat sorti le 27e — 7
le 20e Marcel Corbin d'auvergne agé de 63 ans de l'hopital general [illegible] — 11
morte le 28e — le 20e Marie Joseph Brulot de Quebec agée de 18 ans morte le 28e idem — 8
le 21e françois la violette de St Malo agé de 26 ans sorti le 31e id — 10
du Caribou — le 21e Jean bergerac [illegible] de Bergerac agé de 24 ans soldat sorti le [illegible] — 3
Seminaire — le 21e Guillaume Mercier de Berthier agé de 22 ans du Semi. sorti le 27 — 6
du Caribou — le 21e Jean Cotte de St [illegible] agé de 31 ans matelot sorti le 26e id — 5
le 22e Jean Laurent de Blaie agé de 20 ans matelot — 9
le 22e Genevieve Criseux f. de [illegible] de Quebec agée de 36 ans sortie le 27e — 5
du Caribou — le 23e Jean Garnier de Bordeaux agé de 38 ans matelot — 8
C. de fonville — le 23e Jacques Cholet dit de St Jean [illegible] agé de 34 ans [illegible] — 4
morte le 27e — le 23e Catherine ratier veuve du buisson de poitou agée de 69 ans morte le 27 — 4
le 23e Nicolas parto de Nante agé de 36 ans matelot sorti le 28e id — 5
du Caribou — le 23e Mathurin Drouillard des Sables Olonne agé de 45 ans matelot — 8
le 24e Jean Bapt. du buisson dit la batterie infirmier — 7
le 25e Louis Arlot de basse Normandie agé de 24 ans [illegible] — 6
C. de [illegible] — le 25e Charles Jacques dit [illegible] de bon Coeur de lion agé de 32 ans soldat — 6
Seminaire — le 27e Pierre Laurent Beder de charlebourg agé de 14 ans du semi. [illegible] le 31 — 4
le 28e Jean Renaut de Charlebourg agé de 34 ans — 3
le 28e Guillaume la Rue de la petite riviere agé de 30 ans — 3
le 28e Michel Joseph de Quebec agé de 22 ans — 3
du Caribou — le 29e Eli [illegible] dit Eli agé de 36 ans soldat de marine — 3
le 29e Marie la voie de la baye St Paul agée de 14 ans — 2
Seminaire — le 30e Mr Joseph Gronet Seminariste — 2

Il se trouve dans le mois de May 1744 tant en Malades Domestiques, Sauvages qu Etrangers quatorze cent vingt et une journées
1421. journées

Les Malades et Domestiques qui se trouvent a l'hotel Dieu de Quebec le premier ~~janvier~~ de juin 1744.

Urbain potet, francois prudhomme et Pierre robin — 90
Thomas du hay infirmier — 30
la batterie sorti le 15e idem — 15
Pierre Chabot dit lusignan apoticaire — 30
Marie Bedar et catherine renaut servantes — 60
Marie Catherine lincour sortie le 7e idem — 7
Clotilde Millet femme de Mercier — 30
Marie Joseph Drapo — 30
Marie Charlotte Corin sortie le 7e idem — 7
Marie de lonay sortie le 30e id. — 30
morte le 2e — Marie anne ormier veuve des jardins morte le 2e id. — 2
morte le 15e — Marguerite neigresse de Mr l'intendant morte le 15e id — 15
Marie lavoie de chez Mr de la noullier sortie le 6e idem — 6

Extrait du Registre Journalier des malades, Domestiques, Et Etrangers qui sont traitez qui sortent, ou qui meurent en l'hôtel Dieu de Quebec Commencé Le premier de janvier 1740, p. 134 (juin 1744). Archives du Monastère de l'Hôtel-Dieu de Québec. (Photo Denis Ross)

relevant directement du roi, mais il réussit tout de même à conserver un fort pourcentage de malades provenant des milieux les plus démunis. D'ailleurs, bon nombre des malades à la charge du roi pourraient être classés parmi les plus démunis. Surtout au service de la population de la capitale et de ses environs immédiats, l'Hôtel-Dieu de Québec peut cependant accueillir à l'occasion des individus issus de toutes les couches de la société[191]. D'ailleurs, des espaces spéciaux avaient été aménagés pour les ecclésiastiques et les officiers peu enclins à se mélanger au peuple dans les salles communes. Des patients plus aisés pouvaient aussi profiter de tels services.

Vivre et mourir à l'Hôtel-Dieu de Québec

Lieu de vie et de mort, l'hôpital accueille annuellement des centaines de malades. L'hygiène, dont les principes ne seront répandus et appliqués qu'à la fin du XIXe siècle, semble pourtant régner en maître. Dans un document rédigé après l'incendie, on précise que « la grande propreté et netteté... Regnent dans un hopital administré et gouverné » par des religieuses « parce qu'on sçait que cest bonnes qualités sont attachez aleurs Sexe[192] ». Les contemporains, à l'instar de Pehr Kalm, ont en effet souligné que « tout (y) est propre, net et en ordre ». La constitution des Hospitalières stipule en effet qu'il est du devoir de la religieuse

> [...] de pourvoir & de prendre garde à tout ce qui touche l'Hopital ; de le tenir fort net, de faire brusler par fois quelques parfums, de faire vuider au plustot les immondices, ouvrir en son temps, & fermer les fenestres, pour prendre l'air ; de jamais ne laisser trainer aucun linge ; ny aucune autre chose indecente...[193]

Bien avant la révolution pasteurienne, l'hôpital se révèle donc un endroit sain. Les Hospitalières doivent veiller à ce que chaque lit soit bien garni, et que « les couvertures, & les courtines soient d'une bonne etoffe, & d'une couleur agreable[194] ». Elles s'assurent également que les malades « ait des robes de chambre, & des petites robes, ou manteaux de repas,... (et) qu'il y ait pour chaque lict une petite table, un couteau, une fourchette, une cueiller,... de la vaisselle, & du linge[195] ».

191. Des observations similaires ont également été faites en France. Jean-Noël Biraben, Jean-Pierre Gutton et François Lebrun, « L'homme devant la maladie et la mort », dans Jacques Dupâquier (sous la direction de), *Histoire de la population française*, tome 2 : *De la Renaissance à 1789*, Paris, Presses universitaires de France, 1988, p. 277.

192. Memoire Concernant Le retablissement De Lhotel dieu de Quebec, c. 1755, AMHDQ, Mémoires : Projets d'agrandissement et de rétablissement avant et après l'incendie de 1755, 1730-1758, T. 2, C. 96, nº 4.

193. *Regles et Constitutions des Religieuses...*, 1631, p. 304-305.

194. *Ibid.*, p. 301.

195. *Ibid.*, p. 302-303.

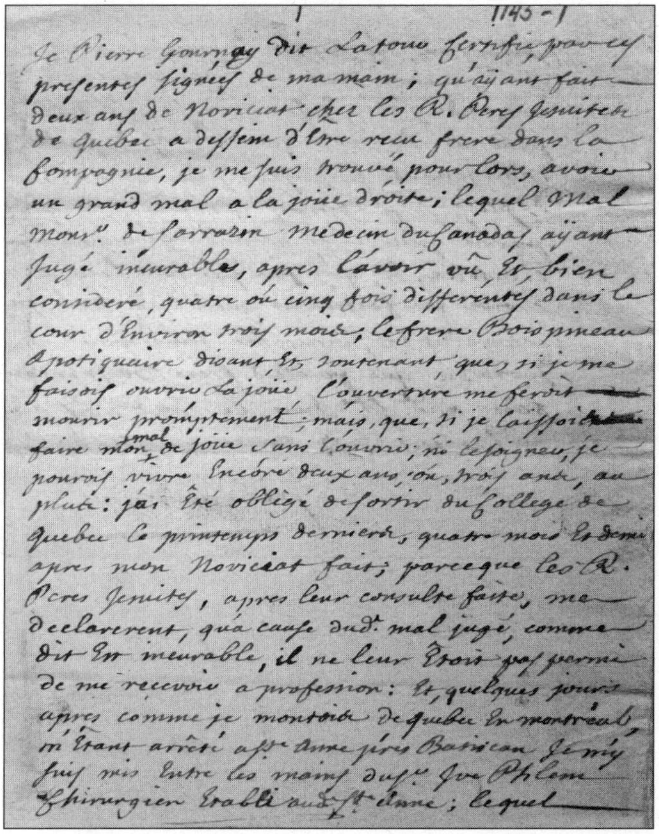

1 1145-1

Je Pierre Gournay dit Latour certifie par ces presentes signées de ma main; qu'ayant fait deux ans de Noviciat chez les R. Peres Jesuites de Quebec a dessein d'etre receu frere dans la Compagnie, je me suis trouvé pour lors, avoir un grand mal a la joüe droite; lequel mal Monsr. de Sarrazin Medecin du Canada ayant jugé incurable, apres l'avoir vû Et bien consideré, quatre ou cinq fois differentes dans le cour d'Environ trois mois; le frere Boispineau Apotiquaire disant Et soutenant que, si je me faisois ouvrir la joüe l'ouverture me feroit mourir promptement; mais que, si je laissois faire mon mal de joüe sans l'ouvrir, ni le soigner, je pourois vivre Encore deux ans, ou, trois ans, au plus: j'ai Eté obligé de sortir du College de Quebec le printemps dernier, quatre mois Et demi apres mon Noviciat fait; parceque les R. Peres Jesuites, apres leur consulte faite, me declarerent, qu'a cause dud. mal jugé, comme dit Est incurable, il ne leur Etoit pas permis de me recevoir a profession: Et, quelques jours apres comme je montois de Quebec En montreal m'Etant arrêté a Ste Anne pres Batiscan Je m'y suis mis Entre les mains dud. Sr. Yves Phlem Chirurgien Etabli aud. Ste Anne; lequel

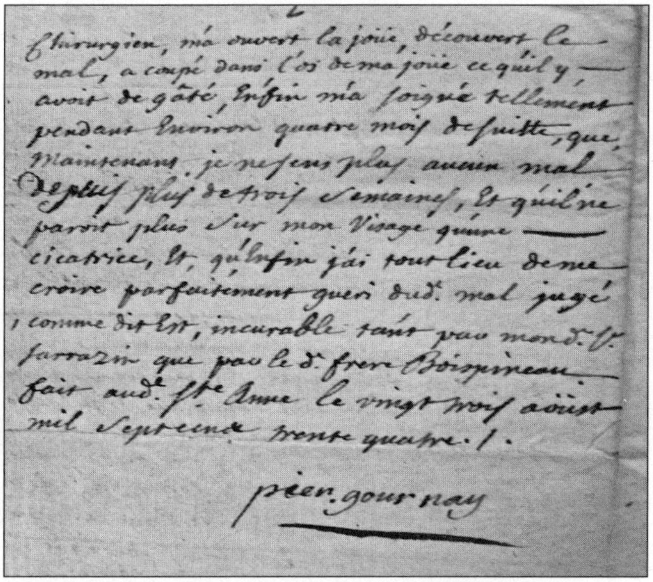

2

Chirurgien, m'a ouvert la joüe, découvert le mal, a coupé dans l'os de ma joüe ce qu'il y avoit de gâté, Enfin m'a soigné tellement pendant Environ quatre mois de suitte, que, maintenant, je ne sens plus aucun mal depuis plus de trois semaines, Et qu'il ne paroit plus sur mon Visage qu'une cicatrice, Et, qu'Enfin j'ai tout lieu de me croire parfaitement gueri dud. mal jugé, comme dit Est, incurable tant par mond. Sr. Sarrazin que par le d. frere Boispineau. fait aud. Ste Anne le vingt trois aoust mil Septcent trente quatre.

pierr. gournay

Certificat de Pierre Gournay dit Latour attestant des soins reçus d'Yves Phlem (Flem), 23 août 1734. Procès d'Yves Phlem (Flem), chirurgien en la côte Sainte-Anne près de Batiscan, contre la veuve Bilodeau, 16 septembre 1735 au 29 mars 1737. BAnQ-Q, TL5,D1145.

La situation devait cependant se compliquer en période de crise. Les épidémies et l'arrivée des navires contribuent à transformer radicalement l'aspect de l'hôpital, qui révèle alors son exiguïté. Tous les espaces disponibles sont occupés par les malades, les mansardes comme les greniers. En 1665, par exemple, les bateaux qui transportaient Talon, Courcelle et Tracy amenèrent en une seule journée 130 malades à l'hôpital[196]. Le même scénario se répète en 1685[197]. Le 25 octobre 1740, lors de l'épidémie apportée par le navire *Le Rubis*, sœur Duplessis de Sainte-Hélène écrit : « Les salles, greniers, parloirs extérieurs et chambres dépendantes de l'Hôtel-Dieu, tout en est plein, et à peine pouvons-nous passer entre leurs lits[198]. »

L'occupation de l'hôpital varie considérablement non seulement au fil des ans, mais aussi en fonction des saisons. L'été, la capacité d'accueil atteint un seuil critique et parfois même est largement dépassée. Ainsi, de 1667 à 1696, si le nombre moyen de malades est de 31 par jour, il dépasse 35 au cours des mois de juillet à septembre et, au cours du mois d'août, plus de 38 patients occupent les salles. Pour la même période, les mois de janvier et de mai comptent 10 malades de moins. Pour la période suivante, le nombre des hospitalisés augmente considérablement. Ainsi, de 1729 à 1758, la moyenne est de 54, soit près du double de la période précédente. Encore une fois, les mois d'août à octobre atteignent un sommet avec environ 60 patients en moyenne par jour[199].

S'il est vrai que l'hôpital assume un rôle prophylactique important car, en limitant les contacts entre les malades et les habitants, il diminue les risques de propagation des maladies, il n'en demeure pas moins qu'un surpeuplement peut aussi représenter un facteur de risque[200]. Les raisons qui militent en

196. Rousseau, *L'Œuvre de chère…*, p. 34.

197. Juchereau de Saint-Ignace et Duplessis de Sainte-Hélène, *Les Annales de l'Hôtel-Dieu…*, p. 220-221.

198. Gabriel Nadeau, « Le dernier chirurgien du Roi à Québec, Antoine Briault, 1742-1760 », *L'Union médicale du Canada*, tome 81 (janvier 1952), p. 62.

199. Rousseau, *L'Œuvre de chère…*, p. 29-40.

200. Rousseau, *loc. cit.*, p. 36.

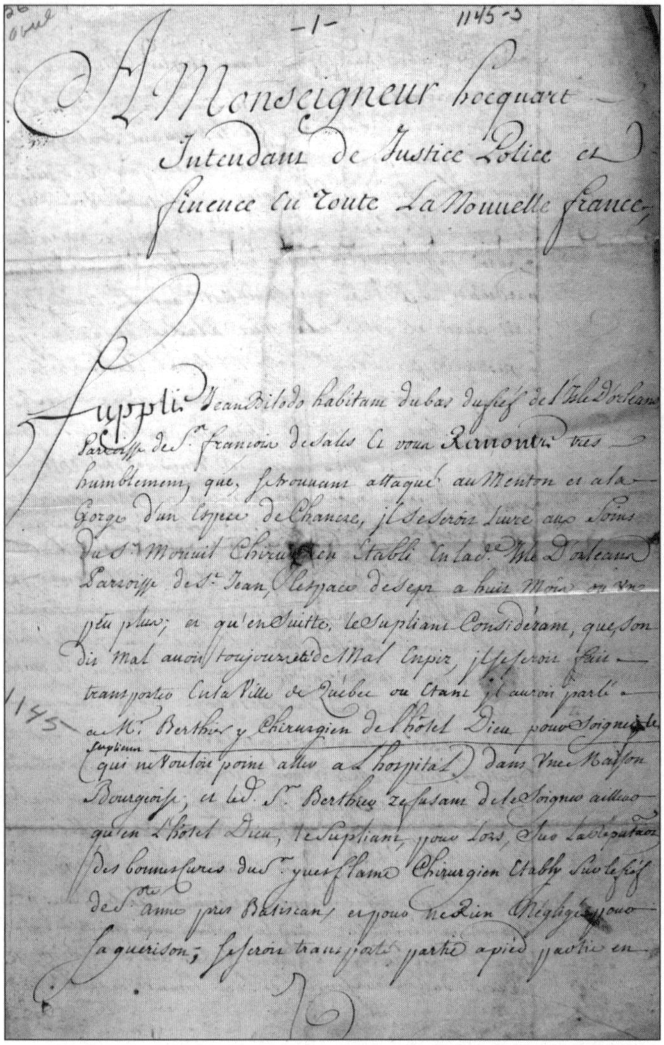

-1- 1145-3

A Monseigneur hocquart
Intendant de Justice Police et
finance en toute La Nouvelle france

Supplie Jean Bilodo habitant du bas du fief de l'Isle d'Orleans
Paroisse de St françois de Sales et vous Remontre tres
humblement, que, se trouvant attaqué au Menton et a la
Gorge d'un Espece de Chancre, il se seroit livré aux Soins
du Sr Mauvide Chirurgien Etabli en lad. Isle d'Orleans
Paroisse de St Jean, l'espace de sept a huit Mois ou un
peu plus; et qu'ensuitte, le Supliant Considerant, que son
dit mal avoit toujours eté de Mal Enpis, il se seroit fait
transporter en la Ville de Quebec ou Etant il auroit parlé
a Mr Berthier Chirurgien de l'hotel Dieu pour Soigner le
Supliant (qui ne Vouloit point aller a l hopital) dans Une Maison
Bourgeoise, et led. Sr Berthier refusant de le Soigner ailleurs
qu'en l'hotel Dieu, le Supliant pour lors, Sur la reputation
des Connoissances du Sr yves flame Chirurgien Etably Sur le fief
de Ste Anne pres Batiscan, et pour ne Rien Negliger pour
sa guerison, se seroit transporté partie a pied partie en

Requête de Jean Bilodo (Bilodeau), habitant de l'île d'Orléans, paroisse de Saint-François-de-Sales, 27 avril 1736. Procès d'Yves Phlem (Flem), chirurgien en la côte Sainte-Anne près de Batiscan, contre la veuve Bilodeau, 16 septembre 1735 au 29 mars 1737. BAnQ-Q, TL5,D1145.

faveur d'un agrandissement de l'hôpital sont par conséquent nombreuses, tout comme les plaintes relatives à son exiguïté. Dans un compte rendu pour la période 1724 à 1747, on note qu'il y avait « si peu de Batiments et de Logements que les Domestiques couchoient dans les sales des malades, et que les habitants qui amenoient les bois l'hiver venoient aussi se reposer, si chaufer, et y fumer leurs pipes[201] ».

Tous les malades potentiellement admissibles à l'Hôtel-Dieu ne s'y présentent pas nécessairement. Même si les témoignages de l'époque soulignent que tout le monde se fait porter à l'hôpital, il n'en demeure pas moins que cette institution fait peur à plusieurs. En 1736, Jean Bilodeau, habitant de Saint-François, île d'Orléans, est « attaqué au Menton et a la Gorge d'un Espèce de Chancre ». Pendant sept à huit mois, il s'était fait soigner en vain par Jean Mauvide, chirurgien de la paroisse voisine. « Considérant, que, Son dit mal avoit toujours été de Mal Enpis », il se fait transporter à Québec et s'adresse à Michel Bertier, chirurgien de l'Hôtel-Dieu, afin d'être traité dans « Une Maison Bourgeoise ». Devant le refus de ce dernier de le soigner ailleurs qu'à l'Hôtel-Dieu, Bilodeau, « qui ne Vouloit point aller a L hospital », quitte Québec et s'adresse à Yves Phlem réputé pour la cure des chancres[202]. Au Canada, comme en France où une « solide image négative de l'hôpital est bien en place », cette peur tient sans doute de la promiscuité avec les mourants ; des odeurs de sang, de sueur, de pourriture et de mort ou de la présence d'un ensevelissoir et du cimetière à côté de l'établissement[203].

Il est vrai que l'hôpital est un endroit où l'on meurt. Mais la mort n'y est pas aussi présente qu'on pourrait le croire au premier abord. Entre 1689 et 1698, 93 % des hommes et 96 % des femmes soignés par les religieuses survivent[204]. Pour l'année 1744, pour 657 admissions, on compte 604 patients qui sortent vivants de l'institution, soit 92 % des patients. Entre 1800 et 1823, le pourcentage des malades qui quittent en vie les hôtels-Dieu de

201. Etat de la Situation de L hotel Dieu de Quebec Et de L'administration Du Bien des Pauvres, depuis le 10e juillet 1724 jusqu'au 15e mars 1747, 20 octobre 1749, AMHDQ, Mémoires : Etat de la situation de l'Hôtel-Dieu de Québec, 1705-1750, T. 2, C. 90. nº 5a.

202. Cette situation se retrouve également en France. Jean-Noël Biraben, Jean-Pierre Gutton et François Lebrun, « L'homme devant la maladie et la mort », dans Jacques Dupâquier (sous la direction de), *Histoire de la population française*, tome 2 : *De la Renaissance à 1789*, Paris, Presses universitaires de France, 1988, p. 278-279 ; Requête de Jean Bilodeau, 27 avril 1736, dans Procès d'Yves Phlem (Flem), chirurgien en la côte Sainte-Anne près de Batiscan, contre la veuve Bilodeau, 16 septembre 1735 au 29 mars 1737, BAnQ-Q, TL5,D1145, Collection de pièces judiciaires et notariales.

203. Biraben, Gutton et Lebrun, *loc. cit.*, p. 279.

204. Rousseau, *loc. cit.*, p. 42-43 ; « Jusqu'à l'âge de 45 ans […] les taux se maintiennent sous la moyenne de 63 pour 1000 ; 40,8 entre 0 et 14 ans, 51,0 entre 15 et 29 ans et 61,4 entre 30 et 44 ans. La mortalité croît donc avec l'âge. Elle atteint 90,4 pour 1000 entre 45 et 59 ans et 225,0 au-delà de 60 ans ».

Québec et de Montréal atteint respectivement 90,5 % et 96,2 %[205]. L'Hôtel-Dieu de Québec n'est donc pas l'antre de la mort et la mortalité y est sensiblement la même que dans les hôpitaux français, métropolitains ou coloniaux, ou britanniques de taille similaire[206].

Un univers bien réglé

Des règlements régissent les contacts de l'hôpital avec le monde extérieur, que l'on souhaite limiter le plus possible. La constitution de 1666 souligne que les malades peuvent recevoir des visiteurs, « pour leur consolation, & pour les assister de quelques aumosnes spirituelles ou corporelles[207] ». Ces visiteurs doivent se présenter aux heures les moins « incommodes » pour les religieuses. De même, ne sont admis en dehors des heures prescrites que ceux qu'appelle à l'hôpital une cause urgente « comme de reconciliation avec un malade en peril de mort, ou à ses plus proches, qui desireroient assister à sa fin, le tout neantmoins avec congé de la Mere ; laquelle ne permettra que tres-rarement, qu'ils y passent la nuict[208] ».

Dans leurs contacts avec les visiteurs, les religieuses sont tenues d'observer la plus stricte retenue[209]. Elles doivent avoir soin « de (leur) donner bonne édification[210] », car le moindre désordre risque de scandaliser les séculiers. L'Hospitalière doit conserver cette même attitude à l'égard des ecclésiastiques.

Le service des repas aux malades est empreint d'un cérémonial auquel les règlements et les constitutions des communautés donnent une certaine similitude, que ce soit en France ou dans la colonie[211]. Soulignons par ailleurs qu'à l'Hôtel-Dieu de Québec ce rituel devait perdurer jusqu'à la Première Guerre mondiale[212].

L'alimentation hospitalière était plus diversifiée que l'alimentation populaire à la même période[213]. L'Hôtel-Dieu offre un régime alimentaire relativement à l'abri de la conjoncture économique. La gamme des produits utilisés est diversifiée. Le blé occupe le premier rang de la consommation

205. Rapport du Comité spécial du Conseil Législatif de la Province du Bas-Canada, nommé pour s'enquérir et faire rapport, sur les établissements dans cette province, pour la réception et la guérison des personnes dérangées…, Québec, P. E. Desbarats, 1824, n. p. (publié dans *Journaux de la Chambre d'Assemblée du Bas-Canada*, 1824, Appendices A et C).

206. À l'Hôtel-Dieu de Paris, à la veille de la Révolution, un peu plus de 75 % des patients survivent. Dans des hôpitaux plus modestes, la mortalité est moindre. À l'Hôpital Saint-André de Bordeaux au XVIIIe siècle, au moins huit malades sur dix sortent vivants. À l'Hôtel-Dieu Saint-Yves, à Rennes, pour la même époque, entre 80 % et 88 % des malades sont dans le même cas. À Rouen, le taux de survie est de 85 % entre 1680 et 1698, 87 % en 1741-1742 et 91 % à la veille de la Révolution. À Blois, entre 1720 et 1737, 87 % des patients sortent vivants de l'institution. À l'Hôtel-Dieu de Chartres, entre 1700 et 1739, 89 % des patients quittent les lieux en vie. À Saint-Domingue, en période de paix, dans les hôpitaux du Cap-Français et de Léogane, entre 1774 et 1776 et entre 1784 et 1786, respectivement 90 % et 86 % des patients quittent les lieux vivants. En Angleterre, le Norfolk and Norwich Hospital a, entre 1780 et 1789, un pourcentage d'un peu moins de 96 % tandis que le York County Hospital affiche des chiffres comparables avec des pourcentages variant de 94 % à 97 %. Biraben, Gutton et Lebrun, *loc. cit.*, p. 278-279 ; Rousseau, *La croix et le scalpel…*, p. 106 ; E. M. Sigsworth, « Gateways to Death ? Medicine, Hospitals and Mortality, 1700-1850 », dans Peter Mathias, ed. *Science and Society 1600-1900*, Cambridge, University Press of Cambridge, 1972, p. 97-110 ; S. Cherry, « The Role of a Provincial Hospital : The Norfolk and Norwich Hospital, 1771-1880 », dans *Population Studies*, vol. 26, no 2 (juillet 1972), p. 295-296 ; Pierre Pluchon, « La Santé dans les Colonies de l'Ancien Régime », dans Pierre Pluchon, dir., *Histoire des médecins et pharmaciens de marine et des colonies*, Toulouse, Bibliothèque historique Privat, 1985, p. 124 ; Christine Chapalain-Nougaret, *Misère et assistance dans le pays de Rennes au XVIIIe siècle*, Nantes, Cid Éditions, 1989, p. 307 ; Benoît Garnot, *Les villes en France aux XVIe, XVIIe et XVIIIe siècles*, Gap et Paris, Éditions Ophrys, 1989, p. 48-49, 116-117.

207. *Ibid.*, p. 167.

208. *Ibid.*, p. 167-168.

209. Les règles qui régissent le comportement et le travail des religieuses, on le voit, sont très strictes. Mais elles sont quelquefois transgressés. Ainsi, en 1725, Thérèse Boisjoly, recherchée pour vol, se réfugie à l'Hôtel-Dieu. Malgré les réticences de la supérieure, elle demeure sur les lieux. Devant son effroi, la surveillante laissa la porte ouverte sans en parler à la supérieure et la femme en profita pour s'enfuir. Procès-verbal de perquisition d'une Criminelle, 7 décembre 1726, ANOM, Fonds des Colonies, série F3, vol. 3, f. 198v-200r.

210. *Ibid.*, p. 175.

211. Rousseau, *L'Œuvre de chère…*, p. 254. Ce cérémonial est issu des lointaines traditions de l'hospitalité envers les pèlerins et les pauvres, et dont le but est de mettre en évidence le respect et « l'amour singulier [dus aux] membres infirmes Et Malades de Jesus Christ ».

212. *Ibid.*, p. 259.

213. *Ibid.*, p. 388. Au XVIIIe siècle, à l'Hôtel-Dieu Saint-Yves de Rennes en Bretagne, le régime est varié bien que le pain reste la base de l'alimentation. Au pain, à la viande, au cidre et au beurre qui constituent l'essentiel des achats alimentaires s'ajoutent du lait, de la soupe, du poisson, du cidre, du vin et des œufs. Résumant la situation en France qui semble plus difficile qu'au Canada, Jean Imbert note la présence de régimes alimentaires mal équilibrés : carence en lipides et en vitamine D et excès de protéines végétales. Jean Housset, « Les hôpitaux de Rennes jusqu'à la Révolution », dans Jean Pecker, Jean-Loup Avril et Jean Faivre » (sous la direction de), *La Santé en Bretagne*, Paris, Éditions Hervas, 1992, p. 98-102 ; Christine Chapalain-Nougaret, *Misère et assistance dans le pays de Rennes au XVIIIe siècle*, Nantes, Cid Éditions, 1989, p. 333-336 ; Jean Imbert, *Le droit hospitalier de l'Ancien Régime*, Paris, Presses universitaires de France, 1993, p. 138-140.

de céréales. Parmi les viandes, le bœuf est privilégié : 12 103 livres sont consommées en 1740 et 15 297 livres trois ans plus tard[214]. La volaille, le gibier et le gibier à plumes (achat de sarcelles en 1681 et 1696, de bécassines en 1699, entre autres), le poisson, cette denrée des jours maigres, font partie du menu. Il faut ajouter les produits laitiers (lait et fromages), les œufs, les légumineuses, les fruits et les légumes pour avoir un portrait exact du contenu de l'assiette du malade.

L'hôpital n'est pas seulement le lieu où l'on soigne le corps malade, mais c'est aussi, et surtout, un lieu de prédilection pour le traitement de l'âme :

> Le service que nous rendons aux pauvres pour la santé du corps, regarde le salut de l'ame : car c'est pour les pouvoir plus sainctement aider, à supporter chrestiennement la maladie, & passer plus heureusement de ce monde... que nous les recevons en nostre maison ; si bien qu'a proprement parler, nostre Office est de recueillir les gouttes du precieux Sang de Iesus Christ, & de les appliquer par nos petits travaux, pour le salut des ames ; pour lequel il a esté respandu...[215]

La constitution de 1666 mentionne clairement « que le salut de l'Ame est plus important que la santé du Corps, d'autant plus grand soin doivent avoir toutes les Sœurs d'instruire, & d'ayder à bien mourir celles, qui seront apportées dans l'Hospital[216] ».

Pour ce faire, des prières sont récitées tous les matins et tous les soirs devant l'autel de la salle « distinctement & à haute voix ; afin d'apprendre aux pauvres à prier Dieu[217] ». Le matin, pendant qu'une religieuse récite les prières, de l'eau bénite est donnée aux pauvres. Le quart d'heure d'instruction religieuse ne doit jamais être omis[218]. Les Hospitalières doivent aussi veiller à ce que le chapelain visite les malades une fois par jour et que ceux-ci se confessent et communient. Elles doivent faire en sorte qu'aucun décès ne survienne sans que le malade ne se soit confessé et ait « reçu le S. Viatique, & l'Extreme-Onction[219] ». Au moment de la communion générale, qui a lieu les jours de fêtes et les premiers dimanches de chaque mois, l'Hospitalière doit veiller à ce que l'atmosphère soit empreinte de solennité et que les salles soient plus propres et mieux ornées qu'à l'habitude, « faisant courrir d'une nappe blanche, un costé du balustre de l'Autel pour les pauvres convalescentes, & l'autre pour les personnes vertueuses qui auroient devotion de communier avec elles[220] ».

Le soin des malades est aussi un lieu de rédemption pour le personnel soignant. L'Hospitalière « doit tellement s'acquitter de sa charge que N. Seigneur en soit honoré, les Pauvres malades soulagez & bien instruits, le prochain édifié, & sa conscience déchargée devant Dieu[221] ». Face au malade, la religieuse doit conserver « une si grande douceur & patience, [que les malades] reconnaissent que le service qu'elles leur rendent est animé de devotion & de Charité[222] ». De plus, la constitution de 1631 stipule que « Iesus Christ luy mesme reçoit tous ces services comme faits à sa propre personne[223] ». Par un vœu particulier, les religieuses s'engagent à « tout donné à Iesus Christ en la personne des pauvres[224] ». La récompense, c'est évidemment le salut.

Dans chacun des monastères des Hospitalières, il y a un confesseur « agréé du Prelat, & approuvé de sa Grandeur, avec pouvoir d'absoudre des Cas reservez à sa Saincteté... [et] il [n'est] attaché à aucun Corps de Religion ou Congregation Reguliere[225] ».

Tout concourt à créer dans l'hôpital une atmosphère propice à la conversion ou à l'éclosion de sentiments religieux. Chaque lit est dédié à un saint et il en porte l'inscription. En 1667, Olivier Morin de Boismorice, lors d'une donation aux religieuses de l'Hôtel-Dieu de Québec pour la communauté et les pauvres, exige, entre autres, que les religieuses fassent « mettre posser construire un lict, garny a perpetuité dans La Salle des mallades dud hospital, au rideau des pieds duquel sera aposé Un Image

214. Rousseau, *L'Œuvre de chère...*, p. 152.
215. *Ibid.*, p. 223-225.
216. *Constitutions de la Congrégation...*, 1666, p. 178.
217. *Ibid.*, p. 179. À noter que dans les « pays ou [la] langue françoise n'est pas en usage, on traduira en vulgaire tout le françois desdites prieres ».
218. *Ibid.*, p. 180.
219. *Ibid.*, p. 346.
220. *Ibid.*, p. 347.
221. *Constitutions de la Congrégation...*, 1666, p. 341.
222. *Ibid.*, p. 173-174.
223. *Règles et Constitutions des Religieuses...*, 1631, p. 222.
224. *Ibid.*, p. 226.
225. *Constitutions de la Congrégation...*, 1666, p. 202.

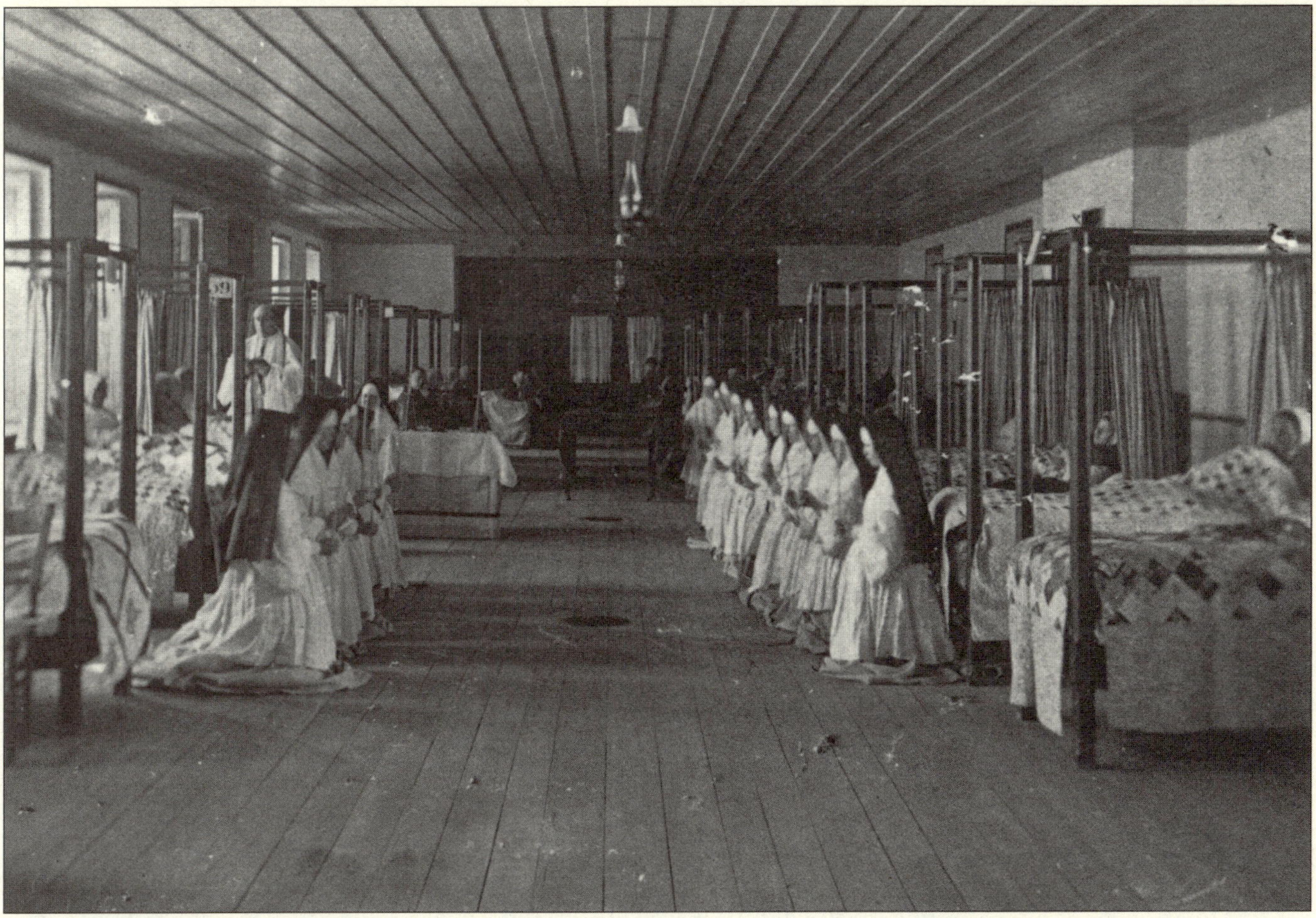

Une des salles des malades de l'Hôtel-Dieu de Québec en 1877. Les lits sont identifiés. Les règles régissant le fonctionnement de cette institution sont restées à peu près les mêmes entre le XVIIe et le XXe siècle. Bibliothèque et Archives nationales du Québec (BAnQ) à Québec, P1000,S4,D59,P54. (Louis-Prudent Vallée, photographe)

relevé en bosse repntant St Ollivier Son pastron[226] ». En 1754, François Mion, écrivain du roi, gît dans le lit Saint-Charles[227]. Le lit Saint-Pierre est occupé en janvier 1755 par le soldat Denis Richer dit Saint-Germain[228]. Cette pratique vaut aussi pour les lits de la salle des femmes. En 1750, le notaire Lanouiller, appelé au chevet de Marguerite Valade, la trouve « couchée dans le premier Lit de lade. Salle En Entrant a main gauche Lequel avoit pour Inscription Ste Agnès[229] ». L'utilisation de ces écriteaux ou images pour désigner les lits d'hôpitaux et placer les malades sous la protection d'un saint tutélaire se maintiendra, au Québec, jusqu'à la fin du XIXe siècle, comme en témoigne notamment une photographie de la salle des malades de l'Hôtel-Dieu de Québec prise par Louis-Prudent Vallée en 1877[230].

D'autres témoignages confirment qu'il s'agit là d'une pratique répandue et non pas unique à l'Hôtel-Dieu de Québec. Lors de la visite qu'il

226. Donation par de Boismorice, apothicaire, à l'Hôtel-Dieu de Québec, 12 octobre 1667, BAnQ-Q, CN301,S13, greffe de Romain Becquet.
227. Testament de François Mion, 27 mars 1754, BAnQ-Q, CN301,S251, greffe de Simon Sanguinet, n° 540.
228. Testament de Denis Richer dit Saint-Germain, 13 janvier 1755, BAnQ-Q, CN301,S251, greffe de Simon Sanguinet, n° 644.
229. Testament de Marguerite Valade, 7 août 1750, BAnQ-Q, CN301,S151, greffe de Paul-Antoine-François Lanoullier des Granges.
230. Denis Martin, « Une Iconographie hospitalière en Nouvelle-France : étude de quelques tableaux anciens », dans *Questions d'art québécois*, Cahiers du CELAT, n° 6, février 1987, p. 50.

rendit à l'infirmerie du monastère des Ursulines de Trois-Rivières, le voyageur Isaac Weld écrit : « Each bed is dedicated to a particular saint, and over the foot of it is an invocation to the tutelary saint in large characters, as "St-Jaques priez pour moi", "St-Jean priez pour moi", &c.[231] »

Les règlements de 1768 précisent pour leur part que l'on doit retrouver dans les salles des malades des images du Seigneur et des saints. Enfin, un autel est placé dans la salle des hommes et une église est contiguë à la salle des femmes. Cette atmosphère empreinte de religiosité s'explique par le fait que « le monastère et l'hôpital étaient conçus, idéalement, comme des lieux privilégiés d'explication et d'application de la doctrine, tant par le commentaire visuel (tableaux, statues, images...) que par les œuvres de charité et de miséricorde exercées par les religieuses[232] ».

Le rituel de la messe prend dans ces salles une importance particulière : l'architecture est au service de la religion, car l'on souhaite que, de son lit, chaque malade puisse voir et participer à l'office. La mission de soigner le corps et assurer le salut de l'âme prend ici tout son sens.

L'hôpital a joué un rôle important dans la société coloniale. Cadre de traitement du corps malade, l'Hôtel-Dieu a aussi un rôle spirituel puisque le corps sert en quelque sorte de prétexte pour rejoindre l'âme. Cette dimension et la dévotion des Hospitalières « aux souffrances du Christ à travers le service des malades[233] » sont les données fondamentales pour comprendre les institutions hospitalières canadiennes aux XVIIe et XVIIIe siècles.

« Entrer à l'Hôtel-Dieu, pour reprendre l'expression de l'historien François Rousseau, c'est opter raisonnablement pour la vie[234] ». L'hôpital n'est pas l'antre de la mort et ne semble pas non plus perçu comme tel par les contemporains. Les pauvres, comme les gens du roi, les ecclésiastiques, les nobles et les bourgeois y sont accueillis. Moins de 10 % des hospitalisés y décèdent.

231. Weld, *op. cit.*, vol. 2, p. 169-170.
232. Martin, *loc. cit.*, p. 59.
233. Martin, *loc. cit.*, p. 56.
234. Rousseau, *loc. cit.*, p. 47.

* * *

Les hôpitaux de la Nouvelle-France sont le prolongement en terre d'Amérique des institutions françaises : leur architecture, leur administration et leur idéologie en témoignent. Le rôle de l'Église comme promoteur et comme gestionnaire constitue une caractéristique essentielle du réseau hospitalier canadien de l'époque. Si les hôpitaux généraux ont surtout une fonction d'asile et d'hospice, les hôtels-Dieu, à l'opposé, ont des fonctions médicales. De plus, bien que les objectifs des religieuses qui gèrent les hôpitaux soient prioritairement d'ordre spirituel, les hôtels-Dieu n'en demeurent pas moins des lieux médicalisés principalement au service des pauvres malades des villes et de leurs environs immédiats, les priorités religieuses n'étant pas incompatibles avec celles de nature médicale[235]. La présence et l'importance du corps médical, financé et contrôlé essentiellement par l'État, constituent de fait une facette importante de la vie hospitalière. L'intervention de l'État qui prend des formes multiples peut prêter à de multiples interprétations. Il est à la source d'un soutien financier presque incontournable, surtout pour l'Hôtel-Dieu de Québec, mais il constitue également un carcan qui oblige les religieuses à faire des choix et à se soumettre à la volonté du roi, tant pour le choix du personnel médical que pour les priorités dans l'admission des malades. La perte d'autonomie était le prix à payer.

235. En France, en 1791, « 37,8 % seulement des lits sont des lits médicaux ». Cette opposition entre, d'une part, lits réservés pour les indigents, les infirmes, les soldats estropiés ou trop vieux, les vieillards ou les laissés-pour-compte de la société, situation qui relève au Canada essentiellement des hôpitaux généraux et, d'autre part, lits médicaux que l'on retrouve dans les hôtels-Dieu m'apparaît un faux problème, surtout si l'on voit un progrès social dans la progression de l'un des types au détriment de l'autre. Partant de ces prémices, certains chercheurs concluent que « l'hôpital est donc resté – en France, au XVIIIe siècle – l'asile de la misère et du peuple, beaucoup plus que celui de la maladie et des malades ». Il aurait été plus juste à mon avis de faire des distinctions entre les types d'hôpitaux, leurs mandats et leur clientèle respective. Les hôtels-Dieu seraient alors apparus comme l'asile de la maladie et des malades, principalement les plus démunis. Les critères de progrès résident alors plutôt dans le nombre de lits dans les hôtels-Dieu, la présence et la compétence du personnel soignant ou les facilités d'accès. Jean-Noël Biraben, Jean-Pierre Gutton et François Lebrun, « L'homme devant la maladie et la mort », dans Jacques Dupâquier (sous la direction de), *Histoire de la population française*, tome 2 : *De la Renaissance à 1789*, Paris, Presses universitaires de France, 1988, p. 277.

CHAPITRE 5

Le corps médical : les médecins

> La Faculté de Medecine est un corps respectable sans contredit ; jamais on n'a douté que les membres qui la composent ne soient fort utiles à l'état, pour rendre la santé à ceux qui l'ont perdue, et prolonger la vie de quelques uns attaqués de ces maladies fâcheuses et mortelles : aussi cette profession est-elle très honorable, et mérite toute la protection des Souverains, qui en tout tems ont recompensé le mérite et le talent. C'est un corps qui s'est toujours soutenû avec honneur et beaucoup de desinteressement ; et s'il s'est trouvé malheureusement quelques membres de leur corps gangrené, aussitôt ils ont été coupés et rejettés. À partie de l'Ecriture Sainte qui dit, **Honora medicum propter necessitatem**. Y a-t-il mortel qui ne soit convaincu de l'utilité et efficacité de la Medecine ? Avec quels soins et assiduités les disciples d'Esculape ne travaillent-ils pas aujourd'hui ? Tout les porte à se sacrifier en quelque sorte pour conserver ce corps humain, sujet à tant d'infirmités, l'honneur, la religion et la probité : du riche qu'ils traitent, ils n'exigent le païement que de sa générosité, et du pauvre, la satisfaction de l'avoir gueri. Cependant, il se trouve des incredules, qui n'ajoutent aucune foi à la Medecine, à l'exemple du célèbre Molière, qui, dans sa derniere représentation d'un malade imaginaire, est mort réellement, en badinant les Docteurs de la faculté de Medecine. Honorons donc les Medecins puisque l'Evangile nous l'ordonne, et appellons les à notre secours dans nos maladies ; nous trouverons du soulagement dans leurs medicamens, Dieu y donnant sa bénédiction. Y a-t-il rien de meilleur que le Sené, la Rhubarbe, le Quinquina et la Casse, une saignée faite à propos, une medecine bien composée suivant le temperament et les humeurs, un lavement anodin et purgatif sont capables de ressusciter un mort ; l'expérience le confirme tous les jours ; pourquoi donc se rendre refractaire aux loix de la Medecine ; Portons-nous bien ou mourons dans toutes les règles établies par cette faculté qui sont très sages, alors les vivans et les morts n'auront aucun reproche à se faire : point d'incredulité, bien de la foi et de patience retireront beaucoup de personnes d'erreur[1].

Ces remarques fort flatteuses pour le corps médical ont été publiées en 1767 dans la *Gazette de Québec*[2]. Malgré leur volonté évidente de légitimer la médecine officielle et ses praticiens, elles témoignent, somme toute, d'un certain prestige accolé à la pratique de la médecine officielle, surtout au milieu du XVIIIe siècle. De fait, compte tenu que la place occupée par les hôpitaux se limite surtout aux soins donnés aux plus démunis et que les praticiens non reconnus ne semblent pas occuper une part importante du marché des soins médicaux – du moins le corps médical ne conteste guère leur exercice –, il semble bien que le corps médical comble une grande partie, sinon la majeure partie des besoins médicaux de la colonie. C'est par lui

1. Dissertation sur la Medecine, la Chirurgie, et la Pharmacie, qui composent la Faculté, texte publié dans la *Gazette de Québec*, n° 132, 9 juillet 1767.
2. Inspiré par le même texte provenant des Évangiles, un habitant de Neuville avait tenu des propos presque identiques lors d'un procès tenu en 1759 : « Il n'y a rien dans le monde qui intéresse plus la reconnaissance que des services signalés rendu dans une urgente nécessité ; on peut mettre dans cette classe à juste titre les services que les chirurgiens et les médecins employent pour les personnes qui implore leur secours. C'est pour cette raison et pour parler le langage de l'écriture que nous devons les honorer et même les respecter "honora medicum propte : necessitatem" : Augustin Béland n'a jamais douté d'un moment des prerogatives glorieux que l'on attribue dordinaire à la faculté de la medecine et si justes qu'ils tirent leurs évidence de l'authorité de l'écriture ; au contraire il a toujours été porté à saisir loccasion de publie les secours particuliers quil en a receu en différent temps… », « Un plaidoyer pour services médicaux en 1759 », dans *Bulletin des recherches historiques*, vol. 36, n° 10 (octobre 1930), p. 634-640 ; Défenses d'Augustin Béland contre Bernard Planté chirurgien demandeur, 5 mars 1759, dans Bernard Planté contre Augustin Béland, BAnQ-Q, P1000,S3,D1673.

que se fera l'essentiel du transfert des savoirs et des techniques médicales de la France vers la Nouvelle-France. Par la similitude des besoins médicaux et des institutions hospitalières entre la métropole et la colonie, par le soutien et l'intervention du gouvernement métropolitain, par leur nombre, par leur origine, par leur formation et par leur rapide insertion dans la société canadienne, les membres du corps médical ont largement contribué à transférer presque intégralement le modèle français de soins de santé.

Aux XVIIe et XVIIIe siècles, en France comme en Angleterre, le corps de santé se divise officiellement en trois groupes principaux: les médecins, les chirurgiens et les apothicaires, qui s'organisent selon une hiérarchie dominée par les médecins[3].

Médecins en France

En France, de par leur origine sociale et leur formation universitaire, les médecins jouissent d'un prestige élevé. Ainsi, en 1784 et 1786, les réponses qui nous sont parvenues lors de deux enquêtes menées auprès des subdélégués des intendants révèlent que 85 % des médecins sont jugés « très bons », comparativement à 9 % pour les chirurgiens[4]. De même, si 98 % des médecins sont « très bons » ou « bons », à peine 47 % des chirurgiens entrent dans ces catégories. L'écart au niveau des perceptions des deux groupes est manifeste. Ce statut social élevé les incite, par ailleurs, à généralement dédaigner tout travail manuel: ils enseignent, prescrivent remèdes et régimes et supervisent les chirurgiens lors d'opérations. Peu nombreux et essentiellement urbains, les médecins sont au service de l'aristocratie et de la bourgeoisie aisée, seuls groupes de la société capables de payer le coût de leur pratique[5].

Médecins au Canada

En Nouvelle-France, la présence d'un médecin est attestée dès le XVIIe siècle[6]. Toutefois, il faut rappeler ici la différence entre un individu porteur d'un brevet de médecin du roi et le véritable médecin: le premier n'est pas nécessairement un médecin diplômé de l'une des facultés de médecine[7]. Ainsi,

3. La situation particulière des sages-femmes a été touchée dans l'introduction, dans le chapitre 3 dans la partie consacrée à l'obstétrique et surtout dans les travaux d'Hélène Laforce. Ivan Waddington, « The Struggle to reform the Royal College of Physicians, 1767-1771 : a sociological analysis », dans *Medical History*, vol. XVII, n° 2 (avril 1973), p. 107 ; Bernice Hamilton, « The Medical Profession in the Eighteenth Century », dans *The Economic History Review*, 2e série, vol. IV, n° 2 (1951), p. 141-169 ; Charles W. Eastman, *Intangible Cargo, an Overview of Medicine and Medical Practice in the Northern Colonies (1607-1776)*, thèse de maîtrise, University of New Hampshire, 1970, p. 26-28 ; Pierre L. Thillaud, *Les maladies et la médecine en Pays Basque Nord à la fin de l'Ancien Régime (1690-1789)*, Genève, Librairie Droz, 1983, p. 75-84.
4. Les réponses des subdélégués concernent 292 chirurgiens et 49 médecins. Jean-Pierre Goubert, « La réputation du médecin : corps médical et subdélégués dans la France prérévolutionnaire », dans *Bulletin canadien d'histoire de la médecine*, vol. 4, n° 1 (été 1987), p. 25-31.
5. Chantal Didier, « Aperçu sur les médecins et chirurgiens à Colmar au XVIIIe siècle », dans *Médecine et assistance en Alsace, XVIe-XXe siècle*, Strasbourg, Librairie Istra, 1976, p. 94 ; M. Jeanne Peterson, *The Medical Profession in Mid-victorian London*, Berkeley, University of California Press, 1978, p. 8. En 1786, il y aurait en Anjou 45 médecins, soit un pour 10 000 habitants, tandis qu'en Bretagne, au même moment, ce ratio serait de un pour 30 000 âmes. François Lebrun, *Les hommes et la mort en Anjou aux XVIIe et XVIIIe siècles. Essai de démographie et de psychologie historiques*, Paris, Flammarion, 1975, p. 127-133, 143-148.
6. Peu de médecins sont venus en Nouvelle-France. Ce sont Jean de Bonamour, qui vécut au Canada entre 1669 et 1672 ; Michel Sarrazin qui sert comme médecin de 1697 à 1734 ; Jean-François Gaultier qui exerce dans la colonie de 1742 à 1756 et François Lebeau qui arrive en 1758 et quitte le pays en 1760 ou 1761. Gabriel Nadeau, « Le dernier chirurgien du roi à Québec. Antoine Briault 1742-1760 », dans *L'Union médicale du Canada*, vol. 80 (juin 1951), p. 707 ; *Jugements et délibérations du Conseil Souverain de la Nouvelle-France*, vol. I : *1663-1675*, Québec, Imprimerie A. Côté et Cie, 1885, p. 685.
7. Il y a 22 facultés de médecine dépendant d'une université en France au début du XVIIIe siècle. Paris et Montpellier possèdent les plus réputées. À cette époque, il y a également 22 collèges de médecine, mais seules les facultés peuvent décerner les différents grades : baccalauréat en médecine, licence en médecine et doctorat en médecine. En vertu de la déclaration royale de 1696, il est interdit à quiconque de pratiquer la médecine en aucun point du royaume s'il n'a pas été reçu docteur dans quelqu'une des universités françaises. Dès la fin du XVIe siècle, il existe à Paris un modèle constitué de l'enseignement médical où le cursus des études et des examens, les modalités de l'inscription et l'âge minimal pour l'obtention des grades sont clairement définis. En province, en particulier grâce à la déclaration royale de 1696 et à l'édit de 1707 qui réglementeront pour tout le XVIIIe siècle les études médicales, un effort d'uniformisation de l'étude et de la pratique de la médecine dans le royaume est fait au cours du XVIIIe siècle. La maîtrise ès arts qui sanctionne les deux années de philosophie suivies dans un collège d'université ou dans une faculté des arts, est exigée de quiconque veut s'inscrire en faculté de médecine. En vertu de l'édit de 1707, l'enseignement médical proprement dit comporte un minimum de trois années d'études. À Paris, selon le grade recherché, les études médicales durent de quatre à sept ans. Charles Bedel et Pierre Huard, « Médecine et pharmacie au XVIIIe siècle », dans René Taton, *Enseignement et diffusion des sciences au XVIIIe siècle*, Paris, Hermann, 1986, p. 171-190 ; François Lebrun, *Se soigner autrefois. Médecins, saints et sorciers aux 17e et 18e siècles*,

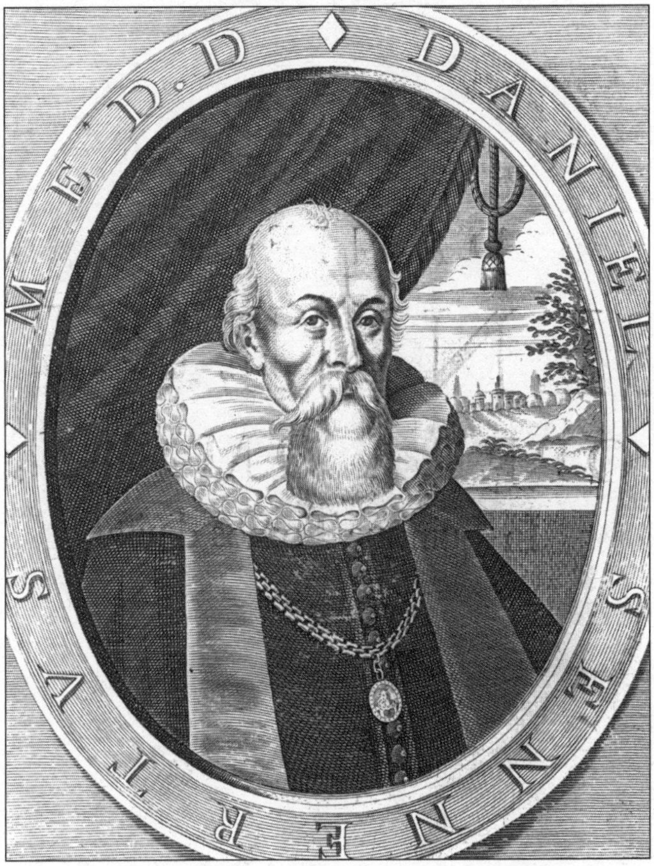

Professeur de médecine à l'Université de Wittenberg, Daniel Sennert (1572-1637) est une figure très importante pour l'histoire de l'aristotélisme de la première moitié du XVIIe siècle. Le Centre de référence de l'Amérique française, à Québec, possède actuellement un exemplaire de l'ouvrage de Danielis Sennerti intitulé *Operum*, publié à Lyon en 1626, dans lequel on retrouve un texte en latin écrit de la main du médecin Bonamour et signé par lui. Provenant de l'Ancien fonds du Séminaire de Québec, c'est le plus ancien ouvrage se trouvant au Québec et dont la présence est attestée au Canada avant 1673.

Robert Giffard, qui se présente dès 1648 comme médecin ordinaire de Sa Majesté, ne semble pas avoir obtenu de diplômes en médecine et serait plutôt un chirurgien de formation[8].

Ce n'est qu'à l'été 1669 que le premier médecin véritablement docteur en médecine met les pieds dans la colonie. Bien qu'aucun document n'en fasse le lien, il est probable que cette arrivée fasse suite au décès de Robert Giffard, survenu le 14 avril 1668. Quoi qu'il en soit, c'est l'intendant Talon qui propose, dans un mémoire non daté mais probablement rédigé au début de 1669, d'envoyer au Canada « un médecin, et luy faire des gages pour servir en cette qualité et faire la pharmacie[9] ». Acquiesçant à cette demande, les autorités coloniales envoient au Canada Jean de Bonamour, porteur de lettres de médecin du roi avec des appointements s'élevant annuellement à 600 livres[10].

Nous croyons que Jean de Bonamour est véritablement détenteur d'un diplôme en médecine et non seulement médecin du roi. Ainsi, il s'intitule « docteur en médecine » en juin 1672 et, indice significatif, il peut lire le latin et rédiger en cette langue. D'ailleurs, le Séminaire de Québec, dans l'ancien fonds, possède actuellement un exemplaire de l'ouvrage de Danielis Sennerti intitulé *Operum*, publié à Lyon en 1626, dans lequel on retrouve un texte en latin écrit de la main de Bonamour et signé par lui.

Le séjour du médecin dans la colonie sera bref. En 1672, il traverse en France afin de régler, au dire du gouverneur Frontenac, quelques affaires domestiques. Dès l'automne 1672, le gouverneur demande au ministre de la Marine son prompt retour ou l'envoi d'un autre médecin pour le remplacer[11]. Aucune réponse. Un an plus tard, le gouverneur revient à la charge.

> Nous aurions bon besoin que le médecin qui était ici l'année passée ou quelque autre passât en ce pays où l'on est sans aucune assistance, ce qui est d'une grande conséquence pour une nouvelle colonie. Il est mort depuis quatre mois à Québec quatre ou cinq chefs de

Paris, Temps actuels, 1983, p. 27-37 ; Dominique Julia et Jacques Revel, « Les étudiants et leurs études dans la France moderne », dans *Les Universités européennes du XVIe au XVIIIe siècle : histoire sociale des populations étudiantes*, vol. 2 : *France*, Paris, Éditions de l'École des hautes études en sciences sociales, 1989, p. 244-486.

8. Bien qu'ayant obtenu le titre de médecin du roi, Timothée Sylvain et Joseph Benoist, tous deux établis à Montréal dans la première moitié du XVIIIe siècle, seraient dans la même situation que Giffard et ne sont que de simples chirurgiens.
9. Mémoire de Talon sur le Canada, 1669, ANOM, Fonds des Colonies, série C[11]A, vol. 3, f. 49r-53r.
10. En marge du mémoire de Talon, on retrouve la mention « bon » signalant l'acquiescement du ministre de la Marine. Sur Bonamour, voir le bref texte de Gabriel Nadeau : Gabriel Nadeau, « Bonamour, Jean de », dans *Dictionnaire biographique du Canada*, vol. I : *De 1000 à 1700*, Québec, Presses de l'Université Laval, 1966, p. 110.
11. Lettre de Frontenac au ministre, 2 novembre 1672, ANOM, Fonds des Colonies, série C[11]A, vol. 3, f. 233r-251r.

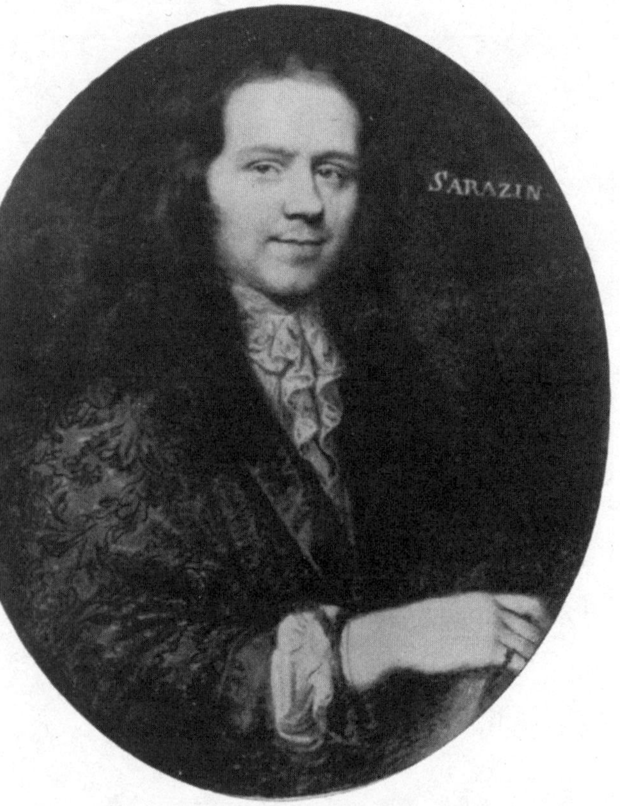

Portrait du médecin du roi Michel Sarrazin. Médecin le plus célèbre de la Nouvelle-France, il s'intéresse autant à la botanique, à la zoologie et à la minéralogie qu'à la médecine. Certaines personnes, dont Jacques Rousseau, ont toutefois douté que cette peinture représente ce médecin. Bibliothèque et Archives nationales du Québec (BAnQ) à Québec, P1000,S4,D83,PS14.

> famille des plus considérables qu'un homme un peu habile aurait peut-être sauvés ; car à peine y trouve-t-on un chirurgien qui puisse saigner[12].

Peine perdue, la colonie restera sans médecin pendant un quart de siècle. En 1697, le retour dans la colonie du chirurgien Michel Sarrazin, qui vient de terminer des études en médecine, marque une étape fondamentale dans l'évolution du corps médical canadien.

Né le 5 septembre 1659 à Nuits-Saint-Georges en Bourgogne, Michel Sarrazin appartient à une famille bien établie. Son père, Claude Sarrazin, occupe les fonctions de lieutenant en justice des seigneuries de l'abbaye de Citeaux, et de Madeleine de Bonnefoy ; son frère Claude est bourgeois à Nuits-Saint-Georges et un autre est prêtre[13]. Rien au départ ne laissait présumer une carrière comme médecin en Nouvelle-France. En 1686, au moment d'une grave épidémie, les autorités retiennent ses services comme chirurgien des troupes :

> C'est une pitié de ce que nous n'avons que de fort pauvres Chirurgiens pour le Secours de tous ses malades, heureusement nous avons trouvé un Chirurgien l'an passé dans un de nos navires marchands que nous avons retenu pour la suite des troupes auquel on fait donner quelque par Compagnie il a fait de fort belles Cures, a Sauvé le Pere anjalran et a beaucoup servy dans ces maladies[14].

Nommé chirurgien-major des troupes le 12 septembre 1686, il sert les troupes avec une « aprobation Universelle, exerçant egalement la medecine et la Chirurgie », puis va se perfectionner en France en 1694[15]. Dès 1695, l'intendant Champigny souhaite son retour au Canada et suggère des moyens pour l'y retenir :

> Un des plus grands bezoins de la Colonie est un habille medecin, Se trouvant tous les jours des personnes qui perissent faute de ce secours,... [Champigny supplie donc d'en] acorder un principallement pour les hospitaux, et Comme je suis persuadé qu'il n'y en a pas qui puisse nous rendre de plus grands services que Le Sr. Sarazin, qui apres avoir acquis une experience consommée dans les fonctions de Chirurgien major en ce pays pendant 6 ou 7 ans a esté en france pour achever de se

12. Mémoire de Frontenac, 13 novembre 1673, ANOM, Fonds des Colonies, série $C^{11}A$, vol. 4, f. 25r-26r.

13. Testament de Michel Sarrazin, 13 août 1692, BAnQ-M, CN601,S2, greffe d'Antoine Adhémar ; Donation par Michel Sarrazin à Claude Sarrazin, 14 septembre 1692, BAnQ-Q, CN301,S114, greffe de François Genaple ; Jacques Rousseau, « Sarrazin, Michel », dans *Dictionnaire biographique du Canada*, vol. II : *De 1701 à 1740*, Québec, Presses de l'Université Laval, 1969, p. 620-627 ; Arthur Vallée, *Un biologiste canadien. Michel Sarrazin. 1659-1735. Sa vie, ses travaux et son temps*, Québec, Ls-A. Proulx, 1927, 291 p.

14. Denonville et Champigny au ministre, 6 novembre 1687, ANOM, Fonds des Colonies, série $C^{11}A$, vol. 9, f. 18r-18v.

15. Cette nomination de 1686 sera ratifiée par le roi le 16 mars 1691. Il semble que ce soit à partir de ce moment qu'il reçoive des appointements de 300 livres par an. Fonds faits pour Canada et l'Acadie, 1691, ANOM, Fonds des Colonies, série $F^{1}A$, vol. 7, f. 54r-54v ; Lettre de Champigny au ministre, 13 octobre 1697, ANOM, Fonds des Colonies, série $C^{11}A$, vol. 15, f. 132r-132v ; Brevet de chirurgien des troupes du Canada pour le sieur Sarrazin, 16 mars 1691, publié dans *Bulletin des recherches historiques*, vol. XXXIII (1927), p. 76.

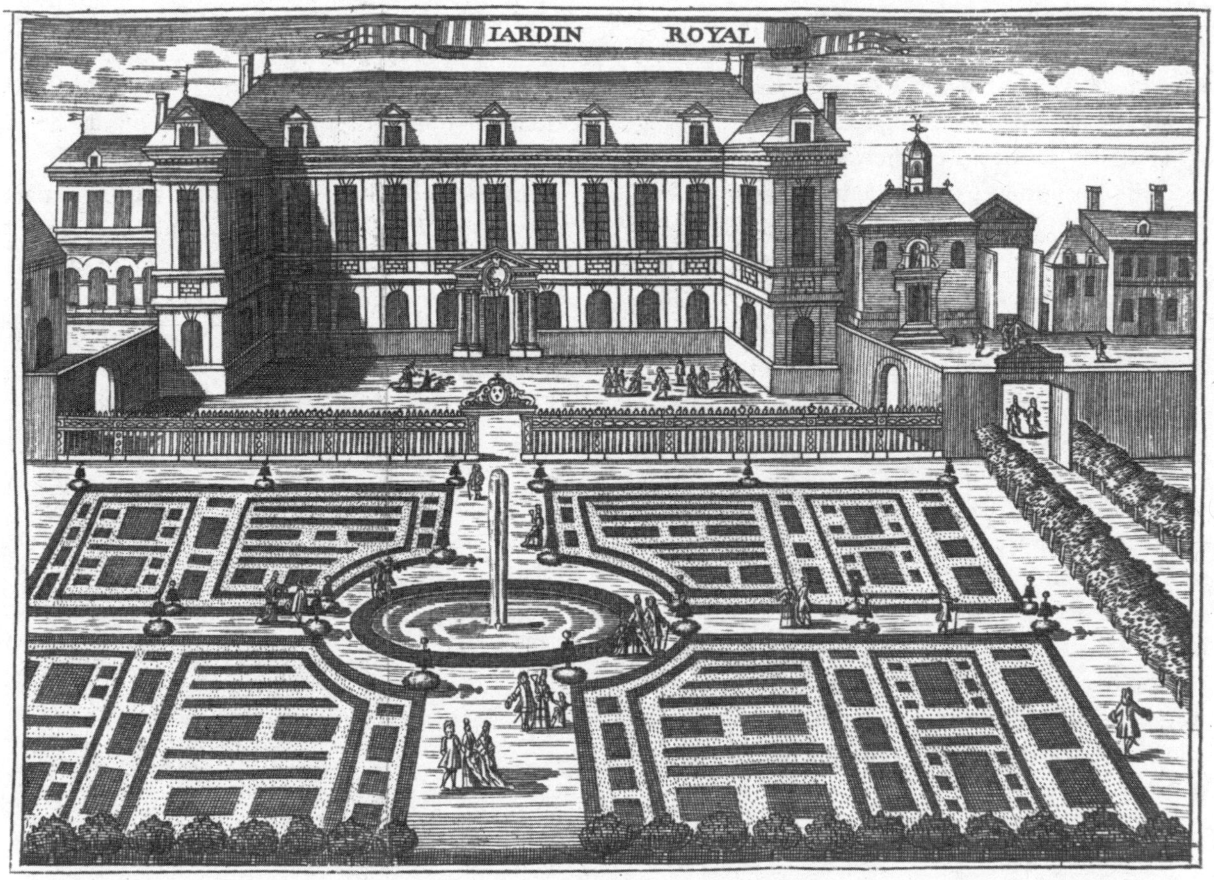

Jardin royal à Paris. Laurent Heister, *Institutions de chirurgie*, tome 2, Paris, P. Fr. Didot le jeune, 1771. Centre de référence de l'Amérique française (anciennement Bibliothèque du Séminaire de Québec, Ancien fonds). (Photo Denis Ross)

perfectionner dans L'Estude de medecine, Si Sa Ma^{té} Vouloit avoir la bonté de luy acorder 600tt par an nous L'Engagerions a venir servir icy, considerez S'il vous plaist, Combien il est fascheux d'estre dans un pays si Eloigné Sans y avoir Un seul homme en qui on puisse prendre une veritable Confiance dans les maladies, il trouvera dans le pays le surplus de son Entretien[16].

Après avoir « fait un cours de medecine a Paris ou il a demeuré Environ trois ans », il prend « ses degrez a Rens (Reims)[17] ». Quelques « affaires et les sollicitations de M^{r} LEvesque de Québec » le ramènent au Canada en 1697[18].

Retenir dans une colonie éloignée des hauts lieux du savoir européen, peu populeuse et surtout habitée par peu de familles aisées, un homme dont tous clament les vertus et qui aurait pu aller chercher gloire et fortune en France, voilà le défi que doivent fréquemment relever les élites coloniales durant les décennies qui suivent[19]. Dans ses démarches afin d'obtenir une

16. Lettre de Champigny au ministre, 6 novembre 1695, ANOM, Fonds des Colonies, série C^{11}A, vol. 13, f. 365r-365v.
17. Au dire du gouverneur Frontenac, il « sestoit appliqué a Paris a L'Etude de la medecine ou lon dit quil a bien reussy ». La pratique de faire ses études à Paris et d'acquérir des diplômes dans les facultés de province était courante à cette époque. Elle permettait d'acquérir des diplômes à des coûts moindres. À Reims, pour devenir docteur forain, il n'en coûte que 2000 livres, soit trois fois moins qu'à Paris. Lebrun, *Se soigner autrefois…*, p. 34-35 ; *Jugements et délibérations du Conseil Souverain de la Nouvelle-France*, vol. IV : *1696-1704*, Québec, Imprimerie A. Côté et Cie, 1888, p. 312-315 ; Lettre de Frontenac au ministre, 15 octobre 1697, ANOM, Fonds des Colonies, série C^{11}A, vol. 15, f. 98r.
18. Lettre de Champigny au ministre, 13 octobre 1697, ANOM, Fonds des Colonies, série C^{11}A, vol. 15, f. 132r-132v.
19. En 1699, le Conseil souverain fait part de ses craintes : « Et comme il y a bien de l'apparence que le Sieur Sarrazin a Eu dautres veues En revenant En Canada que celle de traitter seulement les malades, sapliquant beaucoup aux dessection des animaux rares qui sont En ce pays ou a la recherche des plantes Inconnues on a tout lieu de croire

place conforme à son rang, Sarrazin bénéficie de l'appui tant du gouverneur et de l'intendant que de l'évêque, des membres du Conseil souverain et du Séminaire des Missions étrangères de Paris[20].

Tout ces supports permettent au médecin de recevoir le soutien par excellence, celui de l'État. En mai 1699, il obtient une commission de Fagon, conseiller du roi et premier médecin du Jardin royal, le nommant « médecin Botanique du Roy » pour la recherche des plantes de la Nouvelle-France afin d'en faire parvenir les graines et semences pour le Jardin royal à Paris[21]. Le 4 avril 1699, il devient naturaliste correspondant de Tournefort de l'Académie royale des sciences. Cet intérêt de l'État et de Sarrazin envers les sciences n'est pas le fruit du hasard. « Ce n'est pas l'entreprise coloniale qui a suscité une continuité d'attention méthodique des centres de décision de la métropole ; c'est bien plutôt une volonté d'exploration scientifique du monde, compréhensible dans la perspective du secrétariat d'Etat de la Marine et de l'Académie royale des sciences de Paris », écrivait récemment avec justesse le professeur Lamontagne[22].

Outre ses nominations scientifiques, Sarrazin devient, le 14 mai 1699, médecin ordinaire de Sa Majesté au Canada[23]. Enfin, le 23 avril 1700, il obtient un brevet de médecin des hôpitaux de la Nouvelle-France[24].

L'obtention de titres prestigieux, c'est bien, mais ce n'est pas suffisant pour l'inciter à rester dans la colonie. C'est pourquoi 300 livres d'appointements comme médecin lui sont accordées dès 1699, somme qui passe de 600 livres en 1701 à 800 livres en 1706 puis atteint 1 100 livres en 1718 et peut-être dès 1709[25]. En 1718, les 1 100 livres se répartissent en 800 livres provenant du fonds de la Marine qui

Et de craindre qu'apres qu'il se sera pleinement satisfait ladessus ou plustost quelque personne de consequence de sa profession qui nous paroissent avoir bonne part a ces sortes de recherches il ne sen retourne En France flatté de leur protection Et de son avancement par leur moyen… ». *Jugements et délibérations du Conseil Souverain de la Nouvelle-France*, vol. IV : *1696-1704*, Québec, Imprimerie A. Côté et Cie, 1888, p. 312-315.

20. Les appuis accordés à Sarrazin sont multiples. Ainsi, en 1699, une lettre nous apprend que le séminaire de Paris s'occupe de le faire favoriser à la Cour. CRAF, Lettres O, n° 55, p. 27.
21. Sarrazin herborise dès son retour en 1697. À l'automne 1698, il envoie à l'intendant de Rochefort une caisse « contenant plusieurs plantes dessaichées avec leur fruit » afin qu'elle soit remise au premier médecin du roi. Commission de Guy Crescent Fagon, conseiller du roi en ses conseils d'État et privé premier médecin et surintendant du Jardin royal des plantes, nommant Pierre (sic) Sarrazin comme médecin botanique du roi pour faire la recherche des plantes de la Nouvelle-France et en envoyer les racines et semences pour le Jardin royal des plantes de Sa Majesté, 30 mai 1699, BAnQ-Q, P1000,S3,D1913 ; Lettre de Champigny au ministre, 14 octobre 1698, ANOM, Fonds des Colonies, série C[11]A, vol. 16, f. 116r-116v.
22. Louis-Antoine de Bougainville (sous la direction de Roland Lamontagne), *Écrits sur le Canada. Mémoires-Journal-Lettres*, Sillery, Éditions du Pélican, 1993, p. 15-19. En effet, ce n'est qu'à la lumière de ces efforts réguliers d'expansion scientifique qui portent les autorités françaises à envoyer des hommes de science à travers le monde qu'il faut situer les carrières scientifiques de Sarrazin et de son successeur Gaultier. Si le Canada a pu bénéficier de la présence exceptionnelle de ces deux hommes, c'est grâce autant et sinon plus à l'aspect scientifique de leurs fonctions qu'à des objectifs médicaux. L'aspect scientifique dans l'œuvre de la France dans le Nouveau Monde est omniprésent dès les premiers voyages d'exploration. Que ce soit Cartier, Champlain, Pierre Boucher, des Jésuites comme Lejeune, Bonnécamp ou Charlevoix, le père Le Clercq, certains administrateurs ou des militaires comme d'Iberville, La Galissonière, Bougainville ou Daneau de Muy, pour tous ses individus, la recherche vise une meilleure compréhension du Canada, de sa faune, de sa flore, de ses richesses minérales ou des peuples qui y vivent. Cet effort scientifique se justifie d'une part par le désir de mieux connaître le monde, de l'expliquer, de le rationaliser mais découle également d'une volonté d'exploiter et de trouver une valeur commerciale aux découvertes. Cette vision scientifique est présente dans les diverses colonies françaises. En Louisiane, il n'y a qu'à lire les écrits du missionnaire françois Le Maire rédigés dans le premier quart du XVIIIe siècle pour saisir tous les enjeux. Dans une relation, tout en décrivant les richesses de la Louisiane et en soulignant leur intérêt scientique et commercial, il se fait le propagandiste de cette colonie. Sur le plan médical, il s'intéresse en particulier à la présence de plantes médecinales et décrit leurs usages et leurs vertus et souhaite « que le Roy y Entretienne un Botaniste, Comme il fait En Canada ». Ses relations avec d'autres scientifiques lui permettent d'être un intervenant de premier ordre tout en leur fournissant des informations de premier ordre sur la géographie, le climat, le potentiel et les habitants de ce territoire. La recherche scientifique, peu importe les motivations, devient un outil de promotion de la colonisation. Relation de la Louisiane par Le maire, vers 1718, Bibliothèque centrale du Museum national d'histoire naturelle, Ms 948 ; Jacques Mathieu (avec la collaboration d'Alain Laberge). « À l'époque de la Nouvelle-France », dans Jacques Mathieu et Eugen Kedl, *Les Plaines d'Abraham. Le culte de l'idéal*, Sillery, Septentrion, 1993, p. 54-65 ; Marcel Giraud, *Histoire de la Louisiane française*, tome III, *L'époque de John Law (1717-1720)*, Paris, Presses universitaires de France, 1966, p. 129-137.
23. Rousseau, « Sarrazin, Michel », dans *Dictionnaire biographique du Canada*, p. 620-627 ; René Jetté, *Dictionnaire généalogique des familles du Québec*, Montréal, Presses de l'Université de Montréal, 1983, p. 1035.
24. Arthur Vallée, *Un biologiste canadien. Michel Sarrazin. 1659-1735. Sa vie, ses travaux et son temps*, Québec, Ls-A. Proulx, 1927, p. 247.
25. Lettre de Callière et Champigny au ministre, 20 octobre 1699, ANOM, Fonds des Colonies, série C[11]A, vol. 17, f. 11r ; Estat des fonds a faire pour les depenses de Canada Acadie et plaisance pendant l'année 1699, ANOM, Fonds des Colonies, série C[11]A, vol. 113, f. 82v ; Estat des fonds a faire pour les depenses de la nouvelle france pendant L'année 1702 ensemble la comparaison de celles de 1701, ANOM, Fonds des Colonies, série F[1]A, vol. 10, f. 229r.

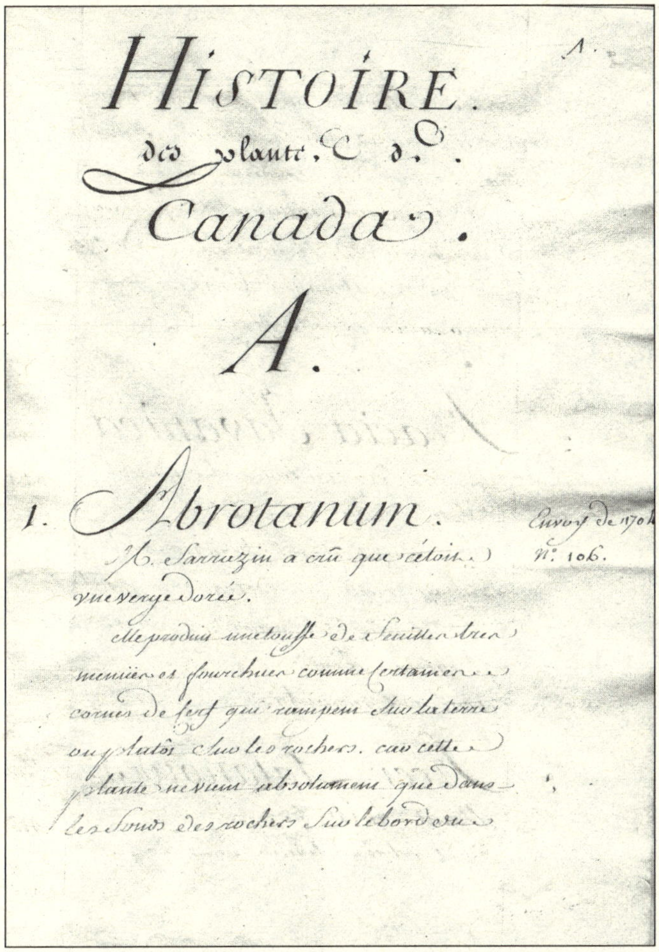
Histoire des plantes &c de Canada.

A.

1. Abrotanum. Envoy de 1704 N°. 106.

M. Sarrazin a crû que c'étoit une verge dorée.

elle produit une touffe de feuilles bien menües et fourchues comme certaines cornes de cerf qui rampent sur la terre ou plutôt sur les rochers. car cette plante ne vient absolument que dans les fonds des rochers sur le bord du

Allusion à l'œuvre de Michel Sarrazin et mention de l'envoi en France en 1704 de cette plante. Jean-François Gaultier, *Histoire des Plantes du Canada*, p. 1, BAnQ-Q, P91.

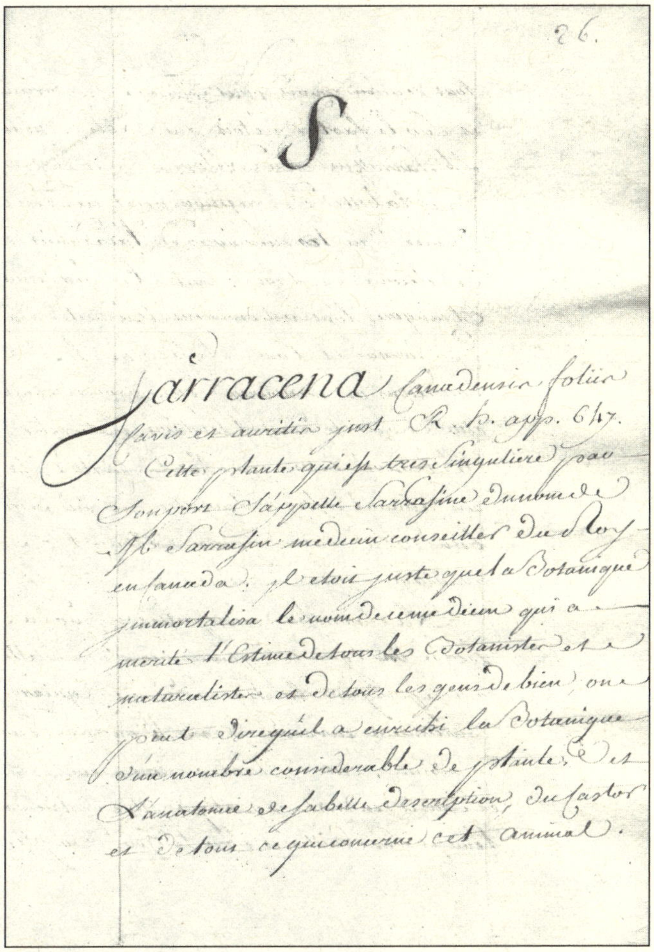
26.

S

Sarracena canadensis foliis cavis et auritis Inst. R. h. app. 647.

Cette plante qui est tres singuliere par son port s'appelle Sarrasine du nom de M. Sarrasin medecin conseiller du Roy en Canada. il etoit juste que la Botanique immortalisa le nom de ce medecin qui a merité l'Estime de tous les Botanistes et naturalistes et de tous les gens de bien, on peut dire qu'il a enrichi la Botanique d'un nombre considerable de plantes, et l'anatomie de sa belle description du Castor et de tout ce qui concerne cet animal.

Hommage à Michel Sarrazin. Parmi les premiers végétaux envoyés par Sarrazin en France, Tournefort découvrit une espèce, qu'il lui dédia, et qui porte toujours le nom de « Sarracenia purpurea ». Elle est une plante vivace, carnivore. Jean-François Gaultier, *Histoire des Plantes du Canada*, p. 26, BAnQ-Q, P91.

lui sont accordées à titre d'appointements comme médecin de l'« Hospital de Quebec » et en 300 livres inscrites dans les charges du Domaine d'Occident pour son entretien comme médecin des troupes à Québec. Outre ces sommes, il reçoit depuis 1717 une gratification annuelle de 500 livres qui lui sera accordée jusqu'à sa mort en 1734[26].

À ces commissions liées à son statut de médecin et de scientifique, il joint, le 17 juin 1707, celle prestigieuse de conseiller au Conseil supérieur et, en 1733, de garde des sceaux du Conseil supérieur. Ces nouveaux ajouts à ses activités lui procurent du prestige, mais également des revenus additionnels de plusieurs centaines de livres. Enfin, le 23 janvier 1717, il avait été nommé correspondant de Réaumur à l'Académie royale des sciences[27].

26. Cette gratification de 500 livres, prise sur le Trésor royal, lui aurait été accordée en 1716 « en considération des recherches que ce médecin avoit faites pour le progres Et L'avancement des Sçiences », mais n'aurait été versée qu'à partir de 1717. Lettre de Vaudreuil et Bégon au Conseil de Marine, 6 novembre 1717, ANOM, Fonds des Colonies, série C[11]A, vol. 38, f. 37v; Lettre de Longueuil et Bégon au ministre, 31 octobre 1725, ANOM, Fonds des Colonies, série C[11]A, vol. 47, f. 112r-112v; Lettre de Beauharnois et Hocquart au ministre, 18 septembre 1734, ANOM, Fonds des Colonies, série C[11]A, vol. 61, f. 7r-11r.

27. Rousseau, « Sarrazin, Michel », dans *Dictionnaire biographique du Canada*, p. 621.

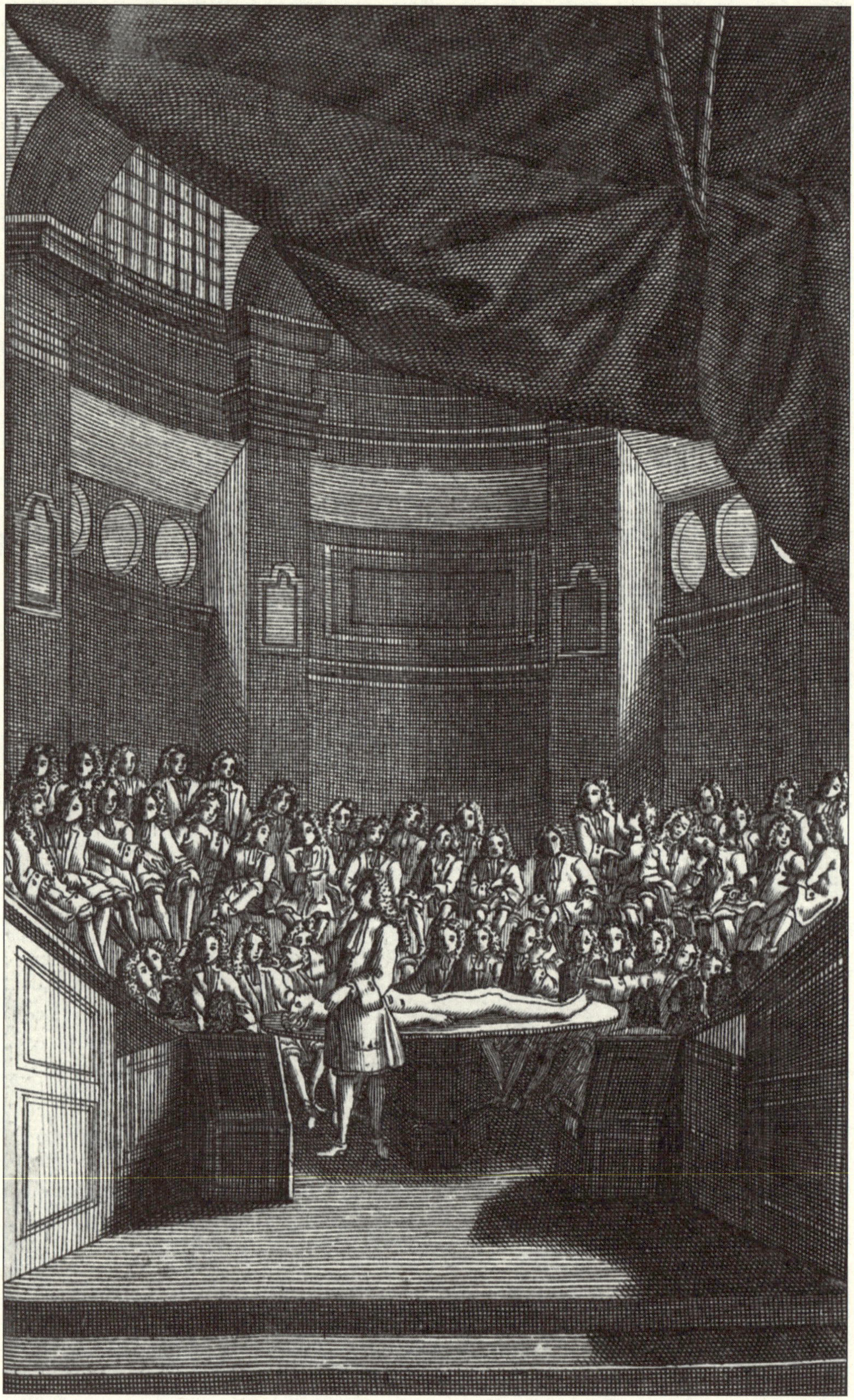

Démonstration anatomique exécutée au Jardin royal. Créé en 1633, le Jardin royal comprend une section réservée à la culture de plantes médicinales. En 1671, des chaires de pharmacie, de chirurgie et d'anatomie y sont fondées. Une déclaration royale de 1673 ordonne que « les démonstrations de l'anatomie et les opérations de chirurgie se feront au Jardin royal, à portes ouvertes et gratuitement, dans un amphithéâtre construit à cet effet ». Plusieurs Canadiens se sont rendus en Europe pour parfaire leur formation médicale et bénéficient ainsi de ce genre d'enseignement. M. Dionis, *Cours d'opérations de chirurgie, démontrées au Jardin royal*, 3e éd., Paris, Chez Laurent d'Houry, 1716. Centre de référence de l'Amérique française (anciennement Bibliothèque du Séminaire de Québec, Ancien fonds). (Photo Denis Ross)

La progression des revenus de Sarrazin en provenance de l'État est tout autant le signe d'une reconnaissance sans cesse croissante des mérites de l'homme et des services qu'il rend à la colonie qu'un signe du prestige de sa profession. Cette hausse est le résultat des demandes incessantes que le médecin, les autorités coloniales et des amis influents adressent, année après année, au gouvernement métropolitain. On loue constamment ses mérites, ses contributions, ses connaissances, son habileté et l'on craint par-dessus tout son départ du Canada[28]. La pauvreté de la colonie et la faible population permettent difficilement de faire vivre un médecin selon son rang. Au début du XVIIIe siècle, dans un temps où la conjoncture est particulièrement difficile, tout le monde serait si pauvre à Québec qu'il ne recevrait rien pour le secours qu'il donne aux malades[29]. En 1705, le « pays ne le pouvant pas faire subsister » et le paiement de ses appointements n'ayant pas été fait, il demande à recevoir ce qui lui est dû ou à être employé ailleurs[30]. En 1727, époque où il reçoit en tout environ 2 000 livres du roi en divers appointements et gratifications, Sarrazin se plaint encore de la faiblesse de ses appointements qui seraient trop modiques pour pouvoir le faire subsister ainsi que sa famille[31].

En réalité, sa situation matérielle ne semble pas aussi précaire que le laisse présager le discours officiel, du moins ce n'est pas le cas en 1712. Par son mariage avec Marie-Anne Hazeur, union célébrée à Montréal le 20 juillet 1712, Michel Sarrazin s'allie à une famille bourgeoise en vue. Fille de François Hazeur, marchand très actif de Québec et membre du Conseil souverain de Québec, elle apporte lors de son mariage pour 14 811 livres en « bonnes dettes actives » et différents biens-fonds situés dans la colonie estimés à 13 500 livres. Ces derniers se composent d'une maison de 8 000 livres sise sur la rue Saint-Paul à Montréal, d'une autre valant 2 500 livres située sur la rue Saint-Pierre à Québec et d'une dernière estimée à 3 000 livres érigée sur la rue Notre-Dame aussi à Québec[32]. Quant à Sarrazin, signe d'une aisance non négligeable, il apporte 23 000 livres monnaie du Canada comprenant 8 000 livres sur la Compagnie des moulins (ou mouleurs) de bois de Paris, 4 000 livres sur la maison de ville de Paris, 1 500 livres en contrat en fonds patrimonial, 3 500 livres en argent et le surplus en fonds au Canada[33]. Chacun des époux met 12 000 livres dans la communauté.

Par cette alliance, Sarrazin se retrouve également propriétaire du tiers des seigneuries de la Grande-Vallée, de la Rivière-de-la-Madeleine et de l'Anse-à-l'Etang. Lui-même avait acquis le 22 octobre 1709, pour la somme de 7 400 livres, des terres situées près de Québec représentant une superficie

28. Les contributions de Sarrazin à l'avancement des connaissances sont nombreuses. Il a rédigé des études sur le loup marin, le rat musqué, le porc-épic, le castor, le carcajou, le caribou et l'orignal, publié un mémoire sur l'érable et fait plusieurs envois de plantes pour le Jardin royal. Il aurait même écrit un traité sur la pleurésie. Il a produit une *Histoire des plantes de Canada* restée manuscrite et dont le Centre d'archives de Québec de Bibliothèque et Archives nationales du Québec possède un exemplaire sous la cote P91, fonds Jean-François Gaultier. Rousseau, « Sarrazin, Michel », dans *Dictionnaire biographique du Canada*, p. 620-627.

29. Résumé d'une lettre de Michel Sarrazin avec commentaires, 25 octobre 1706, ANOM, Fonds des Colonies, série C[11]A, vol. 24, f. 182v.

30. Résumé d'une lettre de Michel Sarrazin avec commentaires, 10 octobre 1705, ANOM, Fonds des Colonies, série C[11]A, vol. 23, f. 198r-198v;

31. Il est vrai cependant qu'en 1726 l'incendie d'une maison lui fait perdre les 600 livres de rentes qu'elle lui rapportait. De même, il se plaint d'avoir subi des pertes avec les « billets de banque ». Dans ce dernier cas, il est difficile de savoir s'il s'agit de pertes imputables à la faillite du système de Law ou à des dévaluations de la monnaie de carte ou encore aux variations du cours des monnaies et en particulier celle de 1726. Demandes du Canada, 18 février 1727, ANOM, Fonds des Colonies, série C[11]A, vol. 49, f. 544v-545r; Lettre de Sarrazin à Réaumur, 10 octobre 1726, reproduite dans Vallée, *Un biologiste canadien…*, p. 218-222; Adam Shortt, éd., *Documents relatifs à la monnaie, au change et aux finances du Canada sous le Régime français*, Ottawa, F. A. Acland, 1925, vol. 1, p. 344-568.

32. Déclaration du sieur Michel Sarrasin (Sarrazin), médecin des hôpitaux de Sa Majesté et conseiller au Conseil supérieur de la Nouvelle-France, quant à des emplacements, maisons et terres qu'il possède dans la censive du Domaine du roi, à savoir un emplacement et une maison sis rue Notre-Dame sur la place de la basse-ville à Québec, un emplacement situé en banlieue et vulgairement nommé fief Saint-Jean, un emplacement situé près du séminaire de Québec jusqu'à la Petite rivière Saint-Charles, un emplacement situé au nord dudit fief Saint-Jean et un autre emplacement sis au sud-ouest dudit fief à Québec, 10 juillet 1726, BAnQ-Q, E1,S4,SS3,P228, Aveux et dénombrements, vol. 1 (1723-1732), f. 293r-294r; Contrat de mariage de Michel Sarrazin et de Marie-Anne Hazeur, 15 juin 1712, BAnQ-M, CN601,S260, greffe de Michel Lepailleur.

33. Contrat de mariage de Michel Sarrazin et de Marie-Anne Hazeur, 15 juin 1712, BAnQ-M, CN601,S260, greffe de Michel Lepailleur. Sur la vie et les niveaux de fortune des médecins parisiens aux XVIIe et XVIIIe siècles, voir Françoise Lehoux, *Le cadre de vie des médecins parisiens aux XVIe et XVIIe siècles*, Paris, Éditions A. & J. Picard, 1976, 611 p.

de 645 arpents, y incluant les 120 arpents que comporte le fief Saint-Jean[34].

Après plus de 40 ans de service dans la colonie, Michel Sarrazin décède, à Québec, le 8 septembre 1734, des suites d'une fièvre maligne qu'il avait contractée en soignant les malades du vaisseau du roi[35]. Le gouverneur et l'intendant s'empressent de faire l'éloge du médecin et de résumer sa carrière :

> Nous avons L'honneur de vous informer de la mort de M Sarrasin Médecin et Conseiller au Conseil Sup^{r}. arrivée Le 8 Septembre dernier. il estoit âgé d'environ 70 ans jouissant de 1550 tt de gages, appointements, et gratification Sur Les Estats de la Marine et du Domaine en ces deux qualitez de Medecin et de Conseiller[36][...] il a pratiqué La medecine et la chirurgie avec des Succez capables de luy procurer une fortune considerable S'il Eust esté moins desinteressé, et S'il eust vecu dans un Pays plus opulent. L'Academie des Sciences avec Laquelle il a esté en correspondance pendant longues annees pour des recherches de Botanique Et d'anatomie, Luy a donné Souvent des preuves de son estime comme il paroist dans Les Mémoires de Cette académie. il a servi Le Roy dans Les hôpitaux et a la suitte des détachements pour La guerre avec un zèle et une application peu ordinaires. Ses bonnes qualitez, Ses Mœurs irréprochables L'ont fait aimer pendant qu'il a vécu En ce Pays, et regretter apres Sa mort plus que nous ne pouvons Vous L'exprimer. il laisse une femme Veuve avec 5 enfans Sans autre ressource qu'une petite terre aux Environs de Québec d'un tres modique revenû, avec une maison dans la ville qu'elle occupe...[37]

Joseph-Michel Sarrazin, fils du médecin, devait prendre la relève. Après des études au collège des Jésuites de Québec, il se rend à l'automne 1731 étudier la médecine à Paris[38]. Afin de l'encourager à persévérer, l'État lui avait accordé une pension de 400 livres. Malheureusement, il décède en France le 22 septembre 1739[39].

Signe du statut colonial du Canada, le poste de médecin du roi à Québec est pourvu en France par les autorités métropolitaines qui envoient un jeune médecin français, Jean-François Gaultier, quoique plusieurs chirurgiens qualifiés établis au Canada eussent souhaité l'obtenir[40].

Né à La Croix-Avranchin en Normandie le 6 octobre 1708, il est fils de Françoise Colin et de René Gaultier, avocat au Parlement de Rouen ou peut-être simple laboureur puisqu'un acte notarié

34. *Ibid.* ; Aveu et dénombrement du sieur Michel Sarrazin, médecin des hôpitaux du Roi et conseiller au Conseil supérieur de Québec, pour le fief vulgairement nommé Saint-Jean, situé dans la banlieue de Québec, 8 juillet 1726, BAnQ-Q, E1,S4,SS3,P227, Aveux et dénombrements, vol. 1 (1723-1732), f. 293r; Adjudication des terres de Saint-Jean, Saint-François et Sainte-Geneviève à Florent de Lacetière pour Michel Sarrazin, 22 octobre 1709, BAnQ-Q, TL1,S11,SS1,D49, Registre civil de la Prévôté de Québec, n° 49, f. 63v-66r.
35. Lettre de Marie-Anne Hazeur, veuve Sarrazin, à l'abbé Bignon, 19 octobre 1734, Bibliothèque nationale (France), Département des manuscrits, Manuscrits français 22233, f. 155r-156r. Cette lettre a également été reproduite dans Arthur Vallée, *Un biologiste canadien. Michel Sarrazin. 1659-1735. Sa vie, ses travaux et son temps*, Québec, Ls-A. Proulx, 1927, p. 245-246.
36. Ce montant de 1 550 livres ne tient pas compte de la gratification de 500 livres versée directement par le Trésor royal.
37. Lettre de Beauharnois et Hocquart au ministre, 18 septembre 1734, ANOM, Fonds des Colonies, série C^{11}A, vol. 61, f. 7r-11r.

La renommée de Sarrazin dépasse le cadre canadien. Voici en quels termes un dictionnaire historique du XVIIIe siècle résume sa carrière : SARRASIN, (Michel) dont il est parlé dans la Bibliothèque des Auteurs de Bourgogne par M. Papillon, naquit dans la petite ville de Nuys le 5 Septembre 1659. Il exerça d'abord la Chirurgie avec honneur. Sa piété lui ayant ensuite inspiré d'entrer dans le Seminaire des Missions étrangeres, le Superieur, qui avoit bien examiné ses dispositions, lui conseilla de s'attacher à la Médecine. Sarrasin suivit ce conseil, étudia avec soin, devint habile, & fut envoye à Quebec où il a fait sa profession avec beaucoup de succès, & s'est appliqué à l'Observation. Il est mort à Quebec vers 1736. On a de lui une Histoire du Castor imprimée en 1704 dans le Recueil de l'academie des Sciences de Paris. L'Histoire d'un animal qu'on peut appeller Rat d'Amérique, assez semblable à celui que Ray a décrit sous le nom de Mus Alpinus ; on le trouve dans le Journal des Savans 1718. Des Remarques sur une espece d'Erable de l'Amérique Septentrionale, dont la sève, qu'on tire par incision au mois d'Avril, est sucrée ; elles sont dans l'Histoire de l'Académie des Sciences 1730. Enfin, une Lettre au sujet des Eaux du Cap de la Magdelaine, dont on voit l'extrait dans les Mémoires de Trévoux, Mai 1736. Nicolas-François-Joseph Eloi, *Dictionnaire historique de la médecine ancienne et moderne, ou mémoires disposés en ordre alphabétique pour servir à l'histoire de cette science, Et a celle des Medecins, Anatomistes, Botanistes, Chirurgiens et Chymistes de toutes Nations*, Bruxelles, Éditions Culture et civilisation, 1973, tome IV, p. 181 (réimpression de l'édition de 1778 publiée à Mons, chez H. Hoyois).

38. Lettre du ministre à Beauharnois et Hocquart, 1er avril 1732, ANOM, Fonds des Colonies, série B, vol. 57, f. 608v-609r ; CRAF, Fonds Verreau, Registre 06, n° 22, Copies de lettres du chanoine Pierre Hazeur de l'Orme à son frère le chanoine Joseph-Thierry Hazeur, 1731-1748.
39. Vallée, *op. cit.*, p. 175-179.
40. Il en est de même pour plusieurs postes de chirurgiens où la préférence des autorités va aux métropolitains plutôt qu'aux coloniaux. Cela est vrai en particulier pour les Canadiens Gervais Baudoin et Claude Benoist qui s'étaient perfectionnés dans les hôpitaux français et qui n'ont jamais pu obtenir le poste que leur père occupait comme chirurgien major.

indique que c'est la profession d'un de ses fils[41]. Ses études ne nous sont pas connues, mais selon une lettre du chanoine Hazeur, du 11 mai 1741, il aurait étudié et exercé la médecine à Paris pendant six ou sept années et les médecins Jussieu, également académiciens, le tiendraient en estime[42]. Après bien des hésitations dues à la « modicité » des appointements, Gaultier accepte en 1741 le poste de médecin du roi au Canada[43].

Gaultier débarque à Québec durant l'été 1742. Peu de jours après son arrivée, il commence « a Exercer ses fonctions a l'hôpital et dans la Ville » et son assiduité auprès des malades est alors remarquée[44]. Dès 1742, il est également assidu « aux Conférences de droits ». Fort de différents appuis, il obtient en 1744 un poste de conseiller au Conseil supérieur. L'intendant Hocquart n'avait pas hésité à le recommander l'année précédente pour un tel poste :

> LeS. Gaultier medecin me paroist mieux Convenir a la place de Con[er]. que le S. S[t]. Simon il y a plus de ressources a attendre du premier qui a esté assidu depuis un an aux Conférences de droits, qui Est accoutumé a L'Etude et a la reflexion, qui a plus de lettres et plus d'esprit que le Second…[45]

Parallèlement à ses activités médicales et juridiques, Gaultier entreprend sa carrière scientifique en terre canadienne dès septembre 1742. Ses relevés portant sur le climat, les maladies les plus fréquentes, les traitements les plus efficaces, l'évolution des récoltes et sur divers aspects de la vie quotidienne seront partiellement publiés par Du Hamel dans les mémoires de l'Académie royale des sciences[46]. Il correspond également avec Réaumur de l'Académie des sciences[47]. Dès l'automne 1743, il fait expédier en France cinq caisses de plantes pour le Jardin du

136 MEMOIRES DE L'ACADEMIE ROYALE

retardèrent beaucoup la moiſſon, ſans des coups de ſoleil vifs qui échaudoient le grain, & ſans des vents de nord très-violens qui vinrent lorſque le grain étoit mûr, & qui en firent tomber un bon tiers.

Comme du côté de Montréal les terres ſont meilleures & la température de l'air plus douce, la récolte y a été un peu meilleure, & cette province n'a pas laiſſé de fournir aſſez de bled à Québec, mais des bleds retraits & échaudez qui, comme l'on ſçait, fourniſſent peu de farine.

Après la moiſſon les Canadiens ſe preſſent avant l'hiver de donner une façon à leurs terres, au printemps ils en donnent une ſeconde, ou bien ils herſent & ils sèment ; ainſi on ne met pas les bleds en terre avant l'hiver que la terre eſt ou gelée ou couverte de neige, & l'habitant s'occupe à battre les grains, à couper & voiturer du bois, à chaſſer les chats, les loups cerviers, les martres, &c. ce qui fait que les obſervations de M. Gautier, qui commencent le 9 Novembre 1742, ne contiennent guère qu'un détail météorologique, que les rigueurs d'un grand hiver & des variations conſidérables dans la température de l'air.

NOVEMBRE 1742.

Le 9, un degré & demi au deſſus de zéro, qui eſt le terme de la glace.

Jours.	*Degrés.*	
9.	$1\frac{1}{2}$ + o	temps ſerein.
10.	3 + o	neige abondante.
11.	3 — o	beau ſerein.
12.	6 — o	beau.
13.	7 — o	brouillard.
14.	1 — o	beau.
15.	1 + o	beaucoup de neige, vent nord-oueſt.
16.	2 — o	beau, vent ſud-oueſt.
17.	2 — o	beaucoup de neige, vent ſud-oueſt.
18.	$6\frac{1}{2}$ — o	couvert, vent ſud-oueſt.
19.	9 — o	beau.

20.

Monsieur Du Hamel, « Observations botanico-météorologiques Faites à Québec par M. Gautier, pendant l'année 1743 », dans *Histoire de l'Académie royale des sciences*, Paris, Imprimerie royale, 1748, p. 136.

41. La meilleure biographie de Gaultier est sans contredit celle de Bernard Boivin. Bernard Boivin, « Gaultier, Jean-François », dans *Dictionnaire biographique du Canada*, vol. III : *De 1741 à 1770*, Québec, Presses de l'Université Laval, 1974, p. 731-737. Sur ses origines, voir Thomas Wien, « "Les travaux pressants". Calendrier agricole, assolement et productivité au Canada au XVIIIe siècle », dans *Revue d'histoire de l'Amérique française*, vol. 43, n° 4 (printemps 1990), p. 544.
42. Lettre du chanoine Pierre Hazeur de l'Orme à Joseph-Thierry Hazeur, 11 mai 1741, AAQ, B, Chapitre de la cathédrale de Québec, 11 B, Correspondance de Pierre Hazeur de l'Orme.
43. En 1744, il reçoit des appointements s'élevant à 1 400 livres. Estat des payments que le Roy veut et ordonne estre faits… au pays de Canada, pendant l'année 1744 sur le fonds… du Domaine d'occident, ANOM, Fonds des Colonies, série C[11]A, vol. 115, f. 137v.
44. Lettre de Beauharnois et Hocquart au ministre, 13 septembre 1742, ANOM, Fonds des Colonies, série C[11]A, vol. 77, f. 14r-14v.
45. Lettre de Hocquart au ministre, 9 octobre 1743, ANOM, Fonds des Colonies, série C[11]A, vol. 79, f. 343v.
46. Monsieur Du Hamel, « Observations botanico-météorologiques faites à Québec », dans *Histoire de l'Académie royale des sciences*, Paris, Imprimerie royale, 1748-1754 : année 1744 (publié en 1748), p. 135-155 ; année 1745 (publié en 1749), p. 194-229 ; année 1746 (publié en 1751), p. 88-97 ; année 1747 (publié en 1752), p. 466-488 ; année 1750 (publié en 1754), p. 309-310 et année 1752 (publié en 1756), p. 189-220, 323-360, 529-538.
47. Arthur Vallée, « Cinq Lettres Inédites de Jean François Gaultier à M. de Rhéaumur de l'Académie des Sciences », dans *Mémoires et comptes rendus de la Société royale du Canada*, 3e série, tome XXIV, Ottawa, Société royale du Canada, 1930, section I, p. 31-43.

roi[48]. D'autres envois seront faits dans les années qui suivent[49]. En août 1744, il se rend en Beauce, région ouverte à la colonisation depuis quelques années à peine, et rapporte à Québec quelques épis qui passent pour les plus beaux jamais vus dans le pays[50]. En mai 1745, il est élu membre correspondant de l'Académie royale des sciences[51].

Comme Sarrazin, il se plaint, quoique moins régulièrement, de la modicité de ses appointements et souligne que « le peu de Casuel que luy produit sa profession ne suffisent pas pour le mettre en etat de ce soutenir convenablement[52] ». Malgré tout, la situation financière de Gaultier ne semble pas mauvaise. Il peut même se permettre d'acheter une terre à proximité de Québec ou de prêter de l'argent à quelques personnes, dont 3 000 livres au chirurgien Jean Mauvide[53].

En lui concédant le poste de la baie des Châteaux en 1749, l'État lui avait offert la possibilité de réaliser des gains intéressants[54]. Les autorités lui ont également accordé à au moins une occasion des gratifications en reconnaissance de ses contributions scientifiques. L'appui qu'il reçoit des autorités, tout particulièrement de l'intendant Bigot, facilite l'obtention de ces faveurs.

48. Lettre de Hocquart au ministre, 20 octobre 1743, ANOM, Fonds des Colonies, série $C^{11}A$, vol. 80, f. 70r.

49. Memoire des graines de differentes plantes et des autres morceaux d'histoire naturelle que J'Envoye au Jardin du Roy à Paris et qui Sont dans une Caisse adressée à Monseigneur Le Comte de Maurepas, 1745, ANOM, Fonds des Colonies, série $C^{11}A$, vol. 84, f. 174r; Lettre de Bigot au ministre, 9 octobre 1748, ANOM, Fonds des Colonies, série $C^{11}A$, vol. 92, f. 71r-71v; Lettre de Bigot au ministre, 29 octobre 1749, ANOM, Fonds des Colonies, série $C^{11}A$, vol. 93, f. 350r-350v; Lettre de Jean-François Gaultier au ministre, 1er novembre 1749, ANOM, Fonds des Colonies, série $C^{11}A$, vol. 94, f. 44r-45v.

50. France Bélanger et autres, *La Beauce et les Beaucerons. Portraits d'une région 1737-1987*, Beauceville, L'Éclaireur, 1990, p. 23-24.

51. Boivin, *loc. cit.*, p. 731.

52. Demandes particulières, 1743, ANOM, Fonds des Colonies, série $C^{11}A$, vol. 80, f. 374r.

53. Constitution de rente par Augustin Cadet et Marie-Louise Lambert en faveur de Jean-François Gaultier, 6 octobre 1752, BAnQ-Q, CN301,S91, greffe de Charles-Hilarion Dulaurent; Vente d'une terre située à la Petite rivière Saint-Charles par Jacques Deguise dit Flamand à Jean-François Gaultier, 10 octobre 1754, BAnQ-Q, CN301,S91, greffe de Charles-Hilarion Dulaurent; Constitution de rente par Jean Mauvide à Jean-François Gaultier, 28 mars 1755, BAnQ-Q, CN301,S151, greffe de Paul-Antoine-François Lanoullier des Granges, nº 430.

54. Concession du poste de la baie des Châteaux au Labrador à Jean-François Gaultier, 12 septembre 1749, BAC, MG 8, F 101.

À l'instar de Sarrazin, son mariage témoigne de son rang et de sa situation matérielle. Le 12 mars 1752, à Sainte-Anne-de-la-Pérade, il s'allie à Madeleine-Marie-Anne Tarieu de la Pérade, âgée de 44 ans, issue d'une vieille famille seigneuriale et militaire. Veuve de Richard Testu de la Richardière, capitaine de brûlot et capitaine de port, et de Nicolas-Antoine Coulon de Villiers, officier dans les troupes et major de place des ville et gouvernement de Trois-Rivières, elle est fille de Pierre-Thomas Tarieu de la Pérade, officier et seigneur. Signe d'une certaine aisance, le futur époux garantit à sa future femme un douaire 10 000 livres[55]. C'est le douaire le plus élevé jamais consenti par un membre du corps médical avant 1785[56]. Au moment de son mariage, il possède 11 996 tt en argent, 3 024 tt pour sa mise l'automne dernier dans la société qu'il a avec les négociants Havy et Lefebvre pour l'exploitation du poste de la baie des Châteaux et ses biens patrimoniaux en Normandie. Ses « hardes et Linge à Son usage et ses livres » sont estimés à 1 500 livres et sa chambre garnie à 2000 livres. À la même époque, sa femme est héritière de plusieurs milliers de livres provenant de ses communautés précédentes et jouit d'un emplacement sur la rue Des Jardins à Québec sur lequel elle est en train de faire bâtir une maison en pierre. Chacun des conjoints met 4 000 livres dans la communauté.

Fier de son mariage, Jean-François Gaultier confie les détails de son établissement à son correspondant Guettard de l'Académie royale des sciences :

> Je me suis enfin fixé au Canada... J'ai épousé une dame de condition. J'ai lieu d'être content pour tout ; mon épouse a beaucoup d'esprit, une grande éducation et une très grande économie pour l'ordre et l'arrangement d'une maison et elle a du bien à espérer de son père, qui a 78 ans. Je viens de faire bâtir maison à Québec qui est grande et fort logeable. Je ne la quitterai probablement pas de sitôt[57].

55. Contrat de mariage de Jean-François Gaultier et de Marie-Anne Tarieu de la Pérade, 2 mars 1752, BAnQ-Q, CN301,S91, greffe de Charles-Hilarion Dulaurent.

56. En 1785, le médecin montréalais George Selby consent un douaire de 48 000 livres.

57. Lettre citée dans Boivin, *loc. cit.*, p. 732.

Gaultier décède, sans enfant, à Québec le 10 juillet 1756 des suites d'une maladie contagieuse infectant le vaisseau *Le Léopard*.

La similitude des carrières de Sarrazin et de Gaultier est remarquable : études à Paris, soutien constant de l'État, brevet de médecin du roi, liens avec l'Académie royale des sciences, alliance matrimoniale avantageuse socialement et financièrement, estime générale de leurs contemporains et décès en soignant des malades.

Pour remplacer Gaultier, la Cour choisit un médecin de 27 ans, Amable Chomel, natif de Paris et docteur de la Faculté de Paris[58]. Nommé le 15 janvier 1757, ses appointements sont fixés à 1 200 livres. En compagnie de son domestique, il se rend donc à Bordeaux et s'embarque le 30 mars suivant sur *Le Superbe* à destination de Québec[59]. Il n'arrivera jamais dans la capitale canadienne : son navire est pris par les Anglais et il retourne en France. Il décède le 18 mars 1758 sans être reparti pour la Nouvelle-France[60].

Sur les recommandations de Boyer, médecin ordinaire de Sa Majesté, le roi choisit le 25 août 1758 François Lebeau pour succéder à Chomel[61]. Ses appointements sont établis à 1 200 livres au même niveau que ceux de son prédécesseur. Docteur en médecine âgé de 38 ans, il est alors établi à Le Pont-de-Beauvoisin en Savoie[62]. Dès l'année 1758, il se rend à Rochefort « avec beaucoup deffets, comptant faire un établissement en Canada », et passe à ses frais en Nouvelle-France[63]. Sa présence est attestée dans la colonie en février et en septembre 1760[64]. Après la prise de la colonie, il quitte le Canada et se rend en Louisiane à la fin de 1760 ou en 1761. Il devient alors médecin de l'Hôpital de La Nouvelle-Orléans. En 1769, il souhaite repasser en France, mais il est retenu dans la colonie jusqu'en 1773 par le gouvernement espagnol[65]. En Louisiane, il a l'occasion de recueillir des graines et autres « choses » en botanique et histoire naturelle pour le « Jardin et le Cabinet du Roi Jardin du petit Trianon ». De retour en France en juillet 1774, il séjourne pendant au moins neuf mois dans la capitale. Il demande, en vain, d'être rattaché à l'Hôpital de la Marine de Lorient et sert plutôt comme premier médecin de la Marine à Brest[66]. Il décède avant le 21 juin 1777, probablement vers le 1er mai, et laisse une veuve et trois enfants âgés entre 10 et 12 ans qui retournent au Pont-de-Beauvoisin.

Le départ de Lebeau et la Conquête privent le Canada de la présence de médecins. Par une aide financière directe pour favoriser l'installation de médecins dans la colonie et par la création de postes de prestige généralement sources de revenus pour le titulaire, l'État français était parvenu à s'assurer la présence d'un médecin au Canada. Or, les nouveaux maîtres plus favorables à un laisser-faire interviennent beaucoup moins dans le domaine de la santé. De fait, la perte du soutien de l'État marque un recul et se traduit concrètement par l'absence dans la vie civile de médecins de la stature de Sarrazin ou de Gaultier jusqu'à l'arrivée du docteur Nooth en 1788.

Distinguer les vrais docteurs en médecine de ceux prenant le titre de médecin constitue un défi durant les premières décennies du Régime anglais. D'une part, les termes médecin et docteur deviennent de plus en plus populaires. Dans plusieurs actes, de

58. Demande par Chomel de la place de médecin du roi au Canada et acceptation des autorités, 15 janvier 1757, ANOM, Fonds des Colonies, série E, Dossier Chomel.

59. État nominatif des passagers embarqués pour les colonies pendant l'année 1756 (Bordeaux), ANOM, Fonds des Colonies, série F^5B, vol. 39.

60. Canada, 1758, ANOM, Fonds des Colonies, série F^1A, vol. 44 ; Gratifications, 1758, ANOM, Fonds des Colonies, série F^1A, vol. 44.

61. Nomination de Lebeau comme médecin du roi en Canada, 25 août 1758, ANOM, Fonds des Colonies, série E, Dossier Chomel.

62. Requête de François Lebeau, sans date, AM, série C^7, Dossier 172 (Lebeau).

63. Lettre de François Lebeau, 11 novembre 1775 (?), ANOM, Fonds des Colonies, série C^7, Dossier 172 (Lebeau) ; Requête de François Lebeau, 1775, AM, série C^7, Dossier 172 (Lebeau).

64. Le 7 février 1760, Lebeau reçoit du séminaire de Québec 49 livres « acomte de cent livres que le Seminaire paye annuellement au medecin ». CRAF, Livres de comptes, C-35 : Journal, p. 92. Le 7 septembre 1760, il est parrain à Montréal lors du baptême de Christine-Josephe Langlois fille de Noël.

65. Il reçoit 600 livres de gratification extraordinaire pour le mettre en état de se rendre en Louisiane. Gratifications, 1760, ANOM, Fonds des Colonies, série F^1A, vol. 47 ; Requête de François Lebeau, 13 mars 1775, AM, série C^7, Dossier 172 (Lebeau). Sa présence en Louisiane est attestée en 1766. Estado general de tados los habitantes de la colonia de la Luisiana, Nouvelle-Orléans, compagnie de Milhet, 27 mai 1766, General de Indias (Archives générales des Indes) (Séville, Espagne), fonds Santo Domingo, Liasse (legajo) 2595, f. 18v.

66. Notes sur François Lebeau, vers 1777, AM, série C^7, Dossier 172 (Lebeau).

simples chirurgiens sont présentés sous l'un de ces vocables. Cet usage tend à s'accroître avec le temps. D'autre part, les qualifications réelles des individus ne nous sont généralement connues que par leur seul témoignage. De 1761 à 1774, il ne semble pas y avoir d'authentiques docteurs en médecine au Canada. François Lebeau, le seul médecin présent dans la colonie à la Conquête, quitte le pays en 1760 ou 1761 et va s'établir en Louisiane. Malgré sa renommée, l'Écossais Adam Mabane, chirurgien de la garnison de Québec de 1765 à 1783, ne semble pas être détenteur d'un diplôme universitaire.

Durant la guerre de l'Indépendance américaine, un certain nombre d'individus se disant docteurs en médecine se fixent dans la colonie. Charles-Étienne Letestu est l'un d'eux. Né vers 1739 dans la paroisse des Loges, diocèse de Bayeux en Normandie, il s'était établi en Nouvelle-Angleterre en 1767. Fuyant Braintree près de Boston où débute la rébellion contre les Britanniques, Charles-Étienne Le Testu, docteur en médecine diplômé de l'Université de Caen, s'installe à L'Assomption en 1773, déménage à Belœil en 1778 ou 1779 puis s'établit à Saint-Hilaire vers 1802[67]. Premier médecin à s'établir dans les campagnes canadiennes, il exerce également comme notaire à partir de 1781. Il décède à Saint-Hilaire le 21 avril 1810. Sa pratique nous est guère connue et il est difficile d'expliquer son établissement dans les campagnes plutôt qu'en ville.

En 1775, John Macaulay, docteur en médecine diplômé de la Faculté de Reims, s'établit à Québec et y demeure jusqu'à sa mort survenue le 1er janvier 1780[68]. Né vers 1730 dans le comté de Wilsmiath en Irlande, il aurait « regulierement étudié et pratiqué plusieurs années dans une des principales villes d'Europe[69] ». Sa pratique est très polyvalente et relève autant du médecin, du chirurgien et de l'apothicaire :

> [...] il [Macaulay] donnera des consultes dans tous les cas qui pourront concerner la medecine et la chirurgie. Il a un assortiment de fraiches medecines tant simples que composées, qu'il vendra en gros et en détail à des prix raisonables. Les chirurgiens ou autres qui en acheteront pour les vendre y trouveront du profit. Comme un bon medecin est d'une grande utilité dans tout pais, ce qui manquait en celui-ci, il espère un genereux encouragement du public, qu'il tâchera de meriter, autant qu'il sera en son pouvoir, par ses soins et son assiduité. Et enfin que tous ceux qui sont affligés puissent s'adresser, et qu'aucuns n'en soient empêchés faute d'argent, il donnera ses consultes gratis et des medecines à un prix raisonnable a toutes ces sortes de personnes chaque jour [excepté les dimanches] entre onze heures et midy. Il inocule la petite verole dans la methode la plus pratiquée et la plus aprouvés en Europe, et il traitera toutes sortes de maladies veneriennes dans une maniere plus sure et plus certaine, qu'il n'a jamais été usité dans cette partie du monde[70].

Un compte pour soins fournis au marchand John Halstead de Québec confirme cette polyvalence. Il fournit à son patient des remèdes, des saignées et, prérogative usuellement réservée aux médecins, exige des frais pour « advice attendance &c[71] ». Sa compétence et son habileté semblent acquises. Du moins, peu après son décès, quelqu'un en exaltera publiquement les mérites.

67. En 1774, lors de son mariage, le curé et le notaire le qualifient de médecin et, en 1775, il se présente comme « medecin et sirugien ». En 1778, le notaire le décrit comme « docteur médecin en chirurgie ». Francisco Guerra, *American Medical Bibliography*, New York, Lathrop C. Harper Inc., 1962, p. 532 ; Contrat de mariage de Charles-Étienne Letestu et de Marie-Josephe Massue, 23 janvier 1774, BAnQ-M, CN605,S14, greffe de Joseph Daguilhe, nº 3900 ; Enquête sur la mort d'un enfant d'André Andeverique, potier du bourg de L'Assomption, 10 avril 1775, BAnQ-Q, TL31,S26,SS1, Cour des sessions générales de la paix du district de Québec, Enquêtes du coroner, Dossier 7 ; Obligation de Charles-Étienne Letestu envers Germain Leroux, 7 septembre 1778, BAnQ-M, CN601,S100, greffe de Louis de Courville, nº 530 ; Requête de Charles-Étienne Letestu, 2 janvier 1779, British Library, Sir Frederick Haldimand papers, Add. MSS 21878, f. 99r-100r ; Lettre du curé Noiseux au chevalier de Saint-Ours, 12 juin 1781, BAC, RG 4, A 1, série « S », Correspondance du sécretaire civil et provincial du Bas-Canada, vol. 24, p. 8135-8136.

68. *Gazette de Québec*, nº 750, 13 janvier 1780. En 1775, il annonce son arrivée et note qu'un « bon medecin est d'une grande utilité dans tout païs, ce qui manquait en celui ci » ; *Gazette de Québec*, nº 561, 12 octobre 1775.

69. *Gazette de Québec*, nº 561, 12 octobre 1775.

70. *Ibid.*

71. Après la Conquête, quelques chirurgiens, tel Louis-Philippe Badelard, exigent des frais de visite. Compte médical de John Macaulay, 23 août 1776, BAnQ-Q, TL24,S1, Cour des plaidoyers communs du district de Québec, Dossier 1644 (1776), John Halstead contre John Macaulay (Contenant 1980-09-008/10).

> Est mort en cette ville le I de l'An à 6 heures du soir Mr Jean M'Aulay, Médecin de la faculté de Reims, habile en son art, et dont les connaissances profondes en plusieurs branches des Belles Lettres le rendoient un homme universel. L'excellence de son caractère, la bonté de son Cœur, et sa charité envers les pauvres le faisaient l'objet de l'amour et de l'admiration de tous ceux qui le connaissaient...[72]

Sa brève carrière dans la colonie ne semble pas avoir été très lucrative. Dès 1778, il se propose de quitter la colonie[73]. Signe d'une aisance plutôt médiocre, la maison qu'il occupe depuis le 1er mai 1777 serait « pleine de saloperie et manquant de vitres[74] ».

C'est également de cette époque que date l'arrivée de George Selby, diplômé d'Édimbourg, de Timothy O'Connor, qui a « fini ses études à Paris et pris ses grades », de Hugh Alexander Kennedy, un diplômé d'Édimbourg ne séjournant dans la colonie que durant la guerre et exerçant des fonctions surtout militaires, et de quelques autres individus se prétendant docteurs en médecine[75].

En 1787, après s'être plaint de l'état déplorable de la médecine au Canada, le gouverneur, lord Dorchester, demande à Londres d'envoyer dans la colonie un « enlightened active gentleman of the faculty[76] ». L'année suivante, probablement en réponse à cette requête, John Mervin Nooth débarque à Québec. Nommé surintendant général des hôpitaux, ce médecin diplômé d'Édimbourg devient pendant les 10 années qui suivent le personnage le plus en vue du monde médical canadien[77]. Par sa culture, ses activités scientifiques et ses liens avec l'État, il rappelle des personnages comme Sarrazin et Gaultier et se démarque nettement des quelques médecins arrivés après la Conquête dont la réputation ne semble guère avoir dépassé celle des meilleurs chirurgiens.

Enfin, signalons que, contrairement aux chirurgiens, les médecins ne sont soumis à aucune réglementation particulière avant l'ordonnance de 1788. D'ailleurs, cette ordonnance, qui contraint les membres du corps de santé canadien à subir un examen pour l'obtention d'une licence de pratique, exempte de l'examen « ceux qui ont pris leur degré dans aucune université, ou qui ont été commissionnés et nommés chirurgiens dans l'armée ou la marine de Sa Majesté[78] ». Les médecins ou chirurgiens dans l'armée ou la marine sont de plus exemptés de prendre une licence. L'ordonnance de 1788 n'est donc guère contraignante pour les docteurs en médecine. Une seule licence permettant de pratiquer comme médecin sera émise en 1788-1789, bien que cinq médecins exercent dans la colonie à ce moment.

Les fonctions et les activités du médecin

Si l'on excepte quelques médecins établis après 1774, l'essentiel de la pratique comme médecin relève de Sarrazin et Gaultier. Les fonctions qu'ils assument comme médecin, mais également comme médecin du roi, sont multiples. En 1699, le Conseil souverain de Québec souligne l'importance de retenir dans la colonie Michel Sarrazin, aussi habile chirurgien que médecin compétent et dévoué. Témoignage éloquent de la place qu'occupe l'homme dans la société coloniale et des champs où il intervient, cet exposé mérite d'être cité in extenso malgré sa longueur :

72. *Gazette de Québec*, n° 750, 13 janvier 1780.
73. *Gazette de Québec*, n° 675, 6 août 1778.
74. Inventaire de la maison occupée par Jean Macaulay, 28 juin 1779, BAnQ-Q, CN301,S224, greffe de Jacques-Nicolas Pinguet.
75. George Selby devient rapidement l'un des membres du corps médical les plus en vue de la colonie. Rénald Lessard, « Selby, George », dans *Dictionnaire biographique du Canada*, vol. VI : *De 1821 à 1835*, Québec, Presses de l'Université Laval, 1987, p. 771-773.
76. Lettre de Dorchester à Sydney, 13 juin 1787, Public Record Office, C.O. 42/51, f. 15r-15v.
77. Selon un contemporain, il y aurait au Canada, en 1795, peu de personnes « of liberal education », l'évêque protestant et le docteur Nooth sont parmi ce petit nombre. Ce dernier « is a valuable acquisition to this province - I believe the gains of his practice are not very considerable but his appointments as Physician General turn to good account... », Lettre d'Osgoode à J. B. Burland, 27 octobre 1795, Public Record Office, C.O. 42/22, f. 346v-347r ; Charles G. Roland, « Nooth, John Mervin », dans *Dictionnaire biographique du Canada*, vol. VI : *De 1821 à 1835*, Québec, Presses de l'Université Laval, 1987, p. 605-607.
78. Acte ou ordonnance qui défend à qui que ce soit de pratiquer la médecine et la chirurgie dans la Province de Québec, ou la profession d'accoucheur dans les villes de Québec ou Montréal, sans permission, 30 avril 1788, dans « Ordonnances édictées pour la province de Québec par le gouverneur et le conseil de celle-ci, de 1768 à 1791 », dans Arthur Doughty, *Rapport concernant les travaux des Archives publiques pour les années 1914 et 1915*, Ottawa, J. de L. Taché, 1917, p. 224-225. Publiée aussi dans la *Gazette de Québec*, n° 1 187, 15 mai 1788.

SUR CE QUI a Esté remontré au Conseil par le Procureur general du Roy que des Lannée 1686 Monsieur le Marquis de Denonville alors gouverneur general de ce pays, Et Monsieur de Champigny Intendant ayant Esté pleinement Informé que le Sieur Michel Sarrazin Estoit tres habile Chirurgien le convierent de rester En ce pays et pour l'y Engager ils letablirent chirurgien major des Troupes que sa Majesté y Entretenoit par leur brevet Et ordonnance du douziesme 9bre, ce qui fut aprouvé par monsieur de Seignelay Et confirmeté par un autre brevet que sad. Majesté luy a ensuitte accordé, il a exercé non seulement la fonction de Chirurgien major, mais aussy celle de medecin pendant huit annéés tant a la satisfaction dud. Sieur marquis de Denonville Et dud. Sieur de Champigny que des officiers Et Soldats Et des habitans du pays qu'il visittoit et traittoit soit dans les hôpitaux de quebec Et de Montreal soit dans leurs maisons sans rien recevoir desd habitans a cause de leur pauvreté se contantant de ce que le Roy et les troupes luy donnoient, Qu'en l'annéé 1694 ayant crû quil luy Estoit necessoire pour se perfectionner davantage de passer En France. Il y a fait un cours de medecine a Paris ou il a demeuré Environ trois ans Et a pris ses degrez a Rens, Enfin quelques raisons layant Engagé de revenir En Canada En lannéé 1697. il se trouva heureusement dans l'Escadre commandée par Mr. de Nemont ou la maladie se mit, mais surtout dans la Gironde, aux malades delaquelle il rendit de si grands services particulierement a Monsieur L'Evesque de quebec que tous avouent que sans luy il en seroit tres peu rechapé, aussy En pensatil luy mesme mourir depuisement Et de cette mesme maladie En arrivant En cette ville ou nestant Encore que convalescent il fut dabord occupé a soigner non seulement les malades des navires qui furent portez a l'hostel Dieu, mais Encore dix a douze Religieuses du dit hostel Dieu la plus part attaquéés de ces maladies quelles avoient (comme il arrive souvent) contractéés a loccasion desd. soldats et matelots, desquelles Religieuses il n'en mourut qu'une seule ; Mais comme ce gouvernement et celuy des Trois-Rivieres sont depuis quatre mois affligez d'une Espece de maladie D'autant plus dangereuse quelle Est populaire Et quelle tue dans les deux, trois et quatrie. jour ceux qui ne sont pas dabord secourus, on connoist Evidamment que sans l'assiduité dud Sieur Sarrazin soit par les avis qu'il a donné par Escrit aux Chirurgien Esloignez Et mesme aux Curez, soit par les peines qu'il s'est donné a l'esgard de ceux quil a traitté luy mesme dans quebec Et dans l'hostel Dieu ou l'on apporte presque tous les malades de la Campagne, Il en seroit mort un bien plus grand nombre, Ce qui est dautant plus aisé de juger quil y a Environ douze ans qu'une maladie a peupres semblable mais En apparence moins mortelle puiquelle resistoit plus longtemps il mourut cependant plus de huit cent françois Canadiens des plus forts Et des plus vigoureux faute sans doute de personne capable dy remedier, dans le cas present que la maladie parroist cesséé il n'en Est tout au plus mort que cent, avec cette remarque que du grand nombre que led Sr. Sarrazin a traitté luy mesme, il en est mort peu, Et Encore ce na presque Esté que ceux ausquels on ne pouvoit plus faire de remedes par ce quils avoient Esté apportez trop tard a l'hostel dieu ; Et comme il y a bien de l'apparence que le Sieur Sarrazin a Eu dautres veues En revenant En Canada que celle de traitter seulement les malades, sapliquant beaucoup aux dessection des animaux rares qui sont En ce pays ou a la recherche des plantes Inconnues on a tout lieu de croire Et de craindre qu'apres qu'il se sera pleinement satisfait ladessus ou plustost quelque personne de consequence de sa profession qui nous paroissent avoir bonne part a ces sortes de recherches il ne sen retourne En France flatté de leur protection Et de son avancement par leur moyen, ce qui laisseroit ce pays dautant plus depourveu de secours qu'il tient les Chirurgiens En haleine pour bien Exercer leur profession.

Et comme il font le metier d'apotiquaires il les oblige a se fournir des remedes necessaires ; Pour toutes ces raisons, Et comme la pauvreté des habitans de cette colonie Est telle que de dix personnes que le sieur Sarrazin visitte, apeine y En a til un En Estat de payer Et qu'il a neantmoins une tres grande assiduité a servir depuis son retour Et sans Interrest les pauvres malades, surtout ceux de l'hostel Dieu de Quebec. Led Procureur general dailleurs Engagé par les pressentes sollicitations du peuple croid qu'il est d'une tres grande consequence pour le bien et le soutient du pays que le Conseil ordonne que sa Majesté sera tres humblement supliéé d'accorder aud Sieur Sarrazin ses lettres de Medecin des hopitaux de ce pays, mais surtout celuy de quebec comme de la capitale du pays qui Est le lieu le plus peuplé ou

Mr le gouverneur et Monsieur l'Intendant font leur residence ordinaire Et qui est le port et abord des navires Et par consequent plus Exposé par les maladies quils contractent par la longeur des voiages; Et luy accorder pareillement une certaine pention afin de l'Engager a y rester Et que pour obtenir Lesd. Lettres Et lad pention Monsieur de Pontchartrain ministre Et Secrétaire d'Estat soit Instamment prié d'apuyer cette demande aupres de Sa Majesté afin de preserver par ce moyen dans de pareilles maladies populaires qui ruinent Et depeuplent en peu de temps les nouvelles Colonies, celle cy qui commence dy Estre fort sujette. LE CONSEIL Estant pleinement Informé du contenu aud. requisitoire Et des services considerables qu'a cy devant rendu et rend presentement led. Sieur Sarrazin dans les fonctions de medecin a ordonné Et ordonne que sad. Majesté sera tres humblement supliéé de luy accorder ses Lettres de medecin des hopitaux de ce pays Et principalement de celuy de Quebec et une pention afin de l'Engager a rester En ce pays Et par ce moyen de continuer ses soins aux pauvres habitans et a la conservation de cette Colonie Et que pour obtenir lesd. Lettres Et pention Monsieur de Pontchartrain ministre Et Secrétaire d'Estat sera Instamment prié par mond. Sieur l'Intendant Et par led. Procureur general d'apuyer cette demande aupres de sad. Majesté, fait a quebec le 14 mai 1699[79].

Outre leurs activités scientifiques et juridiques, Sarrazin et Gaultier jouent un rôle essentiel au niveau médical, rôle que reconnaissent volontiers tous leurs contemporains. Par son brevet de médecin des hôpitaux de la Nouvelle-France reçu en 1700, Sarrazin doit « visiter les malades des hôpitaux de la Nouvelle-France, et leur ordonner des remèdes convenables[80] ». Il doit donc se rendre régulièrement à l'Hôtel-Dieu, contrôler les admissions, examiner les patients et distribuer les directions aux religieuses et aux chirurgiens. Gaultier fait de même, et ce dès les premiers jours qui suivent son débarquement. D'ailleurs tous les deux décèdent des suites d'une maladie attrapée en soignant des malades d'un vaisseau infecté.

Même si Gaultier et Sarrazin interviennent généreusement en temps d'épidémie, dispensant conseils aux chirurgiens éloignés et aux curés tout en se dévouant auprès de leurs malades, leur pratique au sein de la population en général semble en temps habituel plutôt limitée et, somme toute, ils seraient peu accessibles pour les groupes les plus démunis. Du moins, si l'on se fie aux mentions de frais médicaux dans les dettes passives inscrites dans les 962 inventaires d'habitants de la ville de Québec pour la période 1690-1759, le recours au médecin est exceptionnel, à peine dix mentions de médecins pour près de 200 mentions de chirurgiens. Qui plus est, l'utilisation des services du médecin semble réservée aux mieux nantis. Michel Sarrazin, qui exerce la médecine pendant près de 40 ans, n'est mentionné que dans les inventaires du gouverneur de Trois-Rivières et d'un marchand de Québec. Il faut souligner, par contre, que, selon certains témoignages, Sarrazin aurait soigné gratuitement bien des pauvres malades. Jean-François Gaultier, quant à lui, est mentionné dans les inventaires de deux négociants, d'un marchand forain, d'un employé du roi en Acadie, d'un boucher, d'un serrurier, d'un tonnelier et d'un voilier. Le recours au médecin, qui exige des frais de visite et des honoraires dans bien des cas, engendre des coûts importants. D'ailleurs, plusieurs patients qui ont reçu la visite du médecin ont également été traités par un chirurgien, situation qui augmente les frais de maladie. Le grand public semble donc recourir un peu plus souvent au médecin qu'à l'époque de Sarrazin, mais il n'en demeure pas moins que le médecin ne semble guère accessible pour la majorité des individus que par l'intermédiaire des hôpitaux desservis par le médecin du roi.

Les médecins desservent les institutions religieuses. Par leurs commissions de médecin du roi ou de médecin des hôpitaux, ils doivent soigner les militaires et les pauvres admis à l'Hôtel-Dieu de Québec. D'autres institutions peuvent recourir à leurs services. Ainsi, le Séminaire de Québec engage, à partir du 15 octobre 1744, le médecin Gaultier « En qualité de Medecin de La Maison » et lui verse

79. *Jugements et délibérations du Conseil Souverain de la Nouvelle-France*, vol. IV: *1696-1704*, Québec, Imprimerie A. Côté et Cie, 1888, p. 312-315.

80. Arthur Vallée, *Un biologiste canadien. Michel Sarrazin. 1659-1735. Sa vie, ses travaux et son temps*, Québec, Ls-A. Proulx, 1927, p. 247.

des honoraires s'élevant annuellement à 100 livres[81]. De même, à partir de 1742, ce même médecin reçoit chaque année la somme de 200 livres pour soigner les Ursulines[82].

Théoriquement le médecin a, en France, le monopole de la pratique de la médecine. En pratique, surtout dans les campagnes ou les bourgs dépourvus de médecins, le chirurgien fait office de médecin. Au Canada, dans la pratique, la distinction entre médecins et chirurgiens est plus ténue. Pour la majorité de la population, le médecin est pratiquement inaccessible. D'ailleurs, les médecins sont peu nombreux et concentrés en ville et, sans le soutien de l'État, la colonie ne semble guère être en mesure de les attirer. Qui plus est, l'exercice de la médecine par les chirurgiens amène une concurrence très vive au sein du corps médical et réduit la taille du marché disponible pour le médecin. De fait, cette concurrence n'est guère de nature à encourager l'établissement de médecins dans la colonie. En 1733, le chirurgien Benoist de Montréal fait observer au ministre de la Marine que le « titre de médecin est fort vain pour [lui]... en Canada, ne donnant pas de quoi vivre, et soutenir [sa]... famille... tout le monde en Canada étant médecin et le plus ignorant étant en compromis avec le plus habile[83] ». Il conclut en précisant que, s'il a demandé le titre de médecin du roi, ce n'était « qu'a d'honores[84] ». De même, en 1738, le chirurgien François-Xavier-Jordain Lajus note « quil est et Sera long temps necessaire d'unir En ce pays [les professions de médecin et de chirurgien] pour le Soulagement Et la Guérison des malades Et des Blessez[85] ».

Sarrazin et Gaultier exercent une influence déterminante sur le corps médical tant par l'exemple qu'ils prodiguent en desservant l'Hôtel-Dieu de Québec et par leur pratique courante que par le rôle d'expert suprême en matière médicale. La double formation de chirurgien et de médecin dans le cas de Sarrazin en fait un spécialiste incontournable et une référence obligée[86]. Associer son nom à celui de Sarrazin devient pour un chirurgien un argument de poids pour justifier sa valeur. Ainsi, en 1738, le chirurgien québécois François-Xavier-Jordain Lajus signale avec fierté qu'il a « Travaillé durant plus de trente ans Sous Feu Mon[sr] de Sarrazin medecin du Roy En Canada S'etant appliqué à acquerir de la Science Et de lexperience Sous un medecin Si Capable dans la medecine Et dans la Chirurgie[87] ». Dans d'autres situations, le médecin est chargé d'évaluer la compétence des chirurgiens. Le 3 août 1716, le Conseil supérieur fait défense au chirurgien Pierre Bourgoin dit Duverger de prendre la qualité de chirurgien et d'exercer la chirurgie « qu'au préalable il n'ayt esté examiné, à la requeste du Sr Lajus, lieutenant des chirurgien de cette ville, par Maistre Sarrazin, médecin des hôpitaux de ce pays ; et obtenu de luy, un certificat de sa capacité[88] ».

Enfin, Sarrazin et Gaultier examinent les soldats, supervisent leurs soins dans les hôpitaux et émettent si nécessaire des certificats d'invalidité[89]. Ils soignent également les officiers.

Par leurs fonctions et leurs relations avec les autorités, Sarrazin et Gaultier sont à même d'influencer les décisions prises pour le mieux-être de la colonie. Nous avons cependant très peu de documents privés illustrant le fonctionnement de cette mécanique

81. CRAF, Livres de comptes, C-9 : Grand livre, f. 164v-165r.
82. Archives des Ursulines de Québec, Fonds des Ursulines de Québec, Extraits des livres de comptes relatifs aux médecins et aux soins des malades, p. 1-2.
83. Lettre de Joseph Benoît au ministre, 10 octobre 1733, Archives de la Marine, série C[7], Dossier nº 25 (Benoît).
84. *Ibid.*
85. Lettre de Jordain Lajus au ministre Maurepas, 1738, Ac, série C[11]A, vol. 71, f. 140r-141r.
86. En France, les individus ayant une double formation de chirurgien et de médecin sont également très appréciés. Jean-Pierre Goubert, « La réputation du médecin : corps médical et subdélégués dans la France prérévolutionnaire », dans *Bulletin canadien d'histoire de la médecine*, vol. 4, nº 1 (été 1987), p. 29.
87. Lettre de Jordain Lajus au ministre Maurepas, 1738, ANOM, Fonds des Colonies, série C[11]A, vol. 71, f. 140r-141r.
88. *Jugements et délibérations du Conseil supérieur de la Nouvelle-France*, vol. VI : *1710-1716*, Québec, Imprimerie Joseph Dussault, 1891, p. 1160-1161.
89. Certificat de Michel Sarrazin attestant que Marin Duru, soldat de la compagnie de Dubuisson, est infirme et hors d'état de servir, octobre 1720, ANOM, Fonds des Colonies, série C[11]A, vol. 42, f. 193r ; Lettre de Beauharnois et Hocquart au ministre, 25 octobre 1729, ANOM, Fonds des Colonies, série C[11]A, vol. 51, f. 39r-40v ; Lettre de Beauharnois au ministre, 25 octobre 1729, ANOM, Fonds des Colonies, série C[11]A, vol. 51, f. 156r-157v ; Lettre de Beauharnois au ministre, 10 octobre 1730, ANOM, Fonds des Colonies, série C[11]A, vol. 52, f. 196r-200v ; Certificat d'invalidité d'Antoine Bourgeois par le médecin Gaultier et le chirurgien Briault, 15 septembre 1742, ANOM, Fonds des Colonies, série C[11]A, vol. 77, f. 36r ; Certificat attestant de l'incontinence d'urine de Louis Boursier par le médecin Gaultier et le chirurgien Briault, 20 septembre 1742, ANOM, Fonds des Colonies, série C[11]A, vol. 77, f. 37r.

basée, il faut le présumer, sur leurs contacts fréquents avec le gouverneur et l'intendant, principalement par la voie de leur participation aux activités du Conseil supérieur. Deux exemples illustrent le processus: la question de la qualité du pain en 1714 et l'envoi d'ânes dans la colonie en 1722.

En juillet 1714, huit femmes « de pauvres Journalliers » de Québec se plaignent devant le Conseil supérieur de la mauvaise qualité du pain qui leur était vendu par les boulangers et lui présentent cinq de ces pains. Après les avoir « Examinés et goustez Il a trouvé que lesd pains Sont d'Une tres mauvaise qualité pesant comme de la terre et de la mesme Couleur, Plats, non levez et Aigres ». Face à ces récriminations, « Me Michel sarrazin Con^er^. en ce Conseil et Medecin des hospitaux a Dit que L'Usage d'Un aussy mauvais pain produiroit Infailliblement des maladies Pestilencielles a ce peuple, et qui peu a peu Infecteroit l'air, et se Communiqueroient a ceux qui Sont les plus Aisez de la Colonie…[90] » Le message est clair: il faut intervenir, sinon tous pourront en subir les conséquences.

En 1720, le contexte est différent puisque c'est Sarrazin lui-même qui prend l'initiative. Ses fonctions et son prestige lui permettent de représenter aux autorités coloniales qu'il y a « dans le pays un grand nombre de personnes qui sont attaquées de maladie de poitrine et que le remède le plus Essentiel pour ces maladies est le Lait d'annesse ». Or, puisqu'il n'y a pas dans la colonie « d'annimaux de cette Espece », il serait bon qu'il en soit envoyé par le vaisseau du roi un mâle et une femelle. Le gouverneur et l'intendant transmettent aussitôt la demande au Conseil de Marine qui approuve rapidement l'envoi d'un mâle et de trois femelles[91]. Pour des raisons techniques, les ânes ne seront finalement envoyés dans la colonie qu'en 1722.

Le statut social du médecin

Les médecins, essentiellement Sarrazin et Gaultier, occupent une position privilégiée au sein de la société[92]. Sarrazin et Gaultier fréquentent l'élite de la colonie, s'allient à des familles en vue et deviennent conseillers au Conseil supérieur de Québec. Signe de leur prestige, leur avis est souvent sollicité sur des sujets variés et leur savoir étendu fait l'objet d'éloges. Leur renommée dépasse les frontières de la Nouvelle-France et leur contribution à la science de l'époque est significative. Ils herborisent, dissèquent, font divers relevés et diffusent leurs travaux. En plus d'entretenir une correspondance avec des membres de l'Académie royale des sciences, ils publient plusieurs articles à caractère scientifique. Considérée comme trop onéreuse, la consultation du docteur en médecine est rarement sollicitée par les populations malades. Comme en France, l'obtention de charges ou du soutien de l'État est essentielle pour permettre aux médecins canadiens, qui ne peuvent vivre des seuls revenus que leur procure la clientèle privée, de tenter de vivre selon leur rang[93]. Au Canada, la nécessité du soutien de l'État est telle que, sans lui, il est probable qu'aucun médecin ne se serait établi dans la colonie avant la seconde moitié du XVIIIe siècle[94].

* * *

Les médecins tant au Canada qu'en France constituent l'élite de la profession médicale. Ils jouissent d'un grand prestige. Leur formation universitaire, leur savoir scientifique reconnu, leurs fonctions, leurs alliances matrimoniales, leur statut social, leurs liens avec les autorités et leur zèle contribuent à leur

90. *Jugements et délibérations du Conseil Souverain de la Nouvelle-France*, vol. VI: *1710-1716*, Québec, Imprimerie Joseph Dussault, 1891, p. 794-797.

91. Extraits d'une lettre de Vaudreuil et Bégon datée du 6 novembre 1720 et délibération du Conseil de Marine, 8 janvier 1721, AC, Série C^11^A, vol. 23r-27r; Lettre de Vaudreuil et Bégon au Conseil de Marine, 17 octobre 1722, AC, Série C^11^A, vol. 44, f. 275r-279v.

92. Sur la vie des médecins Gaultier et Sarrazin, les meilleurs écrits demeurent ceux de Jacques Rousseau et de Bernard Boivin: Bernard Boivin, « Gaultier, Jean-François », dans *Dictionnaire biographique du Canada*, vol. III: *De 1741 à 1770*, Québec, Presses de l'Université Laval, 1974, p. 731-737; Jacques Rousseau, « Sarrazin, Michel », dans *Dictionnaire biographique du Canada*, vol. II: *De 1701 à 1740*, Québec, Presses de l'Université Laval, 1969, p. 620-627.

93. Dans son étude sur le Pays basque Nord, Pierre L. Thillaud remarque les mêmes phénomènes. Thillaud, *op. cit.*, p. 79.

94. Il est à noter que Louisbourg n'a jamais pu compter sur la présence d'un médecin. En 1756, le gouverneur Jacques Prevost avait signalé que la présence d'un bon médecin y serait utile, mais cette suggestion resta lettre morte. On retrouve toutefois des médecins en Louisiane et aux Antilles. Linda M. Hoad, *La chirurgie et les chirurgiens de l'île Royale*, Ottawa, Parcs Canada, 1979, p. 252-253.

donner une position enviable au sein de la société canadienne. Toutefois, sans le soutien de l'État, il est peu probable que le Canada aurait pu bénéficier de leur présence avant la seconde moitié du XVIIIe siècle. Le faible nombre de médecins présents au Canada est d'ailleurs une des caractéristiques du paysage médical canadien. La pauvreté relative de la colonie et son éloignement des hauts lieux du savoir expliqueraient cette situation. Les influences du statut colonial du territoire canadien se reflètent également dans la sélection des principaux médecins comme Bonamour, Sarrazin, Gaultier, Lebeau ou Nooth qui se produit dans la métropole en fonction des intérêts de cette dernière ou des autorités.

Du point de vue médical, ce faible nombre de médecins, leur concentration dans les villes et leurs multiples activités font de ces praticiens des personnes difficilement accessibles par la population, sauf par l'intermédiaire des hôpitaux. Cette partie du marché médical laissée libre par la faiblesse de la présence du médecin est disponible pour les chirurgiens et les apothicaires qui sont ainsi théoriquement plus à même de satisfaire les besoins médicaux de la population.

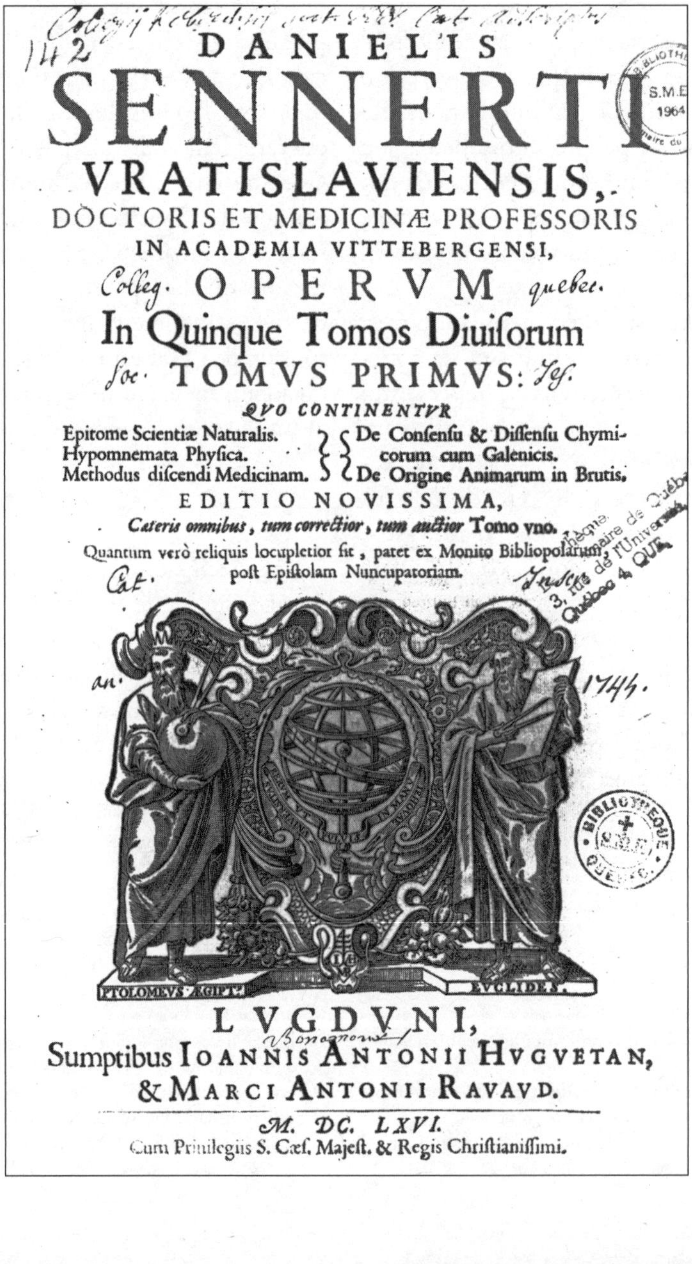

DANIELIS
SENNERTI
VRATISLAVIENSIS,
DOCTORIS ET MEDICINÆ PROFESSORIS
IN ACADEMIA VITTEBERGENSI,
OPERVM
In Quinque Tomos Diuiſorum
TOMVS PRIMVS:
QVO CONTINENTVR
Epitome Scientiæ Naturalis. Hypomnemata Phyſica. Methodus diſcendi Medicinam.
De Conſenſu & Diſſenſu Chymicorum cum Galenicis. De Origine Animarum in Brutis.
EDITIO NOVISSIMA,
Cæteris omnibus, tum correctior, tum auctior Tomo vno.
Quantum verò reliquis locupletior ſit, patet ex Monito Bibliopolarum, post Epiſtolam Nuncupatoriam.
PTOLOMEVS ÆGIPT. EVCLIDES.
LVGDVNI,
Sumptibus IOANNIS ANTONII HVGVETAN,
& MARCI ANTONII RAVAVD.
M. DC. LXVI.
Cum Priuilegiis S. Cæſ. Majeſt. & Regis Chriſtianiſſimi.

Cet exemplaire de l'ouvrage de Daniel Sennert porte la signature de Bonamour, le premier médecin ayant résidé au Canada (1669-1672). Centre de référence de l'Amérique française (anciennement Bibliothèque du Séminaire de Québec, Ancien fonds). (Photo Denis Ross)

CHAPITRE 6
Le corps médical : les apothicaires

Apothicaires en France et en Angleterre

Les apothicaires, contrairement aux médecins, se situent à l'échelon le plus bas de la hiérarchie médicale. Ils sont officiellement chargés de la préparation et de la vente des remèdes. Leurs activités ne sont pas considérées comme relevant d'une profession ou d'un métier, mais plutôt d'un commerce[1].

En France et en Angleterre, les apothicaires connaissent une évolution différente. En Angleterre, au cours du XVIIIe siècle, les apothicaires rehaussent leur statut social en greffant à leurs activités proprement pharmaceutiques des fonctions médicales. En 1703-1704, à Londres, l'affaire Rose marque un tournant dans cette évolution. William Rose, un apothicaire avait donné gratuitement des conseils et des avis à un patient tout en lui fournissant des remèdes. Prétextant qu'il s'agissait là d'une pratique illégale de la médecine, le Collège des médecins poursuit l'apothicaire et souhaite en faire un exemple. L'affaire débouche, au contraire, sur un jugement accordant aux apothicaires le droit de prescrire et de dispenser des remèdes et de soigner des malades, mais à la condition expresse toutefois de ne pas exiger le paiement de frais de consultation[2]. De fait, dans ce pays, les apothicaires ou les apothicaires-chirurgiens deviennent les principaux dispensateurs de soins médicaux, surtout dans les campagnes[3].

En France, ce sont plutôt les chirurgiens qui jouent le rôle du généraliste. À l'instar des médecins, les apothicaires y sont rares et demeurent en ville. Ainsi, dans le Pays basque Nord, la présence d'apothicaires semble un phénomène essentiellement urbain[4]. En Bretagne, en 1750, on retrouverait, dans 41 villes et 7 gros bourgs, 65 apothicaires ou veuves d'apothicaires pour 173 chirurgiens et la présence des apothicaires dans les campagnes bretonnes semble à peu près inexistante[5]. C'est peu si l'on considère que la population de la Bretagne dépasse alors le cap de deux millions. À Saint-Domingue, en 1791, il y a 24 apothicaires pour 26 médecins, 291 chirurgiens et 600 à 800 chirurgiens de plantation[6].

La formation des apothicaires s'acquiert auprès d'un maître par apprentissage. À Paris, des cours de pharmacie dispensés par la Faculté de médecine ou le Jardin du roi permettent d'obtenir un complément de formation[7]. La confection puis la diffusion de différentes pharmacopées, surtout lorsqu'elles sont rédigées en français, rendent également plus facilement accessibles les connaissances pharmaceutiques. Au Canada, les œuvres de Nicolas Lémery et de Moïse Charras sont présentes dans plusieurs bibliothèques personnelles et institutionnelles.

1. Linda M. Hoad, *La chirurgie et les chirurgiens de l'île Royale*, Ottawa, Parcs Canada, 1979, p. 252-253. Le terme pharmacien n'est graduellement employé au Canada qu'à partir de la fin du XVIIIe siècle. L'évolution du mot est similaire en France.
2. Ivan Waddington, « The Struggle to reform the Royal College of Physicians, 1767-1771 : a sociological analysis », dans *Medical History*, vol. XVII, n° 2 (avril 1973), p. 108 ; Bernice Hamilton, « The Medical Profession in the Eighteenth Century », dans *The Economic History Review*, 2e série, vol. IV, n° 2 (1951), p. 141-169 ; Thillaud, *op. cit.*, p. 103-105.
3. Hamilton, *loc. cit.*, p. 165-166 ; Irvine Loudon, « The Nature of provincial medical Practice in eighteenth-century England », dans *Medical History*, vol. 29, n° 1 (janvier 1985), p. 1-32.
4. Pierre L. Thillaud, *Les maladies et la médecine en Pays basque Nord à la fin de l'Ancien Régime (1690-1789)*, Genève, Librairie Droz, 1983, p. 105.
5. Jean-Pierre Goubert, *Malades et médecins en Bretagne. 1770-1790*, Rennes, Institut armoricain de recherches historiques, 1974, p. 468-469.
6. Pierre Pluchon, « La Santé dans les Colonies de l'Ancien Régime », dans Pierre Pluchon, dir., *Histoire des médecins et pharmaciens de marine et des colonies*, Toulouse, Bibliothèque historique Privat, 1985, p. 92.
7. François Lebrun, *Se soigner autrefois. Médecins, saints et sorciers aux 17e et 18e siècles*, Paris, Temps actuels, 1983, p. 50 ; Charles Bedel et Pierre Huard, « Médecine et pharmacie au XVIIIe siècle », dans René Taton, *Enseignement et diffusion des sciences au XVIIIe siècle*, Paris, Hermann, 1986, p. 237-257.

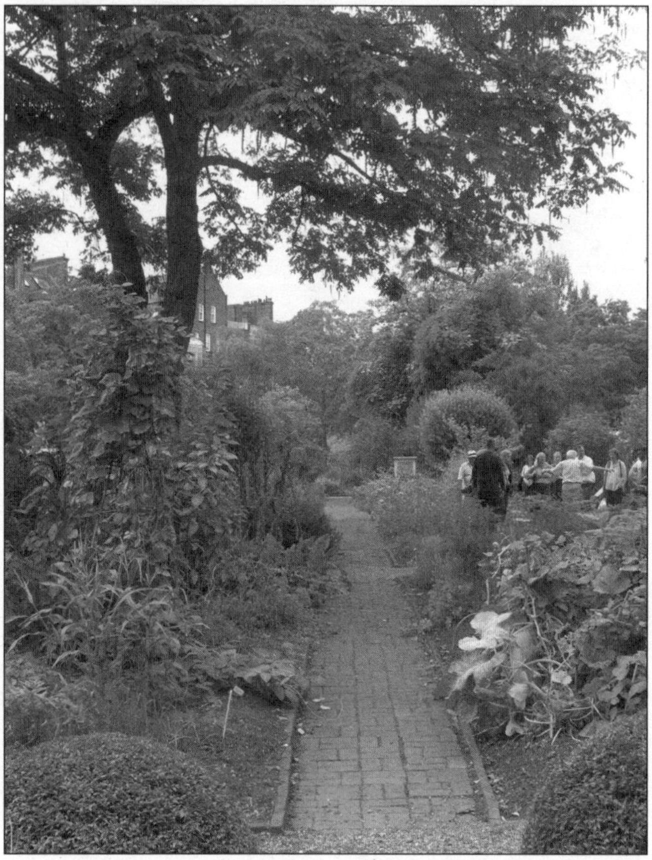

Le Jardin botanique de Chelsea (Chelsea Physic Garden) a été créé sous le nom d'Apothecaries' Garden à Londres, en Angleterre en 1673 afin de permettre aux apprentis d'apprendre à cultiver les plantes médicinales et à en connaître les vertus. C'est le deuxième des plus anciens jardins botaniques de Grande-Bretagne, après le jardin botanique de l'Université d'Oxford créé en 1621, 2006. (Photo Rénald Lessard)

Apothicaires au Canada

Au Canada, les apothicaires, même s'ils sont mentionnés très tôt dans les documents, sont tout aussi rares que les médecins. Le sieur Bonnerme qui accompagne Champlain lors de la fondation de Québec en 1608 peut revendiquer le titre de premier apothicaire établi dans la vallée du Saint-Laurent[8]. Servant également de chirurgien, il décède à Québec au début de 1609.

En 1617, s'établit dans le même lieu Louis Hébert, moins célèbre comme apothicaire que comme premier colon canadien à tirer sa subsistance comme agriculteur[9]. Nous savons qu'il avait dispensé des soins à plusieurs reprises lors de ses séjours en Acadie entre 1606 et 1613 et que, durant l'hiver 1616-1617, la compagnie de traite des fourrures qui contrôle la vallée du Saint-Laurent avait retenu ses services comme apothicaire. Il décède à Québec le 25 janvier 1627.

Par la suite, les apothicaires sont absents des archives. Ce n'est qu'en 1667 qu'apparaît « noble homme » Olivier Morin de Boismorice. Sa présence est attestée à Québec dès 1667. Cette année-là, il déclare être sur le point de partir de cette ville pour faire un long voyage et séjour aux îles d'Amérique dans le navire nommé *Le St-Louis,* mais il décide finalement de rester dans la colonie. Il paraît lié à l'Hôtel-Dieu de Québec, du moins il consent en octobre 1667 une donation aux religieuses de cette institution pour leur communauté et les pauvres de l'hôpital, en échange de quoi elles devront, entre autres, « faire mettre posser construire un lict, garny a perpetuité dans La Salle des mallades dud hospital, au rideau des pieds duquel sera aposé Un Image relevé en bosse repntant St Ollivier Son pastron[10] ». En 1668, des documents le présentent comme marchand[11]. Nous perdons sa trace en 1671.

Par la suite, quelques individus figurent périodiquement dans les archives. Jean Laplanche est présenté comme commis apothicaire peu après son arrivée en 1668, mais est identifié dans d'autres actes comme chirurgien ou maître chirurgien. L'apothicaire Charles Chevalier Dupin, quant à lui, est témoin lors d'un testament le 2 janvier 1693[12]. De même, Pierre de Brethon, dont nous retrouvons

8. Michael Joseph et Georges Ahern, *Notes pour servir à l'histoire de la médecine dans le Bas-Canada*, Québec, Imprimerie Laflamme, 1923, p. 65-67.

9. Ethel M. G. Bennett, « Hébert, Louis », dans *Dictionnaire biographique du Canada*, vol. I : *De 1000 à 1700*, Québec, Presses de l'Université Laval, 1966, p. 377-379.

10. Donation par Olivier Morin, sieur de Boismorice à l'Hôtel-Dieu de Québec, 12 octobre 1667, BAnQ-Q, CN301,S13, greffe de Romain Becquet.

11. Marché d'engagement entre Olivier Morin de Boismorice et Jean de Laplanche, 1668, BAnQ-Q, CN301,S238, greffe de Gilles Rageot.

12. Cette présence en hiver signifie un séjour dans la colonie pour au moins plusieurs mois. Acte de dernière volonté de Joseph Guion, 2 janvier 1693, BAnQ-Q, CN301,S58, greffe de Louis Chambalon.

la présence à Québec entre avril et novembre 1704, se déclare apothicaire[13]. Ces présences sporadiques d'individus liés à la pharmacie et sans doute à la chirurgie, aux liens possibles et probables avec les hôpitaux, n'ont guère marqué la vie médicale en Nouvelle-France. De fait, parmi les apothicaires laïques exerçant avant la Conquête, seuls Claude Saint-Olive, aussi connu sous le nom de Boiteux de Saint-Olive, de Montréal, et André Arnoux, de Québec, ont une quelconque stabilité.

Né vers 1675, Claude Boiteux de Saint-Olive est fils d'un maître apothicaire de Bourgouin-Jallieu dans le Dauphiné[14]. En 1727, son frère Pierre, qui demeure à Chalon-sur-Saône en Bourgogne, est également maître apothicaire[15]. Il serait vraisemblablement venu au Canada à titre de recrue puisqu'il est mentionné lors de son mariage en 1701 comme étant « cy devant Soldat de la compagniee de M^r^. de Ramezay[16] ». Sa présence est signalée dans la colonie dès 1699. Une somme de 116 livres est alors versée « Au nommé s^t^. Olive apoticaire et autres pour medicamens, pensemens et rafraichissem^t^. a plusieurs soldats malades dans les Costes suivant Un memoire[17] ». Il s'installe à Montréal en 1701 ou peu avant et y demeure jusqu'à sa mort survenue le 24 juillet 1740.

Bien qu'il se présente souvent comme apothicaire, sa pratique déborde largement le cadre de cette profession[18]. S'il fournit pour 345 livres de « Remedes et medicaments » à Jean Sargnat dit Lafond dans les mois qui précèdent son décès, il n'hésite pas à administrer à Jean Verger dit Desjardins un clystère, une saignée et à lui faire prendre un vomitif et une médecine[19]. Il fournit également un onguent pour la gale à sa femme et à sa fille. De même, en 1719, il demande 60 livres pour avoir « pance et medicamente le fils de monsieur Le Beau d un Coup de fusil au pied tiré a plon par le fils, de monsieur Labrosse[20] ». La même année, il soigne Marie-Madeleine Gibault, veuve de Daniel Cardinal. Il lui fournit un vomitif et lui facture deux livres pour « deux voyages au moulin du fort[21] ». En 1725, il produit un rapport sur les

13. Sa présence est attestée par sa signature d'actes notariés à titre de témoin. Il est mentionné dans un acte du notaire Chambalon du 10 avril 1704 et dans les actes de son confrère Florent de La Cetière des 25 juillet, 3 septembre, 8 novembre et 15 novembre 1704.

14. Contrat de mariage de Claude Le Boitteux de St Olive appoticaire et de Madeleine Nafrechoux, 30 septembre 1716, BAnQ-M, CN601,S3, greffe de Jean-Baptiste Adhémar; Séparation de biens entre Marie-Madeleine Rolland de Saint-Georges et Raymond Amyault, marchand de cette ville (Montréal), 9 septembre 1703, dans Procès entre Marie-Madeleine Rolland de Saint-Georges, demanderesse, et son mari Raymond Amiot, marchand, fils de noble Barthélemi, ancien magistrat de Toulouse (« capitoul »), défendeur, pour séparation de biens, 9 septembre 1703 au 11 octobre 1704, BAnQ-M, TL4,S1,D696, Dossiers de la Juridiction royale de Montréal; Requête de Jacques Hery Duplanty, tonnelier à Ville-Marie, contre Claude Dudevoir, cabaretier, 20 mai 1709, dans Procès entre Jacques Héry dit Duplanty, tonnelier, plaignant, et Angélique Ducharme, épouse de Claude Dudevoir, accusée d'insultes et de voies de fait sur la femme du plaignant, 20 mai au 8 juin 1709, BAnQ-M, TL4,S1,D1157, Dossiers de la Juridiction royale de Montréal.

15. Procuration de Claude Boiteux de Saint-Olive, marchand apothicaire, de Montréal à Pierre Boiteux de Saint-Olive, maître apothicaire, de Chalon-sur-Saône, BAnQ-M, CN601,S339, greffe de Joseph-Charles Raimbault.

16. René Jetté, *Dictionnaire généalogique des familles du Québec*, Montréal, Presses de l'Université de Montréal, 1983, p. 123.

17. Etat de la dépense faite pour la guerre et les fortifications sur les fonds de l'année 1699, ANOM, Fonds des Colonies, série C^11^A, vol. 113, f. 74v.

18. Le 30 juillet 1743, un inventaire des médicaments lui appartenant qui se trouvent à la Congrégation de Notre-Dame est rédigé par le chirurgien Feltz assisté par deux apothicairesses. Plus d'un centaine de produits sont alors énumérés. Ils correspondent bien avec la pharmacopée officiellement en usage à cette époque. Saint-Olive possède également quelques traités de médecine et de pharmacie, dont le célèbre *Cours de chymie*... de Nicolas Lémery, un *Traité des médicaments* en trois tomes, *La Chirurgie complète*, *La pratique des maladies aigues* en deux tomes et un ouvrage sur la pharmacie par Pietro-Andrea Mattioli. Levée des scellés et inventaire sur les biens de feu Claude Boiteux de Saint-Olive, apothicaire, et de feu son épouse Madeleine Nafrechou, 27 juillet 1743 au 30 juillet 1743, BAnQ-M, TL4,S1,D4981, Dossiers de la Juridiction royale de Montréal.

19. Jean Sargnat dit Lafond est inhumé à Montréal le 4 juin 1715 et le compte de l'apothicaire ne touche que l'année 1715. Dictum de sentence pour Claude Saint-Olive apothicaire contre Marie Catin veuve de feu Jean Sargnat Lafon, 8 juillet 1717, dans Procès entre Claude Boiteux de Saint-Olive, apothicaire, demandeur, et Marie Catin, veuve de Sargnat dit Lafond, défenderesse, pour le payement de remèdes, 8 juillet 1717, BAnQ-M, TL4,S1,D2128, Dossiers de la Juridiction royale de Montréal; Jetté, *op. cit.*, p. 1035; Compte de Claude Saint-Olive, apothicaire à Ville-Marie, à Jean Verger dit Desjardins, 18 mai 1718, dans Procès entre Claude Boiteux de Saint-Olive, apothicaire, demandeur, et Jean Verger dit Desjardins, défendeur, pour le paiement de remèdes et de soins, 8 mai 1718 au 27 juin 1718, dans BAnQ-M, TL4,S1,D2238, Dossiers de la Juridiction royale de Montréal.

20. Déclaration de Saint-Olive pour avoir pansé et médicamenté le fils de Le Beau, 14 juillet 1719, dans Procès entre Jean-Baptiste Bau, maître menuisier, demandeur, et [Jourdain dit Labrosse?], menuisier, défendeur, pour le paiement des frais de chirurgien, 14 au 18 juillet 1719, BAnQ-M, TL4,S1,D2381, Dossiers de la Juridiction royale de Montréal.

21. État de compte par Claude Boiteux de Saint-Olive à Jean-Baptiste Gibault, du Moulin du fort, pour des soins administrés à la fille de ce dernier, Marie-Madeleine Gibault, veuve de Daniel Cardinal,

blessures subies par le maître de barque St-Hubert et les traitements qu'il lui a fournis :

> Ie Sertifie avoir esté visite monsieur S^t^. hubert metre de barque che monsieur parant ou ie lay trouve le front, le ne plain de Contusions et Ecorche, Sa Cravatte, Son, abit et Sa Chemisse en Sanglante, et Se pleniant beaucoup, du Col, Ce qui ma oblige de le Saignie, et de Luy fere mettre des Compresse deau de vie &c Sur Les blessures, fait au montreal Le 25.e iuilliet 1725, S^t^. olive[22].

Ces exemples de la pratique de Saint-Olive permettent de voir en lui non seulement un apothicaire, mais également un chirurgien et même un médecin. Il n'hésite pas à exercer comme chirurgien et à rendre visite à des malades. En 1724, le sieur de Noyan souligne que Saint-Olive exige des frais de visite même s'il fournit des remèdes et dénonce cette pratique qui ne conviendrait pas à un simple apothicaire :

> La preuve De Ce que javance est dans Celui [mémoire] dont il sagit ou il est marqué dans un article 3tt pour sa Levée de nuit, chosse particuliaire Messieurs que Les visites des apoticaires soient payées comme Celle des medecins, et mesme Ou a t on jamais veu qun medecin fit payer les siennes Lors quil fournit les remedes, aplus forte raison St olive, qui a refusé par deux fois D'y venir a mr de filbert qui L'étoit allé chercher[23].

Au Canada, tout comme en France, les comptes d'apothicaire suscitent de la suspicion. « Tous les comptes de ces messieurs ont Besoin d'un examen severe », écrira le sieur de Noyan en 1724 à propos d'une demande de paiement présentée par Saint-Olive[24]. Ce dernier doit d'ailleurs se présenter à quelques reprises en cour pour obtenir ce qu'il croit lui être dû.

Enfin, signe que ses activités dépassent la préparation et la vente de médicaments, quelques documents le présentent volontiers comme « chirurgien et apoticaire » ou « médecin et apothicaire[25] ». Pour l'aider dans ses activités, Saint-Olive engage le 8 avril 1704 Jacques Quesnel « pour le servir fidellement pendant la ditte année en tout Ce qui Luy sera Commandé de licitte et honeste Et particulierement En Ce qui Regarde Sa profession ».

Saint-Olive se lance également dans certaines activités commerciales, mais elles ne semblent pas avoir beaucoup d'ampleur. Il réclame ainsi en 1714 du marchand montréalais Charles Villiers la somme de 150 livres « Pour fourniture de Vin, Eaudevie, Bonne Chere avec les S^rs^ de s^t^. Martin La Cettiere, Guenet, Et plusieurs autres tant chez luy qu'au Cabaret[26] ».

Faute de documents précis à cet égard, il est difficile de connaître la situation matérielle de ce plaideur infatigable et de cet esprit chicanier volontiers violent[27]. Ses mariages à deux filles de

10 octobre 1719, BAnQ-M, TL4,S1,D2433, Dossiers de la Juridiction royale de Montréal.

22. Rapport de Claude Saint-Olive sur les blessures de Charles Hubert dit St-Hubert, 25 juillet 1725, dans Procès entre Charles Hubert dit Saint-Hubert, maître de barque, plaignant, et un fils de Youville de LaDécouverte et Petit d'Élivilliers [de Levilliers], tous deux accusés d'agression et blessure, 25 juillet 1725 au 26 octobre 1725, BAnQ-M, TL4,S1,D3162, Dossiers de la Juridiction royale de Montréal.

23. Requête de Noyan au lieutenant général Bouat concernant un mémoire de Saint-Olive, 12 décembre 1724, dans Procès entre Boiteux de Saint-Olive, apothicaire, demandeur, et Payen de Noyan, défendeur, pour le payement d'un compte, 12 décembre 1724, BAnQ-M, TL4,S1,D3122, Dossiers de la Juridiction royale de Montréal.

24. *Ibid.* ; Lebrun, *op. cit.*, p. 86.

25. Procès-verbal de visite du corps de François Peyre dit Carpentras par Claude Saint-Olive, 12 décembre 1720, dans Règlement de la succession de François Paire dit Carpentras, menuisier, habitant d'Avignon en France, 12 décembre 1720 au 15 juillet 1723, dans BAnQ-M, TL4,S1,D2579, Dossiers de la Juridiction royale de Montréal ; Enquête sur la mort du soldat Després, 29 mai 1736, dans Procès contre le soldat Després, accusé de s'être pendu, 29 et 30 mai 1736, BAnQ-M, TL4,S1,D4330, Dossiers de la Juridiction royale de Montréal.

26. *Jugements et délibérations du Conseil Souverain de la Nouvelle-France*, vol. VI : 1710-1716, Québec, Imprimerie Joseph Dussault, 1891, p. 766-772.

27. Requête de Claude Saint-Olive, apothicaire, contre le nommé Lambert, soldat, et le nommé Berger, peintre, 25 février 1709, dans Procès entre Claude de Saint-Olive, apothicaire, plaignant, et Lambert Thuret dit Prévost, caporal de la Compagnie d'Esgly, Jean Berger, peintre, et Latour, soldat de la Compagnie d'Esgly, accusés d'agression, 25 février 1709 au 19 juin 1709, dans BAnQ-M, TL4,S1,D1148, Dossiers de la Juridiction royale de Montréal ; Vers contre Saint-Olive, 9 mars 1709, CRAF, Fonds Verreau, Boîte 12, n° 60 ; É.-Z. Massicotte, « Le Châtiment d'un chansonnier à Montréal au 18e siècle », dans *Bulletin des recherches historiques*, vol. XXII (1916), p. 46-49 ; *Jugements et délibérations du Conseil Souverain de la Nouvelle-France*, vol. V : 1705-1709, Québec, Imprimerie Joseph Dussault, 1889, p. 1025-1026 ; *Jugements et délibérations du Conseil Souverain de la Nouvelle-France*, vol. VI : 1710-1716, Québec, Imprimerie Joseph Dussault, 1891, p. 127-128, 254-255, 300-301, 305-306, 627-628, 676, 685-686, 703-704, 726-727, 766-772,

marchand ont sans doute facilité son intégration et lui ont apporté un certain capital, mais cela ne semble pas l'avoir avantagé outre mesure[28]. Le 9 décembre 1701, il épouse à Lachine Marie-Anne Lenoir dit Rolland, fille de François, marchand et patron de l'un des forts de la côte de Lachine. Les beaux-parents donnent au moment du mariage quelques biens en avancement d'hoirie et la future épouse a alors en sa possession 1064 livres 13 sols. Le 30 septembre 1716, il se remarie en séparation de biens à Montréal avec Marie-Madeleine Nafrechou, fille d'Isaac, marchand et cabaretier. À cette époque, Saint-Olive déclare ne posséder d'autres « Effects mobiliers En Ce Païs que Son Lict garny Et quelques Ustancilles de Sa proffession de peu de Valleur[29] ». Il est vrai que sa future, fille d'un marchand bourgeois de Montréal, a des biens consistant en la somme de 2400 livres, monnaie du pays, en argent comptant et ses linges et hardes à son usage. Malgré la faiblesse de ses possessions, Saint-Olive peut tout de même promettre un douaire de 4000 livres, somme qui est nettement plus élevée que celle qui était fixée par la très grande majorité des chirurgiens. La présence de servantes et de domestiques témoigne d'un certain niveau de vie[30]. Enfin, s'il loue en 1713 pour deux ans une portion de maison sur la rue Saint-Paul, il acquiert, par contre, en 1726 une maison et un emplacement sur la même rue[31]. L'aveu et dénombrement de 1731 le présente comme propriétaire d'une maison en pierre à deux étages de 33 pieds de front sur 36 de profondeur sise sur la rue Saint-Paul[32]. Ses deux enfants étant décédés en bas âge, son commerce cessera à sa mort.

Comme dans le cas de Saint-Olive, la famille Arnoux est liée à la pratique de la pharmacie et de la chirurgie. Plusieurs de ses membres viennent au Canada : Joseph-Alexandre-Charles-Xavier, souvent appelé Alexandre-Joseph ou Joseph, André et Blaise[33]. Fils d'Alexandre Arnoux, maître chirurgien et chirurgien-major des hôpitaux du roi, Joseph-Alexandre-Charles-Xavier Arnoux est né à Saint-Paul-de-Vence dans le sud de la France. Son frère d'André, chirurgien en second des troupes de la Marine pour le Canada, s'établit au Canada en 1751 et la présence de son frère Blaise, également chirurgien, est signalée dans la colonie entre 1753 et 1760[34].

799-800, 850-852, 854-855, 888-889, 908, 927-928, 930-931, 936-938, 957, 1013-1015.

28. Effet du hasard ou solidarité de provenance, Saint-Olive et son premier beau-père sont natifs du même arrondissement en France et leurs localités d'origine sont éloignées d'une vingtaine de kilomètres l'une de l'autre.

29. Contrat de mariage de Claude Le Boitteux de St Olive appoticaire et de Madeleine Nafrechoux, 30 septembre 1716, BAnQ-M, CN601,S3, greffe de Jean-Baptiste Adhémar.

30. Engagement en tant que domestique de François Picard à Claude Saint-Olive, 9 mai 1708, BAnQ-M, CN601,S260, greffe de Michel Lepailleur; Madeleine Lemoine contre Claude Saint-Olive, 27 mars 1719, dans Procès entre Madeleine Lemoine, épouse de Godefroy, sieur de Linctot, officier demanderesse, et Claude Boiteux de Saint-Olive, apothicaire, défendeur, pour le recouvrement d'une avance, 27 mars 1719 au 5 avril 1719, BAnQ-M, TL4,S1,D2339, Dossiers de la Juridiction royale de Montréal; État de compte entre Claude Boiteux de Saint-Olive, apothicaire, et Madeleine Turpin, servante de ce dernier, 26 novembre 1719, BAnQ-M, TL4,S1,D2442, Dossiers de la Juridiction royale de Montréal; Engagement en tant que domestique de Louis Massiés à Claude Saint-Olive, 22 octobre 1735, BAnQ-M, CN601,S259, greffe de François Lepailleur; Engagement en tant que domestique de Basile Defond à Claude Saint-Olive, 23 janvier 1737, BAnQ-M, CN601,S259, greffe de François Lepailleur; Engagement en tant que domestique de Françoise Desloriez à Claude Saint-Olive, 23 juin 1738, BAnQ-M, CN601,S259, greffe de François Lepailleur.

31. Bail d'une portion de maison située en la ville de Montréal, rue Saint-Paul, par Jacques Campot et Cécile Catin à Claude Saint-Olive, apothicaire, 27 septembre 1713, BAnQ-M, CN601,S260, greffe de Michel Lepailleur; Quittance de Barbe Beauvais, veuve de François Brunet dit Bourbonnais, à Claude Saint-Olive, apothicaire, 3 septembre 1728, BAnQ-M, CN601,S339, greffe de Joseph-Charles Raimbault.

32. « Aveu et dénombrement de messire Louis Normand, prêtre du séminaire de Saint-Sulpice de Montréal, au nom et comme fondé de procuration de messire Charles-Maurice Le Pelletier, supérieur du séminaire de Saint-Sulpice de Paris, pour la seigneurie de l'île de Montréal », dans *Rapport de l'archiviste de la province de Québec pour 1941-1942*, Québec, Rédempti Paradis, 1942, p. 27-28.

33. Au moins deux familles portant le nom d'Arnoux ont fourni plusieurs individus ayant servi dans la Marine royale à Brest et à Rochefort. L'une d'elles est originaire de Béziers et il est souvent difficile de distinguer ses membres de celle ayant des liens avec le Canada. Monique Tascon, *Notices sur les chirurgiens navigans de l'école de Rochefort au XVIIIe siècle*, thèse de doctorat d'État en médecine, Université de Nantes, 1979, p. 48, 208; Philippe Bahaud, *Les Chirurgiens navigans de la Marine Marchande et de la Marine Royale, à Rochefort, dans la deuxième partie du XVIIIe siècle*, thèse de doctorat d'État en médecine, Université de Nantes, 1971, p. 278; Carole Reymond, *Les Chirurgiens Navigans de la Marine Royale à Brest de 1663 à 1780*, Thèse de doctorat d'État en médecine, Université de Nantes, 1975, annexe.

34. Né à Saint-Paul-de-Vence le 22 décembre 1720, André Arnoux sert d'abord comme chirurgien dans les vaisseaux et les hôpitaux du roi puis est nommé chirurgien en second des troupes de la Marine pour le Canada le 1er juillet 1751. Le 20 juillet 1755, il succède à Jean-Baptiste Polemond comme chirurgien major des troupes de terre qui s'est noyé à Deschaillons deux jours auparavant. Il décède à Montréal d'une fluxion de poitrine le 20 août 1760. Brevet de chirurgien en second des troupes de la Marine pour le Canada pour le sieur Arnoux, 1er juillet 1751, ANOM, Fonds des Colonies, série E, Dossier 9 (Arnoux); Commission comme chirurgien major

Avant sa venue au Canada, Alexandre-Joseph Arnoux avait été second apothicaire de l'hôpital royal de la Marine de Rochefort depuis le 6 janvier 1747[35]. Il sert alors alternativement à Rochefort et sur les vaisseaux du roi « jusqu'en 1751 qu'il plut au Ministre donner ordre au Sr Arnoux de passer en Canada et y professer la Pharmacie, attendu qu'il n'y avoit eu jusques là aucun apothicaire établi dans cette Colonie[36] ». Le 1er juin 1759, « jugeant necessaire detablir a la suitte des troupes d infanterie francoise « qui servent au Canada « un apoticaire pour veiller à la Conservation des drogues et remedes destinés à leur usage, en faire examen lors de la reception et des frequentes visittes pour être aSuré de leurs qualité dans le cas ou il faut les Employer », les autorités nomment à cet effet Alexandre-Joseph Arnoux maître apothicaire de Québec[37]. En 1761, il retourne en France, mais il revient à Québec en 1764 régler ses affaires[38]. Il s'y marie le 10 décembre 1764 avec Charlotte Soupiran, fille du chirurgien Simon Soupiran et veuve d'Henri Hiché, officier d'infanterie. Il possède au moment de son mariage 60 000 livres de lettres de change et sa femme est propriétaire d'une maison sise rue de la Fabrique provenant de la succession de son père. Arnoux peut garantir un douaire de 10 000 livres, somme parmi les plus élevées consenties par un membre du corps médical canadien aux XVIIe et XVIIIe siècles. Il quitte définitivement la colonie avec sa famille le 30 août 1766 et l'on perd sa trace par la suite[39]. De sa pratique, nous ne connaissons guère les éléments.

Cette quasi-absence d'apothicaires dans la colonie n'est pas le fruit du hasard. Elle s'explique essentiellement par la place occupée par les apothicaireries des institutions religieuses et par les fonctions d'apothicaire exercées par les chirurgiens.

À Québec, les apothicaires les plus célèbres sont de fait ceux qui sont reliés à l'apothicairerie des Jésuites. Selon le père Charlevoix, les jésuites gardaient une quantité assez considérable de remèdes, qu'ils vendaient à ceux qui pouvaient les payer et qu'ils donnaient gratuitement aux pauvres. Logée à l'intérieur du collège des Jésuites, l'apothicairerie remonterait au XVIIe siècle, probablement dès la première moitié. Du frère Bonnemer jusqu'au décès du frère Charles Boispineau en 1760, une remarquable continuité a caractérisé l'existence de cet établissement au service tant des Jésuites que de la population en général.

Les archives des Jésuites ayant dans les faits pratiquement disparu, il nous est presque impossible de connaître les détails du fonctionnement et des équipements de cette apothicairerie. Nous savons que les Jésuites pouvaient compter sur la bibliothèque médicale sans doute la plus importante au Canada avant la Conquête. Il subsiste actuellement plus de 130 ouvrages médicaux en ayant fait partie[40]. Les titres rassemblent des traités généraux de médecine, de chirurgie mais également de pharmacie,

des troupes de terre pour André Arnoux, 20 juillet 1755, ANOM, Fonds des Colonies, série E, Dossier 9 (Arnoux). Sur André Arnoux, voir : Gilles Janson, Lise Lapointe-Manseau et Édouard Desjardins, « Les médecins militaires au Canada : 1. André Arnoux », dans *L'Union médicale du Canada*, tome 103 (février 1974), p. 304-311. La carrière de Blaise Arnoux est peu connue. Il demeure à Québec entre 1753 et 1759 et sa présence est signalée à Montréal en 1760. C'est lui qui soigne Montcalm agonisant le 13 septembre 1759 peu après la défaite des troupes françaises.

35. Permission de se retirer donnée au sieur Arnoux, 8 avril 1751, ANOM, Fonds des Colonies, série E, Dossier 9 (Arnoux).
36. À part le témoignage d'Arnoux, aucun document n'atteste qu'il soit venu au Canada sur les ordres des autorités. Nous croyons plutôt qu'il souhaitait alors suivre son frère André, nommé chirurgien en second des troupes de la Marine pour le Canada le 1er juillet 1751. Alexandre-Joseph avait intérêt à laisser entendre au ministre qu'il avait été envoyé dans la colonie par les autorités puisqu'il pouvait ainsi prétendre à 16 années de service et améliorait ses chances d'obtenir une gratification royale. Enfin, son affirmation qu'il n'y avait « eu jusques là aucun apothicaire établi dans cette Colonie » doit être nuancée. Requête d'Alexandre-Joseph Arnoux au ministre, 1766, ANOM, Fonds des Colonies, série E, Dossier 9 (Arnoux).
37. Nomination d'Alexandre-Joseph Arnoux comme apothicaire des troupes françaises d'infanterie, 1er juin 1759, ANOM, Fonds des Colonies, série E, Dossier 9 (Arnoux).
38. Procuration de Joseph Desbarats à Arnoux, marchand apothicaire, de Québec, 1er juillet 1761, BAnQ-Q, CN301,S207, greffe de Jean-Claude Panet.
39. Ahern, *op. cit.*, p. 20-21. Un certain Joseph Arnoux est nommé le 1er janvier 1763 chirurgien en second des îles Saint-Pierre et Miquelon. Le 23 février 1779, il est nommé chirurgien à Cayenne, mais aucun document ne prouve qu'il s'y soit réellement rendu. Le 22 octobre 1780, il est nommé chirurgien major à La Martinique et, un an plus tard, il est chirurgien major à Tobago. Il y décède le 5 novembre 1782. Bien qu'il soit facile de conclure que ce Joseph Arnoux est Alexandre-Joseph, une analyse serrée des documents exclut cette possibilité. Commission pour Alexandre-Joseph Arnoux comme chirurgien en second des îles Saint-Pierre et Miquelon, 1er janvier 1763, ANOM, Fonds des Colonies, série E, Dossier 9 (Arnoux) ; Tascon, *op. cit.*, p. 208.
40. Antonio Drolet, « La bibliothèque du Collège des Jésuites », dans *Revue d'histoire de l'Amérique française*, vol. XIV, n° 4 (mars 1961), p. 501.

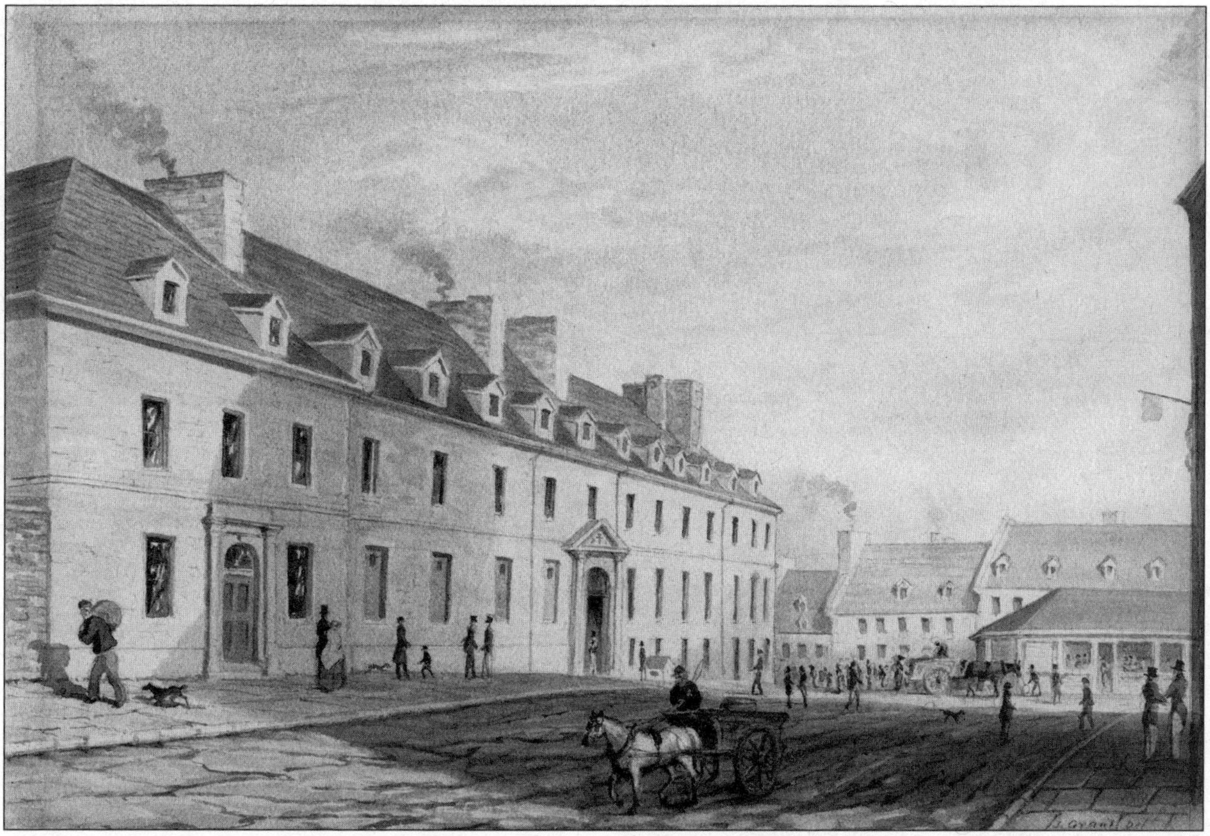

L'apothicairerie des Jésuites, située à l'intérieur du collège des Jésuites de Québec, était la plus célèbre de la colonie. À noter l'absence de l'église des Jésuites démolie en 1804 pour permettre l'élargissement de la rue. Jesuite Barracks - Quebec, *Formerly the College of Jésuites*. Peint par J. Grant, 1825. BAnQ-Q, P600,S5,PAQ11.

de chimie ou de botanique[41]. De grands auteurs d'ouvrages de pharmacie et de chimie de l'époque, tels Bauderon ou Lémery, y sont représentés. Enfin, plusieurs ouvrages sont conservés directement dans l'apothicairerie bien que la bibliothèque soit dans le même édifice[42].

Nous sommes un peu mieux documentés sur les frères apothicaires ayant œuvré dans la pharmacie des Jésuites. Les activités du frère Florent Bonnemer comme chirurgien et apothicaire remonteraient à

41. *Ibid.*, p. 487-544.

42. Pehr Kalm, *Voyage de Pehr Kalm au Canada en 1749*, Traduction annotée du journal de route par Jacques Rousseau et Guy Béthune avec le concours de Pierre Morisset, Montréal, Pierre Tisseyre, 1977, f. 718. Grâce à l'inventaire d'Antonio Drolet et par nos propres relevés, sept ouvrages liés à l'apothicairerie des Jésuites ont été retracés. Bien qu'il s'agisse d'ouvrages antérieurs au XVIIIe siècle, il ne faut pas pour autant conclure que l'apothicairerie ne conservait ou n'utilisait que des ouvrages anciens. Des œuvres plus récentes se retrouvent de fait dans la bibliothèque générale qui était d'ailleurs située dans le même bâtiment que l'apothicairerie. Centralisation de tous les volumes dans la bibliothèque ou arrêt de l'habitude d'inscrire dans les volumes leur appartenance à la pharmacie ? Dans la liste qui suit, nous avons indiqué la mention inscrite dans le volume permettant de le lier à l'apothicairerie puis, entre parenthèses, la ou les dates où l'œuvre est mentionnée comme étant inscrite au catalogue de la bibliothèque des Jésuites de Québec et, enfin, la référence bibliographique : Ad usum Pharmacopeiae Coll. Jes. (1720), Houel, Nicolas. *Traité de la thériaque et mithridate*… Paris, 1573 ; Pharmacop. Coll. Keb. (1720), Sauvageon, G., dir. *Pharmacopée de Bauderon*. Lyon, 1655 ; Pharmacopée Coll. Jés. (1701/1745), Desse. *Traité de la véritable connaissance des fièvres*. Paris, 1691 ; De la pharmacopée du Collège de Québec (1720/1745), Guyon, sieur de la Nauche, Louis de. *Le cours de médecine en françois*. Lyon, 1671 ; De la pharmacopée du collège de la Compie de Jesus (1745), La Vauguion. *Traité complet des opérations de chirurgie*. Paris, Chez Barthelemy Girin, 1698. 824 p. ; De la Pharmacopée du Collège (1720 / 1745), Rousseau, abbé. *Secrets et remèdes éprouvez*. Paris, Chez Jean Jombert, 1697. 241 p. ; Pharmacys college Quebec. Boussat (1720), *Les Aphorismes d'Hippocrate avec son serment mis en françois par le Sr de Mirabeau Medecin du Roy*. Paris, Chez Simon Le Febvre, 1643. Contrairement aux ouvrages précédents, ce livre est la propriété d'un collectionneur privé de Québec et a été présenté lors d'une exposition de livres à la librairie Argus. Pamphile Lemay en a déjà été le propriétaire.

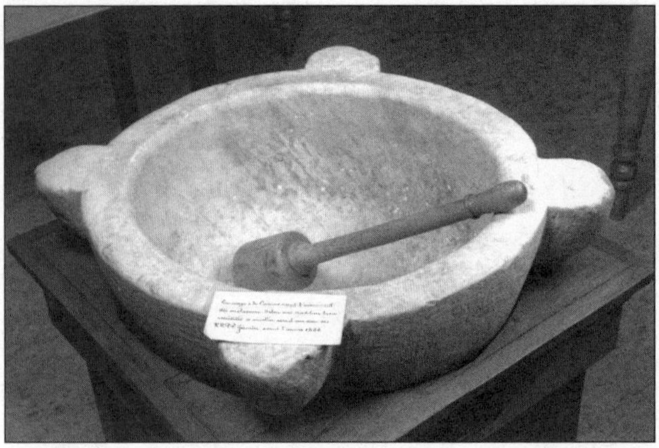

Mortier en pierre et son pilon. Donnés à l'Hôpital général de Québec à la fin du XVIIIe siècle, ils auraient appartenu à l'apothicairerie des Jésuites. Musée de l'Hôpital général de Québec. (Photo Denis Ross)

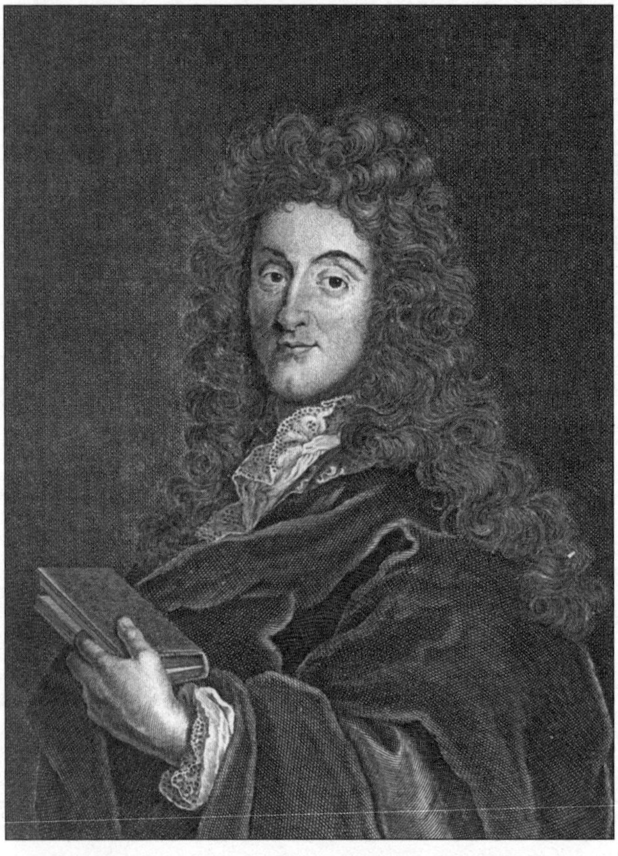

Gravure représentant Nicolas Lémery (1645-1715). Ses volumes relatifs à la pharmacie et à la chimie ont connu une grande diffusion tant en France qu'au Canada. *Traité universel des drogues simples*, 2e éd., Paris, Chez Laurent d'Houry, 1714. 922 p. Centre de référence de l'Amérique française (anciennement Bibliothèque du Séminaire de Québec, Ancien fonds). (Photo Denis Ross)

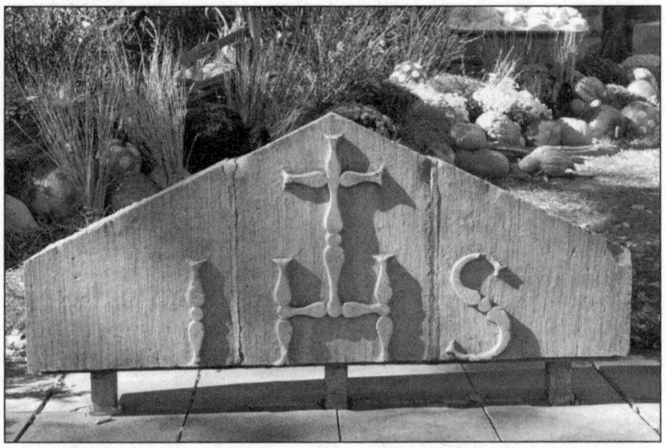

Trois pierres du fronton de la porte d'entrée du collège des Jésuites de Québec, récupérées lors de la démolition (1877-1878) et données aux Jésuites, ont été offertes à la ville de Québec en 1978 pour servir de mémorial. (Photo Rénald Lessard)

son arrivée en août 1647[43]. Du moins, en septembre 1659, le *Journal des Jésuites* note qu'il doit retrancher de ses activités de chirurgien le soin des femmes[44]. En 1680, en compagnie du chirurgien Timothée Roussel, il taxe un mémoire de soins du chirurgien De Mosny[45]. Il décède à Québec le 16 août 1683.

Le frère Jean Boussat qui arrive à Québec en 1686 est mentionné à plusieurs reprises dans les archives comme fournisseur de remèdes. L'inventaire après décès de Claude Chasle, sieur de Mesny, rédigé en 1698, signale que le frère Boussat et le chirurgien Baudoin ont respectivement fourni 22 livres 7 sols et 10 livres de médicaments[46]. Entre 1701 et 1703, le frère Boussat livre des remèdes au Séminaire de Québec. En 1704, l'inventaire d'Alexandre Peuvret de Gaudarville mentionne des fournitures

43. Antonio Drolet, « Bonnemere, Florent », dans *Dictionnaire biographique du Canada*, vol. I : *De 1000 à 1700*, Québec, Presses de l'Université Laval, 1966, p. 111-112.

44. En marge de la mention « de F. Bonnemer ; moderanda actio chirurgi circa foemineum sexum », on retrouve les mots « Chirurgus non curet foeminas » qui signifient que, comme chirurgien, il ne doit pas soigner les femmes. Drolet, *loc. cit.*, p. 111-112.

45. Jean De Mosny contre Michel Guion dit Rouvray, 13 février 1680, BAnQ-Q, TL1,S11,SS1,D15, Registre civil de la Prévôté de Québec et sorties du greffe, n° 15, f. 22r-23v.

46. Inventaire après décès de Claude Chasle, Sr de Mesny, 18 octobre 1698, BAnQ-Q, CN301,S58, greffe de Louis Chambalon, n° 1529.

Tableau 16. Frères jésuites ayant pratiqué la médecine, la chirurgie et la pharmacie au Canada aux XVIIe et XVIIIe siècles[47]

Nom, prénom	Naissance	Arrivée	Départ	Décès	Profession
Goupil, René	1608	1640	1642	1642	Chirurgien
Gouault, Gaspard-François		1646		1646	Apothicaire
Bonnemer, Florent	1600	1647	1683	1683	Chirurgien / Apothicaire
Juchereau de la Ferté, Noël	1647	1668	1672	1672	Infirmier
Vitry, Jean	1642	1673	1681		Chirurgien
Boussat, Jean	1655	1686	1711	1711	Apothicaire
Boispineau, Jean-Jard	1689	1713	1744	1744	Apothicaire
Boispineau, Charles	1700	1721	1760	1760	Apothicaire
Parizel, Jean-François	1699	1727	1749	(?)1758	Apothicaire

de médicaments pour 16 livres[48]. En 1706, Ruette d'Auteuil est condamné à payer aux Jésuites 47 livres « pour remèdes fournis par le frère Broussac audit defendeur dans lannée de la picotte » (hiver 1702-1703)[49]. L'expertise du frère Boussat est même reconnue par les autorités coloniales. En 1709, le gouverneur Vaudreuil note que ce dernier sert de médecin et qu'il a fait un rapport sur la santé de l'ingénieur Levasseur[50]. Au printemps 1711, le frère Boussat décède, victime de l'épidémie de « fievres pestilencielles et contagieuses » qui désole le pays. L'annaliste des Ursulines de Québec écrit :

> Le cher frere Boussat Iesuite a esté du nombre de ces zelés missionnaires qui secourant les ames des moribons fournissêt de remedes et visitoit les pauvres les soulageans en tout ce quil pouvoit et ayant gaigné le mal il en est mort en peu de iours fort regreté de tout le monde cest une g^de^ perte po^r^ le pays[51].

En 1713, deux ans après la mort de Boussat, débarque dans la colonie le frère Jean-Jard Boispineau qui sera l'apothicaire le plus célèbre de l'apothicairerie des Jésuites. Originaire de LaMothe-Saint-Héray dans le Poitou, il est né le 11 septembre 1689. Ses liens de parenté avec des gens déjà établis dans la colonie ou avec de futurs chirurgiens de Québec sont un exemple exceptionnel de solidarité familiale dans les annales médicales des XVIIe et XVIIIe siècles. Il est, en effet, frère de Charles Boispineau, frère jésuite apothicaire qui le rejoint à Québec en 1721, cousin germain du chirurgien Jean-Baptiste Lelièvre dit Duval établi à Québec en 1725 ou peu avant, petit-cousin du chirurgien Pierre Desnouhes installé à Québec entre 1724 et 1728 et petit-cousin de Jacques Gaultier de Comporté, dont le père était arrivé dans la colonie comme officier en 1665[52].

47. Les individus liés à l'ordre des Jésuites qui pratiquent l'une des branches de la médecine sont tous frères coadjuteurs. Nous avons indiqué pour chacun d'eux l'année de leur naissance, l'année de leur arrivée au Canada, l'année de leur départ du Canada et l'année de leur décès. La plupart des dates de départ correspondent en réalité au décès qui survient, règle générale, dans la colonie. *Liste des Missionnaires-Jésuites. Nouvelle-France et Louisiane. 1611-1800*, Montréal, collège Sainte-Marie, 1929, p. 14-16, 37, 40, 60, 73, 85.
48. Inventaire après décès d'Alexandre Peuvret de Gaudarville, 13 mars 1704, BAnQ-Q, CN301,S58, greffe de Louis Chambalon, n° 2852.
49. Jugement rendu par Paul Dupuis, écuyer, conseiller du Roi et son lieutenant particulier civil et criminel au siège de la Prévôté et Amirauté de Québec, en faveur du Révérend Père Pierre Raffeix, procureur des Révérends Pères Jésuites, dans l'affaire l'opposant à maître François-Madeleine-Fortuné Ruette, écuyer, seigneur d'Auteuil et de Monceaux, conseiller du Roi et son procureur général au Conseil souverain, lequel est condamné à verser auxdits Pères la somme de trois cent soixante livres deux sols suivant un arrêté de compte, et encore celle de quarante-sept livres pour des remèdes à lui fournis par le frère Brousseau dans l'année de la picotte, 2 novembre 1706, BAnQ-Q, E21,S64,SS5,SSS5,D151-1, ministère des Terres et Forêts, Série Biens des Jésuites, Sous-série Notre-Dame-des-Anges.
50. Le médecin Michel Sarrazin est à ce moment en France. Lettre de Vaudreuil au ministre, 14 novembre 1709, ANOM, Fonds des Colonies, série C^11^A, vol. 30, f. 83v.
51. Archives des Ursulines de Québec, 1/E9, 1, Vieux récit, 1711, p. 143.
52. Témoins lors du mariage du chirurgien Pierre Desnouhes : « Sçavoir de La part dud Sieur Pierre Desnouhs de Jacques Gaultier Ecuyer Sieur de Comporté petit Cousin du Sieur Jean Baptiste Le lievre Sieur Duval chirurgien en cette d^e^ ville petit Cousin du frere Jean Jard Boispineau de La compagnie de Jésus aussy petit Cousin ». Pierre Desnouhes avait passé des examens devant l'Amirauté de La Rochelle le 10 avril 1724. Contrat de mariage de Pierre Desnouhes et Marie-Josephe Mailloux, 19 octobre 1728, BAnQ-Q, CN301,S223, greffe de Jacques-Nicolas Pinguet, n° 180 ; Jean-Louis Laqueuille, *Les Chirurgiens Navigans du Port de la Rochelle sous l'Ancien Régime*,

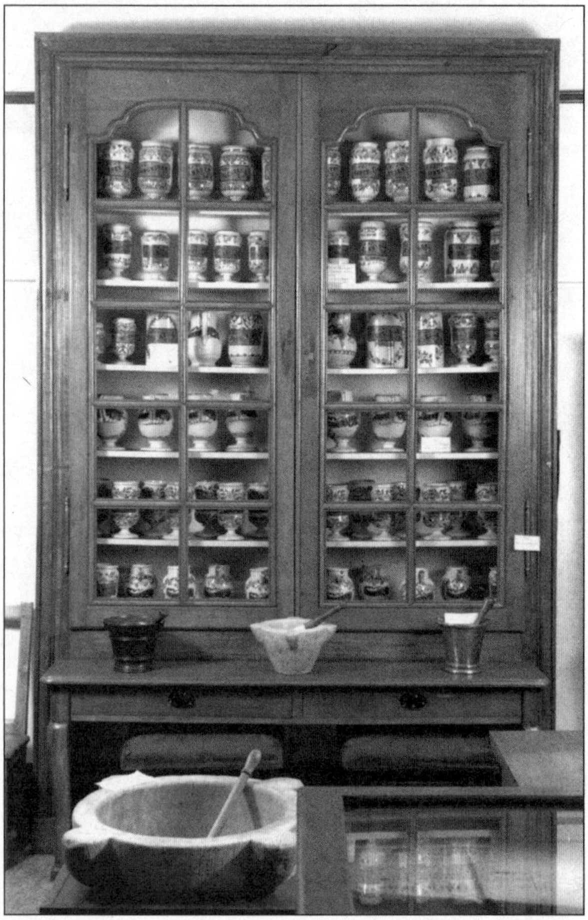

Pots de pharmacie de faïence provenant de l'apothicairerie des Jésuites. Ils furent donnés à l'Hôpital général de Québec en 1787 par le révérend père Glapion, supérieur général des Jésuites au Canada. Il est à noter que les étiquettes apposées sur ces pots sont postérieures à ce don. Musée de l'Hôpital général de Québec. (Photo Denis Ross)

À l'instar du frère Boussat et comme en font foi les mentions de fournitures de remèdes dans les inventaires après décès, le frère Jean-Jard Boispineau fournit des médicaments à plusieurs particuliers. Ainsi, le 3 novembre 1715, il signe un reçu de 12 livres pour des médicaments fournis lors de sa dernière maladie au maître charpentier Pierre Ménage demeurant rue Saint-Louis à Québec[53]. On n'hésite pas non plus à faire appel à ses services en tant qu'« habile apotiquaire » pour estimer la qualité ou la valeur de produits pharmaceutiques et de soins médicaux[54]. De même, on fait appel à ses talents de chirurgien[55]. En 1741, il soigne le père J.-B. Maurice atteint d'une « incommodité tres facheuse inveteree ». Dans ses annales, l'ecclésiastique note que sa guérison est imputable à une opération qui a fort bien réussi et qu'il doit « cet heureux succès aux soins et a l'habileté de ce cher frere [Boispineau], qui dans l'operation eut la gloire d'avoir luy seul connu veritablement la nature de son mal[56] ». Jean-Jard Boispineau décède à Québec le 10 septembre 1744. Son frère Charles lui survit jusqu'en 1760. À sa mort ou peu après, cessent définitivement les activités de l'apothicairerie des Jésuites.

D'autres communautés ecclésiastiques font également commerce de remèdes. Les religieuses de l'Hôtel-Dieu de Québec préparent et vendent des médicaments à la population en général, mais il ne semble pas que les sommes impliquées soient importantes. En 1743, une lettre de sœur Duplessis de Sainte-Hélène adressée à l'apothicaire Féret précise :

> Les affaires sont bien dificiles à traiter dans des pays à demi formés comme celui-ci. Je ne vois pas que vous puissiez y rien faire. On veut tout pour rien et souvent à crédit. On a regret de payer un remède et c'est quelquefois faire de la peine aux personnes les plus aisées de leur envoyer un mémoire qu'on leur aura fourni[57].

thèse de doctorat d'État en médecine, Université de Nantes, 1970, annexe.

53. Inventaire de feu Pierre Ménage, 16 mars 1717, BAnQ-Q, CN301,S87, greffe de Jean-Étienne Dubreuil, n° 816.

54. Lettre de Hocquart au ministre, 15 octobre 1732, ANOM, Fonds des Colonies, série $C^{11}A$, vol. 58, f. 38r-41r; Compte du chirurgien Simon Soupiran pour les remèdes fournis à la famille du sieur Lajoye (Lajoie) et examen du compte par Boispineau [frère apothicaire], 5 au 18 mai 1735, BAnQ-Q, P1000,S3,D2336; Inventaire de feu Gervais Baudoin et de Marthe Marcou, maître chirurgien et bourgeois de Québec, 5 juillet 1752, BAnQ-Q, CN301,S11, greffe de Claude Barolet, n° 2631.

55. En 1735, un habitant de l'île d'Orléans, Jean Bilodeau, atteint d'un chancre, consulte d'abord Jean Mauvide, chirurgien à Saint-Jean, île d'Orléans, puis se tourne successivement vers le chirurgien du roi Michel Bertier et le frère Jean-Jard Boispineau et, enfin, se met entre les mains de Phlem. Raymond Douville, *Yves Phlem dit Yvon le Breton ancêtre des familles Hivon. Les tribulations d'un guérisseur à Sainte-Anne-de-la-Pérade au 18e siècle*, Trois-Rivières, Éditions du Bien Public, 1975, p. 6-24.

56. Annales du père J. B. Maurice, publiées dans Léo-Paul Hébert, transcripteur, *Le troisième registre de Tadoussac Miscellaneorum Liber*, Montréal, Les Presses de l'Université du Québec, 1976, p. 260-261.

57. Lettre de Marie-Andrée Duplessis de Sainte-Hélène à M. Feret, 20 octobre 1743, publiée dans « Lettres de mère Marie-Andrée Duplessis de Sainte-Hélène, supérieure des Hospitalières de l'Hôtel-Dieu de Québec », dans *Nova Francia*, vol. V, n° 6 (novembre-décembre 1930), p. 369-370.

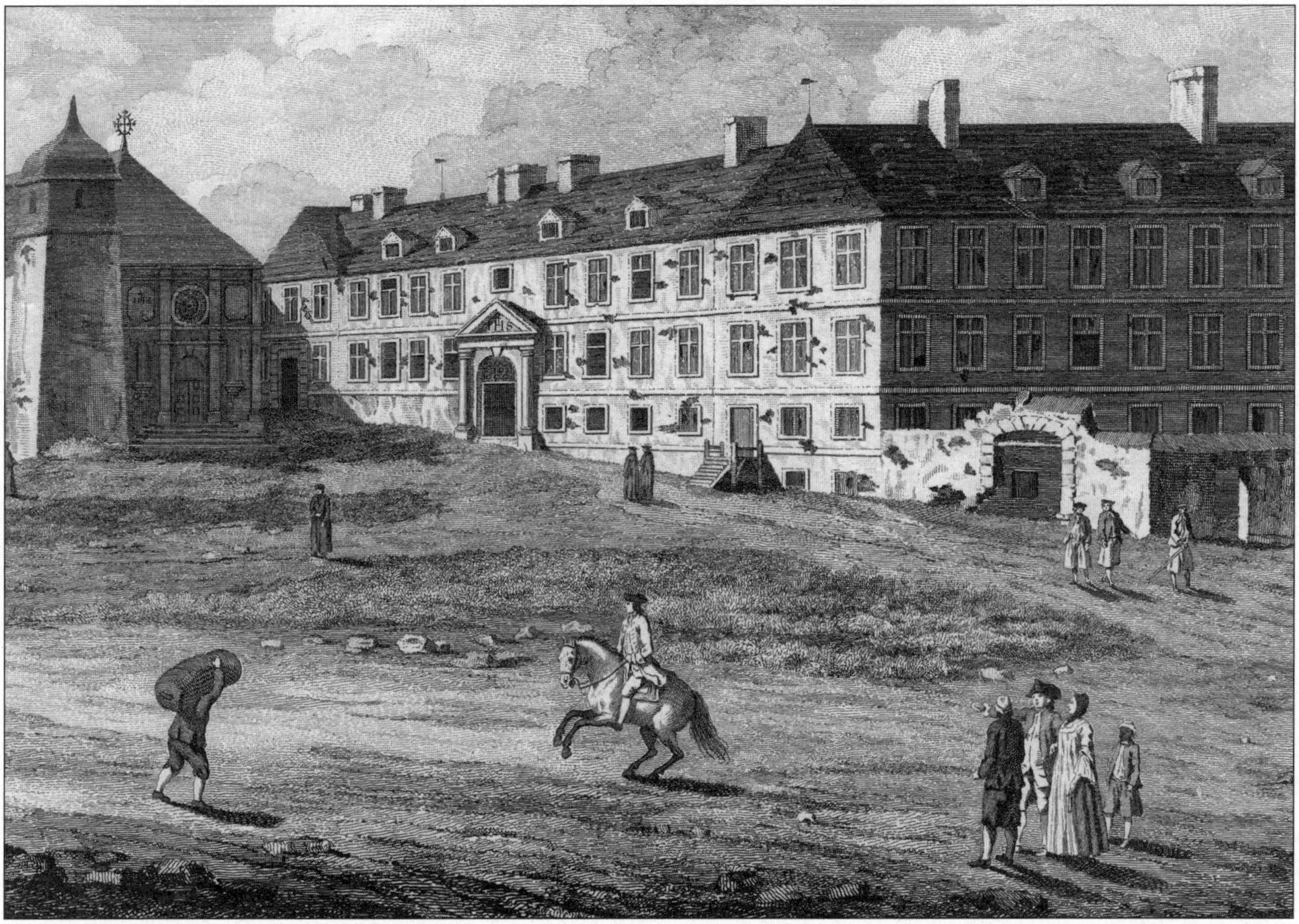

Le collège des Jésuites est reconstruit et agrandi en 1725. Sur cette gravure, il porte les traces du bombardement de 1759, mais pourra rapidement servir de caserne aux troupes britanniques et, avec la mort du frère apothicaire Charles Boispineau survenue le 30 janvier 1760, c'est la fin de l'apothicairerie des Jésuites. Vue de l'église et du collège des Jésuites, 1759 (détail). Gravée par C. Grignion. Œuvre d'après Richard Short. BAnQ-Q, P600,S5,PGN42.

À Montréal, les communautés religieuses vendent également des médicaments à la population, mais il est difficile de préciser l'ampleur de ce commerce. Les bordereaux de recettes et dépenses de la colonie pour les années 1730 et 1740 attestent la fourniture de médicaments aux postes et aux forts du roi par les Hospitalières de l'Hôtel-Dieu de Montréal. Ainsi, en 1736, les religieuses de l'Hôtel-Dieu de Montréal reçoivent 995 livres pour le prix des remèdes et médicaments fournis pour les forts de Chambly, Saint-Frédéric, Niagara et Frontenac ainsi que pour les magasins de Montréal[58]. En 1741, les religieuses de l'Hôtel-Dieu de Montréal admettent que leur apothicairerie leur rapporte annuellement 300 livres lorsque les affaires le permettent[59]. C'est peu, surtout au regard des revenus globaux de cet hôpital qui atteignent cette année-là près de 10 000 livres.

À la lumière des inventaires après décès et des témoignages, la part des institutions religieuses dans le marché de la vente de médicaments pour la population en général reste somme toute modeste.

58. Bordereau des dépenses qui excèdent en 1736 les fonds ordonnés, ANOM, Fonds des Colonies, série C[11]A, vol. 70, f. 84r.

59. Recette generale des revenus des Pauvres de l'hotel Dieu de Montreal tant pour une annee, 10 juin 1741, ANOM, Fonds des Colonies, série C[11]A, vol. 107, f. 277r.

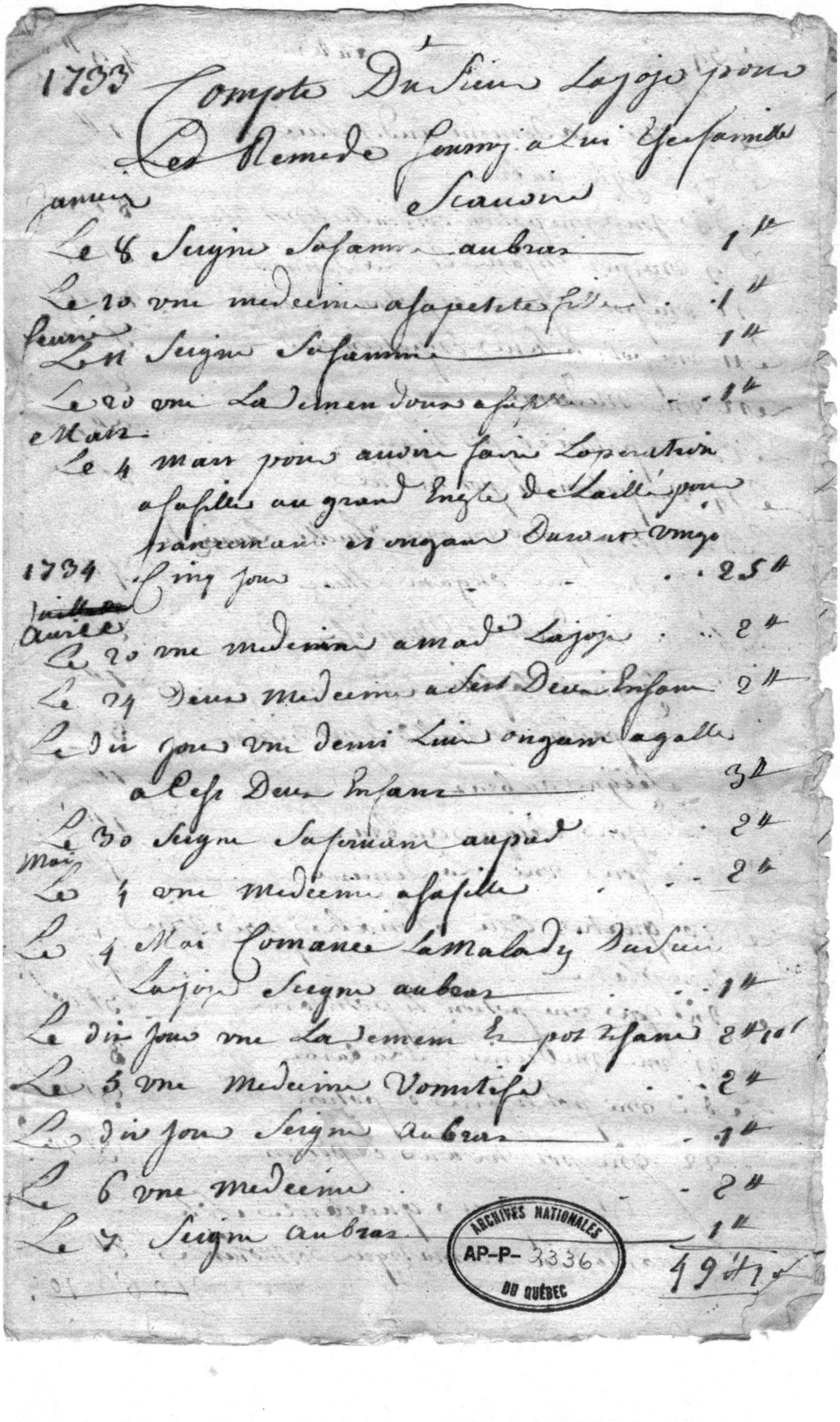
1733 Compte Du Sieur Lajoye pour
Les Remede fourny a luy et sa famille
Scavoir
Janvier
Le 8 Seigné sa famme au bras 1#
Le 20 une medecine a sa petite fille 1#
Fevrier
Le 11 Seigné sa famme 1#
Le 20 une Lavemen doux a sa fille 1#
Mars
Le 4 mars pour avoir fait Lopération a sa fille au grand Angle de Loeille pour pancemans et onguan Durant vingt cinq jour 25#
1734 Avril
Le 20 une medecine a mad. Lajoye 2#
Le 24 Deux Medecine a ces Deux Enfans 2#
Le dit jour une demi Livre onguan a galle a ces Deux Enfans 3#
Le 30 Seigné sa servante au pied 2#
Mai
Le 4 une medecine a sa fille 2#
Le 4 Mai Comance la Malady du sieur Lajoye Seigné au bras 1#
Le dit jour une Lavemen et pot tisane 2#10
Le 5 une Medecine Vomitife 2#
Le dit jour Seigné au bras 1#
Le 6 une medecine 2#
Le 7 Seigné au bras 1#
49#10

Ce compte du chirurgien Soupiran de Québec montre bien le travail du chirurgien : saignée, lavement, opération chirurgicale et fourniture de remèdes : tisane, potion et onguent, cinabre pour emplâtre, teinture de rhubarbe, fomentation aromatique et émoliente, onguent à gale et médecine. « Compte du chirurgien Simon Soupiran pour les remèdes fournis à la famille du sieur Lajoye (Lajoie) et examen du compte par Boispineau [frère apothicaire] ». 5 au 18 mai 1735. BAnQ-Q, P1000,S3, D2336.

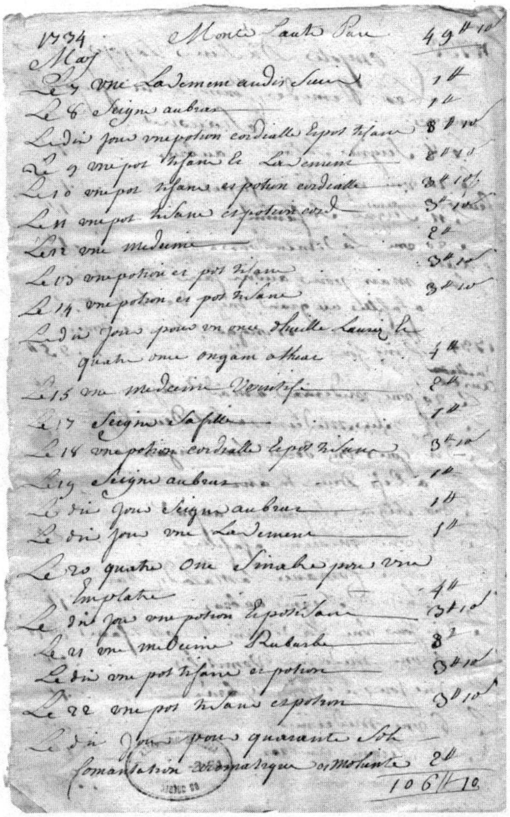
1734 Monte lauté Pare 49 # 10
May
Le 7 une Lavement audit Sieur 1 #
Le 8 Seigné au bras 1 #
Le dit jour une potion cordialle et pot tisane 3 # 10
Le 9 une pot tisane et Lavement 3 # 10
Le 10 une pot tisane et potion cordialle 3 # 10
Le 11 une pot tisane et potion cord 3 # 10
Le 12 une medecine 2 #
Le 13 une potion et pot tisane 3 # 10
Le 14 une potion et pot tisane 3 # 10
Le dit jour pour une once dhuille Lauri et quatre once onguent althae 4 #
Le 15 une medecine 2 #
Le 17 Seigné sa fille 1 #
Le 18 une potion cordialle et pot tisane 3 # 10
Le 19 Seigné au bras 1 #
Le dit jour Seigné au bras 1 #
Le dit jour une Lavement 1 #
Le 20 quatre once [illegible] pour une emplatre 4 #
Le dit jour une potion et pot tisane 3 # 10
Le 21 une medecine Rubarbe 2 #
Le dit une pot tisane et potion 3 # 10
Le 22 une pot tisane et potion 3 # 10
Le dit jour pour quarante [illegible] fomantation aromatique et emoliente 2 #
106 # 10

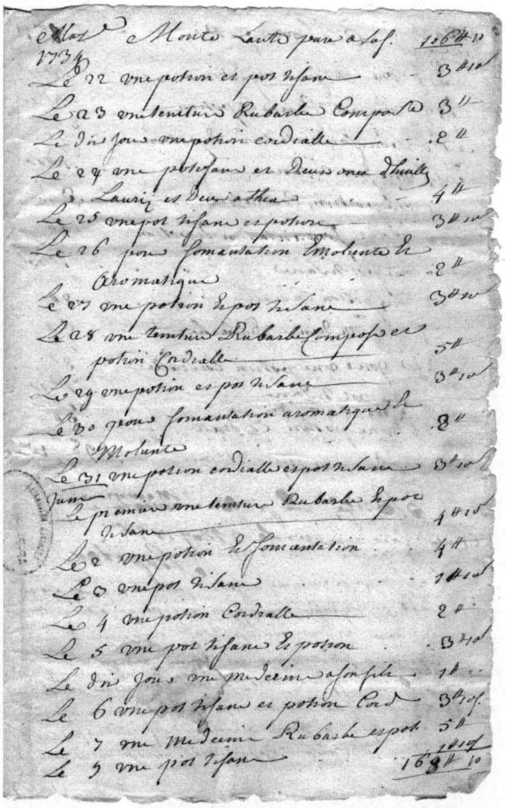
May Monte lauté par a [illegible] 106 # 10
1734
Le 22 une potion et pot tisane 3 # 10
Le 23 une teinture Rubarbe composée 3 #
Le dit jour une potion cordialle 2 #
Le 24 une pot tisane et deux once dhuille Lauri et deux althea 4 #
Le 25 une pot tisane et potion 3 # 10
Le 26 pour fomantation Emoliente et Aromatique 2 #
Le 27 une potion et pot tisane 3 # 10
Le 28 une teinture Rubarbe composée et potion Cordialle 5 #
Le 29 une potion et pot tisane 3 # 10
Le 30 pour fomantation aromatique et Emoliente 2 #
Le 31 une potion cordialle et pot tisane 3 # 10
Juin
Le premier une teinture Rubarbe et pot tisane 4 # 10
Le 2 une potion et fomantation 4 #
Le 3 une pot tisane 1 # 10
Le 4 une potion Cordialle 2 #
Le 5 une pot tisane et potion 3 # 10
Le dit jour une medecine a sa fille 2 #
Le 6 une pot tisane et potion Cord 3 # 10
Le 7 une medecine Rubarbe et pot 5 #
Le 9 une pot tisane 1 # 10
168 # 10

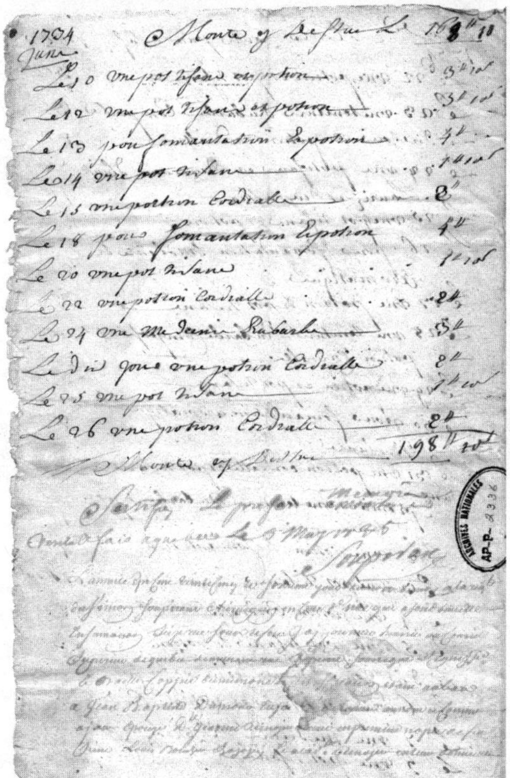
1734 Monte cy dessus 168 # 10
Juin
Le 10 une pot tisane et potion 3 # 10
Le 12 une pot tisane et potion 3 # 10
Le 13 pour fomantation et potion 4 #
Le 14 une pot tisane 1 # 10
Le 15 une potion Cordialle 2 #
Le 18 pour fomantation et potion 4 #
Le 20 une pot tisane 1 # 10
Le 22 une potion Cordialle 2 #
Le 24 une medecine Rubarbe 3 #
Le dit jour une potion Cordialle 2 #
Le 25 une pot tisane 1 # 10
Le 26 une potion Cordialle 2 #
198 # 10
Monte cy dessus
Certiffie le present memoire
Fait a quebec le 5 may 1736
Soupiran
[illegible]

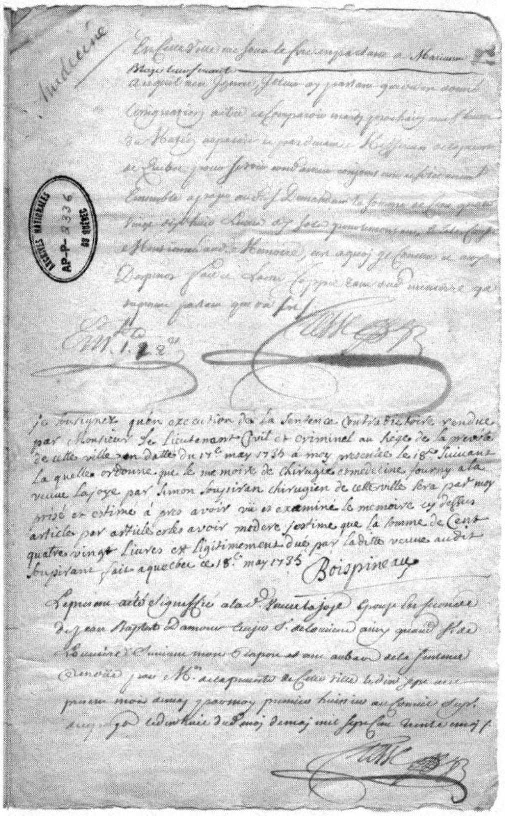
Medecine
[illegible]
Em 1 # 2
Je soussigné qu'en execution de la Sentence contradictoire rendue par Monsieur le Lieutenant Civil et criminel au siege de la prevosté de cette ville en datte du 17e may 1735 a moy presentée le 18e suivant La quelle ordonne que le memoire de chirurgie et medecine fourny a la veuve Lajoye par Simon Soupiran chirugien de cette ville sera par moy prisé et estimé a pres avoir vû et examiné le memoire cy dessus articles par articles et apres avoir moderé jestime que la somme de Cent quatre vingt Livres est legitimement due par ladite veuve audit Soupiran fait a quebec ce 18e may 1735
Boispineau
[illegible]

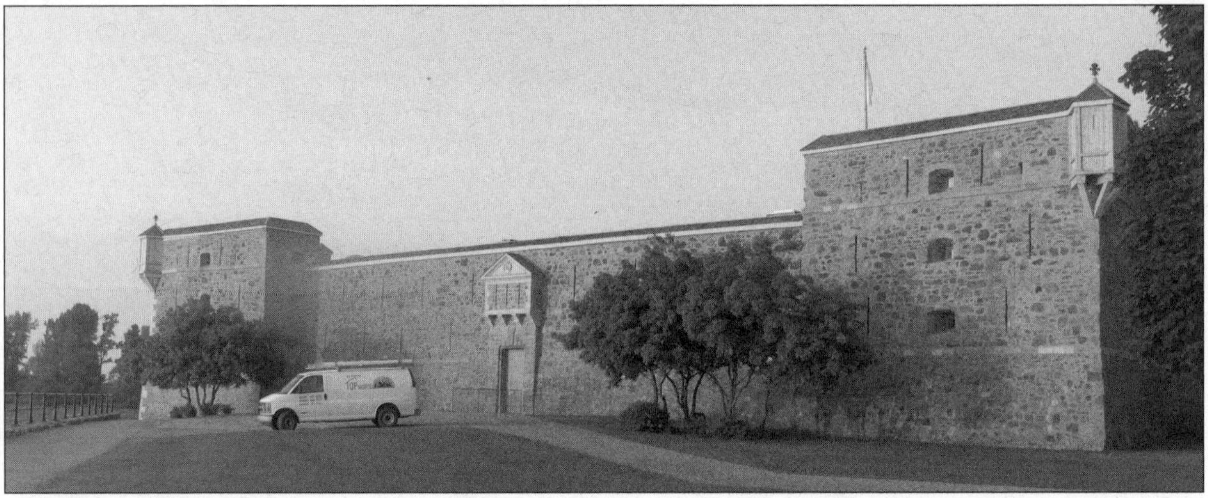

Fort Chambly. Une garnison y est placé depuis le XVIIe siècle et un chirurgien les dessert. (Photo Rénald Lessard)

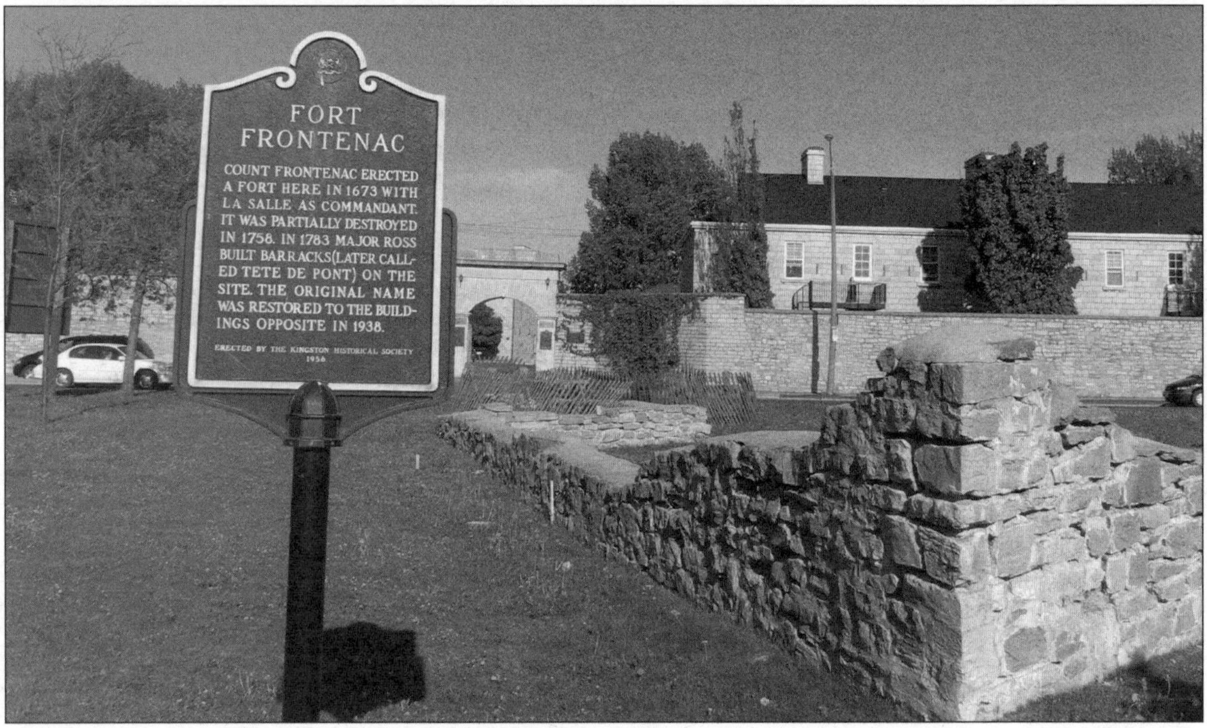

Ruines du fort Frontenac (aujourd'hui Kingston). (Photo Rénald Lessard)

En France, dans les campagnes du Pays basque Nord, les chirurgiens demeurent les principaux détaillants de remèdes[60]. L'étude du livre de comptes du maître chirurgien Jacques Long, qui couvre la période allant de juillet 1774 à juillet 1781, permet d'établir des conclusions similaires pour la région de Venterol dans la Haute-Provence[61]. À la fin du XVIIIe siècle, pour les campagnes des environs d'Angoulême,

60. En France, dans les campagnes du Pays basque Nord, chaque chirurgien possède le plus souvent ses propres drogues. Thuillaud, *op. cit.*, p. 105.

61. Jeannine Demesy-Maurent, « Un maître chirurgien dans la Haute-Provence dromoise à la veille de la Révolution », dans *Cahiers d'histoire* (Lyon), vol. 33, n° 1 (1988), p. 43-70.

l'analyse d'un livre de comptes ayant appartenu au chirurgien Thomas Hérier révèle la même tendance[62]. Irvine Loudon observe, quant à lui, que les chirurgiens anglais établis dans les campagnes sont souvent des fournisseurs de produits pharmaceutiques[63].

Cette participation des chirurgiens au marché de la vente de remèdes se vérifie également au Canada par la lecture des comptes médicaux de l'époque, par les inventaires après décès de chirugiens et d'individus en général ainsi que par certains témoignages[64]. En 1699, le Conseil souverain constate que les chirurgiens « font le metier d'apotiquaires » et que Sarrazin « les oblige a se fournir des remedes necessaires[65] ». Les dizaines de comptes médicaux produits par des chirurgiens qui nous sont parvenus mentionnent à peu près invariablement des fournitures de remèdes et, de fait, cette partie des activités des chirurgiens est à la source de la majeure partie de leurs revenus liés à la pratique médicale.

Les mentions de dettes passives pour des fournitures de médicaments figurant dans les 962 inventaires après décès d'habitants de Québec pour la période 1690-1759 permettent aussi de connaître les principaux fournisseurs du grand public et de préciser la part respective des chirurgiens et des institutions religieuses. La présence de dettes pour fournitures de remèdes par des chirurgiens est une constante. À un degré moindre, on relève la présence de fournisseurs institutionnels. Si l'on retrouve une vingtaine de mentions des Jésuites, un seul cas concerne l'Hôtel-Dieu de Québec[66]. C'est peu, surtout si l'on considère que près de 200 mentions de dettes dues aux chirurgiens ont été retracées dans les 962 inventaires et que la plupart se rapportent à la fourniture de soins et remèdes.

Les inventaires après décès de chirurgiens mentionnent régulièrement la présence de remèdes ou d'équipements servant à leur préparation. Pour les XVIIe et XVIIIe siècles, le tiers des inventaires de praticiens signalent la présence de mortiers et de pilons. Moins fréquemment apparaissent des mentions de balances et de trébuchets pour peser les produits médicaux, de pots, de fioles et, plus rarement encore, d'alambics ou de chapelles permettant la distillation[67]. Ainsi, en 1715, le notaire Rivet évalue à 150 livres « l'Apotiquairerie » du chirurgien Jean-Baptiste de Mosny « Consistant en Ustancils et remedes propres a la profession dud deffunt[68] ».

Après la Conquête, les apothicaires deviennent plus nombreux. L'apothicairerie des Jésuites cesse ses activités à Québec et le seul apothicaire laïque de cette ville, Alexandre-Joseph Arnoux, quitte le pays.

En 1763, pour combler ce vide, Henry Taylor, un chirurgien natif de Pennsylvanie séjournant à Londres, parvient à convaincre James Johnston, un marchand écossais de Québec de passage dans la capitale anglaise, de lui acheter « un parti de drogues et médecines pour lui établir une apothicairerie à Québec[69] ». Comme convenu, Taylor s'installe au Canada et, dès 1764, il ouvre son commerce sur la rue du Palais dans une maison appartenant à Johnston & Purss. Outre un « grand assortiment

62. Edna Hindie Lemay, « Thomas Hérier, a country surgeon outside Angoulême at the end of the XVIIIth century: a contribution to social history », dans *Journal of social history*, vol. 10, n° 4 (juin 1977), p. 524-537.

63. Irvine Loudon, « The Nature of provincial medical Practice in eighteenth-century England », dans *Medical History*, vol. 29, n° 1 (janvier 1985), p. 1-32.

64. Les chirurgiens s'approvisionnent en médicaments par diverses sources. Certains les achètent de marchands établis à Québec; d'autres se les procurent auprès de l'apothicairerie des jésuites; certains les achètent directement en France ou par l'intermédiaire des communautés religieuses. Après la Conquête, l'apothicaire Taylor compte la plupart des chirurgiens de la région de Québec comme ses clients.

65. *Jugements et délibérations du Conseil Souverain de la Nouvelle-France*, vol. IV: *1696-1704*, Québec, Imprimerie A. Côté et Cie, 1888, p. 312-315.

66. En 1747, il est dû à cette dernière institution la somme de 12 livres pour des remèdes fournis à Simon Frichet. Inventaire de feue Marie-Louise Constantin et de Simon Frichet, 26 mai 1747, BAnQ-Q, CN301,S11, greffe de Claude Barolet.

67. Les mentions d'alambics ou de chapelles ont été retrouvées dans les inventaires des chirurgiens Gervais Baudoin en 1715, Jean Coustard en 1726, Jourdain Lajus en 1724 et François Lajus en 1742; Inventaire de feu Gervais Baudoin et d'Anne Aubert, 3 et 4 juin 1715, BAnQ-Q, CN301,S240, greffe de Pierre Rivet, n° 271; Inventaire de feu Jean Coustard et de feue Marguerite Niel, 7 juin 1726, BAnQ-Q, CN301,S190, greffe de Jean-Claude Louet; Inventaire de feue Marie-Louise Roger et de Jourdain Lajus, 26 mai 1724, BAnQ-Q, CN301,S10, greffe de Jacques Barbel; Inventaire de feu François-Xavier Lajus et de Louise-Elizabeth Moreau, 28 mars 1742, BAnQ-Q, CN301,S223, greffe de Jacques-Nicolas Pinguet, n° 2839.

68. Inventaire de feu Jean-Baptiste de Mosny et de Marie Albert, 19-20 août 1715, BAnQ-Q, CN301,S240, greffe de Pierre Rivet, n° 297.

69. James Johnston est associé depuis 1762 à son compatriote John Purss. Rénald Lessard, « Le secret de la bière d'épinette (Henry Taylor et la fabrication de l'essence d'épinette) », dans *Cap-aux-Diamants*, vol. 2, n° 4 (hiver 1987), p. 45.

Tableau 17. Valeur des remèdes dans les inventaires après décès des chirurgiens aux XVIIe et XVIIIe siècles[70]

Noms des chirurgiens	Résidence	Date	Valeur (en livres)
Jean Madry	Québec	1669	123
Samuel Lecomte	Château-Richer	1703	40
Nicolas-François Herbecq	Batiscan	1711	36
Jean Demosny	Québec	1715	150
Jourdain Lajus	Québec	1724	380
Joseph Boucher-Denois	Boucherville	1735	219
Simon Soupiran	Québec	1736	150
Jourdain Lajus	Québec	1742	725
Claude Boiteux de Saint-Olive	Montréal	1743	423
Gervais Baudoin	Québec	1752	150
Ferdinand Feltz	Montréal	1756	1 058
François Rimbaud	Trois-Rivières	1758	292
Bernard Planté	Neuville	1765	500
François Rimbaud	Trois-Rivières	1775	100
Bernard Duberger	Saint-Thomas	1775	600
François Lajus	Québec	1776	400
Guillaume Labat	Terrebonne	1777	501
François Rimbaud	Trois-Rivières	1779	72
James Wilson	Québec	1784	97
Richard Hope	Québec	1786	700 (environ)
Louis Landriaux	Montréal	1788	72
John Andreas Blumkee	Neuville	1790	300
Jean Petitsou	Deschambault	1791	24
Guillaume Labat	Pointe-aux-Trembles	1791	384
Jacques Dénéchaud	Québec	1800	400
Jean-Baptiste Chrétien	Québec	1800	73

de drogues Chemiques et Galleniques », il propose à ses clients un « assortiment d'instruments de poche pour des Chirugians ». Dans sa boutique, on retrouve ainsi une grande variété de produits allant des lancettes, des ventouses ou des seringues en passant par des élixirs de Daffy et de Sguire, du baume de Turlington, de l'amer de Stoughton ou encore du poivre, du gingembre, des prunes, du sucre, de la marmelade ou du vinaigre blanc, de l'alun et de la résine[71]. À sa mort survenue le 30 mai 1773 à la suite d'une « esquinancie gangreneuse », sa clientèle, principalement anglophone, compte aussi bien des artisans, des marchands que des religieux ou des militaires[72]. La plupart des chirurgiens de la région de Québec et plusieurs établis ailleurs dans la colonie, peu importe leur origine ethnique, font affaire avec lui. Tant par la valeur que par la quantité et la variété des produits offerts à sa clientèle, Taylor tenait probablement à cette époque l'apothicairerie la plus importante du Canada[73].

De 1773 à 1788, quelques chirurgiens, essentiellement James Davidson, John Hurst et Jean-Baptiste Chrétien, se disent à l'occasion apothicaires à Québec. Né le 4 juin 1737 à Québec, Jean-Baptiste Chrétien est le fils posthume de Jean-Baptiste Chrétien, fermier des Jésuites à Notre-Dame-des-Anges depuis 1732, et de Marie-Jeanne Bédard. Le 14 novembre 1740, sa mère se remarie à François Chevalier, également fermier des Jésuites à Notre-Dame-des-Anges. Sa formation ne nous est pas connue, mais il est possible que les Jésuites y aient pourvu puisque son père et son beau-père étaient à leur service[74]. Sa présence étant signalée à Québec en 1754 et 1756, il nous est de même permis d'envisager qu'il ait servi sous les ordres du frère Boispineau dans leur apothicairerie. Il aurait parachevé ses études en France puisqu'en mai 1763 il s'embarque à Calais pour l'Angleterre « Venant de Paris[75] ».

70. La valeur des remèdes, indiquée en livres françaises, inclut assez souvent les pots et les fioles les contenant. De même, des objets liés à la pratique de la pharmacie sont quelquefois inclus dans les estimations. Plusieurs inventaires de chirurgiens ne mentionnent pas la présence de médicaments.

71. *Gazette de Québec*, nº 2, 28 juin 1764.

72. *Gazette de Québec*, nº 439, 10 juin 1773; Inventory of the Goods & Chattels Debts & Credits &ca of the Estate of the deceased Henry Taylor of Quebec Apothecary at the time of his death, 26 juin 1773, BAnQ-Q, TL18,S2,SS1, Cour du banc du roi pour le district de Québec, Dossier nº 3985.

73. La valeur des remèdes et des produits liés à la pratique médicale dépasse à son décès 4 000 livres françaises. Il offrait également à ses clients plusieurs dizaines de traités médicaux, dont quelques-uns publiés en français.

74. Obligation par René Sasseville, journalier de Québec, en faveur de François Chevalier, fermier des Pères Jésuites à Notre-Dame des Anges, et de Marie-Jeanne Bédard, sa femme, 20 octobre 1750, BAnQ-Q, CN301,S91, greffe de Charles-Hilarion Dulaurent.

75. Il est à Calais le 2 mai 1763 et il est parrain à Québec le 25 août 1763. Passagers Embarqués Pour Angleterre. Calais, 1763, ANOM, Fonds des Colonies, série F^5B, vol. 44. Indice d'études parisiennes, Chrétien a recours en janvier 1774 au « Codex de paris » pour préparer une décoction. Memoire Des medicament fourny a Messieurs Du Seminêre par chretien, 21 mai 1774, CRAF, Séminaire 120, nº 302.

De retour au Canada à la fin de 1763, il s'installe dans sa ville natale. Il est alors présenté dans les actes surtout comme maître apothicaire, mais on le retrouve également à l'occasion décrit comme maître chirurgien. Entre 1767 et 1769, sa présence est signalée à Trois-Rivières mais, endetté, il préfère revenir tenter sa chance à Québec.

À partir de juin 1772, soit deux mois à peine après la mort du chirurgien Guillaume Dubarry qui desservait l'institution, le séminaire de Québec sollicite régulièrement ses services et devient selon toute probabilité son client le plus important. De cette date jusqu'en 1800, soit pendant 28 ans, les comptes et les livres de comptes de cette institution révèlent que Chrétien a fourni environ 15 000 livres françaises de services médicaux[76]. Cette somme est importante, surtout si l'on considère que le chirurgien Lajus a dispensé entre 1701 et 1742 des soins et des remèdes pour une valeur de près de 10 000 livres et que cette somme incluait les frais de barbe.

L'analyse des comptes qu'il a produits pour le Séminaire démontre qu'il agit essentiellement à titre d'apothicaire. Ainsi, entre juin 1772 et août 1789, les comptes qui nous sont parvenus comprennent peu d'actes liés directement à la chirurgie : onze saignées, une extraction de dent, l'ouverture d'un abcès et l'exécution de huit paracentèses sur un même malade entre août 1784 et décembre 1788[77]. Il donne à quelques reprises des lavements, pose des emplâtres vésicatoires, met des pansements et fait des visites. À une occasion, il exécute une ordonnance du médecin militaire Hugh Alexander Kennedy[78]. Signe d'un recours de plus en plus régulier à ses services, ses comptes sont présentés une fois l'an à partir de 1787 et il est décrit comme « médecin de la maison » en 1793 et 1794.

À partir de 1785 et jusqu'à sa mort, Jean-Baptiste Chrétien est également au service des Ursulines de Québec. Un montant de 200 livres françaises lui est accordé annuellement pour ses fonctions[79]. Entre avril 1786 et août 1791, et sans doute sur une période de temps plus longue, il soigne l'ancien évêque Jean-Olivier Briand, sérieusement malade depuis plusieurs années[80]. Outre des frais pour fournitures de soins et de remèdes, il perçoit des honoraires s'élevant à deux guinées (54 livres françaises) pour l'année 1787 et à six livres anglaises (144 livres françaises) par année pour 1789 et 1790[81]. L'Église s'avère ainsi pour

76. Il avait déjà fourni quelques remèdes au séminaire de Québec en avril et en mai 1770. À quelques reprises, le Séminaire a recours au chirurgien Louis-Philippe-François Badelard (1775-1779) et au chirurgien anglophone James Fisher (1780). Compte du chirurgien Badelard envers le séminaire de Québec, 1776, CRAF, Séminaire 120, nº 41 ; Compte du chirurgien Badelard envers le séminaire de Québec, 20 janvier 1779, CRAF, Séminaire 120, nº 42 ; Remède fourny a Monsieur Bertiaume par chretien, 16 juin 1770, CRAF, Séminaire 120, nº 300 ; Mémoire Des medicaments fourny a Messieurs du Seminere par chretien, 12 juin 1773, CRAF, Séminaire 120, nº 301 ; Memoire Des medicament fourny a Messieurs Du Seminêre par chretien, 21 mai 1774, CRAF, Séminaire 120, nº 302 ; Memoire Des medicament fourny a Messieurs Du Seminair par chretien, 15 février 1775, CRAF, Séminaire 120, nº 303 ; Memoire Des medicament fourny aux Messieurs Du Seminaire par chretien, 6 février 1777, CRAF, Séminaire 120, nº 304 ; Memoire Des medicament fourny aux Messieurs Du Séminaire par chretien, 29 octobre 1777, CRAF, Séminaire 120, nº 305 ; Memoire Des Remedes fourny a Messieurs Du Seminaire par chretien, 16 septembre 1778, CRAF, Séminaire 120, nº 306 ; Memoire Des Medicament faite et fourny a Messieurs Du Seminére par chretien, 7 juin 1779, CRAF, Séminaire 120, nº 307 ; Memoire Des Medicaments faite et fourny aux Messieurs Du Seminaire par chretien, 22 mars 1785, CRAF, Séminaire 120, nº 309 ; Memoire des medicament faite et fourny a Messieurs Du Seminere par chretien, 24 septembre 1787, CRAF, Séminaire 120, nº 311 ; Memoire des Medicament faite et fourny aux Messieurs Du Seminere par chretien, 2 septembre 1788, CRAF, Séminaire 120, nº 312 ; Memoire des medicaments faite et fourny a Messieurs Du Seminere par chretien, 17 août 1789, CRAF, Séminaire 120, nº 313 ; CRAF, Livres de comptes, C-35 : Journal, p. 152-153, 160, 167, 169, 194, 209, 246-248, 268, 283, 293, 296, 308, 311, 323, 335, 344, 346, 354-355, 361, 363, 367-368, 371-372 ; CRAF, Livres de comptes, C-37 : Journal, p. 4, 7, 17, 26, 41, 45, 54, 56, 76, 91, 97-98, 105, 112, 121, 136, 160, 245.

77. La paracentèse est une « opération chirurgicale par laquelle on fait une ouverture au bas-ventre des hydropiques pour en évacuer les eaux ». P.-H. Nysten, *Dictionnaire de médecine, et des sciences accessoires à la médecine, avec l'étymologie de chaque terme ; suivi de deux vocabulaires, l'un latin, l'autre grec*, Paris, Chez J.-A. Brosson, 1814, p. 439. Les comptes détaillés de Chrétien couvrent la période allant de juin 1772 à février 1775, d'octobre 1776 à mai 1779, de janvier 1784 à mars 1785 et d'août 1786 à août 1789.

78. Le 21 novembre 1778 : « Loot. Selon Lord de Mr Kanade ». Memoire Des Medicament faite et fourny a Messieurs Du Seminére par chretien, 7 juin 1779, CRAF, Séminaire 120, nº 307.

79. Cette somme lui est payée au moins à partir de 1788. Archives des Ursulines de Québec, Extraits des livres de comptes relatifs aux médecins et aux soins des malades, p. 3a.

80. André Vachon, « Briand, Jean-Olivier », dans *Dictionnaire biographique du Canada*, vol. IV : *De 1771 à 1800*, Québec, Presses de l'Université Laval, 1980, p. 103-111.

81. Memoire des medicaments faite et fourny à Monseigneur Brillant Evêque Par Chertien (sic), 3 septembre 1787, CRAF, Evêques, nº 36 ; Memoire des Medicaments faite et fourny a Monseigneur Brillant Evêque Par chretien, 13 janvier 1789, CRAF, Evêques, nº 20 ; Memoire Des Remedes fourny a Monseigneur Brillant Eveque par chretien, 28 décembre 1790, CRAF, Evêques, nº 21 ; Reçu de messire Gravé, 20 août 1791, CRAF, Evêques, nº 18.

Chrétien une clientèle de choix tant pour le prestige conféré que pour les revenus espérés.

Les livres de comptes du Séminaire présentent Jean-Baptiste Chrétien comme chirurgien (1773-1775, 1777), médecin (1779-1781), chirurgien (1781-1782), docteur (1785), chirurgien (1786), médecin (1787, 1789-1792), médecin de la maison (1793-1794) et enfin médecin (1795-1796). Les recensements paroissiaux de 1792, de 1795 et de 1798 le qualifient respectivement de médecin, de pharmacien et de médecin. Lors de son inhumation en janvier 1800, le curé le décrit comme apothicaire. Cette confusion dans les titres illustre bien le caractère flou des délimitations entre les branches de la médecine, mais démontre également le recours de plus en plus fréquent à la fin du XVIIIe siècle du terme « médecin » pour qualifier un praticien de l'envergure d'un simple chirurgien. Cet état de chose aurait été à peu près impensable au XVIIe siècle et exceptionnel au début du siècle suivant. La confusion entourant le terme « docteur », très utilisé par les Britanniques, et l'ascension des chirurgiens au XVIIIe siècle expliquent en bonne partie les variations du vocabulaire.

Chrétien décède à Québec le 27 janvier 1800. Il s'était marié une première fois à Québec le 25 juin 1764 à Louise Magot dit Boulogne et une seconde fois à Québec le 5 juin 1780 à Geneviève Letellier, fille d'un perruquier. De ses unions, cinq enfants lui survivent, dont un garçon, Joseph, âgé de neuf ans. Personne ne prendra la relève et les biens de Chrétien seront vendus à l'encan. Outre une maison sur la rue Saint-Flavien, il laisse des biens mobiliers qui seront vendus pour 1 815 livres françaises. Des 5 238 livres dues à la succession, dont 1589 sont considérées comme douteuses, à peine 641 livres auront été récupérées au moment du partage de la succession. À l'opposé, les héritiers doivent payer 759 livres en dettes passives[82]. Somme toute, sa succession permet de situer Chrétien dans une position médiane par rapport à ses collègues.

Sa bibliothèque comprenait plus de 120 volumes, dont au moins une quarantaine d'ouvrages étaient liés à la médecine, à la chirurgie et surtout à la pharmacie. Signalons la présence de plusieurs ouvrages de Nicolas Lémery. Indice qu'il ne tenait pas une apothicairerie publique, du moins à sa mort, son apothicairerie ne contient des remèdes que pour une valeur de 73 livres et des outils de chirurgie pour sept livres.

La carrière de John Hurst qui s'installe à Québec comme chirurgien et apothicaire durant la guerre de l'Indépendance américaine est plus difficile à cerner que celle de Jean-Baptiste Chrétien. D'origine et de formation inconnues, il serait né vers 1731. Sa présence est signalée au Canada en 1776[83]. En 1780, il est à Québec comme aide-chirurgien militaire. À partir de 1783, on retrouve des traces de sa présence dans la capitale canadienne. Les documents le présentent indistinctement comme chirurgien, apothicaire ou droguiste. En 1798, il est désigné dans un recensement comme ancien apothicaire. Il décède à Québec le 28 janvier 1799. Marié à la fille d'un loyaliste, il laisse trois enfants, dont deux garçons établis dans le Haut-Canada. Nous ne connaissons pas sa situation matérielle, mais les problèmes qu'il eût à affronter devant la justice semblent indiquer un état assez précaire.

Enfin, la carrière de James Davidson en terre canadienne débute en 1772. À ce moment, il obtient une licence pour vendre des boissons alcooliques à Chambly[84]. Durant la guerre de l'Indépendance américaine, il participe au siège de Québec en 1775 et sert dans le premier bataillon du 84e Régiment comme chirurgien jusqu'au 25 décembre 1780[85].

---

82. Inventaire de feu Jean-Baptiste Chrétien, chirurgien de Québec, et de Geneviève Tellier, 21 et 27 mars 1800, BAnQ-Q, CN301,S230, greffe de Joseph-Bernard Planté, n° 2310 ; Procès-verbal de vente des effets de feu Jean-Baptiste Chrétien, chirurgien de Québec, et de Geneviève Tellier, 27 mars 1800, BAnQ-Q, CN301,S230, greffe de Joseph-Bernard Planté, n° 2320 ; Compte et partage de la communauté de feu Jean-Baptiste Chrétien, chirurgien de Québec, et de Geneviève Tellier, 6 octobre 1800, BAnQ-Q, CN301,S230, greffe de Joseph-Bernard Planté, n° 2470.

83. Paymaster's Regimental Book (84th Regiment or Royal Highland Emigrants), Livre A (1775-1777), 5 juin 1776, BAnQ-Q, P81, Famille Fraser.

84. Requête, certificats et licence pour tenir taverne accordée à James Davidson, 17 août 1772, BAC, RG 4, B 28, vol. 120 ; Cession par Jacques Gordon et Jacques Davidson, demeurant ordinairement à la rivière Chambly, à Jean Bondfield, négociant, 25 août 1774, BAnQ-Q, CN301,S207, greffe de Jean-Claude Panet, n° 5066.

85. Il aurait été nommé à ce poste le 14 juin 1775. Robert Drew, edit., *Commissioned Officers in the Medical Services of the British Army, 1660-1960*, Londres, Wellcome Historical Medical Library, 1968, p. 46 ; Paymaster's Regimental Book (84th Regiment or Royal Highland Emigrants), Livre A (1775-1777), f. 48v-49r, 50v-51r,

En avril 1779, il avait épousé Jane Richardson, fille unique du commissaire des casernes John Richardson. Sa femme serait une « jeune Demoiselle aimable et accomplie, avec une Fortune assez considérable[86] ». Ce mariage lui apporte toutefois certains désagréments. Ses supérieurs notent qu'il est « a very good man and a good surgeon, that he has always attended his duty faithfully, but he has the misfortune of having a wife that is always very sickly and thender, and that when he is not with his family, others doctors are obliged to attend her...[87] » Ces raisons l'obligent à démissionner en 1780 et à s'installer à Québec dès l'automne de la même année comme praticien civil. Il conserve certains liens avec la vie militaire en servant également de chirurgien de la milice britannique de la ville de Québec à partir du 24 février 1781.

En 1782, il s'offre de fournir des remèdes aux chirurgiens :

> Medical Gentlemen who are in want of Medecines may be supplied on very reasonable terms by applying to Mr James Davidson, Surgeon in the Lower Town, Quebec[88].

Les comptes détaillés pour fournitures de services médicaux par Davidson conservés dans les archives révèlent qu'il exécute des saignées, soigne des cas de teigne, d'hémorroïdes et de crachement de sang, ouvre un abcès, rend visite à des patients tant en ville qu'à la campagne mais surtout, comme Chrétien, qu'il fournit des médicaments[89]. Absent des mentions de dettes passives que l'on retrouve dans les inventaires après décès des francophones de Québec, il semble desservir surtout la population anglophone. Bien installé dans sa maison donnant sur la place du marché, il déclare lui-même en 1786 qu'il « keeps a shop with medecines[90] ».

En 1790, il remplace le chirurgien Alexander Wilson comme chirurgien « to the Royal Artillery Royal Engineers and Ordnance » à Québec durant son absence à la Jamaïque[91]. Signe d'une bonne situation, il a des domestiques et, en 1790, un apprenti. Nommé chirurgien du 2e bataillon du Royal Canadian Volunteers le 30 juin 1796, il quitte Québec durant l'année suivante et n'y reviendra qu'après sa démobilisation survenue le 24 septembre 1802. En mai 1797, James Davidson avait vendu au chirurgien d'origine allemande John Conrad Just, installé à Québec depuis moins d'un an, tous ses remèdes et les biens mobiliers dépendant de son apothicairerie, incluant les fioles, les pots, les tablettes et les grands tiroirs[92]. La transaction s'élevait à 396 livres courantes ou 9 504 livres françaises. Son apothicairerie était l'une des plus considérables du Canada tant par la variété des produits disponibles que par sa valeur.

Après avoir séjourné dans le Haut-Canada et à Londres, il revient à Québec en 1803-1804, se rend

96v-97r, 113v-114r, 115v-116r, 116v-117r, BAnQ-Q, P81, Famille Fraser; Paymaster's Regimental Book (84th Regiment or Royal Highland Emigrants), Livre B (1777-1778), f. 30v-31r, 53v-54r, 71v-72r, 100v-101r, 114v-115r, 116v-117r, BAnQ-Q, P81, Famille Fraser; Paymaster's Regimental Book (84th Regiment or Royal Highland Emigrants), Livre C (1778-1780), f. 43r, 59, 104, 122, 179, 191, 237, 268, BAnQ-Q, P81, Famille Fraser; Paymaster's Regimental Book (84th Regiment or Royal Highland Emigrants), Livre D (1780-1782), f. 8, BAnQ-Q, P81, Famille Fraser; *Gazette de Québec*, n° 1 452, 2 mai 1793.

86. *Gazette de Québec*, n° 716, 20 mai 1779.
87. Lettre de Maclean à Haldimand, 9 octobre 1780, British Library, Sir Frederick Haldimand papers, Add. MSS 21789, f. 171r-171v.
88. *Gazette de Québec*, n° 880, 4 juillet 1782.
89. Lettre de James Davidson à John Cochrane, 14 novembre 1783, BAC, MG 55/23, n° 97, p. 15; Lettre de John Cochrane à James Davidson, 14 novembre 1783, BAC, MG 55/23, n° 97, p. 26-27; Compte de James Davidson pour John Cochrane, novembre 1783, BAC, MG 55/23, n° 97, p. 16-25; James Davidson contre John Cochrane, 1783, BAnQ-Q, TL15,S2, Cour des plaidoyers communs du district de Québec, Matières civiles en générales, Dossier n° 2731 (1783-1784); Louis-Philippe Badelard contre William Gill, 1786, BAnQ-Q, TL15,S2, Cour des plaidoyers communs du district de Québec, Matières civiles en générales. Dossier n° 3033 (1786); Compte de soins médicaux donnés à John Franks par James Davidson, 13 mai 1794, BAnQ-Q, P1000,S3,D764.
90. Déposition de James Davidson, 17 août 1786, dans Louis-Philippe Badelard contre William Gill, 1786, BAnQ-Q, TL15,S2, Cour des plaidoyers communs du district de Québec, Matières civiles en générales. Dossier n° 3033 (1786).
91. Agreement between Mr Alex^{r} Willson and Mr James Davidson, 1er février 1791, BAnQ-Q, CN301,S256, greffe de Charles Stewart.
92. Dans la *Gazette de Québec* du 18 mai 1797, on retrouve l'avis suivant: « Le Soussigné ayant acquis de Monsr. James Davidson son Apothicairerie et tous les remedes, avertit le public et Messrs. les Docteurs de campagne en général, qu'il continuera à vendre des remedes pour un prix raisonable. Les personnes qui voudront bien s'adresser à lui, seront servies exactement. J.C. JUST, Chirurgien. Québec, Rue du Palais, n° 7, le 17e Mai, 1797. » *Gazette de Québec*, n° 1 635, 29 septembre 1796; *Gazette de Québec*, n° 1 669, 18 mai 1797; Vente de James Davidson, chirurgien de Québec, à John Conrad Just, chirurgien de Québec, 17 mai 1797, BAnQ-Q, CN301,S256, greffe de Charles Stewart.

à nouveau dans le Haut-Canada vers 1805, retourne à Québec vers 1807, s'installe à Trois-Rivières vers 1812 et y décède le 12 juin 1813[93].

Selon toute apparence, la ville de Montréal reste dépourvue d'apothicaire laïque de la mort de Saint-Olive en 1740 jusqu'à l'arrivée, à la fin de 1763, du Savoyard Joseph Dauquin[94]. Après avoir loué une maison sur la rue Notre-Dame, ce fils de laboureur complète son établissement en se mariant en 1765 à la fille d'un jounalier[95]. À l'instar de Taylor, il vend « toutes sortes de remedes tant chimiques que galléniques » et met, entre autres, à la disposition de sa clientèle des étuis de chirurgie, des lancettes, des bougies, des petites seringues, des bouteilles d'eau de senteur et d'eau de la reine d'Hongrie[96]. La carrière de Joseph Dauquin en terre canadienne s'avère brève. Il est inhumé à Montréal le 18 janvier 1767 âgé d'à peine 38 ans.

Après la mort de Dauquin, Guillaume Fontaine, qui épouse la veuve de ce dernier le 10 novembre 1767, prend la relève jusqu'en 1782[97]. Signalé en 1765 dans une liste de protestants de la région de Montréal, il est présenté comme un « labourer » natif d'Italie et résident de Montréal[98]. En 1768, il est mentionné comme tenant taverne[99]. Les documents le présentent comme apothicaire, maître apothicaire ou marchand droguiste. Pour des raisons inconnues, Fontaine déclare en février 1782 qu'il « entend quitter le commerce » et qu'il fera « faire un encan de sa boutique, consistant en drogues médicinales, faiancerie et grosserie, qui seront vendus le 18 Mars prochain…[100] » En 1787, il demeure en dehors de la ville mais s'intitule encore maître apothicaire[101]. Il est inhumé à l'Hôpital général de Montréal le 8 décembre 1809 âgé de 84 ans.

En janvier 1784, deux ex-chirurgiens militaires, Charles Blake et Henry Nicholas Christopher Loedel, s'associent pour pratiquer la médecine et faire le commerce de produits pharmaceutiques à Montréal[102].

Né le 13 août 1746 à Bath en Angleterre, Charles Blake sert à partir de 1770 dans le 54e Régiment puis achète en 1772 une charge de chirurgien dans le 34e Régiment. En 1776, il fait partie des troupes envoyées en renfort pour combattre les Américains[103]. En 1778, il sert à Montréal comme chirurgien du « General Hospital[104] ». Le 12 octobre 1779, il est nommé chirurgien de la garnison de Montréal et il démissionne de son poste de chirurgien du 34e Régiment[105]. Le 12 avril 1783, il épouse à Montréal Mary Sunderland. Il est démobilisé à la fin de 1783 mais devient chirurgien de la milice britannique au printemps 1787[106]. Par ses suggestions, il participe à l'élaboration de l'ordonnance médicale de 1788 et est d'ailleurs nommé membre du premier bureau d'examinateurs de Montréal le 11 juillet 1788[107]. Au fil des ans, Blake forme plusieurs apprentis, dont les docteurs John Ferries (Faries) et Peter Diehl. Charles Blake décède le 22 avril 1810 et la *Gazette de Montréal* n'hésite pas alors à souligner qu'il fut pendant « many years one of the most successful and able practioners that ever resided in this city[108] ».

93. *Gazette de Québec*, nº 2522, 24 juin 1813.
94. « Jean Francois Ravey & Joseph Dauquin from hence to Montreal, having taken the Oath of Alegiance to his Maj ty's and applying to the Governor on their arrival ». BAC, RG 68, Registraire, Travel permits - General passes, 12 novembre 1763.
95. Contrat de mariage de Joseph Dauquin, apothicaire, et de Françoise-Charlotte Petit, 30 juin 1765, BAnQ-M, CN601,S290, greffe de Pierre Mézières, nº 657.
96. *Gazette de Québec*, nº 6, 26 juillet 1764.
97. *Gazette de Québec*, nº 859, 21 février 1782.
98. List of Protestants in the District of Montreal, 7 novembre 1765, Public Record Office (Londres), Série C.O. 42, Original correspondence, vol. 5, f. 31r.
99. Documents relatifs à William Fontaine, 23 février 1768 et 3 août 1772, BAC, RG 4, B 28, vol. 65, Licences pour tenir taverne.
100. *Gazette de Québec*, nº 859, 21 février 1782.
101. Vente de terre par Jean-Baptiste Leduc, habitant, et de Marie-Louise Hurtebise, de la côte St-Joseph, paroisse de Montréal, à Guillaume Fontaine, maître apothicaire, de St-Joseph, 7 février 1787, BAnQ-M, CN601,S158, greffe d'Antoine Foucher.
102. Gilles Janson, « Blake, Charles », dans *Dictionnaire biographique du Canada*, vol. V : *De 1801 à 1820*, Québec, Presses de l'Université Laval, 1983, p. 97-98.
103. *Ibid.* ; Robert Drew, edit., *Commissioned Officers in the Medical Services of the British Army, 1660-1960 : Johnston's roll*, Londres, Wellcome Historical Medical Library, 1968, p. 43.
104. Mémoire de Charles Blake au gouverneur Haldimand, 14 juillet 1778, British Library (Londres), Official correspondence and papers of Sir Frederick Haldimand, Add. MSS 21873, f. 10r.
105. *Ibid.* ; Mémoire de Charles Blake au gouverneur Haldimand, 10 janvier 1784, British Library (Londres), Official correspondence and papers of Sir Frederick Haldimand, Add. MSS 21873, f. 251r.
106. *Gazette de Québec*, nº XXXI, 2 août 1787.
107. Lettre d'Henry Motz à Charles Blake, 15 juillet 1788, BAC, MG 23, G III, 31, Fonds Charles Blake, p. 1-3 ; BAC, RG 68, Registraire, General Index to Commissions, partie 1 : 1651-1841, p. 62-63.
108. *Gazette de Montréal*, nº 766, 23 avril 1810.

Son inventaire après décès dressé en 1810 témoigne de son aisance.

Henry Nicholas Christopher Loedel suit une carrière similaire. Né en avril 1754 à Braunschweig en Allemagne, il arrive dans la province de Québec à titre d'aide-chirurgien d'une compagnie des troupes allemandes envoyées au Canada[109]. Durant la guerre de l'Indépendance américaine, il a l'occasion de travailler avec le chirurgien Charles Blake à Montréal. À la paix, en 1783, il s'installe comme chirurgien civil à Montréal et devient au printemps 1787 aide-chirurgien de la milice britannique de cette ville. En 1786, signe de son ascension sociale, il se présente comme écuyer et docteur en médecine[110]. Pourtant, en octobre 1788, il n'obtiendra qu'une licence pour pratiquer comme chirurgien, apothicaire, pharmacien et accoucheur, mais non comme médecin[111]. Il est vrai que son association avec Blake et son mariage le 30 janvier 1784 avec Marguerite Gamelin, fille d'un marchand en vue de Montréal, facilitent son avancement. Le 25 août 1797, il remplace John Faries (Ferries) comme aide-chirurgien du premier bataillon du Royal Canadian Volunteers. Il occupe cette fonction jusqu'au 4 avril 1800, date où il est nommé aide-chirurgien d'hôpital (Hospital mate). Il décède à Montréal le 14 janvier 1830[112].

Blake et Loedel s'associent donc à partir du 1er janvier 1784 pour exercer « the art & mistery of Surgeons » et tenir « an apothecary's shop in this city[113] ». En mai 1794, un bilan de leur association est dressé. Les dettes passives s'élèvent à 803 livres courantes (19 276 livres françaises), dont 244 livres

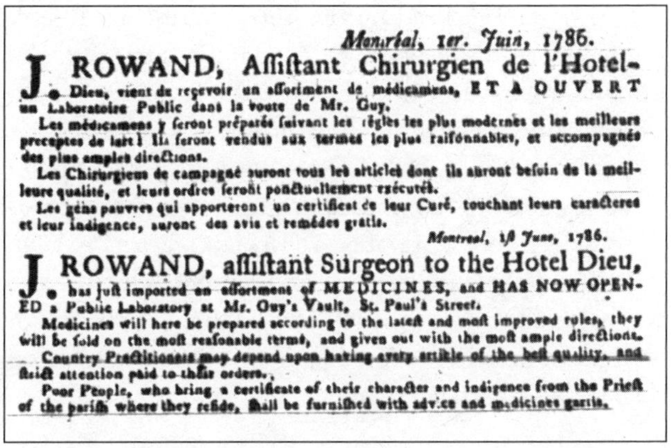
Montréal, 1er. Juin, 1786.

J. ROWAND, Aſſiſtant Chirurgien de l'Hotel-Dieu, vient de recevoir un aſſortiment de médicamens, ET A OUVERT un Laboratoire Public dans la voute de Mr. Guy.

Les médicamens y feront préparés ſuivant les régles les plus modernes et les meilleurs preceptes de l'art ; ils feront vendus aux termes les plus raiſonnables, et accompagnés des plus amples directions.

Les Chirurgiens de campagne auront tous les articles dont ils auront beſoin de la meilleure qualité, et leurs ordres feront ponctuellement exécutés.

Les gens pauvres qui apporteront un certificat de leur Curé, touchant leurs caractères et leur indigence, auront des avis et remédes gratis.

Montreal, 1ſt June, 1786.

J. ROWAND, aſſiſtant Surgeon to the Hotel Dieu, has juſt imported an aſſortment of MEDICINES, and HAS NOW OPENED a Public Laboratory at Mr. Guy's Vault, St. Paul's Street.

Medicines will here be prepared according to the lateſt and moſt improved rules, they will be ſold on the moſt reaſonable terms, and given out with the moſt ample directions.

Country Practitioners may depend upon having every article of the beſt quality, and ſtrict attention paid to their orders.

Poor People, who bring a certificate of their character and indigence from the Prieſt of the pariſh where they reſide, ſhall be furniſhed with advice and medicines gratis.

En 1786, John Rowand, aide-chirurgien de l'Hôtel-Dieu de Montréal, ouvre une « Apothicairerie publique » ou « Laboratoire public ». *Gazette de Québec*, nº 1089, 29 juin 1786.

courantes aux droguistes John Cave & Co de Bristol en Angleterre. Par contre leurs dettes actives atteignent la jolie somme de 2 681 livres courantes (64 344 livres françaises) et les biens immobiliers comprennent deux maisons et une ferme. Parmi leur clientèle, on retrouve une vingtaine de chirurgiens de Montréal et des environs, quelques praticiens du Haut-Canada et le reste de la clientèle est formée surtout de notables[114]. Par les sommes impliquées, cette apothicairerie apparaît comme l'une des plus considérables à Montréal avant 1800 et semble très lucrative.

En 1786, John Rowand, aide-chirurgien de l'Hôtel-Dieu de Montréal, se propose d'ouvrir une « Apothicairerie publique » :

> J. Rowand, Chirurgien-Assistant de l'Hôpital ou Hôtel-Dieu, a fait venir un assortiment général de drogues, & se propose d'ouvrir une Apothicairerie publique dans la Voute de Mr. Guy, rue St. Paul. On préparera les Remèdes selon les régles les plus approuvées ; on les vendra à un bas prix, & avec les Directions nécessaires. Les Chirurgiens de Campagne peuvent être assuré d'avoir chaque Article de la meilleure qualité, & que l'on fera attention aux Ordres qu'ils enverront. Les Pauvres qui apporteront un Certificat de leur Caractère & Indigence, de leur Curé, seront traité GRATIS[115].

109. Gilles Janson, « Loedel, Henry Nicholas Christopher », dans *Dictionnaire biographique du Canada*, vol. VI : *De 1821 à 1835*, Québec, Presses de l'Université Laval, 1987, p. 442-443 ; Return of service of the following medical officers of the regular army serving in Canada recommended for retirement. From 25th august 1815, 22 novembre 1816, BAC, RG 8, Série C, vol. 291, p. 199 ; Lettre de Henry Loedel au gouverneur, 26 février 1799, BAC, RG 8, Série C, vol. 287, p. 63-64.

110. Quittance de Henry Loedel, écuyer et docteur en médecine, de la ville de Montréal, rue St-Joseph, à Pierre Gamelin, bourgeois négociant, veuf de Louise de Lorimier, de la ville de Montréal, 5 août 1786, BAnQ-M, CN601,S158, greffe d'Antoine Foucher.

111. *Gazette de Québec*, nº 1 215, 27 novembre 1788.

112. *La Minerve*, 18 janvier 1830 ; *The Montreal Gazette*, 18 janvier 1830.

113. Articles of copartnership. Charles Blake and Henry Loedel, 16 mai 1794, BAnQ-M, CN601,S29, greffe de John Gerbrand Beek.

114. Janson, *loc. cit.*, p. 442-443.

115. *Gazette de Montréal*, nº XXIII, 8 juin 1786.

En 1793, il annonce qu'il prend la liberté « d'informer le Public, & particulièrement les chirurgiens de campagne qu'il a actuélement un assortiment Général de médicamens à vendre à très bon marché[116] ». Nous ne connaissons pas l'ampleur de ses activités comme apothicaire. Au moment de son décès en septembre 1818, la *Gazette de Montréal* rapporte qu'il était « an eminent Surgeon and Physician, but for many years unable to practise for want of health[117] ». Aucune mention n'est faite de ses activités pharmaceutiques.

* * *

Si l'on analyse l'évolution de la pratique de la pharmacie au Canada aux XVIIe et XVIIIe siècles, quatre caractéristiques fondamentales se dégagent : absence de réglementation avant 1788, rôle important des communautés religieuses avant la Conquête, ouverture tardive d'apothicaireries publiques importantes et accaparement de la profession par les chirurgiens, surtout par les chirurgiens militaires britanniques après la guerre de l'Indépendance américaine.

À l'instar des médecins, aucune corporation n'existe et aucune réglementation ne contrôle la pratique du métier d'apothicaire avant 1788[118]. L'ordonnance de 1788 vise à s'assurer de leurs qualifications professionnelles en les obligeant à subir un examen avant de leur délivrer une licence de pratique excepté « ceux qui ont pris leur degré dans aucune université, ou qui ont été commissionnés et nommés chirurgiens dans l'armée ou la marine de Sa Majesté » qui ne sont pas soumis à l'examen[119].

D'abord essentiellement entre les mains des chirurgiens et des apothicaires religieux liés aux Jésuites et aux communautés hospitalières, le domaine de la pharmacie commence à se spécialiser à partir du milieu du XVIIIe siècle avec des personnages comme Arnoux ou Saint-Olive, mais c'est véritablement après la Conquête que sont ouverts des établissements publics voués à la vente de remèdes sur une grande échelle. Les boutiques d'apothicaires de Taylor, Davidson ou Blake & Loedel, et peut-être celles de Dauquin et Fontaine, mettent à la disposition de leur clientèle des quantités impressionnantes de produits et leurs établissements sont des lieux de commerce considérables qui peuvent être considérés à juste titre comme les premières apothicaireries publiques laïques. De fait, bien que les chirurgiens fassent souvent office d'apothicaire, aucun ne semble posséder de remèdes en grande quantité avant le milieu du XVIIIe siècle. À l'exception de Feltz qui possède des remèdes pour un peu plus de 1 000 livres en 1756 et de Taylor et Davidson, aucun inventaire de chirurgien ne mentionne de remèdes pour une valeur excédant 725 livres et rares sont ceux dépassant 500 livres. C'est peu en regard des milliers de livres que valaient les apothicaireries de Taylor ou de Davidson. Même un individu comme Jean-Baptiste Chrétien qui s'intitule à l'occasion apothicaire ne semble pas avoir tenu une apothicairerie publique et sa pratique ressemble, somme toute, à celle de la majorité des chirurgiens.

Après la Conquête, les apothicaires restent relativement peu nombreux et concentrés dans les villes de Québec et de Montréal. À l'exception de Chrétien, d'ailleurs probablement formé en partie en France, ce sont tous des étrangers. De même, sauf dans les cas de Dauquin et de Fontaine où nous sommes mal renseignés, tous semblent pratiquer les trois branches de la médecine. Enfin, quelques chirurgiens militaires britanniques débarqués au Canada à l'occasion de la guerre de l'Indépendance américaine fondent durant les années 1780 des établissements considérables qui témoignent de l'emprise de ce groupe sur les destinées du corps médical canadien.

116. *Gazette de Montréal*, n° XXXII, 15 août 1793.
117. *Gazette de Montréal*, n° 1 202, 2 septembre 1818.
118. L'ordonnance de 1788 mentionne les termes pharmacien et apothicaire, mais il est impossible de savoir si les deux mots ont alors une connotation différente. De même, à la fin du XVIIIe siècle, apparaît le mot droguiste (druggist) qui désigne beaucoup plus un revendeur de médicaments qu'un praticien.
119. Acte ou ordonnance qui défend à qui que ce soit de pratiquer la médecine et la chirurgie dans la Province de Québec, ou la profession d'accoucheur dans les villes de Québec ou Montréal, sans permission, 30 avril 1788, dans « Ordonnances édictées pour la province de Québec par le gouverneur et le conseil de celle-ci, de 1768 à 1791 », dans Arthur Doughty, *Rapport concernant les travaux des Archives publiques pour les années 1914 et 1915*, Ottawa, J. de L. Taché, 1917, p. 224-225. Publiée aussi dans la *Gazette de Québec*, n° 1 187, 15 mai 1788.

CHAPITRE 7

Le corps médical : les chirurgiens

Les chirurgiens en France

DANS LA SECONDE MOITIÉ DU XVIIe siècle, les chirurgiens forment un groupe beaucoup moins prestigieux que les médecins, mais ils sont plus nombreux et se répandent à la fois dans les villes, les bourgs et les campagnes. Au siècle suivant, le duc de Luynes, dans ses *Mémoires sur la Cour de Louis XV*, estimait entre trente mille et quarante mille le nombre de barbiers et de chirurgiens pour le royaume de France, soit environ cinq fois plus que les médecins[1].

Plus proches du peuple que les médecins, souvent issus du même milieu que leurs patients, et plus accessibles physiquement et financièrement, les chirurgiens jouent en pratique le rôle de généralistes. Le traitement des blessures et des maladies externes de même que l'utilisation des instruments chirurgicaux constituent le champ d'exercice théorique des chirurgiens, mais la plupart des chirurgiens, surtout ceux qui sont établis dans les campagnes et dans les endroits dépourvus de médecins et d'apothicaires, n'hésitent cependant pas à remplir certaines fonctions normalement dévolues à ces derniers.

Contrairement aux médecins, ils n'exercent pas une profession, mais plutôt un métier. À Paris, l'union des communautés des chirurgiens et des barbiers au milieu du XVIIe siècle, leur soumission à la faculté de médecine et la perte de leur statut de profession libérale en 1660 accentuent ce caractère. Les barbiers, appelés aussi barbiers-chirurgiens, pratiquent la chirurgie depuis longtemps, mais ils se cantonnent surtout dans des actes simples comme le « pansement des simples tumeurs & des furoncles » ainsi que les saignées en cas de nécessité. Pendant plusieurs siècles, ils se heurtent périodiquement aux médecins et aux chirurgiens dits de robe longue regroupés dans la capitale au sein du collège de Saint-Côme. L'arrêt du 7 février 1660 qui confirme des lettres patentes de 1656 reconnaissant l'union des chirurgiens parisiens aux barbiers fait également défense aux membres de la nouvelle communauté de « prendre la qualité de bacheliers, licenciés, docteurs & collège, mais seulement celle d'aspirans, maîtres & communautés » et leur fait défense de « faire aucune lecture & actes publics[2] ». Les nouveaux membres ne pourront désormais plus porter la robe et le bonnet à moins d'avoir été reçus maître ès arts.

Tout comme les hommes de métier, les chirurgiens sont structurés suivant le modèle corporatif et leur formation comprend obligatoirement un apprentissage auprès d'un maître. À la veille de la Révolution, les maîtres chirurgiens français sont regroupés au sein d'environ 400 communautés dépendantes du premier chirurgien du roi et ayant généralement à leur tête un lieutenant nommé par ce dernier parmi les maîtres chirurgiens de la communauté.

1. En Anjou, il y a, en 1786, à la fin de l'Ancien Régime, un médecin pour cinq chirurgiens. À la même date, le ratio est le même pour l'ensemble des généralités d'Amiens, de Caen, de Dijon, de Rennes, de Soissons et de Tours. Jean-François Lebrun, *Les hommes et la mort en Anjou aux XVIIe et XVIIIe siècles. Essai de démographie et de psychologie historiques*, Paris, Flammarion, 1975, p. 144 ; Jean-Marie Vigroux, *Le XVIIIe siècle, époque clé de la chirurgie française*, thèse de doctorat d'État en médecine, Université Paul Sabatier (Toulouse, France), 1985, p. 18 ; Toby Gelfand, « Deux cultures, une profession : les chirurgiens français au XVIIIe siècle », dans *Revue d'histoire moderne et contemporaine*, vol. XXVII (juillet-septembre 1980), p. 468-469 ; Jean-Pierre Goubert, « The extent of medical practice in France around 1780 », dans *Journal of Social History*, vol. 10, n° 4 (juin 1977), p. 420-421.

2. Les lettres patentes de 1656 confirmaient le contrat d'union passé le 1er octobre 1655 entre les chirurgiens et les barbiers-chirurgiens. Monsieur Guyot, *Répertoire universel et raisonné de jurisprudence civile, criminelle, canonique et bénéficiale*, tome 10, Paris, Chez Panckoucke, 1777, p. 457-470 ; Gelfand, *op. cit.*, p. 24-30.

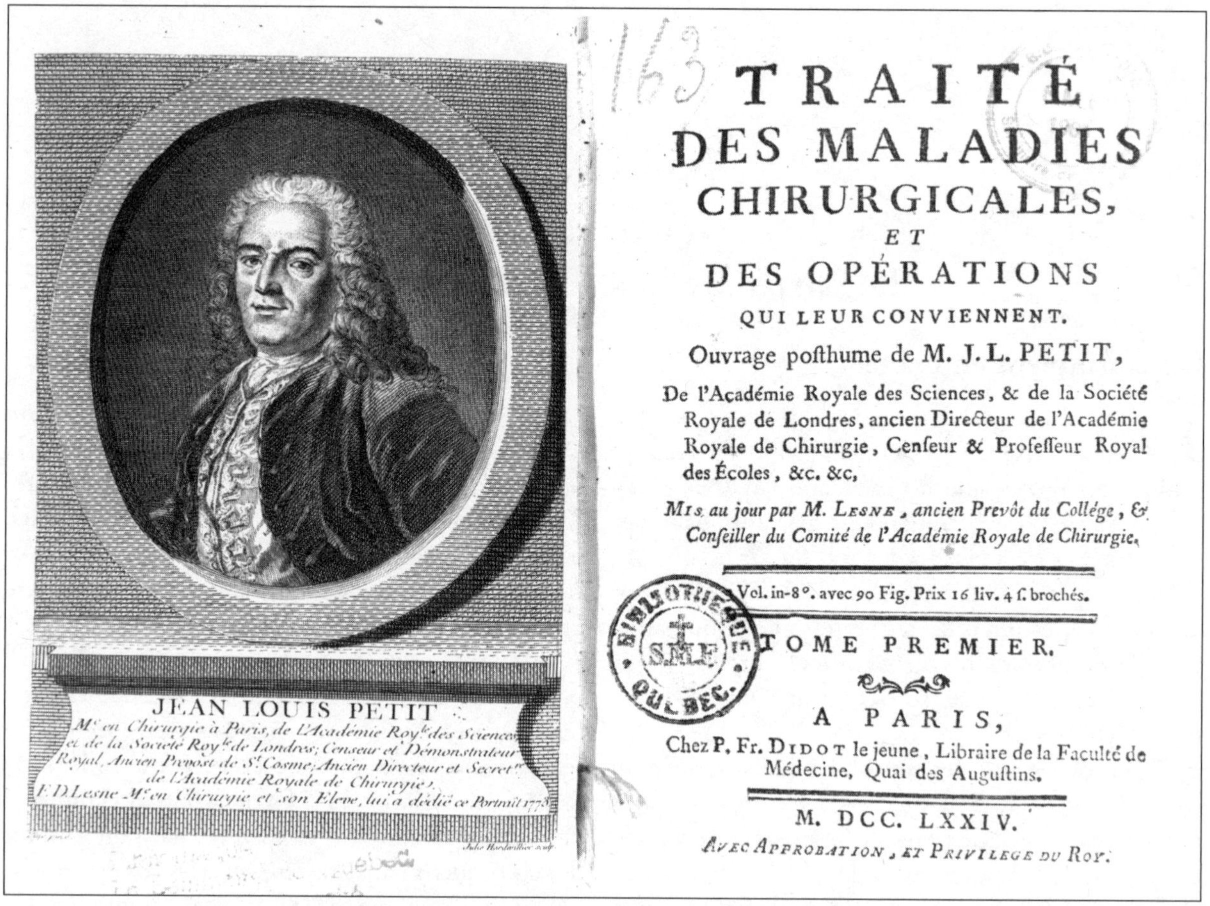

Jean-Louis Petit, *Traité des maladies chirurgicales, et des opérations qui leur conviennent*, tome 1, Paris, P. Frs Didot le jeune, 1774. Centre de référence de l'Amérique française (anciennement Bibliothèque du Séminaire de Québec, Ancien fonds). (Photo Denis Ross)

Bien qu'elles soient très disparates tant en raison du nombre de leurs membres que de leur dynamisme ou du respect de leurs statuts et des ordonnances royales, ces communautés bénéficient à partir de la fin du XVIIe siècle des efforts de standardisation et d'uniformisation entrepris par les autorités. Sous l'influence du premier chirurgien du roi qui régente les communautés, le pouvoir royal édicte des règles relatives à la formation et à l'examen des chirurgiens et des sages-femmes, à l'admission des nouveaux maîtres, au fonctionnement des communautés, aux prérogatives du premier chirurgien du roi et de ses lieutenants et aux droits et devoirs de chacun des membres du corps médical[3]. Les statuts royaux des chirurgiens de Versailles sont promulgués le 28 février 1719, soit 20 ans après ceux de Paris. Par l'édit royal de septembre 1723, le roi confirme ces statuts et ordonne qu'ils soient observés par toutes les autres communautés qui en manquent, et ce jusqu'à ce qu'elles en reçoivent de particuliers. Considérant que « la différence des lieux dans les provinces exigeoit une différence dans les règlemens de Chirurgie », le roi édicte sept ans plus tard des statuts contenant 88 articles pour toutes les communautés du royaume qui n'en avaient pas

3. Vigroux, *op. cit.*, p. 16-18; Toby Gelfand, *Professionalizing Modern Medicine. Paris Surgeons and Medical Science and Institutions in the 18th century*, Westport, Greenwood Press, 1980, p. 3-13, 21-44; Michel Fontaine, *Histoire de la médecine à Rochefort de sa création (1666) à 1745*, thèse de doctorat d'État en médecine, Université de Bordeaux II, 1985, p. 191-204.

de dûment homologués[4]. Les statuts et règlements pour les chirurgiens de province du 24 février 1730, enregistrés le 13 août 1731, qui visent à rejoindre tous les chirurgiens de province établis ou non en corps de communauté, «sans exception d'aucune province ny colonies», demeureront pendant les décennies qui suivent le code de lois fondamental des chirurgiens provinciaux français[5]. Toutefois, cet effort de standardisation des règles d'admission à la profession et de fonctionnement des communautés se heurte à des difficultés de diffusion et d'application. Ainsi, le Parlement de Navarre et les tribunaux de Rochefort n'enregistrent respectivement qu'en 1752 et qu'en 1737 les lettres patentes fixant l'application des statuts et règlements pour les chirurgiens de province du 24 février 1730[6].

À partir de la fin du XVIIe siècle, les chirurgiens sont alors en pleine ascension sociale, notamment grâce à l'amélioration de l'enseignement médical et des techniques chirurgicales[7]. L'obtention, en septembre 1724, de lettres patentes créant cinq postes de démonstrateurs royaux au collège de Saint-Côme ainsi que la fondation de l'Académie royale de chirurgie et de l'École pratique de dissection, établis à Paris respectivement en 1731 et en 1750, constituent des étapes importantes dans l'évolution de la chirurgie française.

L'écart de plus en plus marqué avec les barbiers consacre l'ascension sociale des chirurgiens. À Paris, la déclaration royale du 23 avril 1743, qui sépare chirurgiens et barbiers en annulant l'association de 1656, oblige toute personne désirant recevoir des lettres de maîtrise à obtenir au préalable le grade universitaire de maître ès arts[8]. En 1749, on assiste à l'institution d'une thèse de chirurgie en langue

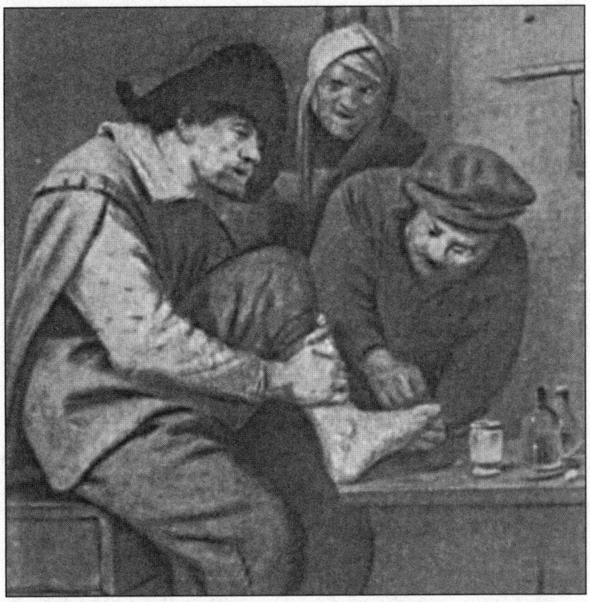

Homme soigné par un chirurgien, XVIIe siècle. *Die fussoperation. Nach einem Gemälde von Adriaen Brouwer (1605-1638).* Par Adriaen Brouwer. The National Library of Medicine, Collection Images from the History of Medicine (NLM), a023194.

4. Les statuts forment «un code de réglemens» déterminant un ensemble de règles visant au bon fonctionnement des communautés. Guyot, *op. cit.*, p. 475-477, 500-501.
5. Gelfand, *loc. cit.*, p. 470-471; Les statuts et règlements de 1730 ont été publiés dans Fontaine, *op. cit.*, p. 191-204, et analysés dans Guyot, *op. cit.*, p. 500-513.
6. Thillaud, *op. cit.*, p. 84; Fontaine, *op. cit.*, p. 130.
7. Jean Meyer, «L'enquête de l'Académie de médecine sur les épidémies (1774-1794)», dans *Études rurales*, n° 34 (1969), p. 35; Gelfand, *op. cit.*, p. 21-79; Vigroux, *op. cit.*, p. 4-128. Sur la situation à Rennes, en Bretagne, voir Jean-Pierre Kernéis, «L'enseignement médical nantais sous l'Ancien Régime», dans Jean Pecker, Jean-Loup Avril et Jean Faivre (sous la direction de), *La Santé en Bretagne*, Paris, Éditions Hervas, 1992, p. 207-219; Jean Pecker et Joseph Pennec, «L'enseignement et l'exercice de la médecine et de la chirurgie à Rennes sous l'Ancien Régime», dans Jean Pecker, Jean-Loup Avril et Jean Faivre (sous la direction de), *La Santé en Bretagne*, Paris, Éditions Hervas, 1992, p. 220-228.
8. La séparation de la chirurgie de la barberie est très nette dans la déclaration de 1743: «Voulons que tous ceux qui auront été reçus Maîtres chirurgiens pour en faire la fonction dans la ville et Faubourgs de Paris, soient tenus de l'exercer sans mélange d'aucun Art non libéral, commerce ou profession étrangère au dit Art; au moyen de quoi ils jouiront des mêmes droits, honneurs et privilèges dont les chirurgiens de Saint Côme étaient en possession avant l'union du corps des barbiers à celui des dits chirurgiens, ordonnée par Lettres Patentes du mois de Mars 1656. Après que la profession des Barbiers-chirurgiens aura été totalement éteinte, ordonnons que l'exercice de la barberie appartienne exclusivement à la communauté de Maîtres barbiers-perruquiers-baigneurs-étuvistes établie dans notre ville et Faubourgs de Paris, lesquels ne pourront plus exercer aucune partie de la chirurgie, à peine de privation de leurs charges et de telle amende qu'il appartiendra». Citée dans Vigroux, *op. cit.*, p. 69. Des mesures transitoires étaient prévues mais cette déclaration fut contestée et un nouvel arrêt, daté du 4 juillet 1750, vint préciser les intentions du roi. En plus d'établir une école pratique d'anatomie et d'opérations chirurgicales à l'intérieur du collège de Saint Côme, Louis XV établit, entre autres, que le cours complet de chirurgie serait de trois ans, que tous les élèves «gradués & non gradués seroient tenus de se faire inscrire au commencement de chaque année du cours sur le registre du démonstrateur, ainsi que sur celui du professeur de l'école-pratique» et que les maîtres ès arts qui «auroient obtenu ce titre dans quelque université approuvée seroient admis à se faire aggréger à la faculté des arts de Paris pour obtenir le titre de maître en Chirurgie dans cette capitale». Vigroux, *op. cit.*, p. 69-72; Guyot, *op. cit.*, p. 480-482.

latine[9]. De plus, par l'édit de Compiègne de 1756, le roi, désirant « rendre à la Chirurgie le lustre & la considération » qui lui sont propres, élève juridiquement la chirurgie au rang d'art libéral et accorde aux chirurgiens certains privilèges :

> À ces causes... nous... ordonnons que les maîtres en l'art & science de Chirurgie des villes & lieux où ils exerceront purement & simplement la Chirurgie sans aucun mélange de profession méchanique & sans faire aucun commerce ou trafic, soit par eux ou par leurs femmes, seront réputés exercer un art libéral & scientifique, & jouiront en cette qualité des honneurs, distinctions & privilèges dont jouissent ceux qui exercent les arts libéraux. Voulons & entendons que lesdits Chirurgiens soient compris dans le nombre des notables bourgeois des villes & lieux de leur résidence, & qu'ils puissent à ce titre être revêtus des offices municipaux desdites villes dans le même rang que les notables bourgeois[10].

À la veille de la Révolution française, nombre de chirurgiens français peuvent se prétendre les égaux des médecins et il n'est pas surprenant que, durant la tourmente révolutionnaire, les barrières entre médecins et chirurgiens tombent. Une élite « chirurgicale », liée au pouvoir royal et généralement issue de l'Armée ou de la Marine royale, originaire de la métropole, se taille une place au sein de la société. Elle occupe les meilleurs emplois, fréquente l'élite civile et militaire de la colonie, s'allie à des familles en vue et vit avec une certaine aisance. À défaut d'avoir un contrôle effectif sur les destinées du corps médical, elle suscite respect tant par sa compétence que par le prestige que lui confère la détention d'un brevet royal.

Les chirurgiens au Canada

L'élite chirurgicale

Le premier chirurgien du roi et ses lieutenants

Bien qu'il soit encadré officiellement par les médecins, le corps médical canadien, avant 1760, se présente sous une forme hiérarchisée ayant à sa tête deux types de postes, tous deux issus du pouvoir royal : d'une part, le premier chirurgien du roi et ses lieutenants ; d'autre part, les chirurgiens-majors des troupes et les chirurgiens du roi desservant un hôpital.

« Le Premier Chirurgien du Roi est celui à qui Sa Majesté confie la pratique de toutes les opérations que ses indispositions peuvent rendre nécessaires sur sa personne », notait le chirurgien Verdier en 1763[11]. Il loge à Versailles et jouit d'une place privilégiée à la Cour. Son influence auprès du roi est énorme et quelques cures remarquées contribuent à son prestige. Félix père soigne Louis XIV d'une dislocation entière du bras gauche survenue lors d'une chute de cheval. Son fils se rend célèbre en opérant le roi pour une fistule anale et en le guérissant d'un « anthrax des plus malins » au niveau de la nuque. En regard des services rendus, le premier chirurgien du roi a le titre de conseiller du roi et la noblesse réelle lui est accordée.

Toutefois, malgré un statut élevé, le premier chirurgien du roi reste le subalterne du premier médecin du roi et doit lui prêter serment jusqu'en 1770. Cependant, contrairement au premier médecin

9. Pour comprendre l'importance d'une telle décision, il ne faut pas oublier qu'à cette époque le latin est la langue scientifique et que l'exiger dans un acte aussi solennel que la réception d'un nouveau maître confère à la chirurgie le caractère d'une science et éloigne les chirurgiens des simples artisans tout en les rapprochant des médecins. Vigroux, *op. cit.*, p. 71-72 ; Guyot, *op. cit.*, p. 478-480.

10. Cité dans Guyot, *op. cit.*, p. 530-531. Ces lettres patentes du 10 août 1756 ont été enregistrées au Parlement de Paris le 7 septembre suivant et à la Cour des aides de la même ville le 20 du même mois. Sans doute dans le but d'harmoniser ces lettres patentes avec les statuts des chirurgiens de Paris et les divers ordonnances et édits royaux promulgués antérieurement, l'arrêt de ce dernier enregistrement ajoute que les maîtres et les élèves devront avoir pris le grade de maître ès arts dans l'une des universités du royaume ou devront justifier par des certificats en bonne forme qu'ils ont fréquenté pendant trois années entières et consécutives les écoles de chirurgie légitimement établies. D'ailleurs, puisqu'elles étaient enregistrées à Paris, ces restrictions semblent ne s'appliquer qu'à Paris. Il est bon également de signaler que les chirurgiens de Paris avaient reçu une telle reconnaissance par les lettres patentes royales de 1699 approuvant les statuts des chirurgiens de cette ville. L'article 24 stipule en effet que la « chirurgie est réputée être un art libéral ». Jean-Pierre Goubert, *Malades et médecins en Bretagne. 1770-1790*, Rennes, Institut armoricain de recherches historiques, 1974, p. 156 ; Vigroux, *op. cit.*, p. 17 ; Guyot, *op. cit.*, p. 532-533.

11. Cité par Vigroux, *op. cit.*, p. 12. Entre 1668 et 1784, les premiers chirurgiens du roi sont François Félix de Tassy (?-1673), Charles-François Félix (1679-1703) ; Georges Mareschal (1703-1736) ; François Gigot de La Peyronie (1736-1747) et Germain Pichault de La Martinière (1747-1784).

du roi qui n'a pas de pouvoir particulier sur les autres médecins, le premier chirurgien du roi dirige toute la chirurgie du royaume et est le chef de toutes les communautés de chirurgiens. Par sa position auprès du roi, il peut ainsi promouvoir avec succès la cause de la chirurgie et des gens qui l'exercent.

Les pouvoirs étendus du premier chirurgien du roi remontent à 1668. Avant la réunion des chirurgiens et des barbiers réalisée au milieu du XVIIe siècle, le roi avait son premier chirurgien et son premier barbier. Et c'est ce dernier qui détenait les plus grands pouvoirs. En décembre 1371, les barbiers de Paris s'étaient érigés en une communauté, la Confrérie du Saint Sépulcre, et avaient obtenu que le premier barbier et valet de chambre du roi fût « garde du mestier des barbiers de la ville de Paris et chef de toute la barberie et chirurgie du Royaume[12] ». Le premier chirurgien du roi était donc soumis à son autorité. Toutefois, Louis XIV, douze ans après l'union des chirurgiens avec les barbiers, émet le 6 août 1668 un arrêt déclarant que le premier chirurgien sera dorénavant « chef & de la Chirurgie & de la barberie[13] ».

Le premier chirurgien du roi a en cette qualité une « juridiction sur toute la Chirurgie dans le royaume, & même » dans les colonies françaises. Il a droit de veiller à ce que les règlements donnés soient exécutés et « qu'il ne s'y commette aucun abus[14] ». Il a également le pouvoir de présider en personne à la réception des aspirants à la maîtrise et de commettre pour le représenter des lieutenants et des greffiers. Par les édits de mars 1691 et de février 1692, Louis XIV substitue deux chirurgiens jurés pour chacune des communautés aux lieutenants et aux greffiers, mais l'édit de septembre 1723 rétablit des lieutenants du premier chirurgien du roi « Nommez et commis par notre premier chirurgien, dans les Communautez des Maîtres chirurgiens de chacune Ville de notre Royaume ou Il y a archevêché, Evêché, parlement, chambre des Comptes, cour des Aydes, presidial, Baillage et Senéchaussée, ressortissans nûement en nos cours[15] ». Les lieutenants doivent être choisis par le premier chirurgien du roi « dans le nombre de trois maitres de chacune communauté dont les Noms et Surnoms » lui sont envoyés à cet effet par « les Echevins, Jurats, Capitouls, Mayeurs, ou Autres officiers municipaux des dites Villes » dans le mois qui suit l'édit ou une vacance, faute de quoi le premier chirurgien du roi peut nommer la personne qu'il souhaite[16]. Par la déclaration du 24 février 1730, il est statué que le premier chirurgien peut établir un lieutenant dans toutes les villes où il y a six chirurgiens, même si la juridiction ordinaire de ces villes ne ressort pas immédiatement aux cours de Parlement.

Si le lieutenant du premier chirurgien du roi doit acheter sa charge, il bénéficie, par contre, d'avantages pécuniers et honorifiques importants[17]. Il profite aussi de certains privilèges, dont l'exemption de tutelle, de curatelle, de guet et garde, du logement des gens de guerre et autres charges publiques. Le lieutenant a un poste à vie et ne peut léguer sa charge à son fils ou la vendre.

Dans les colonies anglaises, bien que graduellement une réglementation vienne régir l'exercice de la médecine et la chirurgie dans certaines colonies, aucun individu n'occupe un poste similaire à celui de lieutenant du premier chirurgien du roi.

Dans les possessions américaines de la France, un lieutenant du premier chirurgien du roi est officiellement établi à l'île Royale en 1735[18]. Sur les instances du chirurgien-major Jean Lagrange, le Conseil supérieur de Louisbourg enregistre le 28 avril 1735 l'édit de septembre 1723 consacrant le rétablissement de

12. Vigroux, *op. cit.*, p. 13.
13. Guyot, *op. cit.*, p. 471.
14. *Ibid.*
15. Edit du Roy portant retablissement des lieutenans du premier chirurgien du Roy, septembre 1723, AN, Section Outre-mer, série G², vol. 190, greffe du Conseil supérieur de Louisbourg, registre 4, f. 19r-22v. À La Rochelle, le 13 décembre 1723, le corps de ville se conforme à l'édit de 1723 en désignant trois chirurgiens parmi lesquels le premier chirurgien du roi pourra choisir son lieutenant. Le 13 mars 1724, le nom de la personne retenue est connu officiellement et sa commission est enregistrée par le corps de ville. À Bordeaux, la charge de lieutenant fut rétablie le 7 mars 1724. Patricia Roig, *Les aspirants à la maîtrise en chirurgie des bourgs et villages dans la région bordelaise de 1744 à 1791*, thèse de doctorat d'État en médecine, Université de Bordeaux II, 1984, p. 10. L'édit de février 1692, enregistré au Parlement de Paris le 12 mars 1692, a été publié en annexe dans *L'art de faire les raports en chirurgie Où l'on enseigne la Pratique, les Formules & le Stile le plus en usage parmi les Chirurgiens commis aux Raports; Avec un extrait des Arrests, Statuts & Reglemens faits en consequence*, Paris, Chez Laurent d'Houry, 1703, 550 p.
16. *Ibid.*
17. Gelfand, *loc. cit.*, p. 472.
18. Jean Lagrange s'intitule lieutenant du premier chirurgien du roi dès 1732.

la charge de lieutenant du premier chirurgien du roi afin qu'il puisse être exécuté suivant sa forme et teneur et renvoie Lagrange devant le « baillif de cette ville pour y etre receu et instalé dans les fonctions de loffice de lieutenant des Chirurgiens en Cette Isle[19] ». De plus, le Conseil ordonne :

> que ceux qui Voudront S'établir dans la Suite dans cette colonie et dependances d Icelle pour barbier et Chirurgiens Seront tenus Se présenter devant led S lagrange pour en presence des autres Chirurgiens qu'il jugera apropos d assembler y etre interrogés Sur lart de chirurgie pensement connoissance application des remedes et Medicamens et enfin y Subir lexamen de leur Capacité avant de pouvoir S etablir en cette Isle & dy faire aucun exercice de barberie ny Chirurgie Sous peine d amende et confiscation de leurs Instruments, et a cependant été arreté au Con[el] que le lieutenant des Chirurgiens Sera obligé de proceder aux examens et recettions des Chirurgiens qui Seront trouves Capables Sans retirer aucun droits ny frais pour raison desd. examen et recettion, Jusqu'a ce quIl ait plu a Sa Majeste l autoriser apercevoir des droits pour lesd. recettions en Cette Colonie[20].

Aucune trace d'application de cette ordonnance n'a été retracée et la présence de Lagrange comme lieutenant du premier chirurgien du roi à Louisbourg fut bien éphémère. En effet, sa mauvaise santé l'oblige à retourner en France dès l'automne 1735 et personne ne reprend sa charge[21]. Il avait cependant eu le temps de s'attirer des critiques de la part du commissaire ordonnateur Le Normant de Mézy qui lui reproche en 1735 d'être le seul chirurgien à Louisbourg et de n'accepter personne comme chirurgien. De plus, seuls ses apprentis tiendraient les postes de chirurgiens près de Louisbourg[22].

Dans la vallée du Saint-Laurent, la présence d'un lieutenant du premier chirurgien du roi est beaucoup plus ancienne et remonte au milieu du XVIIe siècle. Théoriquement, elle découle d'une volonté de transposer en terre américaine des institutions et des structures françaises et fournit un point de départ à un encadrement médical qui prend ses sources dans la métropole. En pratique, l'importance de la charge est reliée surtout à l'utilisation qu'en fait son titulaire et à la concurrence qu'il subit par les chirurgiens du roi.

Le 2 avril 1658, le « maistre barbier chirurgien » Jean Madry reçoit des lettres de maîtrise de François de Barnoin, premier barbier et chirurgien ordinaire du roi, lui permettant « d'exercer led estat de maistre barbier chirurgien en lad ville de Quebecq, Mais aussi en tant que besoin seroit d'y establir pour le bien publicq la maistrise et chef-d'œuvre de Barbier chirurgien, Et en tous les lieux, Villes, Villages, bourgs, bourgades, qui sont sous l'obeissance du Roy… » Huit jours plus tard, de nouvelles lettres de Barnoin nomment Madry son lieutenant et commis :

> […] nous avons Iceluy Madry Créé, Estably et constitüé, Créons, establissons et constitüons par ces pntes nostre Lieutenant et Commis en lad Ville de Quebecq en Canada et nouvelle-France sauf et reservé les Villes et les lieux où nous ou nos predecesseurs pourions avoir cy devant pourvu et non ailleurs, pour en nostre absence nostre personne y représenter, garder et faire garder lesd statuts, privileges, et ordonnances du dict estat, de point en point Selon leur forme et teneur, Sans y commettre ny Souffrir estre commis aucuns abus ny malversations, ains si aucuns s'y commettoient, les faire corriger pardevant Nosseigneurs du grand con[el] du Roy, Seuls Juges et conservateurs desd privileges, et des differends meus et a mouvoir sur Iceux en faire les poursuites, fournir aux frais qu'il conviendra faire pour ce regard à ses despens, Sauf a les repetter par luy contre les refractaires, et non contre nous : A la charge et reserve aussi que les Aspirans qui se presenteront

19. Edit du Roy portant retablissement des lieutenans du premier chirurgien du Roy, septembre 1723, AN, Section Outre-mer, série G², vol. 190, greffe du Conseil supérieur de Louisbourg, registre 4, f. 19r-22v; Décisions du Conseil supérieur relatives à la requête de Jean Lagrange, 28 avril 1735, AN, Section Outre-mer, série G², vol. 190, greffe du Conseil supérieur de Louisbourg, registre 4, f. 1r-1v. Linda M. Hoad, *La chirurgie et les chirurgiens de l'île Royale*, Ottawa, Parcs Canada, 1979, p. 255-256, 285.

20. Décisions du Conseil supérieur relatives à la requête de Jean Lagrange, 28 avril 1735, AN, Section Outre-mer, série G², vol. 190, greffe du Conseil supérieur de Louisbourg, registre 4, f. 1r-1v. Une liste des frais encourus lors de la réception des chirurgiens a été retracée dans les archives de Louisbourg. Toutefois, rien n'indique qu'elle a été appliquée à l'île Royale. Droits que doivent payer les Chirurgiens qui Se font recevoir conformement a larrest du Con[el] du Roy de 1671 qui Regle les droits du premier chirurgien de S. M. ceux de son lieutenant du greffier &c, sans date, AN, série G², vol. 183, f. 478.

21. Hoad, *op. cit.*, p. 285.

22. *Ibid.*

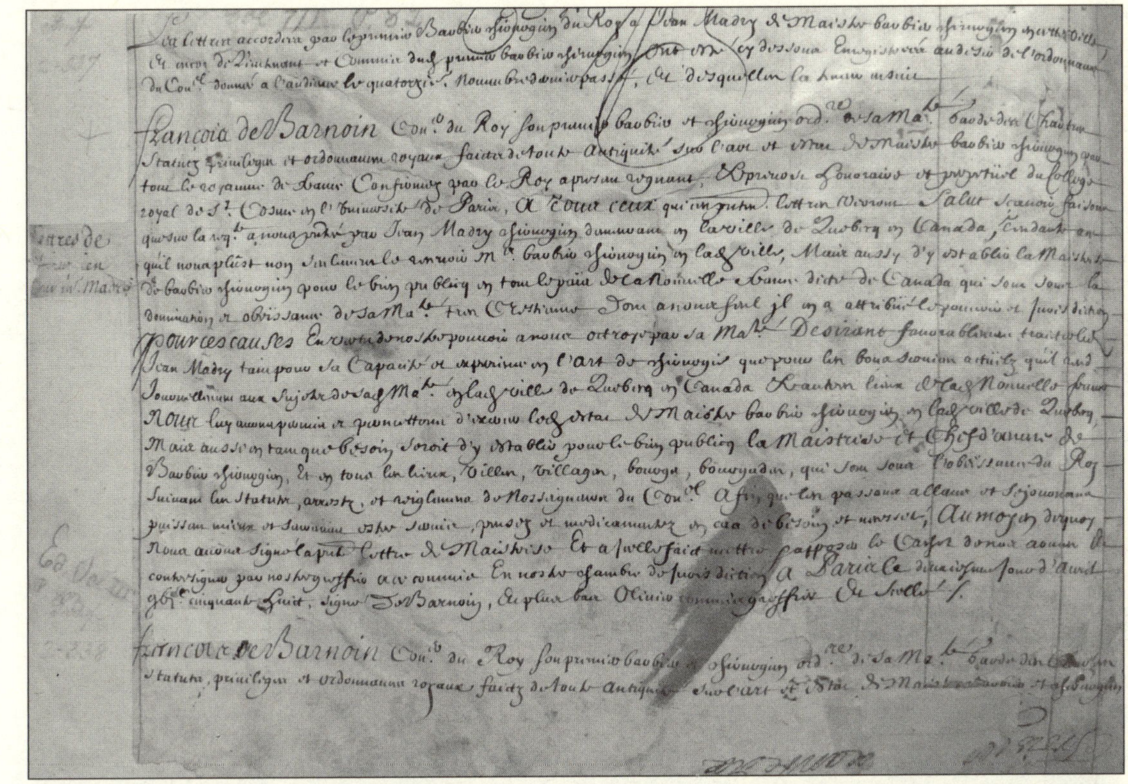

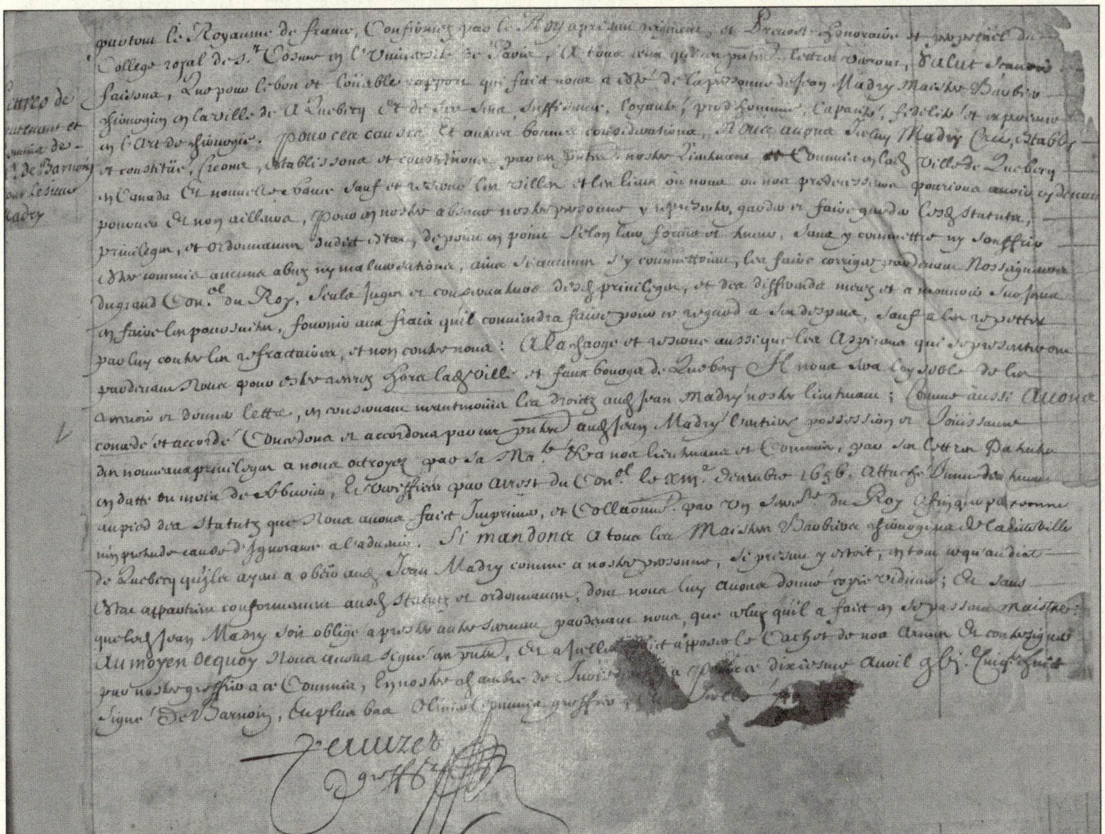

Lettres de François de Barnoin, conseiller du Roi, premier barbier et chirurgien ordinaire de Sa Majesté, à Jean Madry, maître barbier-chirurgien en la ville de Québec, pour l'établir et le constituer son lieutenant et commis en ladite ville de Québec, 2 et 10 avril 1658. BAnQ-Q, TP1,S36,P23.

pardevant Nous pour estre reçus Hors lad ville et faux bourgs de Quebecq Il nous sera loysible de les recevoir et donner lettre, en conservant néantmoins les droicts aud Jean Madry nostre lieutenant; comme aussi Avons concedé et accordé, Concedons et accordons par ces pntes aud Jean Madry l'entière possession et Joüissance des nouveaux privileges a nous octroyez par Sa Ma[te], & a nos lieutenans et Commis, par ses lettres patentes en date du mois de febvrier, Et verifiees par arrest du con[el] le XIIIe decembre 1656, attaché Immediatement au pied des statutz que nous avons faict Imprimer, et Collationné par un sec[re] du Roy Afin que personne n'en pretende cause d'Ignorance a l'advenir. Si mandons a tous les Maistres Barbiers chirurgiens de la ditte ville de Quebecq qu'ils ayent a obéir aud Jean Madry comme a nostre personne, Si présent y estoit, en tout ce qu'au dict estat appartient conformement auxd statutz et ordonnances, dont nous luy avons donné copie vidimée; Et sans que led Jean Madry soit obligé a prester autre serment pardevant nous, que celuy qu'il a faict en se passant maistre[23].

Né vers 1623, Jean Madry est fils d'Antoine, bourgeois de Provence, et d'Anne Gillien. En novembre 1663, il déclare demeurer « depuis environ douze ans dans le païs[24] ». Entre 1653 et 1655, on le retrouve comme caporal de la garnison de Trois-Rivières et chirurgien du fort de l'endroit. À partir de 1657, sa présence est signalée à Québec. Le 1er octobre 1658, il obtient du gouverneur Pierre Voyer d'Argenson un emplacement d'un arpent dans la haute-ville. Homme actif et entreprenant, il devient rapidement l'un des notables de cette ville[25]. En 1663, Madry est marguillier en charge et, le 7 octobre de la même année, il est élu « a la pluralite des voix » par les plus « considerables habitans de cette dicte ville et banlieüe et ressort d'Icelle » pour être l'un des deux échevins du lieu[26]. Le 4 mars, toujours de la même année, il afferme pour deux ans avec 16 autres personnes tant « la Recepte du quart des pelleteries, du provenu des boissons, et traicte de Tadoussac que de toutes autres choses concernant le dict bail » mais, jugé non conforme aux règles établies, l'accord est annulé par le Conseil souverain le 4 octobre 1663[27]. Cela n'empêche pas Madry d'être, en 1664, directeur de la traite de Tadoussac qui avait été affermée à Charles Aubert de La Chesnaye[28]. Il participe également à d'autres activités commerciales. Ainsi, en 1668, il doit à un marchand de Bordeaux 3 735 livres pour du tabac[29]. En signalant la présence de quantités relativement importantes de peaux de castors, d'orignaux, de caribous, de loutres et de martres, de marchandises de traite, de toile, de tabac, de poudre et de plomb, son inventaire après décès témoigne éloquemment de ses activités commerciales[30].

Plusieurs domestiques sont à l'emploi de Madry. Fait exceptionnel, Madry garde même à son service des garçons chirurgiens. Ainsi, le soldat et chirurgien Nicolas Colson est son domestique en 1664[31]. D'après le recensement de 1666, Madry qui est le

23. Désirant bénéficier d'une exemption de tutelle, Madry fait valoir ses lettres de Barnoin et se voit contraint de les faire enregistrer en novembre 1663. Les 17 et 28 novembre 1663, le Conseil souverain de Québec confirme les « privileges accordez aux lieutenans et commis du premier barbier de Sa Majesté ». Lettres de François de Barnoin, conseiller du Roi, premier barbier et chirurgien ordinaire de Sa Majesté, à Jean Madry, maître barbier-chirurgien en la ville de Québec, pour l'établir et le constituer son lieutenant et commis en ladite ville de Québec, 2 et 10 avril 1658, BAnQ-Q, TP1,S36,P23, Insinuations du Conseil souverain, vol. A, f. 7v-8r; *Jugements et délibérations du Conseil Souverain de la Nouvelle-France*, vol. 1 : 1663-1675, Québec, Imprimerie A. Côté et Cie, 1885, p. 40-41, 55, 58, 61, 69-70.

24. *Jugements et délibérations du Conseil Souverain de la Nouvelle-France*, vol. I : *1663-1675*, Québec, Imprimerie A. Côté et Cie, 1885, p. 70.

25. En août 1664, il figure parmi les principales personnes présentes lors de l'élection d'un syndic pour Québec.

26. Les fonctions du maire et des deux échevins, qui devaient représenter les habitants de Québec, avaient été établies par un arrêt du Conseil souverain du 20 septembre 1663 mais, dès le 14 novembre suivant, considérant la faiblesse numérique de la population du pays et constatant que les nouveaux titulaires des charges « ne se mettent en peine des dictes charges », le Conseil révoque l'élection et remplace les trois charges par celle de syndic. Pour exercer sa charge, Madry avait prêté serment de fidélité le 10 octobre 1663. Malgré la révocation de novembre 1663, Madry et les deux autres détenteurs de charges auraient continué de représenter leurs concitoyens à titre de « deputez de Quebecq » jusqu'à leur remplacement le 3 août 1664 par un syndic élu. *Jugements et délibérations*…, p. 15, 18, 57, 169-170, 250.

27. *Ibid.*, p. 9-12.

28. *Ibid.*, p. 137.

29. Obligation de Jean Madry, chirurgien et lieutenant du premier barbier et chirurgien du roi, de Québec, envers Jacques Lamothe, marchand de Bordeaux, 27 octobre 1668, BAnQ-Q, CN301,S13, greffe de Romain Becquet.

30. L'inventaire n'est malheureusement pas complet. Les dettes actives et passives de même que les biens immobiliers ne sont pas décrits. Inventaire de feu Jean Madry et de Françoise Duquet, maître chirurgien de Québec, lieutenant et commis de monsieur François Barnouin conseiller du roi en son conseil premier barbier et chirurgien ordinaire de Sa Majesté, 30 juillet 1669, BAnQ-Q, CN301,S101, greffe de Michel Filion, n° 114.

31. *Jugements et délibérations*…, p. 243.

seul chirurgien à être présenté comme maître chirurgien serait alors également le seul chirurgien de la colonie a avoir un « chirurgien engagé ».

Ses activités médicales sont nombreuses et il est souvent sollicité pour faire des rapports en justice[32]. Jean Madry qui se présente comme chirurgien du roi depuis 1665 exerce donc théoriquement auprès de l'Hôtel-Dieu de Québec à partir de cette date et peut-être avant[33]. Selon les Ursulines, il leur « rendoit sans retribution de tres bons services servant de son art la comm^tte sans retribution[34] ».

Ses biens liés à l'exercice de son art sont nettement supérieurs à ceux de la majorité de ses confrères du XVIIe siècle et démontrent qu'il était à la fois chirurgien et barbier. Selon son inventaire après décès, il possédait en 1669 dix-sept livres « Propres pour la chirurgie Et medecine », 123 livres en divers remèdes, deux mortiers avec leur pilon, trois bassins à faire le poil, dix-huit rasoirs, quatre paires de ciseaux, divers instruments de chirurgie, dont un trépan et ses accessoires, trois étuis de chirurgie, cinq ventouses et huit seringues, dont cinq petites[35].

Le 26 juillet 1669, Madry meurt noyé lors d'un voyage d'affaires à Montréal. Il avait épousé Françoise Duquet le 19 janvier 1660 et il ne laisse à son décès aucun enfant. Une valeur de 3 000 livres en biens mobiliers témoigne d'une certaine aisance et la présence de quelques objets peu usuels dans les inventaires de cette époque permet de confirmer aisément cette impression. Dans la principale chambre de sa maison située à la haute-ville, on remarque, entre autres, un banc de lit de merisier, un lit de plume, un matelas, une couverte blanche, le tour du lit de Bergame, une tenture de tapisserie de Bergame contenant sept aunes, un miroir garni et son cadre d'écailles de tortue avec feuillages d'argent, neuf tableaux représentant des paysages bordés de bois doré, deux tableaux, l'un représentant la mort de saint Joseph et l'autre la sainte Vierge, deux plaques de fer-blanc peintes avec un tableau représentant un pot à fleurs de tapisserie, une paire de pistolets, une carte représentant la Nouvelle-France avec un petit jeu de trictrac, son damier et sa bourse, une petite table carrée avec son tapis de Bergame, une paire d'armoires de bois de merisier fermante à quatre guichets. Il possède également une épée à garde et poignée d'argent avec un baudrier de vieux cuir piqué garni d'un « molet » de soie noire, sept livres « tant dévotion qu'autrement », six cuillères, six

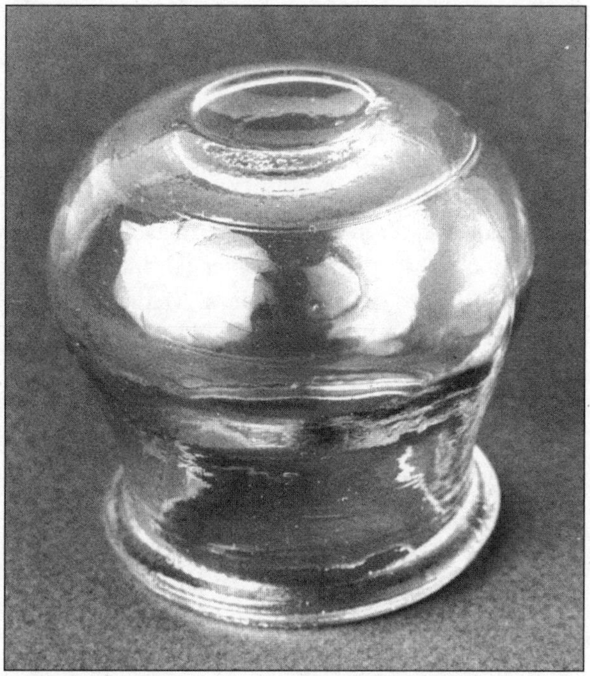

Les ventouses sont des vaisseaux de verre ou de métal, ordinairement en forme de cloche, qu'on applique, après avoir raréfié par la chaleur l'air qu'ils contiennent, sur une partie de la peau pour y déterminer du gonflement, favoriser l'issue d'une matière purulente que l'on ne veut faire sortir qu'en certaine proportion, ou favoriser l'effet des scarifications qu'on doit y pratiquer. Musée des Augustines de l'Hôpital général de Québec (Définition selon Nysten, 1814, p. 605). (Photo Denis Ross)

32. Il signe différents rapports médicaux en avril 1664, juillet 1665 et novembre 1667. *Ibid.*, p. 157, 379, 463-465.
33. Concession par Jean Madry, maître chirurgien du roi, lieutenant et commis du premier barbier chirurgien du roi à André Coudret habitant de Notre-Dame-des-Anges, 15 octobre 1665, BAnQ-Q, CN301,S266, greffe de Paul Vachon. Pendant deux mois, à partir du 27 juillet 1669, le chirurgien Timothée Roussel sert à l'hôpital à la place de Madry qui s'est noyé le jour précédent en allant à Montréal pour ses affaires. *Jugements et délibérations du Conseil Souverain de la Nouvelle-France*, vol. I: *1663-1675*, Québec, Imprimerie A. Côté et Cie, 1885, p. 751-752; Sentence dans la cause opposant Timothée Roussel et Olivier Morel de la Durantaie, 23 juin 1673, BAnQ-Q, TL1,S11,SS1,D6, Registre civil de la Prévôté de Québec, n° 6, f. 67v.
34. Archives des Ursulines de Québec, 1/E9, 1, Vieux récit, 1669, p. 27b.
35. Inventaire de feu Jean Madry et de Françoise Duquet, maître chirurgien de Québec, lieutenant et commis de monsieur François Barnouin conseiller du roi en son conseil premier barbier et chirurgien ordinaire de Sa Majesté, 30 juillet 1669, BAnQ-Q, CN301,S101, greffe de Michel Filion, n° 114.

fourchettes et une tasse, le tout en argent[36]. Outre son emplacement à Québec, il possède également un arrière-fief dans la seigneurie de Notre-Dame-des-Anges acquis pour 1 500 livres en 1659.

Une meilleure connaissance du personnage permet maintenant de mieux comprendre les raisons et les circonstances qui ont permis à Jean Madry de devenir lieutenant du premier barbier et chirurgien du roi. Tout d'abord, précisons que, si Madry reçoit ses lettres de lieutenant du premier barbier et chirurgien ordinaire du roi et non du premier chirurgien du roi, c'est que depuis l'union des barbiers et des chirurgiens en 1655, et ce jusqu'en 1668, le premier barbier du roi est chef de la chirurgie à travers le royaume. Enfin, Madry représentait un bon candidat pour différentes raisons. Son enracinement dans la colonie, sa participation dans les affaires et dans l'administration du Canada, et sans doute ses relations militaient en sa faveur. Son inventaire après décès mentionne un « protest faict par le sieur Arnoul Amadry chirurgien de son altesse Royalle Monseigneur le duc d'orleans, Allencontre de Monsieur de la Rochehüe seigneur Et patron dudit Lieu » pour refus de paiement d'une lettre de change de 6 000 livres tirée sur lui par le sieur du Mesnil Hury dit Saint-Mars. Ce Arnoul Amadry ne serait-il pas un parent de Jean Madry ? La ressemblance des noms est frappante et les liens de ce chirurgien avec un personnage aussi puissant que le duc d'Orléans ne sont peut-être pas étrangers à l'obtention d'une commission de lieutenant du premier barbier du roi en 1658.

Les pouvoirs importants que lui confèrent ses deux commissions se traduisent toutefois par peu de réalisations concrètes. Aucune maîtrise ne sera établie et il est significatif que Madry n'utilise son titre de lieutenant qu'à partir de l'enregistrement de ses lettres en novembre 1663 et que cet enregistrement soit fait uniquement dans le but de l'exempter d'avoir à servir comme tuteur des deux enfants de Guillaume Gaultier de Lachenaie. Aucun document n'atteste d'interventions particulières de Madry comme lieutenant du premier barbier. Tout au plus remarque-t-on qu'il agit régulièrement comme chirurgien commis aux rapports en justice. Son ascension ne semble pas résulter d'un prestige ou de pouvoirs particuliers découlant de ses commissions. En fait, il faut plutôt y voir une confirmation de son statut social.

S'étant noyé le 26 juillet 1669, Jean Madry est remplacé comme lieutenant par Jean Demosny dès 1670[37]. Fils de Paul et de Marie Fillieul, il est né vers 1643 à Grangues, évêché de Lisieux, en Normandie et s'établit à Québec en 1665 ou peu avant. Comme Madry, il est chirurgien du roi à l'Hôtel-Dieu de Québec[38]. En 1675, il sert conjointement dans cette institution avec Timothée Roussel et reçoit annuellement 200 livres pour ses gages[39].

À l'instar de Madry, il sert comme marguillier de la paroisse Notre-Dame-de-Québec[40]. Mais,

36. Inventaire de feu Jean Madry et de Françoise Duquet, maître chirurgien de Québec, lieutenant et commis de monsieur François Barnouin, conseiller du roi en son conseil premier barbier et chirurgien ordinaire de Sa Majesté, 30 juillet 1669, BAnQ-Q, CN301,S101, greffe de Michel Filion, nº 114.

37. Jean Demosny est mentionné comme « Lieutenant du premier barbier » dans un jugement du 10 mars 1671. Puisque les vaisseaux ne sont pas encore arrivés à Québec à cette date, Demosny aurait reçu sa commission en 1670 ou peut-être à la fin de 1669. Le titre de Demosny est erroné puisque le premier chirurgien du roi est chef de la chirurgie depuis 1668 et, dans un certificat du 8 septembre 1671, Jean Demosny est plus justement présenté comme « m^re^ chirurgien lieutenant de monsieur felix premier chirurgien du Roy ». Aucune commision n'a été retrouvée et il ne semble pas qu'il l'ait fait insinuer à Québec. *Jugements et délibérations du Conseil Souverain de la Nouvelle-France*, vol. 1 : 1663-1675, Québec, Imprimerie A. Côté et Cie, 1885, p. 649. Certificat médical de Jean Demosny, lieutenant de monsieur Félix premier chirurgien du roi, en faveur de Pierre Jolet, âgé de 40 ans ou environ, 8 septembre 1671, BAnQ-Q, P1000,S3,D1033.

38. En 1698, au moment où une des filles de Jean Demosny entre chez les Augustines de l'Hôtel-Dieu de Québec, les religieuses décident que « Mademoiselle Demosny ne payera pas de dot en considération de ce que feu son père a servi trente ans à l'Hôpital en qualité de chirurgien major ». Michael Joseph et Georges Ahern, *Notes pour servir à l'histoire de la médecine dans le Bas-Canada*, Québec, Imprimerie Laflamme, 1923, p. 135.

39. Compte que rend devant vous Monseigneur Du chesneau, Chevallier Seigneur de La Doussiniere et d'ambrault Con^er^ du Roy en ses conseils d'Estat et privé, Intendant de La Justice police et finances en Canada Accadie, Isle de terre neufve, et autres pays de la France Septentrionnalle, Charles Bazirre procureur de M^r^. Jean Oudiette fermier des droits du Roy en ce pays, de La somme de trente six mil Livres dont Il est fait fonds par l'estat Expedié par Messieurs les directeurs generaux de La Compag^e^ des Indes occidentalles Le 16e may 1674, pour payer les Charges Indispensables de Ce dit pays pendant L'année Commancée Le premier Janvier 1675, Depuis lequel temps Le Roy ayant annexé a son domaine ledit pays de La nouvelle France par son Edit du moins de novembre de La ditte année 1674, Sa Majesté est Tenue desdittes Charges a Commancer dudit Jour premier Janvier 1675, …, 28 octobre 1676, ANOM, Fonds des Colonies, série F[1]A, vol. 1, f. 12r-15r.

40. Signification faite à Jean Demosny comme marguillier et à l'abbé Henri de Bernières par Claude Baillif pour régler cer-

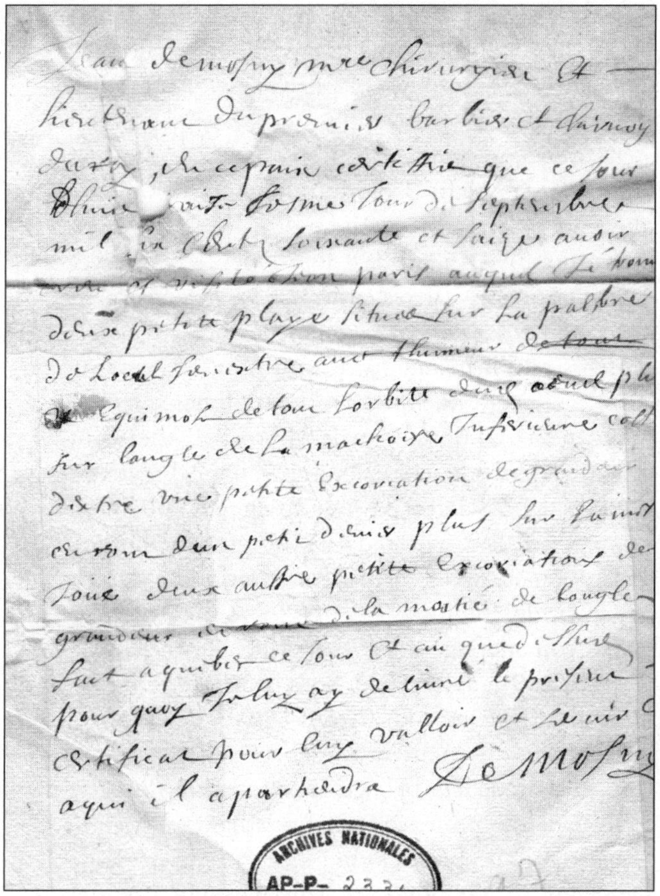

Certificat médical de Jean Demosny, maître chirurgien et lieutenant du premier barbier et chirurgien du roi, en faveur de Jean Paris, 13 septembre 1676. BAnQ-Q, P1000,S3,D2331.

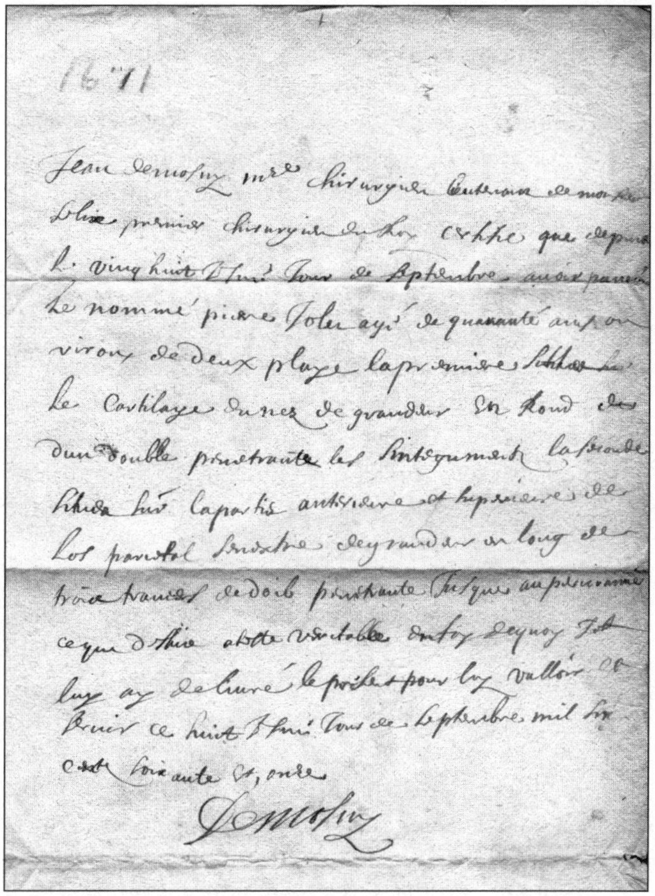

Certificat médical de Jean Demosny, lieutenant de monsieur Félix premier chirurgien du roi, en faveur de Pierre Jolet, âgé de 40 ans ou environ, 8 septembre 1671. BAnQ-Q, P1000,S3,D1033.

contrairement à ce dernier, ses activités commerciales sont limitées, voire inexistantes. S'il achète quelques propriétés foncières tant à la ville qu'à la campagne, il préfère essentiellement se concentrer sur ses activités médicales.

Jean Demosny rédige plusieurs rapports médicaux à des fins judiciaires et sert d'expert dans des cas de contestation de comptes médicaux[41]. Ainsi, en 1672, le chirurgien Jean-Baptiste Delaunay poursuit Étienne de Xaintes pour 47 livres, prix des médicaments qu'il aurait fournis. Le défendeur allègue alors qu'il a « faict marché pour dix livres par An pour le servir ql a payé douze livres pour quinze mois, par led repliqué ql na faict marche avec ledefend que po luy fe le poil a dix livres par an » et qu'il lui doit la somme de 47 livres. L'un soutient que les dix livres par an ne comprennent que les frais de barbe tandis que le second prétend que ce marché inclut les médicaments. Après avoir entendu un témoin, le Conseil souverain condamne le défendeur à payer

taines factures, 18 janvier 1685, CRAF, Paroisse de Québec, n° 57; Comptes que rend Jean Demosny, marguillier, pour l'exercice financier 1684-1685, novembre 1685, CRAF, Paroisses diverses, n° 3.

41. L'on retrouve entre autres: Certificat médical de Jean Demosny, lieutenant de monsieur Félix premier chirurgien du roi, en faveur de Pierre Jolet, âgé de 40 ans ou environ, 8 septembre 1671, BAnQ-Q, P1000,S3,D1033; Certificat médical de Jean Demosny, maître chirurgien et lieutenant du premier barbier et chirurgien du roi, en faveur de Jean Paris, 13 septembre 1676. BAnQ-Q, P1000,S3,D2331; Certificat de Jean Demosny, 6 mai 1686, AC, Série C[11]A, vol. 8, f. 212r; *Jugements et délibérations du Conseil Souverain de la Nouvelle-France*, vol. 1: 1663-1675, Québec, Imprimerie A. Côté et Cie, 1885, p. 649.

au demandeur « ce qui sera Reglé par le S Demosny chirurgien avec despens[42] ». L'année suivante, le chirurgien Jean-Baptiste Delaunay est cette fois en conflit avec le chirurgien Timothée Roussel. Delaunay « proteste ____ alle dud deffendeur au retour du S. De Mosny lieutenant du premier chirurgien du Roy en ce pays et arrivée des navires venant de france auq l temps seront plusieurs chirurgiens pour voir la conduitte dud deffendeur[43] ». Par ses fonctions de chirurgien du roi qui lui donnent du prestige et de lieutenant du premier chirurgien du roi qui lui accordent un pouvoir, Demosny est ainsi en mesure d'arbitrer les différends entre chirurgiens.

Fait exceptionnel qui témoigne de sa notoriété, Jean Demosny prend au moins trois apprentis. Le 4 mars 1676, le bourgeois de Québec Pierre Pèlerin dit Saint-Amand place en apprentissage son fils Ignace, âgé de 17 ans[44]. Le 9 septembre 1680, Jacques Meneux dit Châteauneuf, 14 ans, fils d'un chirurgien surtout agriculteur établi à l'île d'Orléans, est engagé comme apprenti pour une période de cinq ans[45]. Enfin, le 18 juin 1684, le maître chirurgien Louis Pinard de Trois-Rivières laisse en apprentissage son fils Claude âgé de 17 ans[46]. Dans les deux derniers cas, les pères sont chirurgiens et auraient pu former seuls leur fils. Or, ils préfèrent utiliser Demosny. Son titre de lieutenant du premier chirurgien du roi et ses fonctions de chirurgien du roi desservant l'Hôtel-Dieu permettent sans doute d'offrir une formation plus prestigieuse et surtout plus complète puisque l'apprenti a probablement l'occasion d'accompagner son maître dans ses visites à l'Hôtel-Dieu.

Jean Demosny décède à Québec le 30 juillet 1687. Il laisse une succession plus modeste que celle de Madry et l'inventaire de ses biens ne comporte guère d'indices d'aisance. Il est vrai cependant qu'il a été dressé près de quatre années après le décès et que la veuve s'était départie durant l'intervalle de plusieurs objets. L'inventaire indique la présence de biens mobiliers valant 398 livres, de dettes actives s'établissant à 431 livres et de 1 000 livres en argent provenant de la vente de meubles, de linges, de médicaments et d'instruments de chirurgie[47]. Demosny laisse également quelques propriétés foncières ; leur valeur n'est pas donnée mais, si l'on se fie au coût de leur acquisition, elles ne vaudraient guère plus de 1 500 livres. Ses dettes passives atteignent 960 livres. En regard de la situation de ses collègues ou du reste de la population de Québec, sa situation ne semble pas sortir du commun[48].

De son mariage avec Catherine Fol, célébré à Québec le 9 janvier 1673, sont issus sept enfants, dont deux garçons qui suivront la trace de leur père et une fille qui épousera un chirurgien. Toutefois, compte tenu de leur bas âge, les fils ne pourront être actifs dans leur profession qu'au tournant du siècle[49].

Ce n'est que près de cinq ans après le décès de Desmony qu'un nouveau lieutenant du premier chirurgien du roi est établi à Québec. Encore une fois, le titulaire est un chirurgien bien établi de

42. Sentence dans la cause opposant Jean-Baptiste Delaunay à Étienne de Xaintes, 30 septembre 1672, BAnQ-Q, TL1,S11,SS1,D5, Registre civil de la Prévôté de Québec, n° 5, f. 121v.

43. Sentence dans la cause opposant Jean-Baptiste Delaunay à Timothée Roussel, 15 juin 1673, BAnQ-Q, TL1,S11,SS1,D6, Registre civil de la Prévôté de Québec, n° 6, f. 61v.

44. Texte reproduit dans Ahern, *Notes pour servir...*, p. 137, 139-141. Apprentissage en tant que chirurgien d'Ignace Pèlerin à Jean Demosny, maître chirurgien, lieutenant du premier barbier et chirurgien du roi, de la ville de Québec, 4 mars 1676, BAnQ-Q, CN301,S13, greffe de Romain Becquet.

45. Apprentissage en tant que chirurgien de Jacques Meneux à Jean Demosny, lieutenant des chirurgiens de la ville de Québec, 9 septembre 1680, BAnQ-Q, CN301,S95, greffe de Pierre Duquet.

46. Contrat d'apprentissage de Claude Pinard envers Jean Demosny, lieutenant des chirurgiens de Québec, 18 juin 1684, BAnQ-Q, CN301,S95, greffe de Pierre Duquet, n° 1836 (acte incomplet dont une seule page a été conservée).

47. Inventaire des biens de feu Jean Demosny, maître chirurgien de Québec, et de Catherine Fol, 11 janvier 1691, BAnQ-Q, CN301,S238, greffe de Gilles Rageot.

48. L'analyse de sept inventaires de chirurgiens de la ville de Québec rédigés entre 1690 et 1725 permet de situer l'actif de Demosny dans une position médiane. Les données d'Yvon Desloges pour l'ensemble des inventaires de Québécois confectionnés entre 1690 et 1727 confirment cette constatation. Yvon Desloges, *Une ville de locataires : Québec au XVIIIe siècle*, Ottawa, Service des parcs, Environnement Canada, 1991, p. 177-184.

49. Le cadet, Charles, né en 1677, est mentionné comme chirurgien de l'Hôtel-Dieu de Québec en 1706 puis l'on perd sa trace par la suite. L'aîné, Jean, né à Québec en 1674, sera vraiment celui qui prendra la relève de son père. Il sert à l'Hôtel-Dieu dès 1701, sinon avant, et ce jusqu'à sa mort survenue en juin 1715. En 1705, un inventaire de ses biens signale la présence d'une « boutique de chirurgie ». Contrairement à son frère Charles, il se marie mais aucun de ses enfants ne deviendra chirurgien. Il est vrai, comme cela se produit très fréquemment, qu'ils étaient en bas âge et que leur père ne pouvait conséquemment leur avoir transmis son métier. En 1723, il était de notoriété publique que Jean Demosny (1674-1715) n'a pas laissé grands biens à ses héritiers. En 1705, au moment de la dissolution de sa première communauté de biens, il ne possède qu'un actif de 805 livres mais toutefois sans mention de dettes passives.

Québec : Gervais Baudoin. Né vers 1645, à Saint-Brice, évêché de Chartres, il est fils du marchand Gervais Baudoin et de Jeanne Desrues. En 1681, Baudoin déclare être passé au Canada « il y a XI. ans avec Mr Talon[50] ». Et de fait, l'intendant était bel et bien débarqué à Québec le 18 août 1670. Toutefois, ce premier séjour de Baudoin en terre canadienne semble bref, du moins il n'a pas laissé de traces, et l'on ne retrouve sa présence dans la colonie qu'à partir de novembre 1675, au moment où il entre au service du Séminaire de Québec et de l'évêque[51]. En octobre 1676, il réclame du marchand rochelois la somme 108 livres pour six mois de service en qualité de chirurgien du navire *Le Lion couronné* et 36 livres « pour un au. Chirurgien ql a mis En Son Lieu Et place » pour une période de deux mois[52]. Nous ne savons cependant pas s'il s'agit d'un voyage fait en 1676. Quoi qu'il en soit, Baudoin repasse en France à l'automne 1676 ou au début de 1677 puis est signalé à Québec entre novembre 1677 et octobre 1678[53]. Il demeure alors au séminaire de cette ville[54]. Enfin, on le retrouve à La Rochelle en juillet 1679[55].

À l'été 1680, il est à bord du navire *Le Saint-Joseph* en route pour la Nouvelle-France. Malheureusement, vers la fin d'août, son vaisseau fait naufrage au cap Breton et Baudoin « perd ce ql avoit[56] ». L'année suivante, « pour l'establir en Canada », il sollicite, en vain semble-t-il, « les gages de chirurgien entretenu ou quelque gratifica'on[57] ». Quoi qu'il en soit, le 17 juin 1682, il serait le « sieur Baudoin sirurgien » inscrit sur le rôle d'équipage du navire *Le Saint-François-Xavier* prêt à quitter La Rochelle pour Québec[58]. Après son mariage célébré à Québec en 1683, il s'installe à demeure dans la capitale de la Nouvelle-France.

La présence de nombreux témoins de prestige lors de la passation de son contrat de mariage avec Anne Aubert, fille du notaire Claude Auber, atteste déjà de sa position sociale et de sa belle-famille. On note, entre autres, la présence du gouverneur et de l'intendant, de cinq conseillers du Conseil souverain, du chirurgien du gouverneur, du secrétaire de l'intendant, de membres des familles Juchereau, de Louis Jolliet et de Pierre Le Moyne d'Iberville, des marchands Chasle, Pachot et Boudor. Fille de 27 ans du notaire Claude Auber, la future épouse est dame « d'esprit et de grande piété », tout en étant loin d'être démunie matériellement[59]. Au moment de son mariage, elle possède déjà en propre un

50. Memoire des gratifications ou fonds demandez outre les gratifications qui ont esté faites en 1681, 1681, ANOM, Fonds des Colonies, série F1A, vol. 2, f. 8r-8v.

51. CRAF, Livres de comptes, C-2 : Grand livre, p. 274-275. Après un séjour de quatre ans en France, monseigneur de Laval débarque dans la colonie au début de septembre 1675. Il est possible que Baudoin l'ait accompagné ou servi comme chirurgien du navire qui le transportait.

52. Gervais Baudoin contre Jean Gitton, 23 octobre 1676, BAnQ-Q, TL1,S11,SS1,D9, Registre civil de la Prévôté de Québec, no 9, f. 72r.

53. Les livres de comptes du Séminaire de Québec indiquent que Baudoin reçoit en France 110 livres de Jean Dudouyt, procureur du Séminaire dans la métropole. Or, Dudouyt traverse en France à l'automne 1676. CRAF, Livres de comptes, C-2 : Grand livre, p. 274-275.

54. Quittance de Gervais Baudoin maître chirurgien demeurant au Séminaire de Québec à Pierre Nolan, échevin de la ville de Québec, 3 novembre 1678, BAnQ-Q, CN301,S95, greffe de Pierre Duquet, no 1158.

55. Il est possible que Baudoin ait suivi Mgr de Laval qui avait quitté la colonie en novembre 1679 et qui y revint en octobre 1680. Tout ce que nous savons est que l'évêque « luy a Donné Son congé a Son voyage quil a fait en france en 1679 ». Obligation de Léonard Pitoin, marchand du Canada, envers Gervais Baudoin, chirurgien de présent en cette ville (La Rochelle), 10 juillet 1679, CRAF, Séminaire 28, no 17 ; CRAF, Livres de comptes, C-2 : Grand livre, p. 274.

56. Lettre de Frontenac à Seigneulay, 2 novembre 1681, publiée dans « Correspondance échangée entre la Cour de France et le gouverneur de Frontenac, pendant sa première administration (1672-1682) », dans *Rapport de l'archiviste de la province de Québec pour 1926-1927*, Québec, L.-Amable Proulx, 1927, p. 137 ; Extraits de lettres, 1681-1682, ANOM, Fonds des Colonies, série C11A, vol. 6, f. 114r.

57. Sa requête est probablement rédigée en France puisque sa présence n'est pas signalée dans le recensement de la colonie de 1681. Bien que Baudoin soit présenté comme chirurgien ordinaire du roi dans un document de décembre 1683, il est peu probable que des gages soient liés à cette charge puisque les deux postes de chirurgien de l'Hôtel-Dieu de Québec sont alors pourvus par les chirurgiens Timothée Roussel et Jean Demosny. Il est à remarquer que Baudoin n'est plus présenté comme chirurgien ordinaire du roi dans les actes subséquents. Memoire des gratifications ou fonds demandez outre les gratifications qui ont esté faites en 1681, 1681, ANOM, Fonds des Colonies, série F1A, vol. 2, f. 8r-8v ; Obligation de Félix Auber envers Anne Auber et Gervais Baudoin, chirurgien ordinaire du roi, 19 décembre 1683, BAnQ-Q, CN301,S266, greffe de Paul Vachon.

58. Rolle de L'equipage du navire *Le Saint-François-Xavier* de La Rochelle pour le voyage de Québec, 17 juin 1682, Archives départementales de la Charente-Maritime, Amirauté de La Rochelle ou de Guyenne, B 5681, p. 200. Il est à noter que le capitaine du navire *Le Saint-François-Xavier*, Jean-François Bourdon sieur de Dombourg, est présent lors de la passation du contrat de mariage de Baudoin en novembre 1683.

59. Jeanne-Françoise Juchereau de Saint-Ignace et Marie-Andrée Duplessis de Sainte-Hélène (éditées par Dom Albert Jamet),

emplacement et maison situés rue Sous-le-Fort valant 3000 livres. Son dynamisme, à peine visible du vivant de Baudoin, transparaît véritablement par la suite. Outre des activités comme marchande, elle achètera des immeubles, louera ses maisons, récupérera des créances dues à son mari, prêtera de l'argent et verra particulièrement à la promotion de la carrière de son fils aîné[60].

Bien qu'il s'intéresse au commerce comme son père, Gervais Baudoin s'oriente avant tout dans une carrière médicale[61]. Il fait office de chirurgien et de barbier, rédige des rapports médicaux pour la justice et prend au moins un apprenti[62]. Parmi sa clientèle, on note quelques institutions religieuses. Le Séminaire de Québec requiert ses services dès 1688, et probablement avant. Selon la convention, « pour une année de Son Service pour Soigner les malades et pour raser », une somme de 100 livres lui est accordée[63]. Les remèdes fournis doivent être payés séparément. Cette somme est portée à 140 livres à partir de 1690. Vers 1694, et jusqu'à sa mort en 1700, il « Sert la Maison pour la Pension de Son Fils ». En plus du Séminaire, il dessert également les Ursulines. À l'instar de Madry et de Demosny, il sert comme marguillier de la paroisse Notre-Dame-de-Québec et rédige plusieurs rapports en chirurgie à des fins de justice.

Sa réputation est bonne et il sait la défendre. Ainsi, en 1688, la Prévôté de Québec interdit au cloutier Isaac Lemieux de faire « des medisances & calomnies... Contre l'honneur & profession » du chirurgien Gervais Baudoin. Lemieux aurait dit et fait « Courrir le bruit » que le disciple d'Esculape avait « detruit Un enfant faute davoir demandé a la femme qui estoit Enceinte si elle lestoit à Auparavant que de la seigner[64] ».

Fort de son expérience et désireux de remplacer Jean Demosny comme lieutenant du premier chirurgien du roi, il obtient, les 15 janvier et 17 février 1692, des lettres de commissions à cet égard par le premier médecin du roi Daquin et le premier chirurgien du roi Félix[65]. Il devient ainsi commis du premier et lieutenant du second.

En 1694, à la suite d'une requête présentée par Baudoin, la Prévôté de Québec ordonne l'enregistrement de ses lettres de commissions. Toutefois, « attendu quil ny a Encor en cette Ville aucune maistrise Establie ny Communauté de Chirurgien », certaines conditions sont imposées au titulaire. Baudoin pourra ainsi « prendre dans les actes de visitation quil fera des corps mors, blessez, noyez, mutillez, prisonniers ex...(?) la qualité de Commis de Monsieur Daquin premier médecin du Roy et dans tous autres actes celle de Lieutenant de Monsieur félix premier chirurgien de sa majesté, sans touttes fois que [la Prévôté soit tenue de se]... Servir de luy ny mesme les particuliers habitants de cette ville quautant que le Cas le requerra[66] ».

À l'instar de Madry, si Baudoin fait enregistrer ses commissions quelques années après les avoir reçues, c'est qu'il compte bien faire valoir en justice certaines des prérogatives qu'elles lui accordent[67].

Les Annales de l'Hôtel-Dieu de Québec 1636-1716, Québec, L'Hôtel-Dieu de Québec, 1984, p. 405.

60. En 1715, elle possède un magasin bien garni. Inventaire de feu Gervais Baudoin et d'Anne Aubert, 3 et 4 juin 1715, BAnQ-Q, CN301,S240, greffe de Pierre Rivet, nº 271.

61. Ainsi, en 1693, associé à François Frichet, à Gilles Couturier dit Labonté, à Claude Guyon et à Antoine Bilodeau, il acquiert une barque du port d'environ 15 à 16 tonneaux valant 1 100 livres. Obligation de Gervais Baudoin, lieutenant des chirurgiens de Québec ; de François Frichet ; de Gilles Couturier dit Labonté ; de Claude Guyon et d'Antoine Bilodeau envers Marguerite Hertel femme de Jean Crevier, 26 octobre 1693, BAnQ-Q, CN301,S58, greffe de Louis Chambalon, nº 354.

62. En 1701, le Conseil souverain permet à la veuve Baudoin « de Justifier par Tesmoins que led Sr. Gaillard a repondu de payer ce que devoit Son cousin aud. deffunt Sieur Baudoin pour barbes a luy faittes ». *Jugements et délibérations du Conseil Souverain de la Nouvelle-France*, vol. 4 : 1696-1704, Québec, Imprimerie A. Côté et Cie, 1888, p. 606 ; Brevet d'apprentissage en tant que chirurgien de Jean Lecomte à Anne Auber, épouse de Gervais Baudoin, maître chirurgien, de Québec, 13 août 1697, BAnQ-Q, CN601,S2, greffe d'Antoine Adhémar.

63. CRAF, Livres de comptes, C-4 : Grand livre, p. 49-50, 163-164, 193-194, 447.

64. Gervais Baudoin contre Isaac Cloutier, 9 juillet 1688, BAnQ-Q, TL1,S11,SS1,D25, Registre civil de la Prévôté de Québec, nº 25, f. 46v.

65. Nous n'avons pu retracer le texte de ces commissions. Ordonnance faisant suite à la requête de Gervais Baudoin, 11 juin 1694, BAnQ-Q, TL1,S11,SS1,D33, Registre civil de la Prévôté de Québec, nº 33, f. 55r.

66. Ordonnance faisant suite à la requête de Gervais Baudoin, 11 juin 1694, BAnQ-Q, TL1,S11,SS1,D33, Registre civil de la Prévôté de Québec, nº 33, f. 55r. Aucune maîtrise n'est également établie à Louisbourg selon un témoignage de 1717. Requête du chirurgien Lagrange et commentaires du Conseil de Marine, 9 avril 1717, ANOM, Fonds des Colonies, série C11C, vol. 15, pièce 90.

67. Dès octobre 1693, Baudoin se présente comme « lieutenant des chirurgiens de cette ville ». Or, il ne fait enregistrer ses commissions qu'en juin 1694. Il est à noter que Demosny ne semble pas avoir fait enregistrer les siennes. Obligation de Gervais Baudoin, lieutenant

Quelques mois plus tard, il s'attaque judiciairement à un chirurgien qu'il juge incompétent. La cause est entendue devant la Prévôté de Québec le 7 septembre 1694:

> Gervais Baudoin M^e chirurgien Et Lieutenant du S^r felix premier chirurgien du Roy present dem. Suivant Sa reque de Nous Repondu Le Jour dhier René Gaschet present deffendeur assigné par Exploit de Marandeau huissier en datte dud Jour dhier Partyes ouys Veu La requette du demandeur et ouy le procureur du Roy Nous avons sordonné qu'avant que led Gaschet puisse Exercer publiquem^t le metier de chirurgien Il Sera Examiné par led demandeur et par Thimothée Roussel aussy M^e chirurgien en cette Ville en presence de procureur du Roy pour Ensuitte Estre Jugé Sy led deffendeur poura Exercer publiquement led art et metier de chirurgie[68].

Nous ignorons tout du résultat de l'interrogatoire qui devait s'ensuivre, mais il semble qu'il fut favorable à Gaschet puisqu'il continue de pratiquer à Québec jusqu'à la fin de 1698 ou au début de 1699[69].

Le 15 avril 1694, Baudoin devient chirurgien-major à Québec[70]. L'année suivante, les autorités coloniales, qui reconnaissent « Son grand Soin envers les malades particulierement pauvres », croient qu'il devrait avoir des appointements et se proposent de les prendre sur le produit des congés de traite[71]. Nous ne savons pas si cela a été réalisé. De même, faute de savoir si Baudoin a succédé à Demosny comme l'un des deux chirurgiens de l'Hôtel-Dieu de Québec, il est difficile de connaître l'étendue des fonctions liées à la charge de chirurgien-major à Québec[72]. En 1712, on juge ce poste « d'aucune utilité au public n'y au service des troupes qui sont icy y ayant deux chirurgiens qui servent l'hopital qui ont deux cents livres par an, et dont on est content[73] ». Au milieu du XVIIIe siècle, le chirurgien

des chirurgiens de Québec; de François Frichet; de Gilles Couturier dit Labonté; de Claude Guyon et d'Antoine Bilodeau envers Marguerite Hertel femme de Jean Crevier, 26 octobre 1693, BAnQ-Q, CN301,S58, greffe de Louis Chambalon, n° 354.

68. Sentence dans la cause opposant Gervais Baudoin et René Gaschet, 7 septembre 1694, BAnQ-Q, TL1,S11,SS1,D33, Registre civil de la Prévôté de Québec, n° 33, f. 108v-109r. En juin 1697, il traîne en justice un confrère qui aurait traité un patient relevant de lui: « Partyes ouyes Veu la requeste du demandeur et que le deffendeur a dit quil a pensé le malade dont est fait mention en lad req^te, parce que led malade la voulu, Nous avons ordonné que le malade se poura faire pencer par qui Il Jugera a propos que cependant le defendeur Sera tenu lors quil trouvera le demandeur en estat de soigner un malade de se retirer jusque a ce que led malade le fasse appeler. » Sentence dans la cause opposant Gervais Baudoin et Henry Belisle, 18 juin 1697, BAnQ-Q, TL1,S11,SS1,D36, Registre civil de la Prévôté de Québec, n° 36, f. 44r.

69. Fils de Pierre Gaschet et d'Hélène Bourgine, René Gaschet est né vers 1667 à Poitiers, en France. Nous retrouvons sa trace à Québec dès la fin de septembre 1693 où il agit comme témoin lors de la passation de plusieurs actes du notaire Chambalon. Par un marché sous seing privé daté du 8 novembre 1693, il s'engage, moyennant 100 livres, comme garçon chirurgien auprès du chirurgien Timothée Roussel pour une année mais, pour des raisons inconnues, il quitte le service de son maître trois mois plus tard, au grand dam de Roussel qui le poursuit en vain en justice. Le 22 août 1694, il épouse à Québec Françoise Philippeau, veuve du marchand René Senard et semble décidé de s'établir à demeure dans la capitale. C'est à ce moment qu'intervient Gervais Baudoin comme lieutenant du premier chirurgien du roi et il est intéressant de noter que les examinateurs sont Baudoin lui-même et l'ancien maître de Gaschet. Quoi qu'il en soit, Gaschet continue de pratiquer à Québec jusqu'à la fin de 1698 ou au début de 1699. Il tente ensuite sa chance à Montréal comme chirurgien, engage un garçon chirurgien puis déménage vers 1708 à Pointe-aux-Trembles (île de Montréal). En août 1710, il est à Québec. À partir de 1711, il s'installe à Saint-Vallier et cumule les charges de notaire et de juge sénéchal des seigneuries de Beaumont et de La Durantaye tout en continuant d'exercer comme chirurgien. Il meurt d'hydropisie et est inhumé à Saint-Vallier le 9 mars 1744. Signe de l'estime qu'on lui portait, presque toute la paroisse assiste à son enterrement. Sentence dans la cause opposant René Gaschet et Timothée Roussel, 5 février 1694, BAnQ-Q, TL1,S11,SS1,D33, Registre civil de la Prévôté de Québec, n° 33, f. 12r; *Jugements et délibérations du Conseil Souverain de la Nouvelle-France*, vol. 3: 1686-1695, Québec, Imprimerie A. Côté et Cie, 1887, p. 838; Engagement de Pierre Godard, garçon chirurgien, à René Gaschet, maître chirurgien de Montréal, 15 octobre 1699, BAnQ-Q, CN601,S340, greffe de Pierre Raimbault.

70. Brevet de chirurgien major à Québec pour Baudoin, 15 avril 1694, ANOM, Fonds des Colonies, série B, vol. 17, f. 65r.

71. Extrait général des dépêches reçues du Canada en 1695, 1695, ANOM, Fonds des Colonies, série C^11A, vol. 13, f. 259r-272v.

72. Nous n'avons pas retracé le texte de la commission accordée à Baudoin, mais généralement celui-ci décrit les fonctions en ces termes: « [Le roi] voulant commettre une personne capable et experimentée au fait de la chirurgie pour traiter et penser les soldats des Troupes qu'Elle [Sa Majesté] entretient au pays de Canada. » En 1694, il y a un chirurgien major pour l'ensemble des troupes du Canada, Pierre Baudeau, qui loge généralement à Montréal où sont concentrées la plupart des compagnies mais séjourne également à Québec. Brevet de chirurgien major, sans date, ANOM, Fonds des Colonies, série C^11A, vol. 125, f. 347r.

73. Il est possible que Baudoin, père, ait été l'un des deux chirurgiens de l'Hôtel-Dieu de Québec durant les années 1690. En effet, si Timothée Roussel occupe l'un des postes, l'autre est vacant à la suite de la mort de Demosny en 1687. Aucun document ne nous indique qui l'a occupé entre 1687 et 1706. Conseil d'Etat du roi: Demande de Baudoin (fils) pour être chirurgien major à Québec, 1712, ANOM, Fonds des Colonies, série C^11A, vol. 123, f. 37r; Lettre du ministre à Bégon, 25 juin 1712, ANOM, Fonds des Colonies, série B, vol. 34, f. 355r; Lettre de Bégon au ministre, 12 novembre 1712, ANOM, Fonds des Colonies, série C^11A, vol. 33, f. 123v.

major à Québec a, entre autres, la responsabilité de la chirurgie à l'Hôtel-Dieu, mais il est vrai que les deux postes de chirurgiens ont été remplacés par celui du chirurgien-major.

Le 5 décembre 1700, Baudoin décède à Québec, lors d'un épidémie de grippe, étant « au service de sa majesté travaillant nuit et jour pour servir les malades[74] ». En 1709, on note à son propos qu'il a laissé du bien, impression que confirme l'inventaire dressé en 1715[75]. Dressé près de 15 ans après la mort de Baudoin, il témoigne tout autant du dynamisme de sa veuve que de la sienne. L'inventaire, rédigé il est vrai dans une période inflationniste, signale la présence de biens mobiliers valant 4 417 livres, de numéraires s'élevant à 5 147 livres, de marchandises estimées à 3 586 livres et de dettes actives atteignant 1 683 livres. La communauté possédait plusieurs immeubles non décrits et non estimés qui sont situés à Québec, à Montréal et à Saint-Antoine-de-Tilly. Face à cet actif imposant, les dettes passives ne s'élèvent qu'à 4 198 livres. Par leur situation matérielle, Gervais Baudoin et Anne Auber se retrouvent au premier rang des fortunes de chirurgiens canadiens telles que présentées par les inventaires après décès rédigés avant le milieu du XVIIIe siècle.

De son mariage sont issus onze enfants, dont trois garçons lui survivront. L'un sera Jésuite, l'autre marchand et l'aîné prendra la relève de son père. Après un séjour de quatre ans à l'Hôpital de la Marine de Rochefort comme garçon chirurgien et quelque temps dans les hôpitaux pour achever de se perfectionner, il revient s'établir à Québec[76].

Près de neuf ans après le décès de Baudoin, soit le 2 mars 1709, Georges Mareschal, premier chirurgien du roi, « chef de la chirurgie et barberie du royaume », accorde une commission de lieutenant du premier chirurgien du roi au chirurgien Jordain Lajus :

Georges mareschal Escuyer Con^er^. premier chirurgien du roy chef de la chirurgie et barberie du royaume garde des chartes et privileges dud art me chirurgien Juré aparis a tous ceux que ces presentes lettres verront Salut Scavoir faisons que pour les bons et louables raports qui nous ont Eté fait de la personne du Sieur de lajus natif du languedoc agé de trente Six ans, chirurgien Etably en la ville de quebec ou Il Exerce l'art de chirurgie depuis quinze année de Ses Soins, Suffisance, loyauté, prudhommie, capacité, fidelité et experience en lart de Chirurgie religion catholique apostolique et romaine, pour ces causes et autres bonnes consideraon desquelles nous Sommes plainem^t^ Informé, nous avons led. Sieur lajus pourveu vés Establis et constitué veons Establissons et constituons par ces presentes nôtre lieutenant en lad. ville de quebec au lieu et place du Sieur baudouin cy devant pourveu de nôtre dite charge de lieutenant, vacante par Sa mort, pour en notre absence y representer nôtre personne garder et faire garder les statuts privileges et ordonnances dud. art de point en point Selon leur forme et teneur Sans y commettre ny souffrir estre commis aucuns abus ny malversations Sy aucuns Si commettoient Et faire corriger a la charge aussy que pour Satisfaire au Serment que nous avons fait Il ne Recevra aucun chirurgien qui ne Soit capable, Si mandons a tous les chirurgiens de lad. ville de quebec et du ressort qui y appartient d obeir aud. S^r^. lajus comme a nôtre personne Sy presens y estions en tout ce qu'aud art appartient Sans que led. Sieur lajus Soit obliger de prester autre Serment que celuy qu'il a presté lorsqu'il a esté reçeu en lad. ville de quebec au moyen de quoy nous avons Signé ces presentes et a Icelle fait apposer le Sceau de nos armes, et contre signer par nicolas poignant Chirurgien Juré ancien prevost garde receveur nostre greffier ordinaire de nostre chambre de Juridiction de S^t^. cosme fait et donné a versaille le deux^e^. mars mil Sept cent neuf Signé Mareschal avec paraphe et plus bas J Poignant aussy avec paraphe et Scellée En Sire d'Espagne rouge[77].

74. Résumé de diverses demandes avec commentaires du ministre, 1702, ANOM, Fonds des Colonies, série C11A, vol. 20, f. 146r-147v.

75. Inventaire de feu Gervais Baudoin et d'Anne Aubert, 3 et 4 juin 1715, BAnQ-Q, CN301,S240, greffe de Pierre Rivet, n° 271.

76. Résumé de diverses demandes avec commentaires du ministre, 1702, ANOM, Fonds des Colonies, série C11A, vol. 20, f. 146r-146v ; Résumé d'un placet de la veuve Baudoin avec commentaires, 1705, ANOM, Fonds des Colonies, série C11A, vol. 23, f. 199v-200r ; Résumé de la lettre de la veuve Baudoin au ministre, 1708, ANOM, Fonds des Colonies, série C11A, vol. 29, f. 252v.

77. Commission de lieutenant chirurgien à Québec octroyée à Jourdain Lajus, natif du Languedoc, âgé de 36 ans, chirurgien établi en la ville de Québec, par Georges Mareschal, conseiller, premier chirurgien du roi, chef de la chirurgie et barberie du royaume, garde des chartes et privilèges dudit art, maître-chirurgien juré à Paris, en France, 2 mars 1709 [document insinué le 14 octobre 1710], ANOM, Fonds des Colonies, série E, Dossier 249. Insinuation à la Prévôté

Comme l'indique le préambule de sa commission, Jordain Lajus est un chirurgien bien établi à Québec. Né le 4 février 1673 à Saint-Vincent-de-Nay dans le Béarn, il est fils de Jean Lajus, marchand bourgeois, et d'Anne Vigneau[78]. La famille Lajus compte plusieurs membres liés à la chirurgie. Un certain Philippe Lajus, originaire de Nay et probablement apparenté à Jordain Lajus, est chirurgien de navire en 1756 et 1757[79]. Au moins un frère, un oncle et un neveu sont également chirurgiens.

Jordain Lajus débarque à Québec en 1694 ou peu avant et s'y installe aussitôt[80]. Il est possible qu'il serve à ce moment comme chirurgien à l'Hôtel-Dieu de Québec puisqu'il est témoin au testament de Thérèse Nau rédigé dans cet hôpital[81]. Mais, si c'est le cas, l'État ne lui verserait aucun appointement[82]. En 1696, il participe à la campagne dirigée par Frontenac contre les Iroquois à titre de premier chirurgien des milices[83]. Très rapidement, il occupe une place privilégiée au sein de la population québécoise. La présence de nombreuses personnalités lors de la passation de son contrat de mariage en novembre 1697 abonde en ce sens[84]. Socialement, il participe et collabore à différentes activités. Ainsi, il entre dans la Confrérie de Sainte-Anne en juin 1702, devient syndic des Récollets vers 1708 et marguillier de Notre-Dame-de-Québec vers 1710[85].

En tant que chirurgien, sa compétence est reconnue. À son propos, l'intendant Hocquart note qu'il « Est mediocrement versé dans l'Art de chirurgie » puisque « les grandes operations Se Sont toujours faites a l'hôtel-Dieu[86] ». Il ajoute qu'il « exerce aussi la medecine dont il a appris la pratique Sous le feu S. Sarrazin » et conclut qu'il « Est agréable au public par Ses Soins assidus auprès des malades et même par son désinteressement[87] ». Avec ces qualités, il se bâtit rapidement une clientèle.

Quelques mois après la mort de Baudoin, il lui succède comme chirurgien du Séminaire de Québec et il y exercera son art pendant plus de 40 ans, fournissant des soins et des remèdes et faisant la barbe, le tout pour une valeur de près de 10 000 livres[88]. Il

de Québec le 14 octobre 1710, voir BAnQ-Q, CR301,P655, Insinuations de la Prévôté de Québec, vol. 3, p. 171-172.

78. Peter N. Moogk, « Lajus, Jordain », dans *Dictionnaire biographique du Canada*, vol. III : *De 1741 à 1770*, Québec, Presses de l'Université Laval, 1974, p. 371-372.

79. Philippe Jumelais, *Les Chirurgiens navigans de Bayonne au XVIIIe siècle*, thèse de doctorat d'État en médecine, Université de Nantes, 1974, p. 190.

80. Sa présence est signalée dès le 12 octobre 1694. Concession de François de la Forest à Claude de Bermen de la Martinière, 12 octobre 1694, BAnQ-Q, CN301,S242, greffe de Guillaume Roger. En 1738, il déclare exercer la chirurgie au Canada depuis 43 ans. Lettre de Jordain Lajus au ministre, 1738, ANOM, Fonds des Colonies, série $C^{11}A$, vol. 71, f. 140r-141r.

81. Testament de Thérèse Nau, 1er avril 1695, CRAF, Séminaire 57, n° 17. Dans sa biographie de Lajus, Peter N. Moogk affirme qu'il arriva à Québec en 1694 et exerça sa profession à l'Hôtel-Dieu. Nous n'avons pas retracé de preuves tangibles qu'il a servi dans cet hôpital. Même s'il prétend avoir appris la médecine sous Sarrazin qui dessert cette institution, il est difficile d'en conclure qu'il a obligatoirement fréquenté l'Hôtel-Dieu. Moogk, Peter N. « Lajus, Jordain », dans *Dictionnaire biographique du Canada*, vol. III : *De 1741 à 1770*, Québec, Presses de l'Université Laval, 1974, p. 371-372 ; Lettre de Hocquart au ministre, 28 septembre 1739, ANOM, Fonds des Colonies, série $C^{11}A$, vol. 71, f. 137r-138r.

82. En 1738, Lajus déclare n'avoir « Jamais êu lhonneur d'etre aux gages de Sa Majesté ». Lettre de Jordain Lajus au ministre, 1738, ANOM, Fonds des Colonies, série $C^{11}A$, vol. 71, f. 140r-141r.

83. Lettre de Jordain Lajus au ministre, 1738, ANOM, Fonds des Colonies, série $C^{11}A$, vol. 71, f. 140r-141r.

84. Sont présents, entre autres, Gervais Baudoin, lieutenant du premier chirurgien du roi, le gouverneur et l'intendant, plusieurs membres du Conseil souverain, des officiers militaires et des marchands. Contrat de mariage entre Jordain Lajus, chirurgien, et Marie-Louise Roger, 18 novembre 1697, BAnQ-Q, CN301,S236, greffe de Charles Rageot.

85. Confrérie de Sainte-Anne, 11 juin 1702, CRAF, Polygraphie, n° 16, p. 365 ; Marché entre Jordain Lajus, chirurgien demeurant en cette ville au nom et comme syndic des RR. PP. Récollets de cette ville, et Jean-Baptiste Hallé, 22 mai 1709, BAnQ-Q, CN301,S58, greffe de Louis Chambalon, n° 3842 ; Requête de Jourdain Lajus, chirurgien, marguillier, contre Pinard, 4 juin 1710, CRAF, Séminaire 1, n° 48c.

86. Comme Lajus ne fait pas partie du personnel médical de l'Hôtel-Dieu de Québec, il ne participerait donc pas directement aux grandes opérations qui s'y déroulent à moins d'y avoir été invité par le médecin du roi ou par le chirurgien du roi ou d'y assister comme témoin. Il faut ici prendre le terme médiocrement dans son sens du XVIIIe siècle, donc non pas dans le sens d'insuffisamment mais plutôt dans celui de moyennement. En 1738, Lajus souligne lui-même qu'il a « travaillé durant plus de trente ans Sous Feu Mon^s^ de Sarrazin medecin du Roy En Canada S'etant appliqué à acquerir de la Science Et de lexperience Sous un medecin Si Capable dans la medecine Et dans la Chirurgie professions quil est et Sera long temps necessaire d'unir En ce pays pour le Soulagement Et la Guérison des malades Et des Blesses ». Lettre de Jordain Lajus au ministre Maurepas, 1738, ANOM, Fonds des Colonies, série $C^{11}A$, vol. 71, f. 140r-141r.

87. Lettre de Hocquart au ministre, 28 septembre 1739, ANOM, Fonds des Colonies, série $C^{11}A$, vol. 71, f. 137r-138r.

88. De 1701 à 1717, il reçoit 150 livres par an. Ses gages passent à 112 livres 10 sols entre 1717 et 1726 puis remontent à 150 livres par la suite. À partir de 1726, ses gages sont entrés dans les livres de comptes sous le nom d'« année de barbe ». Les remèdes sont fournis à part et il semblerait que des actes chirurgicaux comme la saignée soient également exclus du montant des gages. Du moins, tel est

profite également de ses relations avec le Séminaire pour lui vendre des marchandises ou pour en obtenir. En 1705, en 1707-1708 et 1718, Lajus s'y procure même des remèdes importés de France comme la manne, le quinquina, l'ipécacuana et la rhubarbe[89]. Lajus est également employé comme chirurgien par l'Hôpital général de Québec entre 1717 et 1725. Au moins à partir de 1721, il dessert les Ursulines de Québec. De 1721 à 1732, une somme de 50 livres lui est remise annuellement. Ce montant passe à 100 livres à l'automne 1732 et demeure à ce niveau jusqu'à la fin de 1741[90].

Jordain Lajus a une clientèle tant dans la ville de Québec que dans les campagnes environnantes. Comme en fait foi le cas suivant, Lajus se déplace pour rencontrer ses patients et se rend même à l'extérieur de la ville. En 1717, les Récollets l'envoient chercher « pour voir et visiter le frère Louis Hyacinthe Novice Récollet pour le visitter d'une doulleur très aigüe qu'il sentoit au genoüil ». L'ayant trouvé avec une grosse fièvre, il lui fait des remèdes propres pour apaiser la douleur. Six jours plus tard, l'état du genou s'est détérioré au point où il doit envisager de l'ouvrir. Mais, « étant dans l'obligation d'aller voir des malades à la campagne », il doit donc prier Jean Coustard, chirurgien de l'Hôtel-Dieu, de le faire à sa place[91].

Dans la ville, sa clientèle est variée. À partir d'un dépouillement des inventaires après décès de résidents de la ville de Québec, 29 documents font mention de dettes dues à Lajus et, de ce nombre, 23 concernent des individus dont une mention de profession a été retracée et 18 se retrouvent dans des secteurs d'activités où trois mentions et plus ont été retracées dans les dénombrements paroissiaux de 1716 et 1744[92]. Malgré la petitesse des chiffres, nous devons considérer cette voie comme la seule permettant une reconstitution, même imparfaite, des clientèles des chirurgiens de cette époque[93]. Dans le cas de Lajus, les marchands, les officiers et les fonctionnaires, c'est-à-dire généralement les gens les mieux nantis de Québec ou les mieux situés dans l'échelle sociale, constituent plus de la moitié de sa clientèle. La composition de sa clientèle est similaire à celle de Gervais Baudoin, fils du lieutenant du premier chirurgien du roi Gervais Baudoin, et, dans une certaine mesure, à celle de Soupiran fils, mais diffère de celle du chirurgien Jean-Baptiste Lelièvre dit Duval résolument tournée vers le monde artisanal et celui des petits métiers liés au commerce (aubergistes, cabaretiers, etc). Si les artisans sont également présents parmi la clientèle de Lajus, elle n'en constitue cependant pas le quart, contrairement à Lelièvre. Lajus compte donc parmi sa clientèle des membres de l'élite de la colonie comme le gouverneur de Trois-Rivières ou l'évêque de Québec.

Sa clientèle se recrute un peu partout à travers la ville et se partage à peu près également entre la haute-ville et la basse-ville[94]. Il est également appelé fréquemment à produire pour la justice des

le cas entre 1738 et 1741. CRAF, Livres de comptes, C-5 : Grand livre, p. 165-166, 208, 298-299, 384-385 ; C-7 : Grand livre, p. 69-70 ; C-8 : Grand livre, p. 178-179, 338-339, 476-477 ; Mesmoire Des remedes que Lajus a fourny a Messieurs Du Seminere, 4 juillet 1741, CRAF, Polygraphie 23, nº 58.

89. Le 14 octobre 1705, Lajus obtient une livre de rhubarbe, deux livres de quinquina et 4 onces d'ipécacuana. Aux prix de France, le Séminaire ajoute 40 % pour les frais encourus et son profit puis convertit le tout en monnaie du Canada. Sauf en 1718, les années où Lajus se procure certains remèdes par l'intermédiaire du Séminaire correspondent à des années où le commerce maritime est perturbé par la guerre, rendant ainsi plus difficiles les approvisionnements. Le frère Boispineau semble son principal fournisseur de remèdes. Du moins, en 1724, Lajus lui doit 420 livres. CRAF, Livres de comptes, C-5 : Grand livre, p. 165-166 ; Inventaire de feue Marie-Louise Roger et de Jordain Lajus, 26 mai 1724, BAnQ-Q, CN301,S10, greffe de Jacques Barbel.

90. Archives des Ursulines de Québec, Extraits des livres de comptes relatifs aux médecins et aux soins des malades, p. 1.

91. Certificat de Jordain Lajus, 20 mai 1717, reproduit dans « Actes du très dévot Frère Didace, récollet mort en odeur de sainteté en 1699 », dans *Le Canada-Français*, vol. IV (1891), p. 270.

92. Mentions de métiers de clients qui n'entrent pas dans la grille : Lajus : un perruquier ; un seigneur ; un meunier, un évêque et six de métier inconnu, Baudoin : un serrurier ; un notaire ; un ingénieur et un de métier inconnu, Lelièvre : deux scieurs de long, un teinturier ; un récollet, deux tanneurs, un serrurier ; un huissier ; trois habitants ; un cordier, un fermier et sept de métier inconnu, Soupiran père : un serrurier ; un chapelier ; un cloutier et deux de métier inconnu, Soupiran fils : deux serruriers ; trois inconnus ; un seigneur et trois de métier inconnu.

93. L'utilisation de l'inventaire après décès implique une certaine distorsion puisque, comme l'a bien démontré l'historien Yvon Desloges, les groupes socioprofessionnels ne sont pas tous également représentés dans les inventaires. Si les secteurs d'activité du commerce et de la transformation sont justement représentés dans les inventaires, celui des services est surreprésenté avec le tiers des inventaires mais avec moins du quart de la population active. L'inverse se produit pour la main-d'œuvre non spécialisée où l'on retrouve à peine 2 % des inventaires mais au moins 10 % de la population active. De même, les propriétaires d'immeubles sont surreprésentés. Desloges, *op. cit.*, p. 207-226 et spécialement les pages 216-217.

94. Il demeure lui-même rue Sous-le-Fort, dans la basse-ville, jusque vers 1727 puis s'installe, rue Saint-Joseph, dans la haute-ville. Tant

Tableau 18. Répartition des ménages à Québec en 1716 et en 1744 et des clients de cinq chirurgiens de Québec en fonction de leurs secteurs d'activité[95]

Secteurs d'activité	1716	1744	Lajus	Baudoin (fils)	Lelièvre	Soupiran (père)	Soupiran (fils)
Services	*46*	*64*	*5*	*4*	*1*	*0*	*1*
Conseillers	10	9	1				
Fonctionnaires	11	20	2	3	1		1
Officiers	11	19	2				
Chirurgiens	7	6					
Sergents	7	10		1			
Commerce	*89*	*255*	*9*	*6*	*10*	*3*	*8*
Marchands	35	62	7	4	1		5
Aubergistes	7	3			2	1	
Bouchers	4	17					1
Boulangers	5	16	1		2	1	
Charretiers	9	43			1		
Cabaretiers	11	39	1		3		
Navigateurs	18	75		2	1	1	2
Transformation	*77*	*247*	*4*	*4*	*15*	*6*	*3*
Maçons	10	27	1		4	1	
Menuisiers	14	39		2	3	2	
Charpentiers	12	85	1	1	3	1	2
Forgerons	9	29	1		2	1	
Tonneliers	7	25	1				
Cordonniers	18	26		1	3		1
Tailleurs	7	16				1	
Journaliers	*24*	*96*	*0*	*0*	*0*	*0*	*0*
Total	**236**	**662**	**18**	**14**	**26**	**9**	**12**

rapports en chirurgie et vend même, vers 1731, pour 200 livres de remèdes à l'État[96].

Outre ses fonctions de chirurgien, Lajus agit comme barbier. En 1709, la succession de feu Michel Bouchard lui doit 12 livres « pr une année de barbe[97] ». Le Séminaire de Québec l'emploie également pour remplir ce type de fonction. Son inventaire de biens de 1724 révèle la présence de cinq plats à barbe de faïance et de quarante vieux rasoirs[98]. Pour le seconder dans ses tâches et sans doute pour tenir sa boutique lors de ses absences, il peut compter, en 1712 du moins, sur un nommé

avant qu'après son déménagement, ses clients proviennent indistinctement des deux parties de la ville.

95. Nous reprenons presque intégralement la grille et les données des recensements telles qu'elles sont présentées dans Yvon Desloges, *Une ville de locataires: Québec au XVIIIe siècle*, Ottawa, Service des parcs, Environnement Canada, 1991, p. 50-53. Cette sélection, qui comprend les 20 métiers comportant trois mentions de métiers et plus dans les recensements, permet de rejoindre 78 % des chefs de ménage dont le métier est identifié en 1716 et 77 % en 1744. Les cinq chirurgiens sont Jordain Lajus pour la période 1694-1742, Gervais Baudoin fils pour 1713-1752, Jean-Baptiste Lelièvre dit Duval pour 1725-1776, Simon Soupiran père pour 1698-1724 et Simon Soupiran fils pour la période où l'on ne peut le confondre avec son fils Charles-Simon, soit 1727-1750.

96. « Et En Consequence de sa commission de lieutenant de mr MARESCHAL, il a presque Toujours été appellé pour les Rapports ordonné En Justice mais Comme Mr Mareschal n'est plus vivant, ce qui luy fait Craindre que Sa Commission ne Soit Eteinte il Espere obtenir… un Brevet de chirurgien Commis aux Rapports, ny En ayant point actuellement En Canada », plaidera-t-il en 1738. À l'été 1716, Lajus sert d'expert pour évaluer le contenu d'un coffre de médicaments. *Jugements et délibérations du Conseil Supérieur de la Nouvelle-France*, vol. 6 : 1710-1716, Québec, Imprimerie Joseph Dussault, 1891, p. 1192-1193, 1195-1196 ; Bordereau des acquits de recette et de dépense employés dans le compte de 1731, ANOM, Fonds des Colonies, série C11A, vol. 60, f. 247r. ; Lettre de Jordain Lajus au ministre Maurepas, 1738, ANOM, Fonds des Colonies, série C11A, vol. 71, f. 140r-141r.

97. Sentence d'ordre entre les créanciers de feu Michel Bouchard et Marie-Madeleine Delaporte, 30 août 1709, BAnQ-Q, CN301,S58, greffe de Louis Chambalon, nº 3872.

98. Inventaire de feue Marie-Louise Roger et de Jordain Lajus, 26 mai 1724, BAnQ-Q, CN301,S10, greffe de Jacques Barbel.

Bervelot qui lui sert de garçon chirurgien ou de frater[99]. Nous ne lui connaissons pas d'apprentis.

Jordain Lajus est inhumé à Québec le 12 mars 1742. De ses mariages avec Marie-Louise Roger en 1697 et avec Louise-Élisabeth Moreau, en 1717, sont issus 22 enfants. L'un des fils, François, prendra la relève de son père comme chirurgien après avoir étudié à l'Hôpital de la Marine de Rochefort entre 1736 et 1743.

Bien que Lajus prétende n'être pas riche, sa situation financière est bonne. « Il na jamais exigé que ce quils [sujets de Sa Majesté] ont Bien vouleu luy donner pour Ses médicaments aussi n'est il pas Riche », clame-t-il en 1738. Mais pourtant, en 1724, un inventaire de ses biens signale la présence d'un actif de 5451 livres, sans égard à ses biens immobiliers, et d'un passif de 747 livres, dont 420 livres dues au frère Boispineau, apothicaire chez les Jésuites[100]. Ses biens immobiliers consistent en un emplacement situé rue Sous-le-Fort sur lequel est bâtie une maison de deux étages en maçonnerie. Le tout provient de la succession de son beau-père. Comme objets liés à la pratique de la chirurgie et de la barberie, on retrouve trois seringues avec leurs garnitures, une petite seringue à plaie, deux moyens pilons de fonte et leurs mortiers, sept « poilette D Etain », un grand coquemar et trois petits coquemars de cuivre rouge très vieux dont un sans couvercle, cinq plats à barbe de faïance, quarante vieux rasoirs, douze lancettes, « une petite Espatulle, une Sonde creuse, une canulle, une Sonde unie une pincette une Sonde a Sonder pour Les urines Une petite seringue a Injection a oreille, Le tout dargent, une paire de siseaux garnye dargent deux Bistoris garnye Dargent ». « Dans une autre petite armoire en placage dans la muraille ouvrant a deux panneaux fermant a clef dans laquelle sont les Remedes et medicaments… », le notaire recense également deux petites paires de balances, une bouteille de cristal, « dix huit pots de fayance, Soixante douze fiolle dans lesquels Sont divers remedes et medicamens de diverse qualité… avec vingt fiolle D Eau de milise » et, enfin, deux alambics de cuivre rouge. Aucun livre n'est mentionné.

En 1742, l'inventaire après décès révèle un actif atteignant 2 633 livres, sans compter les immeubles, et un passif se chiffrant à 1 699 livres dont plus de 1 100 aux Récollets et 200 livres au sieur Lajus demeurant à Pau[101]. Les immeubles consistent en deux emplacements, l'un sur la rue des Fortifications et l'autre sur la rue Saint-Joseph. Sur le second est construit une maison à un étage de pierre comportant une cave, un grenier et l'étage se divisant en une salle, une cuisine, une chambre et deux cabinets. Si l'inventaire de 1742 suggère une situation financière moins prospère, il ne faut pas oublier que Lajus a probablement dépensé des sommes considérables pour ses enfants. Les instruments de chirurgie inventoriés se limitent à deux seringues garnies et à onze canules. Comme en 1724, aucun livre n'est mentionné. Toutefois, le contenu de son apothicairerie est impressionnant. On retrouve un vieil alambic de cuivre rouge, un mortier avec son pilon de fonte, 241 contenants tant en flacons que bouteilles et fioles de différentes grandeurs, 40 pots de terre blanche de différentes grandeurs et une liste très détaillée de remèdes, l'une des plus considérables des XVIIe et XVIIIe siècles, comprenant plusieurs centaines de produits.

Réussir comme chirurgien n'est pas chose facile et Lajus a su s'imposer par ses habiletés, par son travail et par ses fonctions de lieutenant du premier chirurgien du roi. Il cherche à promouvoir autant ses intérêts que ceux de ses confrères. Au début du XVIIIe siècle, la concurrence entre chirurgiens est vive et plusieurs ont de la difficulté à vivre de leur labeur. En 1712, pour une population de 1 900 âmes, il y a au moins six chirurgiens établis à Québec : Pierre Bourgoin dit Duverger, Jean Coustard, Jean Demosny, Gaspard Emery dit Lasonde, Jordain Lajus et Simon Soupiran. Trois autres le sont probablement. Le chirurgien anglais Edouard Clemmon, prisonnier de guerre établi à Québec, marié dans

99. Procédures criminelles contre le sieur Bervelot, garçon chirurgien, pour avoir blessé le sieur Denis Bonaventure dit Dusablon (Sablon), soldat de la compagnie du sieur de Vaudreuil, d'un coup d'épée. 10 décembre 1712 au 18 janvier 1713, BAnQ-Q, TL5,D467 ½, Collection de pièces judiciaires et notariales.

100. Inventaire de feue Marie-Louise Roger et de Jordain Lajus, 26 mai 1724, BAnQ-Q, CN301,S10, greffe de Jacques Barbel.

101. Inventaire de feu François-Xavier Lajus et de Louise-Élisabeth Moreau, lieutenant des chirurgiens de Québec, 28 mars 1742, BAnQ-Q, CN301,S223, greffe de Jacques Pinguet, n° 2839.

cette ville en 1710 et qui sera naturalisé en 1713, est probablement présent en 1712. Pierre Landiran est peut-être établi à Québec en 1712 mais la première mention de sa présence est enregistrée au moment de son mariage le 1er juillet 1713. Enfin, le perruquier et barbier Jean-Baptiste Cardinet dit Chevalier se mêle sans doute à l'occasion de chirurgie puisqu'il engage en 1706 François de Laminade en tant que garçon de chirurgien. Il est vrai que les garçons chirurgiens sont souvent utilisés à cette époque comme barbier pendant que leurs maîtres s'occupent des malades et leur rendent visite. Et tout cela sans compter sur les chirurgiens de navire qui profitent régulièrement pendant plusieurs semaines, voire plusieurs mois, de leur séjour à Québec pour en retirer un profit. Éliminer les forains et fixer un nombre maximal de praticiens, donc créer un monopole de pratique, seraient aux yeux de certains, dont fait partie Lajus, la solution idéale.

En 1710, on réussit à restreindre la pratique médicale aux chirurgiens déjà établis à Québec. À cette occasion, le rôle de Lajus est inconnu. À l'été de cette année, les chirurgiens de Québec adressent une requête à l'intendant visant à « faire deffence à tous chirurgiens de vaisseau venant d'Europe ou d'ailleurs de medicamenter et panser les malades de ce pays sous quelque prétexte que ce soit sous peine de cinquante livres d'amande et confiscation des remedes pour la première fois et plus grosse peine en cas de récidive[102] ». Les requérants obtiennent aussitôt satisfaction et une ordonnance est émise le 1er juillet suivant. Nous n'avons pas la liste des signataires de la requête, mais il est probable que Lajus ait participé à l'élaboration de cette demande. Toutefois, puisque la requête n'est pas adressée par Lajus à titre de lieutenant du premier chirurgien du roi et au nom des autres chirurgiens, nous ne pouvons y voir les effets de l'obtention de sa charge de lieutenant de premier chirurgien du roi. Qui plus est, ce n'est que le 14 octobre 1710 qu'il la fera insinuer à la Prévôté de Québec.

En revanche, le rôle de Lajus est évident dans la tentative avortée de contrôler le nombre de chirurgiens établis à Québec. Le 25 avril 1712, à titre de lieutenant du premier chirurgien du roi, Jordain Lajus présente une requête au Conseil supérieur de Québec afin qu'il soit ordonné qu'il n'y aura que quatre maîtres chirurgiens à Québec « pour exercer la profession de Chirurgie, Sans neantmoins prejudicier au nombre qui y est presentement, ausquels il Sera permis d'en continüer l'exercice jusqu'a leur deceds ou a leur depart de cette Ville » et, en conséquence, faire « deffenses a tous chirurgiens qui pourraient Venir Sur les navires tant d'Europe et des pays etrangers que d'ailleurs, d'y traitter, pençer, et medicamenter aucunes personnes ny mesme Vendre ny detailler aucuns remedes Sous quelque pretexte que ce puisse estre a peine de deux cent livres d'amande et de confiscation de tous leurs remedes, Instrumens, et medicamens, mais Seulemt de les Vendre en gros[103] ». Le 27 juin suivant, après avoir pris connaissance de la requête, de la commission de Lajus et de l'ordonnance de juillet 1710, la Cour déboute Lajus de sa demande et ordonne « qu'il ne sera rien Innové a l'advenir a cequi a esté cy devant pratiqué, a l'Esgard desd. chirurgiens jusqu'a ce qu'il ayt pleû a Sa Majesté faire sçavoir Ses intentions a ce sujet[104] ». Sans maîtrise et sans communauté de chirurgiens d'établis à Québec, l'intervention de Lajus pour favoriser les intérêts de son groupe ne peut donc se faire sans le recours au pouvoir royal qui, lui, a toujours été hésitant à établir en Amérique le système corporatif.

À deux reprises, Jordain Lajus intervient pour empêcher que des individus qu'il considère comme n'étant pas qualifiés puissent se prétendre chirurgien et les obliger à subir un examen. À l'été 1716, le chirurgien Pierre Bourgoin dit Duverger se présente devant le Conseil supérieur pour régler une affaire de

102. Ordonnance de l'intendant Jacques Raudot qui fait défense à tout chirurgien de vaisseaux venant de France ou d'ailleurs et aussi à tout chirurgien étranger de quelques nations qu'il soit, autre que ceux qui sont établis dans les villes de ce pays et dans les côtes, de panser et de médicamenter les malades sous quelque prétexte que ce soit sous peine de cinquante livres d'amende applicable aux sœurs de la Congrégation de Québec et de confiscation des instruments et remèdes dont il se trouvera saisi applicable au corps des chirurgiens, et ce pour la première fois et de plus grosse peine en cas de récidive, 1er juillet 1710, BAnQ-Q, E1,S1,P686, Ordonnances des intendants, Cahier no 4, f. 68r-68v.

103. *Jugements et délibérations du Conseil Supérieur de la Nouvelle-France*, vol. 6: 1710-1716, Québec, Imprimerie Joseph Dussault, 1891, p. 385-386.

104. *Ibid.*, p. 429-430.

bail de partie de maison[105]. Profitant de l'occasion, Jordain Lajus obtient du tribunal qu'il fasse défense à Duverger de prendre la qualité de chirurgien et d'exercer la chirurgie « qu'au préalable il n'ayt esté examiné… par Maistre Sarrazin, médecin des hôpitaux de ce pays ; et obtenu de luy, un certificat de sa capacité[106] ». Comme le souligne le médecin-historien Gabriel Nadeau, il ne faut pas voir dans l'utilisation de Sarrazin comme examinateur un conflit en perspective avec Lajus. Au contraire, il y a complémentarité des deux fonctions : le médecin du roi décernant le certificat de capacité et le lieutenant du premier chirurgien du roi émettant des lettres de chirurgiens, c'est-à-dire l'équivalent de licences de pratique[107]. D'ailleurs, il ne faut pas oublier que les chirurgiens sont assujettis aux médecins. Il est vrai que les prédécesseurs de Lajus, faute de médecin et étant à la fois chirurgien du roi et lieutenant du premier chirurgien du roi, pouvaient cumuler les deux tâches.

En 1737, dans une cause opposant Yves Phlem de Sainte-Anne-de-la-Pérade à la veuve de l'un de ses patients, la Prévôté de Québec lui interdit, le 15 mars 1737, de prendre à l'avenir la qualité de chirurgien et d'en faire les fonctions, à moins qu'il n'ait été approuvé par les médecins et chirurgiens du roi de ce pays. Le 13 avril suivant, le Conseil supérieur ordonne quant à lui que Phlem sera tenu de prendre des lettres de chirurgien du « Sieur Jourdain Lajus, lieutenant du premier chirurgien du Roy ». Nous ne savons pas si Phlem s'est conformé à ces deux jugements, néanmoins nous savons qu'il continue de se présenter comme chirurgien par la suite[108].

Les interventions de Lajus comme celles de ses prédécesseurs sont somme toute limitées. Pourtant, tous les lieutenants du premier chirurgien du roi de la Nouvelle-France ont un profil semblable qui ne permet pas de douter de leur compétence.

Établis à Québec depuis plusieurs années et d'origine française, ils ont acquis de l'expérience et l'estime de leurs concitoyens. Ils sont socialement très engagés dans leur milieu et figurent parmi les meilleurs chirurgiens de la colonie. Au XVIIe siècle, ils sont chirurgien du roi ou chirurgien-major. Le choix d'un lieutenant du premier chirurgien du roi découle donc d'un arbitraire, mais d'un « arbitraire éclairé ». De tels candidats avaient la capacité de jouer un rôle de premier plan dans l'organisation de la chirurgie dans la colonie et d'influencer le type de pratique médicale qui leur aurait semblé adéquat. Ils auraient pu tout aussi bien imposer une canadianisation de la pratique médicale qu'un renforcement de l'orthodoxie médicale française.

Quels sont donc les avantages pour la Nouvelle-France d'avoir un lieutenant du premier chirurgien du roi et quels profits peut en retirer son titulaire ? L'obtention du poste de lieutenant du premier chirurgien du roi en 1709 présente pour Lajus divers avantages, tant pour son groupe que pour lui-même. Elle lui permet de parler et d'agir au nom des chirurgiens. Malgré l'absence de communauté de chirurgiens établie, elle lui permet néanmoins d'obtenir un certain contrôle, plus théorique qu'effectif il est vrai, sur ses collègues ou sur les étrangers de passage qui veulent se mêler de chirurgie. Mais l'intervention de Lajus à ce niveau demeure timide et les résultats sont plus que limités. Aucune intervention en dehors de Québec, sauf dans le cas de Phlem. En fait, les actions visant à la promotion de la profession et d'une meilleure pratique sont quasi inexistantes. On cherche plutôt à défendre

105. Fils de Pierre Bourgoin, maître des postes à Bordeaux, et de Marie-Françoise Claverie, il est présent à Québec dès 1711. Venu comme militaire, peut-être en tant que frater, c'est-à-dire comme garçon chirurgien ou chirurgien de compagnie, il s'installe par la suite comme chirurgien-barbier. Le 20 novembre 1712, à Québec, il épouse Marie Lemoine, veuve d'un pâtissier. Le 10 septembre 1716, il loue une maison pour trois ans et, outre un paiement de 150 livres par an, il s'oblige à raser le bailleur. Il décède à Québec le 28 novembre 1718 à l'âge de 40 ans. Contrat de mariage de Pierre Bourgoin, chirurgien, et de Marie Lemoine, 16 novembre 1712, BAnQ-Q, CN301,S146, greffe de Florent de La Cetière ; Bais de Jacques Suire dit St-Fort, tourneur en bois de Québec, à Pierre Bourgoin Duverger, chirurgien, et Marie Lemoine, 10 septembre 1716, BAnQ-Q, CN301,S240, greffe de Pierre Rivet, n° 480.

106. *Jugements et délibérations du Conseil supérieur de la Nouvelle-France*, vol. VI : *1710-1716*, Québec, Imprimerie Joseph Dussault, 1891, p. 1160-1161.

107. Gabriel Nadeau, « Le dernier chirurgien du roi à Québec. Antoine Briault 1742-1760 », dans *L'Union médicale du Canada*, vol. 80 (juin 1951), p. 714-715.

108. Raymond Douville, *Yves Phlem dit Yvon le Breton ancêtre des familles Hivon. Les tribulations d'un guérisseur à Sainte-Anne-de-la Pérade au 18e siècle*, Trois-Rivières, Éditions du Bien Public, 1975, *passim* ; Marie-Céline Blais, « Phlem (Flame, Flemme, Le Fène), dit Yvon, Yves », dans *Dictionnaire biographique du Canada*, vol. III : *De 1741 à 1770*, Québec, Presses de l'Université Laval, 1974, p. 562-563.

des intérêts corporatifs qu'autre chose. Il est tout aussi étonnant que significatif que l'édit royal de septembre 1723 et surtout les statuts et règlements pour les chirurgiens de province du 24 février 1730 qui visent à rejoindre tous les chirurgiens de province établis ou non en corps de communauté, « sans exception d'aucune province ny colonies », n'aient jamais été enregistrés à Québec[109].

Ses pouvoirs sont limités par la nécessité d'avoir recours au pouvoir royal pour entériner certains choix. Lajus ne peut établir de maîtrise ou de communautés, ni régler le nombre de chirurgiens sans l'appui de la Cour. De plus, contrairement au XVIIe siècle, la présence du médecin et des chirurgiens du roi, si elle lui permet de prétendre au rôle de chef de la chirurgie dans la colonie, ne lui accorde pas tous les pouvoirs. À l'époque de Madry, de Demosny et de Baudoin, le lieutenant du premier chirurgien du roi était également chirurgien du roi ou chirurgien-major et, avant 1697, la présence du médecin du roi se limite à Giffard avant 1668 et à Jean de Bonamour entre 1669 et 1672[110]. En fait, le retour de Sarrazin dans la colonie en 1697 avec le titre de médecin et, à partir de 1700, avec celui de médecin des hôpitaux diminue les places occupées par le lieutenant du premier chirurgien du roi et les chirurgiens du roi. De même, le lieutenant du premier chirurgien du roi et le chirurgien du roi ou le chirurgien-major à Québec seront dorénavant des personnes distinctes. Enfin, la réglementation du XVIIIe siècle va accorder une prépondérance sans cesse croissante aux chirurgiens et aux médecins dotés d'une commission du roi. Le prestige accolé à la fonction de lieutenant du premier chirurgien du roi et l'efficacité de son action s'en ressentent donc.

L'obtention du poste de lieutenant du roi confère à son titulaire des avantages personnels. Ainsi, à défaut d'être chirurgien du roi, Lajus peut compter sur cette charge comme source de prestige. Elle l'exempte de plus des charges publiques et du logement des gens de guerre. Dans ce dernier cas, Lajus est déjà exempté par ses fonctions de syndic des Récollets. « En Consequence de sa commission de lieutenant de m[r] Mareschal, il [Lajus] a presque Toujours été appellé pour les Rapports ordonné En Justice[111]. » Cet avantage lui procure annuellement quelques livres en revenus. En France, le lieutenant du premier chirurgien du roi bénéficie de revenus atteignant 66 livres lors de la réception d'un chirurgien dans une communauté[112]. Au Canada, où il n'y a pas de maîtrise, il ne semble pas que les chirurgiens se fassent recevoir. Nous n'en avons pas trouvé la moindre trace. D'ailleurs, si les chirurgiens avaient l'habitude de se faire recevoir, il serait étonnant que Lajus ait alors laissé Bourgoin dit Duverger pratiquer à Québec pendant au moins quatre ans avant d'intervenir. De même, dans le cas de Phlem, l'intervention se fait au moins quatorze ans après son établissement dans la colonie. Il est d'ailleurs à remarquer que Lajus n'a jamais directement poursuivi un chirurgien ou un charlatan et qu'il s'est toujours contenté d'intervenir dans une cause déjà en cours. On ne sent pas là un très grand dynamisme ou un grand effort d'encadrement des praticiens.

Peu après la mort de Lajus en 1742, le chirurgien québécois Pierre Desnouhes demande au ministre de la Marine la place de lieutenant du premier chirurgien du roi[113]. Pour appuyer sa demande, il rapporte un certificat du médecin du roi Gaultier, visé par l'intendant Hocquart, attestant qu'il exerce sa profession avec honneur et probité[114]. Trouvant

109. L'édit royal de septembre 1723 a été enregistré à Louisbourg. Edit du Roy portant retablissement des lieutenans du premier chirurgien du Roy, septembre 1723, AN, Section Outre-mer, série G[2], vol. 190, greffe du Conseil supérieur de Louisbourg, registre 4, f. 19r-22v.

110. Avec la fusion, en 1722, des deux postes de chirurgiens de l'Hôtel-Dieu de Québec en un seul et l'augmentation des gages qui en est résultée, son titulaire occupe désormais un emploi beaucoup plus prestigieux.

111. Lettre de Jordain Lajus au ministre Maurepas, 1738, ANOM, Fonds des Colonies, série C[11]A, vol. 71, f. 140r-141r.

112. Les droits à verser au premier chirurgien du roi, à son lieutenant, au greffier, aux quatre prévôts et aux quatre chirurgiens examinateurs atteignent en tout 203 livres. Droits que doivent payer les Chirurgiens qui Se font recevoir, conformement a larrest du con[el] detat du Roy de 1671 qui Regle les droits du premier chirurgien de S. M. ceux de son lieutenant et du greffier &c, sans date, AN, Section Outre-mer, série G[2], vol. 183, greffe du Conseil supérieur de Louisbourg, Dossiers divers, f. 478r; Linda M. Hoad, *La chirurgie et les chirurgiens de l'île Royale*, Ottawa, Parcs Canada, 1979, p. 256.

113. Il est étrange que Desnouhes demande cette place au ministre de la Marine. Pourquoi ne s'est-il pas adressé directement au premier chirurgien du roi François Gigot de La Peyronie ?

114. Né vers 1691 dans la paroisse de Salles, évêché de Poitiers, Pierre Desnouhes est fils de Pierre Desnouhes, procureur et notaire royal, et de Jeanne Morineau. Le 10 avril 1724, il réussit un examen comme chirurgien devant l'Amirauté de La Rochelle. Il s'installe à Québec vers 1728 et y épouse la veuve du chirurgien Jean-Ponce

que la place de lieutenant du premier chirurgien du roi à Québec « n'y est d'aucune utilité », le ministre conclut à ce qu'il « ne doit pas etre question de l'y etablir » et charge l'intendant Hocquart d'en aviser Desnouhes[115]. Ainsi, disparaissait officiellement la charge de lieutenant du premier chirurgien du roi. La place de plus en plus grande qu'occupent les chirurgiens du roi et le médecin du roi y a sans doute contribué.

Les chirurgiens du roi et les chirurgiens-majors des troupes

Par leur compétence et par leur prestige, accentués et consacrés par leur brevet issu de l'autorité royale, les chirurgiens du roi et les chirurgiens-majors des troupes de la Marine constituent avec les lieutenants du premier chirurgien du roi et les médecins l'élite médicale de la colonie jusqu'à la Conquête[116]. De plus, par leur origine, par leur formation et par leur pouvoir, ils témoignent du statut colonial du Canada et du poids de la métropole dans l'organisation du corps médical canadien.

Au Canada, au XVIIe siècle, la nature exacte des fonctions des individus s'intitulant « chirurgien ordinaire du roi » nous est inconnue. En 1650, François Menouil prend ce titre sans que nous sachions s'il détenait réellement un brevet du roi et si ce titre avait une signification particulière en Nouvelle-France, surtout si l'on considère qu'elle n'était pas alors sous contrôle royal direct[117]. De même, Gervais Baudoin, qui se présente comme chirurgien ordinaire du roi en 1683, n'obtiendra un brevet royal de chirurgien-major qu'en 1694[118].

Avec l'arrivée des troupes de la Marine apparaît le terme de chirurgien-major. À l'époque et encore aujourd'hui, une certaine confusion entoure l'utilisation des vocables chirurgien du roi et chirurgien-major[119]. D'une part, suivant les individus ou suivant les circonstances, ses titulaires se présentent de différentes manières. Nous avons relevé dans les documents de l'époque les appellations et les dates où une expression fait son apparition, et ce pour la douzaine de chirurgiens du roi ou de chirurgiens-majors des troupes de la Marine ayant vécu dans la colonie avant la Conquête[120] :

Méric. Parmi ses petits-cousins présents à Québec, on retrouve Jacques Gauthier de Comporté, le chirurgien Jean-Baptiste Lelièvre dit Duval et des frères apothicaires Boispineau. Il dessert l'Hôpital général de Québec entre 1734 et 1736. Il décède à Québec le 29 septembre 1747. Jean-Louis Laqueuille, *Les Chirurgiens Navigans du Port de la Rochelle sous l'Ancien Régime*, Thèse de doctorat d'État en médecine, Université de Nantes, 1970, annexe; Contrat de mariage de Pierre Desnouhes, chirurgien, et de Marie-Josephe Maillou, 19 octobre 1728, BAnQ-Q, CN301,S223, greffe de Jacques-Nicolas Pinguet; Demandes particulières du Canada avec commentaires dans la marge, mars 1743, ANOM, Fonds des Colonies, série C^{11}A, vol. 80, f. 370r.

115. Malgré le refus du ministre d'établir un poste de lieutenant du premier chirurgien du roi, il est possible que François Lajus, fils de Jordain, ait obtenu une telle commission. Entre août et décembre 1757, il est présenté comme « lieutenant des chirurgiens » à au moins cinq reprises. Parti en France à la fin de 1757, il sera de retour l'année suivante, mais n'utilisera plus ce titre. Il y a peut-être une relation avec son voyage. Lettre du ministre à Hocquart, 31 mars 1745, ANOM, Fonds des Colonies, série B, vol. 81, f. 254v; Quittance de François Lajus, lieutenant des chirurgiens, de la ville de Québec, rue Champlain, à Louis-Barthélémy, nègre de nation, 11 août 1757, BAnQ-Q, CN301,S248, greffe de Jean-Antoine Saillant; Procuration d'Antoine-Jean Saillant, notaire royal de Québec, à François Lajus, lieutenant des chirurgiens de la ville de Québec y résidant sur son départ pour l'ancienne France, 18 septembre 1757, BAnQ-Q, CN301,S91, greffe de Charles-Hilarion Dulaurent, n° 2027.

116. Le poste de chirurgien de l'Amirauté à Québec qui sera créé vers 1749 est aussi porteur d'un certain prestige. Toutefois, puisqu'il n'y aura qu'un seul titulaire et que l'essentiel des archives de l'Amirauté de Québec est disparu, il est difficile d'évaluer l'importance accordée à cette fonction dans la colonie. Tout ce que nous savons, c'est que Simon Soupiran s'intitule à partir d'avril 1749 « chirurgien de l'Amirauté », « Chirurgien major de L'amirauté » ou « Chirurgien de Son altesse serenissime Monseigneur le duc de Penthievre Amiral de France ». Déclaration par Simon Soupiran, « chirurgien de L amiraute de cette ville », et par Marie Avis, son épouse, 20 avril 1749, BAnQ-Q, CN301,S251, greffe de Simon Sanguinet, n° 15; Contrat de mariage de Simon Soupiran, veuf de Marie-Anne Jacquin Philibert et fils de Simon Soupiran, « Chirurgien de Son altesse serenissime Monseigneur le duc de Penthievre Amiral de France », et de Marie-Louise Roussel, 4 janvier 1757, BAnQ-Q, CN301,S248, greffe de Jean-Antoine Saillant, n° 1862.

117. Il nous paraît probable que François Menouil possédait ce titre bien avant sa venue au Canada. Obligation de François Menoil, chirurgien ordinaire de Sa Majesté, de Québec, à la compagnie de Jésus, 24 octobre 1650, BAnQ-Q, CN301,S6, greffe de Guillaume Audouart, n° 98.

118. Il est à remarquer que Baudoin n'est présenté comme chirurgien ordinaire du roi qu'à une seule occasion. Obligation de Félix Auber envers Anne Auber et Gervais Baudoin, chirurgien ordinaire du roi, 19 décembre 1683, BAnQ-Q, CN301,S266, greffe de Paul Vachon.

119. La possession d'un brevet royal justifie l'appellation chirurgien du roi. Gabriel Nadeau, « Le dernier chirurgien du roi à Québec. Antoine Briault 1742-1760 », dans *L'Union médicale du Canada*, vol. 80 (juin 1951), p. 710-714.

120. Nous avons choisi de présenter les appellations et la date de leur premier emploi. Toutefois, il est à noter qu'une expression ne succède pas nécessairement à la précédente et qu'en réalité un individu peut être présenté de manière différente d'un acte à l'autre. Le terme « chirurgien major » peut ainsi alterner régulièrement avec celui de « chirurgien du roi » ou un terme peut être plus couramment employé qu'un autre.

MONTRÉAL :

Michel Sarrazin (nommé chirurgien-major des troupes en 1686 et brevet royal en 1691)
1689 chirurgien-major des troupes
1692 chirurgien et major des troupes du détachement de la Marine
1692 chirurgien-major des troupes de Sa Majesté

Pierre Baudeau (brevet royal de chirurgien major des troupes à Québec en 1694)
1693 chirurgien-major
1709 chirurgien-major des troupes en Canada

Joseph Benoist (commission de chirurgien major des troupes en Canada en 1709)
1709 chirurgien-major à Québec
1709 chirurgien-major des troupes en Canada
1715 chirurgien-major des troupes de Sa Majesté
1719 chirurgien-major des troupes de la Marine
1722 chirurgien-major de Montréal
1722 chirurgien-major pour le roi en ce pays
1729 chirurgien-major à Montréal

Ferdinand Feltz (brevet royal comme chirurgien major de la Marine à Montréal en 1742)
1742 chirurgien-major
1742 chirurgien-major des troupes à Montréal
1742 chirurgien-major des troupes de la Marine
1745 chirurgien et major des troupes du détachement de la Marine
1756 chirurgien-major des troupes de cette garnison (Montréal)
1756 médecin du roi

TROIS-RIVIÈRES :

Jacques Duguay (fait office de chirurgien du roi depuis la fin du XVIIe siècle)
1681 maître chirurgien

Jacques-Charles Alavoine (commission de l'intendant en 1727 pour être chirurgien dans l'Hôtel-Dieu de Trois-Rivières afin d'y soigner les soldats et les officiers et brevet royal de chirurgien-major des troupes à Trois-Rivières en 1758)
1727 chirurgien-major de l'hôpital des Trois-Rivières
1728 chirurgien-major
1728 chirurgien et major de l'hôpital de la ville des Trois-Rivières
1730 chirurgien et major de la ville et gouvernement des Trois-Rivières
1736 chirurgien du roi entretenu par Sa Majesté à l'Hôtel-Dieu de Trois-Rivières
1741 chirurgien entretenu pour le service du roi à Trois-Rivières
1742 chirurgien du roi
1748 chirurgien de la garnison de Trois-Rivières
1751 chirurgien des troupes aux Trois-Rivières
1753 chirurgien major à l'Hôtel-Dieu (Trois-Rivières)
1758 chirurgien-major des troupes à Trois-Rivières
1759 chirurgien de la Marine aux Trois-Rivières
1759 chirurgien-major de la garnison (Trois-Rivières)

QUÉBEC :

Gervais Baudoin (commission de chirurgien-major à Québec en 1694)
1683 chirurgien ordinaire du roi
1694 chirurgien-major à Québec

Jean Coustard (aucune trace de commission ; décède le 11 septembre 1719)
1715 chirurgien pour le roi
1717 chirurgien du roi
1723 chirurgien de l'Hôtel-Dieu de Québec
1726 maître chirurgien-major de l'hôpital de la ville de Québec

Henry Coffinier (aucune trace de commission ; remplace Coustard en 1721-1722)
1721 chirurgien de l'Hôtel-Dieu de Québec

Michel Bertier (nommé chirurgien du roi à l'Hôtel-Dieu de Québec en 1722, meurt en 1740)
1722 chirurgien de l'Hôtel-Dieu de Québec
1724 chirurgien du roi à l'Hôtel-Dieu de Québec
1728 chirurgien du roi
1730 chirurgien du roi entretenu en la ville de Québec
1733 chirurgien-major à Québec
1734 chirurgien du roi entretenu par Sa Majesté à l'Hôtel-Dieu de Québec
1735 chirurgien de l'hôpital
1742 chirurgien-major

Antoine Briault (nommé chirurgien du roi à l'Hôtel-Dieu de Québec en 1742)

1743 chirurgien du roi à Québec
1744 chirurgien-major
1748 chirurgien du roi à l'hôtel-Dieu
1749 chirurgien du roi
1754 chirurgien-major à Québec
1756 chirurgien-major de l'Hôtel-Dieu de la ville de Québec
1756 chirurgien de la Marine
1757 chirurgien-major de la Marine
1760 chirurgien-major des troupes de Sa Majesté
1761 chirurgien de l'hôpital
1763 chirurgien-major des troupes de la Marine
1765 chirurgien-major de la Marine à Québec

André Arnoux (brevet du roi comme chirurgien en second des troupes en 1751 et comme chirurgien-major à la suite des troupes de Terre en 1755, meurt en 1760)

1751 chirurgien en second des troupes
1755 chirurgien-major en second des troupes de la Marine
1755 chirurgien-major à la suite des troupes de terre

Une analyse des brevets et des titres portés par ces individus permet d'éclaircir les fonctions et de distinguer deux postes : celui de chirurgien major des troupes et celui de chirurgien du roi.

Ainsi qu'il est stipulé par son brevet, le chirurgien-major des troupes de la Marine soigne avant tout les soldats et les officiers[121]. Il signe les certificats d'invalidité accordés aux militaires. En principe, il dispense ses soins à l'Hôtel-Dieu de Montréal[122]. S'il reçoit des sommes pour avoir soigné les pauvres et les Amérindiens domiciliés ou de passage dans la colonie pour le service du roi, cela est fait en vertu d'ententes particulières. Enfin, le chirurgien major exerce librement auprès de la population en général et auprès des institutions religieuses.

Entre 1686 et 1760, Michel Sarrazin, Pierre Baudeau, Joseph Benoist et Ferdinand Feltz se succèdent au poste de chirurgien-major des troupes de la Marine[123]. Généralement résident à Montréal, c'est-à-dire là où se concentre l'essentiel des troupes, c'est un individu d'expérience. Il sert d'abord dans la

121. Ainsi, le brevet de Joseph Benoist, en 1709, précise qu'il doit « en lad. qualité panser et traiter les Off.[ers] et Soldats des Compagnies du detachement de la marine que Sa Ma.[té] entretient aud Quebec ». Brevet de chirurgien major à Québec pour le sieur Benoist, 24 août 1709, BAnQ-Q, P1000,S3,D170. Le chirurgien major des troupes ne fait pas partie des officiers. Dans les documents financiers, il ne figure pas avec les troupes. De même, à Louisbourg, le chirurgien major n'est pas considéré comme un officier. Il est à noter que le terme « major » signifie « en chef ». Lettre de Berryer De Ruis, 10 août 1759, ANOM, Fonds des Colonies, série B, vol. 110, f. 525r ; Linda M. Hoad, *La chirurgie et les chirurgiens de l'île Royale*, Ottawa, Parcs Canada, 1979, p. 263.

122. Certains officiers exigent d'être soignés à domicile. Le 24 avril 1711, Antoine Forestier, qui fait office de chirurgien major en attendant la venue au Canada de Joseph Benoist, obtient des tribunaux que les officiers n'ont le droit de se faire traiter gratuitement que pendant leur séjour à l'Hôtel-Dieu de Montréal. En 1730 et 1737, Joseph Benoist se plaint lui aussi que des officiers exigent d'être soignés, ainsi que leur famille, gratuitement chez eux. Il est cependant vrai, comme le remarque Joseph Benoist lui-même, que le brevet de chirurgien major des troupes ne spécifie pas les lieux de traitement. En 1749, un officier de Montréal note que le chirurgien major devrait aller soigner les officiers chez eux plutôt que de les forcer à aller à l'hôpital. É.-Z. Massicotte, « Les chirurgiens, médecins, etc., etc., de Montréal, sous le régime français », dans *Rapport de l'archiviste de la province de Québec pour 1922-1923*, Québec, Ls-A. Proulx, 1923, p. 135 ; Lettre de Joseph Benoist au ministre, 29 octobre 1730, Archives de la Marine, série C^7, Dossier 25 (Benoist) ; Lettre de Joseph Benoist au ministre, octobre 1737, ANOM, Fonds des Colonies, série $C^{11}A$, vol. 68, f. 258r-259v ; Lettre de Pierre-Jacques Payen de Noyan, major de Montréal, au ministre, 26 octobre 1749, ANOM, Fonds des Colonies, série $C^{11}A$, vol. 94, f. 36r-37v.

123. En 1742, bien que Ferdinand Feltz et Antoine Briault soient nommés chirurgien major, le premier à Montréal et le second à Québec, il nous apparaît que seul Feltz est chirurgien major des troupes. Briault, qui se présente surtout comme chirurgien du roi, est plutôt chirurgien major de l'Hôtel-Dieu de Québec et ce n'est qu'à partir de 1760 qu'il est présenté, probablement à tort, comme chirurgien major des troupes. Deux indices militent en faveur de cette hypothèse. D'une part, en 1741, Joseph Benoist reçoit 300 livres sur l'État de la Marine, 300 livres pour ses courses et voyages et 1 008 livres, soit 3 livres par mois de chacune des 28 compagnies. Or, puisqu'il perçoit un montant mensuel de chacune des compagnies, c'est donc dire qu'il est traité comme chirurgien major de toutes les troupes de la Marine présentes de la colonie. D'autre part, le 1er juillet 1751, André Arnoux reçoit un brevet royal de chirurgien en second des troupes et, s'il est chirurgien en second à Québec, ce n'est pas en regard de Briault mais plutôt de Feltz. De même, en 1755, le commissaire de la guerre Doreil observe qu'Arnoux est l'un des deux chirurgiens majors de la colonie. Si Briault avait été considéré comme chirurgien major des troupes, il aurait alors mentionné qu'il y avait trois chirurgiens majors (Feltz, Briault et Arnoux). Lettre de Hocquart au ministre, 5 octobre 1741, Archives de la Marine, série C^7, Dossier 25 (Benoist) ; Brevet de chirurgien en second des troupes pour le Sr Arnoux, 1er juillet 1751, ANOM, Fonds des Colonies, série E, Dossier 9 (Arnoux) ; Lettre de Doreil au ministre de la Guerre, 29 juillet 1755, publiée dans Antoine Roy, « Les lettres de Doreil », dans *Rapport de l'archiviste de la province de Québec pour 1944-1945*, Québec, Rédempti Paradis, 1945, p. 25. Sur Feltz, voir Gilles Janson, Lise Lapointe-Manseau et Édouard Desjardins, « Les médecins militaires au Canada : Charles-Elemy-Joseph-Alexandre-Ferdinand Feltz », dans *L'Union médicale du Canada*, tome 104 (août 1975), p. 1260-1273.

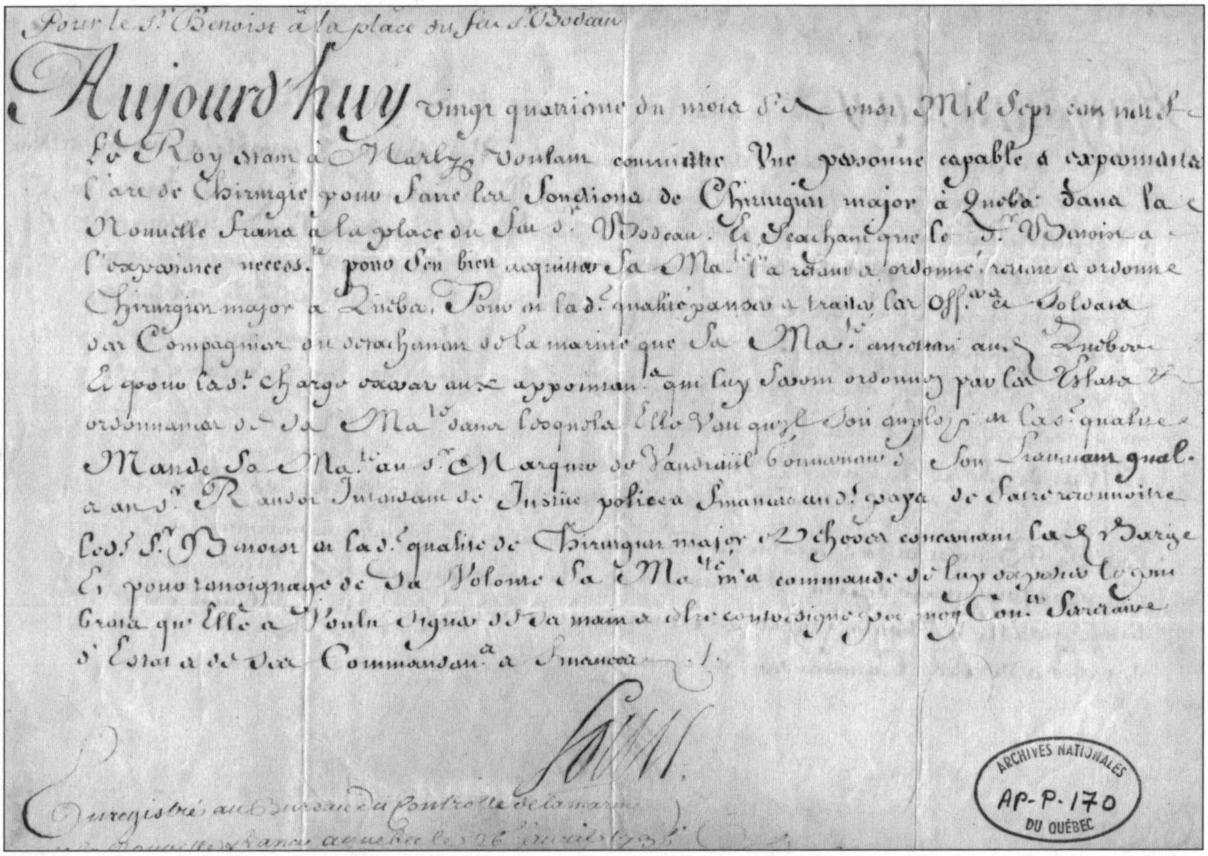

Pour le Sr Benoist à la place du feu Sr Bodeau

Aujourd'huy vingt quatrieme du mois d'Aoust Mil Sept cent neuf Le Roy estant à Marly voulant commettre une personne capable & experimentée en l'art de Chirurgie pour faire les fonctions de Chirurgien major à Quebec dans la Nouvelle France à la place du feu Sr Bodeau. Et sçachant que le Sr Benoist a l'experience necessre pour s'en bien acquitter Sa Maté l'a retenu & ordonné, retient & ordonne Chirurgien major à Quebec, Pour en lad. qualité panser & traiter les Offrs et Soldats des Compagnies du detachement de la marine que Sa Maté entretient audt Quebec Et pour lad. Charge jouir des appointemens qui luy seront ordonnez par les Estats & ordonnances de Sa Maté dans lesquels Elle veut qu'il soit employé en lad. qualité. Mande Sa Maté au Sr Marquis de Vaudreuil Commandant son Lieutenant genal. et au Sr Raudot Intendant de Justice police & finances audt pays de faire reconnoistre ledt Sr Benoist en lad. qualité de Chirurgien major & choses concernant lad. Charge Et pour tesmoignage de sa volonté Sa Maté m'a commandé de luy expedier le present Brevet qu'Elle a voulu signer de sa main & estre contresigné par moy Conser Secretaire d'Estat & de ses Commandements & finances.

Louis

Enregistré au Bureau du Controlle de la marine

Brevet de chirurgien major à Québec pour le sieur Benoist, 24 août 1709. BAnQ-Q, P1000,S3,D170.

Marine ou dans les troupes de terre pendant plusieurs années et reçoit un brevet royal de chirurgien-major des troupes lorsqu'il est âgé d'au moins une trentaine d'années[124]. Sa compétence professionnelle est reconnue et son prestige est attesté par de nombreux témoignages. Sarrazin et Benoist finiront d'ailleurs leur carrière comme médecin du roi. Fait également significatif, l'expertise du chirurgien-major des troupes est souvent utilisée par les tribunaux, soit pour examiner des cadavres, soit pour attester de la nature et de la gravité de blessures.

Légalement, la place des chirurgiens-majors des troupes parmi les praticiens civils coloniaux est précisée par l'ordonnance du 23 août 1723 qui, en plus de les consacrer examinateurs-nés, les rend de facto gardiens de l'orthodoxie médicale, et ce au détriment des pouvoirs du lieutenant du premier chirurgien du roi :

> Sa M^té. étant informé que les Chirurgiens établis dans ses Colonies prétendent que les Chirurgiens Majors des troupes, ayant brevet de S. M., sont obligés de subir un Examen devant eux, et de se faire recevoir dans les Colonies pour pouvoir exercer l'art de Chirurgie pour le public, voulant ne point priver les habitans de secours et S. M. desirant pourvoir, non seulement à ce qu'il ne soit plus fait de pareilles difficultés aux Chirurgiens Majors des troupes desdites Colonies, mais encore remédier aux abus qui pourroient naître à l'occasion des sujets qui se présentent dans lesd. Colonies pour exercer la Chirurgie. Elle a ordonné et ordonne que les Chirurgiens Majors de ses troupes, pourvus par brevet de S. M. seront Examinateurs-nés, conjointement avec le medecin de S. M. auxd. Colonies, de tous les sujets qui se présenteront pour s'y établir, lesquels seront par eux examinés avec les autres

124. Si Baudeau obtient son brevet de chirurgien major des troupes à l'âge de 51 ans, ses confrères Sarrazin, Feltz et Benoist le reçoivent plus tôt, soit respectivement 32, 32 et 37 ans.

Chirurgiens desd. Colonies, veut et entend S. M. que lesd. chirurgiens Majors puissent Exercer la Chirurgie pour le public lorsqu'ils seront appelés, et qu'ils pourront y vacquer, sans manquer au service qu'ils doivent aux troupes, et qu'en conséquence leur rapport soient reçus en justice, de même que ceux des autres Chirurgiens, faisant S. M. très expresses inhibitions et deffenses aux dits Medecins, Chirurgiens Majors et autres Chirurgiens établis dans les autres Colonies d'Exiger, pour raison des Examens et receptions qui seront faite à l'avenir desd. Chirurgiens, aucun droit de bien venue ni repas, sous quelque dénomination ou pretexte que ce puisse être, Nonobstant tous Arrêts, Reglemens et usages à ce contraires[125].

Cette ordonnance n'a pas été enregistrée au Canada et aucun document canadien n'y fait directement allusion, mais la pratique des chirurgiens-majors parmi la population est bien attestée de même que leur rôle comme examinateurs. En 1750, l'intendant Bigot émet une ordonnance visant essentiellement à interdire à tous les chirurgiens de navire et à tous les étrangers de pratiquer dans la colonie, sauf à ceux qui auront subi un « Sérieux examen Sur Larticle de la Chirurgie » et qui auront « été Jugés capable de L'Exercer[126] ». Or, parmi les examinateurs, nous retrouvons, outre le médecin du roi, le lieutenant général de la Prévôté, les lieutenants généraux des juridictions de Trois-Rivières et les subdélégués de

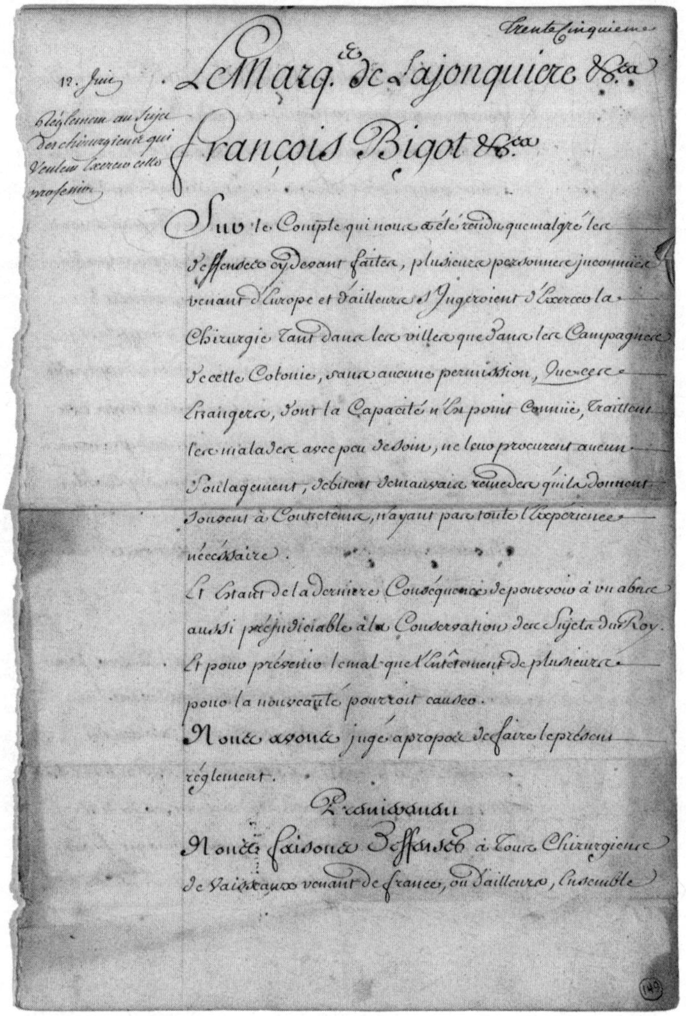
Trente cinquieme

12. Juin

Réglement au Sujet des chirurgiens qui Veulent Exercer cette profession

Le Marq. de La jonquiere &c.a

François Bigot &c.a

Sur le Compte qui nous a été rendu que malgré les deffenses cy devant faites, plusieurs personnes jnconnües venant d'Europe et d'ailleurs s'Ingeroient d'Exercer la Chirurgie tant dans les villes que dans les Campagnes de cette Colonie, sans aucune permission, que ces Etrangers, dont la Capacité n'Est point Connüe, traittent les malades avec peu de Soin, ne leur procurent aucun Soulagement, debitent de mauvais remedes qu'ils donnent souvent à Contretems, n'ayant pas toute l'Experience nécessaire.

Et Estant de la derniere Conséquence de pourvoir à un abus aussi préjudiciable à la Conservation des Sujets du Roy.

Et pour prévenir le mal que l'entêtement de plusieurs pour la nouveauté pourroit causer.

Nous avons jugé apropos de faire le présent réglement.

Premierement

Nous faisons deffenses à tous Chirurgiens de Vaisseaux venant de france, ou d'ailleurs, Ensemble

(149)

« Ordonnance de l'intendant Bigot qui fait défense à tous chirurgiens de vaisseaux venant de France ou d'ailleurs, ensemble à tous chirurgiens étrangers de quelques nations qu'ils soient, autres que ceux qui sont établis dans les villes de ce pays et dans les côtes, de panser et médicamenter les malades de ce pays, sans au préalable avoir subi un sérieux examen sur l'art de la chirurgie à peine contre les contrevenants de deux cents livres d'amende et de confiscation des instruments et remèdes dont ils se trouveront saisis ; ceux de cette profession qui voudront l'exercer ici seront tenus de subir un examen sérieux par-devant le médecin du Roi à Québec, présence du lieutenant général de la Prévôté de cette ville ; il en sera de même pour ceux qui voudront exercer ladite profession soit dans les villes de Montréal et Trois-Rivières ou dans les gouvernements de ces villes, etc. », 12 juin 1750. Charles Chadenat collection of manuscripts on French Canada, 1590-1822. MS Can 1 (149). Houghton Library, Harvard University, Cambridge, Mass. (En ligne http ://nrs.harvard.edu/urn-3 :FHCL. HOUGH :4743290)

125. Ordonnance du Roy sur l'Exercice de la Chirurgie dans les Colonies par les Chirurgiens majors brevetés, et l'Examen des Aspirans à Exercer la Chirurgie par lesd. chirurgiens Majors, 23 août 1723, Archives de la Marine, Série A[1], Actes du pouvoir souverain, liasse LXI, pièce 36.

126. Ordonnance de l'intendant Bigot qui fait défense à tous chirurgiens de vaisseaux venant de France ou d'ailleurs, ensemble à tous chirurgiens étrangers de quelques nations qu'ils soient, autres que ceux qui sont établis dans les villes de ce pays et dans les côtes, de panser et médicamenter les malades de ce pays, sans au préalable avoir subi un sérieux examen sur l'art de la chirurgie à peine contre les contrevenants de deux cents livres d'amende et de confiscation des instruments et remèdes dont ils se trouveront saisis ; ceux de cette profession qui voudront l'exercer ici seront tenus de subir un examen sérieux par-devant le médecin du Roi à Québec, présence du lieutenant général de la Prévôté de cette ville ; il en sera de même pour ceux qui voudront exercer ladite profession soit dans les villes de Montréal et Trois-Rivières ou dans les gouvernements de ces villes, etc., 12 juin 1750, BAnQ-Q, E1,S1,P3992, Ordonnances des intendants, Cahier n° 38, f. 35r-35v. Copie dans ANOM, Fonds des Colonies, série C[11]A, vol. 96, f. 329r-331v. Original MS Can 1 (149). Houghton Library, Harvard University, Cambridge, Mass. (en ligne : http ://nrs.harvard.edu/urn-3 :FHCL. HOUGH :4743290).

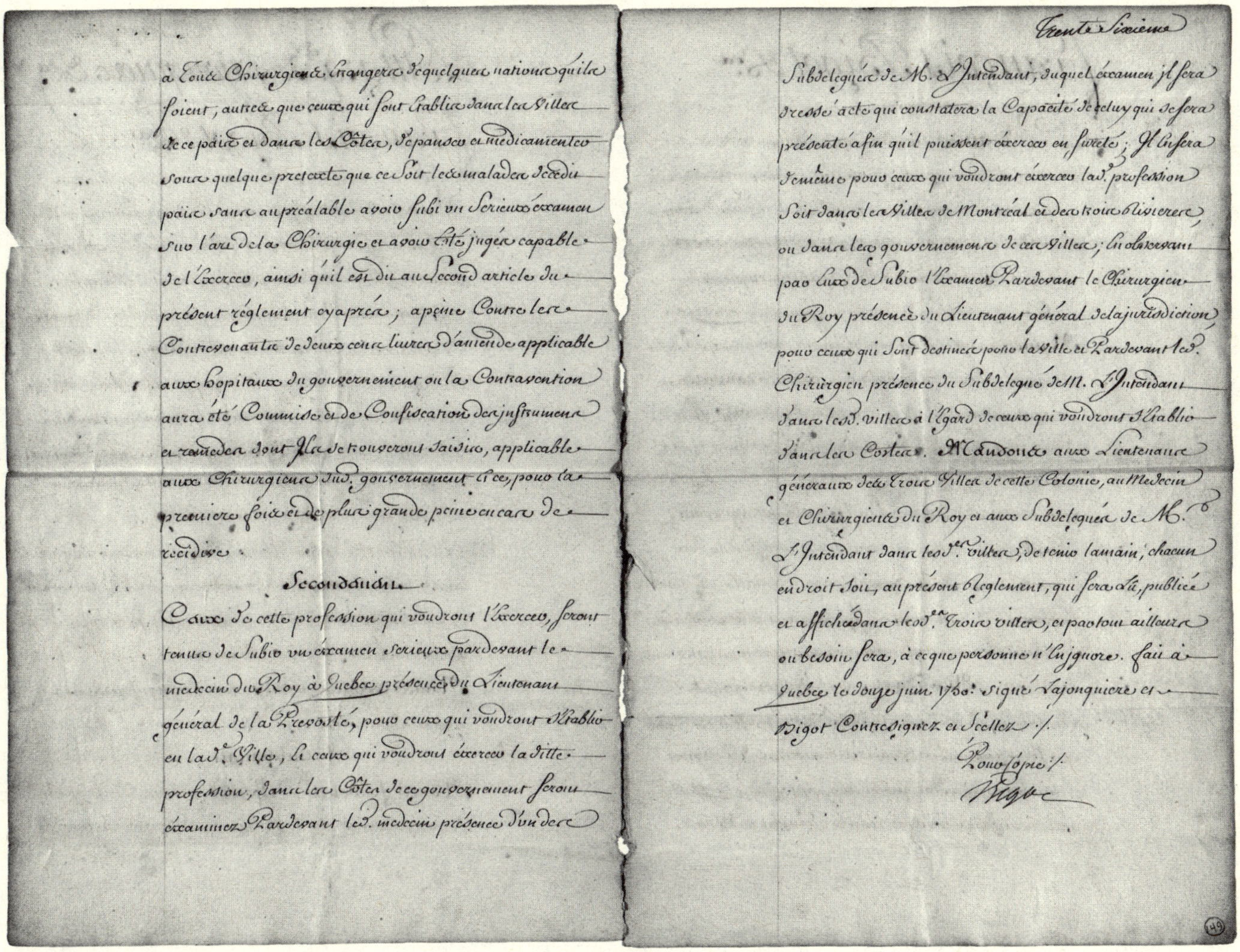

à Tous Chirurgiens Etrangers de quelques nations qu'ils soient, autres que ceux qui sont Etablis dans les Villes de ce païs et dans les Côtes, de panser et medicamenter sous quelque pretexte que ce soit les malades dudit païs sans au préalable avoir subi un Serieux examen sur l'art de la Chirurgie et avoir été jugés capable de l'Exercer, ainsi qu'il est dit au Second article du présent réglement cy après ; a peine Contre les Contrevenants de deux cens livres d'amende applicable aux hopitaux du gouvernement ou la Contravention aura été Commise et de Confiscation des instrumens et remedes dont ils se trouveront saisis, applicable aux Chirurgiens desd. gouvernement et ce, pour la premiere fois et de plus grande peine en cas de recidive.

Second article

Ceux de cette profession qui voudront l'Exercer, seront tenus de subir un examen serieux pardevant le medecin du Roy à Quebec présence du Lieutenant général de la Prevosté, pour ceux qui voudront s'établir en lad. Ville, et ceux qui voudront exercer ladite profession, dans les Côtes de ce gouvernement seront examinez Pardevant led. medecin présence d'un des

Trente Sixieme

Subdeleguez de M. l'Intendant, duquel examen il sera dressé acte qui constatera la Capacité de celuy qui se sera présenté afin qu'il puissent exercer en sureté ; Il en sera de même pour ceux qui voudront exercer lad. profession Soit dans les Villes de Montréal et des trois rivieres, ou dans les gouvernemens de ces Villes ; en observant par eux de subir l'examen Pardevant le Chirurgien du Roy présence du Lieutenant général de la jurisdiction, pour ceux qui sont destinés pour la Ville et Pardevant led. Chirurgien présence du Subdelegué de M. l'Intendant dans lesd. villes à l'egard de ceux qui voudront s'établir dans les Cotes. Mandons aux Lieutenans généraux des Trois Villes de cette Colonie, au Medecin et Chirurgiens du Roy et aux Subdeleguez de Mr l'Intendant dans lesd. villes, de tenir la main, chacun endroit soi, au présent Reglement, qui sera lu, publié et affiché dans lesd. Trois villes, et par tout ailleurs où besoin sera, à ce que personne n'en ignore. fait à Quebec le douze juin 1750. signé Lajonquiere et Bigot Contresignez et Scellez./.

Pour copie /.

Bigot

l'intendant, les chirurgiens-majors du roi. C'est donc reconnaître leur valeur.

Lorsque les troupes de la Marine débarquent à Québec en 1683, elles n'ont pas de chirurgien-major puisque chaque compagnie est indépendante[127]. Trois ans plus tard, on se ravise et, le 12 septembre 1686, Michel Sarrazin est choisi comme chirurgien-major des troupes du roi entretenues au Canada, nomination ratifiée par un brevet royal daté du 16 mars 1691[128]. En échange de ses services, Sarrazin reçoit d'abord une rétribution « par Compagnie » à laquelle s'ajouteront des appointements de 300 livres à partir de 1691[129]. Désirant se retirer dans un séminaire

127. Quoique ce ne soit pas toujours le cas, chaque compagnie a théoriquement un frater ou garçon chirurgien qui dispense des soins médicaux et fait la barbe à ses confrères. Selon une ordonnance française de 1691, le frater, qui est également soldat, reçoit 2 sols par mois de chaque soldat de sa compagnie. En 1695, un mémoire signale que, dans les compagnies canadiennes où il y a des « fratres, il est retenu pour Eux deux sols Sur chaque Soldats Et a celles, ou il n'y en a pas, il n'est rien retenu ». En plus de confirmer cette pratique au Canada, ce document signale que trois livres par compagnies sont mensuellement prélevées pour le chirurgien-major. Il est à remarquer que c'est exactement ce que le chirurgien-major perçoit des troupes depuis 1686. Linda M. Hoad, *La chirurgie et les chirurgiens de l'île Royale*, Ottawa, Parcs Canada, 1979, p. 263 ; Memoire Concernant la paye et le decompte des Troupes en Canada, 10 novembre 1695, ANOM, Fonds des Colonies, série C^{11}A, vol. 13, f. 367r-368r.

128. En 1687, le gouverneur Denonville et l'intendant Champigny observent que « C'est une pitié de ce que nous n'avons que de fort pauvres Chirurgiens pour le Secours de tous les malades », mais heureusement ils ont « trouvé un chirurgien l'an passé » dans un des navires marchands et se sont empressés de le retenir « pour la suite des troupes ». Lettre de Denonville et Champigny au ministre, 6 novembre 1687, ANOM, Fonds des Colonies, série C^{11}A, vol. 9, f. 18r-18v.

129. Il faut voir dans l'obtention d'appointements une conséquence du brevet royal reçu durant cette année. Selon l'entente conclue

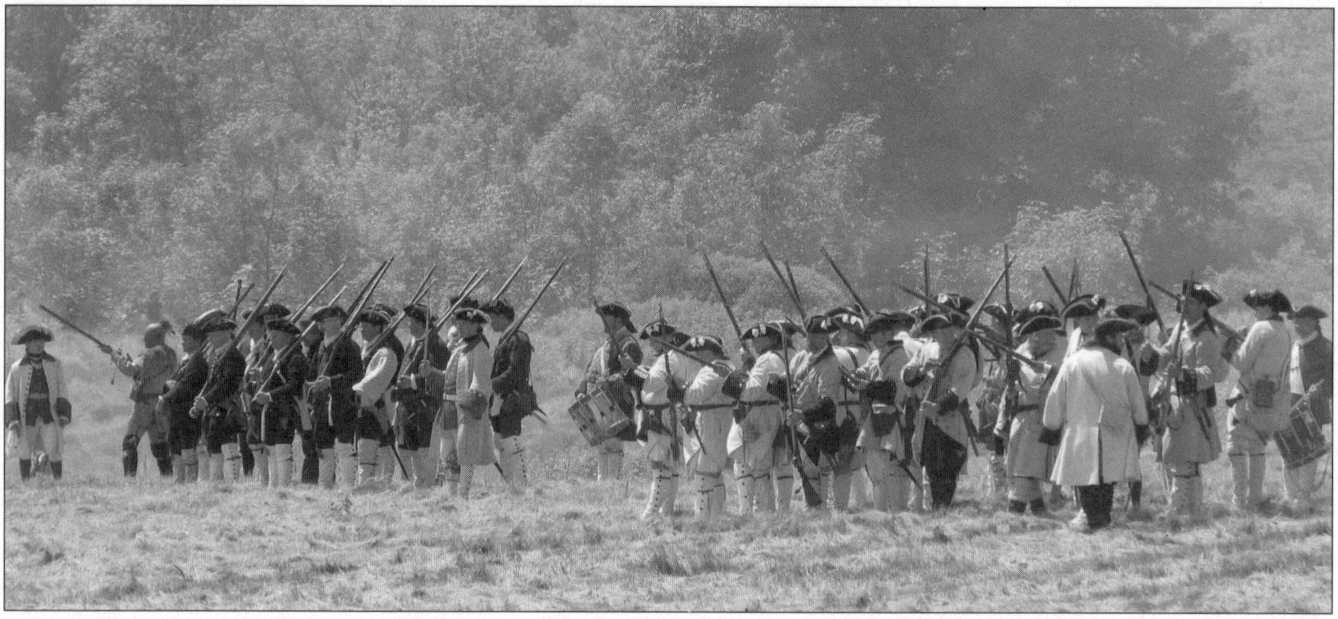

Troupes de la Marine. Reconstitution au fort Ticonderoga (fort Carillon). (Photo Rénald Lessard)

dans le dessein de se faire prêtre, Sarrazin abandonne ses fonctions dès 1692[130].

Ayant demandé au ministre de la Marine un nouveau chirurgien-major, les autorités coloniales obtiennent la venue en 1693 de Pierre Baudeau, « Un Tres habile Homme, Consommé dans Sa proffession », et qui « a Servy fort Longtemps dans les Armées de Terre et de Mer[131] ». Un brevet du roi confirmant officiellement le remplacement de Sarrazin par Baudeau est émis le 15 avril 1694[132]. Outre des appointements annuels de 300 livres, Baudeau reçoit lui aussi trois livres par mois « sur chaque compagnie[133] ». Lorsque le chirurgien-major doit s'absenter de Montréal, les autorités engagent un chirurgien de la place à 30 livres par mois[134]. En 1699, le chirurgien Antoine Forestier le remplace pendant les dix premiers mois de l'année[135]. C'est dire l'importance de ses absences. Baudeau décède célibataire vers le 23 octobre 1708[136].

Le remplacement de Pierre Baudeau ne se fait pas sans heurts et, sur les pressions de l'ancien intendant Beauharnois, les autorités métropolitaines choisissent Joseph Benoist. Né probablement vers 1672 à Ferrières, dans l'archevêché de Sens, il est un chirurgien expérimenté qui a servi une vingtaine

en 1686, une somme d'un écu, soit trois livres, doit être fournie mensuellement par chacune des compagnies. Procès-verbal d'une assemblée de capitaines au sujet des chirurgiens, 15 novembre 1708, ANOM, Fonds des Colonies, série C[11]A, vol. 28, f. 310r-310v.

130. Lettre de Frontenac au ministre, 15 octobre 1697, ANOM, Fonds des Colonies, série C[11]A, vol. 15, f. 98r.

131. *Ibid.* Baudeau est présent dans la colonie depuis au moins le 4 octobre 1693 puisqu'il séjourne à l'Hôtel-Dieu de Québec comme malade jusqu'au 7 novembre suivant. Fait à noter, il porte dès cette époque le titre de chirurgien major. AMHDQ, Registre Journalier des Malades, vol. 1, octobre et novembre 1693.

132. Brevet de chirurgien major des troupes en Canada pour le S. Baudeau à la place du feu (sic) Sr Sarrazin, 15 avril 1694, ANOM, Fonds des Colonies, série B, vol. 17, f. 65r; Alphabet Laffilard, CRAF, Manuscrit n° 132.

133. Extrait général des dépêches reçues du Canada en 1695, ANOM, Fonds des Colonies, série C[11]A, vol. 13, f. 260v-261r; Projet de fonds à faire po. Canada et l'Acadie 1698 par le trésorier de la marine, ANOM, Fonds des Colonies, série C[11]A, vol. 113, f. 44v.

134. Extrait général des dépêches reçues du Canada en 1695, ANOM, Fonds des Colonies, série C[11]A, vol. 13, f. 260v-261r.

135. Il reçoit alors les 30 livres mensuelles prévues. Etat de la depense faite pour la guerre et les fortifications sur les fonds de l'année 1699, ANOM, Fonds des Colonies, série C[11]A, vol. 113, f. 72v.

136. Il laisse des biens mobiliers valant plus de 2000 livres, dont une bibliothèque comptant plus d'une centaine d'ouvrages, et 1 197 livres en numéraires. Lettre de Raudot au ministre, 23 octobre 1708, ANOM, Fonds des Colonies, série C[11]A, vol. 28, f. 281v; Inventaire des biens de feu Pierre Baudeau, chirurgien major des troupes du détachement de la Marine entretenues pour le service de Sa Majesté en ce pays, 12 novembre 1708, BAnQ-Q, CN301,S10, greffe de Jacques Barbel; Vente des meubles de feu Pierre Baudeau chirurgien major des troupes du détachement de la Marine entretenues par Sa Majesté en ce pays, BAnQ-M, CN601,S260, greffe de Michel Lepailleur.

d'années dans l'Armée. Bien que sa commission soit datée du 24 août 1709, ce n'est qu'en 1711 qu'il débarque dans la colonie avec le titre de chirurgien-major des troupes en Canada[137]. Il s'installe aussitôt à Montréal avec sa famille[138].

L'incendie de l'Hôtel-Dieu de Montréal en 1721 lui fait perdre tous ses instruments chirurgicaux[139]. Benoist estime qu'il lui en coûtera plus de 300 livres pour les remplacer et réussit à obtenir l'aide de l'État[140]. Signe de l'importance des soins chirurgicaux donnés à l'Hôtel-Dieu, la facture totale de remplacement atteindra 1 100 livres[141].

En 1726, le chirurgien-major des troupes du Canada ne reçoit aucun appointement du roi et les revenus liés directement à ses fonctions de chirurgien-major des troupes se limitent aux trois livres par mois que lui verse chaque compagnie[142]. Il ne semble pas que Benoist ait touché les 300 livres d'appointements reçus par ses prédécesseurs. En vertu d'une entente particulière signée en 1727, le chirurgien-major Joseph Benoist s'oblige, moyennant des gages annuels de 300 livres, « de faire tous les voyages necessaires pour penser et medicamenter tous les Sauvages domiciliés dans le Gouvernement de Montreal qui deviendront malades ou blessés, comme aussy ceux des pays d'en haut qui viendront dans led. Gouvernement pour parler d'affaires concernant le Service du Roy[143] ». Joseph Benoist se rend aussi à l'occasion « dans les côtes du gouvernement de Montréal pour y traiter et panser les soldats en garnison » et reçoit des gages en conséquence[144]. De même, il perçoit annuellement des religieuses hospitalières de l'Hôtel-Dieu de Montréal une somme allant de 150 à 300 livres pour desservir leur hôpital et s'occuper des pauvres, mais il se fait payer « des gens aisés qui y sont soignés[145] ». À partir de 1735, il obtient une gratification annuelle de 300 livres qui était attachée à la place de médecin[146]. Enfin, il perçoit des sommes de sa pratique civile et agit à titre d'expert médico-légal à plusieurs reprises. Signe de ses qualifications, il est nommé médecin du roi le 26 avril 1736.

En 1741, Benoist, qui est âgé et vient d'être victime d'une attaque d'apoplexie, doit être remplacé[147]. Formé en partie en France, son fils est susceptible de le remplacer, mais les autorités métropolitaines choisissent plutôt Ferdinand Feltz. Fils d'un docteur en médecine, il est né vers 1710 à Rastatt en Allemagne. Reçu chirurgien à Mayence, il arrive au Canada en 1738 comme recrue. En 1738 ou 1739, il est envoyé à Montréal pour traiter les pauvres à l'Hôtel-Dieu, puis il revient à Québec, en 1740, remplacer Michel Bertier comme chirurgien de l'Hôtel-Dieu de Québec. Fort de l'appui de l'intendant et des autorités métropolitaines, il obtient, le 1er janvier 1742, un brevet de « Chirurgien-major des troupes

137. Son retard à venir au Canada s'explique par la prise de son navire par les Anglais. Brevet de chirurgien major à Québec pour le sieur Benoist, 24 août 1709, BAnQ-Q, P1000,S3,D170.
138. À son arrivée à Québec, le 1er octobre 1711, il reçoit, comme son prédécesseur, trois livres par mois de chacune des 28 compagnies. Résumé de lettres de d'Aigremont avec commentaires, 4 et 7 novembre 1711, ANOM, Fonds des Colonies, série C11A, vol. 32, f. 222v-228r; Le Conseil de Marine à Bégon, 16 juin 1716, ANOM, Fonds des Colonies, série B, vol. 38, f. 205r; Etat des paiements faits en espèces sonnantes sur les fonds remis, 20 octobre 1717, ANOM, Fonds des Colonies, série C11A, vol. 38, f. 75r-76r; Lettre de Beauharnois et Hocquart au ministre, 11 octobre 1735, Archives de la Marine, série C7, Dossier 25 (Benoist). Selon l'Alphabet Laffilard, Joseph Benoist aurait été nommé « chirurgien major par terre » en 1687 et médecin du roi le 26 avril 1736. Alphabet Laffilard, CRAF, Manuscrit no 132.
139. Lettre de Ramezay au Conseil de Marine et délibérations du Conseil, 4 octobre 1721, ANOM, Fonds des Colonies, série C11A, vol. 44, f. 240r-241v.
140. Délibérations du Conseil d'État, 28 mai 1722, ANOM, Fonds des Colonies, série C11A, vol. 124, f. 543.
141. Lettre de Vaudreuil et Bégon au ministre, 2 novembre 1724, ANOM, Fonds des Colonies, série C11A, vol. 46, f. 43r-50v.
142. Lettre de Maurepas à St-Ovide, 25 juin 1726, ANOM, Fonds des Colonies, série B, vol. 49, f. 716r; Lise Lapointe, Gilles Janson et Édouard Desjardins, « Les médecins militaires au Canada: Charles Alavoine (1695-1764) », dans *L'Union médicale du Canada*, tome 103 (octobre 1974), p. 1690-1705.
143. Marché pour penser et médicamenter tous les sauvages domiciliés dans le gouvernement de Montréal entre Joseph Benoist, chirurgien major des troupes du détachement de la Marine, de la ville de Montréal, et le roi, 1er janvier 1727, BAnQ-Q, CN301,S190, greffe de Jean-Claude Louet, no 227.
144. Bordereau des dépenses qui excèdent en 1736 les fonds ordonnés, ANOM, Fonds des Colonies, série C11A, vol. 70, f. 87r.
145. En 1731, il reçoit des religieuses la somme de 200 livres par an. Lettre de Beauharnois et Hocquart au ministre, 7 octobre 1731, ANOM, Fonds des Colonies, série C11A, vol. 54, f. 95r; Gilles Janson, « Joseph Benoît, chirurgien à l'Hôtel-Dieu (1711-1742) », dans Michel Allard, Robert Lahaise, Édouard Desjardins et autres, *L'Hôtel-Dieu de Montréal (1642-1973)*, Montréal, Hurtubise HMH, 1973, p. 161.
146. Beauharnois et Hocquart au ministre, 5 octobre 1735, ANOM, Fonds des Colonies, série C11A, vol. 63, f. 50v; Voir également les bordereaux de recettes et dépenses pour la période 1736-1742 dans ANOM, Fonds des Colonies, série C11A, vol. 114, f. 18, 53, 55, 102, 119, 311, 328, 382 et vol. 115, f. 5-6, 15.
147. Il décède à Montréal le 16 novembre 1742.

à Montréal[148] ». Comme son prédécesseur, il exerce à l'Hôtel-Dieu de Montréal et reçoit annuellement 250 livres des religieuses de l'hôpital à partir d'au moins le 1er juillet 1746, et ce jusqu'au mois d'août 1760[149]. Les troupes lui versent annuellement 1008 livres, soit trois livres par mois par compagnie. Enfin, on lui donne chaque année une somme de 300 livres pour ses « Courses et voyages » pour traiter les Amérindiens ainsi que cela avait été institué à l'époque de Benoist et des gages de 25 livres par mois lui sont accordés comme chirurgien major[150].

Dès 1740, sa réputation est excellente et il dessert l'Hôpital général de Montréal selon les besoins. « Si l'on juge de sa capacité et de ses talens par sa reputation ; C'Est un bon chirurgien, La verité Est qu'il a fait a montreal quelques operations delicates de chirurgie avec succes ; qu'il a la confiance et l'approbation du Public de cette ville même dans sa façon de traitter comme medecin les autres maladies ; C'Est luy que les hospitalieres de Montreal ont choisi pour avoir soin des habitans malades dans leur hôpital », écriront en 1740 le gouverneur et l'intendant[151]. Il est souvent appelé comme expert devant les tribunaux et il se crée rapidement une pratique privée importante. En 1751, il soigne le gouverneur La Jonquière atteint d'une grave maladie qui s'empresse de solliciter pour Feltz le brevet de médecin[152]. Il fréquente la bonne société montréalaise et madame Bégon le rencontre à des réceptions réunissant l'élite de la ville. En 1749, Charles Le Moyne de Longueuil, faisant les fonctions de gouverneur de Montréal, et Jean-Victor Varin de la Marre, subdélégué de l'intendant, sont reçus chez lui le jour des Rois[153].

Feltz s'allie à des familles appartenant à l'élite de la colonie. En 1741, il épouse la fille d'un conseiller au Conseil supérieur de Québec et se remarie, en 1757, à la veuve d'un négociant montréalais[154]. Dans son contrat de mariage de 1741, il consent un douaire de 500 livres de rente, soit l'équivalent d'un capital de 10 000 livres. Seul le chirurgien du roi Briault dépasse cette somme parmi les 125 contrats de mariage de membres du corps médical mariés avant 1760 ayant consenti un douaire préfix. Sa première alliance matrimoniale lui rapporte quelques milliers de livres provenant du mariage précédent de sa femme[155].

Financièrement, Feltz semble très à l'aise. En 1756, une semaine après le décès de sa femme, un inventaire est dressé des biens de leur communauté. La présence de biens de luxe tels ce miroir valant 100 livres, cette robe de satin à fleurs également de 100 livres ou 74 vieilles chemises à femme estimées à 296 livres, traduit un train de vie assez élevé. Globalement, le couple possédait des biens mobiliers atteignant 8 642 livres, dont 1 968 en argenterie, 1 087 en remèdes et 450 en esclaves, 140 livres en dettes actives et 80 livres en numéraires. Il doit, par contre, 3 702 livres dont 1 700 au négociant Charles Héry et 639 livres à sa future femme[156]. Bien que les immeubles ne soient pas décrits dans le document, ils sont importants. Outre sa maison, située rue Notre-Dame, acquise pour 9 000 livres en 1743 et complètement payée deux ans plus tard, Feltz possède des propriétés foncières tant en

148. Copie du Brevet de chirurgien major des troupes à Montréal pour le Sr Feltz, 1er janvier 1742, Archives de la Marine, série C7, Dossier 181 (Feltz).

149. Gilles Janson, Lise Lapointe et Édouard Desjardins, « Les médecins militaires au Canada : Charles-Elemy-Joseph-Alexandre-Ferdinand Feltz », dans *L'Union médicale du Canada*, tome 104 (août 1975), p. 1267-1268.

150. Bordereau des recettes et dépenses pour 1742, ANOM, Fonds des Colonies, série C11A, vol. 79, f. 411v ; Bordereau des recettes et dépenses pour 1743, ANOM, Fonds des Colonies, série C11A, vol. 81, f. 461r, 490v ; Bordereau des recettes et dépenses pour 1744, ANOM, Fonds des Colonies, série C11A, vol. 115, f. 105r.

151. Lettre de Beauharnois et Hocquart au ministre, ANOM, Fonds des Colonies, série C11A, vol. 109, f. 257v-258r.

152. Lettre de La Jonquière au ministre, 8 novembre 1751, ANOM, Fonds des Colonies, série C11A, vol. 97, f. 260r-260v.

153. Claude de Bonnault, « La correspondance de Madame Bégon 1748-1753 », dans *Rapport de l'archiviste de la province de Québec pour 1934-1935*, Québec, Rédempti Paradis, 1935, p. 25, 197 ; Gilles Janson, « Feltz, Charles-Elemy-Joseph-Alexandre-Ferdinand », dans *Dictionnaire biographique du Canada*, vol. IV : *De 1771 à 1800*, Québec, Presses de l'Université Laval, 1980, p. 285-287.

154. Il est difficile de suivre les autres chirurgiens majors. Sarrazin se marie tardivement, à un moment où il n'est plus chirurgien major ; Baudeau est célibataire et Benoist s'est marié avant de venir au Canada.

155. Gilles Janson, Lise Lapointe et Édouard Desjardins, « Les médecins militaires au Canada : Charles-Elemy-Joseph-Alexandre-Ferdinand Feltz », dans *L'Union médicale du Canada*, tome 104 (août 1975), p. 1264.

156. Inventaire de feue Ursule Aubert et de Ferdinand Feltz, chirurgien major des troupes, de Montréal, 9 octobre 1756, BAnQ-M, CN601,S108, greffe de Louis-Claude Danré de Blanzy.

ville que dans les environs de Montréal. Dans le faubourg Saint-Laurent, il acquiert une propriété qu'il s'empresse de lotir. Il peut aussi se permettre en 1758 d'acheter une partie du fief de l'île Saint-Paul pour la somme de 75 000 livres. Il paie 35 000 livres comptant et fournit le solde dans l'an qui suit[157]. En 1764, il devra cependant se départir de cette propriété pour seulement 17 361 livres. La Conquête l'oblige à réorienter sa carrière canadienne, l'une des plus brillantes du monde médical de la colonie, et qui s'était déroulée sous le sceau de la réussite sociale et financière.

Après la Conquête, à la demande des autorités françaises, il demeure au Canada jusqu'en 1766 et décède le 9 mars 1776 à Blois, en France, ou dans ses environs.

Le chirurgien major des troupes en Canada, établi à Montréal, peut compter à certains moments sur l'aide d'un chirurgien-major en second, de chirurgiens majors ou de chirurgiens du roi dans les villes de Québec et de Trois-Rivières. En 1708, une assemblée où l'on retrouve le gouverneur Vaudreuil, le médecin Sarrazin et plusieurs officiers confirme les chirurgiens nommés par le chirurgien-major Baudeau dans les villes de Québec, Montréal et Trois-Rivières durant sa maladie et précise qu'ils recevront « la paye d'un Ecû par mois de chacunne Compagnie qui seroit en garnison ou quartier dans les dits gouvernements Suivant ce qui a Esté volontairement aresté en 1686 par les Capitaines lors Commandants Les Compagnies de la marine[158] ». Contestant le bien-fondé de cette assemblée, l'intendant Raudot signale que les « Chirurgiens de Quebec Et des trois rivieres payez du Roy » n'ont jamais touché le supplément versé par les compagnies[159]. Nous savons toutefois que le supplément sera payé par la suite. Ainsi, le chirurgien-major Alavoine de Trois-Rivières reçoit, au moins à partir de 1729, une somme de cent livres qui « luy Est payée Sur la Solde des Troupes[160] ». Sauf André Arnoux en 1751 et Charles Alavoine en 1758, aucun de ces chirurgiens n'obtiendra de brevet royal de chirurgien-major des troupes ou de chirurgien-major en second.

Ce n'est qu'en 1751 qu'un chirurgien-major en second des troupes est nommé au Canada. Le 1er juillet 1751, André Arnoux obtient un brevet du roi pour remplir cette fonction[161]. Né le 22 décembre 1720 à Saint-Paul-de-Vence, en France, il est fils d'un chirurgien-major des hôpitaux du roi. Il est d'abord aide-chirurgien, puis il sert à Toulon en 1743 et à Rochefort à une date inconnue, est nommé chirurgien ordinaire de la marine à Brest en 1746, sert comme chirurgien sur une frégate du roi en 1748 et, enfin, est envoyé au Canada en 1751[162]. Ses frères Blaise, chirurgien, et Joseph-Alexandre, apothicaire, l'accompagneront ou l'y rejoindront rapidement. Arnoux s'installe à Québec avec au moins un enfant, Madeleine, et sa femme, Suzanne Levret, qu'il avait épousée en 1743 à Toulon. Le 20 juillet 1755, peu après la mort du chirurgien des troupes de terre, Jean-Baptiste Polemond, il reçoit une commission du commissaire de la guerre Doreil pour le remplacer[163]. Il décède à Montréal le 20 août 1760. De sa pratique comme chirurgien en second des troupes de la marine, nous ne connaissons rien,

157. Gilles Janson, Lise Lapointe-Manseau et Édouard Desjardins, « Les médecins militaires au Canada : Charles-Elemy-Joseph-Alexandre-Ferdinand Feltz », dans *L'Union médicale du Canada*, tome 104 (août 1975), p. 1267.

158. Procès-verbal d'une assemblée de capitaines au sujet des chirurgiens, 15 novembre 1708, ANOM, Fonds des Colonies, série C11A, vol. 28, f. 310r-310v.

159. L'intendant Raudot s'oppose alors aux décisions prises durant cette asssemblée par le gouverneur et des officiers militaires. Il semblerait que le ministre ait donné raison à Raudot. Lettre de Raudot au ministre, 17 novembre 1708, ANOM, Fonds des Colonies, série C11A, vol. 28, f. 307r.

160. Lettre de Hocquart au ministre, 28 septembre 1739, ANOM, Fonds des Colonies, série C11A, vol. 71, f. 138r-138v.

161. Ses appointements auraient été fixés à 800 livres par année, somme prise sur le Domaine. Brevet de chirurgien en second des troupes pour le Sr Arnoux, 1er juillet 1751, ANOM, Fonds des Colonies, série E, Dossier 9 (Arnoux) ; Fonds des colonies, 1760, ANOM, Fonds des Colonies, série F1, vol. 46.

162. Il aurait servi comme chirurgien à Brest entre 1744 et 1747. Lettre de Doreil au ministre de la Guerre, 29 juillet 1755, publiée dans Antoine Roy, « Les lettres de Doreil », dans *Rapport de l'archiviste de la province de Québec pour 1944-1945*, Québec, Rédempti Paradis, 1945, p. 25 ; Carole Reymond, *Les Chirurgiens Navigans de la Marine Royale à Brest de 1663 à 1780*, thèse de doctorat d'État en médecine, Université de Nantes, 1975, annexe ; Raymond Douville, « Arnoux, André », dans *Dictionnaire biographique du Canada*, vol. III : *De 1741 à 1770*, Québec, Presses de l'Université Laval, 1974, p. 19-20. Voir aussi son dossier : ANOM, Fonds des Colonies, série E, Dossier 9 (Arnoux).

163. Commission donnée au Sr Arnoux pour faire les fonctions de chirurgien major des troupes d'infanterie françaises, 20 juillet 1755, ANOM, Fonds des Colonies, série E, Dossier 9 (Arnoux).

mais il n'hésite pas à se présenter comme un praticien dévoué et compétent[164].

Si l'on excepte Arnoux, le seul chirurgien-major des troupes servant en dehors de Montréal serait Charles Alavoine. Mais, puisque nous ne possédons pas de copie de son brevet, nous ne pouvons confirmer qu'il ait été réellement nommé chirurgien des troupes de la garnison de Trois-Rivières. Sa nomination, survenue le 8 octobre 1757, en pleine guerre et après de nombreuses années au service de l'Hôpital de Trois-Rivières, lui permettait d'espérer recevoir les mêmes appointements que les chirurgiens-majors de Québec et Montréal[165].

Outre des chirurgiens-majors des troupes, la colonie peut compter sur des chirurgiens-majors, appelés aussi chirurgiens du roi, servant dans les hôpitaux de Québec et de Trois-Rivières.

L'histoire des chirurgiens-majors de la Marine remonte au temps de Colbert qui institue un véritable corps de santé de la Marine avec la présence à partir de 1675, dans les ports de Brest, Rochefort et Toulon, des médecins, des chirurgiens et apothicaires entretenus aux frais du roi pour le service dans les ports et arsenaux et à bord des bâtiments de guerre[166]. Le service de ces chirurgiens entretenus est réglementé par l'ordonnance de 1689 qui traite de la direction, de l'administration des hôpitaux de la Marine, ainsi que du rôle des médecins entretenus, du chirurgien-major et de l'apothicaire[167]. Ce sont eux qui embarquent comme chirurgiens-majors des vaisseaux du roi et ils servent également dans les hôpitaux établis par le roi dans les ports métropolitains. Certains de ces chirurgiens prennent également la charge des hôpitaux qui se créent dans les colonies.

En 1756, au début d'une période de guerre, dans chacun des ports de Brest, de Rochefort et de Toulon, on retrouve :

- 1 chirurgien-major à 1800 livres[168]
- 1 chirurgien aide-major à 1200 livres
- 1 démonstrateur
- 12 chirurgiens ordinaires entretenus brevetés :
  - 6 à 800 livres
  - 6 à 600 livres
- 12 chirurgiens entretenus extraordinaires à 480 livres
- des élèves classés selon leur niveau d'instruction et d'ancienneté :
  - 36 élèves entretenus :
  - 12 seconds (deuxièmes)
    - 24 aides
  - des élèves sans appointements :
    - 24 élèves à la ration
    - un nombre variable d'élèves surnuméraires sans appointements, ni rations[169]

Les chirurgiens ordinaires entretenus assurent le « service pour la mer » à tour de rôle et exercent dans l'intervalle de leur embarquement à l'hôpital royal du port. En dessous, lorsqu'il y a une école de chirurgie, on retrouve les élèves qui s'embarquent en sous-ordre : chirurgien auxiliaire, aide-major[170].

Dans les colonies, les chirurgiens de la Marine exercent à l'intérieur d'un hôpital qui dessert les gens du roi : militaires ou civils. Puisqu'il est « le chef de tous les autre Chirurgiens, des aide-majors & des garçons Chirurgiens de l'hôpital », il porte le titre de chirurgien-major[171]. Ses fonctions sont variées :

> Le Chirurgien major doit faire tous les jours la visite & le pansement, ayant l'attention d'avertir le médecin

164. Lettre d'Arnoux au ministre, 26 octobre 1756, ANOM, Fonds des Colonies, série E, Dossier 9 (Arnoux).
165. Lettre de Charles Alavoine au ministre, 3 septembre 1761, ANOM, Fonds des Colonies, série E, Dossier 2 (Alavoine).
166. Michel Fontaine, *Histoire de la médecine à Rochefort de sa création (1666) à 1745*, thèse de doctorat d'État en médecine, Université de Bordeaux II, 1985, p. 113-123; Carole Reymond, *Les Chirurgiens Navigans de la Marine Royale à Brest de 1663 à 1780*, Thèse de doctorat d'État en médecine, Université de Nantes, 1975, p. 47.
167. Fontaine, *op. cit.*, p. 113; Philippe Bahaud, *Les Chirurgiens navigans de la Marine Marchande et de la Marine Royale, à Rochefort, dans la deuxième partie du XVIIIe siècle*, Thèse de doctorat d'État en médecine, Université de Nantes, 1971, p. 130. La déclaration royale du 13 juillet 1722 touche également les officiers entretenus pour le service de la Marine. Arrest du Conseil d'Estat du Roy, qui décharge Le S. Berthier chirurgien en Canada de la tutelle des Enfans des feu S^r Et D^e de Vitré, En datte du 28 mars 1733, ANOM, Fonds des Colonies, série F^3, vol. 12, f. 96r-98v.
168. Il est à noter que le terme « major » signifie « en chef ».
169. Reymond, *op. cit.*, p. 55; Selon Philippe Bahaud, parmi les élèves, seuls les seconds et les aides ont des appointements. À l'opposé, les élèves proprement dits sont « à la ration », c'est-à-dire logés et nourris sans appointements. Bahaud, *op. cit.*, p. 43-50.
170. Des écoles de chirurgie de la Marine sont respectivement établies dans les ports de Rochefort, de Toulon et de Brest en 1720, 1725 et 1731. Bahaud, *op. cit.*, p. 43.
171. Monsieur Guyot, *Répertoire universel et raisonné de jurisprudence civile, criminelle, canonique et bénéficiale*, tome X, Paris, Chez Panckoucke, 1777, p. 517.

d'être présent à toutes les grandes opérations nécessaires & de se concerter sur les remèdes convenables dans le cours des pansements. Il doit faire lui-même toutes les opérations de conséquence, il doit encore goûter aux bouillons & aux alimens prescrits pour les malades.

Le Chirurgien major doit encore avoir toujours devant ses yeux en faisant sa visite, le cahier de celle du jour précédent, pour observer plus surement si le malade ou blessé a été traité tant pour les alimens que pour les remèdes, comme il avoit été ordonné, & pour juger de leur effet. Il doit panser ou faire panser les blessé autant de fois qu'il est nécessaire.

[...] À l'égard des médicamens, c'est à lui de prescrire la formule des remèdes usuels qui regarde sa partie: il doit encore de concert avec le médecin, visiter l'apothicairerie au moins une fois par mois, & faire jetter les remèdes corrompus & gâtés[172].

Dans les hôpitaux où il n'y a pas de médecin, il incombe au chirurgien-major d'en faire les fonctions[173]. Au Canada, le chirurgien-major de l'Hôtel-Dieu de Québec traite les soldats et les officiers, mais s'occupe également des malades à la charge du roi, que ce soit les faux-sauniers, les marins de la Marine royale ou les employés dépendant du roi, tels ceux du chantier de construction navale établi par le pouvoir royal à Québec. Enfin, il soigne tous les malades de l'hôpital, mais pas toujours bénévolement, surtout s'ils sont aisés. «Je ne Suis payé par Sa Majesté que pour visiter et Soigner les pauvres et les Soldats», précisera le chirurgien-major Michel Bertier en 1736[174]. Pendant quelques années ce chirurgien exige et obtient des religieuses des gages annuels de 400 livres puis, afin de régler définitivement la question, les autorités métropolitaines décrètent que Bertier doit se contenter de ses appointements, mais elles permettent par la suite à Bertier de se faire payer directement par les malades aisés hospitalisés à l'Hôtel-Dieu[175]. Cette solution ne semble guère avoir été profitable puisque l'intendant signale en 1736 que l'arrangement n'a pas eu lieu[176]. Ses différends avec les religieuses prendront réellement fin avec l'augmentation de ses appointements en 1737, qui passent de 800 livres à 1 200 livres[177].

Les fonctions du chirurgien du roi sont multiples. Il visite les malades reçus à l'hôpital, prescrit des régimes, élabore les ordonnances que doivent exécuter les apothicairesses, fait des opérations chirurgicales, examine les remèdes, supervise le travail des autres chirurgiens ou des aides-chirurgiens et décerne, le cas échéant, des certificats d'invalidité aux soldats ou à d'autres personnes inaptes au travail ou au service[178]. Il produit également des rapports médicaux pour la justice[179]. Le chirurgien du roi remplit donc des fonctions autant civiles que militaires et, de fait, ne fait pas partie de l'Armée.

Dès le milieu du XVIIe siècle, l'Hôtel-Dieu de Québec bénéficie d'un chirurgien entretenu par les compagnies administrant le Canada ou par le roi. À partir de 1675, et probablement avant, deux chirurgiens exercent dans cette institution et chacun reçoit 200 livres annuellement. Il semblerait que ce

172. *Ibid.*, p. 520-522.

173. *Ibid.*, p. 521. Les chirurgiens majors Bertier et Briault solliciteront un brevet de médecin sur la base qu'ils en exercent les fonctions après le décès, dans le premier cas, de Sarrazin et, dans le second, Gaultier. Placet du chirurgien Michel Bertier adressé au comte de Maurepas, ministre de la Marine, 1734, ANOM, Fonds des Colonies, série C[11]A, vol. 62, f. 216r-217r.

174. Lettre de Michel Bertier au ministre, 18 octobre 1736, ANOM, Fonds des Colonies, série C[11]A, vol. 66, f. 135r.

175. Les religieuses paient à Bertier 400 livres par an en 1723 et 1724 et lui cèdent, en 1725, «la gratification accordé par M[r] L'intendant». Archives du Monastère de l'Hôtel-Dieu de Québec, Hôpital, Recettes et Dépenses, Livre de comptes audités, 1681-1732, p. 357, 362, 370; Lettre de Beauharnois et Dupuy au ministre, 20 octobre 1726, ANOM, Fonds des Colonies, série C[11]A, vol. 48, f. 20r-20v; Lettre de Beauharnois et Dupuy au ministre, 20 octobre 1727, ANOM, Fonds des Colonies, série C[11]A, vol. 49, f. 38v; Lettre de Beauharnois et Hocquart au ministre, 7 octobre 1731, ANOM, Fonds des Colonies, série C[11]A, vol. 54, f. 93r-96r.

176. Lettre de Hocquart au ministre, 7 octobre 1736, ANOM, Fonds des Colonies, série C[11]A, vol. 66, f. 3r-4r.

177. Demande de Michel Bertier, 1737, ANOM, Fonds des Colonies, série E, Dossier 29 (Bertier); Lettre de Hocquart au ministre, 11 octobre 1737, ANOM, Fonds des Colonies, série C[11]A, vol. 68, f. 34v.

178. Certificat du chirurgien Bertier attestant que le dénommé Antoine Coeffier est perclus de rhumatismes et est incapable de gagner sa vie, 7 octobre 1734, ANOM, Fonds des Colonies, série C[11]A, vol. 61, f. 228r; Certificat d'invalidité d'Antoine Bourgeois signé par le médecin Jean-François Gaultier et le chirurgien Antoine Briault, 15 septembre 1742, ANOM, Fonds des Colonies, série C[11]A, vol. 77, f. 36r; Certificat signé par le médecin Jean-François Gaultier et le chirurgien Antoine Briault constatant l'incontinence d'urine de Louis Boursier, 20 septembre 1742, ANOM, Fonds des Colonies, série C[11]A, vol. 77, f. 37r.

179. Certificat d'Antoine Briault, chirurgien major, concernant l'état de Marie-Louise Guay, femme de Pierre Grenet, 7 septembre 1746, BAnQ-Q, P1000,S3,D2282.

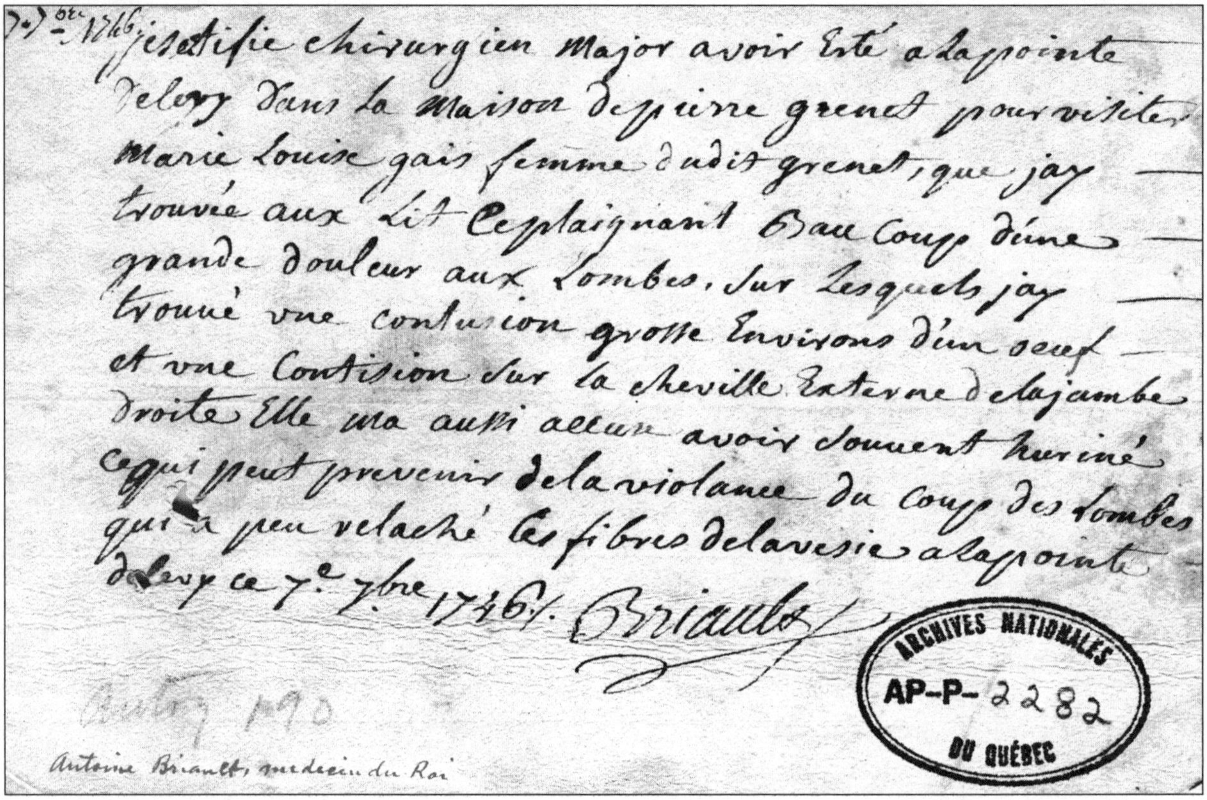

7.) 8re – 1746 je sertifie chirurgien major avoir Esté a la pointe
de levy dans la maison de pierre grenet pour visiter
Marie Louise gais femme dudit grenet, que jay
trouvée aux Lit Ce plaignant Beau Coup d'une
grande douleur aux Lombes, sur Lesquels jay
trouvé une contusion grosse Environs d'un oeuf
et une Contision sur la cheville Externe de la jambe
droite Elle ma aussi assuré avoir souvent huriné
ce qui peut prevenir de la violance du coup des lombes
qui a peu relaché les fibres de la vesie a la pointe
de levy ce 7e 7bre 1746. Briault

Certificat d'Antoine Briault, chirurgien major, concernant l'état de Marie-Louise Guay, femme de Pierre Grenet. 7 septembre 1746. BAnQ-Q, P1000,S3,D2282.

soit l'intendant qui les nomme et ils ne reçoivent pas de brevet du roi.

En 1694, arrive le premier chirurgien-major de cet hôpital. Gervais Baudoin, déjà lieutenant du premier chirurgien du roi, est doté d'un brevet royal daté du 15 avril 1694[180]. Nous avons peu de traces de ses activités et aucun émolument ne semble avoir été rattaché à son poste. En 1695, il ne reçoit aucun appointement malgré « Son grand Soin envers les malades particulierement pauvres[181] ». Baudoin décède en 1700 et, malgré que l'aîné de ses garçons ait fait un séjour de quatre ans à l'Hôpital de la Marine de Rochefort comme garçon chirurgien et environ cinq ans dans ceux des Flandres pour achever de se perfectionner, il se verra, en 1712, refuser le poste de son père[182]. L'intendant, étant alors satisfait des deux chirurgiens servant à l'Hôtel-Dieu de Québec, juge que cet emploi n'est « d'aucune utilité au public n'y au service des troupes[183] ».

180. Brevet pour les. Bodouin en qualité de Chirurgien major à Québec à la place dus. Jouligueur (?), 15 avril 1694, ANOM, Fonds des Colonies, série B, vol. 17, f. 65r. Nous n'avons pas trouvé d'autres mentions de ce Jouligueur.

181. Dans un mémoire portant sur les sommes versées aux militaires et sur celles prélevées, il n'est nullement fait mention de montants consentis à un chirurgien à Québec. Memoire Concernant la paye et le decompte des Troupes en Canada, 10 novembre 1695, ANOM, Fonds des Colonies, série C[11]A, vol. 13, f. 367r-368r ; Extrait général des dépêches reçues du Canada en 1695, ANOM, Fonds des Colonies, série C[11]A, vol. 13, f. 259r-272v.

182. Lettre de l'évêque au ministre, 1701, ANOM, Fonds des Colonies, série C[11]A, vol. 19, f. 79r-79v ; Résumé de diverses demandes avec commentaires du ministre, 1702, ANOM, Fonds des Colonies, série C[11]A, vol. 20, f. 146r-146v ; Résumé d'un placet de la veuve Baudoin avec commentaires, 1705, ANOM, Fonds des Colonies, série C[11]A, vol. 23, f. 199v-200r ; Résumé de la lettre de la veuve Baudoin au ministre, 1708, ANOM, Fonds des Colonies, série C[11]A, vol. 29, f. 252v ; Le ministre à Bégon, 25 juin 1712, ANOM, Fonds des Colonies, série B, vol. 34, f. 355r ; Lettre de Bégon au ministre, 12 novembre 1712, ANOM, Fonds des Colonies, série C[11]A, vol. 33, f. 123v ; Mémoire de Gervais Baudoin, vers 1717, ANOM, Fonds des Colonies, série C[11]A, vol. 37, f. 33r.

183. Lettre de Bégon au ministre, 12 novembre 1712, ANOM, Fonds des Colonies, série C[11]A, vol. 33, f. 123v.

En 1715, le chirurgien Jean Coustard, qui dessert cette institution, prend le titre de chirurgien pour le roi et, deux ans plus tard, il est présenté simplement comme chirurgien du roi[184]. Il ne semble plus y avoir alors de deuxième chirurgien, et ce sans doute depuis la mort de Jean Demosny en 1715 qui était attaché à l'Hôtel-Dieu depuis au moins 1701. Coustard aurait reçu à partir de ce temps l'ensemble des gages prévus pour les deux postes, soit 400 livres. De même, Coustard a probablement reçu une commission de l'intendant ou des autorités métropolitaines, mais aucune trace n'a pu être retrouvée. Il décède le 11 septembre 1719.

Les autorités utilisent d'abord les services d'Henry Coffinier, nouvellement congédié des troupes, plein de bonne volonté mais peu instruit des opérations de chirurgie. Mais, puisque personne n'a voulu remplir les fonctions de Coustard à cause de l'assiduité que cet emploi demande, l'intendant Bégon propose en 1720 de faire venir un chirurgien de France et d'accorder des gages de 800 livres afin de pouvoir obtenir un bon chirurgien capable de faire les opérations de chirurgie[185].

Les autorités choisissent Michel Bertier, un chirurgien de navire qui a fait au moins un séjour prolongé en mer. Fils d'un marchand bourgeois de Saumur en Anjou, il sert, en 1717-1718, comme chirurgien sur un navire de 100 tonneaux, *La Vierge de Graces* de Nantes, qui se rend à la côte de Guinée et aux îles françaises de l'Amérique[186]. Le 1er janvier 1722, alors qu'il est âgé d'environ 26 ans, un brevet du roi comme chirurgien du roi à l'Hôtel-Dieu de Québec lui est accordé[187]. Il est relativement jeune, surtout en regard des chirurgiens-majors des troupes. Bertier débarque dans le cours de l'année 1722 dans la capitale canadienne et Coffinier rentre aussitôt en France après avoir servi pendant plus de deux ans[188].

En plus de pratiquer à l'Hôtel-Dieu de Québec, Bertier exerce également à l'Hôpital général de cette ville[189]. Ses services sont appréciés. Les autorités louent régulièrement ses mérites. Ainsi, en 1734, l'intendant signale que c'est un « habile chirurgien très attentif pour ses malades et qui tient une conduite fort sage[190] ». En 1736, le même administrateur souligne à nouveau la qualité de son travail et signale qu'il est « heureux dans ses opérations ». Fait digne des meilleurs chirurgiens de l'époque, il aurait même réussi l'opération de la pierre avec succès[191].

En plus d'exercer la chirurgie, Bertier se livre à des activités commerciales et à des prêts d'argent. En 1731, l'entrepreneur d'ouvrages de maçonnerie Jacques Deguise dit Flamand reconnaît lui devoir 3 503 livres pour argent prêté pour la construction d'une maison[192]. Entre 1732 et 1738, il vend

184. Fils de Jean, bourgeois d'Angers, et de Madeleine Malbranche, Jean Coustard est né vers 1670. Il sert en 1703 comme chirurgien du navire de la Compagnie du Nord et s'installe à Québec vers cette date. Il épouse en 1706 Marguerite Niel, fille d'un bourgeois de Québec, et devient chirurgien de l'Hôtel-Dieu de Québec vers 1708.

185. Résumé d'une lettre de l'évêque de Québec datée du 7 octobre 1719 et délibération du Conseil de Marine, 20 avril 1720, ANOM, Fonds des Colonies, série C11A, vol. 41, f. 262r-265v; Lettre de Bégon au ministre, 14 octobre 1723, ANOM, Fonds des Colonies, série C11A, vol. 45, f. 190r-192r

186. Bruno Le Bastard, *Les chirurgiens navigans angevins*, thèse de doctorat d'État en médecine, Université de Nantes, 1973, p. 162.

187. Alphabet Laffilard, CRAF, Manuscrit 132; Arrest du Conseil d'Estat du Roy, qui décharge Le S. Berthier chirurgien en Canada de la tutelle des Enfans des feu Sr Et De de Vitré, En datte du 28 mars 1733, ANOM, Fonds des Colonies, série F3, vol. 12, f. 96r-98v.

188. Liste des passagers sur le vaisseau du roy **Le Chameau** du consentement de Monsieur De Beaumont, 17 octobre 1722, ANOM, Fonds des Colonies, série F5B, vol. 34. En 1993, lors des fouilles de sauvetage à l'îlot de l'Arsenal, l'équipe d'archéologues de la firme Arkéos fit une découverte étonnante dans des latrines qui se trouvaient sur la propriété du chirurgien Bertier; mêlés à du matériel datant du Régime français, se trouvaient le crâne scié d'une femme et un fémur ayant appartenu à un jeune homme… Ces découvertes, étudiées par le paléo-anthropologue Gérard Gagné, témoignent d'une pratique chirurgicale déjà bien implantée, à une époque où les interdits religieux rendaient encore difficile l'examen des corps. Note d'après un texte de l'archéologue Richard Fiset (http://www.archeologie.qc.ca/perdu_pierre_fr.php?menu=3), consulté le 23 janvier 2012.

189. Lettre de Beauharnois et Dupuy au ministre, 20 octobre 1727, ANOM, Fonds des Colonies, série C11A, vol. 49, f. 33r-39r; Lettre de Michel Bertier, 3 février 1733, ANOM, Fonds des Colonies, série E, Dossier 29 (Bertier); Arrest du Conseil d'Estat du Roy, qui décharge Le S. Berthier chirurgien en Canada de la tutelle des Enfans des feu Sr Et De de Vitré, En datte du 28 mars 1733, ANOM, Fonds des Colonies, série F3, vol. 12, f. 97r.

190. Lettre de Hocquart au ministre, 30 octobre 1734, ANOM, Fonds des Colonies, série C11A, vol. 62, f. 215r-215v.

191. Lettre de Hocquart au ministre, 7 octobre 1736, ANOM, Fonds des Colonies, série C11A, vol. 66, f. 3r-4r.

192. Obligation de Jacques Deguise dit flamand, entrepreneur d'ouvrages de maçonnerie à Michel Bertier, chirurgien du roi, de la rue des Pauvres, 3 mars 1731, BAnQ-Q, CN301,S135, greffe de Henry Hiché, no 147. Au printemps de 2005, des maçons, effectuant des travaux sur les anciens bâtiments devant être intégrés au nouveau centre de recherche en radiooncologie de l'Hôtel-Dieu de Québec, découvrirent une pierre angulaire posée en 1734 dans la maison située au no 10 de la côte du Palais (site CeEt403). Il s'agissait d'un bloc de pierre en deux parties, possédant un creux aménagé à l'intérieur où se trouvaient encore deux plaques de métal cuivreux avec des

pour 9465 livres de marchandises au Séminaire de Québec[193]. En septembre 1733, le commerçant Michel Privé, demeurant dans les côtes d'en haut, reconnaît avoir reçu de Michel Bertier pour 3669 livres en marchandises[194]. Durant le même mois, Jean-François Ducheny, de Sainte-Anne-de-la-Pérade, lui doit 321 livres pour diverses marchandises[195]. En octobre de la même année, Michel Gastonguay, demeurant près de Montréal, reconnaît lui devoir 2503 livres pour des marchandises vendues et livrées[196]. Il est à noter que plusieurs de ses clients, dont le Séminaire de Québec, le paient en tout ou en partie en blé ou en pois et qu'il en revend une partie au roi[197]. Son niveau de vie semble assez élevé et il peut se faire bâtir une belle maison en 1734-1735 sur la rue des Pauvres, tout près de l'Hôtel-Dieu de Québec, et engager des domestiques[198].

Deux ans après son arrivée, son mariage avec Marie-Anne Denis de Saint-Simon, fille d'un conseiller au Conseil supérieur, constitue une étape importante de son intégration à la société québécoise. Le gouverneur, l'intendant et l'évêque ainsi que plusieurs membres de l'élite de Québec assistent à la passation de son contrat de mariage[199]. Cet acte témoigne éloquemment de l'appartenance et de l'insertion de Bertier dans le monde des officiers de justice, des officiers militaires et des grands personnages de la colonie, tout en mettant en évidence les faibles liens qu'il a alors tissés avec le monde marchand :

- Marquis de Vaudreuil, gouverneur général
- Monseigneur de Saint-Vallier, évêque
- Messire Michel Bégon, intendant de la Nouvelle-France
- Elizabeth de Beauharnois, femme de l'intendant

Parents et amis de l'épouse :

- Paul Denis de Saint-Simon (père), conseiller au Conseil supérieur
- Louise Despeiras (mère), épouse de Paul Denis de Saint-Simon
- Théodore Denis de Vitré (frère)
- Marie Desbergères (belle-sœur)
- Mathieu-Benoît Collet (beau-frère), conseiller du roi et procureur général
- Guillaume Gaillard (beau-frère), conseiller du roi au Conseil supérieur
- Louise-Catherine Denis (sœur), femme de Guillaume Gaillard
- Charlotte Chrétien (tante), veuve du conseiller Denis de Vitré
- Monsieur de Contrecœur (cousin), lieutenant de compagnie
- Charlotte Denis (cousine), veuve du gouverneur de Montréal
- Pierre Rey Gaillard (cousin), commissaire d'artillerie
- Louis Deschamps de Boishébert, lieutenant de compagnie
- Geneviève de Ramezay (cousine), épouse de Louis Deschamps de Boishébert
- Louis Aubert de Lachenaie (cousin)
- Ursule Aubert (cousine)
- Marie de Contrecœur (cousine), épouse de Péan, capitaine des troupes
- Françoise Rey Gaillard (cousine)
- Louis de Laporte de Louvigny (ami), lieutenant du roi
- Marie Leroy (ami), veuve du trésorier de la Marine
- Louis Dugué (ami), enseigne
- Charlotte Dugué (ami), épouse de Louis Dugué

inscriptions sur trois des faces, dont la principale était : 27 may 1734 / Cette premiere / Pierre a efte pofe / Par michel bertier / Chirurgien du Roy / De France a l'hoftel / Dieu de Québec. Note d'après un texte de l'archéologue Richard Fiset (http://www.archeologie.qc.ca/perdu_pierre_fr.php?menu=3), consulté le 23 janvier 2012.

193. CRAF, Livres de comptes, C-8 : Grand livre, p. 272-273.

194. La liste détaillée des produits fournis est incluse. Obligation de Michel Privé, commerçant, demeurant dans les côtes d'en haut, à Michel Bertier, chirurgien de Sa Majesté de l'Hôtel-Dieu de Québec, 9 septembre 1733, BAnQ-Q, CN301,S135, greffe de Henry Hiché, n° 380.

195. Nous retrouvons des tissus, deux douzaines de cartes à jouer le piquet, du savon, des cuillères et des fourchettes, de la poudre à tirer, du plomb, un couteau, etc. Obligation de Jean-François Ducheny, de Ste Anne Près Batiscant à Bertier, chirurgien du roi, de la ville de Québec, 6 septembre 1733, BAnQ-Q, CN301,S135, greffe de Henry Hiché, n° 376.

196. Obligation de Michel Gastonguay envers Michel Bertier, chirurgien du roi, de l'Hôtel-Dieu de Québec, 15 octobre 1733, BAnQ-Q, CN301,S135, greffe de Henry Hiché, n° 391.

197. CRAF, Livres de comptes, C-8 : Grand livre, p. 272-273.

198. Engagement de François Pascal à Michel Bertier, chirurgien du roi en l'Hôtel-Dieu de la ville de Québec, 11 avril 1734, BAnQ-Q, CN301,S135, greffe de Henry Hiché, n° 413 ; Engagement de Henry Lidius par Michel Bertier, chirurgien du roi à l'Hôtel-Dieu de Québec, 20 septembre 1735, CN301,S135, greffe de Henry Hiché.

199. Contrat de mariage entre Michel Bertier, pourvu de la charge de chirurgien du roi à l'Hôtel-Dieu de la ville de Québec et Marie-Anne Denis, 17 septembre 1724, BAnQ-Q, CN301,S190, greffe de Jean-Claude Louet.

Parents et amis de l'époux:
- François Clairambault (ami), commissaire de la Marine
- Eustache Lanoullier-Boisclerc (ami), contrôleur de la Marine
- Marie Duroy (amie), épouse d'Eust. Lanoullier-Boisclerc
- Michel Sarrazin (ami), conseiller et médecin du roi
- Marie-Anne Hazeur (amie), épouse de Michel Sarrazin
- Charles Guillimin (ami), conseiller au Conseil supérieur
- Nicolas Lanoullier (ami), conseiller au Conseil supérieur
- François Daine (ami), conseiller au Conseil supérieur
- Pierre-André de Leigne (ami), conseiller au Conseil supérieur
- Dame Fredin (amie), épouse de Pierre-André Deleigne
- Jn-Bapte Couillard-Lespinay (ami)
- Gaspard Chaussegros de Léry (ami), ingénieur du roi
- Marie Legardeur de Beaujeu (amie), épouse de Chaussegros de Léry
- Nicolas-Gaspard Boucault (ami), secrétaire de l'intendant
- Guillaume Guillimin (ami)
- Jacquette Guillimin (amie)
- Marie Lebé (amie)
- Marguerite Lamorille (amie)

Au moment de son mariage, Michel Bertier n'a guère d'autres biens que ses prétentions dans les héritages de ses parents. Les parents de la future épouse promettent une dot de 12 000 livres en avancement d'hoirie. Le futur époux, quant à lui, offre un douaire de 500 livres de rente annuelle, soit 10 000 livres. Les avantages financiers et sociaux liés à ce mariage sont donc évidents. Ses liens avec la judicature sont importants et il héberge le procureur général Collet pendant un certain temps. Il cherche d'ailleurs en vain à obtenir une place de conseiller au Conseil supérieur de Québec et n'hésite pas à suivre, en 1739, les conférences de droit que donne deux fois par semaine le procureur général Louis-Guillaume Verrier[200].

Il décède en 1740, à l'âge de 44 ou 45 ans, victime de l'épidémie de typhus qui affectait les malades du vaisseau du roi hospitalisés à l'Hôtel-Dieu de Québec[201]. Au moment de son décès, un seul enfant, Gilles-Antoine âgé de 7 ans, lui survit. Financièrement, il laisse à sa veuve « de quoy vivre un peu honnestement[202] ».

Pour assurer l'intérim, on a recours au chirurgien Ferdinand Feltz qui deviendra chirurgien-major des troupes de la Marine en 1742. « Vous aurez, cette année, un chirurgien major pour l'Hôtel-Dieu de Québec ; c'est M. de la Pernie [Peyronie], premier chirurgien du Roi qui l'a présenté à M. de Maurepas [le ministre de la Marine] qui l'a agréé », écrit en mai 1741 Pierre Hazeur de l'Orme au Chapitre de Québec[203]. Mais ce ne sera que le 1er janvier 1742 qu'un brevet royal de chirurgien-major de la Marine à Québec est émis à un nouveau chirurgien[204]. Le titulaire, Antoine Briault, a déjà huit ans d'expérience à Rochefort « tant dans le Port qu a la Mer[205] ». Il avait fréquenté l'école de chirurgie de Rochefort en 1734 et, à titre d'élève à Rochefort, il s'embarque à Brest en 1740 pour une campagne en mer[206]. Au 1er janvier 1742, on le présente comme

200. Lettre de Verrier au ministre, 14 octobre 1739, ANOM, Fonds des Colonies, série C11A, vol. 72, f. 228r-228v.

201. Placet de Marie-Anne Denis de Saint-Simon, veuve de Michel Bertier, chirurgien du roi, adressé au ministre Maurepas, 1740, ANOM, Fonds des Colonies, série C11A, vol. 73, f. 399r ; Extrait de l'acte de sépulture de Michel Bertier, 5 septembre 1740, ANOM, Fonds des Colonies, série E, Dossier 29 (Bertier).

202. Lettre de Hocquart au ministre, 8 novembre 1740, ANOM, Fonds des Colonies, série C11A, vol. 73, f. 396v-397r.

203. Lettre de Pierre Hazeur de l'Orme au Chapitre de Québec, 11 mai 1741, Archives de l'archidiocèse de Québec, B. Chapitre de la cathédrale de Québec, 11 B. Correspondance de Pierre Hazeur de l'Orme.

204. Note sur Briault, 1742, Archives de la Marine, série C7, Dossier 47 (Briault) ; Lettre d'Antoine Briault, 1765, Archives de la Marine, série C7, Dossier 47 (Briault).

205. Lettre d'Antoine Briault, 1765, Archives de la Marine, série C7, Dossier 47 (Briault).

206. Dans une liste ancienne des admissions à l'école de chirurgie de Rochefort, Antoine Briault est mentionné comme ayant été admis le 14 avril 1734. Toutefois, selon Philippe Bahaud, les dates inscrites dans ce document ne correspondent pas nécessairement à la date d'admission et peuvent tout aussi bien ne signifier qu'une présence. Philippe Bahaud, *Les Chirurgiens navigans de la Marine Marchande et de la Marine Royale, à Rochefort, dans la deuxième partie du XVIIIe siècle*, thèse de doctorat d'État en médecine, Université de Nantes, 1971, p. 278. En 1765, Briault signale qu'il a 31 ans de service dans la Marine. Lettre d'Antoine Briault, 1765, Archives de la Marine, série C7, Dossier 47 (Briault). Carole Reymond, dans sa liste nominative des chirurgiens brestois, mentionne : « Briau, 1740, 1 campagne, élève à Rochefort ». Carole Reymond, *Les Chirurgiens*

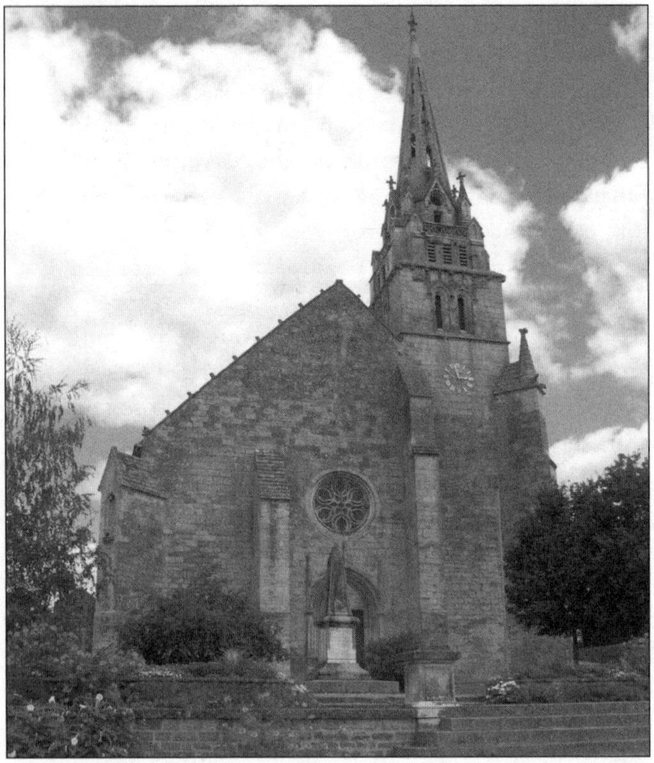

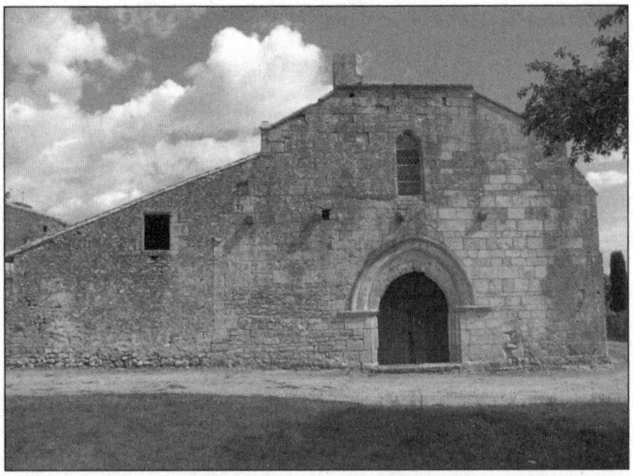

En 1742, on note la présence à Québec des frères Boispineau, apothicaires au service des Jésuites mais également chirurgiens, ainsi que des chirurgiens Jean-Baptiste Lelièvre dit Duval et Antoine Briault. Tous sont originaires de La Mothe Saint-Héray. De plus, le chirurgien Pierre Desnouhes, également à Québec, est originaire de la paroisse de Salles, à quatre kilomètres de La Mothe Saint-Héray, et est le petit-cousin des frères Boispineau et de Jean-Baptiste Duval. Églises de La Mothe Saint-Héray et de Sainte-Éanne (Poitou, France), 2006. (Photos Rénald Lessard)

« chirurgien de Rochefort[207] ». Fils d'un négociant de LaMothe-Saint-Héray dans le Poitou, il serait né vers 1712[208]. Il a donc environ 30 ans au moment où il est nommé chirurgien du roi à Québec. En 1760, ses appointements sont de 1 200 livres provenant du Domaine et 300 livres en gratifications ordinaires[209].

Dans les mois qui suivent l'émission de sa commission, il débarque à Québec. Dès septembre 1742, le gouverneur et l'intendant remarquent que Briault « est un sujet apliqué qui remplit bien son devoir[210] ». Comme son prédécesseur, il dessert également l'Hôpital général de Québec. De même, à partir du 9 mars 1746, et jusqu'à la Conquête, il devient chirurgien du Séminaire de Québec avec des appointements de 100 livres par an, sans compter les médicaments qu'il leur fournit à l'occasion[211]. Enfin, après la mort du médecin Gaultier, en 1756, il remplit en outre, pendant trois ans, les fonctions de médecin du roi[212].

Durant la guerre de la Conquête, l'arrivée des troupes, souvent atteintes de maladies épidémiques, lui cause un surcroît important de travail. En 1757, l'arrivée du régiment de Berry et des recrues atteints

Navigans de la Marine Royale à Brest de 1663 à 1780, thèse de doctorat d'État en médecine, Université de Nantes, 1975, annexe.

207. Note sur Briault, 1742, Archives de la Marine, série C^7, Dossier 47 (Briault).

208. Il est difficile de savoir s'il s'agit de l'effet du hasard, mais il est intéressant de noter que les frères Boispineau, apothicaires au service des Jésuites mais également chirurgiens, ainsi que le chirurgien Jean-Baptiste Lelièvre dit Duval, tous de Québec, sont, au moment de l'arrivée de Briault, originaires de cette localité. De plus, le chirurgien Pierre Desnouhes, également à Québec en 1742, est originaire de la paroisse de Salles dans le Poitou et est le petit-cousin des frères Boispineau et de Jean-Baptiste Lelièvre dit Duval. Contrat de mariage de Pierre Desnouhes, chirurgien, et de Marie-Josephe Maillou, 19 octobre 1728, BAnQ-Q, CN301,S223, greffe de Jacques-Nicolas Pinguet.

209. Extrait de l'Etat du Roy du Domaine Joins a la lettre de M de Vaudreuil du 26 juin 1760, ANOM, Fonds des Colonies, série $C^{11}A$, vol. 105, f. 110r-110v ; Extrait de l'Etat du Roy Joins a la lettre de M de Vaudreuil du 26 juin 1760, ANOM, Fonds des Colonies, série $C^{11}A$, vol. 105, f. 112v ; Fonds des colonies, 1760, ANOM, Fonds des Colonies, série F^1, vol. 46.

210. Lettre de Beauharnois et Hocquart au ministre, 13 septembre 1742, ANOM, Fonds des Colonies, série $C^{11}A$, vol. 77, f. 15r.

211. CRAF, Livres de comptes, C-8 : Grand livre, p. 94-95 ; CRAF, Livres de comptes, C-9 : Grand livre, p. 162v-163r ; CRAF, Livres de comptes, C-35 : Journal, p. 13, 38, 45, 51, 55, 69, 74, 79, 87, 91.

212. Certificat du gouverneur Vaudreuil, 1er septembre 1760, Archives de la Marine, série C^7, Dossier 47 (Briault).

d'une « maladie, pour ainsi dire pestiférée », se traduit par des centaines de décès. Au dire de l'intendant Bigot, il a desservi seul les deux hôpitaux de Québec « où il y a eû jusqu'à mil malades, et il nétoît Secouru que de quelques aydes Et Garçons Chirurgiens qui se trouvoient dans les Troupes[213] ». À cette occasion, il perd même sa femme. « Il la [maladie] luy avoît Sans doute Communiquée par le mauvais air qu'il rapportoit chés luy », précise Bigot[214]. Il reste seul avec deux jeunes enfants. Sa santé est également affectée par cette période de guerre. En 1765, il se plaindra que « Ses penibles traveaux En Canada ainsy que plusieurs Campagnes… faites sur les vaiss[x]. du Roy luy ont donné de la foiblesse dans la vuë[215] ». Cette situation précaire le rend alors hors d'état de faire plusieurs opérations et de servir sur les vaisseaux.

Socialement, à l'instar de Benoist, Feltz ou Bertier, Briault se situe parmi l'élite de la colonie. Ainsi, lors de la passation de son contrat de mariage, pourtant rédigé à Trois-Rivières, il peut compter, entre autres, sur la présence du gouverneur Beauharnois, de l'intendant Hocquart, du lieutenant du roi et commandant de Trois-Rivières De Gannes et du major de la place Rigaud de Vaudreuil.

Financièrement, il semble, comme Feltz et Bertier, en bonne position. En 1743, lorsqu'il passe son contrat de mariage avec Marianne Fafard de Francheville, de Trois-Rivières, il peut se permettre de lui accorder un douaire coutumier de 15 000 livres, un maximum jamais atteint par un chirurgien du Régime français[216]. En 1744, il possède une domestique, Geneviève Champoux âgée de 17 ans[217]. Le 21 mai 1745, il acquiert un emplacement et maison pour 6 900 livres[218]. En raison de son mariage avec Marianne Fafard de Francheville, fille d'Alexis et de Marianne Fornel, il perçoit du Séminaire de Québec une rente de 100 livres provenant de la succession Fornel[219]. Enfin, en 1766, il est créancier de la succession de Pierre-Louis Cressé pour 8 611 livres[220].

Briault quitte la colonie en 1760, devient chirurgien ordinaire à Rochefort en mars 1762, fait deux campagnes en mer et demeure 10 mois à Cognac pour soigner des familles étrangères[221]. En 1765, alors qu'il est chirurgien ordinaire entretenu à Rochefort, il prend sa retraite avec une pension de 600 livres[222]. Il serait décédé à la Martinique à une date inconnue, laissant au moins un fils qui sera, en 1785, commis principal de la Marine à Rochefort[223].

À Trois-Rivières, la garnison a les services d'un chirurgien depuis au moins 1652. Pierre Plassez y remplit ce rôle à cette date. En 1662-1663, c'est au tour de Louis Pinard. En 1690, nous savons que Jacques Duguay, établi à Trois-Rivières depuis au moins 1673, reçoit 60 livres « pour les pensements et medicamens des soldats malades et blesses ausd. trois Rivieres depuis tout le passé jusqu'au 1er. octobre 1690[224] ». En 1710, les autorités coloniales lui doivent 150 livres « pour avoir Soigné pensé et medicamenté les Soldats malades de la garnison des Trois rivieres mis a lhop.[al] pendant lad année »,

213. Lettre de Bigot au ministre, 22 octobre 1757, Archives de la Marine, série C[7], Dossier 47 (Briault).

214. *Ibid.*

215. Certificat de Lahaye, chirurgien major des armées navales et du port de Rochefort, en faveur d'Antoine Briault, 16 août 1765, Archives de la Marine, série C[7], Dossier 47 (Briault) ; Lettre d'Antoine Briault, 1765, Archives de la Marine, série C[7], Dossier 47 (Briault).

216. Contrat de mariage entre Antoine Briault, chirurgien du roi à Québec, et Marianne Fafard de Francheville, 14 janvier 1743, BAnQ-TR, CN401,S73, greffe de Louis Pillard.

217. « Le recensement de Québec en 1744 », dans *Rapport de l'archiviste de la province de Québec pour 1939-1940*, Québec, Rédempti Paradis, 1940, p. 28.

218. Vente d'un emplacement et maison par Jacques Pinguet, notaire royal, à Antoine Briault, chirurgien du roi, et Marianne-Charlotte De Francheville, de Québec, 21 mai 1745, BAnQ-Q, CN301,S237, greffe de François Rageot, n° 1086.

219. Le capital de cette rente, 2 500 livres, lui est remboursé le 4 mars 1760. CRAF, Livres de comptes, C-35 : Journal, p. 91.

220. Accord entre François Mounier, fondé de la procuration d'Antoine Briault chirurgien major de la Marine à Rochefort, et Pierre Houdain, agissant au nom de Louise Dumont, veuve de Pierre-Louis Cressé, 8 mars 1766, BAC, RG 68, Registres français des enregistrements, liber D.

221. Certificat de Lahaye, chirurgien major des armées navales et du port de Rochefort, en faveur d'Antoine Briault, 16 août 1765, Archives de la Marine, série C[7], Dossier 47 (Briault) ; Lettre d'Antoine Briault, 1765, Archives de la Marine, série C[7], Dossier 47 (Briault).

222. Il serait revenu au Canada, en 1763, afin de régler ses affaires. Bahaud, *op. cit.*, p. 278 ; Procuration d'Antoine Briault, chirurgien major des troupes de la Marine, sur le point de passer en Europe, au sieur Cressé, fils, 3 octobre 1763, BAnQ-Q, CN301,S248, greffe de Jean-Antoine Saillant ; Certificat de Lahaye, chirurgien major des armées navales et du port de Rochefort, en faveur d'Antoine Briault, 16 août 1765, Archives de la Marine, série C[7], Dossier 47 (Briault) ; Notes relatives à la retraite de Briault, 7 octobre 1765, Archives de la Marine, série C[7], Dossier 47 (Briault).

223. Bahaud, *op. cit.*, p. 278 ; Lettre de Briault de Francqueville à Bellefontaine, 12 juillet 1787, Archives de la Marine, série C[7], Dossier 47 (Briault de Francqueville).

224. Estat de la depense faite en l'années 1690 jusqu'au dernier septembre au sujet de la guerre en canada, 1690, ANOM, Fonds des Colonies, série F[1]A, vol. 6, f. 14r.

mais il ne semble pas qu'il reçoive à cette époque de gages fixes du roi et nous ne savons pas s'il perçoit un supplément qui aurait été prélevé sur chacune des compagnies[225]. À partir d'au moins 1721, et jusqu'à sa mort en 1727, il reçoit 75 livres par an d'appointements[226]. Le 8 octobre 1727, un jeune Canadien de 31 ans, Charles Alavoine, obtient de l'intendant Dupuy une commission pour servir « en qualité de chirurgien major dans Lhopital des trois Rivieres » et y

> [...] pancer les officiers et Soldats malades qui S'y trouveront a la charge d'y travailler avec toute l'assiduité attention et patience necessaire a Son art de veiller a la bonne qualité des Remedes de les visiter Souvent et de rendre Compte Souvent de L'etat ou il trouvera les Remedes et les Instruments de Chirurgie comme aussi lorsquil Sera porté aud hopital des officiers et Soldats Blessés avertir de leurs Blessures et de nous en mander l'etat ou la guerison a la Charge de rendre en partie que des Themoignages veritables et bien Circonstanciés lorsqu'il Sera appellé par les officiers de la justice ou par les particuliers afaire des Rapports en Chirurgie dont nous luy donnons le pouvoir en pretant pour ce devant nous le Serment accoutumé qui neant moins ne le dispensera point de le prester de nouveau a Chacun des Rapports qu'il fera ou des Repetitions qui luy Seront faites en Ses Rapports[227].

Malgré son jeune âge, il avait déjà acquis une bonne expérience au service du roi, entre 1717 et 1731, comme chirurgien dans les hôpitaux ou sur les vaisseaux et avait « travaillé longtemps » à l'Hôtel-Dieu de Montréal sous les ordres du chirurgien-major Joseph Benoist[228]. À partir de la date de sa nomination par l'intendant Dupuy, il s'intitule « chirurgien et major », « Chirurgien du Roy Entretenu par Sa Majesté à L'hotel Dieu » de Trois-Rivières, « chirurgien du Roi » ou encore « chirurgien de la garnison » de Trois-Rivières[229]. Par ses fonctions, il doit s'occuper de l'hôpital et des malades qui s'y trouvent[230]. Ses gages seront augmentés à 200 livres en 1740 en conséquence du jugement des plus favorables porté par les autorités coloniales :

225. Estat des payemens faits en la nouvelle France par le Commis de m^e Louis François Moufle de Champigny tresorier general de la marine en exercice en l'année 1711 pour les appoint^s de divers employez au Service du Roy pendant l'année 1710, ANOM, Fonds des Colonies, série F¹A, vol. 21, f. 254r.

226. Estat des Depenses que Le Roy veut et ordonne Estre faits par Me Pierre Nicolas Gaudion Tresorier general de la marine pour les Depenses mentionnées Cy après faites et a faire au pays de Canada pour le Service de Sa ma.^té pendant l'année 1721, 24 mai 1721, ANOM, Fonds des Colonies, série F¹A, vol. 22, f. 24v. Il est possible que les gages reçus en 1727 s'adressent à son fils Jacques mais cela est peu probable puisque, dans les mois qui suivent la mort du père, un nouveau chirurgien, Alavoine, est nommé. Jacques Duguay, fils, décède à Trois-Rivières en juillet 1736 et est alors présenté comme commerçant. En 1757, lors de la confection du testament de sa veuve, il est dit, pour la première et dernière fois, chirurgien de la garnison de Trois-Rivières. ANOM, Fonds des Colonies, série C¹¹A, vol. 113, f. 370v, 452r; Testament de Marie-Louise Lemaître, veuve de Jacques Duguay, chirurgien de la garnison, de Trois-Rivières, 21 juin 1757, BAnQ-TR, CN401,S73, greffe de Louis Pillard.

227. Bien que cette commission ne soit pas un brevet royal, elle assigne néanmoins à Alavoine des fonctions de chirurgien major. Commission de chirurgien de l'Hôtel-Dieu des Trois-Rivières par l'intendant Dupuy pour Jacques-Charles Alavoine (Lavoine), en remplacement de son père Charles Alavoine, 8 octobre 1727, BAnQ-Q, E1,S1,P1935, Ordonnances des intendants, Cahier 13, f. 16v-17r; Lettre de Charles Alavoine au ministre, 3 septembre 1761, ANOM, Fonds des Colonies, série E, Dossier 2 (Alavoine).

228. Bordereau des recettes et dépenses du Canada pour 1728, ANOM, Fonds des Colonies, série G², carton 215, n° 3. En 1729, les autorités coloniales font observer que les gages de 75 livres accordés à Alavoine sont très modestes et qu'il lui est impossible de subsister, surtout qu'il « ne peut rien gagner en cette petite ville ou il y a tres peu d'habitants et tres mal aisés ». Alavoine souhaite revenir à Québec ou recevoir une augmentation. Lettre de Beauharnois et Hocquart au ministre, 25 octobre 1729, ANOM, Fonds des Colonies, série C¹¹A, vol. 51, f. 20v-21r; Lettre d'Alavoine à Berryer, 7 novembre 1759, ANOM, Fonds des Colonies, série E, Dossier 2 (Alavoine).

229. Concession d'emplacement de Jean de la Chassaigne et autres à Charles Alavoine, chirurgien et major de l'hôpital de la ville des Trois-Rivières, 10 janvier 1728, BAnQ-TR, CN401,S72, greffe de Pierre Petit; Certificat de Charles Alavoine, « Chirurgien du Roy Entretenu par Sa Majesté à L'hotel Dieu » de Trois-Rivières, 16 janvier 1736, dans Procès de Charles Renaud, sieur de Dubuisson, prisonnier, environ 30 ans, natif de Québec, fils de feu Charles, sieur de Dubuisson, chevalier de l'Ordre royal et militaire de Saint-Louis, major de Québec, et de Gabrielle Desmarais (Pinet), cadet à l'aiguillette dans les troupes de la compagnie de René-Louis Fournier-Dufiguier, de présent à Trois-Rivières, accusé d'avoir tué d'un coup d'épée Charles Hertel, sieur de Chambly, de Cournoyer, cadet à l'aiguillette dans les troupes de la compagnie de Hertel, sieur de Cournoyer, en garnison à Trois-Rivières, BAnQ-Q, TP1,S777,D151, Dossiers du Conseil Supérieur, Procédures judiciaires, Matières criminelles, tome IV, f. 318v; Bail à ferme de terres par Jean-Baptiste Gassien et Louise Baudry, de Québec, à Charles Alavoine, chirurgien du roi, de Trois-Rivières, 4 mai 1742, BAnQ-TR, CN401,S78, greffe de Hyacinthe-Olivier Pressé; Contrat de mariage entre François Potier et Marianne Alavoine, fille de Charles Alavoine, chirurgien de la garnison, 4 janvier 1750, BAnQ-TR, CN401,S73, greffe de Louis Pillard.

230. Peu après sa nomination en 1727, il réclame des instruments chirurgicaux pour l'Hôtel-Dieu de Trois-Rivières. Memoire des Instrumens de chirurgie demandés par le Chirurgien Major de l'hopital des Trois Rivieres pour le Service dudit hôpital, 1727, ANOM, Fonds des Colonies, série C¹¹A, f. 445r-445v.

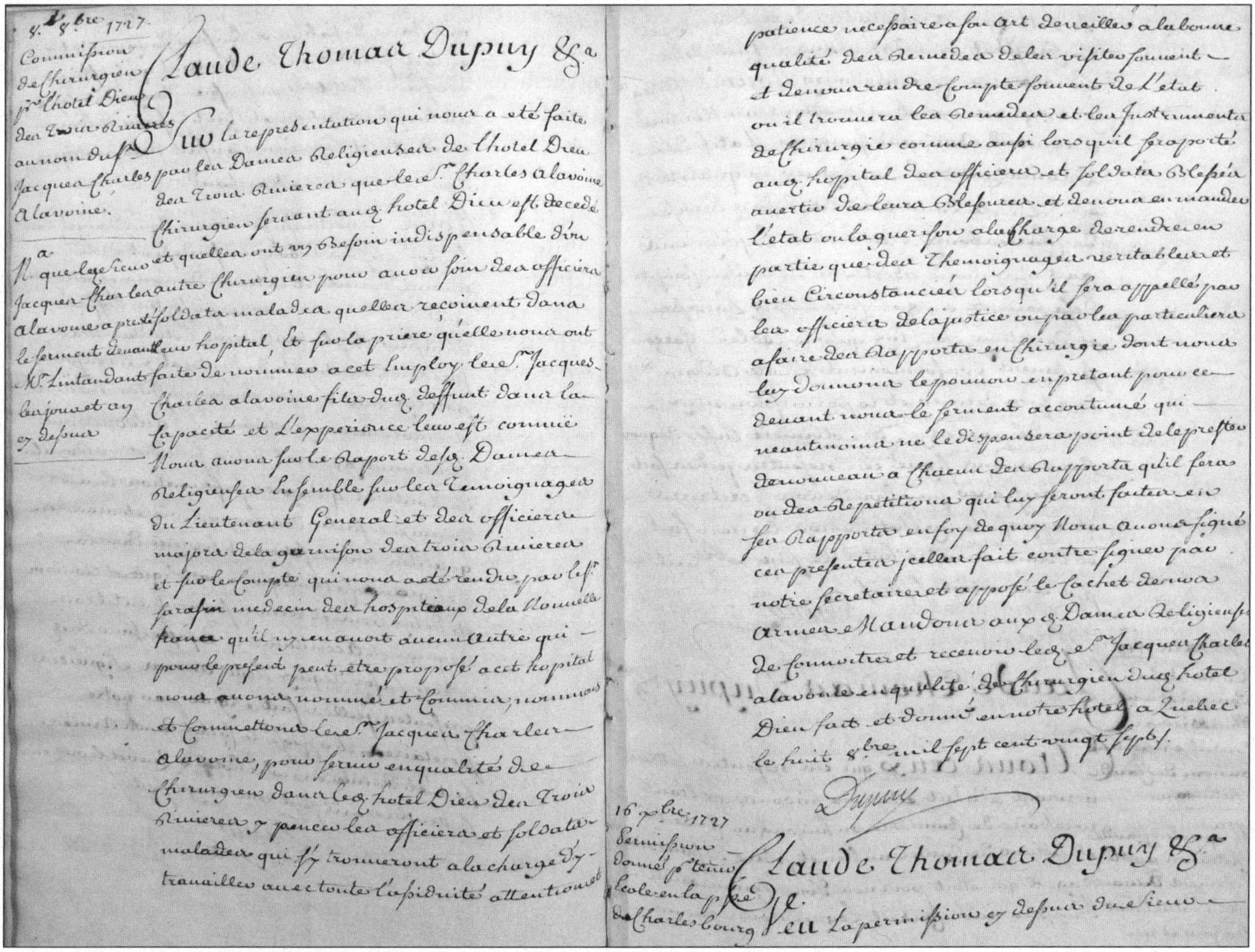
8 8bre 1727
Commission de chirurgien pr l'hotel Dieu des Trois Rivieres au nom du Sr Jacques Charles Alavoine.

Claude Thomas Dupuy &ca

Sur la representation qui nous a été faite par les Dames Religieuses de l'hotel Dieu des Trois Rivieres que le Sr Charles alavoine chirurgien servant aux hotel Dieu est decedé et qu'elles ont un besoin indispensable d'un autre chirurgien pour avoir soin des officiers et soldats malades qu'elles reçoivent dans leur hopital, et sur la priere qu'elles nous ont faite de nommer a cet Employ le Sr Jacques Charles alavoine fils dud. deffunt dans la capacité et l'experience leur est connüe Nous avons sur le Raport desd. Dames Religieuses Ensemble sur les Temoignages du Lieutenant General et des officiers majors de la garnison des trois Rivieres et sur le compte qui nous a été rendu par le Sr Sarasin medecin des hospitaux de la Nouvelle france qu'il n'y en avoit aucun autre qui pour le present peut être proposé a cet hopital nous avons nommé et commis, nommons et commettons le Sr Jacques Charles alavoine, pour servir en qualité de chirurgien dans led. hotel Dieu des Trois Rivieres, y panser les officiers et soldats malades qui s'y trouveront a la charge d'y travailler avec toute l'assiduité attention et patience necessaire a son art de veiller a la bonne qualité des remedes de les visiter souvent et de nous rendre compte souvent de l'etat ou il trouvera les remedes et les instruments de chirurgie comme aussi lorsqu'il se raportera aux hopital des officiers et soldats blessés avertir de leurs blessures et de nous en mander l'etat ou la guerison a la charge de rendre en partie que des temoignages veritables et bien circonstanciés lorsqu'il sera appellé par les officiers de la justice ou par les particuliers a faire des Rapports en chirurgie dont nous luy donnons le pouvoir en pretant pour ce devant nous le serment accoutumé qui neantmoins ne le dispensera point de le prester de nouveau a chacun des Rapports qu'il fera ou des repetitions qui luy seront faites en ses Rapports en foy de quoy Nous avons signé ces presentes icelles fait contresigner par notre secretaire et apposé le cachet de nos armes Mandons aux d. Dames Religieuses de connoitre et recevoir led. Sr Jacques Charles alavoine en qualité de chirurgien dud. hotel Dieu fait et donné en notre hotel a Quebec le huit 8bre mil sept cent vingt sept.

Dupuy

16 7bre 1727
Permission donnée pr tenir Ecole en la pse de Charlesbourg

Claude Thomas Dupuy &ca

Veu la permission et desir du sieur —

Commission de chirurgien de l'Hôtel-Dieu des Trois-Rivières par l'intendant Dupuy pour Jacques-Charles Alavoine (Lavoine), en remplacement de son père Charles Alavoine, 8 octobre 1727. BAnQ-Q, E1,S1,P1935.

Le S. Alavoine… Est un bon sujet qui a travaillé longtemps sous le Sr. Benoist à Montréal ; Sa capacité Est un peu au dessus du mediocre. J'ay Esté informé de quelques operations delicates de chirurgie qu'il a faites avec Succez. Il Est chargé du Soin de l'hopital des Trois Rivieres, Les Soldats qui y tombent malades Se Louent fort des Secours qu'il leur donne. M. de Vaudreuil m'En a dit aussi beaucoup de bien. C'Est d'ailleurs un Pere de famille qui a dix Enfans qu'il Eleve avec beaucoup de peine et de travail ; il cultive luy même une petite Terre dans La Banlieue de la Ville des Trois Rivieres dans les moments ou Son Employ de chirurgien le luy peut permettre. Outre une Somme de 100 tt qui luy Est payée Sur la Solde des Troupes, Il n'Est Employé sur l'Estat du roy que pour une Somme de 75tt[231].

Malgré ses bons états de service, ce n'est que le 1er février 1758 qu'il reçoit un brevet royal de chirurgien des troupes et peut ainsi espérer recevoir les mêmes appointements que les chirurgiens-majors de Québec et Montréal[232]. Ses espoirs seront toutefois déçus et, conséquence de la guerre puis de la prise de la colonie, ses gages resteront à 200 livres. Il est

231. Lettre de Hocquart au ministre, 28 septembre 1739, ANOM, Fonds des Colonies, série C11A, vol. 71, f. 138r-138v.
232. Lettre de Charles Alavoine au ministre, 3 septembre 1761, ANOM, Fonds des Colonies, série E, Dossier 2 (Alavoine).

vrai, cependant, qu'il peut compter sur l'aide d'au moins un de ses fils qui travaille à ses côtés. En 1760, ce fils reçoit des gages de 300 livres[233]. Ayant pensé retourner en France après la Conquête, il reste au Canada sur les instances des autorités et décède à Trois-Rivières le 8 juillet 1764. Au moins quatre de ses garçons deviendront chirurgiens, dont deux se rendront en France[234].

L'analyse des carrières des chirurgiens-majors des troupes et des chirurgiens du roi en général démontre clairement les différences et les similitudes entre les deux types de fonctions. Si, dans les faits, les titulaires de l'un et de l'autre remplissent à peu près les mêmes fonctions, ont presque toujours un brevet royal, ont sensiblement le même âge au moment de leur nomination, ont des antécédents familiaux liés à la pratique médicale, à la magistrature ou au commerce, sont formés en France, ont presque toujours antérieurement servi sur des navires civils ou militaires, pratiquent surtout à l'intérieur d'un hôpital, desservent différentes institutions, occupent socialement la même place et laissent des fortunes similaires, ils diffèrent cependant sur plusieurs points. Leur brevet ne les porte pas à soigner le même type de clientèle. Ainsi, ce n'est qu'en vertu d'ententes particulières que le chirurgien-major des troupes de la Marine dispense des soins aux civils. De même, bien que l'on ne connaisse pas les profits tirés de leur pratique auprès des particuliers, les chirurgiens-majors des troupes ont des revenus supérieurs liés à leurs charges et la provenance de leurs appointements est différente. Signe de la distinction entre chirurgien-major des troupes et chirurgien du roi à l'Hôtel-Dieu, la mention « Chirurgien du Roy de l'hotel Dieu de cette ville pour les troupes entretenües par sa Ma^{té} », initialement inscrite sur le contrat de mariage de Michel Bertier, a été biffée et remplacée par « pourveu de la charge de Chirurgien du Roy a l'hotel Dieu de cette ville ». En présence du gouverneur et de l'intendant, une erreur de ce genre était inacceptable[235].

Élite médicale de la colonie avec le lieutenant du premier chirurgien du roi et le médecin, les chirugiens-majors des troupes de la Marine et les chirurgiens du roi sont les représentants de la médecine et de l'orthodoxie médicale officielle. Au cours du XVIIIe siècle, ils sont en pleine ascension, en particulier au détriment du lieutenant du premier chirurgien du roi. Cette progression se manifeste notamment dans les appointements. Ainsi, le chirurgien major des troupes Sarrazin n'a que 300 livres en 1691, mais son successeur reçoit 1 200 livres à la fin du Régime français. De même, le chirurgien du roi à Québec a des gages qui passent de 400 livres en 1718 à 1200 en 1760. La place et les pouvoirs accordés sont en nette progression. Socialement et légalement, leur position est reconnue. Un large consensus s'est créé autour de leur compétence et le public a confiance en leur capacité. Leur formation exacte ne nous est pas connue, mais elle semble bonne et ils ont de l'expérience. Les chirurgiens-majors des troupes et les chirurgiens du roi sont, au milieu du XVIIIe siècle, presque les égaux des médecins et les remplacent à l'occasion. Michel Sarrazin et Joseph Benoist finiront d'ailleurs leur carrière comme médecin du roi. À Montréal, ce dernier fait même office de médecin jusqu'à ce qu'il obtienne en 1736 le brevet de médecin du roi. Les cures qu'il aurait faites et la confiance du public en lui témoigneraient de ses talents[236]. Enfin, pour tous les autres chirurgiens exerçant dans les hôpitaux, des individus comme Sarrazin, Benoist ou Briault servent de modèle et de maître. Dans différentes requêtes adressées aux autorités, ils n'hésiteront pas à signaler qu'ils se sont perfectionnés auprès d'eux.

233. Gages et appointements d'employés, 26 juin 1760, ANOM, Fonds des Colonies, série C^{11}A, vol. 105, f. 105r-106r.

234. Un Jean-Baptiste Alavoine, provenant du Canada, passe son examen à l'Amirauté de La Rochelle le 30 mars 1764. De même, un Antoine Alavoine, originaire de Québec, s'embarque à Brest, dans la Marine royale, en 1755, pour une campagne comme apothicaire. Il s'agit sans doute d'un fils d'Alavoine qui s'est embarqué à Québec, le 6 août 1753, en direction de Brest. Jean-Louis Laqueuille, *Les Chirurgiens Navigans du Port de la Rochelle sous l'Ancien Régime*, thèse de doctorat d'État en médecine, Université de Nantes, 1970, annexe; Carole Reymond, *Les Chirurgiens Navigans de la Marine Royale à Brest de 1663 à 1780*, thèse de doctorat d'État en médecine, Université de Nantes, 1975, annexe; Liste des personnes auxquelles le passage est accordé sur le vaisseau du roi *L'Algonguin*, destiné pour Brest, et dont la subsistance sera fournie par le commis du munitionnaire pendant la traversée, 28 août 1753, ANOM, Fonds des Colonies, série C^{11}A, vol. 99, f. 85v.

235. Contrat de mariage entre Michel Bertier, pourvu de la charge de chirurgien du roi à l'Hôtel-Dieu de la ville de Québec, et Marie-Anne Denis, 17 septembre 1724, BAnQ-Q, CN301,S190, greffe de Jean-Claude Louet.

236. Lettre de Beauharnois et Hocquart au ministre, 17 octobre 1733, ANOM, Fonds des Colonies, série C^{11}A, vol. 60, f. 122r-123r.

La légitimité du chirurgien-major des troupes de la Marine ou du chirurgien du roi repose sur ses qualifications et est consacrée par son brevet issu du pouvoir royal. Tout comme la fonction de lieutenant du premier chirurgien du roi, celles de chirurgien-major des troupes de la Marine et de chirurgien du roi ont été créées par la métropole d'après son propre modèle. Qui plus est, les principaux acteurs et bénéficiaires de ces fonctions seront essentiellement des métropolitains. Le statut de colonie ressort ici nettement. Les Canadiens, même bien formés en Europe, sont trop éloignés du pouvoir. Pour être réellement chirurgien du roi ou chirurgien-major des troupes de la Marine, l'obtention d'un brevet royal est essentielle. Le roi les nomme d'une manière discrétionnaire sur proposition du secrétaire d'État de la Marine ou des Colonies[237]. L'influence d'amis ou de protecteurs est tout aussi importante que les talents de l'individu et, puisque le pouvoir est à Versailles, les Canadiens sont désavantagés. La vaine tentative de Gervais Baudoin de succéder à son père, l'influence d'un protecteur dans le cas de Joseph Benoist, mais surtout la lutte entre le Canadien Claude Benoist, fils du chirurgien-major Joseph Benoist, et l'Allemand Ferdinand Feltz, arrivé au Canada comme soldat dans les troupes, pour l'obtention du poste de chirurgien-major des troupes à Montréal illustrent bien cette réalité liée au statut colonial du Canada.

En 1708, peu après la mort du chirurgien-major Pierre Baudeau, son remplacement suscite bien des tensions entre le gouverneur Vaudreuil et les officiers militaires, d'une part, et l'intendant Raudot, d'autre part[238]. Chaque clan s'arroge le pouvoir de choisir son successeur temporaire en attendant une décision du ministre de la Marine. L'intendant, fort de l'appui des religieuses de l'Hôtel-Dieu de Montréal et du commissaire de la Marine Clairambault d'Aigremont, nomme Antoine Forestier. Établi à Montréal depuis plus de 40 ans, il est le chirurgien le plus expérimenté et, de plus, il a servi longtemps à l'Hôtel-Dieu de la ville[239]. Les pouvoirs de l'intendant de nommer un remplaçant à Baudeau seront confirmés par le ministre en 1709 et, en attendant la décision de la Cour, le choix de Raudot prévaut[240]. Il assume l'intérim, mais les autorités métropolitaines ne lui accorderont jamais le poste.

Le choix d'un successeur incombe au ministre et les jeux d'influence dictent la décision. Ainsi, au moment de remplacer le chirurgien-major Pierre Baudeau, le ministre de la Marine Pontchartrain se montre sensible « A la prière » de son cousin et protégé François de Beauharnois, ancien intendant ayant vécu au Canada entre 1702 et 1705, et accorde le poste à un métropolitain, Joseph Benoist[241].

Le remplacement de Benoist donnera lieu au même genre de manœuvres. Pourtant, Benoist avait préparé de longue date sa sucession. En 1729, âgé de 57 ans, Joseph Benoist demande que des appointements de 200 livres par an soient accordés à son fils Claude[242]. Désirant profiter des « dispositions favorables » qui semblent caractériser l'attitude du ministre de la Marine, il sollicite en 1730 de ce dernier le passage gratuit en France pour son fils Claude et, « par le canal de quelques personnes », un emploi à Paris afin de lui permettre d'acquérir « les lumieres dont il a besoin[243] ». Par la suite, les autorités coloniales justifieront leur

237. Pierre Pluchon, « La Santé dans les Colonies de l'Ancien Régime », dans Pierre Pluchon, dir., *Histoire des médecins et pharmaciens de marine et des colonies*, Toulouse, Bibliothèque historique Privat, 1985, p. 100.

238. Lettre de Raudot au ministre, 14 novembre 1708, ANOM, Fonds des Colonies, série C[11]A, vol. 28, f. 296r-299v; Procès-verbal d'une assemblée de capitaines au sujet des chirurgiens, 15 novembre 1708, ANOM, Fonds des Colonies, série C[11]A, vol. 28, f. 310r-310v; Lettre de Raudot au ministre, 16 novembre 1708, ANOM, Fonds des Colonies, série C[11]A, vol. 28, f. 296r-299v; Lettre de Raudot au ministre, 17 novembre 1708, ANOM, Fonds des Colonies, série C[11]A, vol. 28, f. 306r-309v; Guy Frégault, « Politique et politiciens », dans Guy Frégault, *Le XVIIIe siècle canadien. Études*, Montréal, Éditions HMH, 1968, p. 226.

239. Lettre de Raudot au ministre, 14 novembre 1708, ANOM, Fonds des Colonies, série C[11]A, vol. 28, f. 296r-299v.

240. Lettre du ministre à Vaudreuil, 6 juillet 1709, publiée dans « Correspondance entre M. de Vaudreuil et la Cour », dans *Rapport de l'archiviste de la province de Québec pour 1942-1943*, Québec, Rédempti Paradis, 1943, p. 406; É.-Z. Massicotte, « Les chirurgiens, médecins, etc., etc., de Montréal, sous le régime français », dans *Rapport de l'archiviste de la province de Québec pour 1922-1923*, Québec, Ls-A. Proulx, 1923, p. 135.

241. Lettre de Beauharnois au ministre, 31 octobre 1741, ANOM, Fonds des Colonies, série C[11]A, vol. 75, f. 236r-237r.

242. Des appointements seront effectivement accordés à son fils. Né en 1712, Claude Benoist agit à titre d'aide-major à l'hôpital depuis 1724. Lettre de Beauharnois et Hocquart au ministre, 25 octobre 1729, ANOM, Fonds des Colonies, série C[11]A, vol. 51, f. 20r-20v.

243. Lettre de Joseph Benoist au ministre, 29 octobre 1730, Archives de la Marine, série C[7], Dossier 25 (Benoist).

appui à Benoist en notant que les « opérations n'estoient pas assez fréquentes pour qu'il [Claude Benoist] puisse atteindre au degré de perfection qui Luy est nécessaire[244] ». Le ministre acquiesce à la demande et, en 1732, Claude Benoist va se perfectionner dans les hôpitaux de Paris[245]. Pendant trois ans, il travaille « chez les Peres de la Charité de paris » et tout particulièrement auprès du « S^r^. Girard, Chirurgien de La Charité Lequel est amy et Parens du pére[246] ». La gratification de 200 livres par an accordée quelques années plus tôt est même continuée durant le séjour du jeune homme dans la capitale française. De retour en 1735, il serait, deux ans plus tard, en état de faire « Les plus belles operations que L'on puisse faire Sur Le corps humain Et ce a la Satisfaction de Messieurs Les Gouverneur Et Intendant[247] ». En 1737, Claude Benoist sollicite le brevet de chirurgien-major de son père, qui vient d'être nommé médecin du roi[248]. L'intendant et le gouverneur le présentent comme un sujet capable et appliqué et signalent que le public lui accorde beaucoup de confiance[249]. Le ministre n'acquiesce pas à la demande, mais semble disposé à lui accorder si Benoist continue de tenir la même conduite[250]. En 1741, Benoist père est paralytique[251]. Il a été victime d'une « attaque d'apoplexie qui l'a privé de l'usage de la main et qui l'a rendu imbecille[252] ». En février 1741, son fils Claude est présenté comme « faisant fonction de chirurgien major en cette ville[253] ». En octobre, le gouverneur, constatant que Benoist père est « absolument hors de service », recommande avec insistance de le remplacer par son fils qui lui sert de médecin et de chirurgien « tout Ensemble » et en qui il a grande confiance[254]. Toutefois, pour des raisons inconnues, l'intendant Hocquart ne partage pas cet avis. Il est « fâché » contre Claude Benoist et, même si dans la lettre commune qu'il écrit avec le gouverneur il appuie la candidature de Benoist, il propose dans une autre lettre, rédigée seul, de nommer plutôt le chirurgien Feltz[255]. C'est ce choix qui prévaudra. Par son brevet du 1er janvier 1742, Feltz succède officiellement à Joseph Benoist[256].

Ces exemples démontrent clairement l'inaccessibilité pratique des postes de prestige pour les Canadiens ou pour les Français établis dans la colonie depuis longtemps, malgré tous les efforts consentis pour acquérir une bonne formation. Comment, dans de telles circonstances, faire des efforts pour parvenir à une formation adéquate si l'espoir d'obtenir un poste n'est pas au rendez-vous ? Si les fils de titulaires de charge de chirurgien-major des troupes ou de chirurgien échouent, comment un fils de marchand ou de simple habitant pourrait-il réussir ? Il est difficile d'évoquer un manque de qualification dans les cas de Baudoin, fils ou de Benoist, fils. En fait, le pouvoir est loin et peu de Canadiens peuvent avoir accès au ministre de la Marine ou au roi. Leur seul espoir réside dans le bon vouloir du gouverneur ou de l'intendant, mais rien n'est jamais acquis.

Aux chirurgiens-majors des troupes de la Marine se joignent, entre 1755 et 1760, ceux des troupes, relevant directement du ministère de la Guerre et non de la Marine, envoyés pour défendre le Canada

244. Lettre de Beauharnois et Hocquart au ministre, 18 octobre 1732, ANOM, Fonds des Colonies, série C^{11}A, vol. 57, f. 223r-225v.

245. Liste des passagers qui doivent s'embarquer sur le vaisseau du roi *Le Rubis*, 15 octobre 1732, ANOM, Fonds des Colonies, série C^{11}A, vol. 58, f. 57v.

246. Lettre de Beauharnois et Hocquart au ministre, 18 octobre 1732, ANOM, Fonds des Colonies, série C^{11}A, vol. 57, f. 223r-225v; Lettre de Claude Benoist au ministre, 1737, Archives de la Marine, série C^7, Dossier 25 (Benoist).

247. Lettre de Beauharnois et Hocquart au ministre, 11 octobre 1735, Archives de la Marine, série C^7, Dossier 25 (Benoist) ; Lettre de Joseph Benoist au ministre, octobre 1737, ANOM, Fonds des Colonies, série C^{11}A, vol. 68, f. 258r-259v.

248. Lettre de Beauharnois au ministre, 4 octobre 1737, Archives de la Marine, série C^7, Dossier 25 (Benoist).

249. Lettre de Beauharnois et Hocquart au ministre, 5 octobre 1738, ANOM, Fonds des Colonies, série C^{11}A, vol. 69, f. 39r-39v.

250. *Idem.*

251. Liste de la distribution des congés de l'année 1741, ANOM, Fonds des Colonies, série C^{11}A, vol. 75, f. 251r.

252. Lettre de Hocquart au ministre, 5 octobre 1741, Archives de la Marine, série C^7, Dossier 25 (Benoist).

253. Constat du décès de Claude Duval dit Vinaigre, ramoneur, mort gelé, 16 février 1741, BAnQ-M, TL4,S1,D4755, Dossiers de la Juridiction royale de Montréal.

254. Lettre de Beauharnois au ministre, 31 octobre 1741, ANOM, Fonds des Colonies, série C^{11}A, vol. 75, f. 236r-237r.

255. Lettre de Hocquart au ministre, 5 octobre 1741, Archives de la Marine, série C^7, Dossier 25 (Benoist) ; Lettre de Beauharnois et Hocquart au ministre, 2 novembre 1741, ANOM, Fonds des Colonies, série C^{11}A, vol. 75, f. 81r-81v.

256. Copie du Brevet de chirurgien major des troupes à Montréal pour le Sr Feltz, 1er janvier 1742, Archives de la Marine, série C^7, Dossier 181 (Feltz).

à l'aube de la guerre de la Conquête[257]. Pour soigner ces quelques milliers d'hommes, une infrastructure médicale est mise sur pied. Du printemps 1755 jusqu'en 1757, dans un contexte de guerre, huit bataillons des troupes de terre, comptant environ 4 000 hommes de troupe, débarquent à Québec[258]. De 1756 à 1758, un peu plus de 2 000 recrues sont envoyées à Québec pour combler les vides tant des troupes de terre que de celles de la Marine[259]. Chaque bataillon a, en principe, son chirurgien aide-major et tous les chirurgiens aides-majors relèvent du chirurgien-major des troupes de terre du Canada[260].

En juin 1755, débarquent à Québec un bataillon du régiment de Béarn et un autre du régiment de Guyenne. Chacun compte treize compagnies ayant chacune une quarantaine d'hommes. De plus, neuf compagnies du régiment de la Reine et neuf compagnies du régiment de Languedoc arrivent dans la capitale canadienne. En tout, cette force compte 1 693 hommes en octobre de la même année. Si l'on exclut les fraters desservant les compagnies dont nous n'avons guère de mentions, le personnel médical attaché aux troupes de terre commprend le chirurgien-major des troupes de terre Jean-Baptiste Polemond, remplacé, en juillet 1755, peu après son décès, par le chirurgien André Arnoux, les chirurgiens aides-majors Étienne Massé, Jean-Baptiste Blin et Pierre Berthemet et les garçons chirurgiens Arnould Du Verger et Michel Boizard[261]. Massé se voit confier le bataillon de Béarn, Blin celui de Guyenne et Berthemet les compagnies des régiments de la Reine et de Languedoc.

L'année suivante débarquent un bataillon du régiment de La Sarre et un autre du régiment du Royal-Roussillon. Les accompagnent les chirurgiens

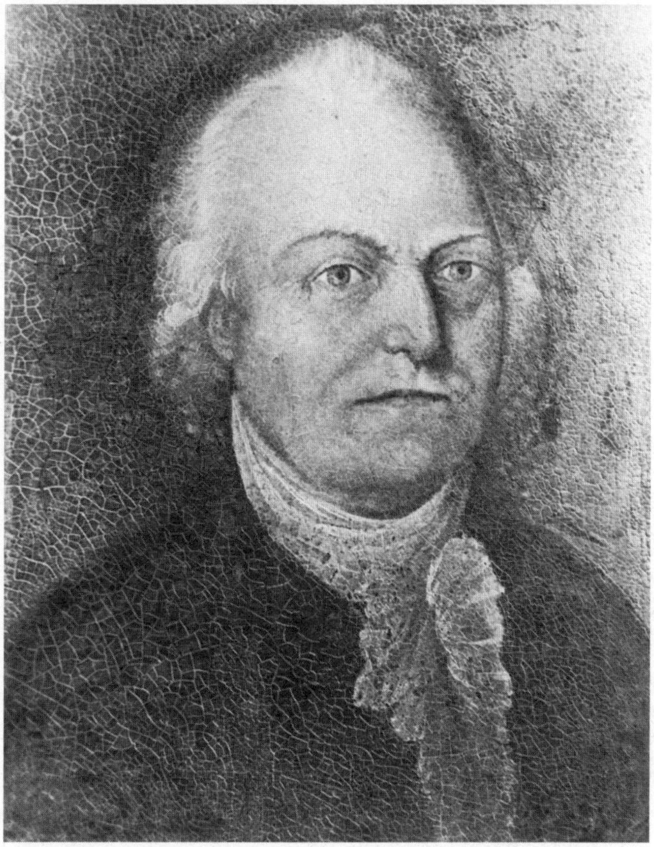

Portrait de Philippe-Louis-François Badelart (1728-1802). Arrivé au Canada en 1757 comme chirurgien militaire, il s'établit à Québec. On lui a attribué à tort la rédaction de la *Direction pour la guérison du Mal de la Baie St Paul*. Bibliothèque et Archives nationales du Québec (BAnQ) à Québec, Collection initiale, négatif N 474-50.

aides-majors François-Hyacinthe Emery, Edme Henry et Antoine-Camille de Bonne, ainsi que le garçon Aman Peze, qui sera nommé par la suite chirurgien aide-major.

Enfin, en 1758, deux bataillons du régiment de Berry débarquent à Québec. Le premier est confié au chirurgien aide-major Louis-Philippe Badelard qui vient d'arriver tandis que le second devient la responsabilité d'Aman Pezé[262].

Ces chirurgiens attachés aux troupes de terre auront une pratique privée des plus limitées. Ils sont souvent avec les troupes dans les avant-postes de la

257. Proulx, *Soldat à Québec...*, p. 12-23.

258. Proulx, *op. cit.*, p. 9 ; Gilles Proulx, *La garnison de Québec de 1748 à 1759*, Ottawa, Service canadien des parcs, Lieux historiques nationaux, 1991, p. 8-9.

259. *Ibid.*

260. Lettre de Doreil au ministre de la Guerre, 25 mai 1755, publiée dans Antoine Roy, « Les lettres de Doreil », dans *Rapport de l'archiviste de la province de Québec pour 1944-1945*, Québec, Rédempti Paradis, 1945, p. 14.

261. Etat des officiers et employes a la Suite des troupes de terre, debarqués à Quebec du Vaisseau L'Apollon de 50 canons commandé par M Gomain Lieutenant de Vaisseau, 24 juin 1755, Archives de la Guerre, série A[1], vol. 3404, pièce 163.

262. Lettres de Doreil au ministre de la Guerre, 24 septembre 1757 et 30 avril 1758, publiées dans Antoine Roy, « Les lettres de Doreil », dans *Rapport de l'archiviste de la province de Québec pour 1944-1945*, Québec, Rédempti Paradis, 1945, p. 109, 125.

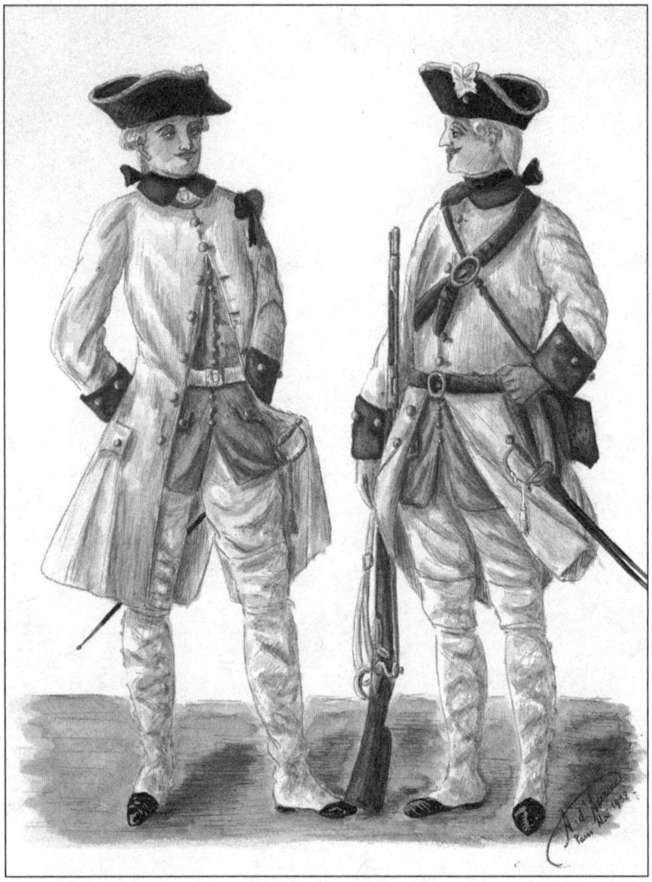

Régiment de La Sarre en 1756. Peinture d'A. d'Auriac, 1932. BAnQ-Q, P600,S5,PAQ91.

colonie même si certains hivernent dans la vallée du Saint-Laurent. Les documents nous révèlent peu de traces de leurs activités. En 1760, Berthemet, Henry, Emery, Massé, Boizard et Du Verger quittent ou viennent de quitter définitivement le Canada. Pezé est tué au siège de Québec le 4 mai 1760[263]. Polemond s'est noyé le 18 juillet 1755 et André Arnoux meurt à Montréal le 20 août 1760. Enfin, quelques individus vont s'établir au Canada.

Jean-Baptiste Blin, qui avait épousé une Canadienne en 1756, retourne en France. Il aurait servi à l'Hôpital de Calais comme chirurgien-major[264]. Toutefois, il revient au Canada avec sa femme vers 1774. Le 16 mai de cette année, il loue, pour trois ans, une maison à Saint-Denis, sur le Richelieu[265]. Il demeure dans cette localité au moins jusqu'à l'été 1779, est signalé à Saint-Nicolas le 18 avril 1780, puis s'installe à Sainte-Marie, en Beauce, durant cette année. Il est encore dans cette paroisse en décembre 1785 et l'on perd sa trace par la suite.

Antoine-Camille de Bonne s'établit au Canada et s'y marie le 22 septembre 1760. Originaire de Saint-Alaurice de Rougeries, diocèse de Laon, il serait né vers 1730. Selon le commissaire des guerres Doreil, il serait le protégé de la comtesse de Maillebois et cette situation a sans doute contribué à son avancement. Il séjourne d'abord à L'Assomption, déménage peu avant son mariage à Rivière-des-Prairies où se trouve sa belle-famille, déménage à Terrebonne en 1761 ou 1762 puis s'installe en 1763 à Montréal. Il dessert l'Hôtel-Dieu de cette ville et décède entre 1772 et 1774.

Enfin, Louis-Philippe-François Badelard semble passer en France vers 1761, mais sa présence est à nouveau signalée à Québec à partir de 1765. Né à Coucy-le-Château, en France, il est fils d'un marchand-épicier et, durant l'année précédant son arrivée au Canada, il sert comme chirurgien d'hôpital à Metz[266]. En 1773-1774, il effectue à nouveau un voyage en Europe pour promouvoir sa carrière. Muni d'une lettre de recommandation du duc de Livernoult, Badelard tente de convaincre le comte de Darmouth, secrétaire d'État des colonies américaines, de la possibilité de nommer un chirurgien qui visiterait les hôpitaux[267]. Cet individu « serait chargé du soin des pauvres dans les deux hôpitaux de Québec ». De plus, il pourrait « être adjoint au service des hôpitaux militaires suivant l'ordre du gouverneur dans les cas d'absence de M. Mabenne [Mabane] qui est seul à Québec[268] ». Badelard propose donc de rétablir à Québec le

263. Lettre du ministre à monsieur de Querdisieu (?), 17 octobre 1761, ANOM, Fonds des Colonies, série B, vol. 113, f. 484v.

264. *Gazette de Québec*, n° 574, 29 août 1776; Aegidius Fauteux, « Le chirurgien Blin », dans *Bulletin des recherches historiques*, vol. XXXIII (1927), p. 221.

265. Bail de Claude Dudevoir à Jean-Baptiste Blin, m^tre^ chirurgien résident audit St-Denis, 16 mai 1774, BAnQ-M, CN602,S41, greffe de Marin Jehanne.

266. Rénald Lessard, *Le mal de la baie Saint-Paul*, Québec, CELAT (Université Laval), 1989, p. 53.

267. Lettre du duc de Livernoult à Darmouth, 5 avril 1774, BAC, MG 23, A 1, Darmouth papers, vol. 2, p. 2009-2010; Lettre d'un chirurgien à Darmouth, s.d., BAC, MG 23, A 1, Darmouth papers, vol. 2, p. 2012-2014.

268. *Ibid.*

poste de chirurgien du roi, fonction abolie à la Conquête. Même s'il ne le dit pas explicitement, il laisse habilement sous-entendre qu'il serait apte à occuper un tel emploi.

Cette requête semble avoir été bien reçue. Du moins, une partie de ses désirs se réalisent. En 1775, il devient chirurgien des milices canadiennes et, en 1776, il est nommé aide-chirurgien de la garnison de Québec sous les ordres du docteur Mabane. Durant la guerre de l'Indépendance américaine, les autorités l'utilisent, entre autres, pour soigner les gens atteints du mal de la baie Saint-Paul[269]. Badelard avait marié, en 1758, la veuve du négociant Joseph Riverin. Installé à Québec, il y demeure jusqu'à sa mort survenue le 7 février 1802[270].

En dehors de leurs activités militaires, les chirurgiens-majors des troupes de terre et les chirurgiens aides-majors qui les accompagnent ont laissé relativement peu de traces dans la vie civile. Si l'on excepte Badelard et, dans une certaine mesure, Blin, il ne sont pas restés au Canada après 1760.

La Conquête met également fin à la présence des chirurgiens-majors des troupes de la Marine ou des chirurgiens du roi. La coupure n'est cependant pas immédiate. Si Briault quitte dès 1760, Feltz et Alavoine, à la demande des autorités françaises, resteront en poste pendant quelques années afin de prendre soin des soldats encore malades[271]. Les Britanniques s'installent dans la colonie mais ils ne nommeront pas des praticiens pour remplir des fonctions médicales à la fois civiles et militaires. Les chirurgiens des garnisons de Québec et de Montréal ne poursuivront pas l'œuvre des chirurgiens antérieurement nommés par le roi de France pour les hôpitaux.

Les chirurgiens militaires britanniques et allemands

Au lendemain de la Conquête et même après le régime militaire, les Britanniques continuent d'entretenir une garnison importante dans les villes et les postes stratégiques de la colonie. À Québec, leur nombre n'est pas inférieur à 900 entre 1763 et 1773 et se maintient plus ou moins entre 1780 et 1797[272]. En novembre 1784, au retour de la paix, il y a 1 893 soldats au Canada, dont un peu plus de 250 à Montréal, au moins 459 à Québec et 667 dans les postes de Niagara, Détroit, Michillimakinac, Oswego et Carleton Island[273].

Des soldats sont hospitalisés dans les institutions hospitalières de la colonie. En 1763, des soldats malades de l'Artillerie royale britannique sont reçus à l'Hôtel-Dieu de Québec[274]. De même, l'Hôpital général de la même ville héberge occasionnellement des militaires. Mais, dans l'ensemble, les soldats ne sont pas alors portés dans ces lieux. Chaque régiment compte un chirurgien et un aide-chirurgien (mate) et est doté de sa propre infirmerie[275]. C'est pourquoi l'on retrouve souvent les soldats malades dans des maisons particulières louées ou des casernes[276]. Il n'y a donc pas nécessité d'avoir un chirurgien pour les hôpitaux gérés par des religieuses. On préfère plutôt

269. Lessard, *op. cit.*, p. 52-58.

270. Jacques Bernier, « Badelard, Philippe-Louis-François », dans *Dictionnaire biographique du Canada*, vol. V: *De 1801 à 1820*, Québec, Presses de l'Université Laval, 1983, p. 51-52.

271. Durant la période 1755-1760, la France envoie des troupes de terre pour participer à la défense du Canada. Toutefois, puisque le personnel médical lié à ces militaires joue un rôle négligeable auprès de la population civile, nous ne nous sommes pas attardés à ce groupe. À peu d'exceptions près, les chirurgiens majors et les chirurgiens aides-majors ne sont pas restés au Canada après la Conquête.

272. John Hare, Marc Lafrance et David-Thiery Ruddel, *Histoire de la ville de Québec, 1608-1871*, Montréal, Boréal et Musée canadien des civilisations, 1987, p. 114.

273. Pour desservir ces troupes, il y a 7 chirurgiens et 2 aides-chirurgiens. Etat des troupes dans la province de Québec telles que distribuées par le général Haldimand à la date de son départ, le 16 novembre 1784, British Library, Official correspondence and papers of Sir Frederick Haldimand, Add. MSS 21881, f. 26v-27r.

274. Archives du Monastère de l'Hôtel-Dieu de Québec, Hôpital, Recettes et Dépenses, Livre de comptes audité pour 1732-1775, p. 262, 268.

275. À l'époque, plusieurs se plaignent des faibles qualifications des aides-chirurgiens de régiments qui sont souvent nommés par favoritisme. De même, les commissions de chirurgiens régimentaires peuvent être achetées pour une somme s'élevant généralement à 500 livres anglaises. Paul E. Kopperman, « Medical Services in the British Army », dans *Journal of the History of Medicine and allied Sciences*, vol. XXXIV, nº 4 (octobre 1979), p. 443-445 ; Richard L. Blanco, « The Development of British Military Medicine, 1793-1814 », dans *Military Affairs*, vol. XXXVIII, nº 1 (février 1974), p. 5.

276. En 1783, le service des ingénieurs qui s'occupe des travaux aux fortifications a lui aussi son hôpital qui loge dans deux chambres des casernes Dauphines. Christian Rioux, « L'hôpital militaire à Québec : 1759-1811 », dans *La Société canadienne d'histoire de la médecine. Nouvelles* (avril 1981), p. 17.

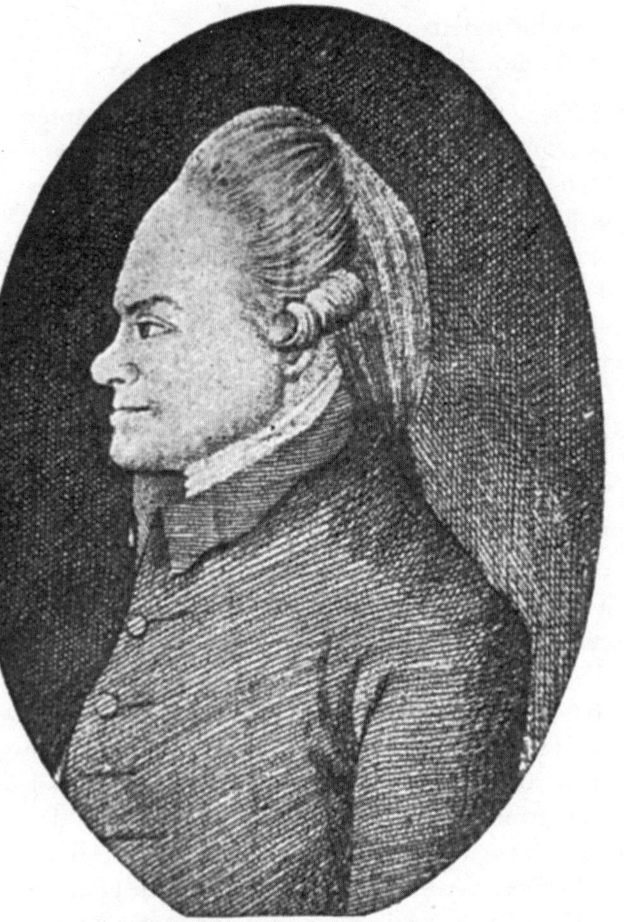

ADAM MABANE, M.D.

Portrait d'Adam Mabane (?-1792). Chirurgien de la garnison de Québec de 1765 à 1783, cet Écossais est également un personnage important au niveau politique et judiciaire. *Annals of Medical History*, vol. 6, n° 2 (juin 1924).

nommer un chirurgien de la garnison aux fonctions strictement militaires.

Le 10 avril 1765, Adam Mabane est nommé chirurgien de la garnison de Québec et il conserve ce poste jusqu'à sa démission le 1er octobre 1783[277]. James Fisher, qui occupe le poste d'aide-chirurgien de la garnison depuis 1778, le remplace immédiatement[278]. Durant la guerre de l'Indépendance américaine, des aides-chirurgiens sont adjoints à Mabane. Louis-Philippe Badelard, ancien chirurgien aide-major du régiment de Berry venu au Canada en 1757, est nommé à cette fonction en 1776. James Fisher obtient un poste similaire le 25 octobre 1778[279]. En temps de guerre ou en cas de prévalence particulière de maladies parmi les troupes, un hôpital est alors établi[280]. Durant la guerre de l'Indépendance américaine, un hôpital de garnison fonctionne à l'intérieur des murs de l'Hôtel-Dieu et de l'Hôpital général[281]. Il vise à desservir les soldats, les marins de la Marine royale et des navires affrétés pour le roi ainsi que les prisonniers[282]. En 1784, les autorités militaires décident de retirer des locaux de l'Hôtel-Dieu de Québec les soldats malades et ferment officiellement l'hôpital de la garnison[283].

277. Il semblerait que Mabane remplissait cette fonction depuis au moins 1763. Lettre d'Adam Mabane au gouverneur Haldimand, 21 septembre 1781, British Library, Official correspondence and papers of Sir Frederick Haldimand, Add. MSS 21734, f. 219r-220r. Robert Drew, edit., *Commissioned Officers in the Medical Services of the British Army, 1660-1960*, Londres, Wellcome Historical Medical Library, 1968 (Johnston's roll), p. 40.

278. Commission de chirurgien de la garnison de Québec (Surgeon to the Garrison of Quebec) pour James Fisher, 1er octobre 1783, British Library, Official correspondence and papers of Sir Frederick Haldimand, Add. MSS 21745, f. 41v; Drew, *op. cit.*, p. 61; Gilles Janson, « Fisher, James », dans *Dictionnaire biographique du Canada*, vol. VI: *De 1821 à 1835*, Québec, Presses de l'Université Laval, 1987, p. 283-284.

279. Drew, *op. cit.*, p. 61; Commission d'aide-chirurgien de la garnison de Québec (Surgeon's Mate to the Garrison of Quebec) pour James Fisher, 25 octobre 1778, British Library, Official correspondence and papers of Sir Frederick Haldimand, Add. MSS 21744, f. 8r.

280. Lettre d'Adam Mabane au gouverneur Haldimand, 21 septembre 1781, British Library, Official correspondence and papers of Sir Frederick Haldimand, Add. MSS 21734, f. 219r-220r.

281. Rioux, *loc. cit.*, p. 17. L'Hôpital général de Québec joue également un rôle non négligeable durant cette guerre. En 1768, le gouverneur demande aux religieuses de recevoir « les malades des troupes dont la plupart étaient atteints d'une espèce de fièvre qui n'était pas de longue durée; mais qui en fit cependant mourir 14 sur 328 » reçus dans l'espace de sept mois. Entre le 3 décembre 1776 et le 20 mai 1777, 3 120 livres sont versées pour les matelots malades reçus dans cette institution. En 1780 et 1781, des matelots malades sont admis. Au commencement de septembre 1780, le gouverneur demande et obtient des religieuses de l'Hôpital général de Québec « la place et le traitement pour une trentaine d'hommes tant soldats que matelots atteints de diverses maladies contractées sur les Vaisseaux ». En 1787, le gouvernement verse un chelin par jour pour les malades, mais non invalides, qu'il envoie dans cette institution. Archives de l'Hôpital général de Québec, Annales, vol. 2, p. 224, 329, 446-447; AHG, Comptes, vol. IV, année 1777; AHG, Livres de comptes, n° 3, p. 223-224; AHG, Livres de comptes, n° 4.

282. Lettre de Robert Adair, inspecteur des infirmeries des régiments (inspector of regimental infirmeries), à Jenkinson, 8 janvier 1781, British Library, Official correspondence and papers of Sir Frederick Haldimand, Add. MSS 21708, f. 64r.

283. À la fin d'avril 1784, il ne resterait que trois patients dans l'hôpital de la garnison. Fisher suggère de leur trouver un logement temporaire et propose l'Hôpital général de Québec. Lettre de James Fisher,

À Montréal, Richard Huntley est nommé chirurgien de la garnison à une date inconnue, peut-être au début de la guerre de l'Indépendance américaine. Il est remplacé le 12 octobre 1779 par Charles Blake, chirurgien depuis 1772 du 34e Régiment[284]. Le poste de chirurgien de la garnison est toutefois aboli en décembre 1783, à la fin de la guerre[285].

Durant la guerre de l'Indépendance américaine, afin de soigner les cas les plus graves, un hôpital général (General Hospital) pour les troupes est d'abord établi à Montréal en 1776, puis est déménagé à Trois-Rivières en 1779[286]. Il comporte des sous-centres à Montréal et au fort Saint-Jean. Il sera démantelé le 24 décembre 1783, après la fin de la guerre. De fait, au XVIIIe siècle, aucun bâtiment servant d'hôpital militaire permanent n'est construit en dehors des Îles britanniques[287]. À Québec, le premier le sera en 1811 seulement[288].

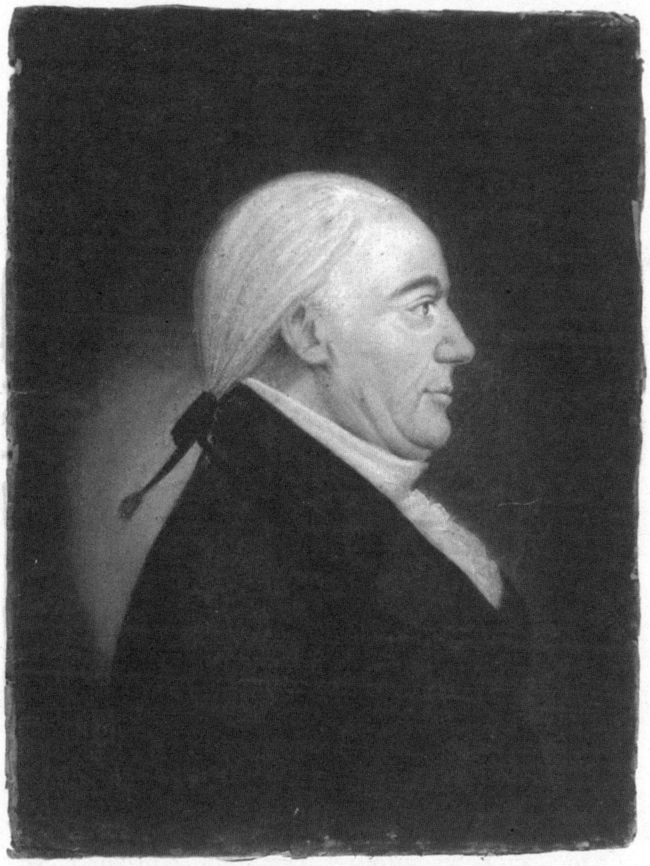

Portrait de Charles Blake (1746-1810). Arrivé au Canada en 1776 comme chirurgien du 34e régiment, il s'établit à Montréal et devient à la fin du XVIIIe siècle et au début du siècle suivant l'un des membres de la profession médicale les plus en vue. Musée du Québec, Québec, 88.03. (Photo Jean-Guy Kérouac)

Il faut prendre soin de ne pas confondre l'hôpital général militaire (General Hospital) comme institution qui sert d'hospice pour les pauvres, les démunis, les infirmes et les vieillards et l'hôpital général des Britanniques rattaché à l'état-major des troupes. Ici, le terme « general hospital » est à opposer à « regimental hospital ». Dans l'armée britannique, l'expression « general hospital » réfère plutôt à du personnel qu'à des installations physiques fixes (« a staff rather than a facility »)[289]. L'hôpital général peut comprendre plusieurs installations dispersées en différents endroits et ses membres peuvent être détachés pour suivre les troupes. La base principale d'opération peut

chirurgien de la garnison de Québec au major Mathews, 27 avril 1784, British Library, Official correspondence and papers of Sir Frederick Haldimand, Add. MSS 21735, f. 431r.

284. Commission de chirurgien de la garnison de Montréal donnée à Charles Blake par le gouverneur Frédérick Haldimand, 12 octobre 1779, British Library, Official correspondence and papers of Sir Frederick Haldimand, Add. MSS 21745, f. 23r. En 1780, Blake s'intitule « chirurgien et major dans les troupes séjournant à Montréal ». Bail à loyer par Basile Proulx, maître charpentier de Montréal à Charles Blake, écuyer, chirurgien et major dans les troupes séjournant à Montréal, 14 mars 1780, BAnQ-M, CN601,S158, greffe d'Antoine Foucher ; Gilles Janson, « Blake, Charles », dans *Dictionnaire biographique du Canada*, vol. V : *De 1801 à 1820*, Québec, Presses de l'Université Laval, 1983, p. 97-98.

285. Memorial of Chas Blake Garrison Surgeon of Montreal, 10 janvier 1784, British Library, Official correspondence and papers of Sir Frederick Haldimand, Add. MSS 21873, f. 251r.

286. En 1779, l'Hôpital général est aménagé dans la maison des Récollets et il est en mesure d'accueillir 50 malades. Il est à noter qu'un hôpital général avait également été mis sur pied durant la guerre de la Conquête et qu'il avait été démantelé en 1763. À Québec, en 1762, on retrouvait un chirurgien en chef, Francis Russel, et deux aides-chirurgiens, John Fields et Adam Mabane. Rapport du général Murray sur Québec, 1762, British Library, Official correspondence and papers of Sir Frederick Haldimand, Add. MSS 21667, f. 4r ; Lettre d'Edward Foy à William Barr, 19 juin 1776, British Library, Official correspondence and papers of Sir Frederick Haldimand, Add. MSS 21699, f. 7v ; Lettre de Mathews au brigadier Maclean, 30 septembre 1779, British Library, Official correspondence and papers of Sir Frederick Haldimand, Add. MSS 21791, f. 8r ; Lettre du pourvoyeur Barr au gouverneur Haldimand, 3 décembre 1778, British Library, Official correspondence and papers of Sir Frederick Haldimand, Add. MSS 21857, f. 25r ; Lettre du pourvoyeur Barr au gouverneur Haldimand, 28 septembre 1779, British Library, Official correspondence and papers of Sir Frederick Haldimand, Add. MSS 21857, f. 69r ; Kopperman, *loc. cit.*, p. 448-449 ; Rioux, *loc. cit.*, p. 17.

287. Kopperman, *loc. cit.*, p. 429.

288. Rioux, *loc. cit.*, p. 16-19.

289. Kopperman, *loc. cit.*, p. 428-430.

servir pendant une seule campagne comme elle peut être ouverte pendant quelques années. Les espaces nécessaires pour recevoir les malades consistent généralement en des bâtiments loués, mais peuvent consister en des huttes ou des tentes.

La direction de l'hôpital général relève d'un directeur (director), souvent appelé chirurgien en chef (chief surgeon), assisté d'un pourvoyeur (purveyor)[290] et du médecin qui sont sous les ordres du commandant en chef. Ces administrateurs sont généralement des membres du corps médical. Parmi le personnel médical proprement dit, on retrouve au sommet un médecin qui dispense ses soins, visite les malades et leur prescrit des régimes et des médicaments convenables, voit à ce qu'ils soient bien logés dans des endroits non surpeuplés, tient les lieux propres et bien aérés[291]. Deux médecins serviront dans l'hôpital général. Dès décembre 1776, le médecin Hugh Alexander Kennedy remplit les fonctions d'« inspector of Regimental Infirmarys » et son collègue, le médecin Robert Knox, sert comme « Inspector of the General Hospital[292] ». Toutefois, considérant que le nombre d'hommes est réduit au Canada et qu'il n'y a plus nécessité d'avoir deux médecins, les autorités britanniques prient Knox, en 1778, de retourner en Angleterre. Il s'exécute en juillet de la même année[293]. Au-dessous du médecin, se retrouvent les chirurgiens, les aides-chirurgiens, les apothicaires et les infirmières (nurses). En décembre 1776, il y a officiellement trois chirurgiens, trois apothicaires, vingt aides-chirurgiens et cinq aides-chirurgiens surnuméraires[294]. En novembre 1777, le personnel de l'hôpital servant au Canada comporte, outre les médecins et le pourvoyeur, deux chirurgiens, deux apothicaires et quatorze aides-chirurgiens[295]. Ils sont répartis en huit endroits : Québec, Trois-Rivières, Sorel, Montréal, Saint-Jean (Québec), Ticonderoga et Oswegatchie[296].

Après le démantèlement de l'hôpital général en décembre 1783, « the sicks belonging to the differend Regiments are to be taken care of by their Surgeons of their respective corps[297] ». Toutefois, cet arrangement subit rapidement quelques modifications. Dès 1783, pour desservir les troupes dans la province de Québec, un nouveau « General Hospital » réduit avait déjà été mis sur pied en Angleterre avec un nouveau personnel médical. En 1784, il comprend John Foote, à titre de chirurgien général des forces britanniques de la province de Québec, et deux aides-chirurgiens, George Rolland et George Longmore[298]. Rolland démissionne le 20 juillet 1787 et est remplacé par John Gould qui débarque à Québec en 1788[299]. À cette équipe se joint en 1788 le médecin John Mervin Nooth qui vient d'obtenir le titre de « Physician to His Majesty's Hospitals in the Province of Quebec[300] ».

290. Durant la guerre de l'Indépendance américaine, ce poste est occupé au Canada par William Barr qui détient une commission datée du 1er janvier 1776. Il réside généralement à l'Hôpital général à Trois-Rivières. Il est mis à demi-solde le 17 septembre 1784.

291. Lettre du secrétaire de la Guerre Barrington au général Thomas Gage, septembre 1775, citée dans Kopperman, *loc. cit.*, p. 431 ; Instructions for the direction of the Hospital established for the Forces in Canada, 28 février 1776, Public Record Office, War Office 28/6, f. 2r-2v.

292. Lettre d'Edward Foy au docteur Hugh Alexander Kennedy, 13 novembre 1777, British Library, Official correspondence and papers of Sir Frederick Haldimand, Add. MSS 21857, f. 3r. ; Drew, *op. cit.*, p. 33.

293. Lettre de Barrington à Carleton, 18 avril 1778, British Library, Official correspondence and papers of Sir Frederick Haldimand, Add. MSS 21698, f. 13r.

294. A List of Officers of the Hospital serving under the Command of His Excellency Sir Guy Carleton K. B. Commander in chief, 24 décembre 1776, Public Record Office, série W.O. 28/6, f. 4r-4v.

295. A Return of the Hospital Staff in Canada, 3 novembre 1777, Public Record Office, série W.O. 28/6, f. 9r.

296. Il y a alors un médecin et un aide-chirurgien surnuméraire à Québec ; un aide-chirurgien à Trois-Rivières ; un aide-chirurgien à Sorel ; un médecin, un apothicaire et un aide-chirurgien agissant comme chirurgien à Montréal ; un aide-chirurgien et deux aides-chirurgiens surnuméraires à St. John's ; un chirurgien et un apothicaire à Ticonderoga et un aide-chirurgien à Oswegatchie. En janvier, en avril, en juillet et en août 1778, en raison de la présence du General Hospital en cet endroit, la plupart des effectifs médicaux sont concentrés à Montréal.

297. Ordres généraux du général Haldimand, 25 février 1784, British Library, Official correspondence and papers of Sir Frederick Haldimand, Add. MSS 21744, f. 23r.

298. Ce personnel est choisi en Angleterre et arrive au Canada en 1783 et 1784. La commission de John Foote est datée du 17 juin 1783. List of the General and Staff Officers of the Army Serving in Canada, 24 juin 1784, British Library, Official correspondence and papers of Sir Frederick Haldimand, Add. MSS 21744, f. 40r ; List of the General and Staff Officers of the Army Serving in Canada, 24 juin 1783, British Library, Official correspondence and papers of Sir Frederick Haldimand, Add. MSS 21833, f. 109r ; Drew, *op. cit.*, p. 37 ; Barbara R. Tunis, « Longmore, George », dans *Dictionnaire biographique du Canada*, vol. V : *De 1801 à 1820*, Québec, Presses de l'Université Laval, 1983, p. 551-553.

299. Lettre de Robert Adair au Secrétaire de la Guerre, 3 octobre 1787, BAC, RG 8 (Série C), vol. 287, f. 1r ; Public Record Office, W.O. 17/1500, nº 4.

300. Entre 1783 et 1788, le fonctionnement du General Hospital est plutôt cahotique. Le médecin Nooth n'est envoyé à Québec qu'en

En parallèle, du moins pour Québec, un chirurgien, James Fisher, et un aide-chirurgien, Louis-Philippe Badelard, continuent, après la paix, à desservir la garnison. Les locaux utilisés par les praticiens du General Hospital ou de la garnison sont difficiles à décrire. Toutefois, les Britanniques aménagent vers 1784 quatre chambres d'hôpital dans un endroit appelé « Provost Barracks[301] ». Par la suite, des maisons seront louées selon les besoins[302].

Avant et après 1783, on retrouve également le personnel médical lié aux régiments. Contrairement au Régime français où les seuls chirurgiens militaires en temps de paix sont le chirurgien-major des troupes et les fraters, les troupes britanniques maintiennent un chirurgien et un aide-chirurgien par régiment. En mai 1779, il y a sept chirurgiens et six aides-chirurgiens liés aux sept régiments britanniques présents au Canada. En tout, ces troupes, qui atteignent 3446 hommes, sont divisées en 65 compagnies. Il n'y a aucune mention de chirurgiens de compagnies. En janvier de la même année, les Allemands sont divisés en cinq corps, dont trois ayant un chirurgien-major. Pour desservir les 3141 militaires allemands, on retrouve également 23 chirurgiens de compagnies engagés en Allemagne en même temps que les soldats[303]. Cette différence dans les structures se reflète sur les qualifications des individus. Règle générale, les chirurgiens de compagnies allemands peuvent être assimilés aux fraters des troupes françaises. En 1788, les chirurgiens et aides-chirurgiens militaires britanniques en service actif se limitent à quelques individus.

Du point de vue de la population civile, l'hôpital général établi durant la guerre n'a guère plus de poids que les chirurgiens-majors et les chirurgiens aides-majors des troupes de terre françaises durant la période 1755-1760. Sur les 42 individus ayant servi dans l'hôpital général militaire ou dans l'hôpital de la garnison de Québec durant la guerre, soit comme médecin, chirurgien ou aide-chirurgien, à peine huit seront établis sur le territoire du futur Bas-Canada en 1788, soit 7 % du corps médical[304]. Toutefois, si l'on ajoute à ce groupe les membres du nouveau General Hospital, les chirurgiens-majors allemands qui ont été démobilisés en 1783 et les chirurgiens rattachés ou ayant été rattachés à des régiments britanniques, on obtient, en 1788, un bassin d'une vingtaine de praticiens liés ou ayant été liés à l'armée dans lequel se recrute l'essentiel de la nouvelle élite médicale qui entend réformer la profession médicale et en prendre le contrôle[305]. C'est de ce groupe que sont issus les Adam Mabane, John Foote, James Fisher, James Davidson, Frédéric Oliva, Charles Blake et François-Xavier Bender qui formeront, en 1788, la majorité des membres des nouveaux bureaux des examinateurs chargés dorénavant d'examiner les praticiens[306].

Il est intéressant de noter que le poste de chirurgien de la garnison de Québec et ceux du General Hospital, tels qu'ils s'exercent à partir de 1788, rappellent étrangement la structure médicale du Régime français avec ses chirugiens du roi et ses chirurgiens-majors des troupes et ses médecins du roi. Les liens évidents avec le pouvoir, le caractère métropolitain des individus, leurs qualifications, leur

1788. Il y arrive le 10 octobre et s'y installe aussitôt à demeure. Le chirurgien Foote part de Londres en 1783, arrive à Halifax, y séjourne durant l'hiver et s'installe à Montréal en 1784 mais déménage à Québec avant mai 1788. Rolland ne semble pas réellement être venu au Canada et Gould, son remplaçant, ne débarque à Québec qu'en 1788. Longmore arrive dans la colonie à l'automne 1783, passe l'hiver 1783-1784 chez les loyalistes de Machiche (Yamachiche), se rend ensuite en 1784 à la baie des Chaleurs soigner d'autres loyalistes et ne s'installe à Québec qu'en juin 1788. Ce n'est donc qu'à partir de 1788 que l'équipe au complet est réunie à Québec. Témoignage de George Longmore, 14 juin 1791, Public Record Office, série C.O. 42/84, f. 56v-57v. Drew, *op. cit.*, p. 47 ; Charles G. Roland, « Nooth, John Mervin », dans *Dictionnaire biographique du Canada*, vol. VI : *De 1821 à 1835*, Québec, Presses de l'Université Laval, 1987, p. 605-607 ; *Gazette de Québec*, nº 1209, 16 octobre 1788.

301. Rioux, *loc. cit.*, p. 17.

302. Rioux, *loc. cit.*, p. 17.

303. General Monthly Return of the German Troops in Canada Serving under His Excellency General Frederick Haldimand, 1er janvier 1779, Public Record Office, série W.O. 17/1496, f. 116r ; General Monthly Return of the British Army in Canada Serving under His Excellency General Frederick Haldimand, 1er mai 1779, Public Record Office, série W.O. 17/1496, f. 125r.

304. Public Record Office, Série W.O. 28/6.

305. Barbara Tunis, *The Medical Profession in Lower Canada: Its Evolution as a Social Group, 1788-1838*, thèse de B.A. with honours in history, Carleton University, 1979, 164 p. ; Jacques Bernier, *La médecine au Québec. Naissance et évolution d'une profession*, Québec, Presses de l'Université Laval, 1989, p. 43.

306. Outre ces individus, il y a deux francophones, François Lajus et Jean-Baptiste Jobert, un médecin civil écossais, George Selby, et un chirurgien britannique dont les antécédents sont inconnus, Richard Sym. Cette forte présence des militaires britanniques se maintiendra pendant une quarantaine d'années. General Index to Commissions, partie 1 (1651-1841), p. 62, BAC, RG 68, Registraire.

rôle d'examinateurs tel qu'il est défini en 1750 et en 1788, et même leurs fonctions militaires et civiles en témoignent. Symbole révélateur d'une attitude de compassion envers les malades et du prestige de servir dans un hôpital, à partir du 16 avril 1789, les membres de l'hôpital général (General Hospital) desservent gratuitement l'Hôtel-Dieu de Québec même s'il ne semble pas y avoir de militaires hospitalisés à cet endroit[307]. Du moins, les rares Britanniques admis ne sont pas inscrits comme militaires.

Dans un tel contexte, la place des francophones est des plus limitées, à l'instar des Canadiens face aux métropolitains durant le Régime français. Ce n'est qu'une quarantaine d'années plus tard, avec la montée des professions libérales, que les chirurgiens civils, dont beaucoup de francophones bien formés, entreprendront de reprendre le contrôle du corps médical et de lui obtenir plus d'autonomie face au gouverneur et face aux militaires.

Autre parallèle à faire entre avant 1760 et après 1760 : aucune structure ni aucun organisme ne régit, contrôle ou unit réellement les praticiens avant l'ordonnance de 1788. Ce n'est que par une réglementation qu'un certain contrôle est instauré théoriquement dès le XVIIe siècle. Toutefois, pour bien saisir le contexte d'élaboration et les enjeux de cette réglementation, il est essentiel de s'attarder à l'évolution, à la composition et à la répartition des effectifs médicaux.

Les effectifs

L'évolution des effectifs et de la densité médicale

L'évolution des effectifs et de la densité médicale constitue un bon indicateur pour évaluer la médicalisation d'une société et cerner l'encadrement médical. Elle permet de connaître le niveau de présence de la médecine officielle parmi la population et sa progression, sa stagnation ou sa régression. Une comparaison avec d'autres lieux fait ressortir les similitudes ou les caractéristiques propres à une collectivité. De même, l'étude de l'origine des membres du corps médical et des circonstances de leur venue au Canada nous renseigne sur l'homogénéité du groupe, sur les apports extérieurs, sur le type de médecine susceptible d'être pratiqué et sur les qualifications potentielles des praticiens de la santé.

S'il est difficile d'évaluer les effectifs médicaux aux XVIIe et XVIIIe siècles, il est encore plus problématique d'établir la densité médicale et de comparer avec d'autres lieux puisque les données utilisées dans chaque cas proviennent de sources différentes dont la fiabilité n'est pas constante ou mesurée. Ainsi, en France, une enquête administrative, menée en 1786, sous l'égide de la Société royale de médecine, fournit différentes indications. Alors que les généralités du Nord et de l'Est atteignent ou dépassent 7 praticiens (médecins et chirurgiens) pour 10 000 habitants, celles de l'Ouest connaissent des taux variant de 2,5 à 5,5 pour 10 000[308]. Or, faute d'une critique exhaustive de la source qui nous aurait permis d'en cerner les lacunes et de mieux connaître quels types de praticiens avaient été retenus par les administrateurs royaux et, de plus, faute d'un recensement fiable pour l'année 1786, les chiffres relatifs à la densité médicale doivent être considérés au mieux comme des ordres de grandeur. Des réserves encore plus marquées accompagnent les données relatives à l'Angleterre et au pays de Galles puisque les estimations de population et surtout le nombre de praticiens sont très peu précis et ne reposent pas sur des compilations exhaustives. À cet égard, les chiffres présentés pour l'Europe doivent être ainsi considérés comme des minimums.

Malgré toutes les méfiances que nous pouvons légitimement entretenir sur la valeur des données, deux caractéristiques se dégagent néanmoins. D'une part, l'évolution de la force numérique du corps médical canadien et surtout la densité médicale

307. Nooth, Gould et Longmore « on prit Le Soins des Salles Le 16 avril 1789 ». Témoignage de John Gould, 14 juin 1791, Public Record Office, série C.O. 42/84, f. 57v ; Pierre-Georges Roy, *À travers l'histoire de l'Hôtel-Dieu de Québec*, Lévis, s.é., 1939, p. 191-192 ; Registre Journalier des Malades, Domestiques, et Etrangers qui sont traitez, qui sortent, ou qui Meurent en L hotel Dieu de Québec. Commencé le premier Janvier 1752, avril 1790, p. 350.

308. Un taux moyen de 4,5 praticiens (médecins et chirurgiens) pour 10 000 habitants est obtenu pour un territoire plus restreint se limitant à six généralités situées dans la partie septentrionale du pays. Jean-Pierre Goubert, « Réseau médical et médicalisation en France à la fin du XVIIIe siècle », dans *Annales de Bretagne et des pays de l'Ouest*, vol. 86, n° 3 (1979), p. 222-223.

Tableau 19. Densité médicale en différents lieux au XVIIIe siècle (praticiens par 10 000 habitants)[309]

Lieu	1700	1737	1750	1755	1775	1779-1783	1780	1786	1788	1790
Treize colonies américaines					17,5					
Angleterre et pays de Galles						5				
Massachusetts	10		17,5				23,9			19,1
France septentrionale								4,5		
Généralité d'Amiens								8,2		
Généralité de Rennes								7,7		
Pays basque Nord (moins la Soule)								13,3		
Brabant wallon				10						
Brabant (Pays-Bas autrichiens)				14						
Canada		11,3							10,2	

observée dans la colonie démontrent bien que la médecine officielle y occupe dès les débuts du Canada un secteur important du marché des soins médicaux. Comme en fait foi le tableau 19, les densités médicales observées au XVIIIe siècle, tant en Europe que dans les colonies françaises et anglaises, sont, somme toute, du même ordre de grandeur que dans la colonie, soit généralement entre 10 et 20 praticiens par 10 000 habitants. D'autre part, les différences entre les métropoles et les colonies ne sont pas si marquées et, de fait, joueraient plutôt en faveur des dernières. Ainsi, la situation du Canada se comparerait avantageusement à plusieurs régions de France tout en étant inférieure à celles des colonies anglaises et en particulier du Massachusetts.

Au Canada, la présence de chirurgiens est attestée dès les premiers voyages d'exploration et dès les débuts de la colonisation. Ils accompagnent les premiers explorateurs et les premiers missionnaires. En 1608 et 1609, un certain Bonnerne, apothicaire et chirurgien, est présent à Québec au moment où Champlain fonde la ville. De 1608 à 1788, nous avons relevé dans les archives la mention de 544 praticiens de la santé qui ont pratiqué plus ou moins longuement dans la colonie.

La présence de chirurgiens varie constamment. Les aléas de la guerre et du commerce se traduisent par la venue temporaire de centaines de praticiens. Si nous avons exclu les chirurgiens de navire lorsqu'ils ne fréquentent la colonie qu'à titre de chirurgien d'un bâtiment, ne séjournant que temporairement dans les ports canadiens et n'ayant guère de pratique parmi la population, nous avons retenu, par contre, les chirurgiens militaires puisque leur séjour est beaucoup plus prolongé et qu'ils peuvent exercer auprès de la population. Afin de pallier les difficultés occasionnées par la présence des militaires dans la confection des statistiques sur la densité médicale, nous avons autant que possible choisi des années de paix pour construire les tableaux et rendre ainsi plus facile une comparaison entre les années.

La courbe des effectifs du corps médical suit un mouvement ascendant ponctué de périodes de progression rapide, de stagnation et même de recul. Ainsi le nombre de praticiens passe de 2 en 1639 à 9 en 1653, à 24 en 1667 et 1681, à 28 en 1709, à 45 en 1737, à 39 en 1744, à 88 en 1765, à 72 en

309. Ces chiffres incluent les médecins, les chirurgiens et à l'occasion les apothicaires. Compte tenu de la faiblesse de leur nombre, la présence ou l'absence des apothicaires n'apporte pas de distorsion notable. Richard Harrison Shryock, *Medicine and Society in America: 1660-1860*, Ithaca, Cornell University Press, 1977, p. 12; Larry Lee Burkhart, *The good fight: Medicine in Colonial Pennsylvania, 1681-1765*, thèse de doctorat en histoire, Lehigh University, 1982, p. 223, 226; Jean-Pierre Goubert, «Réseau médical et médicalisation en France à la fin du XVIIIe siècle», dans *Annales de Bretagne et des pays de l'Ouest*, vol. 86, nº 3 (1979), p. 221-229; Diane Meredith Sydenham, *Practitioner and patient: the practice of medicine in eighteenth-century South Carolina*, thèse de doctorat, The Johns Hopkins University, 1979, p. 22-27; Eric H. Christianson, «The Medical Practioners of Massachusetts, 1630-1800: Patterns of Change and Continuity» dans Philip Cash, Eric H. Christianson et J. Worth Estes, ed., *Medicine in Colonial Massachusetts, 1620-1820. A Conference Held 25-26 May 1978 by Colonial Society of Massachusetts*, Boston, The Colonial Society of Massachusetts, 1980, p. 54-56; Eric H. Christianson, «The emergence of medical communities in Massachusetts, 1700-1794: the demographic factors», dans *Bulletin of the history of medicine*, vol. 54, nº 1 (printemps 1980), p. 66-57; Irvine Loudon, *Medical Care and the General Practitioner 1750-1850*, Oxford, Clarendon Press, 1986, p. 26; Pierre L. Thillaud, *Les maladies et la médecine en Pays basque Nord à la fin de l'Ancien Régime (1690-1789)*, Genève, Librairie Droz, 1983, p. 115-116; Claude Bruneel, *La mortalité dans les campagnes: le duché de Brabant aux XVIIe et XVIIIe siècles*, Louvain, Éditions Nauwelaerts, 1977, tome 1, p. 173-181.

1774 et, enfin, à 115 en 1788. Malgré une hausse du nombre de praticiens, cette évolution se fait dans son ensemble à un rythme inférieur à la croissance de la population. Le nombre de médecins, chirurgiens ou apothicaires par 10 000 habitants s'élève ainsi à 61,9 en 1667, à 24,8 en 1681, à 15,5 en 1709, à 11,3 en 1737 et enfin à 10,2 en 1788[310].

La densité médicale, d'abord très élevée au XVIIe siècle, tend donc vers un abaissement très rapide qui ralentit à la fin du siècle puis évolue vers une stabilisation à partir du deuxième tiers du siècle suivant. D'un niveau très élevé en regard des données pour d'autres lieux, la densité médicale canadienne rejoint graduellement des ordres de grandeur comparables à celles qui étaient notées ailleurs.

310. Nous avons relevé dans les documents les mentions de médecins, de chirurgiens et d'apothicaires pour une période de 149 ans, soit de 1639 à 1788. Ces données nous permettent de suivre l'évolution des effectifs et de dresser le portrait du corps de santé canadien pour cette période. Le recensement des praticiens de la santé a été fait principalement à partir des archives officielles, notariales et judiciaires, des licences médicales, des documents militaires, des almanachs, des journaux et des registres d'état civil. Dans ce dernier type de sources, la collaboration du Programme de recherche en démographie historique de l'Université de Montréal nous a été précieuse. Cette équipe nous a fourni un relevé de tous les actes d'état civil antérieurs à 1766 dans lesquels on retrouvait la mention d'un praticien de la santé. Toutes les personnes, civiles ou militaires, vivant sur le territoire du futur Bas-Canada, excluant la Gaspésie, et qui se disent médecin, chirurgien ou apothicaire ont été incluses dans ce recensement. Cette définition, la plus commode pour le chercheur, est aussi celle qui cerne de plus près le vécu quotidien des gens de cette époque. Il est à noter que, parmi les membres du corps médical faisant partie du clergé, seuls les apothicaires des Jésuites ont été retenus. Leur pratique au sein de la population est bien établie. Les apothicairesses des hôpitaux et leurs assistants, au contraire, semblent se cantonner surtout à leur pratique auprès de leur institution. En raison de problèmes documentaires, les chirurgiens d'origine américaine ont été inclus avec les Britanniques. Dans ses études sur le corps médical du Massachusetts du XVIIIe siècle, Eric H. Christianson adopte une approche semblable à la nôtre et inclut dans son corpus tous les individus s'intitulant « docteur », « as it was employed by medical practitioners of all levels of training and by the general public in the American colonies ». Il faut ici observer que, dans les colonies américaines, le terme « docteur », contrairement aux colonies françaises, inclut tous les types de praticiens ou rejoint les termes « médecin », « chirurgien » et « apothicaire ». L'appartenance au corps médical se base donc plus sur la perception de l'individu qui prétend en faire partie ou sur celle de ses contemporains que sur des critères précis de formation, de qualifications ou de savoir, critères difficilement utilisables en raison des lacunes documentaires. Enfin, en raison de l'évidence de leur pratique, nous avons retenu deux femmes : Madeleine Rapin et Marguerite Dizy dit Montplaisir. Eric H. Christianson, « The emergence of medical communities in Massachusetts, 1700-1794 : the demographic factors », dans *Bulletin of the history of medicine*, vol. 54, n° 1 (printemps 1980), p. 64.

La répartition des effectifs

Cette présence d'un corps médical canadien dont les effectifs atteignent des niveaux comparables à ceux d'autres régions ne doit pas occulter certains facteurs qui nous amènent à nuancer des chiffres par trop globalisants. D'abord, il ne faut pas oublier que quantité similaire ne signifie pas qualité similaire. À ce titre, la faiblesse de la présence des médecins au Canada, ayant comme corollaire l'omniprésence des chirurgiens, influence ou est susceptible d'influencer la valeur et la qualité des soins. De même, les qualifications des chirurgiens sont variables d'un individu à l'autre et certains exercent plus d'une profession. Il faut également tenir compte de la répartition des praticisens sur le territoire afin d'évaluer l'accessibilité physique du praticien et de mesurer les inégalités, entre les villes et les campagnes, mais aussi entre les régions rurales.

Les effectifs médicaux ne sont pas, en effet, répartis également sur le territoire. Au cours du XVIIIe siècle, la densité médicale est généralement quatre fois plus élevée à la ville qu'à la campagne. Cette proportion se compare à celle qui est observée dans la France septentrionale en 1786 par Jean-Pierre Goubert qui note que la densité médicale est généralement trois fois plus élevée en ville qu'à la campagne[311]. La densité médicale des villes comptant de 1 500 à 5 000 âmes varie de 10 à 35 praticiens par 10 000 habitants, soit la même proportion remarquée au Canada[312]. Goubert remarque que les petites villes sont généralement plus médicalisées que les plus populeuses. La présence d'une clientèle rurale demeurant à proximité des centres urbains expliquerait ce phénomène. Au Canada, la situation est semblable. Les praticiens des villes desservent les gens des campagnes environnantes. À cet égard, il est intéressant de noter que bien peu de chirurgiens s'établiront dans des lieux situés à moins de 10 kilomètres des villes de Québec et Montréal. Dans la première, aucun chirurgien ne s'établira sur une période dépassant deux ans dans les seigneuries pourtant populeuses de Notre-Dame-des-Anges, Saint-Gabriel et Sillery.

311. Jean-Pierre Goubert, « The extent of medical practice in France around 1780 », dans *Journal of Social History*, vol. 10, n° 4 (juin 1977), p. 415, 420.

312. *Ibid.*, p. 416.

Tableau 20. Répartition du corps médical au sein de la colonie (1653-1788)

	Villes				Campagnes					
Date	Québec	Trois-Rivières	Montréal	Total partiel	Québec	Trois-Rivières	Montréal	Total partiel	Inconnus	Total
1653	1	2	3	**6**	1	0	0	**1**	2	**9**
1667	5	1	5	**11**	5	2	1	**8**	5	**24**
1681	6	1	2	**9**	5	2	8	**15**	0	**24**
1695	9	1	6	**16**	8	3	2	**13**	3	**32**
1709	7	1	7	**15**	5	3	3	**11**	2	**28**
1723	9	2	9	**20**	5	3	7	**15**	0	**35**
1737	11	1	12	**24**	7	3	11	**21**	0	**45**
1744	11	1	4	**16**	7	3	13	**23**	0	**39**
1751	17	2	4	**23**	9	1	17	**27**	0	**50**
1765	17	1	11	**29**	20	4	34	**58**	1	**88**
1774	13	1	7	21	14	5	30	49	2	72
1788	23	3	13	39	18	10	48	76	0	115

Tableau 21. Variations de la densité médicale canadienne, 1681-1788 (praticiens par 10 000 habitants)[314]

Année		Québec	Montréal	Campagnes	Canada
1681	**Population**	1345	?	6914	9677
	Nombre de praticiens	6	2	15	24
	Densité médicale	44,6	?	21,7	24,8
1723	**Population**	2329	3090	20140	25579
	Nombre de praticiens	9	9	17	35
	Densité médicale	38,6	29,1	8,4	13,7
1737	**Population**	4508	3906	31629	39683
	Nombre de praticiens	11	12	22	45
	Densité médicale	24,4	30,7	7	11,3
1788	**Population**	6450	6423	99547	112420
	Nombre de praticiens	23	13	79	115
	Densité médicale	35,7	20,2	7,9	10,2

La densité médicale des villes canadiennes surpasse celle de la plupart des villes françaises ayant fait l'objet d'études et est similaire à celle des villes nord-américaines ou brabançonnes. La présence de troupes à Québec et Montréal et de marins à Québec, la concentration des institutions hospitalières dans les milieux urbains et l'existence d'une clientèle relativement aisée en ville suscitent l'installation de nombreux praticiens dans ces lieux.

Québec a toujours pu compter sur au moins un homme de l'art. Au cours du XVIIe siècle, le nombre

313. Avant le XVIIIe siècle, les recensements ne distinguent pas la ville de Montréal de l'île de Montréal. C'est pourquoi nous ne pouvons calculer la densité médicale de la ville de Montréal. Pour la même raison, afin de pouvoir calculer la densité médicale des campagnes en 1681, nous avons dû nous astreindre à ne considérer que la population canadienne vivant en dehors de Québec et de l'île de Montréal. Pour le XVIIIe siècle, les chiffres donnés dans les recensements incluent une proportion importante de gens demeurant en dehors des murs et vivant d'activités agricoles. Cette caractéristique est valable surtout pour Montréal. En raison de la faiblesse numérique de sa population, nous n'avons pas retenu pour ce tableau Trois-Rivières comme ville quoique ce lieu en porte le titre. Les données relatives à ce lieu ont été intégrées avec celles des campagnes. Certaines seigneuries ou paroisses sont plus populeuses que cette localité. En 1737, cette ville et sa banlieue ne comptent que 360 habitants. Recensement général de la colonie du Canada, année 1723, 14 octobre 1723, Archives nationales, Section Outre-mer, Dépôt des papiers publics des colonies, Série G1, vol. 461 ; Recensement général de la colonie de la Nouvelle-France, 1737, Archives nationales, Section Outre-mer, Dépôt des papiers publics des colonies, Série G1, vol. 461. Dans le cas de l'année 1788, nous avons utilisé les chiffres de population du recensement de 1784 qui, contrairement à celui de 1790, contient les données pour les villes de Québec et de Montréal. Dénombrement général de la province de Québec en l'année 1784, 28 octobre 1784, British Library, Official correspondence and papers of Sir Frederick Haldimand, Add. Mss 21885, f. 259r-264r.

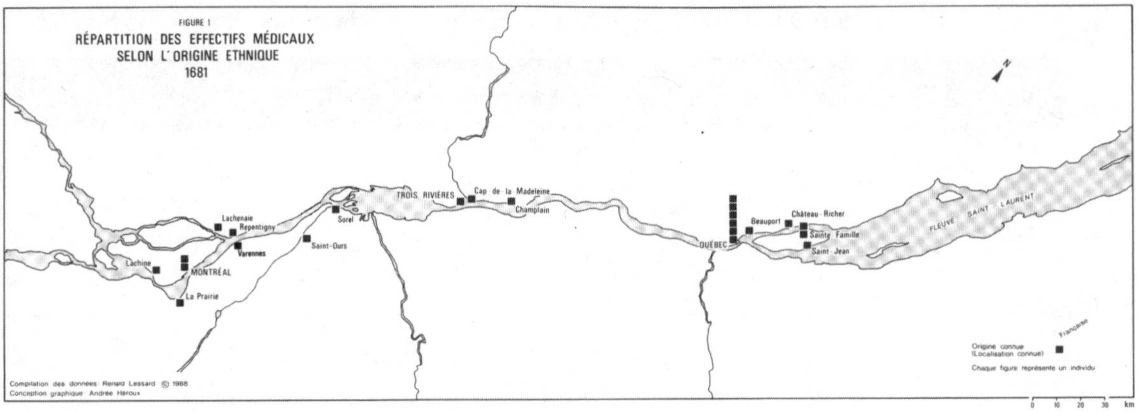

Répartition des effectifs médicaux selon l'origine ethnique, 1681.

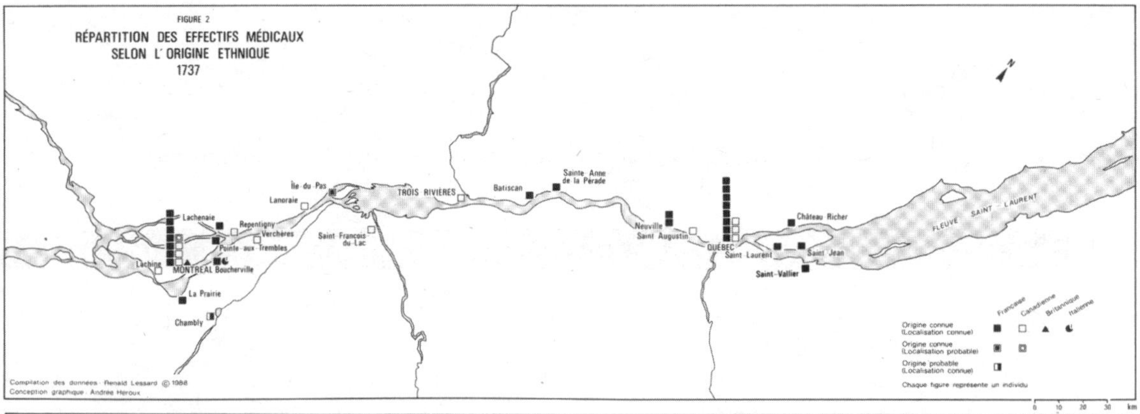

Répartition des effectifs médicaux selon l'origine ethnique, 1737.

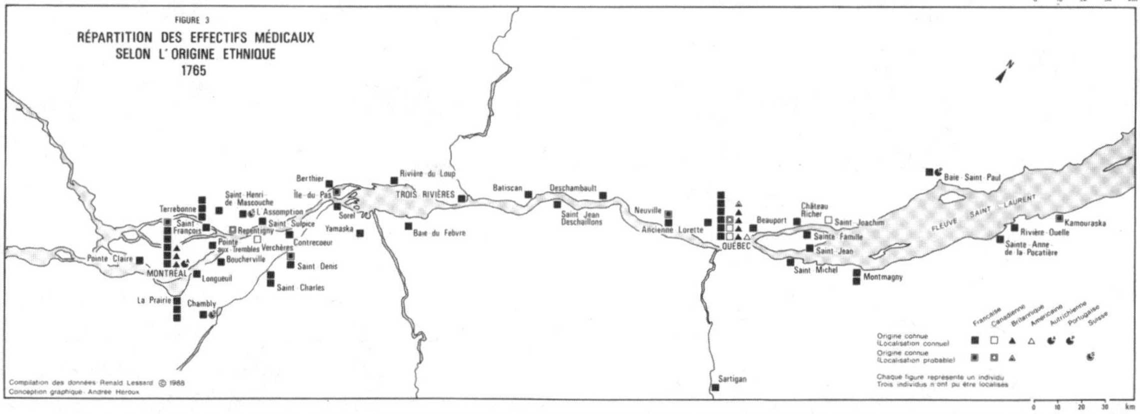

Répartition des effectifs médicaux selon l'origine ethnique, 1765.

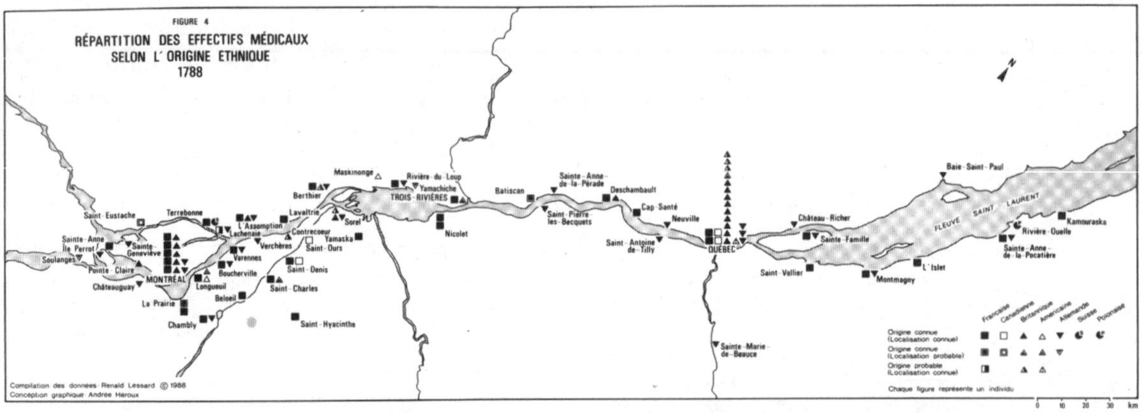

Répartition des effectifs médicaux selon l'origine ethnique, 1788.

Tableau 22. Densité médicale en différentes villes au XVIIIe siècle (praticiens par 10 000 habitants)[314]

Ville	1723	1730	1737	1744	1750	1755	1770	1779	1786	1788	1790
New York (New York)					28,6						
Williamsburg (Virginie)		74,1									
Londres (Angleterre)								11,9			
Charleston (Caroline du Sud)							32,2				15,3
Boston (Massachusetts)											17,8
Bayonne (France)									15,8		
Dijon (France)									18,3		
Rennes (France)									7,7		
Caen (France)									11,5		
Villes de six généralités du nord de la France									14,4		
Villes du Brabant wallon						27,6					
Villes du Brabant (Pays-Bas autrichiens)						26,7					
Québec	38,6		24,4	22						35,7	
Montréal	29,1		30,7							20,2	

de chirurgiens au regard de la population de la ville demeure très élevé : six chirurgiens en 1681 pour 1 345 habitants, neuf en 1695 pour 1 660 âmes. Il est vrai, par contre, que les praticiens québécois desservent également les campagnes environnantes. À partir de la fin du XVIIe siècle, et pour près d'un demi-siècle, le nombre de praticiens stagne malgré une croissance de la population de la ville[315]. L'arrivée de recrues et de troupes ainsi que l'installation de chirurgiens de navire suscitent une croissance importante dans les années 1750. La baisse dramatique de la population de Québec après le siège – elle serait passée de 8 000 en 1754 à moins de 4 000 en 1761 avant de remonter à 6 450 en 1784 –, alliée à l'absence d'immigration importante de chirurgiens britanniques, suscite le déclin du nombre des effectifs de la Conquête jusqu'à la guerre de l'Indépendance américaine. Par la suite, l'établissement de chirurgiens militaires britanniques et allemands se traduira par une nouvelle hausse. Avec 23 praticiens en 1788, Québec atteint un nouveau sommet pour le XVIIIe siècle.

La situation demeure beaucoup plus problématique à Montréal. Si, de 1681 à 1737, une lente croissance des effectifs est perceptible, ce n'est plus le cas dans les décennies qui suivent. Il est ainsi extrêmement difficile d'expliquer les faibles effectifs médicaux recensés en 1744 et 1751 qui n'atteignent que 4 comparativement à 12 en 1737[316]. La démobilisation des soldats français

314. *Ibid.* ; Jean-Pierre Goubert, « The extent of medical practice in France around 1780 », dans *Journal of Social History*, vol. 10, n° 4 (juin 1977), p. 420-421. Autre exemple. La ville de Pau a une densité médicale qui est de 34,0 par 10 000 habitants en 1726 et de 17,0 en 1789. Christian Desplat, « L'encadrement médical dans le ressort de l'intendance d'Auch et de Pau au XVIIIe siècle », dans *Annales du Midi*, tome 100, n° 184 (octobre-décembre 1988), p. 461.

315. Aucune raison particulière n'explique clairement un tel état de chose. Tout au plus pouvons-nous hasarder quelques hypothèses. Peut-être faut-il y voir les résultats de la volonté du lieutenant du premier chirurgien du roi de limiter le nombre de praticiens ou les conséquences d'une concurrence très forte ou encore les effets de la baisse du nombre de recrues militaires envoyées au Canada. Il est de même possible d'évoquer l'hypothèse que les chirurgiens, abandonnant de plus en plus la pratique de la barberie, se consacrent à l'exercice exclusif ou presque exclusif de la chirurgie et que, par le fait même, le nombre de chirurgiens nécessaire pour satisfaire aux besoins d'une population en croissance resterait stable, l'augmentation de la spécialisation allant de pair avec la hausse de la population. Enfin, hypothèse sans doute la plus plausible, la stagnation des effectifs serait attribuable à la stagnation économique qui caractérise Québec jusque dans le deuxième quart du XVIIIe siècle. Toutefois, les lacunes de la documentation ne permettent d'infirmer ou de confirmer aucune de ces hypothèses. Sur la concurrence et les difficultés démographiques et économiques de Québec, voir John Hare, Marc Lafrance et David-Thiery Ruddel, *Histoire de la ville de Québec, 1608-1871*, Montréal, Boréal et Musée canadien des civilisations, 1987, p. 35-39 ; Yvon Desloges, *Une ville de locataires : Québec au XVIIIe siècle*, Ottawa, Service des parcs, Environnement Canada, 1991, p. 22-27, 192-201.

316. Sur les praticiens recensés en 1737, cinq sont décédés avant 1744 (Joseph Benoist en 1742, Antoine-Bertrand Forestier en 1742, Jean Guichard dit Lasonde en 1743, Claude de Saint-Olive en 1740 et Henri Marion dit Lalancette en 1737) ; trois ont déménagé

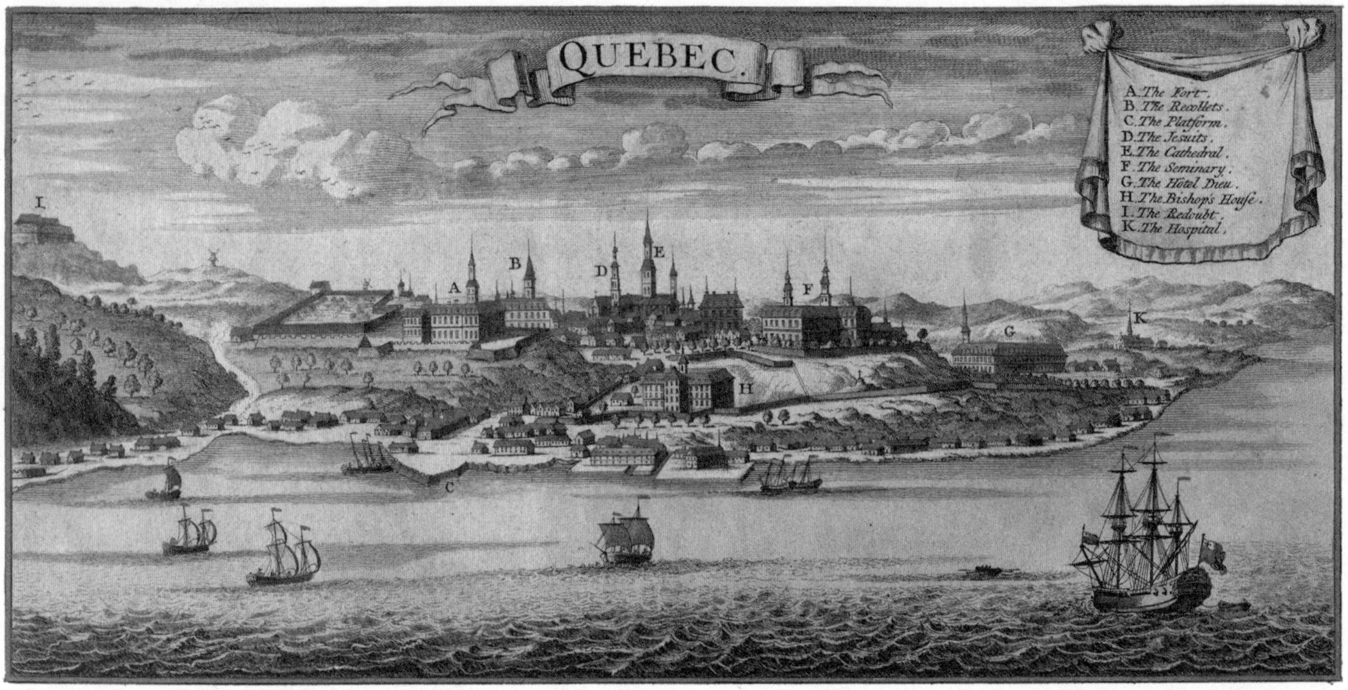

Au cours du XVIIe siècle, le nombre de chirurgiens au regard de la population de la ville demeure très élevé : six chirurgiens en 1681 pour 1 345 habitants, neuf en 1695 pour 1 660 âmes. Vue de Québec à l'époque de la Nouvelle-France. BAnQ-Q, P600,S5,PLC36.

après la Conquête, l'installation de chirurgiens de navire français et l'absence d'émigration massive de praticiens français expliquent la pointe de 11 chirurgiens observée en 1765, mais le faible apport extérieur dans les années qui suivent se traduira par un déclin prononcé durant la période 1765-1774. À l'instar de Québec, l'établissement des chirurgiens militaires britanniques et allemands permettra un redressement de la situation après la guerre de l'Indépendance américaine.

Enfin, notons que les centres urbains comme Québec et Montréal retiennent les éléments les plus compétents et les plus expérimentés, de même que les rares médecins et apothicaires.

Une étude de la mobilité des chirurgiens confirme le pouvoir d'attraction des milieux urbains ou des centres plus développés. Le passage d'une petite paroisse à une région plus importante n'est pas rare. Ainsi, Jean-Baptiste Rieutord s'établit successivement à Baie-Saint-Paul, à Sainte-Anne-de-Beaupré, à Château-Richer avant de se fixer définitivement à Trois-Rivières[317]. De même, Jean-Baptiste Hérigault, Frédéric Oliva, Pierre Chicou dit Duvert, Jean-Conrad Just ou Timothy O'Connor commencent leur carrière à la campagne puis, après quelques années, s'installent en ville. Ce passage des campagnes à la ville donne lieu à des destins variés. Certains réussissent ; d'autres, après un échec, se voient contraints de réintégrer les campagnes ou

(Timothée Sullivan dit Sylvain s'installe à Varennes en 1743, Jean-Baptiste Forestier est au fort des Ouiatanons en 1742 et s'y trouve probablement en 1744 et Simon Lafond est au fort Saint-Frédéric depuis 1742) ; trois résident toujours à Montréal (Joseph Istre, Pierre Puibarau et Claude Benoist) et un passe en France (Barthelémi-Charles Courteville en 1740). Enfin, le nouveau venu relevé en 1744 est Charles-Elemy-Joseph-Alexandre-Ferdinand Feltz qui remplace Joseph Benoît à titre de chirurgien major des troupes à Montréal depuis 1742.

317. Marcel Cadotte et Rénald Lessard, « Rieutord, Jean-Baptiste », dans *Dictionnaire biographique du Canada*, vol. V : *De 1801 à 1820*, Québec, Presses de l'Université Laval, 1983, p. 783-784. En Angleterre, à la fin du XVIIIe siècle, Joan Lane note la présence de plusieurs chirurgiens qui déménagent pour des raisons professionnelles : échec d'un établissement, concurrence, obtention d'un poste, désir de rejoindre un parent, etc. Joan Lane, « The medical practitioners of provincial England », dans *Medical History*, vol. 28 (1984), p. 362-364.

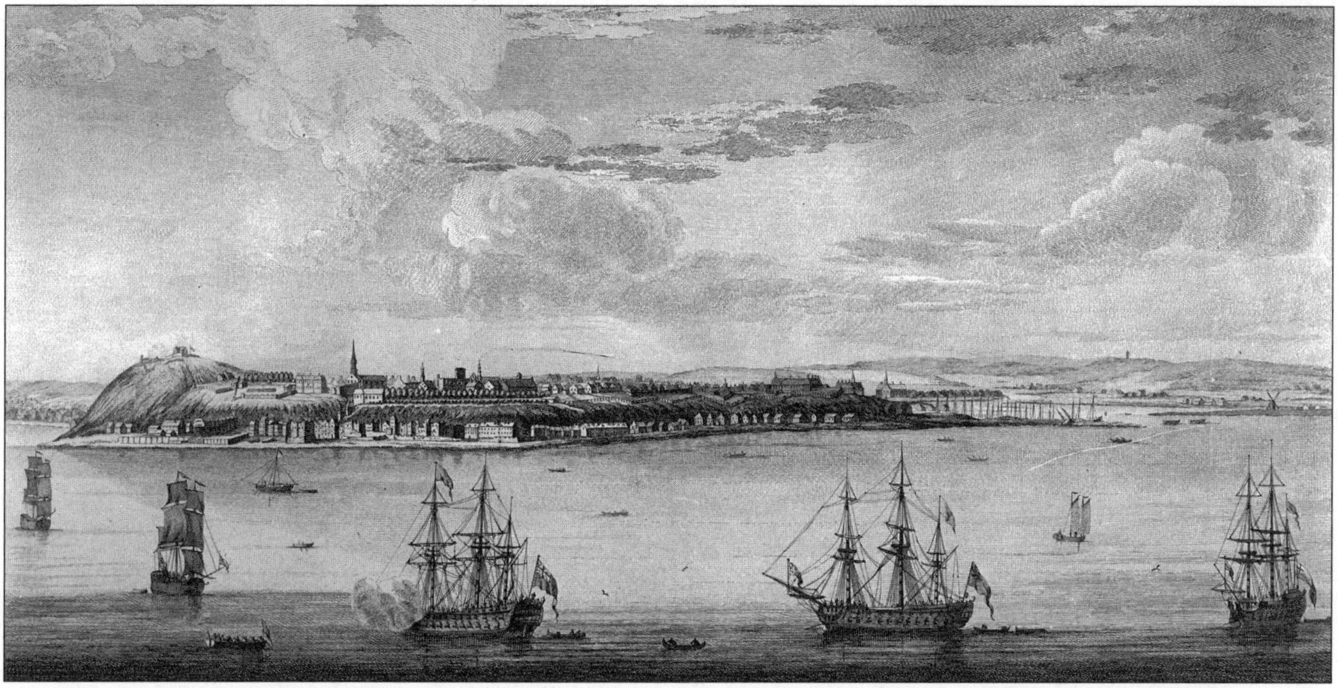

Vue de la ville de Québec en 1760. Les destructions causées par les bombardements anglais de l'été 1759 sont apparentes et massives. On assiste à une baisse dramatique de la population de Québec après le siège – elle serait passée de 8 000 en 1754 à moins de 4 000 en 1761 avant de remonter à 6 450 en 1784. Plusieurs membres du corps médical se voient contraints de quitter la ville. *A View of the City of Quebec, the Capital of Canada, Taken partly from Pointe des Peres, and partly on Board the Vanguard, Man of War, by Captain Hervey Smyth; Vue de la Ville de Québec, Capitale du Canada, Prise en partie de la Pointe des Peres, et en partie abord de l'Avantgarde Vaisseau de Guerre par le Capt Hervey Smyth.* To the Right Honourable William Pitt, One of His Majestie's most Honourable Privy Council & Principal Secretary of State, These Six Views of the most remarkable Places in the Gulf and River of St Laurence are most Humbly Inscribed, by his most Obedient humble servant Hervey Smyth, Aid du Camp to the late General Wolfe, 1760. P. Benazech, graveur, d'après Hervey Smyth. BAnQ-Q, P600,S5,PGN40.

de quitter la colonie. Quelques individus tentent à nouveau leur chance en ville et parviennent à s'y tailler une place. La concurrence semble particulièrement vive et beaucoup de chirurgiens ont de la difficulté à ne vivre que de leur art. Un bon mariage, une bonne réputation et souvent des activités commerciales facilitent une intégration réussie.

La conjoncture militaire influence également la mobilité. La présence de troupes cantonnées dans les campagnes, que ce soit en particulier lors de la venue du régiment de Carignan ou des troupes franches de la Marine, se traduit souvent par des installations en zone rurale. Le siège de Québec en 1759 force ainsi plusieurs de ses chirurgiens à se réfugier dans les paroisses rurales. Certains comme Guillaume Dubarry reviennent à Québec très rapidement; d'autres, comme Elie Lapparre, y retournent après plusieurs années passées à la campagne et quelques rares individus, comme Bernard Duberger, quitteront définitivement la capitale. Dans l'ensemble, ces cas de mobilité géographique demeurent minoritaires et, en général, les chirurgiens déménagent peu[318].

318. Si l'on compare la situation en 1695 à celle de 1688, on constate que, sur 32 praticiens présents en 1695, 12 sont au même endroit qu'en 1688, 12 sont de nouveaux praticiens, cinq résident en 1695 à un endroit inconnu et seulement trois ont déménagé. De même, une comparaison entre la situation en 1744 et celle de 1737 permet de remarquer que, sur 39 praticiens présents en 1744, 25 sont demeurés au même endroit, 13 sont de nouveaux praticiens et un seul a déménagé. Même si les effectifs du corps médical ont légèrement augmenté entre les périodes de 1687-1695 et de 1737-1744, le nombre de nouveaux membres du corps médical et de praticiens ayant déménagé reste relativement stable. En Nouvelle-France, la mobilité des praticiens à l'intérieur de la colonie reste relativement faible. Nous avons effectué le même genre de comparaison pour le début du Régime anglais. Si l'on compare la situation en 1774 à celle de 1767, on constate que, sur 72 praticiens présents en 1774,

Dans les campagnes, la densité médicale est forte au XVIIe siècle, atteignant 21,7 par 10 000 habitants en 1681. Elle décroît par la suite puis demeure relativement stable tout au long du XVIIIe siècle en oscillant aux alentours de 8 par 10 000 âmes. Il n'y a donc pas de processus de médicalisation des campagnes, du moins lorsque l'on mesure le phénomène à partir de la densité médicale. La médecine officielle est, en effet, présente dans les zones rurales dès les débuts de la colonisation, mais tous cependant n'y ont pas accès. De fait, malgré une densité médicale très élevée, l'éparpillement de la population rurale au XVIIe siècle rend très difficile l'accès à un chirurgien pour plusieurs, phénomène qui sera de moins en moins vrai au siècle suivant avec la densification de l'occupation du territoire.

La stagnation du nombre de chirurgiens dans les campagnes entre 1681 et 1723 suscite des interrogations. Si, durant les années 1660 et 1670, le nombre de chirurgiens ruraux a progressé de manière substantielle grâce en particulier à l'apport des chirurgiens du régiment de Carignan-Salières, la situation se renverse par la suite. Le nombre de praticiens ruraux diminue même significativement au tournant du siècle, passant de 15 en 1681 à 11 en 1709, tandis que la population ne cesse de croître. Les guerres iroquoises qui frappent durement la région de Montréal ne sont sans doute pas étrangères au phénomène, mais l'observation du même phénomène dans le gouvernement de Québec, pourtant épargné par les affres de la guerre, milite en faveur de causes plus profondes. N'y aurait-il pas un lien avec les difficultés économiques que traverse alors la colonie ?

La présence du chirurgien dans les campagnes devient plus visible à partir des années 1730, mais la progression des effectifs ne sera vraiment importante que durant la période 1750-1765 : le nombre de chirurgiens ruraux fait plus que doubler entre le début et la fin de cette période. L'installation de chirurgiens militaires venus avec les troupes françaises à partir de 1755 ou parmi le grand nombre de recrues envoyées à partir de 1750 constitue la raison première du phénomène, mais l'établissement de chirurgiens de navire n'est cependant pas exceptionnellle. Cette croissance rapide des effectifs ne fait que combler un retard et, somme toute, comme en fait foi l'évolution de la densité médicale qui se maintient pour la période 1723-1788 à environ 8 praticiens par 10 000 habitants, elle a de la difficulté à suivre celle de la population.

Dans les campagnes, la répartition du corps médical n'est pas non plus uniforme. Certaines paroisses exercent un plus grand pouvoir d'attraction. Il n'y a qu'à voir le peu de temps nécessaire pour y remplacer un chirurgien décédé ou déménagé. C'est le cas de Neuville, de Château-Richer, de Saint-Jean de l'île d'Orléans, de Batiscan, de Laprairie, de Sorel, de Chambly ou de Boucherville qui bénéficient de la présence constante d'un et même de plusieurs chirurgiens, généralement depuis la fin du XVIIe siècle. Bien situées sans être trop près des villes, populeuses, de peuplement ancien, entourées de paroisses non déjà desservies par un chirurgien et généralement prospères, ces localités donneront graduellement naissance à des bourgs à la fin du Régime français[319]. D'ailleurs, le développement rapide de bourgs à la fin du Régime français et au début du Régime anglais se traduira par une présence proportionnelle de chirurgiens en ces lieux. En fait, ces localités particulièrement attractives qui retiennent des chirurgiens depuis le XVIIe siècle forment autant de sous-centres qui rayonnent, à l'image des villes de Québec, de Trois-Rivières et de Montréal, sur un espace géographique et économique qui dépasse souvent leurs propres frontières.

44 sont restés au même endroit, 10 sont de nouveaux praticiens, six demeurent, soit en 1767, soit en 1774, à un endroit indéterminé, et 12 ont déménagé. En regard des deux périodes analysées pour l'époque de la Nouvelle-France, la mobilité géographique est plus élevée en 1767-1774 qu'en 1737-1744, mais demeure similaire à celle qui est observée en 1688-1695.

319. Ordonnances pour l'établissement de villages, 1753-1754, ANOM, Fonds des Colonies, série C^11^A, vol. 99, f. 225r-236v. Ce sont la seigneurie de Saint-Michel, Neuville, Château-Richer, L'Assomption et la pointe de l'est de l'île Jésus. La présence d'un fort comme à Laprairie se traduit également par la formation d'un bourg à l'intérieur. Sur le développement de ces bourgs, voir les travaux de Lise Saint-Georges et Richard Colebrook Harris. Lise Saint-Georges, « La première banlieue », dans Yves Landry, sous la direction, *Pour le Christ et le Roi. La vie au temps des premiers Montréalais*, Montréal, Libre Expression et Art Global, 1992, p. 176-179 ; Richard Colebrook Harris, *The Seigneurial System in Early Canada. A Geographical Study*, Québec, Les Presses de l'Université Laval, 1968, p. 176-188.

Tableau 23. Localités rurales ayant attiré le plus de chirurgiens aux XVIIe et XVIIIe siècles[320]

Localité	Première mention de chirurgiens	Nombre de chirurgiens	Années de présence A	B
Château-Richer	1660	16	124	159
Sainte-Famille de l'île d'Orléans	1666	7	77	89
Sorel	1666	16	71	83
Chambly	1669	19	60	91
Neuville	1669	10	110	141
Saint-Jean de l'île d'Orléans	1670	2	105	105
Boucherville	1671	10	107	141
Laprairie	1672	12	74	106
Batiscan	1677	9	88	93
Varennes	1681	9	45	76
Pointe-aux-Trembles	1688	8	82	91
Saint-François-du-Lac	1691	1	58	58
Verchères	1736	8	54	67
Terrebonne	1739	9	33	55
Berthier (Montréal)	1743	8	38	51
L'Assomption	1749	14	39	67
Saint-Denis (Richelieu)	1752	5	38	71

De fait, il faut constater que le choix du lieu de pratique n'est pas laissé au hasard. Le chirurgien opte, dans la mesure du possible, pour un endroit où il trouvera une clientèle nombreuse et aisée. L'exemple suivant est révélateur à cet égard. En 1780, le chirurgien militaire Phillip Mount s'enquiert auprès du marchand Samuel Jacob de la « situation of Medicine » dans la paroisse de Saint-Denis et dans les localités environnantes[321]. Il écrit :

> You know the situation of ye country with ye advantages & disavantages. Iam at ye same time advised to go to La Prairie it seems to be a good centrical Place & no Surgeon in it but I am told that your neighbourhood is Preferable with respects to ye people being richer & more numerous & very much subject to diseases (this last is a great object for an Esculapian Person)[322].

À l'opposé, des régions moins développées ou plus périphériques seront longtemps privées de membres du corps médical. La rive sud du Saint-Laurent, à partir de Sorel jusqu'à Rimouski, accuse constamment un retard considérable au regard de la rive opposée. Ce n'est que dans les années 1740 que la région de la Grande-Anse reçoit un membre du corps médical. De même, après le court passage de Hubert-Joseph de La Croix entre 1732 et 1734, ce n'est qu'en 1760 que les environs de Saint-Thomas (Montmagny) auront leur chirurgien. En 1787, le chirurgien James Bowman notera avec justesse que « From the parish of St Valier to Sorel on the South side of the river including the back parishes, [he]... did not meet with one single surgeon, who had been educated even to Pharmacy who either knew the doses of common medicines, or the characteristics of ordinary diseases[323] ». L'accès à des soins médicaux s'en trouve donc passablement limité et tous n'ont pas les mêmes possibilités d'obtenir des soins.

Quelques exemples, basés sur l'analyse d'inventaires après décès de praticiens de la santé, permettront de mieux définir le rayonnement d'un chirurgien de campagne et de vérifier jusqu'à quel point la population rurale peut espérer compter sur les services de la médecine officielle. À l'inverse, une telle vérification constitue une bonne mesure de l'encadrement médical disponible.

En 1707, Nicolas-François Herbecq, établi à Batiscan, se déclare « chirugien des costes de batiscant et Champlin[324] ». Bien situé sur le premier rang, sur le bord du fleuve et à sept arpents et demi de l'église, il serait à une douzaine de kilomètres de ses clients les plus éloignés, que ce soit à Champlain ou

320. Nous n'avons retenu que les localités ayant au moins 50 années/chirurgien. Nous entendons par « nombre de chirurgiens » le nombre total de chirurgiens ayant vécu à un moment ou à un autre dans une localité et par « années de présence », colonne A, le nombre d'années où l'on retrouve au moins un chirurgien dans une localité et, colonne B, le nombre total d'années/chirurgien. Cette dernière indication est surtout intéressante pour les localités ayant accueilli plus d'un chirurgien en même temps. Tel est le cas de L'Assomption qui compte quatre chirurgiens en 1789. Nos observations cessent à la fin de 1789.

321. Lettre de Phillip Mount à Samuel Jacob, 19 septembre 1780, BAC, MG 19, A 2, série 3, Jacob's Estate papers, vol. 18 (1780), p. 2552-2553. Le même souci de choisir un bon lieu d'établissement est également observé en Angleterre à la fin du XVIIIe siècle. Lane, *loc. cit.*, p. 362-364.

322. *Ibid.*

323. Lettre de James Bowman au lieutenant-gouverneur Henry Hope, 7 février 1787, BAC, RG 4, B 43, Miscellaneous Records Relating to the St. Paul's Bay Disease, vol. 1, p. 282-312.

324. Rapport de F. Herbecq, chirurgien des côtes de Champlain et de Batiscan, sur les blessures de Jeanne Toussaint, femme de Noël Carpentier, 24 août 1707, BAnQ-Q, P1000,S3,D968.

le long de la rivière Batiscan. En 1703, un habitant de Bécancour, Antoine Brûlé dit Francœur, se rend consulter Herbecq pour une douleur au genou[325]. Il demeure de l'autre côté du fleuve, dans la seigneurie de Bécancour, à une distance d'environ 20 à 25 kilomètres de la résidence d'Herbecq. Son collègue Jean-Paul Duthu, chirurgien de Laprairie entre 1762 et 1774, est au service des habitants de « Chambly, La Prairie et autres paroisses voisines », soit jusqu'à une vingtaine de kilomètres de sa résidence[326].

Arrivé au Canada comme chirurgien de la compagnie des Meloizes, François Grégoire s'installe à Neuville vers 1688 et y épouse aussitôt la veuve d'un habitant de la seigneurie[327]. Chirurgien et marchand, il se bâtit une carrière prospère et demeure à Neuville jusqu'à sa mort en 1737. Bien qu'ayant en 1698 une clientèle provenant à plus de 80 % de Neuville, François Grégoire peut également compter sur quelques clients provenant des localités voisines des Écureuils et de Cap-Santé et même, de l'autre côté du fleuve, de la seigneurie de Lotbinière et de Saint-Nicolas[328].

On est beaucoup mieux renseigné sur la situation de l'ancien chirurgien militaire Samuel Lecomte dit Lavimaudière. En 1703, bien qu'il était établi à Château-Richer depuis quelques années et qu'il avait épousé une veuve de la paroisse, il dessert principalement une clientèle établie à L'Ange-Gardien. L'inventaire après décès rédigé en avril de cette année permet d'affirmer que, des 48 débiteurs ayant contracté des dettes pour la fourniture de médicaments et dont le lieu de résidence est connu, 27 demeurent à L'Ange-Gardien, six à Sainte-Famille de l'île d'Orléans, six à Saint-Pierre de l'île d'Orléans, trois à Saint-Laurent de l'île d'Orléans, trois à Château-Richer, deux à Saint-François de l'île d'Orléans et un à Beauport. Fait à signaler, à peine à 6 % des débiteurs résident à Château-Richer[329]. Cette faible percée dans son lieu de résidence s'explique essentiellement par la présence d'un autre chirurgien, Jean Navers, bien établi depuis 1685. À L'Ange-Gardien, dans une paroisse qui compte une cinquantaine de familles, la grande majorité se sont prévalu des services de Lecomte. Il est vrai, par contre, que l'inventaire est dressé à la fin de la terrible épidémie de variole qui a frappé toute la colonie durant l'hiver 1702-1703.

Enfin, l'inventaire du chirurgien canadien Joseph Boucher, sieur de Denois, fournit un dernier exemple du rayonnement géographique d'un chirurgien de campagne. Natif de Boucherville, il épouse à Varennes en 1729 la fille du major des milices de la côte sud du gouvernement de Montréal et s'installe dans cette paroisse à une date inconnue. En août 1735, au moment du décès de sa femme, il demeure au cap Saint-Michel à Varennes, mais il déménage peu après au bourg de Boucherville. C'est là qu'il réside en novembre 1735 au moment où le notaire Sanguinet dresse l'inventaire des biens de sa communauté. Sur les 41 débiteurs qui lui doivent pour des fournitures de médicaments et dont le lieu de résidence est connu, 24 résident à Varennes, quatre à Verchères, trois à Boucherville, trois à Contrecœur, trois à l'île Sainte-Thérèse, un à Longueuil, un à L'Assomption et un à l'île Marie[330].

325. « Actes du très dévot Frère Didace, récollet mort en odeur de sainteté en 1699 », dans *Le Canada-Français*, vol. IV (1891), p. 265.

326. Inventaire de feu Jean-Paul Duthu, chirurgien de Québec, et de Marie-Geneviève Paquet, 9 avril 1777, BAnQ-Q, CN301,S205, greffe de Jean-Antoine Panet.

327. La seigneurie de Neuville était en possession du beau-père du capitaine de Grégoire.

328. L'inventaire après décès signale 52 débiteurs dont la résidence a pu être retracée pour 45. De ce nombre, au moins 37 étaient établis à Neuville, deux à Cap-Santé, deux aux Écureuils, un à Lotbinière, un à Saint-Antoine-de-Tilly, un à Champlain et un à Saint-Nicolas. Inventaire de feue Mathurine Bellanger et de François Grégoire, chirurgien de Neuville, 4 février 1698, BAnQ-Q, CN301,S236, greffe de Charles Rageot.

329. Arrivé au Canada avec les troupes franches de la Marine entre 1683 et 1686, le chirurgien Lecomte demeure à l'île d'Orléans en 1695 et 1696 puis est signalé à Château-Richer en 1697. À cette date, il s'engage comme chirurgien envers la Compagnie du Nord : « Samuel Leconte Dit LaVimaudiere de la paroisse de chateau riche angage Le 11 d mars pour surigien au prix de 60 tt par mois En aportant Ung trepan garny de Ses outils rassouers et lancettes et Scie (?) pour Son service (?) et Nous luy fournirons Les medicame[t] necessaires pour La Campagne recevra davanse heuit jours avan de partir Le montant de deux mois et pour Sa Nouriture trois rassions ce qui est nostre aCord dasigne. Leconte ». En 1699, il est de nouveau présent à Château-Richer et c'est là que décède sa femme le 19 février 1703, probablement victime de l'épidémie de variole. Liste d'engagements de la Compagnie du Nord, 27 janvier 1697 au 1er avril 1697, BAnQ-Q, P1000,S3,D422 ; Inventaire de feue Anne Jobidon et de Samuel Lecomte de Lavimaudière, chirurgien à Beaupré, 4 avril 1703, BAnQ-Q, CN301,S143, greffe d'Etienne Jacob, nº 848.

330. Inventaire de feue Agathe Hébert et de Joseph Boucher-Denoix, écuyer et chirurgien du bourg de Boucherville, 22 novembre 1735, BAnQ-M, CN601,S362, greffe de Simon Sanguinet, père.

Une analyse de ces cas permet de constater que la majorité des clients de ces chirurgiens ruraux sont concentrés dans une paroisse, mais que des paroisses voisines contribuent également. La plupart des chirurgiens ou certains de leurs clients n'hésitent pas à traverser le fleuve en cas de besoin. Enfin, si l'on tente de chiffrer les distances, on peut affirmer sans trop de risques d'erreur que l'essentiel de la clientèle d'un chirurgien se trouve dans un rayon de 10 kilomètres de sa résidence, bien que certains malades peuvent provenir d'une distance allant jusqu'à 20 ou 25 kilomètres[331].

En France, à la fin du XVIIIe siècle, les quelques informations disponibles confirment la situation canadienne. Entre 1777 et 1779, le jeune chirurgien Louis-Marie Lavergne, de Loudéac en Bretagne, fait ses tournées à pied et a une aire d'exercice qui se limite à un cercle d'environ dix kilomètres de rayon autour de son lieu de résidence[332]. Jacques Long, chirurgien de Venterol, petit village du sud de la Drôme, soigne des malades se trouvant dans un rayon ne dépassant guère 20 à 25 kilomètres de sa résidence[333]. Les données de l'enquête royale de 1786 pour le diocèse de Toulouse révèlent que les déplacements des chirurgiens peuvent aller jusqu'à dix ou quinze kilomètres[334]. Toujours à la même époque, le chirurgien Thomas Hérier, de Saint-Christophe-de-Chalais, à 46 kilomètres au sud d'Angoulême, a des patients situés dans un rayon d'environ dix kilomètres de sa résidence[335].

Tant au Canada qu'en France, les facilités d'accès au chirurgien, lorsqu'on le veut et qu'on le peut, sont évidemment en relation avec la distance, mais il faut préciser, par contre, que cet accès est également tributaire de l'existence et de l'état des moyens de communications. Les déplacements en certaines saisons sont particulièrement pénibles, surtout au printemps ou à l'automne. Il n'est donc pas étonnant que le besoin de construire des chemins soit justifié à l'occasion par la nécessité de se déplacer pour obtenir des secours, tant de jour que de nuit, du chirurgien et de la sage-femme. C'est ce que révèle, à partir de 1741, certaines requêtes adressées au grand voyer par les habitants[336]. Ainsi, en 1744, les habitants de Sainte-Famille de l'île d'Orléans demandent d'avoir des chemins praticables et signalent que leur absence « Les Empêche de vacquer Librement a leurs affaires et met Les malades En Risque d'estre Privés des secours Spirituels de leur pasteur et de Ceux du Chirugien et de la sage femme ayant Journellement Besoin dans Les dittes Costes[337] ».

Si l'on retient 20 kilomètres comme étant le rayon d'action que dépasse rarement un chirurgien, il apparaît évident, en étudiant la répartition du corps médical en 1788, que presque toute la population a, à ce moment, la possibilité de recourir aux services d'un chirurgien. Cela était également vrai en 1667, mais l'était moins à la fin du XVIIe siècle et au début du siècle suivant. Durant cette période, la croissance du nombre de praticiens n'arrive pas à suivre la progression encore plus rapide d'une population qui s'est également éparpillée. L'encadrement médical de la population est ainsi plus difficile. Malgré tout, dans le creux de la vague, soit vers 1709, plus des trois quarts des habitants des campagnes ont alors un chirurgien à moins de 20 kilomètres de leur demeure. Les régions les plus

331. D'autres indices corroborent cet ordre de grandeur. Ainsi, en juin 1742, lors du baptême de l'un de ses enfants, le chirurgien Jean Mauvide, établi à Saint-Jean de l'île d'Orléans, se déclare « chirurgien de toute l'Isle ». Or, certains habitants de l'île demeurent à 20 kilomètres de sa maison.

332. Jean-Pierre Goubert, *Médecins d'hier, médecins d'aujourd'hui. Le cas du docteur Lavergne (1756-1831)*, Paris, Éditions Publisud, 1992, p. 17.

333. Jeannine Demesy-Maurent, « Un maître chirurgien dans la Haute-Provence drômoise à la veille de la Révolution », dans *Cahiers d'histoire* (Lyon), vol. 33, n° 1 (1988), p. 51. L'Augustin Jean Rozet, apothicaire-chirurgien de Montmorillon au Poitou, visite des patients dans un rayon qui dépasse très rarement une vingtaine de kilomètres. Pascal Herault, « Soigner en Montmorillonnais au début du XVIIIe siècle », dans *Annales de Bretagne et des pays de l'Ouest (Anjou, Maine, Touraine)*, vol. 100, n° 1 (1993), p. 72-77.

334. Agnès Fraysse, « Médecins et thérapeutiques dans le diocèse de Toulouse (1770-1790) », dans *Annales du Midi*, tome 100, n° 184 (octobre-décembre 1988), p. 478-480.

335. Edna Hindie Leamy, « Thomas Hérier, a country surgeon outside Angoulême at the end of the XVIIIth century: a contribution to social history », dans *Journal of Social History*, vol. 10, n° 4 (juin 1977), p. 526.

336. Jeannine Pozzo-Laurent, *Le réseau routier dans le gouvernement de Québec (1706-1760)*, thèse de maître ès arts en histoire, Université Laval, 1981, p. 53-54.

337. Procès-verbal de Jean-Eustache Lanouillier de Boiscler qui trace et marque des chemins royaux dans la paroisse de la Sainte-Famille, île d'Orléans, du côté du nord, et de traverse pour aller à la côte Saint-Jean, de vingt-quatre pieds de largeur, 20 au 23 mai 1744, BAnQ-Q, E2,P221, Procès-verbaux des grands voyers, vol. 3 (1736-1750), f. 9v-13v.

démunies, médicalement parlant, sont alors l'ouest du gouvernement de Montréal et la Côte-du-Sud, dans le gouvernement de Québec. Déjà en 1737, la situation s'est grandement améliorée et l'on note alors que plus de 85 % de la population peut avoir accès à un chirurgien demeurant à moins de 20 kilomètres[338]. La densification de l'occupation du territoire et l'augmentation du nombre de praticiens expliquent le phénomène. Globalement, pour la majeure partie de la population, et ce pour toute la période antérieure à 1788, l'encadrement médical est possible pour la majorité des lieux.

Les origines des membres du corps médical

La caractéristique fondamentale du corps médical canadien aux XVIIe et XVIIIe siècles réside dans la faiblesse du recrutement parmi les Canadiens. Les chirurgiens sont Français, Britanniques ou Allemands mais plus rarement Canadiens. De fait, les Canadiens ne forment jamais plus de 40 % de l'effectif et leur poids relatif et absolu baisse constamment après le premier quart du XVIIIe siècle.

Comme le démontre le tableau 24 sur l'évolution des effectifs médicaux en fonction de l'origine ethnique, le Canada doit donc « importer » la grande majorité de ses praticiens de la santé et, compte tenu de l'absence relative des apothicaires et des médecins, ce sont essentiellement des chirurgiens. De plus, jusqu'à ce que la guerre de l'Indépendance vienne chambarder toute la structure du corps médical, ces arrivants sont très majoritairement des Français.

En chiffres absolus, l'évolution numérique du corps médical est ainsi très sensible aux effets de la conjoncture et des mouvements de population. Les guerres et l'arrivée de militaires, le commerce et la venue de navires marchands sont autant d'éléments qui, de l'extérieur, influent sur les effectifs médicaux et leur composition. Cette dépendance du corps médical face à l'extérieur pour son renouvellement et sa croissance a de graves conséquences sur le savoir, les techniques et la pratique. La médecine officielle ne peut qu'être à l'image des pays d'où proviennent les praticiens.

Cerner cette évolution de la composition des effectifs nécessite que l'on distingue les groupes ethniques en présence et vérifie pour chacun les motifs qui les poussent à s'installer au Canada ou à y devenir chirurgien. Quatre groupes principaux se partagent les destinées du monde médical canadien : les Français, les Britanniques, les Allemands et les Canadiens. Cette évolution où chaque groupe développe sa propre dynamique se traduit par des temps forts où se cristallisent les positions et où se produisent ruptures et réorientations.

Jusqu'à la guerre de l'Indépendance américaine, les Français constituent le groupe ethnique le plus important au sein du corps médical canadien. Des débuts de la colonie jusqu'en 1788, ils représentent 58 % des membres du corps médical ayant pratiqué au Canada. Ce sont eux qui accaparent, sous le Régime français, les postes les plus lucratifs et les plus prestigieux. Les médecins et les chirurgiens liés à l'armée ou aux institutions religieuses, de même que le lieutenant du premier chirurgien du roi, sont, à quelques exceptions près, nés en Europe. Même après la Conquête, cette prédominance se perpétue. L'absence d'émigration importante, l'établissement des chirurgiens militaires français venus avec les troupes et, après 1760, l'arrivée de plusieurs chirurgiens français provenant des colonies américaines, de Saint-Pierre-et-Miquelon ou de Londres, expliquent cette situation[339]. En 1788, les praticiens nés en France représentent encore 37 % des effectifs.

Les circonstances expliquant la venue des praticiens français sont multiples. Si quelques-uns sont arrivés par leurs propres moyens, comme engagés, comme prisonniers, comme religieux ou inspirés par des motifs de piété, il semble bien, par contre, que la très grande majorité d'entre eux soient

338. Pour évaluer le pourcentage des habitants ayant un chirurgien à moins de 20 kilomètres de leur demeure, nous nous sommes basés sur les cartes de la répartition de la population dressées par Richard Colebrook Harris d'après les recensements, sur la carte de Gédéon de Catalogne de 1709 et sur les recensements de l'époque. Richard Colebrook Harris, *The Seigneurial System in Early Canada. A Geographical Study*, Québec, Presses de l'Université Laval, 1968, p. 90-103.

339. Entre 1764 et 1790, une quinzaine de chirurgiens français viennent s'établir au Canada.

Tableau 24. Évolution des effectifs médicaux en fonction de l'origine ethnique (1653-1788)[340]

Ethnies	1653	1667	1681	1695	1709	1723	1737	1744	1751	1765	1774	1788
Français	9	24	23	29	24	21	29	25	36	65	52	42
Canadiens			1	3	3	13	14	11	12	7	7	5
Britanniques					1	1	1	1		10	9	33
Italiens							1	1	1	1	1	1
Autrichiens								1	1	1		
Allemands										1	1	32
Suisses										2	1	1
Portugais										1	1	
Polonais												1
Total	9	24	24	32	28	35	45	40	50	88	72	115

Tableau 25. Origine des chirurgiens suivant leur période d'arrivée (1660-1789)[341]

Lieu	1600-1639	1640-1659	1660-1679	1680-1699	1700-1719	1720-1739	1740-1759	1760-1779	1780-1789	Total
Acadie								1		1
Allemagne								26	19	45
Allemagne (?)								4		4
Angleterre					1			5	4	10
Angleterre (?)								64	22	86
Autriche							1			1
Canada			2	5	11	9	6	3	3	39
Colonies anglaises								2	4	6
Écosse								4	1	5
Écosse (?)								1		1
France	10	33	51	39	25	27	97	28	6	316
Hongrie									1	1
Inconnu							1	1	2	4
Irlande					1		1	6	5	13
Italie						1		1		2
Louisiane							1			1
Martinique							1			1
Pays-Bas autrichiens						1				1
Pologne									1	1
Portugal							1			1
Prusse								2		2
Suisse							1	2		3
TOTAL	10	33	53	44	38	38	110	150	68	544

340. Outre les chirurgiens, nous incluons dans ce tableau les rares médecins et apothicaires. En 1667, les données incluent des chirurgiens militaires appartenant aux vingt compagnies du régiment de Carignan-Salières et aux quatre compagnies des régiments de Chambellé, Lallier, Poitou et Orléans, mais se limitent à ceux dont la présence est attestée dans les documents en 1667.

341. L'origine correspond généralement au lieu de naissance. Les lieux de provenance probables, mais non certifiés, par des documents d'archives sont indiqués par la mention (?) après le nom de lieu. Cela vaut principalement pour les militaires. Ainsi, un soldat faisant partie des troupes allemandes et portant un prénom et un nom à consonnance allemande a été classé: Allemagne (?). Les chirurgiens ont été répartis dans les périodes chronologiques en fonction de leur date d'arrivée au Canada ou de leur première mention dans la colonie.

Tableau 26. Circonstances expliquant la présence des chirurgiens au Canada, 1600-1789

Raisons	1600-1639	1640-1659	1660-1679	1680-1699	1700-1719	1720-1739	1740-1759	1760-1779	1780-1789	Total
Militaires[342]		3	16	14	11	10	35	109	38	236
Volontaires	1	4		1	1	1	5	2		15
Religieux	1	2	1	1	1	2				8
Engagés	1	3	2				1			7
Laïcs au service des Jésuites		2								2
Chirurgiens de navire			1	1	2	5	22	3		34
Chirurgien du gouverneur				1						1
Prisonniers					1			2	1	4
Chirurgiens envoyés par l'État						1	3			4
Médecins envoyés par l'État							2			2
Acadien déporté								1		1
Pêche à Gaspé								1		1
Loyalistes									4	4
Quitte les colonies américaines au moment de la rébellion[343]								1		1
Nés au Canada			2	5	11	9	6	3	3	39
Raisons connues	3	14	22	23	27	28	74	122	46	359
Raisons inconnues	7	19	31	21	11	11	35	28	22	185
Total	10	33	53	44	38	39	109	150	68	544

traversés comme militaires ou comme chirurgiens de navire[344].

Parmi les facteurs expliquant l'évolution du nombre de praticiens, il n'en est pas un aussi fondamental que l'apport régulier des chirurgiens militaires. Durant les guerres et surtout dans les périodes d'après-guerre, cette observation se vérifie aisément. Que ce soit la venue du régiment de Carignan-Salières en 1665, ou celle des troupes franches de la Marine à partir de 1683 ou des troupes de terre au moment de la guerre de la Conquête, comme cela sera aussi le cas pour les troupes britanniques et allemandes à partir de 1776, une hausse significative des praticiens est observée. La Conquête anglaise, en particulier, se traduit par l'établissement de soldats et de chirurgiens français. Dans un contexte où l'émigration vers l'ancienne métropole se limite à quelques praticiens, les plus qualifiés il est vrai, qui sont généralement liés directement au gouvernement

342. Nous incluons dans les militaires les chirurgiens majors des troupes, mais nous excluons les chirurgiens du roi ou les médecins du roi.

343. Il s'agit de Charles-Étienne Le Testu, un Français établi près de Boston.

344. Relatée dans la *Relation* de 1643, la mort de René Goupil, donné des Jésuites et chirurgien, inspire la venue au Canada du chirurgien François Gendron. Autre exemple : le chirurgien du roi François Menouil serait venu au Canada vers 1650 « par dévotion ». Gabriel Nadeau, « Gendron, François », dans *Dictionnaire biographique du Canada*, vol. I : *De 1000 à 1700*, Québec, Presses de l'Université Laval, 1966, p. 336-337 ; Dom Guy-Marie Oury, *Marie de l'Incarnation (1599-1672)*, Québec et Sablé-sur-Sarthe, Presses de l'Université Laval et Abbaye Saint-Pierre de Solesmes, 1973, p. 450. Bien qu'elle fut signalée jusqu'à la fin du Régime français, la venue de chirurgiens à titre d'engagés se limite surtout au milieu du XVIIe siècle. Leurs qualifications semblent très variables, comme en font foi les destinées des chirurgiens de la grande recrue de 1653 qui sauva Montréal de l'abandon. Louis Chartier et Pierre Piron ont laissé peu de traces. Fait exceptionnel, Piron ne sait pas signer son nom et se présente dans les documents comme habitant. Il n'est même pas sûr qu'il ait pratiqué son art dans la colonie. Étienne Bouchard, par contre, venu aussi avec Piron et Chartier, se taille une bonne place comme chirurgien à Montréal. D'ailleurs, la présence de plusieurs chirurgiens dans cette recrue démontre bien, dans un contexte de guerre, la place accordée au corps médical.

ou aux troupes, il n'est donc pas étonnant d'observer un sommet du nombre de chirurgiens en 1765.

Dès les premières années de la colonisation du Canada, des chirurgiens militaires français sont signalés dans la colonie. Les guerres iroquoises, en particulier, suscitent des besoins médicaux qu'il faut combler. En 1642 et 1643, André Crevier (Crosnier) est chirurgien et caporal à Trois-Rivières; en 1648 et 1649, Louis Moriche dit Saint-Maurice fait de même, ainsi que Pierre Plassez en 1652. Généralement peu visibles, ces chirurgiens sont très mobiles et instables. Jean Madry est sans doute l'exception. Débarqué vers 1651, Jean Madry, qui deviendra lieutenant du premier barbier et chirurgien du roi en 1658 et laissera à sa mort en 1669 une belle succession, est d'abord chirurgien et caporal à Trois-Rivières.

L'arrivée importante de chirurgiens militaires ne débute vraiment qu'en 1665 avec l'envoi des vingt compagnies du régiment de Carignan-Salières et des quatre autres provenant des régiments de Chambellé, Lallier, Poitou et Orléans. Depuis 1663, le jeune roi Louis XIV avait arrêté une série de mesures afin de prendre en charge directement l'administration et les destinées du Canada. Assurer la paix était essentiel. En tout, 1 200 à 1 300 militaires seront envoyés au Canada afin de combattre l'Iroquois. En 1668, au moment du retour en France, le tiers des militaires s'installeront à demeure dans la colonie[345].

Des chirurgiens desservent les troupes. Outre un chirurgien-major pour l'ensemble des troupes, Vincent Basset dit Dutartre, on retrouve théoriquement un frater par compagnie[346]. Souvent décriés pour leur incompétence, ces fraters ou garçons chirurgiens sont également soldats[347]. Malgré les récriminations portées contre les fraters, certains d'entre eux vont s'établir à demeure au Canada et jouer un rôle essentiel dans la vie médicale de la colonie, en particulier dans la région de Montréal où la majorité s'établissent. Ainsi, Antoine Forestier et Jean Martinet de Fonblanche vont desservir l'Hôtel-Dieu de Montréal et devenir les chirurgiens les plus en vue de cette ville au XVIIe siècle. Fait exceptionnel, Forestier transmettra son métier à trois de ses fils et, fait unique dans l'histoire médicale canadienne, Martinet prendra successivement quatre apprentis. Dans un contexte où la population n'atteint même pas 10 000 âmes en 1681, l'apport de cette quinzaine de chirurgiens, qui n'hésitent pas à s'établir dans des régions rurales périphériques, est donc très considérable[348]. En 1681, dans la région de Montréal, au moins la moitié des chirurgiens qui y sont présents sont venus au Canada avec le régiment de Carignan-Salières. Pour l'ensemble du Canada, au moins le tiers des 24 praticiens proviennent des troupes venues en 1665.

Peu de temps après le retour du régiment de Carignan en France, le roi décide d'envoyer d'autres troupes dans la colonie. Dès juillet 1669, écrivant de La Rochelle, l'intendant Talon signale que les six compagnies que le roi destine au Canada comportent en tout 333 soldats, soit 50 hommes par compagnie et 33 surnuméraires, et qu'elles sont déjà embarquées[349]. Ce n'est toutefois que l'année suivante que cinq d'entre elles débarqueront à Québec, la sixième s'étant plutôt rendue en Acadie. Chacun des capitaines établit sa compagnie dans des lieux précis et veille à l'établissement des militaires. L'État les encourage fortement à devenir habitants

345. Jack Verney, *The Good Regiment. The Carignan-Salières Regiment in Canada 1665-1668*, Montréal, McGill-Queen's University Press, 1991, p. 7, 110; Marcel Trudel, *Initiation à la Nouvelle-France*, Montréal, Les éditions HRW ltée, 1971, p. 67-69.

346. Verney, *op. cit.*, p. 7. L'absence d'un rôle complet de ces troupes rend très difficile, voire impossible, le repérage des noms des chirurgiens de toutes les compagnies. Selon André Corvisier, dans chaque compagnie il y avait des fraters, «c'est-à-dire des barbiers, mais qui n'étaient pas toujours sans expérience des soins du corps, sortes de Sganarelles, éventuellement valets des chirurgiens.» L'ordonnance du 15 octobre 1691, prévoit que deux sous par mois doivent être retenus sur la solde de chaque soldat pour le paiement de ces fraters. André Corvisier, *L'Armée française de la fin du XVIIe siècle au ministère de Choiseul. Le soldat*, Paris, Presses universitaires de France, 1964, tome 2, p. 655.

347. Il est à noter que le terme frater a toujours conservé une connotation négative.

348. La population canadienne passe de 3 877 habitants en 1667 à 9 677 en 1681. André Lafontaine, *Recensement annoté de la Nouvelle-France 1681*, Sherbrooke, A. Lafontaine, 1981, p. 359.

349. Lettre de Jean Talon au ministre Colbert, 15 juillet 1669; Mémoire de Talon sur le Canada, 10 octobre 1670; Addition au mémoire de Talon sur le Canada, 10 novembre 1670; Lettre du ministre Colbert à Talon, 11 février 1671. Ces documents ont été publiés dans «Correspondance échangée entre la Cour de France et l'intendant Talon pendant ses deux administrations dans la Nouvelle-France», dans *Rapport de l'archiviste de la province de Québec pour 1930-1931*, Québec, Rédempti Paradis, 1931, p. 115, 119-120, 132, 144, 147.

et à défricher des terres. En plus de verser des gratifications aux officiers et une solde de cinq sols aux soldats pendant un an, le roi, par l'intermédiaire de Talon, leur avance 50 livres en couvertures et autres effets[350].

Ce n'est qu'en 1683, à l'arrivée des troupes de la Marine, qu'un nouveau contingent important de militaires est envoyé au Canada pour contrer la menace iroquoise. Elles avaient été créées par Jean-Baptiste Colbert et ne relevaient pas, comme pour le régiment de Carignan, du ministère de la Guerre, mais plutôt de celui des Colonies. De plus, ces troupes avaient été incorporées en compagnies indépendantes plutôt qu'en régiments[351].

À la fin de 1688, 1 418 soldats sont présents dans la colonie[352]. En 1697, le Canada peut compter sur 1 376 soldats et officiers[353]. Par la suite, leur nombre baisse rapidement. De 1690 à 1750, les militaires seront répartis en 28 compagnies comportant théoriquement de 28 à 30 hommes mais, en réalité, les effectifs des troupes de la Marine oscillent de 600 à 800 soldats. En 1716, la colonie compte 628 soldats et 784 en 1748[354]. Le nombre de compagnies demeure à 28 jusqu'en 1750, passe alors à 30 puis atteint 40 en 1757. De même, le nombre d'hommes par compagnie passe théoriquement à 50 en 1750 puis à 65 en 1757[355].

Contrairement aux officiers, les soldats des troupes franches de la Marine sont essentiellement recrutés en France. Le nombre de recrues envoyées de France pour combler les vides causés par les décès, les désertions et les licenciements varie considérablement d'une année à l'autre, mais on peut estimer qu'entre 1715 et 1752 de 2 000 à 3 000 auraient été envoyées au Canada, dont environ un millier pour la seule année 1750[356].

Puisque chaque compagnie était indépendante, il ne semble pas qu'un chirurgien-major ait été nommé avant 1686. Le 12 septembre de cette année-là, Michel Sarrazin est nommé chirurgien-major des troupes du roi en ce pays, nomination ratifiée par un brevet royal le 16 mars 1691[357]. En échange de ses services, Sarrazin reçoit d'abord une rétribution « par Compagnie » à laquelle s'ajoutera bientôt une gratification[358]. Un chirurgien-major des troupes, généralement cantonné à Montréal, dessert les militaires jusqu'à la Conquête. À partir de 1751, un chirurgien-major en second est également présent.

À l'instar du régiment de Carignan-Salières, chacune des compagnies devait avoir son propre frater. De fait, nous retrouvons les noms d'au moins une dizaine d'entre eux avant la fin du XVIIe siècle. En 1695, un mémoire signale que, dans les compagnies où il y a des « fratres, il est retenu pour Eux deux sols Sur chaque Soldats Et a celles, ou il n'y en a pas, il n'est rien retenu[359] ». Ce montant prélevé est conforme aux ordonnances édictées en France au sujet des troupes. Si les mentions de chirurgiens de compagnie abondent au XVIIe siècle, tel n'est plus le cas au siècle suivant. L'hypothèse la plus plausible est liée aux endroits où sont cantonnées les troupes. En effet, au XVIIIe siècle, les troupes sont réparties entre les villes de la colonie et les postes stratégiques. Or, dans les endroits où sont placés les militaires, comme à Détroit, à Niagara, à Chambly ou au

350. *Ibid.*

351. William John Eccles, « Les forces armées françaises en Amérique du Nord pendant la guerre de Sept Ans », dans *Dictionnaire biographique du Canada*, vol. III : *De 1741 à 1770*, Québec, Presses de l'Université Laval, 1974, p. XVII.

352. André Sévigny, « Le soldat des troupes de la marine (1683-1715) : premiers jalons sur la route d'une histoire inédite », dans *Les Cahiers des Dix*, vol. 44, Québec, La Société des Dix et Les Éditions La Liberté, 1989, p. 39.

353. Liste Gnale des Troupes de Canada au p^er^ 8bre 1697, 1er octobre 1697, ANOM, Fonds des Colonies, série D^2^C, vol. 47.

354. Alice Jean E. Lunn, *Développement économique de la Nouvelle-France 1713-1760*, Montréal, Presses de l'Université de Montréal, 1986, p. 7, 294 ; Émile Salone, *La colonisation de la Nouvelle-France*, Paris, E. Guilmoto, 1905, p. 344.

355. Gilles Proulx, *Soldat à Québec. 1748-1759*, Ottawa, Direction des lieux et des parcs historiques nationaux, Parcs Canada, ministère des Affaires indiennes et du Nord, 1977, p. 9.

356. Lunn, *op. cit.*, p. 294 ; Proulx, *op. cit.*, p. 21.

357. En 1687, le gouverneur Denonville et l'intendant Champigny observent que « C'est une pitié de ce que nous n'avons que de fort pauvres Chirurgiens pour le Secours de tous les malades » mais heureusement ils ont « trouvé un chirurgien l'an passé » dans un des navires marchands et se sont empressés de le retenir « pour la suite des troupes ». Lettre de Denonville et Champigny au ministre, 6 novembre 1687, ANOM, Fonds des Colonies, série C^11^A, vol. 9, f. 18r-18v.

358. Selon l'entente conclue en 1686, une somme d'un écu, soit trois livres, doit être fournie mensuellement par chacune des compagnies. Procès-verbal d'une assemblée de capitaines au sujet des chirurgiens, 15 novembre 1708, ANOM, Fonds des Colonies, série C^11^A, vol. 28, f. 310r-310v.

359. Memoire Concernant la paye et le decompte des Troupes en Canada, 10 novembre 1695, ANOM, Fonds des Colonies, série C^11^A, vol. 13, f. 367r-368r.

Tableau 27. Chirurgiens venus avec le régiment de Carignan-Salières et lieux d'établissement

Nom, prénom	Compagnie	Lieu d'établissement	Date
1. Aman, Pierre	De Porte (Duprat)	Contrecœur	1669
		Château-Richer	1670-1673
2. Barrois, Antoine	La Varenne	Montréal	1670-1672
		Laprairie	1672-1683
3. Basset dit Dutartre, Vincent	Chirurgien-major	Retour en France	1668
4. Bouvet dit Lachambre, Jean	Saint-Ours	Saint-Ours	1673-1692
5. Chaudillon, Antoine	Saurel	Sorel	1666-1688
		Pointe-aux-Trembles	1688-1707
6. Cochon dit Laverdière, René	Maximy	Chambly	1669
		Saint-Jean Î.O.	1670-1714
7. Forestier, Antoine	Lamotte	Montréal	1669-1717
8. Galope, Claude	La Varenne	Montréal	1666-1667
9. Guilleman de Villars, Jacques	Saint-Ours	Boucherville	1671-1672
		Chambly	1673
10. Martinet de Fonblanche, Jean	La Tour	Montréal	1670-1701
11. Maséré, François	Laubia	Canada	1666
12. Rousseau dit Lasonde, Elie	Colonelle		
13. Sauvageau Maisonneuve, René	Du Gué	Île de Montréal	1668-1676
		Lachenaie	1677-1688
14. Thunaye dit Dufresne, Félix	Naurois	Cap-de-la-Madeleine	1664-1675
		Champlain / Batiscan	1677-1683

Chirurgiens probablement liés aux troupes débarquées en 1665

Nom, prénom	Lieu d'établissement	Date
1. Brébant dit Lamothe, Pierre	Québec/Sillery	1670-1672
	Château-Richer	1673-1675
	Sillery/Neuville	1676-1677
2. Delaunay, Jean-Baptiste	Québec	1669-1674
3. Doazan, Bernard	Neuville/Québec	1669-1676
4. Duguay, Jacques	Chambly	1670
	Trois-Rivières	1673-1727
5. Forestier dit Lafortune, Étienne (ne semble pas pratiquer après sa carrière militaire)	Pointe-aux-Trembles	1675-1679
	Rivière-des-Prairies	1681-1687
	Pointe-aux-Trembles	1687-1689
	Montréal	1691-1724
6. Roussel, Timothée	Québec	1667-1700
7. Roussel dit Larousselière, Jean	Île de Montréal	1668-1669

fort Saint-Frédéric, il y a un chirurgien. De même, dans les villes, le chirurgien-major des troupes et les chirurgiens du roi soignent les soldats dans les hôtels-Dieu. Dans ces circonstances, un frater n'est guère utile que pour servir de barbier.

En plus des fraters, plusieurs hommes de métier, dont des chirurgiens, se trouvent parmi les soldats. Certains ont des carrières difficiles. Le cas de Jacques Baudry est patent à cet égard. Né en 1663, il est originaire de la paroisse de Saint-Yvon, ville de Périgueux, en France. Chassé de la métropole pour y avoir été accusé de faire de la fausse monnaie, Baudry s'enrôle à La Rochelle et sert comme chirurgien dans la compagnie de monsieur de Roullon. En 1693, il traverse sur *L'Impertinent*, avec le capitaine Durand. À partir de novembre 1693, il appartient à la compagnie de Crisafy et y sert comme sergent. Cantonné peu après son arrivée au

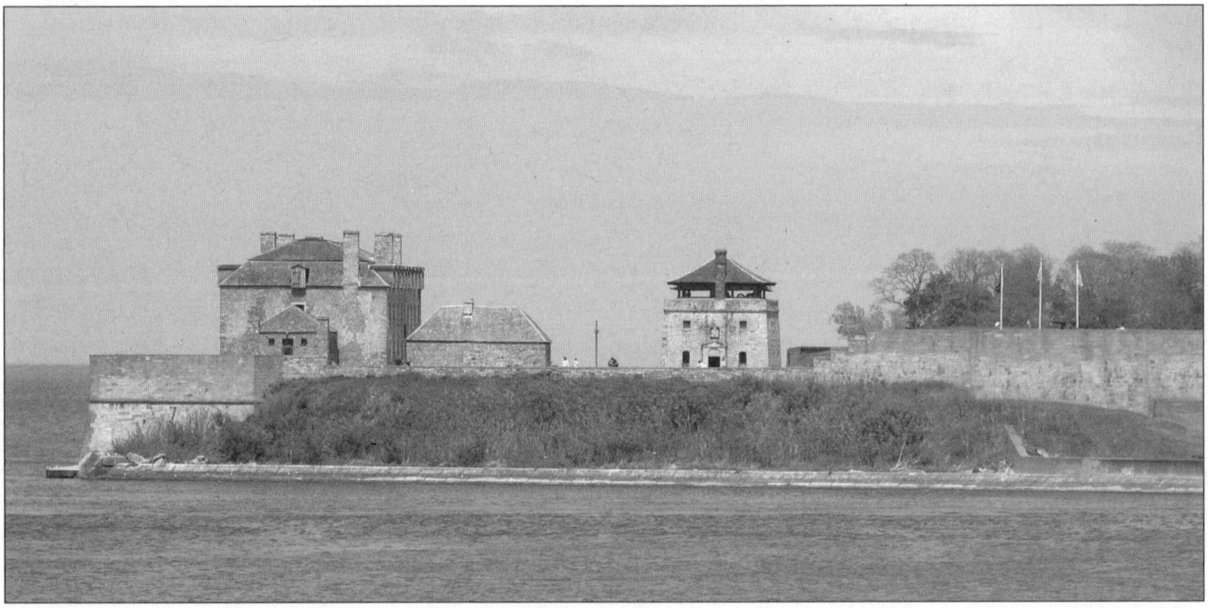

Le fort Niagara vu du côté canadien de la rivière Niagara, 2005. Une garnison avec chirurgien se retrouvait dans cet endroit stratégique. (Photo Rénald Lessard)

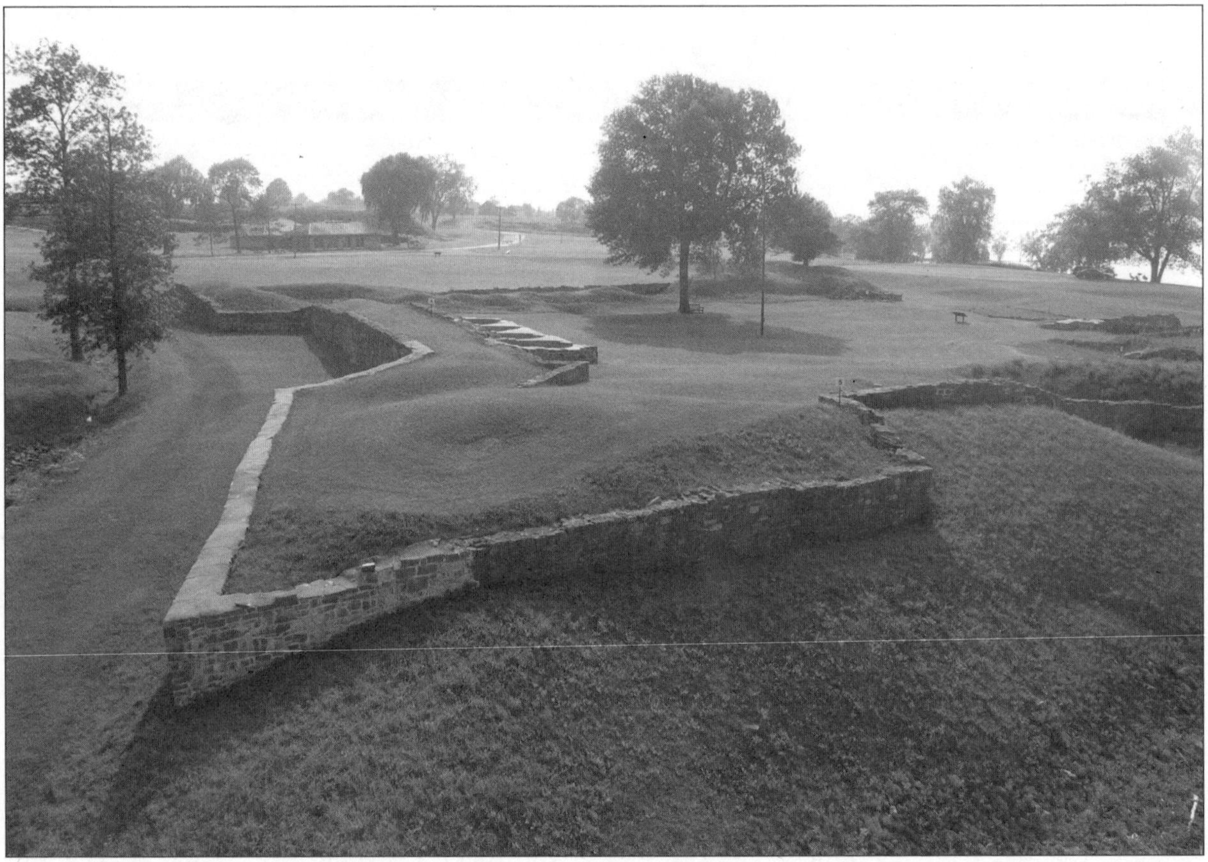

Ruines du fort Saint-Frédéric, juin 2005 (aujourd'hui Crown Point, NY). (Photo Rénald Lessard)

fort de la Pointe-aux-Trembles sur l'île de Montréal, il exerce à l'occasion comme chirurgien auprès de la population. Il aurait même reçu 5 1/2 minots de blé pour avoir pansé le bras brûlé du fils d'un habitant. De plus, Baudry serait venu en ville une fois pour faire quelques médicaments au chevalier de Saint-Ours. À l'été 1694, il déclare que ses revenus ne proviennent que de sa paye ou des profits qu'il peut faire par son métier de chirurgien. Nous perdons sa trace après cette date[360]. Vers 1719, le nommé Regnault, soldat dans la compagnie de Senneville qui a fait son apprentissage de chirurgien, veut s'établir au Canada. Il écrit à sa famille qu'il pourrait travailler utilement s'il avait un étui de chirurgien et des rasoirs et recherche l'aide des autorités[361]. Le ministre s'empresse de demander au gouverneur Vaudreuil de lui rendre compte de la conduite du jeune homme et, s'il est jugé « capable de quelque chose », de lui indiquer ce qu'il estime nécessaire de lui envoyer pour qu'il puisse « S'occuper utilement[362] ». Il ne semble pas que cette affaire ait eu des suites et nous perdons la trace de Regnault par la suite. Enfin, le cas le plus évident de réussite pour un individu arrivé comme recrue dans les troupes franches de la Marine est sans doute celui de Ferdinand Feltz qui, en moins quatre années, passe de recrue à chirurgien-major des troupes. Il est vrai qu'il était fils de médecin et qu'il avait été reçu chirurgien à Mayence. Ces quelques exemples illustrent bien la variété des situations et des compétences.

Les autorités utilisent le potentiel des soldats ayant déjà appris la chirurgie. En 1741, l'intendant Hocquart déplore qu'à Montréal il a été difficile de trouver des boulangers et des chirurgiens pour les postes du roi et suggère que l'on ordonne à la personne chargée de faire les recrues d'engager des hommes des deux professions[363]. Peine perdue! L'année suivante, il se plaint qu'il n'a reçu dans la recrue ni chirurgien ni boulanger[364].

Jusqu'en 1755, les troupes franches de la Marine constitueront la seule infanterie régulière du Canada et ses membres seront répartis entre les villes de Québec, Montréal et Trois-Rivières ainsi que dans les postes fortifiés sur les marges de la colonie.

Du printemps 1755 jusqu'en 1757, dans un contexte de guerre, huit bataillons des troupes de terre, comptant environ 4 000 hommes de troupe, débarquent à Québec[365]. Contrairement aux compagnies franches de la Marine, ces militaires relèvent du ministère de la Guerre et sont principalement recrutés dans l'est et le sud de la France[366]. De 1756 à 1758, un peu plus de 2 000 recrues sont envoyées à Québec pour combler les vides tant des troupes de terre que de celles de la Marine[367]. Chaque bataillon compte officiellement un chirurgien-major.

Après la capitulation de la colonie en 1760, au moins 700 soldats des troupes de terre auraient opté pour demeurer au Canada[368]. Ce nombre comprend au moins une vingtaine de chirurgiens, essentiellement des fraters ou des simples soldats ayant quelques rudiments du métier.

Les chirurgiens militaires liés ou ayant été liés à l'armée constituent, à partir du milieu du XVIIe siècle, le groupe de Français le plus important du corps

360. Il est probable que sa disparition soit liée aux accusations d'avoir fabriqué de la fausse-monnaie portées contre lui en juillet 1694. Procès pour fabrication de fausses monnaies contre Paul Haguenier, sa femme Barbe Delestre et leur fils Paul âgé de 13 ans, et Jacques Baudry, ancien chirurgien, sergent de la Compagnie du chevalier Crisafy, en quartier à la Pointe-aux-Trembles, 7 mai 1694 au 10 juillet 1694, BAnQ-M, TL4,S1,D41, Dossiers de la Juridiction royale de Montréal; Registres d'audience de la Juridiction royale de Montréal, 3 juillet 1694, BAC, MG 8, C 5, Nouvelle-France: Greffe des juridictions royale et seigneuriale de Montréal, vol. 5, p. 324-325.

361. Lettre du ministre à Vaudreuil, 7 juin 1720, ANOM, Fonds des Colonies, série B, bol. 42, f. 447r.

362. *Ibid.*

363. Lettre de Hocquart au ministre, 30 septembre 1740, ANOM, Fonds des Colonies, série $C^{11}A$, vol. 73, f. 120r-120v.

364. Lettre de Hocquart au ministre, 2 octobre 1741, ANOM, Fonds des Colonies, série $C^{11}A$, vol. 75, f. 324r.

365. Proulx, *op. cit.*, p. 9; Gilles Proulx, *La garnison de Québec de 1748 à 1759*, Ottawa, Service canadien des parcs, Lieux historiques nationaux, 1991, p. 8-9; Marcel Fournier (sous la direction de), *Combattre pour la France en Amérique – Les soldats de la guerre de Sept Ans en Nouvelle-France 1755-1760*, Montréal, Société généalogique canadienne-française, 2009, 626 p.

366. Proulx, *Soldat à Québec...*, p. 12-23.

367. *Ibid.*; Rénald Lessard, « Les compagnies franches de la Marine au Canada et à l'île Royale (1750-1760) », dans Marcel Fournier (sous la direction de), *Combattre pour la France en Amérique. Les soldats de la guerre de Sept Ans en Nouvelle-France 1755-1760*, Montréal, Société généalogique canadienne-française, 2009, p. 105-128.

368. Yves Landry, « Mortalité, nuptialité et canadianisation des troupes françaises de la guerre de Sept Ans », dans *Histoire sociale/ Social History*, vol. 12, n° 24 (novembre 1979), p. 314. William John Eccles, pour sa part, mentionne que, des 2 200 hommes des troupes régulières françaises qui sont encore inscrits sur les listes après la capitulation de Montréal, entre 500 et 600 choisissent de rester au Canada. Il ajoute que près de 800 avaient déjà déserté dans ce but. Eccles, *loc. cit.*, p. XXIII.

médical. À certaines périodes, ils forment au moins la moitié des effectifs médicaux canadiens.

Quoique au second rang, la présence des chirurgiens de navire occupe une place beaucoup plus modeste qui, d'ailleurs, n'est vraiment significative qu'au milieu du XVIIIe siècle. Il est vrai, par contre, que la présence des chirurgiens de navire est plus difficile à détecter en terre canadienne que celle des militaires qui conservent, en principe, leurs fonctions dans la colonie durant un temps plus long. Heureusement, les travaux du professeur Kernéis, de l'Université de Nantes, et de ses étudiants permettent de retracer plusieurs individus[369]. Malgré des lacunes importantes, les examens de l'Amirauté et les listes d'embarquement leur ont permis de retracer plus de 18 000 chirurgiens de navire dont un certain nombre se sont établis au Canada[370]. La présence de chirurgiens sur les navires est ancienne, mais ce n'est vraiment que par diverses réglementations royales que cette pratique se généralise.

En vertu de l'ordonnance de la Marine de 1681, il y a obligation pour les navires marchands, et même dans les « vaisseaux pêcheurs », d'embarquer au moins un chirurgien pour les voyages au long cours. Ces chirurgiens doivent être examinés et trouvés capables par deux maîtres chirurgiens qui en donnent attestation. Le propriétaire du navire fournit le coffre de médicaments qui doit être vérifié avant le départ par le plus ancien maître chirurgien et le maître apothicaire du port. Quant à lui, le chirurgien est tenu de fournir « les instruments de sa profession ». Le 5 juin 1717, un règlement du roi confirme l'obligation d'embarquer des chirurgiens sur les navires au long cours et précise qu'il doit y avoir au moins un chirurgien pour 50 hommes, et deux s'il y en a plus. Il modifie également les moyens de s'assurer de leur compétence. Ainsi que le stipule le préambule du règlement de 1717, le but est de veiller à ce que les individus non qualifiés voulant servir sur les vaisseaux soient acceptés sur la foi de vagues recommandations. Désormais, seuls les chirurgiens ayant reçu une commission de l'Amiral de France et ayant été assermentés sont habilités à examiner les candidats[371]. Avant de se présenter devant deux chirurgiens ayant commission de l'Amiral pour y subir un examen sous forme d'interrogatoire, tout postulant doit avoir terminé un apprentissage de deux ans auprès d'un maître chirurgien. S'il réussit l'examen, il obtient un certificat officiel qui lui

369. Depuis 1953, plus de 300 thèses portant sur ce sujet ont été dirigées par le professeur Kernéis. Signalons : Pour **La Rochelle** : Jean-Louis Laqueuille, *Les Chirurgiens Navigans du Port de la Rochelle sous l'Ancien Régime*, thèse de doctorat d'État en médecine, Université de Nantes, 1970, 130 p. (plus annexe) ; Pour **Rochefort** : Philippe Bahaud, *Les Chirurgiens navigans de la Marine Marchande et de la Marine Royale, à Rochefort, dans la deuxième partie du XVIIIe siècle*, thèse de doctorat d'État en médecine, Université de Nantes, 1971, 291 p. ; Pour **Saint-Malo** : Jean-Claude Boudigou, *Les Chirurgiens navigans à Saint-Malo au XVIIIe siècle*, thèse de doctorat d'État en médecine, Université de Nantes, 1974, 68 p. (plus annexe) ; Pour **Bordeaux** : Jean-Louis Carré, *Un monde oublié : Les Chirurgiens navigans de Bordeaux au XVIIIe siècle*, thèse de doctorat d'État en médecine, Université de Nantes, 1969, 93 p. (plus annexe) ; Monique Guengant-Rabouin, *Les chirurgiens navigans de Bordeaux au XVIIIe siècle d'après les rôles d'équipage*, thèse de doctorat d'État en médecine, Université de Nantes, 1981, 54 p. (plus annexe) ; Geneviève Menguy-Berthelot, *3778 Chirurgiens navigans de Bordeaux au XVIIIe siècle*, thèse de doctorat d'État en médecine, Université de Nantes, 1982, 52 p. (plus annexe de 260 pages) ; Pour **Marennes** : Joël Gaubert, *Les Chirurgiens navigans de Marennes sous l'Ancien Régime*, thèse de doctorat d'État en médecine, Université de Nantes, 1972, 113 p. (plus annexe) ; Pour **Lorient** et **Nantes** : Roger Grolier, *Les Chirurgiens Navigants de Lorient et de Nantes au XVIIIe siècle. Propos Historiques autour de Quatre Fichiers*, thèse de doctorat d'État en médecine, Université de Nantes, 1964, 80 p. ; Pour **Bayonne** : Philippe Jumelais, *Les Chirurgiens navigans de Bayonne au XVIIIe siècle*, thèse de doctorat d'État en médecine, Université de Nantes, 1974, 225 p. ; Pour **Morlaix** : Christian Ménard, *Les Chirurgiens Navigans de Morlaix au XVIII siècle*, thèse de doctorat d'État en médecine, Université de Nantes, 1972, 126 p. ; Pour **Brest** : Carole Reymond, *Les Chirurgiens Navigans de la Marine Royale à Brest de 1663 à 1780*, thèse de doctorat d'État en médecine, Université de Nantes, 1975, 158 p. (plus annexe).

370. Monique Tascon, *Notices sur les chirurgiens navigans de l'école de Rochefort au XVIIIe siècle*, thèse de doctorat d'État en médecine, Université de Nantes, 1979, p. 1.

371. À Québec, Simon Soupiran devient chirurgien de l'Amirauté en 1749 ou peu avant. L'obligation de subir un examen ne s'applique pas aux maîtres chirurgiens qui désireraient s'embarquer. Michel Fontaine, *Histoire de la médecine à Rochefort de sa création (1666) à 1745*, thèse de doctorat d'État en médecine, Université de Bordeaux II, 1985, p. 114-115 ; Alain Prigent, *L'Aspect Naval des Etudes Médicales Pratiques à Nantes aux XVIIe et XVIIIe siècles*, thèse de doctorat d'État en médecine, Université de Nantes, 1966, p. 34-36. Les articles de l'ordonnance de la Marine de 1681 relatifs aux chirurgiens de navire de même que l'ensemble du règlement de 1717 ont été publiés par Jean-Louis Laqueuille. De plus, Guyot s'est livré à une analyse de leur contenu. Jean-Louis Laqueuille, *Les Chirurgiens Navigans du Port de la Rochelle sous l'Ancien Régime*, thèse de doctorat d'État en médecine, Université de Nantes, 1970, p. 49, 56-58 ; Monsieur Guyot, *Répertoire universel et raisonné de jurisprudence civile, criminelle, canonique et bénéficiale*, tome X, Paris, Chez Panckoucke, 1777, p. 525-529 ; Jean-Pierre Kernéis, « Les "chirurgiens-navigans" d'Armorique au XVIIIe siècle », dans Jean Pecker, Jean-Loup Avril et Jean Faivre (sous la direction de), *La Santé en Bretagne*, Paris, Éditions Hervas, 1992, p. 313-317.

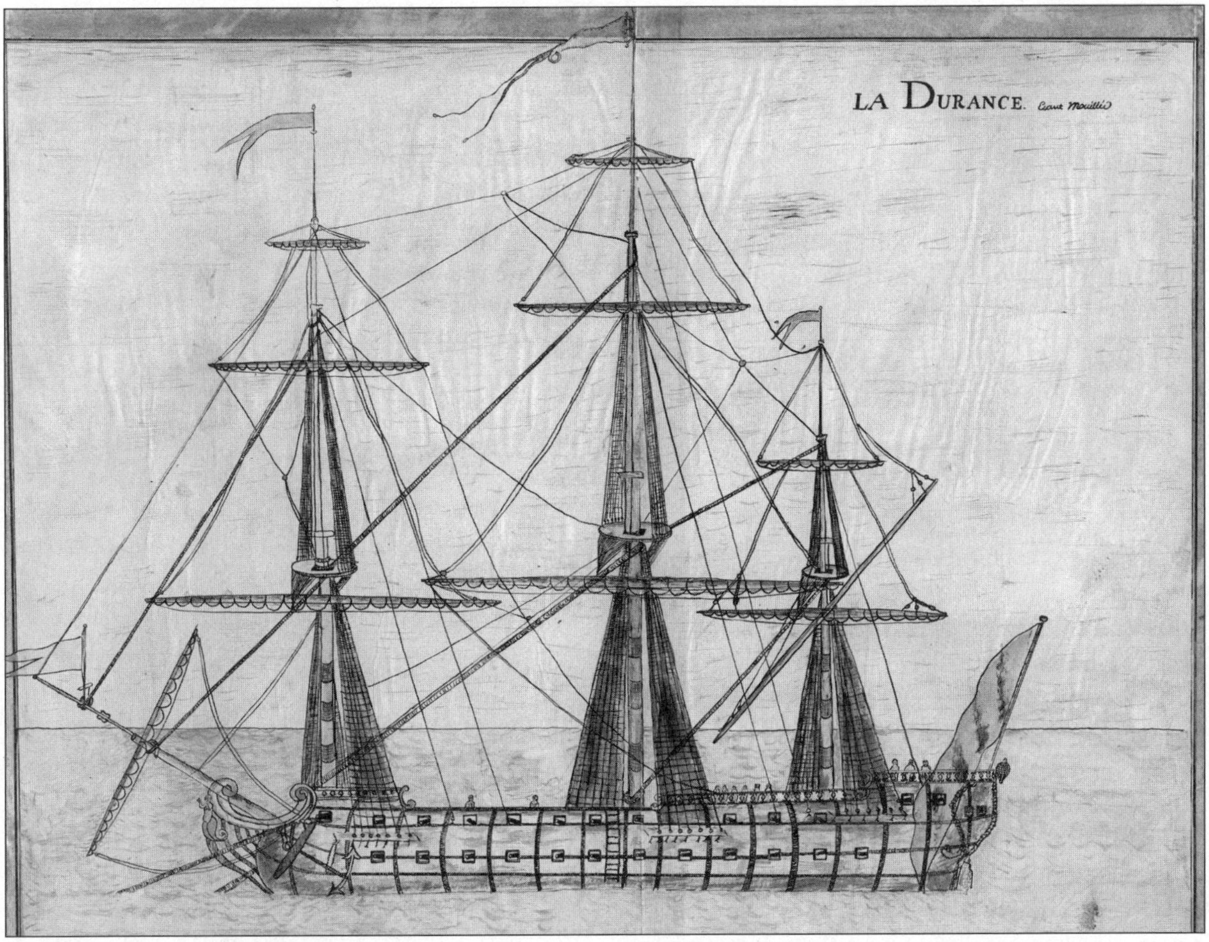

La Durance, navire de 500 tonneaux de la Compagnie des Indes, armé de 12 canons, vers 1721. La manœuvre était assuré par un équipage composé d'une cinquantaine de matelots. Un chirurgien de navire se trouvait normalement à bord. Construit en Hollande en 1712 ou en 1718, il part le 7 mai 1721 pour Saint-Domingue et la Louisiane. Il est désarmé le 11 septembre 1734. BAnQ-Q, P600,S5,PAQ5.

permet de s'embarquer, mais qui n'a pas valeur de diplôme[372]. Le certificat émis à Jean-Baptiste Garon qui s'installe en Nouvelle-France en 1746 ou au début de 1747 permet de juger de la portée d'un tel document :

> Nous jean navarre Con^{er} du Roy au parlement Et Lieut génal au Siège de l am^{te} de guienne. Veu les Requetes presentees par gabriel Camard de perigueux, et jean garon de la martinique Contenant que depuis leur bas age ils se sont apliques avec exactitude a prendre lart de Chirurgie en telle Sorte, quils Seront rendus Capables dexercer led. art en qualite de Chirurgien de mer Sur les V. faisant voyage de long cours requerant aux fins lajonction du pro^{eur} du Roy p^{r} y estre recus, et apres quil nous a appareu des Certificats des Sieurs Turas et Dallay Chirurgiens major de la marine de cette ville par, lesquels il nous paroit de la Capacite desdits Camard & garon. du Consentement du procureur du Roy. avons Recu et Recevons les d. Camard et garon chirurgiens de mer pour en Cette qualite pouvoir S embarquer Sur tels navires quils trouveront et ou ils Seront Requis en par eux gardant et observant les ord^{ces} Royaux et Reglem^{ts} de la marine et de Se servir pend^{t} le Cours de leurs voyages de bons medicaments et de tenir un registre de nous Signé et paraphé Sur lequel sera couché le nom Surnom des malades leur maladie & leur durée ce quils ont promis faire a cet effet ont

372. Prigent, *op. cit.*, p. 37-38.

preté le Serm[r] au Cas requis, à Bord. Le neufieme avril
mil Sept Cent quarante Six
Navarre
gabriel Camard
Garon[373]

Dans les colonies américaines, on se plaint de la faible qualification des chirurgiens de navire. En 1706, le Virginien William Byrd est sévère à leur égard :

> Here be some men indeed that are called doctors : but they are generally discarded surgeons of ships, that know nothing above the very common remedies. They are not acquainted with plants or the other parts of natural history, to be any service to the world[374].

En France, les chirurgiens de navire, surtout après le règlement de 1717, ont au moins une formation minimale. Toutefois, ils manquent d'expérience. À Saint-Malo, au XVIIIe siècle, 78 % des chirurgiens de navire s'embarquent avant 30 ans. La moitié ont entre 15 et 24 ans[375]. À Bayonne, l'âge moyen des chirurgiens de navire est de 24 ans[376]. Un peu plus de la moitié des « chirurgiens navigans » de Saint-Malo ne s'embarquent qu'une seule fois. À Bordeaux, malgré des lacunes importantes dans les rôles d'équipage, la tendance serait la même. De là à voir dans l'embarquement sur un navire un stage pratique est un pas aisément franchi par plusieurs chercheurs[377].

Au moins 34 chirurgiens de navire, ayant pour la plupart servi sur un bâtiment marchand, s'établissent dans la vallée du Saint-Laurent entre 1660-1759. Le nombre réel pourrait sans doute être doublé. Nous nous limiterons à une courte analyse de la situation des trois principaux ports envoyant des navires marchands au Canada : Bordeaux, La Rochelle et Bayonne.

À Bordeaux, principal port en relation avec le Canada dans les dernières décennies du Régime français, les rôles d'équipage manquent complètement avant 1738 et sont fragmentaires par la suite. Pour la période s'étendant de 1738 à 1760, soit 276 mois, les données pour 192 d'entre eux sont manquantes[378]. Malgré tout, durant cette période, 932 armements de navire, dont 165 vers Québec, ont été retracés par cette source. Quant aux registres des examens de l'Amirauté de Bordeaux, ils ont été intégralement conservés pour la période allant de 1717 à 1792 et concernent 3 202 individus[379]. Ces sources combinées permettent de rejoindre une douzaine de chirurgiens s'établissant au Canada. C'est un nombre relativement restreint mais, compte tenu des lacunes de la documentation et du laps de temps concerné, le phénomène est significatif.

À La Rochelle, les rôles d'équipage des navires se rendant au Canada durant la période allant de 1663 à 1687 de même que les examens de l'Amirauté pour les années s'étendant de 1719 à 1791 permettent de rejoindre quatre chirurgiens qui s'établiront au Canada[380]. Il est à noter que les années qui suivent 1720 sont marquées par un déclin de La Rochelle comme principal port desservant le Canada. Un dépouillement des rôles d'équipage, surtout pour les années allant de 1687 à 1719, aurait sans doute permis de rejoindre d'autres chirurgiens.

373. Nous tenons à remercier madame Luce J. Hafner, de West Sussex, Royaume-Uni, de nous avoir transmis une photocopie de ce document. Lettres de capacité accordées aux chirurgiens de mer Gabriel Camard de Perigueux et Jean Garon de la Martinique, 9 avril 1746, Archives départementales de la Gironde, Série 6B27, f. 16r.

374. Lettre de William Byrd à Hans Sloane, 20 avril 1706, citée dans Larry Lee Burkhart, *The good fight : Medicine in Colonial Pennsylvania, 1681-1765*, thèse de doctorat en histoire, Lehigh University, 1982, p. 223.

375. Jean-Claude Boudigou, *Les Chirurgiens navigans à Saint-Malo au XVIIIe siècle*, thèse de doctorat d'État en médecine, Université de Nantes, 1974, p. 64-65. Sur les qualifications des chirurgiens de navire, voir Jean-Pierre Kernéis, « L'enseignement médical nantais sous l'Ancien Régime », dans Jean Pecker, Jean-Loup Avril et Jean Faivre (sous la direction de), *La Santé en Bretagne*, Paris, Éditions Hervas, 1992, p. 214-215.

376. Plus des deux tiers des chirurgiens s'embarquent à Bayonne à un âge se situant entre 20 et 30 ans. Philippe Jumelais, *Les Chirurgiens navigans de Bayonne au XVIIIe siècle*, thèse de doctorat d'État en médecine, Université de Nantes, 1974, p. 91.

377. Jean-Claude Ribayrol, *Les chirurgiens navigans de la province du Maine au XVIIIe siècle*, thèse de doctorat d'État en médecine, Université de Nantes, 1977, p. 97 ; Patricia Roig, *Les aspirants à la maîtrise en chirurgie des bourgs et villages dans la région bordelaise de 1744 à 1791*, thèse de doctorat d'État en médecine, Université de Bordeaux II, 1984, p. 33.

378. Geneviève Menguy-Berthelot, *3778 Chirurgiens navigans de Bordeaux au XVIIIe siècle*, thèse de doctorat d'État en médecine, Université de Nantes, 1982, *passim*.

379. Pour la période s'étendant de 1717 à 1792, 3 202 personnes ont passé l'examen d'amirauté. Jean-Louis Carré, *Un monde oublié : les Chirurgiens navigans de Bordeaux au XVIIIe siècle*, thèse de doctorat d'État en médecine, Université de Nantes, 1969, p. 38, 45.

380. Joël Gaubert, *Les Chirurgiens navigans de Marennes sous l'Ancien Régime*, thèse de doctorat d'État en médecine, Université de Nantes, 1972, annexe ; Laqueuille, *op. cit.*, *passim*.

Tableau 28. Chirurgiens de navire établis au Canada[381]

Nom, prénom	Naissance	Examen de l'Amirauté	Embarquement	Port d'embarquement	Occupation du père
Bagnières, Barthelemi			1759-03-14	Bordeaux	
Barbier, Louis	1731	1753-03-21		La Rochelle	
Baudoin, Gervais	1645		1676	La Rochelle	Marchand
Bazert, Louis			1746		Maître chirurgien
Bourdais, Jean	1722		1743	Nantes	Maître chirurgien
Castaigne, Bernard		1741-02-15		Bayonne	
Danglade, Jean-Baptiste	1741	1767-01-17	1770-1772	Bayonne	
Daristoy, Bernard			1715	Bayonne	
Delisle, Jacques		1738-03-18	1738-04-01	Bordeaux	
Dénéchaud, Jacques	1728	1751-04-05		Marennes	Chirurgien, marchand
Desnouhes, Pierre	1691	1724-04-10		La Rochelle	Procureur et notaire royal
Destrampes, Jean-Baptiste	1721	1748-07-22	1747-1750	Bayonne	Bourgeois
Dubarry, Guillaume	1734		1759-08-31	Bordeaux	Marchand
Duberger, Bernard	1722	1744-04-10	1744-05-04	Bordeaux	Chirurgien
Ducondu, Jean	1731	1752-03-14		La Rochelle	
Dupont, Vital		1731-05-09	1732	Bordeaux-Guadeloupe	Négociant
Dureau, Antoine		1756-09-22	1756-04-05	Bordeaux	
Duthu, Jean-Paul	1733	1752-06-08	1752-06-25	Bordeaux	Chirurgien
Franchère, Jacques	1722		1747-1748	Marchand	
Garon, Jean-Baptiste	1724	1746-04-09		Bordeaux	Maître chirurgien
Jobert, Jean-Baptiste	1733		1757, 1760	Brest	Chirurgien, receveur
Laboissière, Philippe	1733		1752-1755	Lorient	Officier de la Marine
Lacoste, Jean	1721		1743	Bordeaux	
Lafond, Jean-Baptiste	1721		1745-1752	Bordeaux	Maître chirurgien
Landiran, Pierre	1691	1711		Bordeaux	Maître chirurgien
Leroux, Charles	1741		1758		
Maderan, Jean-Pierre		1724-06-07	1740-07-18	Bordeaux	
Mathon, Joseph	1714	1734-09-06		Bordeaux	Chirurgien major d'hôpital
Mercier, Jacques			c.1747		
Navarre, Paul-Maurice			1755-1766		
Pain, Frédéric		1750-03-03		Marennes	
Phlem, Yves				Saint-Malo	
Rieutord, Jean-Baptiste	1733		1756-1758	Bordeaux	Chirurgien
Robert			1760		
Sarrazin, Michel	1659		1686		Lieutenant en justice

Enfin, pour Bayonne, Philippe Jumelais, en étudiant les rôles d'équipage de ce port pour les périodes allant de 1723 à 1729 et de 1740 à 1789, relève 782 chirurgiens et précise que sept d'entre eux ont débarqué au Canada et qu'un autre y a déserté[382]. À l'instar des deux autres ports, les archives sont à peu près muettes avant les années 1720.

La présence de chirurgien de navire au Canada suit les débuts de la colonisation. Ainsi, au Canada, Adrien Du Chesne, présent à Québec dès 1631, et

381. Nous ne présentons dans ce tableau que les chirurgiens qui sont venus au Canada en remplissant les fonctions de chirurgien de navire. De ce fait, nous excluons des chirurgiens qui, comme Adrien Du Chesne, Antoine Briault ou Michel Bertier, servent à un moment de leur vie comme chirurgiens de navire, mais sont venus au Canada pour y remplir les fonctions de chirurgiens du roi ou pour des raisons inconnues.

382. Durant ces mêmes années, nous n'avons relevé que trois chirurgiens embarqués à Bayonne dans les listes de Jumelais. Toutefois, il est probable que le terme Canada inclut Louisbourg. De plus, l'orthographe des noms dans les documents et dans le relevé est souvent déformée et des individus ont pu ainsi nous échapper. Jumelais, *op. cit.*, p. 123.

qui s'intitule chirurgien de l'habitation en 1634, sert également sur les navires. En 1645, il est chirurgien dans le navire de monsieur de Repentigny.

Les cas de Jean Lacoste et de Vital Dupont sont particulièrement éclairants sur les circonstances qui peuvent inciter un chirurgien de navire à s'établir au Canada. Pour eux, s'établir au Canada ne semble pas une aventure planifiée.

Né à Bayonne en 1721, Jean Lacoste apprend à lire et à écrire et, à 22 ans, se retrouve chirurgien du navire *L'Heureux Moine* de Bordeaux, avec le capitaine Gosselin, en route pour le Canada avec une cargaison de vin et d'eau-de-vie. Arrivé à Québec le 23 juin 1743, il reste à bord du navire pendant deux mois, puis, après une dispute avec le capitaine, obtient du commissaire contrôleur de la Marine, Jean-Victor Varin, la permission de rester dans la colonie. Il passe alors moins de quatre jours à Québec, se rend à Sainte-Anne-de-la-Pérade et y demeure ensuite jusque vers Noël chez le nommé Niquet[383]. Durant l'hiver, il s'installe à l'île Jésus et pensionne chez un habitant, Joachim Labelle. Accusé d'avoir fabriqué de fausses ordonnances, il est arrêté le 4 juin 1744 et traduit en justice.

Les témoignages qui s'ensuivent nous renseignent sur la pratique de ce jeune chirurgien et tout particulièrement sur ses livres et ses instruments. Lors de l'un des interrogatoires, Bertrand Guérin, 43 ans, cabaretier de l'île Jésus, déclare « qu'il connoit led Lacoste faisant les fonctions de Chirurgien dans Sa Coste depuis cette hyver dernier qu'il y a Environ un mois Et Demie qu'il arracha deux Dans à Sa femme ». Lacoste exigea alors 40 sols pour les extractions. Le jeune chirurgien possède peu de biens. Dans un coffre qu'il avait dans la chambre qu'il occupait dans la maison de son hôte, on retrouve un petit miroir de traite, quelques petits paquets de soufre et autres poudres, cinq rasoirs, la pierre, un fer à repasser, trois mouchoirs de coton rayé dont un neuf, un fichu, quatre essuie-mains de toile, un petit gobelet d'étain, un petit pilon de bois et un petit écritoire de peau de chagrin.

On retrouve également dans le coffre trois livres. Le premier s'intitule *Reflexions sur les quatre (?) fins dernieres*, le second *Recueuil des Remedes faciles et Domestiques* et le dernier, *Dediée au dauphin*. Outre « peu de remedes Et quelques Livres de Son Etat dont deux appartenoit a Monsieur Saladin prestre », le coffre contenait « quelque manuscrit Contenant Divers traittés de Chirurgie qui fussent Ecrits de Sa main ». Lacoste précise « qu'il y En avoit trois dont un gros Et deux autres petits ». Le « gros Manuscrit... Contenant cent Cinquante cinq pages D'Ecriture Le Reste En Blanc Et Intitulé Nouvelle histoire des Os, Selon Les anciens Et les modernes Enrichis de vers Divisé En deux parties » avait été copié « tout de sa Main Et qu'il y avoit Recours pour se former dans sa profession de Chirurgien[384] ». Le second manuscrit consistait en un petit cahier où Lacoste inscrivait « L'Etat des petites Debtes qui Luy Sont deus par Les malades qu'il a Soignés ». Enfin, le dernier contenait un *Traitté de la Natomie*. La présence de cinq rasoirs, dont deux avaient été achetés à Pâques au marchand Charles Biron pour six livres, témoigne qu'il aurait fait office autant de barbier que de chirurgien.

Reconnu coupable, il est d'abord condammé à être pendu mais, après un appel auprès du Conseil supérieur, cette sentence est commuée en une peine moins radicale. Lacoste se voit alors contraint à servir à vie sur les galères du roi[385].

Si l'on exclut les mésaventures judiciaires de Lacoste, il est intéressant de noter quelques éléments de cette installation en terre canadienne : décision de s'établir non planifiée, jeunesse de l'arrivant, médiocrité des moyens financiers, formation professionnelle se limitant sans doute à un apprentissage auprès d'un maître mais, avantage indéniable, capacité de lire et

383. Liste des batimens arrivés devant Quebec depuis L'ouverture de la navigation Jusqu'au 25e Juin 1743, ANOM, Fonds des Colonies, série C11A, vol. 80, f. 303v. ; Procès contre Jean Lacoste, chirurgien, originaire de Bayonne, habitant de l'île Jésus, accusé de fabrication de fausses ordonnances, 3 juin 1744 au 6 juillet 1744, BAnQ-M, TL4,S1,D5065, Dossiers de la Juridiction royale de Montréal; Procès criminel contre Jean Lacoste, âgé de 23 ans, chirurgien de profession, natif de Bayonne en France, venu en Nouvelle-France sur le vaisseau *L'Heureux Moine*, en qualité de chirurgien et demeurant ordinairement à l'île Jésus, accusé d'avoir fabriqué de fausses cartes et de faux billets, 3 juin 1744 au 28 juillet 1744, BAnQ-Q, TL5,D1358, Collection de pièces judiciaires et notariales.

384. *Ibid.*

385. Appel mis à néant de la sentence rendue, le 6 juillet 1744, contre Jean Lacoste, chirurgien, accusé d'avoir fabriqué et distribué 5 billets d'ordonnance (monnaie) signés Hocquart. Condamné à être battu et fustigé nu sur la place publique de Montréal et à servir sur les galères du Roi à perpétuité, 28 juillet 1744, BAnQ-Q, TP1,S28,P17264, Registres des jugements et délibérations du Conseil supérieur, vol. 37, f. 79r-81v.

écrire, expérience plus que limitée, pratique probable du métier de barbier, importance de l'écrit comme outil de référence à un savoir, mobilité géographique et tentative peu fructueuse de vivre de son métier. Des débuts modestes, voire difficiles, semblent le lot de plusieurs chirurgiens de navire. Toutefois, pour un bon nombre, ces premières années difficiles débouchent sur un établissement plus solide. C'est le cas en particulier pour Vital Dupont installé au Canada dans des circonstances similaires.

Le cas de Vital Dupont débute de la même manière, mais se termine sur une réussite. Né en 1711 dans la paroisse de Saint-Pierre, dans la ville de Lourdes, dans le sud de la France, il est le fils du négociant Jean Dupont et de Marie-Jeanne de Lavigne. Le 9 mai 1731, en conformité avec le règlement du roi du 5 juin 1717, il passe et réussit l'examen de l'Amirauté de Bordeaux et peut ainsi s'embarquer comme chirurgien de navire[386]. Pour être jugé apte à se présenter à cet examen, il devait avoir terminé un apprentissage d'au moins deux ans auprès d'un maître chirurgien. En 1732, il vient au Canada en tant que chirurgien du navire *Le Dauphin* de la Guadeloupe, capitaine Martin Darnader. Accusant Darnader de mauvais traitements à son égard et de menaces réitérées, Dupont obtient la permission de l'Amirauté de Québec de quitter le navire. Pour ses gages de chirurgien pendant dix mois, il reçoit 312 livres. De cette somme, il en avait reçu 60 en avance[387]. La présence de Dupont en terre canadienne n'est signalée à nouveau qu'en novembre 1736. Il est à ce moment dans la région de l'île du Pas et exerce comme maître chirurgien[388]. Il y demeure jusque vers 1746. Entretemps, il consolide son établissement en épousant en 1738 Geneviève Drouet de Richardville, fille d'un ancien officier des troupes de la Marine[389]. Signe du statut des conjoints, un douaire de 3000 livres est stipulé, soit dix fois la moyenne des habitants, et une dot de 2500 est apportée par l'épouse. Dupont continue de servir comme chirurgien et rédige en 1738 et en 1745 des certificats médicaux[390]. Toutefois, vers 1749, il change l'orientation de sa carrière et, à l'instar de son page, se lance dans le commerce[391]. Il déménage alors à Québec. Son remariage avec Geneviève Trefflé-Rottot, qui lui apporte 3121 livres provenant de la succession de ses parents, ne peut que lui être bénéfique. En contrepartie, l'époux garantit un douaire de 13000 livres[392]. En 1758, Dupont quitte la colonie. Il n'y reviendra pas et on le retrouvera comme négociant à La Rochelle en 1764 et en 1770.

Les carrières de Lacoste et Dupont, amorcées modestement comme chirurgien de navire, se transforment en celles de chirurgien de campagne au Canada alors qu'ils n'ont que 21 ou 22 ans. Ils ont sans doute fait un apprentissage auprès d'un maître, mais n'ont guère eu le temps d'acquérir beaucoup d'expérience. L'un a réussi ; l'autre a vu le

386. Geneviève Menguy-Berthelot, *3778 Chirurgiens navigans de Bordeaux au XVIIIe siècle*, Thèse de doctorat d'État en médecine, Université de Nantes, 1982, fichier nominal des chirurgiens navigans de Bordeaux au XVIIIe siècle, p. 102.

387. Appel mis à néant de la sentence rendue en l'Amirauté de Québec, le 20 août 1732, dans la cause entre Martin Darnader, capitaine du bateau nommé le Dauphin, de la Guadeloupe, présentement au Cul-de-sac de cette ville, contre Vital Dupont, chirurgien sur le dit bateau. Il est ordonné que Vital Dupont sera tenu de continuer le voyage, sous les peines de l'ordonnance de la Marine et, cependant, ayant aucunement égard aux plaintes portées par l'intimé, fait défense à l'appelant (Martin Darnader) de récidiver, sous les peines de droit, et l'a condamné aux dépens des cause principale et d'appel pour tous dommages et intérêts, 4 septembre 1732, BAnQ-Q, TP1,S28,P17680, Registres des jugements et délibérations du Conseil supérieur, vol. 39, f. 178v-179v.

388. Procuration de Marguerite Dandonneau, veuve de Jacques Brisset, seigneur en partie de l'île du Pas, à Vital Dupont, maître chirurgien, 9 novembre 1736, BAnQ-M, CN603,S87, greffe de P.-Antoine Puyperoux de La Fosse.

389. Contrat de mariage de Vital Dupont, maître chirurgien, et de Geneviève Drouet de Richardville, 10 février 1738, BAnQ-M, CN603,S87, greffe de P.-Antoine Puyperoux de La Fosse.

390. Déclaration de Françoise Garnier, veuve de Lorry habitant de l'île du Pas, 2 août 1738, dans Procès entre François Fournaise dit Toulouse, ferblantier de la seigneurie de Berthier, plaignant, et Alexis Casaubon, accusé d'avoir frappé la femme du plaignant, Angélique Serre, 1er au 7 août 1738, BAnQ-M, TL4,S1,D4576, Dossiers de la Juridiction royale de Montréal; Rapport de visite du corps de Jaquin, habitant de l'île Saint-Ignace, par Vital Dupont, chirurgien juré, 25 novembre 1745, dans Procès contre Michel Charpentier, tonnelier, habitant de la rivière Chambly dans la seigneurie de Contrecœur, et son épouse Angélique Mersan, accusés du meurtre d'un nommé Joquin, habitant de l'île Saint-Ignace, 25 novembre 1745 au 25 février 1746, BAnQ-M, TL4,S1,D5189, Dossiers de la Juridiction royale de Montréal.

391. Promesse de paiement de Jacques Gely à Vital Dupont, négociant de Québec, 27 octobre 1751, BAnQ-Q, P1000,S3,D839.

392. Contrat de mariage de Vital Dupont, négociant de Québec, et de Geneviève Trefflet-Rottot, 18 novembre 1751, BAnQ-Q, CN301,S207, greffe de Jean-Claude Panet, n° 1106.

début de sa carrière s'écrouler au bout de quelques mois. Les antécédents familiaux de Dupont dans le commerce ont sans doute joué en sa faveur, mais de bons mariages lui ont été tout autant profitables.

Dans l'ensemble, les cas de Lacoste et de Dupont reflètent certaines caractéristiques des chirurgiens de navire s'établissant au Canada. Leur jeunesse est évidente. Sur 11 chirurgiens dont nous connaissons l'âge au moment où il passe l'examen de l'amirauté, quatre seulement ont plus de 23 ans, la médiane se situant à 22 ans. Ce sont donc de jeunes chirurgiens venant de terminer leur apprentissage et n'ayant pas encore accompli les trois ou quatre années de service comme garçons chirugiens prescrites par les ordonnances et les statuts de 1692, de 1719 et de 1730. Ils sont encore moins des maîtres chirurgiens agrégés à une communauté[393]. Signe d'une expérience limitée, les chirurgiens de navire s'établissant au Canada font généralement un seul voyage, quelquefois deux, rarement plus. Des « chirurgiens navigans », comme Jean-Baptiste Lafond ou Jean-Baptiste Destrampes qui s'embarquent respectivement six fois entre 1745 et 1752 et quatre fois entre 1747 et 1750, font office d'exceptions[394]. Le mode particulier de recrutement du corps médical canadien, axé principalement sur les militaires et, à un degré moindre, sur les chirurgiens de navire, se traduit par une provenance géographique qui diffère de celle du reste de la population canadienne. Si la Bretagne, la Normandie, l'Ouest et les pays de la Loire fournissent le tiers des contingents, cette situation s'explique par le fait que ces régions sont non loin des grands ports sur l'Atlantique, qu'elles sont des lieux de recrutement pour les troupes franches de la Marine et pour la population canadienne en général. Toutefois, ce qui étonne, c'est que deux chirurgiens sur cinq proviennent du sud de la France. Le Languedoc, la Guyenne et surtout la Gascogne fournissent des contingents importants. Dans le cas des chirurgiens de navire, cette situation trahit le rôle prépondérant de Bordeaux durant les dernières décennies de la Nouvelle-France[395]. La présence de plusieurs chirurgiens provenant du sud-ouest de la France, et en particulier de la Gascogne, est également attribuable au grand nombre de chirurgiens produits par cette région. Ce poids démographique se manifeste notamment par leur présence massive comme chirurgiens de navire à Bordeaux, mais également par leur fréquentation assidue du Collège de chirurgie de Paris. En 1755, la Gascogne et la Guyenne fournissent les plus forts contingents qui représentent 30 % des étudiants inscrits dans cette institution, bien que ces deux provinces ne comptent que 9 % des communautés de chirurgiens de la France[396].

393. Pour se présenter, les aspirants à la maîtrise doivent avoir 22 ans ou seulement 20 ans s'ils sont fils de maître. Toutefois, dans la réalité, du moins à Bordeaux, 70 % des candidats passent leur examen au moment où ils ont plus de 30 ans. Ils ont rarement moins de 25 ans. Patricia Roig, *Les aspirants à la maîtrise en chirurgie des bourgs et villages dans la région bordelaise de 1744 à 1791*, thèse de doctorat d'État en médecine, Université de Bordeaux II, 1984, p. 29-30.

394. Jumelais, *op. cit.*, annexe. Nous connaissons mal l'examen que doivent subir les chirurgiens souhaitant servir sur les navires. Celui de Jean-Frédéric Pain, qui se marie au Canada en 1755, est sommairement décrit dans son attestation de capacité :
« Suit L'Enregistrement de latestation des chirurgien dudit pain NOUS, Charles Dominique fontenelle, et Jean puyperoux, chirurgiens Jurés, au gouvernement de Brouage, et de l'amirauté des Costes & Isles de Saintonge, Establis a marennes, par Commission de S. A. S. Mong[r] Le duc De Peinthievre amiral de france, Certiffions que Sieur Jean frederic Pain Natif de la ville de Rochefort, Dioceze de la Rochelle, chirurgien, S'est presenté a Nous, Dézirant Embarquer En la ditte quallité de Chirurgien, pour les Voyages de Longs Cours, Nous avons proceddé a Son Examen, Sur les principes de la chirurgie, fractures, laxations (sic pour luxations), plusieurs oppérations Sur l'escorbut, flux dissenteriques, & autres Maladies habituelles en mer & par les Reponces quil Nous afaittes, Nous le jugeons en Etat Et capable d'Embarquer Sur les Navires Marchands, en la Susd. Quallité de chirurgien,pour Les voyages de long Cours, En foy de quoy nous luy avons delivré Ses pr[entes] Pour luy valloir & Servir Ce que de Raison, lesquelles Seront Enregistrées au greffe de la présente amirauté, Sous le bon plaisir de Mrs Les Juges Fait a Marennes Ce trois mars mil Sept cent Cinquante, Signé Fontenelle & puiparoux. » Comparution de Jean-Frédéric Pain, assermentation et enregistrement de son attestation de capacité comme chirurgien de navire, 6 mars 1750, Archives départementales de la Charente-Maritime, Amirauté de Brouage, sise à Marennes, B 37, Registre Denregistrement Des Edits et declarations du Roy, et des Contrats de Proprietté des Vaisseaux et des Installations Dofficiers Commancé le Quatre Juillet 1748, f. 28v-29r.

395. Les études réalisées sur les « chirurgiens navigans » de Bordeaux démontrent clairement l'importance du Sud-Ouest comme bassin de recrutement des chirurgiens de navire. Sur les 1 214 chirurgiens ayant passé l'examen de l'Amirauté de Bordeaux entre 1717 et 1792 et dont l'origine nous est connue, 853 proviennent de Guyenne, de Gascogne et du Béarn et 122 du Languedoc. Carré, *op. cit.*, 44.

396. Toby Gelfand, « Deux cultures, une profession : les chirurgiens français au XVIIIe siècle », dans *Revue d'histoire moderne et contemporaine*, vol. XXVII (juillet-septembre 1980), p. 474-475. À Saint-Domingue, les chirurgiens proviennent de deux régions privilégiées : un Poitou élargi, ainsi que la Guyenne et la Gascogne. Les similitudes avec le Canada sont donc frappantes. Pierre Pluchon, « La Santé dans les Colonies de l'Ancien Régime », dans Pierre Pluchon, dir.,

Un chercheur, Toby Gelfand, a soulevé l'hypothèse d'une opposition entre ces chirurgiens du Sud-Ouest, d'une part, et ceux de Paris et des provinces limitrophes, d'autre part. Il y voit la présence de « deux cultures chirurgicales ». Paris serait au centre d'une haute culture chirurgicale tandis que la Gascogne, au contraire, serait le pôle d'une « culture médiocre ». Les chirurgiens du Sud-Ouest seraient plus des barbiers que des chirurgiens[397]. Sans de nouvelles études plus précises à mener en France, il est toutefois difficile de conclure que les qualifications des chirurgiens canadiens provenant de cette région étaient inférieures à celles de leurs collègues provenant de Normandie ou de la Loire.

Après la Conquête, bien que quelques chirurgiens français s'établissent au Canada, ce sont inévitablement les Britanniques qui prennent la relève. Dans les années qui suivent le traité de Paris, leur présence est d'abord discrète. À peine note-t-on quelques chirurgiens militaires et de rares praticiens civils, d'ailleurs souvent des militaires démobilisés.

En 1765, la dizaine de chirurgiens britanniques que nous avons retracés au Canada sont presque exclusivement des militaires ou d'anciens militaires.

Tableau 29. Chirurgiens britanniques établis au Canada en 1765

Nom	Résidence	Fonction
Baker, Thomas	Montréal	Aide-chirurgien du 28e Régiment
Blair, Thomas	Québec	Chirurgien du Royal Artillery
Jamieson, James	Montréal (?)	Chirurgien du 28e Régiment
Kennedy, Henry	?	Aide-chirurgien du 15e Régiment
Mabane, Adam	Québec	Chirurgien de la garnison de Québec
Morison, Daniel	Montréal	Aide-chirurgien du 2e Bataillon du 60e Régiment
Roberts, Robert	Québec	Chirurgien du 15e Régiment
Robertson, Daniel	Montréal	Ancien lieutenant du 42e Régiment
Taylor, Henry	Québec	Apothicaire et chirurgien civils
Young, Mark	Québec	Ancien aide-chirurgien du 60e Régiment

Histoire des médecins et pharmaciens de marine et des colonies, Toulouse, Bibliothèque historique Privat, 1985, p. 103.

397. Gelfand, *loc. cit.*, p. 474-475, 478-481.

Tableau 30. Membres du corps médical d'origine britannique en 1788

Nom	Résidence	Fonction
Adams, Samuel	Maskinongé	Loyaliste et ancien officier militaire
Aussem, John H.	Longueuil (?)	Loyaliste et ancien officier militaire
Blake, Charles	Montréal	Ancien chirurgien de la garnison
Carter, Christopher	Sorel	Aide-chirurgien de l'« Hospital » militaire
Davidson, James	Québec	Ancien chirurgien du 84e Régiment
Ferries, John	Berthier	Origine inconnue
Fisher, James	Québec	Chirurgien de la garnison
Foote, John	Québec	Chirurgien général des troupes (Hospital)
Gill, John de C.	Québec	Chirurgien de l'« Office of Ordnance »
Gould, John	Québec	Aide-chirurgien de l'« Hospital » militaire
Greer, Joseph	Contrecœur	Origine inconnue
Grieves, Andrew	Québec	Aide-chirurgien du 53e Régiment
Guthrie, Robert M.	L'Assomption	Ancien chirurgien-major des Rangers de Butler
Holmes, William	Québec	Chirurgien du 5e Régiment
Jones, Robert	Montréal	Probablement ancien aide-chirurgien
Latham, James	Québec	Ancien chirurgien du 8e Régiment
Longmore, George	Québec	Aide-chirurgien du « Hospital »
Mabane, Adam	Québec	Ancien chirurgien de la garnison
Midlicot, Thomas	Québec	Origine inconnue
Mount, Philippe	Richelieu	Ancien aide-chirurgien du 84e Régiment
Nooth, John M.	Québec	Médecin, surintendant des hôpitaux (militaires)
O'Connor, T.	Québec	Médecin civil
Pomeroy, Josiah	Québec	Origine inconnue, peut-être loyaliste
Prendergast, T.	Trois-Rivières	Ancien chirurgien du « General Hospital »
Rowand, John	Montréal	Aide-chirurgien à l'Hôtel-Dieu de Montréal
Selby, George	Montréal	Médecin civil
Sym, Robert	Montréal	Chirurgien de l'Hôtel-Dieu de Montréal
Walker, James	Sorel	Ancien aide-chirurgien du 84e Régiment
Harries, George	Saint Johns	Ancien aide-chirurgien du « General Hospital »
Hurst, John	Québec	Apothicaire et ancien aide-chirurgien
Smyth, George	Saint John	Ancien chirurgien des Loyal Rangers
Wilson, R. A.	Québec	Chirurgien de l'« Office of Ordnance »

En 1788, la situation des chirurgiens britanniques établis sur le territoire du futur Bas-Canada a radicalement changé depuis le début de la guerre de l'Indépendance américaine qui s'est traduit par la venue de nouvelles troupes. Ils forment désormais près du tiers des effectifs médicaux de la colonie et leur importance dépasse largement leur poids démographique. La nouvelle élite médicale se recrute essentiellement parmi ce groupe. À la paix, en 1783, plusieurs praticiens issus de l'armée britannique continuent d'occuper des fonctions militaires au Canada ou s'y établissent comme praticiens civils. À l'opposé, on note un nombre relativement faible de loyalistes ou d'immigrants sans affiliation avec l'armée. Enfin, très peu de Britanniques s'installent dans les campagnes. Nous n'avons que fort peu de détails sur les origines exactes de ces chirurgiens et sur leur vie avant leur venue au Canada.

La guerre de l'Indépendance américaine entraîne donc un changement sensible dans la composition des effectifs médicaux. L'arrivée massive de chirurgiens militaires britanniques est importante, mais celle des Allemands l'est tout autant. Ainsi, en 1776, 20 000 mercenaires se joignent aux troupes anglaises et prennent le chemin de l'Amérique, en partie pour Québec, afin de combattre les rebelles américains[398]. Ils proviennent des États de Hesse-Cassel, de Brunswick, de Hesse-Hanau, de Waldeck, d'Ansbach-Bayreuth et d'Anhalt-Zerbst et ont été loués par leur souverain en vertu d'ententes signées en 1776. Le 1er juin de la même année débarque à Québec une première division d'auxiliaires allemands comprenant près de 3 000 hommes. D'autres troupes les rejoignent et, en octobre, 4 881 militaires allemands seront présents au Canada. Par la suite, leur nombre en terre canadienne oscille au gré des campagnes et des cantonnements entre 691 et 4 960, rarement en bas de 1 900[399]. Durant la saison morte, les soldats sont logés chez les habitants et les occasions de contact entre Canadiens et Allemands se multiplient. À la paix, entre 1 300 et 1 400 mercenaires allemands s'installent au Canada,

398. Jean-Pierre Wilhelmy, *Les mercenaires allemands au Québec du XVIIIe siècle et leur apport à la population*, Belœil, Maison des mots, 1984, p. 68, 96.

399. *Ibid.*, p. 67, 96-97, 149-150, 176-181.

Tableau 31. Membres du corps médical d'origine allemande en 1788

Nom	Résidence	Ancienne fonction
Bender, François-Xavier	Montréal	Chirurgien major
Besserer, Johann-Theodor	Château-Richer	Aide-chirurgien
Blumke, Johann-Andreas	Neuville	Aide-chirurgien
Burgy, Sebastian	Châteauguay	Aide-chirurgien
Diller, Christophe	Québec	Aide-chirurgien
Dohren, Friederich	Baie-Saint-Paul	Aide-chirurgien
Dufft, Jean-Adam	Saint-Pierre-les-Becquets	Aide-chirurgien
Eberts, Herman-Melchior	Longueuil	Aide-chirurgien
Fridel, Ignace	Québec	?
Globensky, August-France	Verchères	Militaire
Goetze, Andreas	L'Assomption	Aide-chirurgien
Grisingher, Carles-Josephus	Sainte-Geneviève	Aide-chirurgien
Gutke, Johann-Friederich	Yamachiche ou Batiscan	Aide-chirurgien
Heckemberg, Christian	Île Perrot	?
Henkel, George	Sorel	Aide-chirurgien
Iserhoff, Gustav	Belœil	Aide-chirurgien
Just, John-Conrad	Sainte-Famille Î.O.	Aide-chirurgien
Karch, Joseph-Benoît	Saint-Antoine-de-Tilly	Aide-chirurgien
Kling, Theodor	Sainte-Anne-de-la-Pérade	Soldat
Koch, Anton	Repentigny (?)	Aide-chirurgien
Koenig, Edmond-Victor	Sainte-Anne-de-la-Pocatière	Lieutenant
Loedel, Henry-Nicholas	Montréal	Aide-chirurgien
Meyer, George	Pointe-Claire	Aide-chirurgien
Oliva, Frédéric-Guillaume	Saint-Thomas (Montmagny)	Chirurgien major
Reussner, Charles	Sainte-Marie-de-Beauce	Soldat ou aide-chirurgien
Schiller, Augustus-Benjamin	Rivière-du-Loup (Haut)	Aide-chirurgien
Schiller, Johann-Charles	Varennes	Aide-chirurgien
Stein, Theodor	Berthier (Haut)	Aide-chirurgien
Stubinger, Jean-George	Boucherville	Aide-chirurgien
Thienel, Charles	Lachenaie	Aide-chirurgien
Turneau, Benedict-Frederick	Soulanges (?)	Aide-chirurgien
Weis, Jean-Georges	Québec	Aide-chirurgien

dont au moins 32 chirurgiens, essentiellement des chirurgiens de compagnie[400].

Les chirurgiens allemands représentent désormais près du tiers des effectifs en 1788. Alors que les Britanniques accaparent les villes, les Allemands sont massivement présents dans les campagnes et desservent souvent des petites localités n'ayant jamais compté de chirurgiens. De fait, même si numériquement ils ont le même poids que les Britanniques et presque celui des Français, ils n'ont certes pas la même influence sur les destinées de la profession. Généralement critiqués par les Britanniques et les élites en général, ils seront toutefois généralement bien acceptés par les habitants. Seuls quelques individus, dont les anciens chirurgiens-majors, vont faire une belle carrière et s'allier à des familles en vue. C'est particulièrement le cas des chirurgiens Bender, Loedel, Oliva et Stubinger. Bender épousera la fille du chirurgien Claude Benoist, tandis qu'Oliva s'alliera à la famille seigneuriale Couillard. À l'instar des Britanniques, la formation et les antécédents familiaux et professionnels des chirurgiens allemands sont à peu près inconnus.

Culturellement, les affinités des Allemands sont plutôt orientées vers les francophones. Plusieurs parlent le français et, à une exception près, tous ceux qui se marient épousent une francophone. D'ailleurs, leurs descendants seront généralement intégrés au système culturel francophone.

Ce survol de la composition du corps médical met en relief un phénomène important: le faible nombre des praticiens nés au Canada. Si, à partir de la fin du XVIIe siècle, la profession médicale tend à compter de plus en plus de Canadiens parmi ses effectifs, ce mouvement atteint un sommet en 1723 avec 37,1 % des effectifs, puis régresse par la suite. Durant les années 1750, on assiste à une véritable dégringolade. Entre 1751 et 1765, les Canadiens passent de 12 à 7, soit de 24,0 % à 8,0 %. En 1788, ils ne forment plus que 4,3 % des effectifs médicaux.

Une analyse plus fine nous a permis de constater que, si certaines dynasties de chirurgiens urbains se sont constituées ou ont cherché à se constituer – les Benoist et les Forestier à Montréal, les Lajus, les Baudoin et les Soupiran à Québec et les Alavoine à Trois-Rivières –, la situation est inversée à la campagne puisque les chirurgiens transmettent rarement leur métier à leurs fils.

Expliquer ce phénomène nous incite d'abord à nous interroger sur l'enseignement disponible. Même si la bibliothèque des Jésuites à Québec est garnie des principaux ouvrages en usage à l'époque, aucun enseignement médical n'est en effet dispensé par des institutions canadiennes. La dépendance face à la métropole est totale et un séjour à l'extérieur est obligatoire pour quiconque vise un poste important. Il est vrai, par contre, que la formation chirurgicale se fait principalement par un apprentissage auprès d'un maître.

Entre 1660 et 1786, 21 contrats d'apprentissage notariés ont été relevés. L'apprentissage se fait généralement auprès d'un maître reconnu de Québec ou de Montréal[401]. Même des fils de chirurgien de campagne comme Jacques Meneux et Claude Pinard se sentent obligés de parfaire leur formation auprès d'un chirurgien de Québec, Jean Demosny. La durée de l'apprentissage varie généralement de trois à cinq ans et l'apprenti est placé auprès de son maître alors qu'il est âgé, règle générale, entre 12 et 21 ans. L'analyse des carrières des apprentis révèle que fort peu d'entre eux persistent dans cette carrière. Sur les 21 apprentis relevés, six vivent de leur métier par la suite mais, à l'exception de Claude Pinard et de Nicolas Colson, ils ne le font que pendant quelques années. Être chirurgien ne semble pas très attirant. Peu de fils d'artisans ou d'habitants choisiront cette voie. Essentiellement, les rares Canadiens sont déjà fils de chirurgien et généralement de chirurgien déjà bien établi.

400. *Ibid.*, p. 188.

401. Un complément de formation peut être obtenu en travaillant comme aide-chirurgien dans les hôpitaux sous les directives du médecin du roi. De même, du moins sous le Régime anglais, les chirurgiens obtiennent les corps de criminels exécutés par la justice. En 1768, un sauvage panis est pendu et «son corps remis aux chirurgiens pour être disséqué». En 1788, un Amérindien est condamné à être pendu à la suite d'un meurtre. Après l'exécution, le shérif doit remettre le corps au chirurgien Charles Blake afin qu'il soit disséqué. De même, en 1792, le corps de Marie-Louise Brisebois, pendue, doit être «delivered to the Surgeons to be dissected agreable to the Statu in such case made and provided». *Gazette de Québec*, 15 septembre 1768, n° 194; Ordre du gouverneur au shérif William Gray, 20 mars 1788, BAC, RG 4, A 1, série «S», Correspondance du secrétaire civil et provincial du Bas-Canada, vol. 38, p. 12352; Corps de Marie-Louise Brisebois remis aux chirurgiens, 14 septembre 1792, BAC, RG 4, A 1, série «S», Correspondance du secrétaire civil et provincial du Bas-Canada, vol. 54, p. 17751.

Tableau 32. Maîtres et apprentis chirurgiens au Canada (1608-1789)[402]

Apprentis	Âge	Maîtres	Date	Durée
Colson, Nicolas	34	Bouchard, Étienne (Mtl)	1660-11-15	
Prudhomme, Paul	19	Martinet, Jean (Mtl)	1674-01-15	3 1/2 ans
Pèlerin, Ignace	17	Demosny, Jean (Q)	1676-03-04	3 ans
Meneux, Jacques	14	Demosny, Jean (Q)	1680-09-09	5 ans
Tardif, François	16	Martinet, Jean (Mtl)	1681-12-16	3 ans
Pinard, Claude	17	Demosny, Jean (Q)	1684-06-18	3 ans
Malidor, Pierre		Martinet, Jean (Mtl)	1686-11-12	4 ans
Jacquereau, Louis	12	Dumancin dit Doro, Arnaud (Q)	1688-12-16	4 ans
Lecourt, Raphaël	18	Martinet, Jean (Mtl)	1691-09-20	5 ans
Levrard, Louis	14	Belisle dit Lamarre, Henri (Q)	1692-07-21	3 ans
Bertet, Charles		Belisle dit Lamarre, Henri (Q)	1695-07-01	3 ans
Magnan, Jean	15	Martinet, Jean (Mtl)	1695-10-11	
Cuillerier, Lambert	14	Thaumur de Lasource, D. (Mtl)	1696-12-10	3 ans
Lecomte, Jean	15	Baudoin, Gervais (Q)	1697-08-13	
Berthelemy, Joseph	14	Soupiran, Simon (Q)	1707-03-20	4 ans
Grouard, Jacques	18	Emery dit Lasonde, Gaspard (Q)	1710-01-28	3 ans
Fabas, Louis	14	Soupiran, Simon (Q)	1713-01-29	
Pampalon, Joseph	15	Soupiran, Simon (Q)	1715-10-21	3 ans
Coraud, Pierre	21	Soupiran, Simon (Q)	1717-05-18	2 ans
Noël, René-Nicolas		Sullivan, Timothée (Mtl)	1740-10-15	
Mercier, Charles	13	Bender, François-Xavier (Mtl)	1786-03-16	6 ans

Un certain nombre de Canadiens iront se former en Europe dès la fin du XVIIe siècle. En octobre 1668, Louis Maheu emprunte 146 livres de son beau-père « pour fe Le voyage de france aux fins de continuer Son aprentisage de lart de Chirurgien[403] ». Quelques années plus tard, Gervais Baudoin, né à Québec en 1686, fils du chirurgien-major de Québec, sert d'abord quatre ans à l'Hôpital de Rochefort en qualité de garçon chirurgien, puis va se perfectionner dans les hôpitaux d'armée[404].

Au XVIIIe siècle, le phénomène se poursuit. Joseph-Michel Sarrazin, fils du célèbre médecin, arrive à Paris en 1731 pour y poursuivre ses études[405]. Les autorités lui accordent une gratification annuelle et espèrent ainsi qu'il pourra prendre la relève de son père. Malheureusement, il décède en France avant d'avoir terminé sa formation[406]. François Lajus, fils du lieutenant du premier chirurgien du roi, se rend en France, en 1736, à l'âge de 15 ans, étudie à Rochefort puis revient à Québec, en 1743, succéder à son père[407]. En 1747, il retourne

402. Nous avons retenu tous les contrats d'apprentissage notariés. De ce fait, les apprentissages faits d'un père ou d'un beau-père sont absents. De même, les engagements comme compagnon chirurgien ou comme garçon chirurgien sont exclus. Le 18 mai 1717, Pierre Coraud de la Coste, âgé de 21 ans, s'engage comme « Garçon Barbier chirurgien » pour deux ans auprès du chirurgien québécois Simon Soupiran. Bien que l'âge avancé de Coraud, la faible durée de son engagement, l'absence du terme apprenti et l'utilisation de celui de garçon indiquent assez clairement qu'il ne s'agit pas d'un apprentissage régulier, nous l'avons conservé puisque Soupiran s'oblige à « luy montrer tout ce qui luy sera possible dans l art de chirurgie » et de le « mener Avec luy Voir Ses malades en Ville, Et le laisser Aller à Lhopital tous les Jours à L'Exception des Mercredy, Samedy, Dimanches, et dans l'Automne lorsqu'il Sera necessaire à la Boutique ». Engagement de Pierre Coraud dit de la Coste à Simon Soupiran, maître chirurgien, de Québec, 18 mai 1717, BAnQ-Q, CN301,S240, greffe de Pierre Rivet.

403. Un jeune Français, Louis Pinard, venu au Canada vers 1648, repasse en France avec le chirurgien François Gendron afin de parfaire ses études de chirurgie. Il reviendra au Canada quelques années plus tard. Obligation de Louis Maheu, de Québec, envers Jean Maheu, marchand bourgeois de Québec, 21 octobre 1668, BAnQ-Q, CN301,S13, greffe de Romain Becquet; Gabriel Nadeau, « Pinard, Louis », dans *Dictionnaire biographique du Canada*, vol. I: *De 1000 à 1700*, Québec, Presses de l'Université Laval, 1966, p. 563.

404. Lettre de la veuve Baudoin au ministre, 1708, ANOM, Fonds des Colonies, série C^{11}A, vol. 29, f. 252v.

405. Vallée, *op. cit.*, p. 176.

406. *Ibid.*, p. 178.

407. Déposition de François Lajus, 19 septembre 1791, BAnQ-Q, TL15,S2, Cour des plaidoyers communs du district de Québec, Matières civiles en générales, Dossier n° 3692; Philippe Bahaud, *Les Chirurgiens navigans de la Marine Marchande et de la Marine Royale,*

en Europe[408], l'intendant Hocquart et le gouverneur La Galissonière ayant sollicité pour lui une place d'élève chirurgien à Rochefort[409]. Le chirurgien du roi Alavoine envoie au moins deux de ses garçons se perfectionner en France. Enfin, Claude Benoist, fils du chirurgien-major des troupes de la Marine, établi à Montréal, va parfaire ses connaissances dans les hôpitaux de Paris[410].

Compte tenu de la faiblesse du recrutement fait sur place, le Canada doit «importer» à la fois les praticiens de la santé et leur savoir médical. Cela est d'autant facilité que les obstacles à l'établissement des chirurgiens français semblent limités. Il n'y a aucune obligation de se faire agréger à une communauté. Le rôle du lieutenant du premier chirurgien du roi semble plus théorique que pratique et surtout limité à la ville de Québec. De fait, puisqu'il n'existe pas de maîtrise au Canada, il est beaucoup plus facile pour un jeune chirurgien inexpérimenté de s'établir au Canada que de le faire en France. Cela nous amène à un facteur essentiel expliquant le désintérêt des Canadiens envers la profession médicale: la concurrence. Le Canada ne semble manquer ni de chirurgiens ni de besoins en services médicaux. Toutefois, la capacité du marché canadien d'absorber de nouveaux chirurgiens est essentiellement tributaire de la capacité de payer des malades canadiens et de leur désir d'avoir recours aux chirurgiens. Dans les campagnes, rares sont les chirurgiens ne vivant que de la seule pratique de la chirugie et ceux qui atteignent une aisance matérielle le font en cumulant les occupations: notaire, marchand, juge, etc.

Ce recours massif aux métropolitains rend la transmission d'une pratique et d'un savoir canadiens passablement limitée, du moins en ce qui a trait à la médecine officielle. Qui plus est, même si un certain nombre de Canadiens ont acquis l'ensemble ou une partie de leurs connaissances en Europe, ils appartiennent au système culturel français. Le renouvellement et la croissance du corps médical passent par la métropole et la transmission du savoir se fait selon les règles métropolitaines.

L'évolution numérique du corps médical est très sensible aux effets de la conjoncture et des mouvements de population. Les guerres et l'arrivée de militaires, le commerce et la venue de navires marchands sont autant d'éléments dictés de l'extérieur qui influent sur les effectifs médicaux et leur composition. Cette dépendance du corps médical face à l'extérieur se reflète tant dans le savoir et les techniques que dans la pratique, mais est surtout perceptible dans la composition du corps médical. Le chirurgien est avant tout un étranger et essentiellement un Français, jusqu'à la guerre de l'Indépendance qui vient chambarder toute la composition du corps médical.

Un groupe en voie de professionnalisation

En France, le XVIIIe siècle est une période où la chirurgie est en pleine ascension[411]. Il est possible de voir dans cette évolution une tendance vers une professionnalisation du corps médical et l'émergence du praticien contemporain. Toutefois, deux écueils guettent le chercheur. D'une part, l'emploi des termes «profession» et «professionnalisation» soulève un problème de définition. Comme l'a très bien souligné l'historien Toby Gelfand, ces concepts, tels qu'ils sont développés en particulier par la sociologie des professions, reposent sur un certain nombre de critères élaborés pour décrire des réalités contemporaines: présence d'une élite relativement homogène qui établit son autorité sur un secteur d'activité en vertu d'un savoir acquis qui permet le développement d'une expertise, standards de formation uniformes qui favorisent le caractère collégial d'une profession et haut degré de compétence, d'autonomie et de prestige social[412]. Si ces

à Rochefort, dans la deuxième partie du XVIIIe siècle, thèse de doctorat d'État en médecine, Université de Nantes, 1971, annexe.

408. Liste des personnes auxquelles le passage est accordé à la ration du munitionnaire sur le vaisseau du roi *Le Northumberland*, 9 octobre 1747, ANOM, Fonds des Colonies, série $C^{11}A$, vol. 89, f. 8r.

409. Lettre du ministre à La Galissonière et Hocquart, 12 février 1748, ANOM, Fonds des Colonies, série B, vol. 87, f. 200v.

410. Lettre de Beauharnois et Hocquart au ministre, 18 octobre 1732, ANOM, Fonds des Colonies, série $C^{11}A$, vol. 57, f. 223r-225v.

411. Jean-Marie Vigroux, *Le XVIIIe siècle, époque clé de la chirurgie française*, thèse de doctorat d'État en médecine, Université Paul Sabatier (Toulouse, France), 1985, *passim*.

412. Toby Gelfand, «A "Monarchical Profession" in the Old Regime: Surgeons, Ordinary Practitioners, and Medical Professionalization in Eighteenth-Century France», dans Gerald L. Geison, ed. *Professions and the French State, 1700-1900*, Philadelphie, University of Pennsylvania Press, 1984, p. 149-180; Toby Gelfand, *Professionalizing*

critères ne peuvent s'appliquer convenablement au corps médical avant le tournant du XXe siècle, on peut toutefois noter un processus de professionnalisation qui prend ses racines dans le XVIIe siècle et dont une étape cruciale réside dans la promulgation de l'ordonnance médicale de 1788 qui allait mener en 1847 à la création du Collège des médecins et chirurgiens de la province de Québec.

D'autre part, s'il est facile de voir dans les médecins ou les chirurgiens du XVIIIe siècle les ancêtres des praticiens contemporains, plusieurs chercheurs, surtout en regard de la médecine pratiquée en France, se sont interrogés sur les progrès faits au cours des siècles précédents et sur les filiations à établir entre les composantes anciennes et actuelles du corps médical. Certains ont retracé les ancêtres des généralistes actuels dans les médecins de l'Ancien Régime, d'autres dans la masse hétérogène des chirurgiens[413], et des chercheurs comme Toby Gelfand croient cerner une rupture entre le généraliste actuel (general practitioner) et les praticiens des siècles passés[414]. À la lumière de l'expérience québécoise, ce questionnement nous apparaît un faux problème puisque l'évolution du corps médical a subi moins de chambardements brutaux qu'en France au moment de la Révolution. Il faut plutôt voir une évolution du corps médical canadien, où les strates inférieures de ce groupe hétérogène ont été successivement éliminées au profit d'une élite plus lettrée, plus homogène et mieux organisée.

La réglementation médicale coloniale

Dans un processus de professionnalisation comme celui qui est en cours au Canada, la réglementation médicale peut théoriquement jouer un grand rôle en standardisant et uniformisant le savoir médical, en privilégiant le savoir officiel et en institutionnalisant des pratiques. De même, elle peut permettre de renforcer le corps médical en lui accordant plus de pouvoir et plus d'autonomie, en définissant les marges et en lui donnant une reconnaissance officielle. En s'attaquant à leurs concurrents, elle peut également permettre aux praticiens officiellement reconnus de s'assurer d'un marché plus large. Mais qu'en est-il vraiment au Canada ?

En Europe, dès le Moyen Âge, différentes règles et procédures ont été adoptées afin de régir la pratique de la médecine et de la chirurgie et ceux qui s'y adonnent[415]. Que ce soit à l'intérieur du système corporatif comme pour les chirurgiens ou par l'entremise des facultés et des collèges de médecine pour les médecins, des règles fixent les conditions de formation et d'exercice de l'art de soigner, le tout chapeauté par le pouvoir royal, les Parlements et les autres pouvoirs civils[416].

Aux XVIIe et XVIIIe siècles, à des rythmes variés, les colonies américaines emboîtent également le pas. Dans un contexte où il y a grande circulation d'hommes, il devient vite nécessaire d'éviter des abus par des gens, souvent de passage, aux qualifications inconnues. La première réglementation médicale est mise en force en Virginie en 1639[417]. Elle vise essentiellement à régir les tarifs médicaux. Une nouvelle loi visant les mêmes objectifs est votée par le même État en 1736.

Modern Medicine. Paris Surgeons and Medical Science and Institutions in the 18th century, Westport, Greenwood Press, 1980, p. 3-4 ; Jacques Bernier, *La médecine au Québec. Naissance et évolution d'une profession*, Québec, Presses de l'Université Laval, 1989, p. 1-2, 15 et 125.

413. Notons en particulier Owsei Temkin et Pierre Huard.

414. Gelfand, « A "Monarchical Profession" in... », p. 149-174 ; Pour des raisons différentes basées sur l'histoire de la médecine et non de la chirurgie, Michel Foucault a lui aussi émis l'hypothèse d'une rupture dans l'évolution du corps médical.

415. Dans le cas de la médecine en Europe, le pouvoir royal intervient depuis au moins le XIIIe siècle. L'empereur allemand Frédéric II, élu roi de Sicile à la fin de ce siècle, rédige la première réglementation connue. Elle prévoit des examens par un professeur permanent de l'École de médecine de Salerne, établit des normes d'études, oblige le candidat à étudier pendant cinq ans, dont trois années entières dévouées à la logique, et à travailler une année entière sous la direction d'un médecin expérimenté. De plus, le code de Frédéric II fixe les tarifs, prévoit que des soins seront dispensés gratuitement aux pauvres, touche à l'éthique, interdit aux médecins de posséder une boutique d'apothicaire. La confiscation des biens et un an de prison sont prévus pour les contrevenants. Des textes légaux semblables sont promulgués en Espagne en 1283, en Allemagne en 1347 et à Naples en 1356. Ce n'est qu'en 1511 qu'une réglementation prévoyant l'émission de licences pour les médecins voit le jour en Angleterre.

416. Dominique Julia et Jacques Revel, *Les Universités européennes du XVIe au XVIIIe siècle : histoire sociale des populations étudiantes*, tome 2, Paris, Éditions de l'École des hautes études en sciences sociales, 1989, p. 244-292 ; François Lebrun, *Les hommes et la mort en Anjou aux XVIIe et XVIIIe siècles. Essai de démographie et de psychologie historiques*, Paris, Flammarion, 1975, p. 127-133.

417. Robert C. Derbyshire, *Medical licensure and discipline in the United States*, Baltimore, The Johns Hopkins Press, 1969, p. 2-3, 9.

En 1640, le Masssachusetts, imité à la même époque par les colonies du New Jersey et de New York, adopte une loi visant d'abord à protéger les malades :

> [...] no person or persons whatsoever that are employed about the bodies of men, women, and children for preservation of life or health, as physicians, surgeons, midwives, or others, shall presume to exercise or put forth any act contrary to the known rules of art, nor exercise any force, violence, cruelty upon or toward the bodies of any, whether young or old – no, not in the most difficult and desperate cases – without the advice and consent of such as are skillfull in the same art, if such may be had, or at least of the wisest and gravest then present, and consent of the patient or patients (if they be mentis compotes), much less contrary to such advice and consent...[418]

Il n'est encore aucunement question de licences de pratique ou d'examens, mais seulement de promouvoir la présence de praticiens qualifiés afin de protéger la population contre ceux qui s'improvisent docteur[419]. Dans la loi touchant les « Chirurgeons, Midwives, Physitians, and others » adoptée en 1649 par le gouvernement de la baie du Massachusetts, le système de l'apprentissage est reconnu et l'examen des candidats par des praticiens locaux et par des laïcs, procédures qui rappellent la situation vécue dans les zones rurales de l'Angleterre, est instauré. Toutefois, la loi ne semble guère avoir été appliquée[420].

Certains groupes s'imposent leurs propres règles. Ainsi, en 1720, les sages-femmes de Manhattan se dotent de règles de pratique détaillées[421].

La première loi prévoyant que les candidats désirant pratiquer la médecine ou la chirurgie seront examinés par un bureau médical est adoptée en 1760 et ne s'applique qu'à la ville de New York[422]. Fait significatif, le bureau médical se compose alors exclusivement d'examinateurs provenant de gens extérieurs à la profession médicale. S'ils réussissent leur examen, les canditats peuvent obtenir une licence pour pratiquer la médecine ou la chirurgie, ou les deux. Auparavant, les lois new-yorkaises ne stipulaient que le temps requis par les apprentis avant de devenir des citoyens à part entière (freemen).

En 1772, la New Jersey Medical Society persuade la législature provinciale de cette colonie de légiférer sur la pratique médicale en imposant des règles pour l'obtention de licences de pratique et en instituant un bureau d'examinateurs pour le New Jersey[423]. Un projet semblable avait été proposé à Boston dès 1738 afin d'éliminer les « Shoemakers, Weavers, and Almanack-Makers, with their virtuous Consorts, who have laid aside the proper Business of their Lives, to turn Quacks », mais il n'eut pas de suite[424]. Si l'on excepte la loi de 1760 qui s'appliquait uniquement à la ville de New York, le bureau d'examinateurs du New Jersey, composé de membres du corps médical affiliés à la New Jersey Medical Society, devient ainsi le premier bureau à l'échelle d'une colonie. En 1773, le Connecticut adopte une loi similaire, mais prévoit que seulement ceux exigeant des frais seront obligés d'obtenir une licence. Le Massachusetts et le New Hampshire imitent le New Jersey respectivement en 1781 et 1791. L'évolution de la réglementation dans les colonies américaines tend donc dans le sens d'une professionnalisation et d'une responsabilisation accrues du corps médical.

Dans une certaine mesure, la fondation de sociétés médicales dans les villes, comme à Boston

418. Texte cité dans une forme modernisée par William G. Rothstein, *American Physicians in the Nineteenth Century*, Baltimore, The Johns Hopkins University Press, 1972, p. 38.

419. Eric H. Christianson, « Medecine in New England », dans Ronald L. Numbers, ed., *Medicine in the New World. New Spain, New France, and New England*, Knoxville, The University of Tennessee Press, 1987, p. 119.

420. En 1757, on se plaint de l'absence de contrôle et de la prolifération des charlatans. « Few physicians among us are eminent for their skill. Quacks abound like locusts in Egypt. This is less to be wondered at as the profession in under no kind of regulation. Any man at his pleasure sets up for physician, apothecary and chirurgeon ». Cité dans Derbyshire, *op. cit.*, p. 3.

421. Carl Bridenbaugh, *Cities in the wilderness; the first century of urban life in America, 1625-1742*, New York, Alfred A. Knopf, 1968, p. 245.

422. An Act to regulate the Practice of Physick and Surgery in the City of New York, passed June 10, 1760. Mentionné dans Diane Meredith Sydenham, *Practitioner and patient: the practice of medicine in eighteenth-century South Carolina*, Thèse de doctorat, The Johns Hopkins University, 1979, p. 74-75 ; Derbyshire, *op. cit.*, p. 3-4 ; William Frederick Norwood, *Medical education in the United States before the Civil War*, Philadelphie, University of Pennsylvania Press, 1944, p. 29-31.

423. Richard Harrison Shryock, *Medicine and Society in America: 1660-1860*, Ithaca, Cornell University Press, 1977, p. 33 ; Derbyshire, *op. cit.*, p. 4.

424. Bridenbaugh, *op. cit.*, p. 403.

en 1721-1722, en 1726, en 1735, en 1755 et en 1780 ou à Philadelphie en 1766, dans les comtés, comme celles relevées par Eric H. Christianson pour le Massachusetts entre 1765 et 1794 ou encore pour l'ensemble d'une colonie, telles celles du New Jersey en 1766, du Massachusetts en 1781, du Delaware et de la Caroline du Sud en 1789, du New Hampshire en 1791, du Connecticut en 1792 ou du Maryland en 1799, vise, à défaut de législation, à fixer des normes minimales de pratique, à améliorer l'image de la profession auprès du public, à diffuser les connaissances et à organiser des dissections, favorisant une amélioration des qualifications de leurs membres et de meilleurs échanges entre les membres et, enfin, à combattre ceux qui sont perçus comme charlatans et incompétents[425]. Au début, certaines sociétés médicales sont même chargées de l'émission de licences de pratique, comme au New Jersey. Dans l'ensemble, ce n'est qu'à partir de la seconde moitié du XVIIIe siècle que leur influence se fera vraiment sentir et ces sociétés seront appelées à jouer un grand rôle dans le processus de professionnalisation en cours en Amérique.

Dans les colonies françaises, diverses réglementations sont graduellement mises en place afin d'assurer un meilleur contrôle sur les qualifications des membres du corps médical. Outre les ordonnances édictées dans la métropole pour l'ensemble du royaume, telles celle de 1707 pour la médecine ou de 1723 et de 1730 pour la chirurgie, on ne relève, avant 1764, qu'une seule ordonnance royale s'appliquant à l'exercice de la médecine dans les colonies. Datée du 23 août 1723, elle vise essentiellemement à clarifier la position des chirurgiens-majors en regard tant de leur pratique médicale parmi la population civile que de leurs relations avec les autres praticiens établis dans les colonies :

> Sa M[té]. étant informé que les Chirurgiens établis dans ses Colonies prétendent que les Chirurgiens Majors des troupes, ayant brevet de S. M., sont obligés de subir un Examen devant eux, et de se faire recevoir dans les Colonies pour pouvoir exercer l'art de Chirurgie pour le public, voulant ne point priver les habitans de secours et S. M. desirant pourvoir, non seulement à ce qu'il ne soit plus fait de pareilles difficultés aux Chirurgiens Majors des troupes desdites Colonies, mais encore remédier aux abus qui pourroient naître à l'occasion des sujets qui se présentent dans lesd. Colonies pour exercer la Chirurgie. Elle a ordonné et ordonne que les Chirurgiens Majors de ses troupes, pourvus par brevet de S. M. seront Examinateurs-nés, conjointement avec le medecin de S. M. auxd. Colonies, de tous les sujets qui se présenteront pour s'y établir, lesquels seront par eux examinés avec les autres Chirurgiens desd. Colonies, veut et entend S. M. que lesd. chirurgiens Majors puissent Exercer la Chirurgie pour le public lorsqu'ils seront appelés, et qu'ils pourront y vacquer, sans manquer au service qu'ils doivent aux troupes, et qu'en conséquence leur rapport soient reçus en justice, de même que ceux des autres Chirurgiens, faisant S. M. très expresses inhibitions et deffenses aux dits Medecins, Chirurgiens Majors et autres Chirurgiens établis dans les autres Colonies d'Exiger, pour raison des Examens et receptions qui seront faite à l'avenir desd. Chirurgiens, aucun droit de bien venue ni repas, sous quelque dénomination ou pretexte que ce puisse être, Nonobstant tous Arrêts, Reglemens et usages à ce contraires[426].

Cette ordonnance n'a pas été enregistrée au Canada et aucun document canadien n'y fait directement allusion, mais la pratique des chirurgiens-majors parmi la population est bien attestée de même que leur rôle comme examinateurs[427]. À Louisbourg, le problème ne se pose pas vraiment puisque le lieutenant du premier chirurgien du roi est également chirurgien-major durant le court temps où ces deux

425. La Société médicale de Québec qui est fondée en 1818 par un petit groupe de médecins et de chirurgiens sous la présidence du docteur François Blanchet est la première à avoir été établie dans le Bas-Canada. Disparue après à peine un an d'existence, elle renaîtra le 4 décembre 1826 mais disparaîtra à nouveau en 1832. Bridenbaugh, *op. cit.*, p. 403 ; Larry Lee Burkhart, *The good fight : Medicine in Colonial Pennsylvania, 1681-1765*, thèse de doctorat, Lehigh University, 1982, p. 291 ; Shryock, *op. cit.*, p. 31-32 ; Christianson, *loc. cit.*, p. 127-137 ; Sydenham, *op. cit.*, p. 23 ; Denis Goulet et André Paradis, *Trois siècles d'histoire médicale au Québec. Chronologie des institutions et des pratiques (1639-1939)*, Montréal, VLB éditeur, 1992, p. 312-314.

426. Ordonnance du Roy sur l'Exercice de la Chirurgie dans les Colonies par les Chirurgiens majors brevetés, et l'Examen des Aspirans à Exercer la Chirurgie par lesd. chirurgiens Majors, 23 août 1723, Archives de la Marine, Série A[1], Actes du pouvoir souverain, liasse LXI, pièce 36.

427. C'est le cas en particulier dans l'affaire Yves Phlem survenue en 1737.

fonctions ont existé en parallèle. D'ailleurs, en 1735, au moment où le Conseil supérieur de Louisbourg se penche sur l'établissement des fonctions de lieutenant du premier chirurgien du roi en faveur du chirurgien-major Jean Lagrange, il ordonne :

> que ceux qui Voudront S'établir dans la Suite dans cette colonie et dependances d Icelle pour barbier et Chirurgiens Seront tenus Se présenter devant led S lagrange pour en presence des autres Chirurgiens qu'il jugera apropos d assembler y etre interrogés Sur lart de chirurgie pensement connoissance application des remedes et Medicamens et enfin y Subir lexamen de leur Capacité avant de pouvoir S etablir en cette Isle & dy faire aucun exercice de barberie ny Chirurgie Sous peine d amende et confiscation de leurs Instruments, et a cependant été arreté au Con[el] que le lieutenant des Chirurgiens Sera obligé de proceder aux examens et recettions des Chirurgiens qui Seront trouves Capables Sans retirer aucun droits ny frais pour raison desd. examen et recettion, Jusqu'a ce quIl ait plu a Sa Majeste l autoriser apercevoir des droits pour lesd. recettions en Cette Colonie[428].

Comme pour l'ordonnance d'août 1723, aucune trace d'application de cette réglementation n'a été retracée et la présence de Lagrange comme lieutenant du premier chirurgien du roi à Louisbourg fut bien éphémère puisque sa mauvaise santé l'oblige à retourner en France dès l'automne 1735 et personne ne reprendra sa charge. Aucune autre réglementation particulière à Louisbourg n'a été retracée.

En Louisiane, un règlement sévère du Conseil supérieur de la Louisiane concernant l'exercice de la pharmacie et de la chirurgie est adopté le 8 juin 1723[429]. Il prévoit la peine de mort pour les contrevenants et exige que les praticiens soient examinés par les chirurgiens-majors :

> Louis par la grace de dieu roy de france et de navare a touts Ceux que Ces présentes verront Salut Sur ce qui a Ete representé au Conseil par le procureur general Du roy que plusieurs particuliers gens ignares Sans aucunnes Etudes ny Examen De personnes Se mesloient de Distribuer des remedes Et Entreprendre operations de chirurgie tant dans cette ville que dans Les Campagnes que leur ignorance pouvoit avoir et avoit touts les jours des Suittes tres funestes, les malades mourant Entre leurs mains Sans avoir fait avertir Les Curéz ou aumosniers Et Sans En donner advis au greffe pour S emparer clandestinement De leurs Effets au mepris De nos arrests Et reglements Si Souvent rendeu a Ce Sujet que touts les roys avoint Deffendus Sous peine De mort a gens Sans Caractere De Simmicer aux arts De medecine Et chirurgie Et quil Etoit necessaire que leurs volontés fussent ponctuellement Executéez Surquoy deliberé Le Conseil Superieur Deffend a toutes personnes qui ne seront point Examinéez ou preposées par les chirurgiens majors de cette Colonie pour distribuer des remedes Et faire Sous Eux les operations De chirugie De Simmicer aux arts De medecine ou chirugie tant dans Cette ville que dans les Campagnes Sous peine Destre poursuivis Extraordinairement par le procureur general Du roy Et punys De mort Suivant lexigence des cas Enjoint aux chirurgiens majors, Et autres ayants Les Caracteres Examens Et authorités requises De bien Examiner La Capacité Et vigilance de leurs fraters Et de ne Souffrir que Ceux quils auront Examinéz Et qui Seront aprouvés Du Conseil Simmicer audit art Et lorsquils verront quelque malade En danger De mort Den donner advis aux Curés ou aumoniers, Sans attendre que ledit malade Soit a Lextremité affin de luy procurer Les moyens De pourvoir a Ses affaires Spirituelles Et temporelles, ordonné que la diligence Du procureur general Du roy, il Sera tenu La main aux dits arrests Et reglements pour En Cas De Contravention En faire Son raport au Conseil Et Etre ordonné cequil appartiendra Et Sera le present leu, publié, Et affiché partout ou besoin Sera affin que personne nen pretende Cause dignorance a la nouvelle orlean Le huit De juin 1723 ainsi Signé dans loriginal, Bienville, leblond De latour touslé, Fascende perry Et En marge Est Ecrit, leu, publié Et affiché a la nouvelle orleans le 11 juillet 1723 Et plus bas Ecrit pour requisitoire Signé Fleuriau.

Le 19 janvier 1743, constatant que la réglementation de 1723 n'a pas été exécutée, le Conseil émet une nouvelle ordonnance dont le contenu respecte,

428. Décisions du Conseil supérieur relatives à la requête de Jean Lagrange, 28 avril 1735, AN, Section Outre-mer, série G², vol. 190, greffe du Conseil supérieur de Louisbourg, registre 4, f. 1r-1v.

429. Règlement du Conseil supérieur de la Louisiane concernant l'exercice de la médecine et de la chirurgie, 8 juin 1723, AC, Série C¹³A, vol. 7, f. 102v-103, 108r-109r.

entre autres, les dispositions de l'« Ordonnance du Roy sur l'Exercice de la Chirurgie dans les Colonies par les Chirurgiens majors brevetés, et l'Examen des Aspirans à Exercer la Chirurgie par lesd. chirurgiens Majors » du 23 août 1723 :

> Sur ce qui à été représenté au Conseil par le procureur général du Roy que plusieurs habitants de cette colonie ont péry par l'ignorence de plusieurs chirurgiens de batiments marchands venant en ce port qui s'ingèrent de donner des remèdes et exercer l'art de chirurgie dont il resulte de grands inconvenients ce qui se peut verifier par un raport qui vient d'être fait tout recemment par les Sieurs medecin et chirurgien du Roy d'un homme mort de ses blessures par l'ignorence de celuy qui la pensé, comme aussy que plusieurs femmes en couche sont mortes en travail d'enfant par l'ignorence des femmes qui les accouchent, et que pour éviter ces desordres dejà arrivés, il y eut en Juilliet Mil sept cent vingt trois, un réglement du Conseil à ce sujet lequel n'a pas été exécuté faute dy avoir tenu la main. À ce qu'il plut au ce Conseil en renouvellant les arrets et réglements faire deffences à toutes personnes d'exercer en cette colonie la médecine où Chirurgie ny faires les fonctions de sage-femme qu'ils n'ayent été examinés et approuvés par les Srs. medecins et chirurgien du Roy et muny de leurs certificats qu'ils raporteront visés par les juges des Lieux à peine de trois cent livres d'amande aplicable à l'hôpital des pauvres surquoy délibère.
>
> Le Conseil Supérieur à fait et fait deffences à toutes personnes d'exercer en cette colonie la médecine, Chirurgie, n'y faire fonction de sage-femme sans qu'ils ayent été au paravant examinés et aprouvés par les médecins du Roy et Chirurgiens majors entretenus en cette colonie à peine de trois cent livres d'amande pour la première fois aplicable à l'hôpital des pauvres de cette ville à quoy ils seront contraints par corps et de plus grande peine en cas de recidive. Ordonné au surplus que le présent arrest sera leu, publié, et affiché partout où bezoin sera afin que personne n'en prétende cause d'ignorence[430].

Dans les colonies antillaises françaises, des mesures réglementaires sont prises dès le début du XVIIIe siècle. Comme au Canada, les tribunaux interviennent à plusieurs reprises. C'est le cas du Conseil supérieur du Cap-Français (aujourd'hui Cap-Haïtien), à Saint-Domingue (Haïti)[431]. Il intervient d'abord pour contôler les qualifications des médecins. Ainsi, le 7 février 1707, le Conseil supérieur du Cap-Français interdit au sieur Brossard de Beaulieu « d'exercer de la médecine et d'en prendre la qualité jusqu'à ce qu'il ait fait paraître des lettres en bonne et due forme des Facultés de France, non plus que de fournir des remèdes »[432]. Le 1er juillet 1709, le même tribunal agrée le sieur Dautun qui a remis ses lettres de docteur en médecine de la Faculté de Montpellier et décide qu'aucun médecin ne pourra exercer s'il n'a pas été reçu à la Cour[433]. Enfin, le 5 mars 1743, le Conseil supérieur du Cap-Français règle les formalités pour qu'un médecin puisse pratiquer à Saint-Domingue. Le candidat doit communiquer ses lettres de docteur au médecin du roi qui l'interroge ensuite puis, en cas de réussite, il doit apporter au greffe de la Cour, pour enregistrement, le certificat d'aptitude du médecin du roi, un extrait de baptême et une attestation de catholicité. Les formalités requises accomplies, le candidat peut dès lors pratiquer[434].

---

430. Ordonnance pour l'exercice de la médecine, 19 janvier 1743, citée dans « The Cabildo Archives », dans *Louisiana Historical Quaterly*, vol. 3, nº 1 (janvier 1920), p. 86-87. L'adoucissement des peines en regard de celles qui étaient prévues en 1723 s'explique probablement par les commentaires des autorités métropolitaines soulignant qu'aucune cour, ni aucun Conseil souverain ne peuvent imposer la peine de mort. Arrests du Conseil Supérieur de la Louisianne Servant de Reglemen po. la Colonie, 1723, AC, Série C13A, vol. 7, f. 102v-103.

431. Saint-Domingue est après la Martinique la plus peuplée des Antilles françaises. En 1687, elle compte 8 000 habitants dont 4 500 de souche européenne. En 1712, un mémoire sur les colonies signale la présence de 5 000 habitants d'origine européenne et 17 000 Noirs. À la veille de la Révolution, on y dénombre 28 000 personnes de souche européenne, 30 000 libres et affranchis et 406 000 esclaves. À titre de comparaison, le Canada compte 9 818 habitants de souche européenne en 1688 et 112 000 en 1784. En 1791, Saint-Domingue compte 26 médecins, 291 chirurgiens, 600 à 800 chirurgiens de plantation et 24 apothicaires, soit un corps médical beaucoup plus nombreux qu'au Canada à la même époque. En 1788, on dénombre seulement une centaine de praticiens pour l'ensemble du futur Bas-Canada. Jean-Pierre Poussou, « Les migrations internationales », dans Jacques Dupâquier (sous la direction de), *Histoire de la population française*, tome 2 : *De la Renaissance à 1789*, Paris, Presses universitaires de France, 1988, p. 127 ; Pierre Pluchon, « La Santé dans les Colonies de l'Ancien Régime », dans Pierre Pluchon, dir., *Histoire des médecins et pharmaciens de marine et des colonies*, Toulouse, Bibliothèque historique Privat, 1985, p. 92 ; Jacques Mathieu, *Le commerce entre la Nouvelle-France et les Antilles au XVIIIe siècle*, Montréal, Fides, 1981, p. 18.

432. Pluchon, *loc. cit.*, p. 94.

433. *Ibid.*

434. *Ibid.*

Les chirurgiens ne sont pas oubliés. Le 5 mai 1711, un arrêt du même conseil fait défense aux chirurgiens des navires de pratiquer à terre[435]. Le 14 novembre 1712, un nouvel arrêt astreint les chirurgiens interrogés et reçus à prendre une commission du médecin du roi pour exercer[436]. Pour inciter les chirurgiens à se conformer aux ordonnances, le conseil précise, le 1er août 1718, que ceux qui pratiquent la chirurgie sans lettres et sans avoir subi les épreuves de la réception seront frappés d'une amende de 500 livres. Signe de l'importance croissante du médecin du roi et de son ascendant sur les chirurgiens, les autorités coloniales de Saint-Domingue décident, le 5 septembre 1721, que les comptes de chirurgie seront réglés par le médecin du roi[437]. Le 8 novembre 1731, le conseil arrête que les aspirants à la chirurgie subiront cinq examens en présence d'un conseiller, du médecin du roi et de deux chirurgiens. Le 1er août 1739, nouvelle obligation: personne ne pourra se présenter à la maîtrise dans l'île, ni exercer la chirurgie s'il n'a servi au moins un an dans les hôpitaux de la colonie. Avec les arrêts des 4 octobre et 7 novembre 1742 et des 9 et 10 janvier 1743, les chirurgiens reçus en France sont dorénavant astreints à subir un nouvel examen pour exercer à Saint-Domingue. Enfin, le 10 novembre 1742, une ordonnance du gouverneur général de Larnage et de l'intendant Maillart, se référant à celle du 1er août 1739, précise que tout chirurgien doit être muni d'une permission écrite de l'un des trois médecins du roi qui ne l'accorderont qu'après avoir examiné les candidats en présence du chirurgien-major et de l'un des plus anciens chirurgiens[438]. En regardant l'ensemble de cette réglementation établie au Cap-Français, quatre grandes caractéristiques se dégagent: absence de lieutenant du premier chirurgien du roi, lutte contre les chirurgiens de passage et contrôle des nouveaux venus, rôle dominant du Conseil supérieur du Cap-Français comme outil de contrôle et intervention croissante des médecins et chirurgiens du roi comme point de référence au niveau du savoir et comme substitut pour pallier l'absence d'un lieutenant du premier chirurgien du roi.

Le 7 septembre 1711, le Conseil de Petit-Goave, également à Saint-Domingue, ordonne, quant à lui, aux médecins et aux chirurgiens qui veulent pratiquer de présenter leurs titres dans les trois mois au médecin du roi, en présence du procureur général et d'un conseiller-commissaire, et de subir un examen au terme duquel il pourra leur être remis des provisions pour exercer[439].

Au Canada, jusqu'en 1788, la réglementation médicale touche exclusivement les chirurgiens et vise essentiellement les chirurgiens étrangers qui pratiquent dans la colonie. Dès le XVIIe siècle, le Conseil souverain intervient à quelques reprises. En juin 1673, le chirurgien québécois Jean-Baptiste Delaunay demande à la Prévôté de Québec de le décharger « de tous accidents qui pouroient arriver ausieur de la Tesserie Conseiller au Conseil Souverain de ce pays dans la maladie dont Il Est detenu au lict ». En effet, quoique Delaunay soit « chirurgien ordinaire de la Maison dud Sieur de la Tesserie » et quoiqu'il ait « apporté les pmiers remedes ql avoit Jugé a propos », son confrère Timothée Roussel s'était « Ingeré de luy en fournir daut De penser Et medicamenter Sans le Veu n'y Sceu » de Delaunay « Et Sans L avoir Appellé, ce qui estant contre les Voyes ordinaires ». Après avoir acquiescé à la demande de Delaunay, la Cour ajoute qu'elle fait « deffense A aucuns Chirurgiens D'entreprendre de penser et medicamenter aucun malade Sans avoir appellé celluy q aura faict le pmier appareil ou donner les pmiers remedes[440] ».

En vertu de l'article 42 des règlements du 11 mai 1676, les principaux habitants de Québec doivent se réunir deux fois l'an pour fixer le prix du pain et discuter des moyens d'augmenter et d'enrichir la colonie[441]. Le 14 janvier 1677, profitant de la tribune qui leur était offerte, les chirurgiens Jean

435. Pierre Pluchon, dir., *Histoire des médecins et pharmaciens de marine et des colonies*, Toulouse, Bibliothèque historique Privat, 1985, p. 421.
436. Pluchon, *loc. cit.*, p. 101.
437. *Ibid.*, p. 104.
438. *Ibid.*, p. 102.
439. *Ibid.*, p. 94, 101.
440. Sentence dans la cause opposant Jean-Baptiste Delaunay à Timothée Roussel, 15 juin 1673, BAnQ-Q, TL1,S11,SS1,D6, Registre civil de la Prévôté de Québec, n° 6, f. 61v.
441. Règlements généraux de police faits par le Conseil souverain de Québec et Jacques Duchesneau, intendant de justice, police et finances de la Nouvelle-France, en vertu d'une commission donnée par le Roi le 5 juin 1675 et enregistrée au Conseil le 16 septembre

Demosny et Timothée Roussel, au nom des maîtres chirurgiens de Québec, se prononcent. Pour la première fois, des chirurgiens agissent comme corps, même si légalement il n'y avait pas de communauté constituée. Ils observent qu'il y « avoit quelque Chirurgiens forains par cy devant qui Sestoient Juges de donner leurs rapports en Justice, ce qui pouvoit en la Suitte le estre prejudiciable Sil estoit Tolleré, Requerant ql y fut pourvu, Que deffenses fussent faictes aux d chirurgiens forains de donner auCun rapport en Chirurgie[442] ». Cette lutte contre les forains restera constante durant le siècle qui suit.

Dès le début du XVIIIe siècle, une réglementation médicale canadienne visant précisément cet objectif voit le jour. Ayant adressé une requête à l'intendant Raudot, les chirurgiens de Québec obtiennent le 1er juillet 1710, un an avant ceux de Saint-Domingue, une ordonnance restreignant la pratique médicale aux chirurgiens déjà établis dans la colonie :

> Estant au bas d'une requeste a nous présentée par les chirurgiens de cette ville tandante a ce qu'il nous plaise faire deffence à tous chirurgiens de vaisseau venant d'Europe ou d'ailleurs de medicamenter et panser les malades de ce pays sous quelque prétexte que ce soit sous peine de cinquante livres d'amande et confiscation des remedes pour la première fois et plus grosse peine en cas de récidive.
>
> Veu la requeste cy dessus attendu qu'il est important pour le bien publique que personne n'exerce la chirurgie que sa capacité ne soit connu et qu'il nest pas raisonnable que des chirurgiens étrangers dondt on ne connait point la capacité exercent cette profession aux préjudices de ceux qui sont establis dans cette ville lesquels par leurs expériences et par la connaissance qu'ils ont acquises de la manière qu'il faut traitter les malades dans ce pays doivent avoir la capacité qui leurs est nécessaire pour leur fournir les remèdes qui leur sont convenables et pour prévenir le mal que l'entestement que plusieurs ont pour la nouveauté pourrait causer ayant égard à lad. requeste.
>
> Nous faisons deffence à tous chirurgiens de vaisseau venant de France ou d'ailleurs ensemble à tous chirurgiens estrangers de quelques nations qu'ils soient autre que ceux qui sont établis dans les villes de ce pays et dans les costes de panser et médicamenter les malades audit pays sous quelque pretexte que ce soit, sous peine de cinquante livres d'amande aplicable aux Sœurs de la Congrégation de cette ville et de confiscation des instruments et remedes dont ils se trouveront saisis aplicable au corps des chirurgiens et ce pour la première fois et de plus grosse peine en cas de récidives, et sera la présente ord[ce] lue et publiée aux lieux et endroits accoutumés a ce que personne n'en ignore[443].

Les résultats de cette ordonnance seraient limités puisque les autorités doivent à nouveau intervenir 40 ans plus tard. Le contexte s'y prête. Depuis la fin de la guerre de la Succession d'Autriche en 1748, un nombre croissant de nouveaux chirurgiens en provenance tant des troupes, des navires marchands que d'une émigration volontaire, s'établissent au Canada. Malgré les défenses antérieures, « plusieurs personnes Inconnües venant d'Europe et d'ailleurs S'Ingeroient d'exercer la Chirurgie tant dans les Villes que dans les Campagnes de cette Colonie, Sans aucune Permission ». Qui plus est, ces étrangers, dont la capacité ne serait pas connue, traiteraient les malades avec peu de soin, « ne leur procurent aucun Soulagement, débite[raie]nt de mauvais remedes qu'ils donne[raie]nt Souvent aContretems n'ayant pas toute L'Experience nécéssaire ». Face à de tels abus si « prejudiciable a la Conservation des Sujets du Roy », une nouvelle ordonnance, reprenant en bonne partie celle de 1710, est émise le 12 juin 1750. Comme celle qui avait été émise 40 ans plus tôt, la nouvelle ordonnance vise essentiellement à interdire à tous les chirurgiens de navire et à tous les étrangers

1675, 11 mai 1676, BAnQ-Q, TP1,S37,D6, Registres divers et pièces détachées.

442. Le terme « forain » désigne un individu étranger qui n'est pas établi dans le lieu. Procès-verbal d'une assemblée des bourgeois de Québec, 14 janvier 1677, BAnQ-Q, TL1,S11,SS1,D10, Registre civil de la Prévôté de Québec, n° 10, f. 2v-3v.

443. Ordonnance de l'intendant Jacques Raudot qui fait défense à tout chirurgien de vaisseaux venant de France ou d'ailleurs et aussi à tout chirurgien étranger de quelques nations qu'il soit, autre que ceux qui sont établis dans les villes de ce pays et dans les côtes, de panser et de médicamenter les malades sous quelque prétexte que ce soit sous peine de cinquante livres d'amende applicable aux Sœurs de la Congrégation de Québec et de confiscation des instruments et remèdes dont il se trouvera saisi applicable au corps des chirurgiens et ce pour la première fois et de plus grosse peine en cas de récidive, 1er juillet 1710, BAnQ-Q, E1,S1,P686, Ordonnances des intendants, Cahier n° 4, f. 68r-68v.

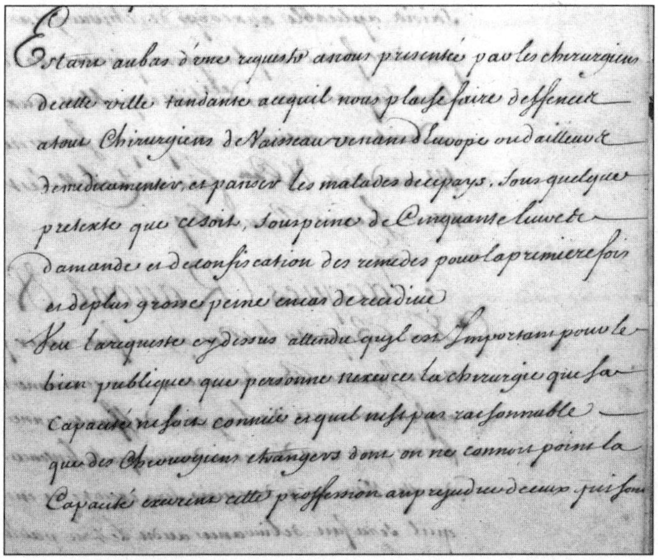

Estant au bas d'une requeste a nous presentée par les chirurgiens de cette ville tendante a ce qu'il nous plaise faire deffences a tous Chirurgiens de Vaisseau venant d'Europe ou d'ailleurs de medicamenter et panser les malades de ce pays, sous quelque pretexte que ce soit, sous peine de Cinquante livres d'amande et de confiscation des remedes pour la premiere fois et de plus grosse peine en cas de recidive

Veu la requeste cy dessus attendu qu'il est Important pour le bien publique que personne n'exerce la chirurgie que sa Capacité ne soit connue et qu'il n'est pas raisonnable que des Chirurgiens etrangers dont on ne connoit point la Capacité exercent cette proffession au prejudice de ceux qui sont

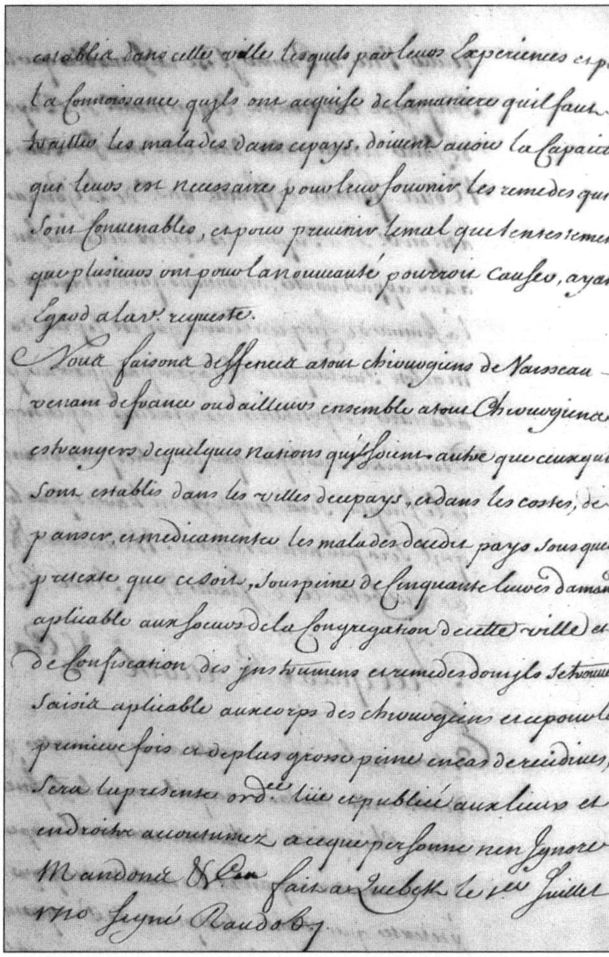

establis dans cette ville lesquels par leurs Experiences et par la connoissance qu'ils ont acquise de la maniere qu'il faut traitter les malades dans ce pays, doivent avoir la capacité qui leur est necessaire pour leur fournir les remedes qui leur sont convenables, et pour prevenir le mal que l'entestement que plusieurs ont pour la nouveauté pourroit causer, ayant Egard a lad. requeste.

Nous faisons deffences a tous chirurgiens de Vaisseau venant de france ou d'ailleurs ensemble a tous Chirurgiens estrangers de quelques nations qu'ils soient, autre que ceux qui sont establis dans les villes de ce pays, et dans les costes, de panser, et medicamenter les malades de ce pays sous quelque pretexte que ce soit, sous peine de Cinquante livres d'amande applicable aux Soeurs de la Congregation de cette ville et de confiscation des instrumens et remedes dont ils se trouveront Saisis applicable au corps des chirurgiens et pour la premiere fois et de plus grosse peine en cas de recidive, et Sera la presente ord.ce lüe et publiée aux lieux et endroits accoustumez a ce que personne n'en Ignore Mandons &c fait a Quebek le 1er Juillet 1710 signé Raudot

« Ordonnance de l'intendant Jacques Raudot qui fait défense à tout chirurgien de vaisseaux venant de France ou d'ailleurs et aussi à tout chirurgien étranger de quelques nations qu'il soit, autre que ceux qui sont établis dans les villes de ce pays et dans les côtes, de panser et de médicamenter les malades sous quelque prétexte que ce soit sous peine de cinquante livres d'amende applicable aux Sœurs de la Congrégation de Québec et de confiscation des instruments et remèdes dont il se trouvera saisi applicable au corps des chirurgiens, et ce pour la première fois et de plus grosse peine en cas de récidive », 1er juillet 1710. BAnQ-Q, E1,S1,P686.

de pratiquer dans la colonie sauf, fait nouveau, à ceux qui auront subi un « Sérieux examen Sur Larticle de la Chirurgie » et qui auront « été Jugés capable de L'Exercer[444] ». Les examinateurs comprennent le médecin du roi, les chirurgiens-majors du roi, le lieutenant général de la Prévôté, les lieutenants généraux des juridictions de Trois-Rivières et les subdélégués de l'intendant. Selon l'endroit où le candidat désire s'établir, la composition du groupe des examinateurs varie, mais comprend toujours au moins la présence d'un membre du corps médical.

La présence du médecin du roi et des chirurgiens du roi comme examinateurs confirme leur leadership au sein du corps médical de la colonie. Signe d'une volonté d'être ferme, l'amende pour une première offense, établie à 50 livres en 1710, est portée à 200 livres applicables aux « hôpitaux du Gouvernement où la Contravention aura eté Commise », mais demeure tout de même inférieure de 100 livres à celle qui était prévue en Louisiane en 1743.

Il est difficile de juger de la portée réelle de l'ordonnance de 1750 mais au moins un exemple de son application a été retracé. Il concerne Augustin Viger, un chirurgien de trente ans natif de La Nouvelle-Orléans et fils d'un Canadien, qui

444. Ordonnance de l'intendant Bigot qui fait défense à tous chirurgiens de vaisseaux venant de France ou d'ailleurs, ensemble à tous chirurgiens étrangers de quelques nations qu'ils soient, autres que ceux qui sont établis dans les villes de ce pays et dans les côtes, de panser et médicamenter les malades de ce pays, sans au préalable avoir subi un sérieux examen sur l'art de la chirurgie, à peine contre les contrevenants de deux cents livres d'amende et de confiscation des instruments et remèdes dont ils se trouveront saisis; ceux de cette profession qui voudront l'exercer ici seront tenus de subir un examen sérieux par-devant le médecin du Roi à Québec, présence du lieutenant général de la Prévôté de cette ville; il en sera de même pour ceux qui voudront exercer ladite profession soit dans les villes de Montréal et Trois-Rivières ou dans les gouvernements de ces villes, etc., 12 juin 1750, BAnQ-Q, E1,S1,P3992, Ordonnances des intendants, Cahier no 38, f. 35r-35v. Copie dans ANOM, Fonds des Colonies, série C11A, vol. 96, f. 329r-331v.

s'installe à Montréal vers 1753[445]. Le certificat qui lui est délivré en 1754 par Jacques-Joseph Guiton de Monrepos, lieutenant général civil et criminel de la juridiction royale de Montréal, est tout à fait conforme aux exigences de l'ordonnance de 1750 tant en ce qui concerne les procédures que les examinateurs présents :

> Lan mil sept Cens Cinquante quatre le dix sept Septembre pardevant nous jacques joseph Guiton Monrepos Conseiller du Roy Lieutenant general Civil Et Criminel de la juridiction royale de montreal neuf heures du matin en notre hotel est Comparu sieur Augustin Viger chirurgien Lequel nous a dit que depuis nombre d années il travaille de lart de Chirurgie En a fait les fonctions dans plusieurs villes Et hopitaux Et Sur les Batiments qui ont fait des voyages de long cours ; qu'il auroit meme Eté inscrit sur le tableau des chirurgiens qui est au Greffe delamirauté De la Rochelle En L ancienne france suivant ses Lettres de Reception du 26 juin 1751 qu'il nous a representé Et desirant s'Etablir En ce pays nous a requis de Luy permettre de penser Et medicamenter les malades de cette ville Et apres que led Sr Viger a Ete Examiné En notre presence sur l art de la Chirurgie par leSr ferdinand Feltz chirurgien major du Roy En cette ville Et qui celuy dit Sr Feltz nous a declaré L'avoir trouvé très capable d Exercer La Chirurgie nous avons permis aud Sieur Viger d Exercer En cette ville Lart de Chirurgie Mandons & fait les jour Et an que dessus. Cinq mots Raies nuls.
>
> Guiton Monrepos[446]

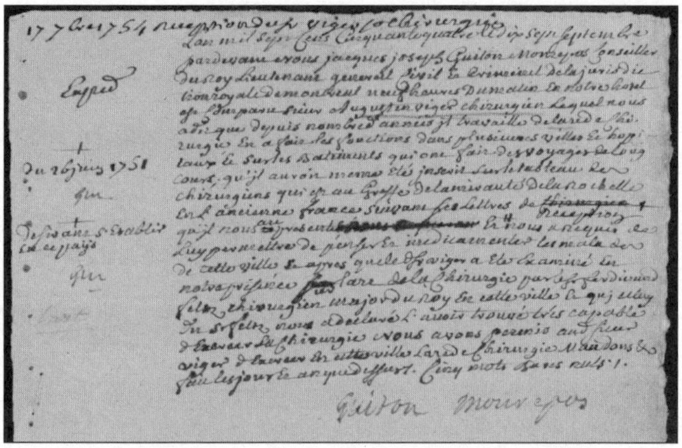

Sollicitation d'Augustin Viger, chirurgien, pour avoir le droit d'exercer dans la ville de Montréal (avec examen et permission accordée). 17 septembre 1754. BAnQ-M, TL4,S1,D5922.

De la Conquête jusqu'en 1788, aucune réglementation médicale ne semble appliquée. Il est vrai que les Canadiens se sont sentis menacés, peu après le traité de Paris, d'être exclus de la pratique

445. En 1724, Louis Viger, père d'Augustin, est âgé de 35 ans et est originaire de Montréal. Il est établi sur son terrain depuis trois ans et il a un enfant « a la Mamelle ». Recensement des habitans depuis la Ville de la Nouvelle Orleans jusques aux Ouacha ou le Village des Allemands a dix lieues au dessus de la ditte Ville, 1724, ANOM, Fonds des Colonies, série G^{1}, vol. 464, recensement de 1724, ménage n° 56.

446. Sollicitation d'Augustin Viger, chirurgien, pour avoir le droit d'exercer dans la ville de Montréal (avec examen et permission accordée), BAnQ-M, TL4,S1,D5922, Dossiers de la Juridiction royale de Montréal ; Jean-Louis Laqueuille, *Les Chirurgiens Navigans du Port de la Rochelle sous l'Ancien Régime*, Thèse de doctorat d'État en médecine, Université de Nantes, 1970, annexe non paginée. Sa réception comme chirurgien à l'Amirauté de La Rochelle est effectivement du 26 juin 1751 : « A Monsieur Le Lieutenant Et Juge de L amiraute de la Rochelle Suplie humblement Augustin Viger garcon Chirurgien natif de monreal En Canada Disant quil y a nombre d année quil Travaille a Lart de la Chirurgie quil En a fait Les fonctions dans plusieurs Villes Et dans Les hopiteaux demaniere quil Sest mis En Estat dexercer la Chirurgie Sur les Batiment qui Vont aux Voyages de Long Cours mais ne pouvant Le faire S avoir Esté Examiné Et trouve capable par les m^{e} Chirurgiens Jures de La marine Il a pour cela Recours a Vous Ce Consideré Monsieur il Vous plaise ordonner que le Supliant Sera intergé Sur lart de la Chirurgie par les Chirurgiens Jures de La marine de cette Ville par Leurs Certifficat de Capacitté Rapporté Estre Registre a Vostre greffe pour y avoir Recours quand Besoin Sera Et ferez Justice. Viger

Soit Communique au procurer du Roy fait Le 26 Juin 1751. Beraudin

Vu la presente Requete Je consant pour le Roy que le Supliant Soit Examiné Sur lart de la Chirurgie par les Sieurs Beauregard Et Lassalle me Chirurgiens Jures de cette Ville pour Leurs Certifficats Rapp^{te} Estre Requis Ce quil app^{ra} fait le 26 Juin 1751. Valin. Soit fait Comme il Est Consenty par le procureur du Roy fait le 26 Juin 1751. Beraudin

Vu d abondant la presente Req^{te} Ensemble Le Certifficat donné Ce jourdhuy par les dits Beauregard et Lassallle au Supliant par lequel ils Certiffient Lavoir Examine Sur la Chirurgie Et lavoir Trouve Capable dexercer la Chirurgie Sur les Batiments qui Vont aux Voyages de Long Cours Je Consant pour le Roy que ledit Certifficat Cy dessus datte Soit Enregistre a nostre greffe pour y avoir Recours quand Besoin Sera En Conseq^{ce} quil luy Soit p^{mis} au Supliant de S embarquer Sur Tels Batiments quil Jugera apropos pour y Exercer la Chirurgie Et par luy faisant le Serment de Bien et fidelement S acquitter de sa proffession fait le 26 Juin 1751. Valin. R. 40 S

Soit fait Comme il Est Requis Et Consanty par Le procureur du Roy Et donne acte de ce que ledit Viger a presentem^{t} fait Ledit Serment fait a la Rochelle 26 Juin 1751. Viger. Beraudin rcu trois Livres ». Réception comme chirurgien de navire pour Augustin Viger, 26 juin 1751, Archives départementales de la Charente-Maritime, Amirauté de La Rochelle, B 5960, Réceptions de chirurgiens de la marine.

médicale, mais cette crainte, bien réelle, ne se matérialisera pas[447].

En 1783, le traité de Versailles met fin à guerre de l'Indépendance américaine et se traduit, en décembre de la même année, par la démobilisation d'une bonne partie des troupes. Des chirurgiens militaires britanniques comme James Fisher à Québec ou Charles Blake à Montréal s'établissent à demeure dans la colonie et deviennent les nouveaux leaders de la profession. De même, au moins une trentaine de chirurgiens militaires allemands, venant avec les troupes de Hesse-Hanau comme mercenaires, s'installent dans la colonie et comptent maintenant pour près du tiers des effectifs médicaux canadiens. Ces Allemands sont souvent mal perçus et, de fait, ils ont généralement peu d'expérience, sauf au sein des troupes.

L'adoption de l'ordonnance médicale de 1788 ne peut-elle pas s'expliquer comme une réaction face à cette arrivée massive de chirurgiens allemands ? Tout porte à le croire. D'ailleurs le texte de l'avis publié dans les journaux pour prévenir les docteurs de se conformer aux dispositions de la loi a été rédigé en français, en anglais de même qu'en allemand[448].

Certains chirurgiens britanniques jugent de haut les praticiens établis en zone rurale, qu'ils soient francophones ou germanophones. Ainsi, en 1787, le chirurgien James Bowman note que « From the parish of St Valier to Sorel on the South side of the river including the back parishes, [he]... did not meet with one single surgeon, who had been educated even to Pharmacy who either knew the doses of common medicines, or the characteristics of ordinary diseases[449] ». Il observe de plus que, dans les campagnes, « Medecine particularly stands in the lowest possible situation. Some of the country practitioners cannot read, and but few who known the common orthography of any language, or have any collateral aid to assist them in reasoning upon what they profess ».

Outre cette question de l'établissement des chirurgiens militaires démobilisés, surtout ceux d'origine allemande, et de la mauvaise perception que l'élite médicale britannique se fait de la majorité du corps médical canadien, les années 1784-1791 sont marquées par la présence d'une maladie aux symptômes et aux conséquences horribles : le mal de la baie Saint-Paul[450]. Perçue comme une forme particulière de la syphilis, cette affection s'est répandue en quelques années à travers la province de Québec. L'absence de concertation et d'organisation de la profession médicale, alliée à des raisons humanitaires, économiques et militaires, incite les autorités coloniales à intervenir très timidement dès 1775.

Cette intervention gouvernementale, la première dans le domaine de la santé depuis la Conquête, se concrétise par l'envoi de chirurgiens militaires à Baie-Saint-Paul et sporadiquement dans quelques-unes des paroisses infectées. Le contexte de guerre, les fonctions civiles et militaires des gouverneurs Carleton et Haldimand, la bonne réputation des chirurgiens militaires et enfin le faible coût de ce plan incitent à ce genre d'intervention. Cette première mesure ne peut, toutefois, empêcher la maladie de se propager.

Entre 1782 et 1784, la peur gagne les élites cléricales, politiques et même médicales qui exagèrent alors, délibérément ou non, l'ampleur réelle de la maladie. Des mesures énergiques sont réclamées. En novembre 1784, l'arrivée au pouvoir du lieutenant-gouverneur Hamilton, favorable au British Party, qui remplace le gouverneur Haldimand qui était de tendance opposée, provoque des changements

447. Dans un texte publié en 1810, il est fait allusion à une requête présentée en 1764 dans laquelle il était demandé que les Canadiens ne puissent exercer la profession de chirurgiens, ni être jurés. Cette requête, en réalité les représentations du jury d'accusation de Québec, avait été rédigée en octobre 1764 et, se basant sur les lois anglaises, s'objectait à ce que des catholiques puissent, entre autres, remplir certaines charges et pratiquer la médecine et la pharmacie. Quelques semaines plus tard, une pétition signée par plusieurs habitants français du Canada, dont au moins quatre chirurgiens de Québec, dénonce très vigoureusement cet énoncé. Représentation du jury d'accusation de Québec, octobre 1764, publiée dans Adam Shortt et Arthur G. Doughty, *Documents relatifs à l'histoire constitutionnelle du Canada 1759-1791*, tome 1, Ottawa, Thomas Mulvey, 1921, p. 187-192 ; Requête des habitants français au roi au sujet de l'administration de la justice, ca janvier 1765, British Library, Official correspondence and papers of Sir Frederick Haldimand, Add. MSS 21668, p. 61-64 ; Pétition publiée dans Adam Shortt et Arthur G. Doughty, *op. cit.*, p. 195-199 ; *Le Canadien*, vol. IV, nº 16, p. 63-64, 14 mars 1810.

448. *Gazette de Québec*, nº 1 200, 14 août 1788.

449. Lettre de James Bowman au lieutenant-gouverneur Henry Hope, 7 février 1787, BAC, RG 4, B 43, Miscellaneous Records Relating to the St. Paul's Bay Disease, vol. 1, p. 282-312.

450. Sur l'histoire de cette maladie, voir Rénald Lessard, *Le mal de la baie Saint-Paul*, Québec, Célat (Université Laval), 1989, *passim.*

importants. Le nouveau contexte politique et militaire créé par la fin de la guerre de l'Indépendance américaine en 1783 et par la formation des États-Unis favorise l'émergence de nouvelles attitudes. La question des loyalistes et de leur intégration à la société canadienne se pose. L'importance du Canada et des Canadiens s'accroît alors aux yeux des autorités. C'est ainsi qu'elles prennent conscience de l'importance d'avoir, pour des raisons économiques et militaires évidentes, une population saine et nombreuse. Des comités du Conseil législatif seront mis sur pied en 1786 afin de bien saisir la situation et d'aider à l'adoption de correctifs s'il en faut. Nous reviendrons sur ce point un peu plus loin dans cette section. En regard du mal de la baie Saint-Paul, ce nouveau contexte favorise une lutte plus énergique contre cette maladie jugée épidémique. Le lieutenant-gouverneur Hamilton base alors son intervention sur l'utilisation du docteur Bowman et du clergé. Ce chirurgien se charge de faire le tour des paroisses afin de distribuer gratuitement remèdes et conseils aux curés. Ces derniers, qui jouent le rôle d'assistants médicaux, doivent veiller à ce que le traitement soit administré aux malades. Il va sans dire qu'une telle façon de procéder qui met sur une voie d'évitement presque tout le corps médical, et surtout son élite britannique, suscite bien des frustrations au sein des praticiens de la santé. Ils auront l'occasion de se manifester dans les travaux des comités qui seront formés en 1786 et de tenter de revaloriser le rôle du corps médical.

Cette deuxième phase de l'intervention gouvernementale, qui se termine en 1787 à la mort de Bowman, donne des résultats ambigus. En 1785, Bowman a même créé une certaine panique parmi les élites lorsqu'il proclame avoir recensé 5801 cas sur une population dépassant à peine 113000 âmes[451]. Le Canada est tout vérolé, proclame-t-on en Angleterre après avoir reçu des rapports alarmistes. À la fin de 1785, Bowman présente au gouvernement une facture de 2300 livres anglaises. C'est énorme. En novembre 1786, Bowman vient de terminer une deuxième tournée des paroisses et la question de ses émoluments n'est toujours pas réglée. Qui plus est, un nouveau lieutenant-gouverneur, Henry Hope, plutôt favorable au French Party, vient d'être nommé. Les tensions au sein du conseil législatif sont grandes et la question des réclamations de Bowman devient très politique puisqu'elle permet d'attaquer l'ancienne administration. Quant à la maladie, elle semble tout aussi présente que précédemment et ce ne sera qu'après la mort de Bowman que les craintes face à son extension se résorberont. D'ailleurs, certains chirurgiens, tel James Fisher, témoigneront en 1791 que la prévalence de la maladie n'était pas aussi grande en 1785 qu'on le croyait alors.

C'est dans tout ce contexte qu'il faut situer cette volonté de réglementer la pratique médicale dès la fin de la guerre. En mars 1784, le lieutenant-gouverneur Henry Hamilton propose au Conseil législatif la rédaction d'une ordonnance « for the regulation of all persons Exercising the founctions of Phisician, Surgeon, Apothecary, or any other person assuming those characters in the Province[452] ». Il suggère également qu'une adresse soit envoyée au gouverneur pour que des examinateurs soient nommés et que les prix des médicaments et des honoraires soient réglementés. Il demande qu'une proposition de texte pour un diplôme ou une licence soit élaborée et que les personnes qui n'en seront pas titulaires seront sujettes à des amendes, à l'emprisonnement ou à toute autre pénalité. Enfin, il propose qu'un comité soit formé pour étudier la question. Appuyée par le conseiller Adam Mabane qui était également chirurgien de la garnison de Québec jusqu'en octobre 1783, la motion du lieutenant-gouverneur est acceptée et, unanimement, le Conseil législatif met sur pied un comité composé du lieutenant-gouverneur, d'Adam Mabane et de quatre conseillers.

Pour des raisons inconnues, cet effort pour établir une réglementation médicale reste lettre morte. Faut-il voir dans cet échec le résultat de l'antagonisme qui

451. General Return of persons infected with the St Paul's Bay Disease in the Province of Quebec, 20 octobre 1785, BAC, RG 4, B 43, vol. 1, p. 153-159. En réalité, ce nombre ne représente que ceux qui sont soumis au traitement. Or, puisque Bowman inclut dans ses listes tous ceux qui vivent sous le même toit qu'un malade, il est aisé de comprendre que le nombre de malades présumés se trouve par la force des choses fortement exagéré. Lessard, *op. cit.*, p. 9-16, 66-73.

452. Délibérations du Conseil législatif, 24 mars 1784, British Library, Official correspondence and papers of Sir Frederick Haldimand, Add. MSS 21739, f. 95r.

oppose en 1784 Adam Mabane, favorable au French Party, à Hamilton, partisan du British Party, ou du départ du gouverneur Haldimand ? Quoi qu'il en soit, ce n'est qu'en 1786 que la question se pose à nouveau. Le 6 novembre, soit à peine un mois après son retour, le nouveau gouverneur Guy Carleton, devenu lord Dorchester, institue quatre comités afin de fournir à la métropole des renseignements servant à la guider dans le choix du mode futur de gouvernement de la province : Comité des cours de justice, Comité de la milice, des grandes routes et des communications, Comité de la population, de l'agriculture et de la colonisation des domaines de la Couronne et, enfin, Comité du commerce intérieur et extérieur et des règlements de police[453]. Plusieurs des mémoires présentés devant les comités ont trait en tout ou en partie à l'exercice de la médecine, de la chirurgie, de la pharmacie et de l'obstétrique puisque ces disciplines ont un lien direct avec l'évolution de la population.

Le 30 novembre de la même année, Joseph-Gaspard Chaussegros de Léry, conseiller législatif mais également seigneur, propose trois éléments pour améliorer l'état de la médecine[454]. Il remarque d'abord qu'il est « nécessaire detablir une école de Sage femme ou dacoucheur dans les villes de Quebec et de Montreal, comme il i en avoit sous le precedant gouvernement » et que l'article 10 du rituel du diocèse de Québec, relatif à l'instruction et au serment des sages-femmes, soit exécuté par les curés. Ensuite, il suggère qu'un « Etablissement de medecines » soit fait dans les villes de Québec et de Montréal et que les prix des visites et des remèdes soient fixés à un montant « honete et Raisonable ». Enfin, il souligne la sagesse des ordonnances de 1710 et de 1750 et demande à ce qu'elles soient examinées « et ce qui en Sera trouvé necessaire a la Sureté du peuple Soit passé En loix ». Ceux qui pratiquent sans permission et causent des décès devraient être poursuivis comme coupables d'homicide.

Les seigneurs Jean-Gabriel Vincelotte et Jean-Baptiste Couillard tiennent des propos très similaires à ceux de Joseph-Gaspard Chaussegros de Léry[455]. Ils dénoncent d'abord les « Suites destructives des accouchemens que font quelques charlatans, Connus et etablis dans les Campagnes, Sous le nom *de chirurgiens*, ou *de docteurs*, et tant de Sages-femmes non jurées, qui par leur ignorance font mourir tant d'enfans, et altérent meme au moins le temperamment des meres, qui plus robustes n'y Succombent pas, Comme d'autre femmes d une Complexion moins forte ». Ils remarquent même des hommes parmi le peuple faire ce métier, « nous ne pouvons dire *exercer cet art*, puis qu'ils ne l'ont point appris, et qu'ils doivent encore faire plus de tort que certaines Sages-femmes qui par leur prudence et leur longue experience meritent La Confiance du public pour des cas ordinaires. Car elles ont le soin elles-memes d'appeller un chirurgien-accoucheur, pour peu que les Circonstances Soyent Critiquent ». Pour remédier à la situation, ils proposent de faire examiner et approuver ceux et celles qui exercent l'obstétrique et d'imposer des amendes à toute personne qui la pratique sans connaissance théorique ou pratique.

Vincelotte et Couillard s'attaquent également aux « *chirurgiens* ou *docteurs de Campagne* » qui « font autant de mal dans les maladies des hommes, que quantité de Sages-femmes et eux memes font dans celles des femmes qu'ils Soignent dans toutes Sortes de Cas ». Ils proposent de les examiner à la lumière des ordonnances de 1710 et de 1750. Toutefois, ils signalent que plusieurs chirurgiens se servent de l'expression « autres que ceux qui Sont etablis dans les villes de ce pays et dans les Cotes » que l'on retrouve dans l'ordonnance de 1750 pour prétendre abusivement être exclus et, à cet égard, ils proposent que tous soient examinés afin d'éliminer « tous ceux qui ne Sont pas examinés, ou qui exercent meme une espece de charlatanisme, non seulement par L'application nuisible de leur remedes, mais par leur cherté horrible ».

453. Adam Shortt et Arthur G. Doughty, *Documents relatifs à l'histoire constitutionnelle du Canada 1759-1791*, tome 1, Ottawa, Thomas Mulvey, 1921, p. 858-859.

454. Représentations de Joseph-Gaspard Chaussegros de Léry adressées au Comité de la population, de l'agriculture et de la colonisation des domaines de la Couronne, 30 novembre 1786, BAC, RG 14, A 1, vol. 3.

455. Reflexions de jean gabriel vincelotte Seigneur du Cap St. ignace, et de jean baptiste Couillard ecuyers, Seigneur primitif de la Seigneurie de la Riviere du Sud, et du fief L'epinay, 1786, BAC, RG 14, A 1, vol. 3.

Le 18 décembre, dans son mémoire, le conseiller Lemoyne de Longueuil dénonce les chirurgiens allemands et propose que les membres du corps médical soient examinés afin de juger de leur capacité :

> Il est necessaire d'observer que depuis plusieurs années et surtout depuis la reforme des Trouppes il S'est repandu dans les Villes & Campagnes de cette Province des especes de Chirurgiens, qui dénués des Connaissances necessaires à Cet art, Sont la Cause de la mort des peres et meres, ainsi que des enfants, Surtout parmi les habitants des Campagnes & leur prennent des Sommes Considerables, audelà du prix que de bons medecins prendroient. Ces Sortes de Medecins ou Chirurgiens ont été dans L'armée, Soldats, ou domestiques des Chirurgiens, particulièrement Allemands, Ce qui fait un tort notable à la population de cette Province, par Consequent il est necessaire d'y apporter un remede prompt pour faire Cesser ce desordre.

Mon opinion est qu'on nomme un Comité a Quebec & a Montreal, Chacun de deux ou trois des plus habiles Docteurs en Medecine pour faire passer à L'examen tous ces Soi disant Medecins ou Chirurgiens, pour être approuvés & Commissionnés, S'ils ont la Capacité que cet Art Requiert, ou Si non, que defenses leurs Soient faites, Sous telles peines qu'il plaira fixer, de ne jamais travailler en la qualité de Medecins ou Chirurgiens, Seul moyen d'arrêter les mortalités qui Sont Si frequentes & dont ils Sont les auteurs. Par ce Reglement les Docteurs Commissionnés qui ont la Capacité requise Seront plus à meme de gagner leur Vie[456].

Le 20 décembre, les magistrats de la ville de Québec adressent leurs observations au Comité du commerce intérieur et extérieur et des règlements de police et tiennent un discours semblable. Ils proposent que « l'on ne permette à nulle personne de pratiquer la médecine ou la chirurgie dans cette province à moins qu'elle ne fournisse des preuves d'avoir régulièrement étudié ces sciences et qu'elle n'ait obtenu de l'autorité une permission à cet effet[457] ». De plus, ils demandent que « la Législature régisse et contrôle les honoraires de ces médecins et chirurgiens qui auraient été autorisés à pratiquer ; les taux excessifs des médecins, est-il affirmé, ont détourné plusieurs personnes – et plus particulièrement les pauvres campagnards – de requérir des soins, même en cas de nécessité, ce qui probablement cause annuellement plusieurs pertes de vies ».

Le jeune Timothy O'Connor, médecin et accoucheur récemment installé à Québec, s'attarde dans son mémoire à la complexité de la tâche des membres du corps médical et dénonce les abus qu'il a constatés, en particulier lors d'amputations ou d'accouchements. Il propose la création de sociétés médicales et d'hôpitaux ainsi que l'adoption de toute mesure favorisant une diffusion des connaissances médicales dans la province et l'élimination des charlatans[458].

Mais ce sont vraiment les représentations des chirurgiens James Fisher et Charles Blake, adressées au Comité de la population, de l'agriculture et de la colonisation des domaines de la Couronne, qui suscitent le plus d'intérêt et démontrent la place que ces chirurgiens militaires britanniques occupent dorénavant au sein du corps médical[459]. Le 19 décembre 1786, dans son mémoire, le chirurgien James Fisher dénonce « le nombre alarmant des Empiriques dans cette Colonie » et les abus que cela entraîne, tout en concluant que « l'exercice de la Médecine en Canada est très nuisible à la Population[460] ». Pour remédier à cette situation, Fisher propose de créer dans les villes de Québec et de Montréal « une société ou Communauté » composée « des plus respectables de la Faculté » de chaque place. Tous ceux qui désireraient pratiquer la médecine devraient se soumettre à un examen donné par la société. Cette proposition n'est pas sans rappeller ce qui a été fait

456. Remarques et observations de l'honorable Lemoyne de Longueuil au comité sur la population, 18 décembre 1786, BAC, RG 14, A 1, Registres divers du Parlement, vol. 3.

457. Lettre des magistrats de Québec au comité du Conseil sur le commerce et la police, 20 décembre 1786, publiée dans Shortt et Doughty, *op. cit.*, tome 1, p. 909-911.

458. Représentations par Timothy O'Connor adressées au Comité de la population, de l'agriculture et de la colonisation des domaines de la Couronne, 19 janvier 1787, BAC, RG 14, A 1, vol. 3.

459. Blake et Fisher arrivent au Canada en 1776 comme chirurgiens militaires.

460. Représentations par James Fisher, chirurgien de la garnison à Québec, adressées au Comité de la population, de l'agriculture et de la colonisation des domaines de la Couronne, 19 décembre 1786, BAC, RG 14, A 1, vol. 3.

au New Jersey en 1772. À partir des certificats émis par les examinateurs attestant la capacité des candidats, le gouverneur pourrait alors leur délivrer une commission. Si cette proposition n'est pas agréée, il propose comme alternative qu'une communauté de médecins soit établie par autorité dans chacune des villes et que toute personne désirant professer la médecine soit obligée de passer un examen et de devenir membre de cette société avant de pouvoir exercer. La création de sociétés médicales, comme il en existe à cette époque en Angleterre, en France et dans les colonies américaines, comporte, aux yeux de Fisher, des avantages indéniables :

> Les Etablissements que j'ai proposés à votre attention, produiront plusieurs bons effets. La societé gouvernée par des réglements intérieurs pourra faire des recherches et avancer la science des maux les plus communs dans cette province ; & lors qu'il sera nécessaire, elle pourra communiquer aux medecins dans le pays, les nouvelles découvertes, ou les manieres plus heureuses de traiter les maladies, que l'expérience leur aura montrées. Supposé que quelque mal contagieux se répendît et que la prémiere maniere de le traiter ne se trouvât pas si efficace qu'on pouroit l'espérer, alors les chirurgiens des différentes campagnes, pourroient décrire ses symptômes, ses causes, & les plans de guérison qu'ils auront adoptés sans succès, et cela envoyé à la société du district, l'on pourra, dans une assemblée de plusieurs membres, par des mesures plus convenables aux maladies, consulter & donner des directions très utiles aux médecins du pays, et par conséquent à tout le public en général. Supposé qu'une maladie fût assez générallement répendue, pour qu'il fut nécessaire d'avoir recours au gouvernement, alors la Société, enverroit aux médecins des paroisses des directions ; et des remedes, qu'ils distribueroient, et dont ils assisteroient les pauvres gratis, ou pour des honoraires modiques, pendant le temps qu'ils seroient employés[461].

Ce n'est que plusieurs décennies plus tard que les suggestions de Fisher relatives à une société médicale se concrétisent, mais ses propos ont toutefois le mérite de montrer la voie à suivre.

Fisher s'intéresse également à l'obstétrique. Considérant que l'accouchement des femmes est ce qu'il y a de plus important dans la médecine pour une colonie, il propose d'établir une école dans la capitale de chaque district et un chirurgien habile y instruira les femmes d'une conduite naturellement laborieuse et leur donnera aussi des règles générales pour les accouchements et pour soigner les enfants nouvellement nés. Il suggère d'avoir dans chaque paroisse une ou deux sages-femmes qui ont des certificats « des Messieurs nommés à ce sujet ».

Enfin, Fisher propose, pour soigner les gens atteints du mal de la baie Saint-Paul, d'accorder des honoraires modérés aux visites des médecins et de fixer par une loi le prix des médicaments. Cette mesure engagerait « plusieurs, qui ne sont pas réduits à la mandicité, d'appeller des médecins, ce qu'ils n'osent faire par la peur qu'ils ont qu'on exige d'eux des sommes extravagantes ».

Le chirurgien Charles Blake de Montréal tient des propos tout à fait semblables[462]. Il dénonce le charlatanisme et les abus meurtriers qu'il entraîne, propose la création d'un bureau d'examinateurs, formé de trois ou de cinq membres du corps médical assermentés choisis parmi les plus éminents, soit établi à Québec et Montréal[463]. Cet organisme serait

461. *Ibid.* Ces propos cachent une attaque en règle contre l'intervention récente du gouvernement lors de l'épidémie connue sous le nom de mal de la baie Saint-Paul. Le gouvernement avait alors confié la lutte contre la maladie à un seul docteur, le docteur Bowman, qui lui s'était servi du curé plutôt que du corps médical. Un changement au niveau des administrateurs coloniaux lui permettait de faire une telle allusion. Lessard, *op. cit.*, *passim.*

462. Représentations par Charles Blake, chirurgien à Montréal, adressées au Comité de la population, de l'agriculture et de la colonisation des domaines de la Couronne, 8 janvier 1787, BAC, RG 14, A 1, vol. 3.

463. Blake dénonce, en particulier, le cas où Joseph Boyer Pellion a administré à un patient atteint du mal de la baie Saint-Paul une dose de deux onces de mercure doux sous prétexte qu'une « Canadian Constitution would bear as much again as an English one » et a ainsi causé la mort du malade. Pellion est un des rares individus qui s'intitule chirurgien ou docteur et qui semble réellement usurper ce titre. Natif de Lisbonne au Portugal, Joseph Boyer Pellion traverse au Canada comme militaire. Le 7 février 1757, au moment de son mariage à Baie-Saint-Paul avec Elizabeth Perron, il est mentionné comme soldat de la compagnie de Courtemanche et marchand. Il demeure à Baie-Saint-Paul à titre de négociant et de marchand jusque vers 1767-1768 puis s'établit à Québec. En avril 1777, on le retrouve à Montréal et, pour la première fois, il s'intitule chirurgien. Accusé de sédition pour avoir tenu des propos injurieux envers le roi d'Angleterre, le jury le reconnaît « guilty of the Seditious words but that he is insane ». C'est pourquoi la Cour le libère en autant qu'il « do give Security for his good Behaviour for one Year ». Il continue par la suite d'exercer comme chirurgien, vend des remèdes et

chargé de juger des compétences des praticiens de la santé et d'émettre un certificat attestant de leurs capacités. Les autorités pourraient ensuite émettre une licence de pratique.

Blake voit dans cette réforme un moyen de lutter contre le mal de la baie Saint-Paul. Dénonçant l'absurdité d'envoyer des chirurgiens itinérants soigner cette maladie ou de laisser des remèdes au clergé, donc s'attaquant aux deux phases de l'intervention gouvernementale, il souhaite que la responsabilité de combattre la maladie soit le lot de l'ensemble du corps médical. Cette opinion, il l'expose clairement dans une lettre personnelle adressée, en janvier 1787, à son confrère James Davidson de Québec. Il fait alors observer que « the care of the Saint Paul's Bay Disease depends upon the division of labor of the Physical Tribe in this country[464] ». Blake propose dans ses représentations que quelques-uns des chirurgiens licenciés soient chargés à la fois de faire parvenir au Bureau d'examinateurs le nombre de personnes infectées par cette maladie et d'en spécifier les caractéristiques pathologiques. Par la suite, si le tout obtient l'approbation du Bureau, des instructions appropriées seront envoyées aux praticiens de la santé en vue de commencer le traitement adéquat.

Les propos de Blake et Fisher retiennent l'attention des membres du comité et, dans son rapport daté du 20 janvier 1787, ce dernier conclut que le moyen le plus essentiel et le plus efficace de préserver la vie des « sujets de Sa Majesté » et d'accroître la population consiste à contrôler systématiquement la pratique de la médecine, de la chirurgie et de l'obstétrique dans toute la province[465].

Dans une lettre adressée à Thomas Townshend, vicomte Sydney, ministre britannique responsable des colonies, le gouverneur résume la situation alarmante où se trouverait la médecine et propose une mesure complémentaire à l'émission de licences :

> The first article of the report of the Committee of Council on population and agriculture, with the papers referred to therein, will shew your lordship the very wretched state of medicine in this country. The complaints on the head are general, and the evils arising from it obvious and extensive. Various remedies have been suggested. But none I apprehend can be effectual without an enlightened active gentleman of the faculty being sent out by government to superintend this department, with a sufficieent salary, and at the same time strict injunctions not to take any fee or reward in his practice with such an assistance a plan might be formed and executed to remove the evils complained of which without it must increase to a degree still more pernicious[466].

Il faut voir en John Mervin Nooth, qui débarque à Québec en 1788, ce personnage que l'on souhaite recevoir pour encadrer la pratique médicale au Canada. La date d'arrivée et les qualifications indéniables du médecin Nooth militent en faveur de cette hypothèse.

s'intitule même en 1779 « Docteur ». Des lettres écrites par lui aux rebelles ayant été interceptées le 26 septembre 1780, il est arrêté pour trahison, emprisonné et mis aux fers. Il est alors décrit comme « a Sort of an Appothecary ». Il reste détenu jusqu'en 1782 ou peut-être jusqu'à la fin de la guerre. Une liste non datée des prisonniers incarcérés dans la prison militaire de Québec le présente comme : « Monsr Pellion chirurgien de Montréal - qui est fou, arrêté en octobre 1780 ». En juin 1784, il est à New York où il réclame du secours comme réfugié canadien. On perd sa trace par la suite. Le roi contre Joseph Pellon, 7 avril 1777, BAnQ-Q, TL18,S1,SS1, Cour du banc du roi pour le district de Québec, Matières criminelles en général, Dossier n° 142 ; Le roi contre Joseph Pellion, 12, 14 et avril 1777, Minutes Court of Oyer & Terminer at Montreal from 26th. March to 4th June 1777, dans Court of Oyer and Terminer, district of Montreal, 1777-1787, BAnQ-Q, TL999, Collection Documents de tribunaux du régime anglais (Contenant 1960-01-343/31) ; Vente d'un emplacement situé au faubourg Ste-Marie par Joseph Desrosiers, habitant de Berthier, et Madeleine Breno à Joseph Boyer Lepellon, absent, acceptant acquéreur pour lui Joseph Boyer Lepellon, maître chirurgien, du faubourg Sainte-Marie, son père, 3 octobre 1777, BAnQ-M, CN601,S158, greffe d'Antoine Foucher ; Lettre d'Allan Maclean au gouverneur Haldimand, 28 septembre 1780, British Library, Official correspondence and papers of Sir Frederick Haldimand, Add. MSS 21865, f. 61r ; Liste des prisonniers dans la prison militaire de Québec, sans date, Public Record Office, Londres, Série C.O. 42. Canada, Original correspondence, vol. 42, f. 110r ; Pétition du docteur Joseph Boyer Pellon, 16 juin 1784, BAC, MG 23, B 3, Continental Congress, Folder 3, papers « CC 42 », p. 113.

464. Lettre du docteur Charles Blake au docteur James Davidson, 29 janvier 1787, publiée dans Paul-A. Fiset, « Une correspondance médicale historique : Blake à Davidson [...] », dans *Laval médical*, vol. 23, n° 1 (septembre 1957), p. 425-426.

465. Rapport du Comité du Conseil concernant la population, l'agriculture et la colonisation des terres de la Couronne, 20 janvier 1787, BAC, RG 1, E 1, Procès-verbaux du Conseil législatif de Québec, vol. E, p. 300-310. Publié dans Shortt et Doughty, *op. cit.*, tome 1, p. 917-918.

466. Lettre de Dorchester à Sydney, 13 juin 1787, Public Record Office, Londres, Série C.O. 42. Canada, Original correspondence, vol. 51, f. 15r-15v.

Du côté législatif, les choses ne traînent pas en longueur, probablement grâce à la présence d'Adam Mabane, juge, conseiller et chirurgien. Dès le 2 juin 1787, le gouverneur recommande au Conseil législatif d'élaborer « the best means for preventing the irregularities committed by persons unskillfully practising Physic and Surgery[467] ». Un comité est alors nommé et une ordonnance est finalement sanctionnée le 30 avril 1788.

Des suggestions mises de l'avant lors de l'enquête de 1786, les autorités ne retiennent finalement que l'idée de contraindre les membres du corps de santé canadien à subir un examen pour l'obtention d'une licence obligatoire de pratique. « Plusieurs inconvéniens étant arrivés aux sujets de Sa Majesté en cette province, par des ignorans, qui pratiquent la médecine et la chirurgie », il est donc décrété qu'à partir du 1er novembre 1788, sous peine d'amendes et même d'emprisonnement, nul ne pourra ainsi, sous quelques prétextes, « vendre ou distribuer des médecines en détail, ni en ordones pour les malades, dont il tirera aucun profit, ni exercer la médecine et la chirurgie dans la province, ni la profession d'accoucheur dans les villes et faubourgs de Québec et Montréal, sans avoir auparavant obtenu une permission » du gouverneur ou du commandant en chef. Cette licence de pratique ne pourra être obtenue que si le candidat présente un certificat attestant qu'il a été examiné par ceux que le gouverneur ou le commandant en chef nommera[468]. L'examen qui se fera devant le bureau des examinateurs sera public[469]. Toutefois, les praticiens ayant obtenu leur diplôme d'une université ou qui ont une commission de chirurgien dans l'Armée ou dans la Marine royale sont exemptés de subir l'examen public devant l'un des deux bureaux d'examinateurs créés à cet usage. De même, les chirurgiens ayant une commission dans l'Armée ou dans la Marine royale ne seront pas obligés d'avoir une licence. Enfin, l'ordonnance « ne s'entendra à empêcher les détailleurs, ou autres, de vendre tels médicamens, pour lesquels une patente roïale à été obtenû ».

Bien qu'une minorité de praticiens se conforment à l'ordonnance de 1788 – une quarantaine de praticiens sont licenciés à la fin de 1789 sur une possibilité d'une centaine –, les répercussions de cette réglementation sur l'avenir du corps médical sont notables[470]. Par la composition des bureaux des examinateurs, elle démontre la mainmise des

467. Délibérations du Conseil législatif, 2 juin 1787, BAC, RG 1, E 1, Procès-verbaux du Conseil législatif de Québec, vol. D, p. 320.

468. Le Bureau des examinateurs de Québec, établi le 11 juillet 1788, se compose majoritairement de membres du corps médical : un francophone, François Lajus, trois chirurgiens britanniques servant ou ayant servi dans l'Armée, John Foote, James Davidson et James Fisher, un juge également chirurgien militaire britannique, Adam Mabane et un ancien chirurgien major allemand, Frédéric-Guillaume Oliva. À l'exception d'Oliva, tous sont établis à Québec. Les juges Thomas Dunn et Pierre Panet font également partie du Bureau. À Montréal, le Bureau des examinateurs comprend le chirurgien francophone Jean-Baptiste Jobert, le chirurgien britannique Robert Sym (aussi nommé Richard Symes), le médecin britannique George Selby, le chirurgien militaire Charles Blake et l'ancien chirurgien major allemand François-Xavier Bender et des juges René-Ovide Hertel de Rouville, Edward Southouse et John Fraser. Tous demeurent en ville. Les deux bureaux présentent donc beaucoup de similitudes : cinq membres en vue du corps médical et trois juges, un chirurgien allemand et un chirurgien francophone, membres essentiellement urbains et prépondérance des praticiens de la santé britanniques. Les commissions des examinateurs se retrouvent dans le fonds Registraire (RG 68) de Bibliothèque et Archives Canada. Acte ou ordonnance qui défend à qui que ce soit de pratiquer la médecine et la chirurgie dans la Province de Québec, ou la profession d'accoucheur dans les villes de Québec ou Montréal, sans permission, 30 avril 1788, dans « Ordonnances édictées pour la province de Québec par le gouverneur et le conseil de celle-ci, de 1768 à 1791 », dans Arthur Doughty, *Rapport concernant les travaux des Archives publiques pour les années 1914 et 1915*, Ottawa, J. de L. Taché, 1917, p. 224-225. Publiée aussi dans la *Gazette de Québec*, no 1 187, 15 mai 1788.

469. « When any deficiency has appeared to us, on the part of a Candidate, we have been scrupulously attentive to discover the real cause, whether it might have arisen from diffidence [sic] or ignorance. To this end we have remitted the examination of several, from time to time, and where we have discovered in any, marks of timidity in public, we have indulged them with a private examination before we ultimately pronounced upon their Capacity ». Copie d'une lettre du bureau des examinateurs du district de Montréal au gouverneur Dorchester, 6 novembre 1788, BAC, MG 23, G III, 31, Charles Blake, p. 4-6.

470. Nous ne connaissons pas le nombre de ceux qui se sont présentés à l'examen mais qui ont échoué. Un correspondant anonyme, qui dénonce le grand pouvoir et la sévérité extrême des examinateurs, mentionne que de « cinquante Candidats qui professent la Médecine & la Chirurgie, ils [les examinateurs de Montréal] n'en ont pas trouvé six avoir assez de connoissance pour exercer leur profession ». Ces propos ne semblent guère exagérés puisque, de l'aveu même des membres du Bureau des examinateurs de Montréal, il y aurait eu plusieurs échecs. « As Professional Men, we cannot, however, help expressing to your Lordship our concern at the extreme ignorance which we have discovered among many of the Practitioners in Physic & Surgery in this District », proclament-ils avant de signaler que seulement neuf ont trouvé grâce devant le Bureau. Copie d'une lettre du Bureau des examinateurs du district de Montréal au gouverneur Dorchester, 6 novembre 1788, BAC, MG 23, G III, 31, Charles Blake, p. 4-6; *Gazette de Montréal*, no XLVI, 13 novembre 1788.

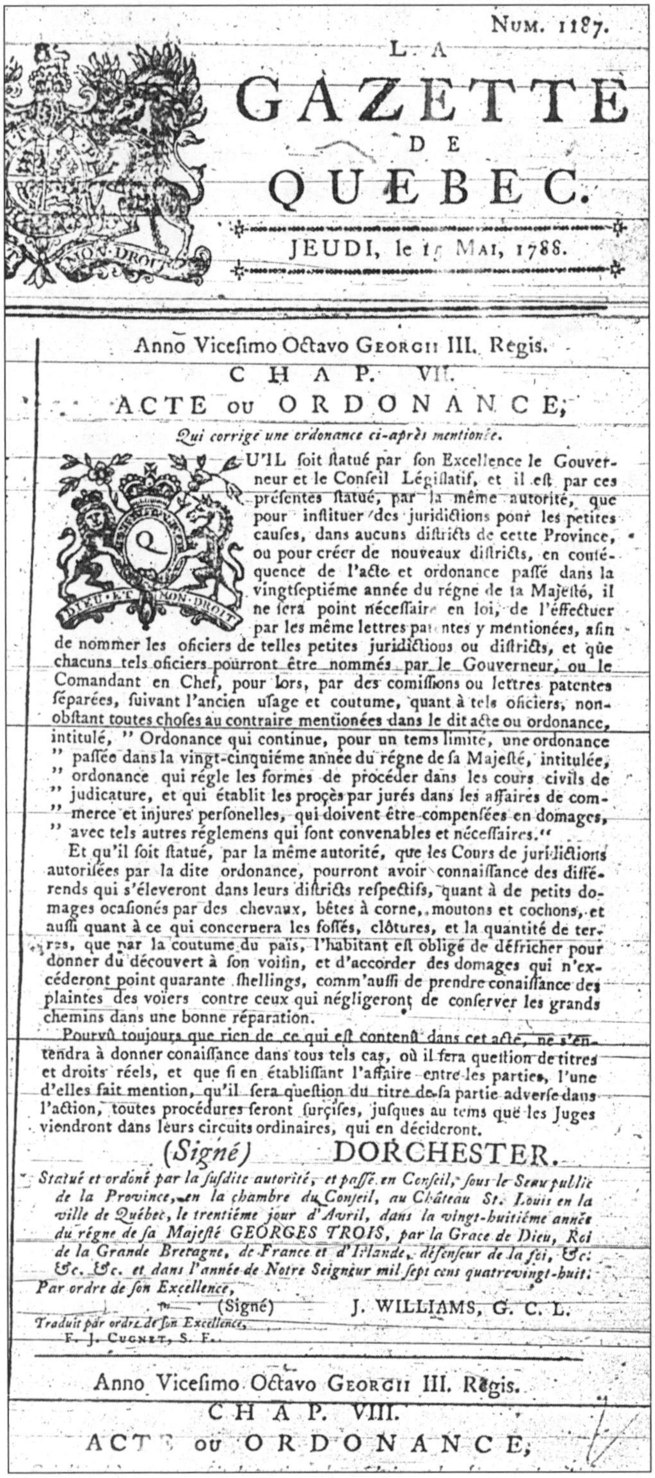

NUM. 1187.

LA GAZETTE DE QUEBEC.

JEUDI, le 15 MAI, 1788.

Anno Viceſimo Octavo GEORGII III. Regis.

CHAP. VII.

ACTE ou ORDONANCE;

Qui corrige une ordonance ci-après mentionée.

QU'IL ſoit ſtatué par ſon Excellence le Gouverneur et le Conſeil Légiſlatif, et il eſt par ces préſentes ſtatué, par la même autorité, que pour inſtituer des juridictions pour les petites cauſes, dans aucuns diſtricts de cette Province, ou pour créer de nouveaux diſtricts, en conſéquence de l'acte et ordonance paſſé dans la vingtſeptiéme année du régne de ſa Majeſté, il ne ſera point néceſſaire en loi, de l'éffectuer par les même lettres patentes y mentionées, afin de nommer les oficiers de telles petites juridictions ou diſtricts, et que chacuns tels oficiers pourront être nommés par le Gouverneur, ou le Comandant en Chef, pour lors, par des comiſſions ou lettres patentes ſéparées, ſuivant l'ancien uſage et coutume, quant à tels oficiers, nonobſtant toutes choſes au contraire mentionées dans le dit acte ou ordonance, intitulé, " Ordonance qui continue, pour un tems limité, une ordonance " paſſée dans la vingt-cinquiéme année du régne de ſa Majeſté, intitulée, " ordonance qui régle les formes de procéder dans les cours civils de " judicature, et qui établit les proçès par jurés dans les affaires de com- " merce et injures perſonelles, qui doivent être compenſées en domages, " avec tels autres réglemens qui ſont convenables et néceſſaires."

Et qu'il ſoit ſtatué, par la même autorité, que les Cours de juridictions autoriſées par la dite ordonance, pourront avoir connaiſſance des différends qui s'éleveront dans leurs diſtricts reſpectifs, quant à de petits domages ocaſionés par des chevaux, bêtes à corne, moutons et cochons, et auſſi quant à ce qui concernera les foſſés, clôtures, et la quantité de terres, que par la coutume du païs, l'habitant eſt obligé de défricher pour donner du découvert à ſon voiſin, et d'accorder des domages qui n'excéderont point quarante ſhellings, comm'auſſi de prendre conaiſſance des plaintes des voïers contre ceux qui négligeront de conſerver les grands chemins dans une bonne réparation.

Pourvû toujours que rien de ce qui eſt contenû dans cet acte, ne s'entendra à donner conaiſſance dans tous tels cas, où il ſera queſtion de titres et droits réels, et que ſi en établiſſant l'affaire entre les parties, l'une d'elles fait mention, qu'il ſera queſtion du titre de ſa partie adverſe dans l'action, toutes procédures ſeront ſurçiſes, juſques au tems que les Juges viendront dans leurs circuits ordinaires, qui en décideront.

(*Signé*) DORCHESTER.

Statué et ordoné par la ſuſdite autorité, et paſſé en Conſeil, ſous le Seau public de la Province, en la chambre du Conſeil, au Château St. Louis en la ville de Québec, le trentiéme jour d'Avril, dans la vingt-huitiéme année du régne de ſa Majeſté GEORGES TROIS, par la Grace de Dieu, Roi de la Grande Bretagne, de France et d'Irlande, défenſeur de la foi, &c. &c. &c. et dans l'année de Notre Seigneur mil ſept cens quatrevingt-huit.

Par ordre de ſon Excellence,

(Signé) J. WILLIAMS, G. C. L.

Traduit par ordre de ſon Excellence,

F. J. CUGNET, S. F.

Anno Viceſimo Octavo GEORGII III. Regis.

CHAP. VIII.

ACTE ou ORDONANCE;

Acte ou ordonnance qui défend à qui que ce soit de pratiquer la médecine et la chirurgie dans la Province de Québec, ou la profession d'accoucheur dans les villes de Québec ou Montréal, sans permission, 30 avril 1788, publiée aussi dans la *Gazette de Québec*, nº 1187, 15 mai 1788.

chirurgiens militaires britanniques sur le corps médical, et ce pour un demi-siècle, et confirme le recul des chirurgiens francophones vieillissants[471]. Sauf quelques chirurgiens francophones qui prennent la relève de leur père, comme les Laterrière, les Rieutord ou les Ducondu, la nouvelle génération de praticiens francophones qui s'installe à la fin du XVIIIe siècle et surtout au début du siècle suivant, essentiellement des Canadiens, sera formée par les chirurgiens militaires britanniques et plusieurs iront se perfectionner aux États-Unis, à Édimbourg ou à Londres. C'est ainsi que James Fisher aura comme apprentis Joseph Painchaud, Jean-François Bossu dit Lionnais, François-Joseph Fortier, François Blanchet, Jean-Baptiste-Léandre Ménard, John McLoughlin, Anthony von Iffland et François Chicou dit Duvert. Les chirurgiens francophones qui se multiplieront avec la montée des professions libérales au début du XIXe siècle se rattacheront donc essentiellement à la tradition britannique. À cet égard, 1776, avec l'arrivée de chirurgiens militaires britanniques ambitieux et des chirurgiens allemands, marque la véritable coupure avec le Régime français et 1788 concrétise les aspirations de la nouvelle élite.

L'ordonnance de 1788 ouvre également la voie à une professionnalisation accrue du corps médical en standardisant les savoirs et les pratiques, en assurant à l'élite médical un regard sur les destinées de la profession et en accordant au corps médical officiel un monopole de pratique[472]. Elle permet ainsi

471. Barbara Tunis, *The Medical Profession in Lower Canada: Its Evolution as a Social Group, 1788-1838*, thèse de B.A. with honours in history, Carleton University, 1979, 164 p.; Jacques Bernier, « Le corps médical québécois à la fin du XVIIIe siècle », dans Charles G. Roland, ed., *Health, Disease and Medicine Essays in Canadian History*, Toronto, The Hannah Institute for the History of Medicine, 1984, p. 36-64.

472. L'ordonnance médicale de 1788 est invoquée en cours à au moins deux reprises dans les 20 ans qui suivent sa promulgation. En 1791, le chirurgien d'origine allemande Jean-Adam Dufft, établi dans la région de Trois-Rivières, est condamné à payer une amende de 20 livres pour avoir pratiqué sans licence. En 1808, Ignace Lassard, d'origine alsacienne, poursuivi par le chirurgien Liveright Piuze, est lui aussi condamné à payer la même amende. Un dépouillement exhaustif des archives judiciaires permettrait sans doute de retracer plusieurs autres cas. References to the whole Council, committees of Privy Council, Land Committe, chief justice, judges of the Common Pleas, etc., 1791-1793, BAC, RG 4, A 3, chemise 3, nº 23; Sentence dans la cause opposant Liveright Piuze et Ignace Lassard, 8 avril 1808, BAnQ-Q, T 11-1/3545, Cour du Banc du roi, terme civil, district de Québec, Registre de jugements (1807-1808), p. 245.

théoriquement, au nom de la protection du public, d'éliminer les compétiteurs, qu'ils appartiennent à la médecine parallèle ou aux strates inférieures du corps médical, et d'assurer aux détenteurs de licences de pratique une emprise plus grande sur le marché des services médicaux.

De chirurgiens barbiers à chirurgiens

La tendance du corps médical canadien à s'intégrer dans un processus de professionnalisation, phénomène qui touche l'ensemble du monde occidental à cette époque quoique à des degrés divers, se manifeste d'une manière éloquente par le passage du chirurgien barbier au chirurgien.

L'union des corporations parisiennes des chirurgiens et des barbiers réglée par les lettres patentes de 1656, contestée par les médecins l'année suivante puis approuvée par l'arrêt du 7 février 1660, marque un tournant décisif dans l'histoire de la chirurgie[473]. Pendant longtemps, surtout dans les campagnes, barbiers et chirurgiens se partagent la pratique médicale. En 1737, un administrateur, dans un commentaire relatif aux subdélégations du Périgord et de l'Agenois, remarque que « dans les villes et lieux de la campagne la proffession de Chirurgien n'est point Separée de celle de Barbier, le chirurgien y fait partout la barbe, le barbier exerce bien ou mal la chirurgie et veut toujours être apellé chirurgien[474] ».

Ce n'est qu'en 1743 à Paris et deux ans plus tard pour les chirurgiens londoniens que les deux métiers sont officiellement séparés en France[475].

Dans les pays voisins de la France, la situation est identique et même dans la seconde moitié du XVIIIe siècle la séparation entre chirurgiens et barbiers n'est pas terminée. En 1776, dans le Brabant, province située dans les Pays-Bas autrichiens (actuellement en Belgique), un magistrat observe que « L'art de la chirurgie et le métier de barbier doivent, à l'avenir, être absolument incompatibles dans une même personne [et]… que le métier de barbier n'aura plus rien de commun avec l'art relevé de la chirurgie ». Il souligne qu'il est nécessaire de « défendre aux barbiers toute saignée, sans ordre préalable d'un médecin ou chirurgien aprouvé, pour ne point laisser à cette profession quelque apparence de l'art de la chirurgie ou de la médecine, dont ils pourroient clandestinement s'ingérer si cette précaution n'étoit adoptée[476] ». Trois ans plus tard, le gouvernement de la même région se plaint encore que la médecine, hors des villes, est aux mains des gens qui « font le poil[477] ».

Au Canada, la situation ne diffère guère du modèle européen. Nombreux sont les chirurgiens qui possèdent des rasoirs ou des bassins à barbe[478]. Il est toutefois difficile de déterminer si ces instruments servent à leur usage personnel ou à la pratique de leur métier. Certains indices démontrent clairement que « barberie » et chirurgie peuvent être pratiquées par la même personne. Le chirurgien Baudoin, décédé en 1700, possède une presse à barbe et le chirurgien Louis Fabas, « une enseigne à barbe avec trois petits bassins de fer blanc[479] ». En 1706, le perruquier Jean-Baptiste Cardinet engage François de la Minade comme apprenti garçon-chirurgien et se déclare à plusieurs reprises chirurgien[480]. De même, Charles Prieur, qui a fait son apprentissage auprès de Cardinet et qui a appris le « métier de perruquier et a

473. Monsieur Guyot, *Répertoire universel et raisonné de jurisprudence civile, criminelle, canonique et bénéficiale*, tome 10, Paris, Chez Panckoucke, 1777, p. 468-469.

474. Lettre d'un subdélégué ou d'un intendant au contrôleur général, 15 mars 1737, texte reproduit dans Patricia Roig, *Les aspirants à la maîtrise en chirurgie des bourgs et villages dans la région bordelaise de 1744 à 1791*, thèse de doctorat d'État en médecine, Université de Bordeaux II, 1984, entre les pages 6 et 7.

475. Ivan Waddington, « The Struggle to reform the Royal College of Physicians, 1767-1771 : a sociological analysis », dans *Medical History*, vol. XVII, n° 2 (avril 1973), p. 108 ; Pierre L. Thillaud, *Les maladies et la médecine en Pays basque Nord à la fin de l'Ancien Régime (1690-1789)*, Genève, Librairie Droz, 1983, p. 84-99 ; Chantal Didier, « Aperçu sur les médecins et chirurgiens à Colmar au XVIIIe siècle », dans *Médecine et assistance en Alsace, XVIe-XXe siècle*, Strasbourg, Librairie Istra, 1976, p. 97.

476. Avis du magistrat de Bruxelles, 29 novembre 1776, cité dans Claude Bruneel, *La mortalité dans les campagnes : le duché de Brabant aux XVIIe et XVIIIe siècles*, Louvain, Éditions Nauwelaerts, 1977, tome 1, p. 176.

477. Bruneel, *op. cit.*, p. 175.

478. Ainsi, Jean Coustard possédait à sa mort un bassin à barbe en étain. Inventaire de feue Marguerite Niel et de Jean Coustard, 7 juin 1726, BAnQ-Q, CN301,S190, greffe de Jean-Claude Louet.

479. Inventaire de feue Marie-Anne Imbault et de Louis Fabas, 8 octobre 1727, BAnQ-Q, CN301,S223, greffe de Jacques Pinguet, n° 81.

480. Engagement de François de la Minade envers Jean-Baptiste Cardinet dit Chevalier, 30 octobre 1706, BAnQ-Q, CN301,S58, greffe de Louis Chambalon, n° 3443.

raser », n'hésite pas à se faire employer en 1716 et en 1717 comme chirurgien[481]. Par la suite, il se présente toujours comme perruquier. Autre exemple révélateur, en 1695, lorsque le chirurgien Henry Belisle engage Charles Bertet comme apprenti, il promet de lui enseigner « Lart de chirurgie et métier de barbier et tout ce dont il se mesle au mieux possible[482] ». Enfin, en 1717, lorsque le chirurgien Soupiran fait un marché d'apprentissage avec Pierre Coraud de la Coste en qualité de garçon barbier et chirurgien, il est spécifié que, durant les deux annnées consécutives que dure l'entente, l'apprenti « S oblige… de faire touttes Ses barbes tant de la Ville que de la Boutique, et tout ce quIl pourra faire Concernant la Chirurgie ». En échange, Soupiran s'oblige à « luy montrer tout ce qui luy Sera possible dans l art de Chirurgie, le mener avec luy Voir Ses malades en Ville, Et le laisser aller à LHospital tous Les jours à L'Exception des Mercredy, Samedy, Dimanches, et dans l'automne lorsquil Sera necessaire à la Boutique, Comme aussy luy fournir les Razoirs et outils concernant la Chirurgie[483] ».

La confusion qui existe entre la « barberie » et la chirurgie est également manifeste dans les comptes de services professionnels. Rédigé vers 1714, un mémoire « des remèdes et barbes que M. Ragot [Rageot], notaire, doit à Simon Soupiran » spécifie qu'il lui est dû « quinze mois de barbe à raison de 10 francs par année marché avec le sieur Rageot et sa famille pour l'année de barbes[484] ». Enfin, la succession du maître boulanger Charles Remonneau doit, en 1718, la somme de 25 livres au chirurgien Soupiran, et ce « tant pour médicaments que pour raser[485] ».

Le lieutenant du premier chirurgien du roi, Jordain Lajus, ou des garçons chirurgiens à son emploi, rase autant qu'il saigne ou vend des remèdes. En 1709, la succession de feu Michel Bouchard, lui doit 12 livres « pr une année de barbe[486] ». Son inventaire de biens de 1724 révèle la présence de cinq plats à barbe de faïence et de quarante vieux rasoirs[487]. Le Séminaire de Québec l'emploie comme chirurgien et barbier. De 1701 à 1717, il reçoit 150 livres par an. Ses gages passent à 112 livres 10 sols entre 1717 et 1726 puis remontent à 150 livres par la suite. À partir de 1726, et jusqu'en mai 1741, ses gages sont entrés dans les livres de comptes sous le nom d'« année de barbe[488] ».

Dans le dénombrement paroissial de Québec de 1744, Pierre Lebreton dit Lalancette est présenté comme barbier[489]. Or, nous savons pertinemment que celui-ci pratique également la chirurgie et avait même servi comme aide-chirurgien à l'Hôtel-Dieu de Québec. Enfin, le 1er mai 1748, la commission de chirurgien du fort Saint-Frédéric accordée à Louis-Nicolas Landriaux dit Lalancette stipule qu'il est établi comme « chirurgien au fort pour en cette qualité Exercer Les fonctions qui y appartiennent Et Raser La Garnison[490] ».

Après cette date, nous n'avons pu retracer d'allusions liant barberie et chirurgie[491]. Une étape

481. Marché d'apprentissage entre Jean-Baptiste Cardinet et Charles Prieur, 26 février 1709, BAnQ-Q, CN301,S58, greffe de Louis Chambalon, nº 3807 ; Engagement de Charles Prieur envers Louis Prat, 21 avril 1716, BAnQ-Q, CN301,S240, greffe de Pierre Rivet, nº 415 ; Engagement de Charles Prieur envers Jean Gatien, 6 mars 1717, BAnQ-Q, CN301,S240, greffe de Pierre Rivet.

482. Engagement de Charles Bertet envers Henry Belisle, 1er juillet 1695, BAnQ-Q, CN301,S58, greffe de Louis Chambalon, nº 888.

483. Engagement de Pierre Coraud dit de la Coste à Simon Soupiran, maître chirurgien, 18 mai 1717, BAnQ-Q, CN301,S240, greffe de Pierre Rivet.

484. De même, il est dû, en 1709, au chirurgien Lajus, par la succession de feu Michel Bouchard, 12 livres « pr une année de barbe » : Sentence d'ordre entre les créanciers de feu Michel Bouchard et Marie-Madeleine Delaporte, 30 août 1709, BAnQ-Q, CN301,S58, greffe de Louis Chambalon, nº 3872 ; Ahern, *Notes pour servir à l'histoire…*, p. 516.

485. Inventaire de feue Thérèse Brideau et de Charles Remonneau, 26 juin 1718, BAnQ-Q, CN301,S87, greffe de Jean-Etienne Dubreuil, nº 1060.

486. Sentence d'ordre entre les créanciers de feu Michel Bouchard et Marie-Madeleine Delaporte, 30 août 1709, BAnQ-Q, CN301,S58, greffe de Louis Chambalon, nº 3872.

487. Inventaire de feue Marie-Louise Roger et de Jordain Lajus, 26 mai 1724, BAnQ-Q, CN301,S10, greffe de Jacques Barbel.

488. CRAF, Livres de comptes, C-5 : Grand livre, p. 165-166, 208, 298-299, 384-385 ; C-7 : Grand livre, p. 69-70 ; C-8 : Grand livre, p. 178-179, 338-339, 476-477.

489. « Le recensement de Québec en 1744 », dans *Rapport de l'archiviste de la province de Québec pour 1939-1940*, Québec, Rédempti Paradis, 1940, p. 44.

490. Commission de chirurgien au fort Saint-Frédéric accordée par Varin au S. Landriau d. LaLancette, 1er mai 1748, Archives de la paroisse de Berthier-sur-Mer.

491. En France, en 1737, barberie et chirurgie semblent encore très associées. Dans les subdélégations de Bergerac en Périgord et de Villeneuve en Agenois, « la proffession de Chirurgien n'est point Separée de celle de Barbier, le chirurgien y fait partout la barbe, le barbier exerce bien ou mal la chirurgie et veut toujours être apellé chirurgien ». Lettre d'un subdélégué au contrôleur général, 15 mars 1737,

importante dans l'évolution du corps médical venait d'être franchie.

La compétence professionnelle des chirurgiens

Essayer d'évaluer la compétence des chirurgiens de l'Ancien Régime et *a fortiori* des chirurgiens établis au Canada, c'est avant tout s'interroger dans quelle mesure les praticiens avaient assimilé un corpus de connaissances officiellement reconnues, appris diverses techniques et acquis une expérience pratique. De fait, juger de la compétence des praticiens d'il y a deux siècles au regard des canons actuels serait une entreprise hasardeuse. Ainsi, nous ne disposons pas des outils statistiques permettant d'évaluer avec précision l'action thérapeutique des praticiens et d'en comparer les résultats avec d'autres lieux, d'autres temps. Toutefois, nous pouvons tout de même esquisser quelques éléments de réponse en nous attardant aux critères de formation de l'époque, à l'âge des chirurgiens venus s'établir au Canada, à la littérature médicale utilisée, aux antécédents familiaux et aux résultats des examens faits en vertu de l'ordonnance de 1788 de même qu'en ayant recours aux témoignages de contemporains.

Au XVIIe siècle, au Canada, en France ou dans les autres colonies, les chirurgiens ne jouissent pas d'un grand prestige. Le gouverneur général des îles d'Amérique, Baas, constate que les « chirurgiens sont en grand nombre, mais très ignares, et apparamment ils tuent plus de personnes qu'ils n'en guérissent ». Le médecin Devaux de La Martinière, envoyé aux îles du Vent, propose au roi, en 1694, un règlement et justifie ses récriminations contre les chirurgiens par le constat suivant :

> [...] plusieurs garçons chirurgiens viennent s'établir aux Iles pour médecins, chirurgiens, pharmaciens, sans aucun titre que leur ignorance et témérité. Il ne faudrait admettre aucun chirurgien sans examen du médecin. Il faudrait faire subir un examen aux chirurgiens établis. Ni les uns ni les autres ne connaissent la nature, ni la différence ni la qualité des remèdes et encore moins leur vertu, préparation et administration. Ces chirurgiens achètent des remèdes qu'ils ne connaissent point, très souvent gâtés et altérés. Ils n'ont aucune connaissance de la composition et structure du corps humain, non plus que des maladies et des remèdes[492].

Au Canada, au XVIIe siècle, le discours que tiennent les élites est semblable. En novembre 1687, en pleine période d'épidémie, le gouverneur et l'intendant se plaignent qu'ils n'ont que « de fort pauvres Chirurgiens pour le Secours de tous ses malades[493] ». Dix ans plus tard, l'intendant Champigny, qui appuie sans réserve les demandes du médecin Sarrazin, n'hésite cependant pas à souligner au ministre de la Marine qu'il ne saurait rien dire en faveur des chirurgiens de la colonie, l'assurant qu'aucun ne mérite qu'on le prie pour lui[494]. En 1705, le ministre de la Marine tient un discours semblable et, lorsqu'il accorde à Gervais Baudoin une place de garçon chirurgien à l'Hôpital de Paris, il ajoute : « pourvu qu'il aille ensuite au pays ou il y a peu de bons chirurgiens[495] ». En 1740, l'intendant Hocquart se plaint que la plupart des chirurgiens qui servent dans les postes du roi « ne sçavent point leur metier » et quand « il tombe des Soldats malades ils sont mal soignez[496] ». Ces récriminations contre le corps médical tendent à s'estomper au fil des ans, mais il est vrai que ceux qui se plaignent traditionnellement des chirurgiens canadiens ont désormais à leur portée une élite médicale bien formée. À la fin du XVIIIe siècle, un New-Yorkais souligne la présence de bons chirurgiens en ville, mais ses propos peuvent difficilement être étendus à l'ensemble du corps médical :

---

document provenant des Archives départementales de la Gironde reproduit dans Patricia Roig, *Les aspirants à la maîtrise en chirurgie des bourgs et villages dans la région bordelaise de 1744 à 1791*, thèse de doctorat d'État en médecine, Université de Bordeaux II, 1984, entre les pages 6 et 7.

492. Propos cités dans Pierre Pluchon, « La Santé dans les Colonies de l'Ancien Régime », dans Pierre Pluchon, dir., *Histoire des médecins et pharmaciens de marine et des colonies*, Toulouse, Bibliothèque historique Privat, 1985, p. 100.

493. Lettre de Denonville et de Champigny au ministre, 6 novembre 1687, Ac, série $C^{11}A$, vol. 9, f. 18r-18v.

494. Lettre de Champigny au ministre, 13 octobre 1697, ANOM, Fonds des Colonies, série $C^{11}A$, vol. 15, f. 132r-132v.

495. Résumé d'un placet de la veuve Baudoin avec commentaires, 1705, ANOM, Fonds des Colonies, série $C^{11}A$, vol. 23, f. 199v-200r.

496. Lettre de Hocquart au ministre, 30 septembre 1740, ANOM, Fonds des Colonies, série $C^{11}A$, vol. 73, f. 120r-120v.

All over this continent a pratitioner of what is called a Dr is included an Apothecary, a Surgeon, and Physician, this can be learned in NYork, Philadelphia & tc and can be learned equally as well in Quebec or Montreal, where there are equal as good practioner as here…[497]

La compétence professionnelle de l'ensemble du corps médical se mesure plus adéquatement par l'analyse de la formation médicale. En France, la base de la formation des chirurgiens réside dans un apprentissage plus ou moins long suivant les régions et les périodes, suivi de quelques années de stage pratique permettant d'acquérir de l'expérience. En principe, cet enseignement pratique se double, pour ceux qui le désirent, d'un enseignement théorique. À l'origine, il est assuré par les médecins. En 1736, une déclaration royale prescrit l'organisation d'un enseignement particulier de la chirurgie dans toutes les villes ayant une communauté de chirurgiens. À la veille de la Révolution, seulement une quinzaine d'écoles publiques de chirurgie ont été mises sur pied. À ces lieux d'enseignement se greffent trois écoles de chirurgie navale respectivement fondées à Rochefort en 1720, à Toulon en 1725 et à Brest en 1731[498]. Un complément de formation peut être fourni par des institutions comme le Collège et le Jardin du roi ou par l'École pratique de dissection créée par un arrêt du conseil du roi du 4 juillet 1750. La création de l'Académie royale de chirurgie, à Paris, en 1731, contribue également à hausser la qualité de l'enseignement. Enfin, des cours privés sont aussi dispensés. Servir dans les hôpitaux, dans l'armée ou dans la marine permet d'acquérir de l'expérience. Le cheminement qui s'offre à tout apprenti est donc autant varié qu'inégal et la qualité de la formation tend à s'améliorer au fil des ans. Le développement de la profession se fait en parallèle à celui de la formation, l'un stimulant l'autre.

Pour devenir un maître intégré à une communauté, les candidats devaient remplir certaines conditions. Puisque peu de chirurgiens canadiens proviennent de Paris, nous allons nous attarder aux règlements concernant la chirurgie dans les provinces. Ce n'est pas avant 1723 que des règlements royaux proposent un modèle permettant d'uniformiser les règles à travers le royaume. Par l'édit royal de septembre 1723, le roi confirme les statuts de la communauté des chirurgiens de Versailles édictés en 1719 et ordonne qu'ils soient observés par toutes les autres communautés qui en manquent, et ce jusqu'à ce qu'elles en reçoivent de particuliers. Considérant que « la différence des lieux dans les provinces exigeoit une différence dans les règlemens de Chirurgie », le roi édicte sept ans plus tard des statuts contenant 88 articles pour toutes les communautés du royaume qui n'en avaient pas de dûment homologués[499]. Les statuts et règlements pour les chirurgiens de province du 24 février 1730, enregistrés le 13 août 1731, qui visent à rejoindre tous les chirurgiens de province établis ou non en corps de communauté, « sans exception d'aucune province ny colonies », demeureront pendant les décennies qui suivent le code de lois fondamental des chirurgiens provinciaux français[500].

Pour exercer la chirurgie d'une manière autonome, il est nécessaire « d'être reçu maître » et, pour être admis à la maîtrise, l'aspirant doit d'abord avoir été apprenti puis garçon, le tout durant une période de quatre à cinq ans.

Le type de maîtrise postulé varie selon le lieu de pratique choisi. Les chirurgiens internes ont le droit d'exercer dans une ville où il y a une communauté dont ils font partie de droit. Souvent fils ou neveu de chirurgien, ils doivent passer l'examen dit « de grande expérience » ou « de grand chef-d'œuvre » qui consiste en une série de six épreuves difficiles

497. Lettre d'Eleazar Levy à Aaron Hart, 4 juin 1794, BAnQ-Q, ZQ33, Famille Hart, G.A.1.

498. François Lebrun, *Se soigner autrefois. Médecins, saints et sorciers aux 17e et 18e siècles*, Paris, Temps actuels, 1983, p. 39-44 ; Charles Bedel, et Pierre Huard. « Médecine et pharmacie au XVIIIe siècle », dans René Taton, *Enseignement et diffusion des sciences au XVIIIe siècle*, Paris, Hermann, 1986, p. 190-221 ; Michel Fontaine, *Histoire de la médecine à Rochefort de sa création (1666) à 1745*, thèse de doctorat d'État en médecine, Université de Bordeaux II, 1985, p. 90-93 ; Philippe Bahaud, *Les Chirurgiens navigans de la Marine Marchande et de la Marine Royale, à Rochefort, dans la deuxième partie du XVIIIe siècle*, thèse de doctorat d'État en médecine, Université de Nantes, 1971, p. 43-55.

499. Monsieur Guyot, *Répertoire universel et raisonné de jurisprudence civile, criminelle, canonique et bénéficiale*, tome 10, Paris, Chez Panckoucke, 1777, p. 475-477, 500-501.

500. Toby Gelfand, *Professionalizing Modern Medicine. Paris Surgeons and Medical Science and Institutions in the 18th century*, Westport, Greenwood Press, 1980, p. 3-13, 21-44. Les statuts et règlements de 1730 ont été analysés dans Guyot, *op. cit.*, p. 500-513.

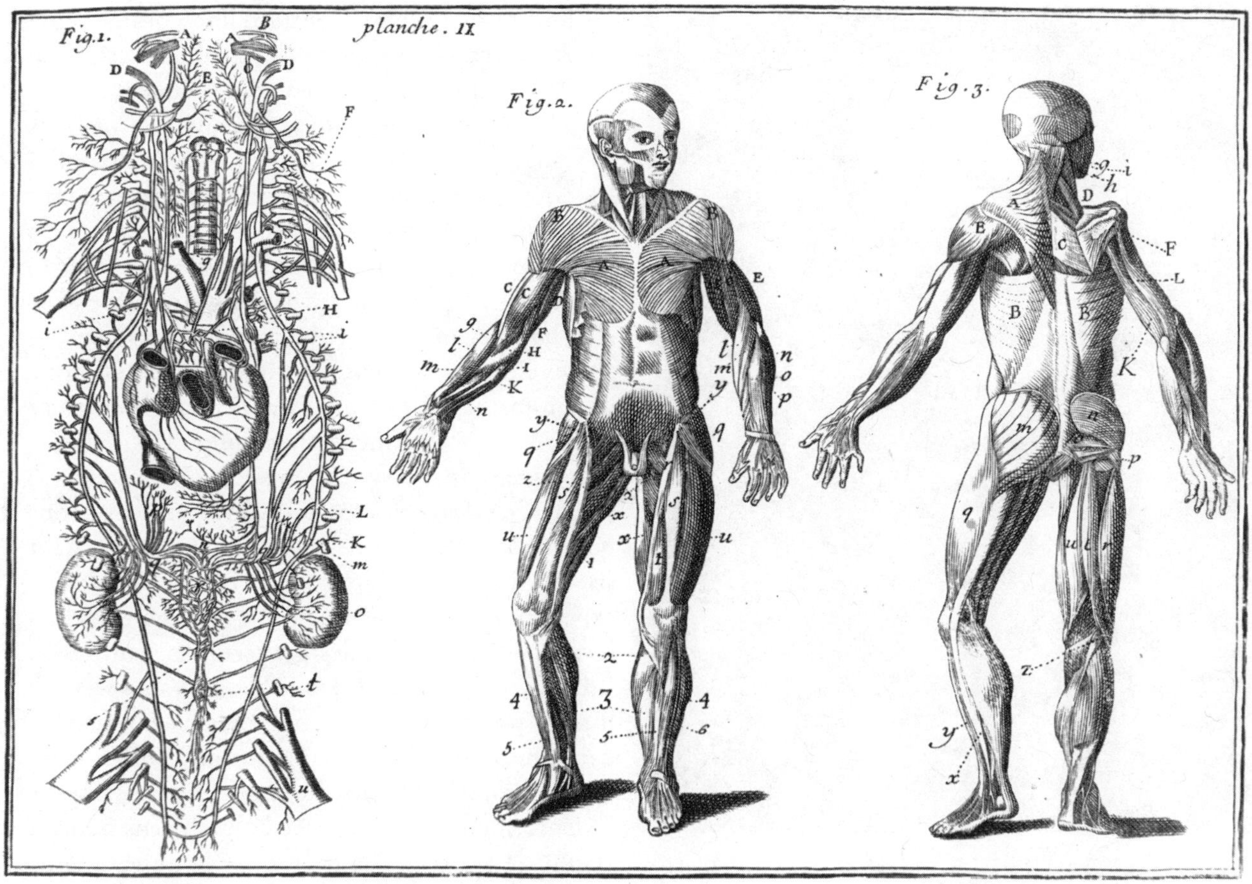

Planche anatomique. Laurent Heister, *L'anatomie d'Heister avec des essais sur l'usage des parties du corps humain, & sur le Méchanisme de leurs mouvemens*, Paris, Jacques Vincent, 1735, planche IX. Centre de référence de l'Amérique française (anciennement Bibliothèque du Séminaire de Québec, Ancien fonds). (Photo Denis Ross)

s'échelonnant sur plusieurs mois. L'aspirant doit avoir au moins 22 ans, 20 ans s'il est fils de maître. Il doit avoir un « brevet d'apprentissage » qui « seront de deux ans » auprès « de l'un des maîtres d'un communauté approuvée » puis avoir « travaillé sous des maîtres de la ville ou autres villes où il y aura communauté au moins trois ans aprés son apprentissage ou de deux ans dans les hospitaux des villes frontières auprés d'un chirurgien-major des armées du Roy ; ou chez les maîtres de Paris ; ou au moins une année de service à l'Hotel Dieu ou celuy des Invalides ; soit dans l'hôpital de la Charité à Paris[501] ». Ces chirurgiens complètent souvent leur formation en suivant des cours donnés par un collège de chirurgie. Les frais de réception, coûteux, s'élèvent entre 1 500 et 2 000 livres, sauf pour les fils de maîtres ou pour ceux ayant épousé une de leurs filles qui ne paient que la moitié des frais. Peu de chirurgiens peuvent se permettre de choisir cette catégorie qui offre cependant à son titulaire prestige et compétence reconnue.

Pour les chirurgiens dits externes, ceux qui désirent exercer dans une ville dépourvue de communauté, l'examen sanctionne deux années d'apprentissage chez un maître chirurgien d'une communauté ou de service dans les hôpitaux et trois années de compagnonnage chez les maîtres ou dans les hôpitaux. L'examen ne comporte que deux épreuves de trois heures chacune et ne coûte qu'une centaine de livres. La première épreuve porte sur

501. Michel, Fontaine, *Histoire de la médecine à Rochefort de sa création (1666) à 1745*, thèse de doctorat d'État en médecine, Université de Bordeaux II, 1985, p. 195-196.

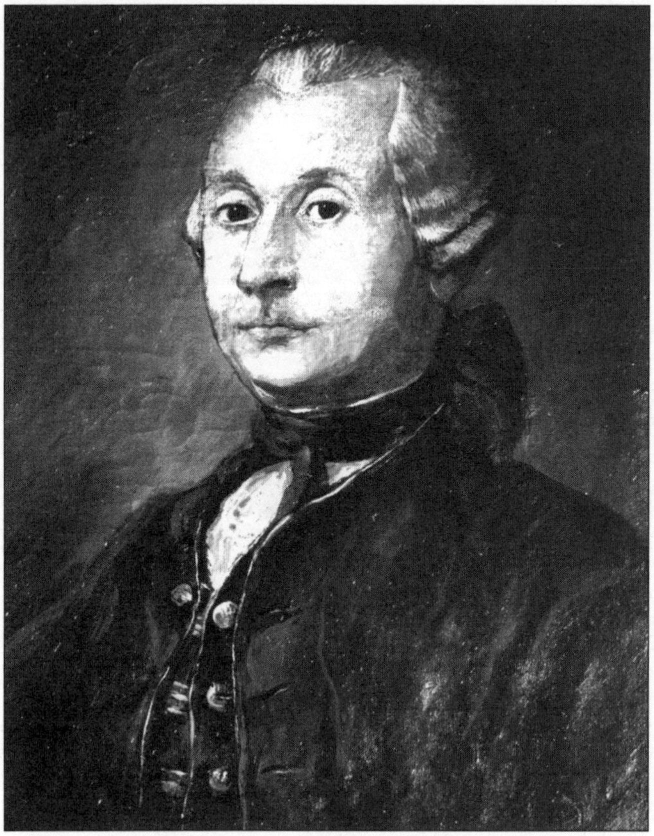

Portrait de Pierre de Sales Laterrière (?-1815). En 1789, il est le premier francophone originaire du Canada à obtenir un diplôme de docteur en médecine d'une université américaine. Bibliothèque et Archives nationales du Québec (BAnQ) à Québec, ministère des Affaires culturelles, Québec, Fonds Morisset, 1279-A-3.

l'anatomie, l'ostéologie, les fractures et les luxations et la seconde est axée sur les saignées, les « apostèmes », les plaies, les ulcères et les médicaments.

Enfin, on retrouve ceux qui désirent s'établir dans les bourgs et les villages sans communauté et qui forment une dernière catégorie appartenant aussi au groupe des « externes » et en ayant les mêmes obligations d'apprentissage et de compagnonnage. Ils sont astreints à passer une seule épreuve de trois heures qui ne coûte qu'entre 60 et 70 livres. L'examen porte sur les principes de la chirurgie, les saignées, les « apostèmes », les plaies et les médicaments.

Les chirurgiens externes sont des chirurgiens de second ordre. Les deux types de chirurgiens externes, dits de « petite expérience », n'ont pas le droit de prendre des apprentis, à moins que ce soit leur fils, et doivent appeler un maître d'une communauté voisine en cas d'opérations « de conséquence[502] ».

Des exceptions à ces procédures étaient cependant prévues pour des cas particuliers. Ainsi, les garçons chirurgiens servant pendant six ans dans les hôpitaux peuvent se faire agréger en ne payant que le quart des droits et la moitié pour la bourse commune. Ce sont les gagnants-maîtrise. Les veuves de maîtres et le ou l'un des garçons travaillant pour elles bénéficient également d'avantages.

Les chirurgiens reçus pour une ville où il y a une communauté ne peuvent s'établir dans une autre ville où il y a également une communauté sans se faire agréger par celle-ci. L'agrégation est réservée aux maîtres des autres communautés ou aux garçons qui ont servi les malades dans un hôpital pendant six ans. Ils ne sont tenus « que de faire une légère expérience qui constitura en un seul examen de 3 heures sur les principales parties de la chirurgie ». Enfin, ceux qui auront été reçus dans une ville où il n'y a point de communauté ne peuvent s'établir dans une ville ayant une communauté sans s'y faire recevoir comme les autres aspirants à la maîtrise.

La formation qu'ont reçue les praticiens français venus s'établir au Canada n'est connue, même partiellement, que dans une minorité de cas. De prime abord, puisque tous les chirurgiens établis au Canada savent signer leur nom, nous devons conclure qu'ils ont une formation minimale. Le reste de leurs études est cependant peu connu. Jacques Dénéchaud, chirurgien établi à Québec, après avoir fait des études auprès d'un médecin de sa région natale, obtient en 1751 du Bureau des commissaires royaux du grand amiral de France, à Brouage, un certificat l'autorisant à occuper un poste de chirurgien sur les vaisseaux long-courriers[503]. En tout, au moins 18 chirurgiens canadiens obtiendront des lettres de capacité après avoir réussi l'examen de l'amirauté. Jean-Baptiste Danglade, qui pratique à L'Islet, a obtenu ses lettres de maîtrise à Bayonne en 1767[504]. Au dire de Pierre de Sales Laterrière, Bernard Duberger, chirurgien de Saint-Thomas

502. Lebrun, *op. cit.*, p. 44-45.

503. Ahern, *op. cit.*, p. 144-146.

504. Inventaire de feu Jean-Baptiste Danglade et de feue Marie-Geneviève Labourdais, 21 novembre 1795, BAnQ-R, CN104,S21, greffe de Louis Cazes, nº 5031.

Tableau 33. Âge des chirurgiens au moment de leur première mention au Canada ou de leur première mention comme chirurgien, 1640-1789[505]

Âge	1640-1659	1660-1679	1680-1699	1700-1719	1720-1739	1740-1759	1760-1779	1780-1789
Âge minimal	20	15	15	14	18	17	17	17
Âge maximal	47	44	50	51	41	38	49	57
Âge médian	26,5	23,5	25	27	26	25	27,5	30
Âge moyen	29,4	24,7	25,2	27,7	26,7	25,8	30,1	32,9
Nombre de cas	10	30	30	30	33	68	53	38

(Montmagny), aurait étudié à Montpellier, célèbre pour son école de médecine, mais cela semble peu probable[506]. Élie Lapparre obtient, en 1749, au même endroit, ses lettres de matricule comme chirurgien[507]. Des chirurgiens nés au Canada vont se perfectionner en France, que ce soit à Rochefort comme Gervais Baudoin ou François Lajus ou encore à Paris comme Claude Benoist. De même, Charles Alavoine, né à Montréal en 1695, sert à partir de 1717 dans les hôpitaux et sur les vaisseaux du roi puis revient au Canada en 1721[508].

Si ces exemples démontrent que quelques chirurgiens avaient reçu une formation médicale relativement élaborée, il est difficile d'extrapoler pour l'ensemble des praticiens. Comme la capacité de signer, l'âge d'arrivée au Canada peut servir d'indicateur mais, faute de références précises, nous devons nous en tenir à l'âge au moment de la première mention en terre canadienne. Or, puisque l'âge médian ou moyen se situe généralement entre 25 et 27 ans, il est probable que la majorité des chirurgiens arrivent au Canada avant l'âge de 25 ans[509]. C'est dire qu'ils ne peuvent être considérés comme des chirurgiens expérimentés. D'ailleurs, si l'on se fie aux réceptions de chirurgiens dans la région bordelaise entre 1744 et 1791, peu auraient été susceptibles d'être reçus maîtres avant leur départ vers le Canada. En effet, pour cette période, seulement huit chirurgiens des environs de Bordeaux sur 235 dont on connaît l'âge ont moins de 25 ans au moment où ils passent leur examen pour obtenir la maîtrise[510].

L'âge au moment de la première mention est étonnamment stable tout au long des XVIIe et XVIIIe siècles, peu importe l'origine ethnique. En fait, avec un âge médian de 26 ans, bon nombre de chirurgiens doivent avoir terminé leur apprentissage et sont au stade du stage pratique. L'Armée et la Marine leur offrent l'occasion d'acquérir de l'expérience. Les facilités d'établissement au Canada, colonie où la maîtrise n'est pas établie, les inciteraient à s'y installer à demeure. S'ils sont généralement peu expérimentés, ces chirurgiens ne se sont pas pour autant des individus qui se sont improvisés chirurgiens. À cet égard, le nombre considérable d'individus provenant de familles liées à la pratique médicale est un indicateur précieux. La moitié des 161 chirurgiens dont la profession du père nous est connue proviennent du monde médical. Il y a 66 fils de chirurgiens, quatre fils de médecins, quatre fils d'apothicaires et deux fils de marchands droguistes. L'autre moitié appartiennent surtout aux secteurs d'activité liés au commerce et aux services, donc à des groupes susceptibles de favoriser une bonne éducation pour leurs enfants. Très peu de fils d'artisans et de paysans sont présents dans les effectifs médicaux.

Parmi les chirurgiens nés au Canada, la même situation prévaut: il y a beaucoup de fils de chirurgiens et peu de fils d'habitants ou d'artisans.

Bien que le tableau 34 relatif aux occupations ou aux fonctions du père des chirurgiens nés

505. L'âge lors de la première mention au Canada correspond généralement à peu d'années près à l'âge à l'arrivée dans la colonie.

506. Ahern, *op. cit.*, p. 183.

507. Lettres de matricule comme chirurgien pour Élie Lapparre, 12 janvier 1749, CRAF, Polygraphie 21, n° 58.

508. Lise Lapointe, Gilles Janson et Édouard Desjardins, « Les médecins militaires au Canada: Charles Alavoine (1695-1764) », dans *L'Union médicale du Canada*, vol. 103 (octobre 1974), p. 1690.

509. Les âges plus élevés observés durant la période 1780-1799 s'expliquent par le fait que les praticiens sont des militaires et que les premières mentions de leur arrivée surviennent plusieurs années après leur arrivée réelle.

510. De même, 70 % d'entre eux avaient plus de 30 ans. Roig, *op. cit.*, p. 29-30.

Tableau 34. Occupation du père des chirurgiens, 1600-1789

Occupation	1600-1639	1640-1659	1660-1679	1680-1699	1700-1719	1720-1739	1740-1759	1760-1779	1780-1789	Total
Chirurgien			7	6	13	11	22	3	4	66
Marchand, négociant	1	1	5	3	3	4	10	1		28
Notaire				2		3	2	1		8
Bourgeois		1	2	1	1	1	1	1		8
Médecin					1	1	1	1	2	6
Apothicaire	1			1	1				1	4
Agriculteur, laboureur		1		1	1			1		4
Officier de justice				2			1			3
Général, colonel								2	1	3
Charpentier							3			3
Officier de milice						1		1	1	3
Marchand droguiste				1			1			2
Noble, écuyer								1	1	2
Seigneur						1		1		2
Avocat							2			2
Ambassadeur									1	1
Aubergiste						1				1
Capitaine d'infanterie							1			1
Chapelier et soldat						1				1
Conseiller au Conseil souverain			1							1
Huissier audiencier					1					1
Jardinier								1		1
Juge				1						1
Maçon						1				1
Maître des postes					1					1
Matelot calfat				1						1
Officier de la Marine							1			1
Planteur							1			1
Prieur									1	1
Procureur fiscal						1				1
Tailleur d'habits et aubergiste						1				1
Tapissier							1			1
Occupation connue	2	3	15	19	22	27	47	14	12	161
Occupation inconnue	8	30	38	25	16	12	62	136	56	383
Total	**10**	**33**	**53**	**44**	**38**	**39**	**109**	**150**	**68**	**544**

tant au Canada qu'ailleurs inclut tous les groupes ethniques, les Britanniques et les Allemands sont sous-représentés puisque les sources d'information sont déficientes pour ces groupes. Nous devons donc avoir recours à d'autres éléments pour mesurer leur compétence professionnelle.

La compétence des Britanniques établis au Canada n'est pas mise en cause par les contemporains. Toutefois, si l'on se place au niveau de l'armée britannique dans son ensemble, bon nombre de témoignages s'attaquent à la pauvre qualité des chirurgiens et des aides-chirurgiens de régiments[511]. Plusieurs de ces derniers, sinon la majorité, auraient une formation déficiente et manqueraient d'expérience. Il y a bien quelques individus qui avaient acquis une formation avant leur entrée dans l'armée et certains avaient

511. Paul E. Kopperman, « Medical Services in the British Army », dans *Journal of the History of Medicine and allied Sciences*, vol. XXXIV, nº 4 (octobre 1979), p. 443-455.

Tableau 35. Occupation du père des chirurgiens nés au Canada, 1600-1789

Occupation	1600-1639	1640-1659	1660-1679	1680-1699	1700-1719	1720-1739	1740-1759	1760-1779	1780-1789	Total
Chirurgien				3	9	4	4	1	3	24
Habitant				1	1					2
Marchand			1			1				2
Capitaine des troupes								1		1
Chapelier et soldat						1				1
Charpentier du roi							1			1
Conseiller			1							1
Habitant et fermier								1		1
Habitant, négociant et navigateur							1			1
Huissier audiencier					1					1
Matelot calfat et bourgeois				1						1
Officier de milice						1				1
Procureur fiscal						1				1
Tailleur d'habits et aubergiste						1				1
Total	0	0	2	5	11	9	6	3	3	39

même reçu une formation universitaire, mais ils demeurent l'exception[512]. Bien que la sélection des chirurgiens et aides-chirurgiens régimentaires relève théoriquement du chirurgien général, en pratique le choix des individus incombe souvent aux colonels. Le favoritisme est fréquent et les commissions de chirurgien régimentaire peuvent être achetées[513]. Selon plusieurs témoignages de l'époque, en plus d'être peu qualifié au moment de leur entrée en fonction, le personnel médical des régiments ne ferait rien pour s'améliorer. En temps de paix, la présence d'un hôpital général (General Hospital) permet à l'armée de pallier l'insuffisance de qualification du personnel régimentaire en y envoyant les malades les plus atteints. En temps de guerre, la situation peut devenir beaucoup plus critique, surtout si l'hôpital général est loin du théâtre des opérations.

À l'opposé, le personnel de l'hôpital général est généralement estimé et sa compétence est reconnue. Les Britanniques provenant de l'armée qui s'établissent au Canada sont issus des régiments et de l'hôpital général. Si l'on analyse des carrières comme celles de Blake, Fisher ou Foote, il semblerait bien que les individus provenant de l'hôpital général soient généralement les plus compétents.

Les Allemands, quant à eux, sont généralement perçus de façon négative. Si les chirurgiens-majors peuvent se prétendre les égaux des meilleurs chirurgiens britanniques, il n'en est pas de même du reste des chirurgiens allemands, qui sont en fait des chirurgiens de compagnies aux qualifications des plus limitées. Leur arrivée massive est remarquée. Selon le docteur Majenty Mount, « the country swarms with german Feltchers (feldshers) the only people adapted for the low notions of the Canadians[514] ». Ce témoignage empreint de préjugés met toutefois en lumière les liens qui se tissent entre Canadiens et Allemands, ce dont témoignent amplement les alliances matrimoniales. Les docteurs allemands s'adaptent très bien au système culturel francophone quoique leur compétence soit fortement critiquée, comme en fait foi le texte sarcastique suivant empreint d'observations fort justes sur les mentalités populaires :

> Chaque village, tant éloigné qu'il puisse être, est fourni d'un ou plus de ces hommes [c'est-à-dire les praticiens de la santé des campagnes] principalement des Allemands, l'excrément & le reste de cette armée qui a été si chèrement achetée par notre Souverain, &

512. *Ibid.*, p. 443-444.
513. *Ibid.*, p. 444-445.
514. Lettre de Majenty Mount au capitaine Mathews, 2 septembre 1783, British Library (Londres), Official correspondence and papers of Sir Frederick Haldimand, Add. MSS 21812, f. 146r-146v.

si honteusement vendue par le leur ; par leur assistance l'habitant malade, selon que le hazard ou la nature l'assiste, est remis sainement à la famille ou envoyé à l'autre monde à très grand marché. Voyageant comme un cheval de poste à un chelin par lieue, ils gagnent une subsistence très médiocre des malheureux qui hésitent long-temps dans la triste alternative de donner leur argent ou renoncer à la vie. S'ils n'avoient d'autre ressource que d'envoyer dans les villes principales pour de l'assistance médicale, ils n'hésiteroient point long-temps, le désespoir avanceroit les progrès de leurs maladies, & ils se soumettroient tranquillement à l'Ordonnance (celle de 1788) & à leur sort. Au contraire, s'il est permi au pauvre Docteur de débiter ses sels, sa rubarbe, ou peut être Bois pourri, si la maladie n'est pas mortelle, elle est aidée par la nature, la confiance au reméde calme l'esprit du malade, qui revenant de son danger, met ses piastres non consentantes au jour, remercie son Médecin & son Dieu, & retourne gaiment à son labour.

Mais si sa maladie est mortelle, sa famille ainsi que lui ont la consolation de penser qu'il n'a pas manqué d'assistance, que l'homme sous la conduite duquel il meurt, en a guéri des centaines, que le destin avoit eu plus de pouvoir que la Médecine, & que le Ciel avoit résolu de le prendre[515].

À la suite de la reddition du général Burgoyne à Saratoga en 1777, James Thacher, un docteur de l'armée américaine, a l'occasion d'observer le travail de chirurgiens de plusieurs nationalités. Ses impressions sont particulièrement négatives face aux Allemands :

The foreigners are under the care and management of their own surgeons. I have been present at some of their capital operations, and remarked that the English surgeons perform with skill and dexterity, but the Germans, with a few exceptions, do no credit to their profession[516].

Les licences médicales émises en 1788-1789 confirment l'impression de médiocrité qui se dégage du portrait des chirurgiens allemands tracé par les contemporains. Sur les quinze praticiens d'origine germanique exerçant dans les campagnes et ayant reçu une licence pour pratiquer, six ne sont habilités qu'à faire des saignées, à arracher les dents et à remplir les fonctions d'apothicaire[517]. Quatre chirurgiens de campagne français seulement sur 16 sont dans le même cas.

Les chirurgiens francophones, qu'ils soient Canadiens ou Français, projettent une image plus positive. Il ne fait nul doute qu'ils possèdent, à ce moment, plus d'expérience que leurs confrères. La moyenne d'âge le prouve : en 1786, elle se situe à 55 ans pour les francophones et à 35 ans pour les Allemands.

Aux XVIIe et XVIIIe siècles, le corps médical établi au Canada comprend un certain nombre d'individus qualifiés se situant au même niveau que les bons chirurgiens d'Europe. Ce sont essentiellement les chirurgiens du roi, les chirurgiens-majors des troupes et le personnel du « General Hospital » britannique. Toutefois, la masse des chirurgiens appartient au groupe que l'on qualifierait en France de « chirurgiens de petite expérience ». Par leurs antécédents familiaux et par les fonctions qu'ils remplissent au moment de leur arrivée au Canada, ils apparaissent comme des individus ayant reçu une formation minimale mais ayant acquis peu d'expérience. Leur jeune âge à l'arrivée en témoigne. Mais ils appartiennent bel et bien à la médecine officielle et, en somme, ils ressemblent à ces chirurgiens que l'on retrouve dans les campagnes françaises et en particulier à ces chirurgiens de la région bordelaise qui s'installent dans les bourgs et les villages environnants[518]. Si l'on exclut la faible présence des médecins, le corps médical canadien est à l'image de

515. *Gazette de Montréal*, n° XLVI, 13 novembre 1788.

516. Paul E. Kopperman, « Medical Services in the British Army, 1742-1783 », dans *Journal of the History of Medicine and allied Sciences*, vol. XXXIV, n° 4 (octobre 1979), p. 455.

517. Licences médicales, 1788-1789, BAC, RG 4, B 28, vol. 47.

518. Patricia Roig, *Les aspirants à la maîtrise en chirurgie des bourgs et villages dans la région bordelaise de 1744 à 1791*, Thèse de doctorat d'État en médecine, Université de Bordeaux II, 1984, p. 20-54 ; Toby Gelfand, « A "Monarchical Profession" in the Old Regime : Surgeons, Ordinary Practitioners, and Medical Professionalization in Eighteenth-Century France », dans Gerald L. Geison, ed., *Professions and the French State, 1700-1900*, Philadelphie, University of Pennsylvania Press, 1984, p. 149-180 ; Jeannine Demesy-Maurent, « Un maître chirurgien dans la Haute-Provence drômoise à la veille de la Révolution », dans *Cahiers d'histoire* (Lyon), vol. 33, n° 1 (1988), p. 43-70.

Tableau 36. Quelques tarifs médicaux en usage au Canada aux XVIIe et XVIIIe siècles (en livres françaises)[519]

Acte médical	Régime français	Régime anglais
Saignée de bras		
Tarifs extrêmes	0,75 à 1	1 à 2,5
Médiane	1	1,37
Saignée de pied		
Tarifs extrêmes	1,5 à 2	Peu de mentions
Médiane	2	2
Extraire une dent		
Tarifs extrêmes	0,75 à 1	1 à 2,5
Médiane	1	1,25
Médecine[520]		
Tarifs extrêmes	1,5 à 4	2 à 5
Médiane	2	3,6
Lavement[521]		
Tarifs extrêmes	1 à 3	0,75 à 4,8
Médiane	1	2

celui de la métropole[522]. Comme en France, on est loin d'avoir affaire à un groupe homogène puisque les formations théorique et pratique disponibles ne sont pas standardisées et que les règlements et les ordonnances reconnaissent plus d'un type de chirurgiens selon les lieux de pratique. Au fil des ans, on note des progrès significatifs. Le passage du chirurgien-barbier au chirurgien en est un. De même, la présence de plus en plus régulière de livres et d'instruments de chirurgie dans les inventaires après décès des chirurgiens canadiens, manifeste à partir de 1740 mais importante à partir de 1780, démontre incontestablement une progression et s'inscrit dans un processus de professionnalisation. À la fin du XVIIIe siècle, l'écart entre chirurgiens est important, peut-être plus qu'un siècle plus tôt, mais celui entre le corps médical et les praticiens non reconnus l'est encore plus. Au-delà de la réaction contre les Allemands, l'ordonnance de 1788 vise essentiellement à consolider ce clivage tout en légitimant et en définissant de façon plus nette la médecine officielle.

Le chirurgien dans la vie quotidienne de la population

Grâce à un corps médical relativement nombreux et dispersé dans toute la colonie, la médecine officielle est théoriquement accessible à presque toute la population. Toutefois, mesurer sa pénétration chez l'habitant, chez l'artisan ou parmi les classes les mieux nanties est plus problématique. Il n'y a pas nécessairement adéquation entre l'offre et la demande, surtout dans un contexte où le recours aux praticiens signifie le paiement de sommes qui peuvent être considérables.

Le recours à la médecine officielle est relativement coûteux. Quelques exemples de gestes ou de produits médicaux courants illustrent la situation canadienne. Durant tout le Régime français, les prix restent relativement stables, même en périodes inflationnistes : une saignée de bras, l'extraction d'une dent ou un lavement pour une livre ; une saignée de pied, une médecine ou un lavement pour deux livres. Deux livres, c'est à peu près le salaire journalier au milieu du XVIIIe siècle. C'est dire l'importance des sommes, surtout si l'on considère que ces actes peuvent être répétés à plusieurs reprises dans un court laps de temps[523].

519. Ces tarifs proviennent de l'analyse de 113 comptes pour frais médicaux produits entre 1668 et 1792. Près de 800 mentions de prix pour des produits et des services ont été relevées.

520. Le terme « médecine », *mixture* en anglais, signifie un médicament dans lequel entrent plusieurs produits. Plus il y a de produits, plus le prix est élevé. Les documents font allusion à des médecines, à des médecines composées ou à des médecines fort composées. Les médecines peuvent être vomitives, purgatives, distillées, en bol, en poudre, fébrifuges, laxatives, pectorales, stomachiques, etc.

521. Les comptes font allusion à des lavements et précisent dans plusieurs cas qu'il s'agit de lavements anodins, astringents et carminatifs, carminatifs, composés, anodins, diurétiques, purgatifs ou émollients.

522. Comme il a déjà été souligné, à l'instar de ce qui se passe dans les campagnes et les petits bourgs français, les chirurgiens font office de médecins et d'apothicaires. En 1786, par l'intermédiaire de son avocat, le docteur Christophe Diller déclare lors d'un procès :

> La première chose dont on se plaint est l'objet des visites - parce que, dit-on, un chirurgien ne peut se faire payer de visites, que ce droit appartient exclusivement aux médecins ; c'est la première fois que l'on voudrait faire paraître en ce pays une différence entre les médecins et chirurgiens, il est d'usage établi que quiconque est médecin en ce pays est aussi chirurgien et apothicaire et *vice versa*, ces trois états n'en font qu'un en cette province les Loix nées en ce pays n'ont encore rien ordonné au contraire.

Réponse de M. Christophe Diller aux raisons de John Thos Ledger contre le compte de Christophe Diller, 7 avril 1786, BAnQ-Q, TL15,S2, Cour des plaidoyers communs du district de Québec, Matières civiles en générales, Dossier n° 3059.

523. Les revenus des individus varient selon leurs activités, les lieux ou les temps. Il est donc difficile de donner un chiffre précis servant de point de référence. Toutefois, même en s'en tenant à un ordre de grandeur approximatif, le recours à la médecine officielle signifie

Après la Conquête, les prix grimpent. La saignée oscille alors entre 30 et 50 sols. Cinquante sols pour une saignée aurait été impensable quelques décennies plus tôt. De même, les médecines qui atteignaient exceptionnellement quatre livres durant le Régime français se vendent régulièrement durant les années 1780 à cinq livres. Ces augmentations sont le fait surtout des chirurgiens anglophones plus présents à partir de cette décennie. Certains d'entre eux peuvent désormais exiger des montants substantiels pour visiter des patients vivant dans les environs de Québec. Une guinée, soit 28 livres françaises, pour se rendre au chevet d'un patient demeurant à la campagne est même facturée à quelques reprises. Il est vrai que, dans ces cas, les malades étaient à l'emploi de gens fortunés de Québec et que leur maître payait les coûts médicaux.

Il est à noter qu'à l'instar de ce qui se pratique en Europe et dans les colonies américaines, certains chirurgiens, il est difficile de préciser le nombre, auraient tendance à exiger des tarifs variant selon la situation sociale et financière du patient ou de la personne qui requiert ses services[524]. En 1784, dans un procès opposant le chirurgien James Davidson à John Cochrane, le chirurgien James Fisher avoue qu'il exige un tarif plus élevé pour des visites s'il s'agit d'« affluent people[525] ». Cette pratique est difficilement perceptible durant le Régime français puisque l'essentiel des frais mentionnés dans les comptes se résume alors aux saignées, aux lavements et aux médecines, actes et produits dont les tarifs sont alors relativement stables. À l'opposé, dans les années 1780, les chirurgiens, surtout ceux des villes, facturent plus aisément des frais, et des frais importants par surcroît, pour des déplacements et des visites, pour des soins ou pour des avis[526]. Puisque ces actes sont par leur nature plus dificiles à mesurer et à comparer qu'une saignée, il est donc plus ardu d'en contester le coût. Ils offrent de fait des occasions d'exiger des sommes variant significativement d'un patient à l'autre.

Bien que les effets d'une augmentation du coût de la vie soient réels, la majeure partie de la hausse des tarifs médicaux serait probablement plutôt imputable aux contacts avec les colonies anglaises. Les chirurgiens britanniques établis au Canada, et par ricochet les autres praticiens, exigeraient des prix se situant de plus en plus dans le même ordre de grandeur que ceux que l'on retrouve dans les autres possessions anglaises. Les quelques exemples de tarifs donnés par les historiens Burkhart et Sydenham appuieraient cette hypothèse et permettent de croire que les tarifs médicaux étaient supérieurs dans les colonies anglaises[527].

Bien qu'il soit possible au hasard d'une rencontre fortuite avec un praticien d'obtenir gratuitement des conseils, le prix élevé des soins médicaux demeure de fait un obstacle à l'accès facile aux services des

des dépenses qui ne sont pas négligeables et un certain nombre de comptes médicaux impliquent des sommes équivalant à plusieurs mois de salaire. Jacques Mathieu, *La construction navale royale à Québec 1739-1759*, Québec, La Société historique de Québec, 1971, p. 62-64.

524. Le célèbre médecin Benjamin Rush, de Philadelphie, prônait cette pratique à la fin du XVIIIe siècle. Diane Meredith Sydenham, *Practitioner and patient: the practice of medicine in eighteenth-century South Carolina*, thèse de doctorat, The Johns Hopkins University, 1979, p. 129-130 ; François Lebrun, *Se soigner autrefois. Médecins, saints et sorciers aux 17e et 18e siècles*, Paris, Temps actuels, 1983, p. 90-91. En 1783, dans une lettre à un jeune médecin qui vient de s'installer à Lamballe en Bretagne, J.-G. Goguelin, médecin à Moncontour, note qu'à « Saint-Brieuc comme ici, les visites de la ville pour les riches sont d'une livre ; pour les artisans de quinze sols et pour les pauvres, rien. Si une maison est nombreuse en famille et qu'elle soit affligée de maladies longues et fréquentes, il est [...] prudent de diminuer de quelques visites sur le nombre et non sur le prix ». Jean-Pierre Goubert, *Médecins d'hier, médecins d'aujourd'hui. Le cas du docteur Lavergne (1756-1831)*, Paris, Éditions Publisud, 1992, p. 17-18, 53-55. D'autres cas d'adaptation de l'honoraire au milieu social sont signalés en France. Pascal Herault, « Soigner en Montmorillonnais au début du XVIIIe siècle », dans *Annales de Bretagne et des pays de l'Ouest (Anjou, Maine, Touraine)*, vol. 100, n° 1 (1993), p. 110 ; Jacques Gélis, « La pratique obstétricale dans la France moderne : les carnets du chirurgien-accoucheur Pierre Robin (1770-1797) », dans *Annales de Bretagne et des pays de l'Ouest*, vol. 86, n° 3 (1979), p. 201-203.

525. James Davidson contre John Cochrane, 1783-1784, BAnQ-Q, TL15,S2, Cour des plaidoyers communs du district de Québec, Matières civiles en générales, dossier n° 2731.

526. En théorie, les frais de visite et d'avis sont généralement exigés par les médecins et non les chirurgiens. À la fin du XVIIIe siècle, les chirurgiens se comportent de plus en plus comme des médecins. D'ailleurs, à cette époque, le terme « doctor », utilisé par les chirurgiens des colonies américaines, devient d'un usage plus fréquent au Canada pour présenter un chirurgien, même francophone. Il faut sans doute y voir un effet de la présence des praticiens anglophones. De fait, il était tout à fait exceptionnel d'utiliser ce terme durant le Régime français.

527. Larry Lee Burkhart, *The good fight: Medicine in Colonial Pennsylvania, 1681-1765*, thèse de doctorat en histoire, Lehigh University, 1982, p. 227-232 ; Sydenham, *op. cit.*, p. 153-163.

membres du corps médical[528]. Les comptes médicaux présentés par les praticiens de la santé et qui nous sont souvent parvenus grâce aux archives judiciaires et notariales concernent quelquefois des périodes prolongées et confirment l'importance des sommes en jeu. La famille du négociant québécois André Bouchaud accumule, entre 1775 et 1786, une dette de 1 046 livres françaises envers le chirurgien Élie Lapparre[529]. Et encore, selon des représentants de cette famille, le principal chirurgien de la maison n'était pas Lapparre, mais plutôt son confrère Louis-Philippe Badelard. De même, en 1758, les héritiers de Joseph Roussel doivent 700 livres au chirurgien Simon Soupiran pour « des médicaments fournis par ce dernier du 2 [nom du mois illisible] 1749 au 10 janvier 1758...[530] ». Enfin, du 27 décembre 1750 au 5 décembre 1751, soit durant moins d'un an, le navigateur de Québec François Bled s'endette de 263 livres pour des soins médicaux fournis par le chirurgien Dufrayer[531]. Ces cas semblent toutefois extrêmes. Les mentions de dettes pour des soins médicaux que l'on retrouve dans bon nombre d'inventaires après décès nuancent cette perception. Les 107 inventaires après décès de la région de L'Assomption consultés par Lise Saint-Georges pour la période 1765-1789 ainsi que les 1 281 inventaires de résidents de la ville de Québec dépouillés par l'équipe d'Yvon Desloges et de Gilles Proulx pour la période 1690-1789 impliquent des sommes variant entre une et quelques centaines de livres, les deux tiers des dettes se situant en deçà de 50 livres[532].

Faute de livres de comptes ou de journaux personnels ayant été conservés dans les archives, il est difficile de mesurer la fréquence du recours aux praticiens de la santé et de cerner la composition de leur clientèle[533]. À nouveau, l'utilisation des inventaires après décès peut être d'un grand secours puisqu'ils révèlent souvent la présence de dettes encourues pour des soins médicaux ou pour des médicaments. Il est vrai cependant que l'inventaire fait généralement suite à un décès, donc à des circonstances pouvant s'être traduites par un recours exceptionnel aux membres du corps médical. Malgré ces réserves, cette source demeure encore l'un des meilleurs indicateurs de la pénétration de la médecine officielle parmi les couches de la société canadienne. À Québec, pour la période 1690-1789, 23 % des 1 281 inventaires après décès incluent de telles mentions. Ce pourcentage varie considérablement suivant les décennies. Ainsi, il passe de 27 % en 1690-1699 à 17 % en 1730-1739 et remonte à 35 % en 1770-1779.

Tableau 37. Évolution des mentions de frais médicaux dans les inventaires après décès des résidents de Québec, 1690-1789

Décennie	Mentions de frais médicaux	Nombre total d'inventaires	Pourcentage
1690-1699	12	45	26,7
1700-1709	21	94	22,3
1710-1719	24	118	20,3
1720-1729	32	126	25,4
1730-1739	23	137	16,6
1740-1749	51	182	28
1750-1759	47	234	20,1
1760-1769	25	114	21,9
1770-1779	34	98	34,7
1780-1789	30	133	22,6
1690-1789	299	1281	23,3

528. Ainsi, le 10 janvier 1789, après avoir ressenti des malaises depuis plus d'une semaine, le marchand québécois Henry Juncken rencontre au marché, par hasard, le chirurgien Weis dit Leblanc : « This morning I met Doctor Wise in Market it is common to ask how do you do, I told him in answer to that question what pain I had in my Mouth, he advised me to Disolved Allum in Water and Gargel myself with it, the which I did this Evening Divers times, It seems to me I feel already the Benefit of it. » Journal d'Henry Juncken, 10 janvier 1789, BAnQ-Q, P119/1, fonds Henry Juncken (copie dactylographiée), p. 137-138.

529. Rénald Lessard, « Un chirurgien québécois du XVIIIe siècle », *Cap-aux-Diamants*, vol. 1, n° 1 (printemps 1985), p. 41-42 ; Marie-Angélique Chauveau, veuve d'André Bouchaud, contre Élie Lapparre, 1777-1787, BAnQ-Q, TL15,S2, Cour des plaidoyers communs du district de Québec, Matières civiles en générales, dossier n° 1739.

530. Inventaire de feu Joseph Roussel, 21 février 1758, BAnQ-Q, CN301,S11, greffe de Claude Barolet.

531. Mémoire des médicaments faits et fournis à Monsieur Bled, navigateur, par Dufrayer, chirurgien de Québec, 3 mai 1753, BAnQ-Q, CN301,S207, greffe de Jean-Claude Panet, n° 1391.

532. Ces calculs ont été faits à partir des données fournies gracieusement par madame Lise Saint-Georges. Son dépouillement a été réalisé dans un mémoire de maîtrise en histoire à l'Université du Québec à Montréal.

533. Si l'on se fie au journal personnel du marchand québécois Henry Juncken qui s'étend de septembre 1788 à mai 1789, les contacts avec les chirurgiens ne sont pas exceptionnels et semblent aller de soi. Journal d'Henry Juncken, 1788-1789, BAnQ-Q, P119/1, fonds Henry Juncken (copie dactylographiée), *passim*.

En fait, ces chiffres qui fluctuent au gré de facteurs difficilement identifiables doivent être utilisés avec précaution, mais ils démontrent néanmoins qu'un segment important de la population a recours à la médecine officielle. La plupart des groupes socioprofessionnels utilisent au moins occasionnellement le chirurgien. Si 7 % des journaliers (1/15) ont des dettes pour des frais médicaux, le pourcentage grimpe, par contre, à 18 % pour les maçons (8/45), 24 % pour les marchands (25/104) et 35 % pour les menuisiers (18/51). Seuls les plus pauvres ne peuvent se payer la visite du chirurgien mais, dans leur cas, l'utilisation des services des hôtels-Dieu est possible. Dans les campagnes, les mentions de frais médicaux semblent nombreuses. Des inventaires de chirurgiens de campagne, comme ceux de François Grégoire en 1698, Samuel Lecomte de Lavimaudière en 1703 ou Joseph Boucher-Denois en 1735, signalent la présence de nombreux débiteurs et précisent qu'il s'agit de dettes médicales[534]. De même, pour la période 1765-1789, le tiers des inventaires de la région de L'Assomption consultés par Lise Saint-Georges (34 sur 107) comportent une telle mention. Dans les paroisses du Bas-Richelieu étudiées par Allan Greer, des pourcentages similaires sont notés. Dix inventaires sur 31 pour la période 1740-1769 et huit sur 29 pour la période 1790-1799 font mention de frais médicaux[535]. Dans d'autres lieux et pour des temps plus anciens, les pourcentages pourraient être plus faibles puisque les paroisses de L'Assomption, de Sorel et de Saint-Denis sont bien garnies en effectifs médicaux. Quoique tardifs, les livres de comptes des chirurgiens Ménard, de Québec, et Alexander, de Nicolet, suggèrent également que toutes les catégories socioprofessionnelles sont représentées[536]. Enfin, les comptes médicaux touchent tout aussi bien des artisans ou des habitants que des marchands, des officiers militaires ou des fonctionnaires.

S'étendant parfois sur de longues durées, les comptes médicaux confirment que, pour plusieurs, le recours à la médecine officielle est un geste familier et courant[537]. Le journal personnel du marchand québécois Juncken confirme cette impression. Plusieurs personnes de son entourage, dont des individus peu fortunés, ont recours au chirurgien pour une grande variété de cas, des plus simples au plus complexes[538]. Cette utilisation régulière démontre une confiance en la médecine, à un degré moindre, envers ses praticiens. Il est vrai que la santé n'a pas de prix, surtout si l'individu malade doit pourvoir à la subsistance d'une famille. La perte de la capacité de travailler a des conséquences économiques qui rendent acceptables les montants exigés par le corps médical.

Il n'en demeure pas moins que faire venir ou aller voir le chirurgien est un geste qui peut coûter cher et, pour s'attirer et conserver une clientèle, les praticiens doivent avoir recours à plusieurs stratagèmes.

La relation du praticien avec ses clients peut ainsi prendre différentes formes. À Boston, en 1720, le docteur Douglass précise à un correspondant de New York ses différents types de clientèle :

> I can live handsomely by the income of my Practice, and save some small matter,... I have here practice among four sorts of People : some familys pay me L 5 per an. each for advice sick or well, some few fee me

534. Inventaire de feue Mathurine Bellanger et de François Grégoire, chirurgien de Neuville, 4 février 1698, BAnQ-Q, CN301,S236, greffe de Charles Rageot ; Inventaire de feue Anne Jobidon et de Samuel Lecomte de Lavimaudière, chirurgien à Beaupré, 4 avril 1703, BAnQ-Q, CN301,S143, greffe d'Étienne Jacob, n° 848 ; Inventaire de feue Agathe Hébert et de Joseph Boucher-Denoix, écuyer et chirurgien du bourg de Boucherville, 22 novembre 1735, BAnQ-M, CN601,S362, greffe de Simon Sanguinet, père.

535. Allan Greer, *Habitants of the Lower Richelieu : rural society in three Quebec parishes, 1740-1840*, thèse de doctorat en histoire, Université York (Toronto), 1980, p. 81, 421.

536. Livre de comptes du docteur Jean-Baptiste Ménard, 1795-1796, BAC, MG 23, G V, 3 ; Denis Fréchette, « Les médicaments au début du XIXe siècle », dans *Les Cahiers nicolétains*, vol. 3, n° 2 (juin 1981), p. 53-58. Il est à noter que les domestiques et les servantes sont généralement à la charge du chef de ménage. L'analyse de la clientèle payante de l'apothicaire-chirurgien Jean Rozet, de Montmorillon au Poitou, entre 1735 et 1738, confirme cette assertion. Pascal Herault, « Soigner en Montmorillonnais au début du XVIIIe siècle », dans *Annales de Bretagne et des pays de l'Ouest (Anjou, Maine, Touraine)*, vol. 100, n° 1 (1993), p. 76-89.

537. Dans les communautés religieuses, le recours aux membres du corps médical devient de plus en plus régulier et fréquent au fil des ans. Cette tendance se traduit notamment par le versement d'un salaire annuel à un praticien. Tel est le cas chez les Ursulines et chez les ecclésiastiques du Séminaire de Québec. Dans le premier cas, un chirurgien reçoit annuellement 50 livres à partir des années 1720. Cette somme est rapidement augmentée et atteint 200 livres au milieu du siècle. Enfin, signalons que les constitutions et règlements des Ursulines prévoient le recours au médecin dans les cas où la supérieure juge nécessaire d'utiliser quelqu'un d'en dehors de l'institution. Père Jérôme Lalemant, *Constitutions et règlements des premières Ursulines de Québec*, Québec, s. é., 1974, p. 174 ; Archives des Ursulines de Québec, 1/N6,3,1.1, Redditions de comptes, vol. 1 (1672-1750).

538. Journal d'Henry Juncken, 1788-1789, BAnQ-Q, P119/1, fonds Henry Juncken (copie dactylographiée), *passim*.

as in Britain, but for the Native New Englanders I am obliged to keep a day book and bring them in a Bill, others of the poorer sort I advise and Visit without any expectation of fees[539].

Les propos de Douglass auraient sans doute pu être tenus par plusieurs chirurgiens canadiens. La plupart des chirurgiens facturent à l'acte et l'usage du crédit est généralisé. Les mentions de livres de comptes et de listes de débiteurs dans les inventaires après décès de chirurgiens en témoignent aisément.

Le recours à l'abonnement est une option que prisent plusieurs. Signe de l'importance que la population accorde aux soins médicaux dispensés par les membres du corps médical, certaines gens n'hésitent pas à se doter de cette forme d'assurance maladie[540]. Un individu, une famille ou un groupe d'individus s'engagent à verser périodiquement une somme fixe à un chirurgien en échange de soins lorsque requis. Ainsi, en 1655, 42 habitants de Montréal s'engagent à verser annuellement 100 sols par année au chirurgien Étienne Bouchard. En échange, ce dernier s'oblige « de penser et medicamenter, de toutes sortes de maladyes tant naturelle quaccidentelles, excepté la peste grosse vérolle, de la lèpre, mal caduc et la litotomye ou opilation de la pierre jusques à une entière Guérison autant que faire se pourra[541] ». Le 10 février 1677, dans un accord intervenu entre le chirurgien Thunay dit Dufresne de Batiscan et le chirurgien Jalot de Champlain, il est statué « que toutes Les pratiques que Led Sr Dufresne a ou aura dhore en avant [dorénavant] dans batiscan tant a l'année q a^t^ [qu'autrement] Seront et appartiendront aud Sr Dufresne[542] ». Thunay dit Dufresne a donc lui aussi recours au système de l'abonnement.

Phénomène réel ou distorsion imputable à la documentation, ce type d'accord collectif semble devenir très populaire durant les années 1780. En 1780, le chirurgien de Québec William Duff se propose « de soigner les Familles à l'année ou autrement aux conditions les plus raisonnables[543] ». L'année suivante, deux personnes de Batiscan ou des environs sont condamnées à remettre au chirurgien Jean-Baptiste Destrampes un minot de blé qu'ils lui doivent « pour l'année ou lui payer 7 l. 10 s pr ledit blé ». Elles profitent des circonstances pour déclarer qu'elles n'entendent plus utiliser les services du demandeur[544]. En 1782, le chirurgien Joseph-Augustin Belisle (alias Uriah Abram Bailey), poursuivi pour dettes, déclare s'être établi « à la Nouvelle-Beauce, où les habitants se sont obligés lui payer sur la prochaine recolte chacun un minot de bled et un demi minot d'avoine pour ses soins et médicamens[545] ». En 1783, la veuve du chirurgien Bernard Planté déclare « qu'elle a connaissance que feu son mari avoit fait marché avec plusieurs habitants de les soigner Moyennant qu'ils lui donnassent tant de bled par année[546] ». De même, le 2 juin 1786, le chirurgien Pierre de Sales Laterrière s'engage « comme chirurgien de soigner tous les habitants de Gentilly et de Beccancour et ailleurs[547] ». Ces ententes facilitent l'accès à des services médicaux tout en assurant un revenu plus régulier aux praticiens.

539. Lettre du Dr Douglass à Cadwallader Colden, 1720, citée dans Carl Bridenbaugh, *Cities in the wilderness; the first century of urban life in America, 1625-1742*, New York, Alfred A. Knopf, 1968, p. 243.

540. En France, faute d'avoir un médecin de ville, plusieurs petits bourgs et villages avaient recours à ce système. À Bardos, en 1740, le seigneur et le curé contribuent pour six livres chacun et les autres chefs de famille, pour la moitié. Christian Desplat, « L'encadrement médical dans le ressort de l'intendance d'Auch et de Pau au XVIIIe siècle », dans *Annales du Midi*, tome 100, n° 184 (octobre-décembre 1988), p. 461. Au Canada, le recours à l'abonnement se poursuit au XIXe siècle. Ainsi, en 1817, le docteur Lionais précise que les « familles qui désireront prendre des Abonnements pour être soignées à l'année, recevront ses soins à des termes très raisonables ». *Le Canadien*, vol. V, n° 17, 4 octobre 1817.

541. Marché entre Étienne Bouchard et plusieurs habitants de Ville-Marie, 3 mars 1655, cité dans É.-Z. Massicotte, « Les chirurgiens, médecins, etc., etc., de Montréal, sous le Régime français », dans *Rapport de l'archiviste de la province de Québec pour 1922-1923*, Québec, Ls-A. Proulx, 1923, p. 146-147.

542. Convention entre Félix Thunay dit Dufresne, chirurgien de Batiscan, et Jean Jalot, chirurgien de Champlain, 10 février 1677, BAnQ-M, CN601,S2, greffe d'Antoine Adhémar.

543. *Gazette de Québec*, n° 758, 9 mars 1780.

544. BAnQ-Q, TL15,S19,D6, Cour des plaidoyers communs du district de Québec, En tournée, Registre des procès-verbaux d'audiences du 20 août 1779 au 20 mars 1783, audience du 8 mars 1781.

545. Augustin Bernier contre Joseph-Augustin Belisle, 1782-1788, BAnQ-Q, TL15,S2, Cour des plaidoyers communs du district de Québec, Matières civiles en générales, dossier n° 3332.

546. Inventaire de feu Bernard Planté et de Marie-Joseph Faucher, 4 janvier 1783, BAnQ-Q, CN301,S83, greffe de Pierre-Louis Descheneaux, n° 85.

547. Défense du curé Louis Demers, 10 février 1787, dans la cause opposant Jean-Pierre Laterrière et Louis Demers, 1787, BAnQ-Q, TL15,S2, Cour des plaidoyers communs du district de Québec, Matières civiles en générales, dossier 3312.

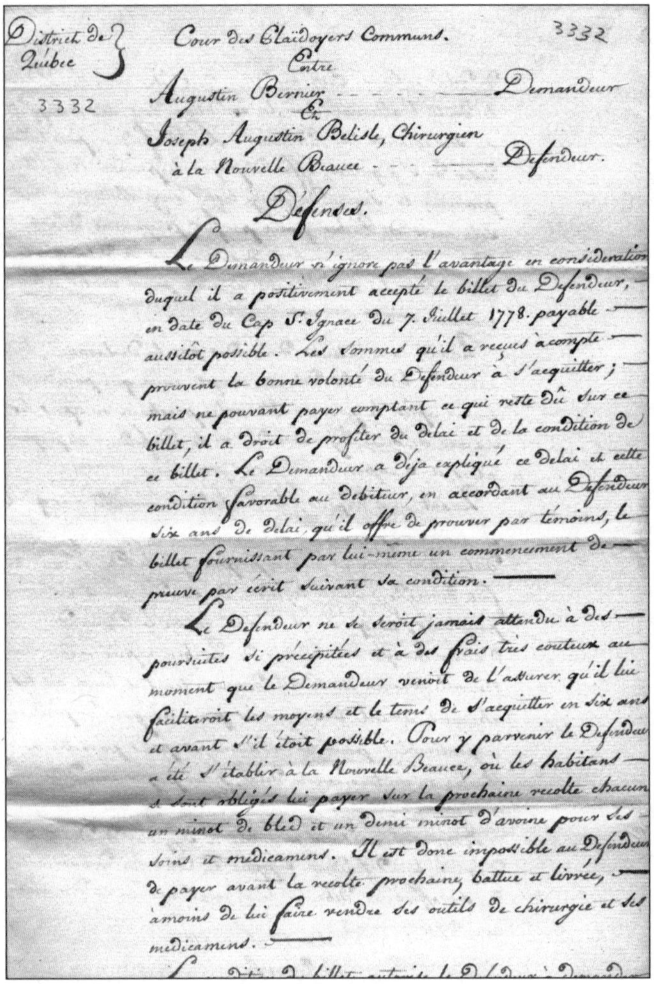

District de Québec

3332

Cour des Plaïdoyers Communs. 3332

Entre

Augustin Bernier ——— Demandeur

Et

Joseph Augustin Belisle, Chirurgien à la Nouvelle Beauce ——— Defendeur.

Défenses.

Le Demandeur n'ignore pas l'avantage en consideration duquel il a positivement accepté le billet du Defendeur, en date du Cap S. Ignace du 7. Juillet 1778. payable aussitot possible. Les sommes qu'il a reçues à compte prouvent la bonne volonté du Defendeur à s'acquitter; mais ne pouvant payer comptant ce qui reste dû sur ce billet, il a droit de profiter du delai et de la condition de ce billet. Le Demandeur a déja expliqué ce delai et cette condition favorable au debiteur, en accordant au Defendeur six ans de delai, qu'il offre de prouver par témoins, le billet fournissant par lui-même un commencement de preuve par écrit suivant sa condition.

Le Defendeur ne se seroit jamais attendu à des poursuites si précipitées et à des frais très couteux au moment que le Demandeur venoit de l'assurer qu'il lui faciliteroit les moyens et le tems de s'acquitter en six ans et avant s'il étoit possible. Pour y parvenir le Defendeur a été s'établir à la Nouvelle Beauce, où les habitans se sont obligés lui payer sur la prochaine recolte chacun un minot de bled et un demi minot d'avoine pour ses soins et medicamens. Il est donc impossible au Defendeur de payer avant la recolte prochaine, battue et livrée, à moins de lui faire vendre ses outils de chirurgie et ses medicamens.

Le 1er juin 1782, le chirurgien Joseph-Augustin Belisle (alias Uriah Abram Bailey), poursuivi pour dettes, déclare s'être établi « à la Nouvelle-Beauce, où les habitants se sont obligés lui payer sur la prochaine recolte chacun un minot de bled et un demi minot d'avoine pour ses soins et médicamens ». Quelques exemples de cette forme d'assurance ont été retracés dans les archives. Augustin Bernier contre Joseph-Augustin Belisle, 1782-1788, BAnQ-Q, TL15,S2, Cour des plaidoyers communs du district de Québec, Matières civiles en général, Dossier nº 3332

Comme en Europe ou dans les colonies anglaises, il est également possible de consulter un chirurgien par la poste ou par une personne interposée[548]. En se basant sur les symptômes, il pourra prescrire au malade la cure appropriée. En 1775, le chirurgien Charles-François Le Cerclé, « connu en Irlande, Angleterre, dans les troupes de Sa Majesté Très Fidele le Roi du Portugal et recemment dans les cantons de Terre-bonne », s'annonce ainsi dans les journaux : « Ceux qui voudront lui envoier des mémoire, il consultera des maladies, et se fera un devoir de repondre avec toute la satisfaction possible. Il le fera pour les Pauvres Gratis, en paiant toutefois le port des adresses[549]. » En 1796, convalescent, sans appétit et « le Corps remplis de Douleur », l'instituteur Louis Labadie, établi à Verchères, se voit incité par le curé à consulter un membre du corps médical[550]. Il envoie alors au chirurgien Bernard Decousse de Varennes un « petit mot d'Ecrit sur sa situation ». Ce dernier lui envoie des remèdes et la lettre suivante :

> Monsieur Labadie
>
> Monsieur
>
> Je vous envois par votre homme Une Opiatte Purgative pour prendre ce soir en vous couchant, vous prendrez par dessus Une bonne Tasse de Lait Boully et bien sucré, et pour de main matin du Boullion fait cy l'Opiatte Purgative ne vous purge point Suivant vos désirs. Le matin vous prendrai 6 pillules purgative que je vous envois, vous boirai par dessus du Boullion fait, ménagez vous, vous êtes Utiles à la Patrie. Je suis.
>
> Bourg de Varennes — Monsieur
> 13 octobre 1796 — Votre Très Humbles et très obéissants Serviteur
>
> DECOUST[551]

Certaines ententes interviennent directement entre un chirurgien et un individu. Le 16 septembre 1668, les chirurgiens Jean Roussel dit Larousselière et René Sauvageau dit Maisonneuve, tous deux associés, signent un bail pour une maison et s'engagent

548. Larry Lee Burkhart, *The good fight: Medicine in Colonialn Pennsylvania, 1681-1765*, thèse de doctorat en histoire, Lehigh University, 1982, p. 221-222. Parmi les exemples d'utilisation d'intermédiaire, signalons le cas de la femme du marchand québécois Henry Juncken. Le 6 octobre 1788, son mari note dans son journal qu'elle ne se sent pas bien. Trois jours plus tard, après s'être plainte d'une douleur au côté droit, elle est saignée par le chirurgien Diller. Les douleurs se poursuivent durant les jours suivants et, le 12, son mari va rencontrer le même praticien et obtient une purgation. Journal d'Henry Juncken, 6, 9-12 octobre 1788, BAnQ-Q, P119/1, fonds Henry Juncken, (copie dactylographiée), p. 24, 26-27, 29-30.

549. *Gazette de Québec*, nº 540, 18 mai 1775.

550. Journal de Louis Labadie, 1796, CRAF, MS 74, 1er livre, p. 256.

551. *Ibid.*

durant sa durée à « servir de leur art de chirurgie par les preneurs Led bailleur et sa famille pendant led tems de toutes Sortes de maladies et maux accidentaires et Iceux Medicamenter a leurs frais et depens Meme faire La barbe aud bailleur[552] ». En 1754, le chirurgien Jean Cassaux du Château-Richer s'engage à fournir tous les médicaments, remèdes et saignées que pourront avoir besoin Joseph Poulin et sa famille. En échange, Poulin fournit annuellement le pacage pour un cheval et, tous les deux ans, pour trois vaches et, si besoin est, pour une paire de bœufs[553]. Cette entente est valable pour toute la vie du chirurgien. En 1762, Jean Ferland, habitant de Sainte-Famille de l'île d'Orléans, s'oblige à loger et chauffer le chirurgien Georges Laurent pendant 18 mois qui, en contrepartie, s'engage à soigner « ledit frelan et sa femme dans leur maladie pendant ledit temps et ce sans aucun paiment à la réserve des medecines qui pourrait leur donner lesquels ils seront tenus des les payer[554] ». L'année suivante, le chirurgien Jean-Baptiste Rieutord de Sainte-Anne-de-Beaupré acquiert de Pierre Gagnon et de sa femme une portion de terre. Entre autres conditions, l'acheteur « promet et s'oblige gratuitement penser, médicamenter dans les maladies lesdits vendeurs ainsi que leur famille et la veuve de feu pierre Gagnon leur mêre et belle-mère[555] ». Dans certains cas, l'entente est faite moyennant une somme précise. Les clients ne paient pas toujours et des poursuites judiciaires peuvent être intentées. Le 16 novembre 1781, la Cour condamne Archibald Ferguson à payer au chirurgien québécois Soupiran « sept livres courant pour une année de soin comme chirurgien, conformément au marché fait entre les parties le 1er 9bre 1780[556] ».

Enfin, comme on le retrouve au moins en Suisse, un malade peut conclure avec son chirurgien une entente dans le cas d'une maladie particulière[557]. En 1677, le chirurgien Timothée Roussel passe un traité de soins médicaux avec Georges Stems par lequel il promet « De traitter penser Et medicamenter Jusqu'a Garison Sy Cest le plaisir de Dieu, Marie Perrodeau femme du dit Stems, dun Chancre quelle a dans la gorge Et autre maladie quelle peut avoir, de luy fournir de bouillons Et telle norriture Et Medicamens qui luy seront Necessaire, Et de luy donner Logement Et le Couvert pendant le dit Traittement », le tout pour la somme de 100 livres[558]. En 1735, Jean Bilodeau, atteint d'un chancre, passe un marché avec le chirurgien Yves Phlem[559]. Moyennant la somme de 500 livres, le chirurgien s'engage à l'héberger et à le soigner pendant six mois. En 1781, le chirurgien Joseph Dubeau s'engage à soigner un chancre pour la somme de 400 livres. En cas d'échec, le patient n'est tenu à verser aucune somme[560]. Les archives notariales contiennent plusieurs autres cas. Ainsi, en 1766, le chirurgien Jean-Baptiste Villemart s'entend avec « Michel Mire, habitant de Chateauguay », « dangereusement Malade ». « Ayant Consulté et même s'étant fait traiter par plusieurs Chirurgien Et Nen ayant Eu Aucuns Soulagement Suivant Le Raport dud[t] Malade Et de Magdelaine doray Sa femme », il aurait eu le bonheur de s'adresser à Villemart, « Lequel promet Luy donner avec le

552. Bail à loyer d'une maison située en l'île de Montréal par Antoine Brunet, habitant de l'île de Montréal, à René Sauvageau de Maisonneuve, chirurgien de l'île de Montréal, et Jean Rouxcel de La Rousselière, chirurgien de l'île de Montréal, 16 septembre 1668, BAnQ-M, CN601,S17, greffe de Bénigne Basset.

553. Entente entre Jean Casseau, maître chirurgien et Joseph Poulin, habitant du Château-Richer, 21 octobre 1754, BAnQ-Q, CN301,S76, greffe d'Antoine Crespin, n° 564.

554. Obligation de Jean Frelan, habitant de Ste-Famille I.O., envers Georges Laurent, chirurgien établi en la dite paroisse, 25 février 1762, BAnQ-Q, CN301,S76, greffe d'Antoine Crespin, n° 1766.

555. Vente de Pierre Gagnon et de sa femme à Jean-Baptiste Rieutord, chirurgien établi en la ditte cotte paroisse de Ste-Anne, 10 avril 1763, BAnQ-Q, CN301,S76, greffe d'Antoine Crespin, n° 2066.

556. Jugement dans la cause opposant le Sr Soupirant et Archibald fargason, 16 novembre 1781, BAnQ-Q, TL15,S3,D1, Cour des plaidoyers communs du district de Québec, Registre n° 1 des procès-verbaux d'audiences, 14 mars 1777 au 4 février 1785 (texte en langue française), f. 187r.

557. Eugène Olivier, *Médecine et santé dans le pays de Vaud au XVIIIe siècle 1675-1798*, Lausanne, Éditions La Concorde, 1939, tome I, p. 221.

558. Traité et engagement de soins médicaux entre Timothée Roussel, maître chirurgien de Québec, et Georges Stems, habitant du Bourg Royal, et Marie Perrondeau, son épouse, 10 octobre 1677, BAnQ-Q, CN301,S238, greffe de Gilles Rageot, n° 1680.

559. Raymond Douville, *Yves Phlem dit Yvon le Breton ancêtre des familles Hivon. Les tribulations d'un guérisseur à Sainte-Anne-de-la Pérade au 18e siècle*, Trois-Rivières, Éditions du Bien Public, 1975, *passim*.

560. Robert-Lionel Séguin, « L'"apprentissage" de la chirurgie en Nouvelle-France », dans *Revue d'histoire de l'Amérique française*, vol. XX, n° 4 (mars 1967), p. 597-598.

Secours de la Grace le Soulagement Et Guerison de Sa maladie[561] ».

Même si cela semble exceptionnel, les chirurgiens peuvent s'associer ou se partager un territoire[562]. Le 10 février 1677, dans un accord intervenu entre le chirurgien Thunay dit Dufresne de Batiscan et le chirurgien Jalot de Champlain, il est statué que « que toutes Les pratiques que Led Sr Dufresne a ou aura dhore en avant [dorénavant] dans batiscan tant a l'année q a^t^ Seront et appartiendront aud Sr Dufresne quen cas que luy Sr Jallot en fasse quelque Cure dans batiscan Sera tenu de rendre aud Sr Dufresne L'argent ql y aura Recu & de Luy Randre bon & fidel Compte des quil y sera, Et pareille^t^ led Sr Jallot aura touttes les pratiques de Champlain lesqles luy appartiendront Et Led Sr Dufresne Sil faict Quelque Cure dans led Champlain Sera tenu de rendre aud Sr Jallot L'argent q^l^ y aura Recu Et Luy En rendre bon & fidel Compte ; Ce Reservant lesd parties Scavoir Led Sr Dufresne La maion de pierre dandonneau Sr de la Jeunesse Et led Sr Jallot le Sr Delamontaigne Lesquelles deux maisonnées Seront a leur profit chascun a Son Esgard... touttes les Pratiques q Seront hors lesd Lieux de batiscan et champlain Seront en Communs par moitié entre eux[563] ». Cet accord est annulé le 4 septembre 1677 et est immédiatement remplacé par le suivant. Dorénavant, « lesd parties promettent de ne prendre a Lannée Scavoir led Sr Dufresne personne dans Champlain fort la maion dud Sr de la Jeunesse Dandonneau & luy Sr Jalot dans batiscan fort La maion du Sr Lamontaigne quy Sera a un Chacun...[564] » Quelques exemples d'associations de chirurgiens ont été retracés. Ainsi, le 8 juillet 1669, un acte notarié confirme qu'une société existe depuis août 1668 entre Jean Roussel dit Larousselière et René Sauvageau dit Maisonneuve. Les deux chirurgiens mettent en commun « tous Biens Meubles, Vivres, Marchandises, pelleteries, fruicts de terre, Instruments de chirurgie et autres Medicaments, que du produit de leur labeur et Industrie[565] ».

Les différentes formes que prend l'exercice de la médecine et de la chirurgie démontrent une volonté de la médecine officielle de rejoindre sa clientèle et de s'adapter à ses besoins. Si l'automédication ou le recours à des praticiens non reconnus sont des gestes populaires, fréquents, qui surpassent en nombre les recours à la médecine officielle, il n'en demeure pas moins que le chirurgien fait partie de l'univers des gens des XVIIe et XVIIIe siècles. Toutes les traces provenant de cette époque convergent en ce sens. On a recours a ses services, peut-être pas toujours d'une manière régulière, mais probablement beaucoup plus qu'au siècle suivant[566]. Une étude de la densité médicale sur le long terme de même que l'évolution de la tarification pourraient sans doute apporter quelques éléments de réponse. La professionnalisation du corps médical semble l'isoler de plus en plus de sa clientèle. L'ordonnance de 1788 consacre cette tendance. En éliminant officiellement les concurrents et les praticiens les moins compétents, elle crée un monopole qui dessert les intérêts

561. Villemart passe au moins quatre transactions du genre durant sa carrière. Accord entre Michel Mire, habitant de Châteauguay, et Jean-Baptiste Villemart, M^e^ chirurgien à Laprairie, 9 septembre 1766, BAnQ-M, CN601,S229, greffe de Pierre Lalanne.

562. En 1783, en Angleterre, 12 % des praticiens exercent en société et les partenaires sont souvent liés par des relations familiales (frères, père-fils, oncle-neveu). Joan Lane, « The medical practitioners of provincial England », dans *Medical History*, vol. 28 (1984), p. 364-365.

563. Convention entre Félix Thunay dit Dufresne, chirurgien de Batiscan, et Jean Jalot, chirurgien de Champlain, 10 février 1677, BAnQ-M, CN601,S2, greffe d'Antoine Adhémar.

564. Convention entre Félix Thunay dit Dufresne, chirurgien de Batiscan, et Jean Jalot, chirurgien de Champlain, 4 septembre 1677, BAnQ-M, CN601,S2, greffe d'Antoine Adhémar.

565. Société entre René Sauvageau de Maisonneuve, chirurgien de l'île de Montréal, et Jean Rouxcel de La Rousselière, chirurgien de l'île de Montréal, 8 juillet 1669, BAnQ-M, CN601,S17, greffe de Bénigne Basset.

566. Ce questionnement est également perceptible dans les écrits de chercheurs travaillant sur les praticiens européens. Comme l'a bien souligné Toby Gelfand, le recours au chirurgien semble beaucoup plus répandu que le prétend l'historiographie traditionnelle. Toby Gelfand, « A "Monarchical Profession" in the Old Regime : Surgeons, Ordinary Practitioners, and Medical Professionalization in Eighteenth-Century France », dans Gerald L. Geison, ed., *Professions and the French State, 1700-1900*, Philadelphie, University of Pennsylvania Press, 1984, p. 167-180. De même, un phénomène semblable se serait produit en Angleterre pour les professions liées au droit. Burrage, Michael, « The professions in sociology and history », dans Michael Burrage and Rolf Torstendahl, *Professions in theory and history*, Londres, SAGE Publications, 1990, p. 7-8. L'augmentation des tarifs médicaux et une baisse de la densité médicale ont probablement influencé négativement l'accès à la médecine officielle. La densité médicale est inférieure au XIXe siècle à celle du siècle précédent. Cela vaut pour plusieurs pays et, en particulier, pour la province de Québec. Jacques Bernier, *La médecine au Québec. Naissance et évolution d'une profession*, Québec, Presses de l'Université Laval, 1989, p. 12-13.

d'une élite médicale, mais il est loin d'être certain que la population y a gagné, du moins au XIXe siècle.

Au cours des XVIIe et XVIIIe siècles, quérir le chirurgien est un phénomène courant, un geste familier. Pour l'ensemble de la période étudiée, il est cependant difficile de percevoir un changement d'attitude de la part de la population, un accroissement du nombre de gens utilisant leurs services ou une augmentation de la fréquence du recours aux praticiens. Si l'on se base sur la densité médicale ou les mentions de dettes médicales dans les inventaires après décès, force est de reconnaître qu'aucune tendance prouvant une médicalisation accrue de la société n'est alors perceptible. En réalité, s'il y a médicalisation, c'est plutôt à l'intérieur du corps médical qu'elle est observable. Une présence à la hausse de remèdes, d'instruments chirurgicaux et de livres médicaux dans les inventaires des praticiens, telle que le démontre un chapitre antérieur, traduit une institutionalisation de plus en plus marquée des savoirs et des pratiques. Le corps médical se médicalise. Son champ d'intervention s'élargit tout en abandonnant la barberie. Le statut social du chirurgien connaît une progression réelle et ce phénomène s'inscrit dans le long processus de professionnalisation alors en cours.

Le statut social du chirurgien

Mesurer le statut social du chirurgien, c'est s'attarder particulièrement à divers indicateurs qui le trahissent, que ce soit sa réputation, ses alliances matrimoniales, le douaire qu'il consent à son épouse, ses activités économiques connexes à la pratique médicale, sa fortune, le devenir de ses enfants et au prestige accolé à l'art de guérir[567].

La réputation

La réputation d'un individu repose aujourd'hui surtout sur ses compétences officiellement attestées par un certificat, un diplôme ou un grade mais, aux XVIIe et XVIIIe siècles, quelques belles cures réussies ont tout autant d'importance, sinon plus. La confiance envers le praticien est primordiale. Une bonne réputation permet d'aller chercher les meilleures familles ou les institutions comme clients et d'asseoir ainsi une bonne carrière. Un client satisfait recommandera plus volontiers son chirurgien à son entourage. L'inverse est aussi vrai. Même si les récriminations contre les chirurgiens sont nombreuses, surtout au XVIIe siècle, certains individus peuvent acquérir rapidement du prestige. Le chirurgien du roi François Menouil serait venu au Canada vers 1650 « par dévotion » et « s'est rendu recommandable par les belles cures qu'il a faites tant en France qu'au Canada[568] ». En 1687, après avoir signalé que « c'est une pitié de ce… [qu'ils n'ont] que de fort pauvres Chirurgiens pour le Secours de tous les malades », les autorités canadiennes s'empressent de noter que Michel Sarrazin a fait de « fort belles cures » et « a Sauvé le Pere Anjalran[569] ». Au fil des ans, d'autres témoignages du même genre confirment la primauté du zèle et de la réussite thérapeutique sur les diplômes[570]. Défendre sa réputation est essentiel. En 1770, William Laing s'empresse de protéger celle du chirurgien François Lajus:

Au PUBLIC.

> Vu qu'il s'est derniérement répandû un bruit, et que je suis informé, n'avoir trouvé que trop de croiance; avançant que la conduite du Docteur F. La JUS, de cette ville, avoit été très blâmable, lorsqu'il accoucha ma femme, le 15 de Février dernier: Et comme on suppose, que quelques personnes, soit par sensibilité pour son malheur, n'aiant pas une connoissance parfaite de sa situation, ont laché quelques paroles

567. « Social status is such an intangible thing, being an amalgam of personal, social, cultural and material factors… », note avec justesse Peter N. Moogk. Il est donc essentiel de se servir d'indicateurs qui reflètent le plus exactement possible le statut complexe et mouvant des chirurgiens. Peter N. Moogk, « Rank in New France: Reconstructing a Society from Notarial Documents », dans *Histoire sociale/Social History*, vol. 8, no 15 (mai 1975), p. 34.

568. Dom Guy-Marie Oury, *Marie de l'Incarnation (1599-1672)*, Québec et Sablé-sur-Sarthe, Presses de l'Université Laval et Abbaye Saint-Pierre de Solesmes, 1973, p. 450.

569. Lettre de Denonville et Champigny au ministre, 6 novembre 1687, ANOM, Fonds des Colonies, série C11A, vol. 9, f. 18r-18v.

570. Même si la réputation d'un praticien est excellente, les gens demeurent conscients de ses limites. En 1705, constatant la présence d'un grand nombre de malades dans la communauté, l'annaliste des Ursulines note qu'il « y a trois ans que lon avoit commencé a avoir des maladies ou les meilleurs medecins ne Connoissent presque rien ». Archives des Ursulines de Québec, 1/E9, 1, Vieux récit, 1705, p. 128.

imprudentes ; ou qu'autrement, quelques personnes mal-intentionnées, ont fait courir le bruit, à dessein de jetter un blâme sur la conduite et le caractere du Docteur : C'est pourquoi je crois qu'il est de mon devoir de déclarer ici publiquement, Que ma Femme est bien éloignée de lui attribuer RIEN de MAL ; qu'elle pense qu'il a été l'Instrument qui lui a conservé la vie, par sa grande expérience et ses bons soins ; et qu'elle souhaite de lui en faire, par ce présent, ses Remercimens ; et qu'elle le préfereroit, dans une telle occasion, à qui que ce soit dans la ville. On espére que tous ceux qui ont parlé trop imprudemment dans cette affaire, se rétracteront pour ne pas avoir connû la verité comme de Justice - C'est la moindre réparation qu'ils peuvent faire au Docteur pour une Calomnie si pernicieuse qu'il ne mérite pas.

Quebec, le 28 Mars, 1770. WILLIAM LAING[571].

Des chirurgiens doivent même avoir recours aux tribunaux pour obtenir réparation. En 1688, la Prévôté de Québec interdit au cloutier Isaac Lemieux de faire « des medisances & calomnies… Contre l'honneur & profession » du chirurgien Gervais Baudoin. Lemieux aurait affirmé que le disciple d'Esculape avait « detruit Un enfant faute davoir demandé a la femme qui estoit Enceinte si elle lestoit auparavant que de la seigner[572] ».

Plusieurs actes d'inhumation et certaines notices nécrologiques recèlent plusieurs témoignages signalant les mérites de certains chirurgiens. Si l'élite médicale fait régulièrement l'objet d'éloges, il en est de même pour plusieurs chirurgiens plus obscurs, et ce surtout, signe d'ascension sociale, après 1740. Ainsi, le 26 février 1791, c'est avec émotion que le curé Labadie de Deschambault écrit dans son registre paroissial qu'il a inhumé :

> dans l'Eglise de la susdite paroisse dans l'allée du côté de l'épître près du banc seigneurial le corps de Sieur Jean Peturon résidant dans la ditte seigneurie au manoire de Sieur Louis Fleury de la gorgendière seigneur du dit lieu, avec lequel il avait lié la plus étroite amitié exerçant depuis environ vingt sept ans l'art de la médecine et de chirurgie avec un succès admirable qui lui avait attiré l'approbation du gouvernement vu la confiance du peuple sujet à ses soins assidus il est décédé hier à cinq heures et demie du soir, surpris d'appoplexie, revenant du Cap Santé, sans aucun secours spirituel, ni temporel, en un mot mort subitement, âgé de soixante et six ans environ recommendable par ses vertus et surtout celle de la charité la plus édifiante qu'il a toujours eu pour ses malades les plus nécessiteux il joignait à âge respectable une grande présence d'esprit et jouissait des avantages de l'amitié et de la plus haute estime de tout le monde et surtout de cette paroisse et des voisines lesquelles se faisant un devoir d'assister à ses funérailles, ont donné des marques évidentes du plus sensible regret jusqu'à son tombeau. il était originaire de Montaubant.

Arrivé au Canada vers 1757, Petitsou, aussi appelé Peturon et Petusaut, s'installe d'abord à Sainte-Foy dans la maison de Fleury de la Gorgendière, déménage à Québec puis s'établit comme chirurgien à Deschambault en 1763 ou peu avant. Outre sa pratique médicale, il tire des revenus d'un moulin à scie qu'il a fait construire conjointement avec un habitant de Deschambault et de l'exploitation d'une terre qu'il se fait concéder en 1763. Un fermier s'y établira. En 1764, il se présente comme habitant commerçant et possède pour 3 854 livres en papiers du Canada provenant de son commerce. L'inventaire de ses biens dressé le 28 février 1791 montre un actif comprenant 2 960 livres françaises en argent monnayé, 1 885 en dettes actives, 367 en grains, 334 en animaux, 176 en hardes, 86 en biens mobiliers, 48 en argenterie et 49 en livres de chirurgie, en instruments de chirurgie et en remèdes[573]. En outre, il possède des biens immobiliers non estimés comprenant deux terres, une maison, une grange et une étable. Les dettes passives ne se montent qu'à 83 livres. L'exemple d'une belle réussite.

Le cas de Bernard Planté est similaire. Fils d'un chirurgien-major de l'Hôpital royal de Préchac, il débarque en Nouvelle-France en 1748 ou peu avant. Installé à Neuville, il exerce comme chirurgien et également comme notaire à partir de 1772. À sa mort en 1782, il laisse une succession comprenant

571. *Gazette de Québec*, nº 274, 29 mars 1770.

572. Gervais Baudoin contre Isaac Cloutier, 9 juillet 1688, BAnQ-Q, TL1,S11,SS1,D25, Registre civil de la Prévôté de Québec, nº 25, f. 46v.

573. Inventaire de feu Jean Pétuzeau résidant à Deschambault, 28 février 1791, BAnQ-Q, CN301,S158, greffe de François-Xavier Larue.

un actif de 12 542 livres, dont 3 000 pour les immeubles. Les biens immobiliers comprennent, entre autres, un emplacement situé près de l'église et une « jolie maison de campagne » de 26 pieds sur 36, construite en pierre, à deux étages du côté sud et à un étage du côté nord. À l'opposé, les dettes passives n'atteignent que 251 livres[574]. Dans l'acte d'inhumation daté du 12 septembre 1782, le curé note la présence de « presque toute la paroisse dont il étoit aimé et regretté ».

Des individus n'hésitent pas à proclamer les bienfaits issus de la pratique médicale. En 1759, lors d'un procès qui l'oppose au chirurgien Bernard Planté, Augustin Béland, habitant de Neuville, écrit:

> Il n'y a rien dans le monde qui intéresse plus la reconnaissance que des services signalés rendu dans une urgente nécessité; on peut mettre dans cette classe à juste titre les services que les chirurgiens et les médecins employent pour les personnes qui implore leur secours. C'est pour cette raison et pour parler le langage de l'écriture que nous devons les honorer et même les respecter « honora medicum propte: necessitatem »: augustin Béland n'a jamais douté d'un moment des prerogatives glorieux que l'on attribue dordinaire à la faculté de la medecine et si justes qu'ils tirent leurs évidence de l'authorité de l'écriture; au contraire il a toujours été porté à saisir loccasion de publie les secours particuliers quil en a receu en différent temps...[575]

Toutefois, malgré ces propos élogieux, Béland se refuse à payer le montant réclamé par Planté. Il allègue que celui-ci a fait « quelques difficultés » pour se rendre auprès du malade sous prétexte « que la maison n'étoit pas dans l'usage de se servir de luy », qu'il l'a ensuite saigné et lui a fait prendre une infusion à base de cristal minéral pour lui faire évacuer les humeurs « de façon à luy oster tous principe de fièvres ». Le malade s'affaiblissant de jour en jour, la famille, « peu satisfaite des soins » de Planté, eut alors recours au chirurgien Joseph Mathon. Ce dernier se « contenta de luy faire prendre une tisane dieurétique qui osta la fièvre, afermit les humeurs, déchargea la masse du sang en rendant la circulation plus libre ». Béland recouvre graduellement la santé[576].

Cet exemple illustre bien la perception qu'a la société de la médecine. Si l'on reconnaît généralement l'utilité de la médecine et des hommes de l'art, la critique de leur pratique ou de leur compétence n'est pas exclue[577]. En 1791, dans une lettre à sa sœur, le marchand Pierre Guy s'interroge sur les motifs qui animent les chirurgiens. Il remet en question alors davantage le comportement des individus que les limites de la médecine comme telles:

> [...] j'ai reçu la lettre dont tu la chargé qu'il ma remis lui même, elle m'aprend que tu a été incommodé de la maladie de nerf, il est surprenant que lon ne trouve point de remède pour chasser se mal ou sil y en a il n'est pas de l'interet des chirurgiens d'en faire usage, il font de nos corps ce qu'un horloger fait de nos montres il demande a les netoyer pour affaiblir les ressorts alors ils sont sûre de s'entretenir sur les réparations...[578]

De même, en avril 1789, le marchand Henry Juncken note dans son journal que la femme du commerçant Simpson de Québec est malade depuis quatre ans et qu'aucun praticien n'a pu la guérir. Aucun d'entre eux n'avait réussi à identifier le mal

574. Inventaire de feu Bernard Planté et de Marie-Joseph Faucher, 4 janvier 1783, BAnQ-Q, CN301,S83, greffe de Pierre-Louis Descheneaux, nº 85; Procès-verbal de vente des biens mobiliers de feu Bernard Planté et de Marie-Joseph Faucher, 8 janvier 1783, BAnQ-Q, CN301,S83, greffe de Pierre-Louis Descheneaux, nº 87; Projet de partage de la succession de feu Bernard Planté et de Marie-Joseph Faucher, 29 août 1783, BAnQ-Q, CN301,S83, greffe de Pierre-Louis Descheneaux.

575. « Un plaidoyer pour services médicaux en 1759 », dans *Bulletin des recherches historiques*, vol. 36, nº 10 (octobre 1930), p. 634-640; Défenses d'Augustin Béland contre Bernard Planté chirurgien demandeur, 5 mars 1759, dans Bernard Planté contre Augustin Béland, BAnQ-Q, P1000,S3,D1673.

576. *Ibid.*

577. En 1767, dans une « Dissertation sur la Medecine, la Chirurgie, et la Pharmacie, qui composent la Faculté » parue dans la *Gazette de Québec*, un auteur anonyme remarque que la « Faculté de Medecine est un corps respectable sans Contredit ». On se doit d'honorer les médecins puisque l'Évangile « nous l'ordonne »: « Honora medicum propter necessitatem ». « Y a-t-il rien de meilleur que le Sené, la Rhubarbe, le Quinquina et la Casse, une saignée faite à propos, une medecine bien composée suivant le tempérament et les humeurs, un lavement anodin et purgatif sont capable de ressusciter un mort; l'expérience le confirme tous les jours [...]. » Ces propos empreints d'un optimisme exagéré témoignent tout de même d'un discours visant à valoriser la profession. *Gazette de Québec*, nº 132, 9 juillet 1767. À l'occasion, on sait également rire du corps médical. En 1784, le Théâtre de Québec présente « The comedy of the Minor, With the after-piece of the mock doctor », le tout au profit de l'Hôtel-Dieu de Québec! *Gazette de Québec*, nº 968, 11 mars 1784.

578. Lettre de Pierre Guy à la veuve Defond, 22 décembre 1791, BAC, MG 24, L 3, Collection Baby, vol. 11, p. 6345-6346.

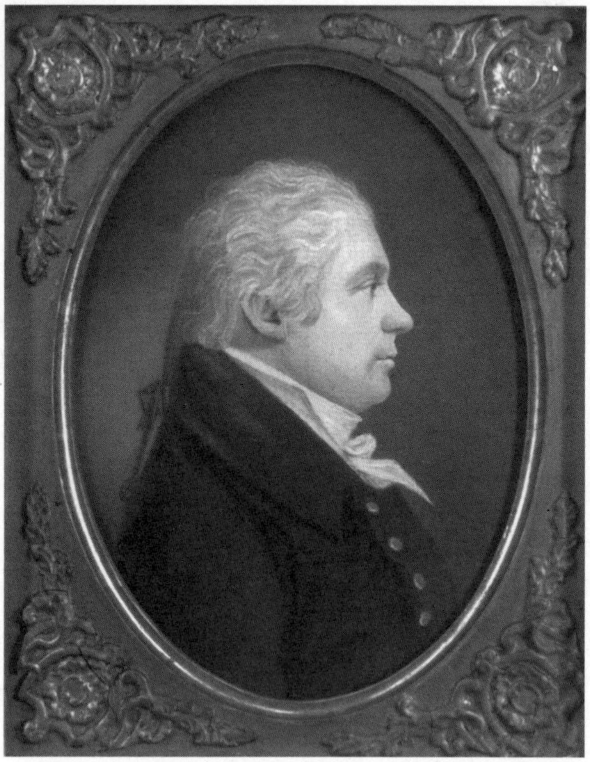

Portrait de George Selby (1760-1835). Docteur en médecine de l'Université d'Edimbourg, il s'établit à Montréal vers 1782. Musée du Château Ramezay, Montréal, CRX 980.1.3.

qui la tenaillait jusqu'à ce que le mari ait eu recours au médecin Nooth « whom he sent for after all the rest had given her up he declared that she had the tropsy (hydropisie). they have already tried every remedy to no purpose[579] ». Malgré les échecs des praticiens, Juncken ne les critique pas et il aura lui-même recours à leurs services. D'ailleurs, les chirurgiens dont on parle dans le journal de Juncken interviennent dans des situations très diverses et leurs interventions donnent des résultats variés. Des succès côtoient des échecs ou encore des cas où le malade, à défaut d'être guéri, est du moins soulagé. Du point de vue de Juncken, la médecine et ses praticiens font partie de son quotidien et, s'il est conscient que les chirurgiens ne sont pas infaillibles, il n'hésite pas à avoir recours à eux. Nulle part il ne ridiculise l'art de soigner et ceux qui l'exercent.

Certains patients acceptent mal l'échec d'une cure ou d'une intervention médicale et ont recours aux tribunaux. En 1786, le chirurgien montréalais Alexandre Serres, qui a obtenu ses lettres de maîtrise de l'Académie royale de chirurgie de Paris, doit faire face à des accusations de négligence[580]. Le 6 octobre de la même année, le docteur George Selby et lui accouchèrent Marie-Anne Mackay, épouse de Charles-Roch Quinson de Saint-Ours. Serres lui recommanda ensuite un régime et aurait précisé, semble-t-il, de ne lui donner que ce qu'il avait prescrit. Il rendit visite à sa patiente deux jours plus tard et aperçut, en entrant dans la maison, une seringue qui venait d'être employée pour un lavement. Selon son témoignage, il aurait fait part de sa surprise à plusieurs personnes et aurait alors estimé que sa présence n'était plus requise. Mal lui en prit, car la mère et l'enfant moururent des suites de l'accouchement. Quelques jours plus tard, une assemblée de chirurgiens blâma sa conduite. Le 19 octobre, Serres répliqua à ses détracteurs par un avis publié dans la *Gazette de Montréal* où il déclara qu'il « vaudroit mieux s'attacher à agir juridiquement & par preuves, que par tout autre moyen illicite ». Moins d'un mois plus tard, soit le 13 novembre, un mandat d'arrêt est lancé contre lui : il est accusé d'avoir causé la mort de Marie-Anne Mackay et de son enfant par son ignorance et sa négligence. Le jugement, dont la teneur nous est inconnue, lui fut défavorable puisque, quelques jours plus tard, il supplia lord Dorchester d'en surseoir l'exécution. Néanmoins, Alexandre Serres continua d'exercer par la suite[581].

Ces quelques exemples démontrent des attitudes et des comportements variant au gré des individus et des circonstances. Dans l'ensemble, la population semble apprécier la présence du chirurgien. On l'utilise comme parrain et il signe dans plusieurs paroisses les certificats attestant des qualités d'individus souhaitant obtenir une licence pour vendre des boissons alcooliques. Quelques-uns sont également marguilliers ou officiers de milice.

579. Journal d'Henry Juncken, 30 avril 1789, BAnQ-Q, P119/1, fonds Henry Juncken (copie dactylographiée), p. 305.

580. *Gazette de Montréal*, n° LXII, 19 octobre 1786; Rénald Lessard, « Serres, Alexandre », dans *Dictionnaire biographique du Canada*, vol. V : *De 1801 à 1820*, Québec, Presses de l'Université Laval, 1983, p. 826-827.

581. *Ibid.*

Le cumul des fonctions

Dans les villes comme dans les campagnes, le chirurgien exerce souvent plus d'une fonction. En plus de lui assurer des revenus plus élevés, le cumul des fonctions assure au chirurgien une meilleure visibilité, lui permet de connaître des clients potentiels et lui procure un prestige accru. Les activités commerciales et juridiques sont les plus prisées.

Les fonctions juridiques attirent souvent des chirurgiens. Puisque ces derniers ont une éducation au moins minimale, cela leur est d'autant plus facile. Neuf chirurgiens vont exercer comme notaire, quatre comme huissier, quatre comme juge, trois comme sergent, deux comme procureur fiscal et un comme greffier[582]. Dans presque tous les cas, ces fonctions sont exercées dans les campagnes.

Pour des hommes ayant au moins une éducation minimale, la tentation de faire du commerce est grande. Même si plusieurs tâtent cette voie dès le XVIIe siècle, comme François Grégoire à Neuville ou Gervais Baudoin à Québec, c'est surtout à partir des années 1740 qu'on les rencontre comme marchand. En tout, et sans compter les aubergistes, au moins 35 personnes s'adonnent à des opérations commerciales[583]. La majorité s'établissent dans les campagnes, surtout à l'intérieur des bourgs qui se forment au fil des ans.

Les profils de carrière varient d'un individu à l'autre. Certains amassent des sommes considérables; plusieurs réussissent honorablement, mais après avoir traversé bien des épreuves; enfin plusieurs échouent lamentablement. Parmi les réussites les plus exceptionnelles, signalons Bernard Duberger de Saint-Thomas (Montmagny) qui, malgré les pertes subies durant la guerre de la Conquête, réussit à amasser un actif dépassant 45 000 livres, et ce sans compter les immeubles, Jean-Fernand Spagniolini de Boucherville, Jean Ducondu, de Lavaltrie et Jean Mauvide de Saint-Jean, île d'Orléans.

Personnage marquant de l'histoire de l'île d'Orléans pendant soixante ans, Jean Mauvide s'est illustré à la fois comme chirurgien, marchand et seigneur. Bien qu'il n'ait pas laissé de descendance portant son nom, sa mémoire s'est cependant perpétuée jusqu'à nos jours par sa demeure devenue l'un des grands attraits touristiques de l'île: le manoir Mauvide-Genest.

Né le 6 juillet 1701 dans la paroisse de Saint-Vincent dans la ville de Tours en France, il est le fils du maître maçon Jean Mauvide et de Marguerite Lespérance Buron. Sa présence en terre canadienne est attestée pour la première fois en décembre 1721 lors d'une inhumation célébrée à Saint-Jean, à l'île d'Orléans. Il s'installe dans cette paroisse et y demeure jusqu'à son décès survenu le 12 mai 1782[584].

Jean Mauvide est d'abord chirurgien. De formation inconnue, mais ne semblant pas avoir été négligée, Mauvide dessert toute l'île d'Orléans et, à l'occasion, se rend soigner des patients sur la Côte-du-Sud. En 1753-1754, à la veille de la guerre de la Conquête, il participe comme chirurgien-major à une expédition chargée d'affirmer la présence française dans la vallée de l'Ohio. Ses soins professionnels sont alors appréciés. Ainsi, en juin 1754, on envoie le quérir au fort Duquesne (aujourd'hui Pittsburgh, Pennsylvanie) afin de soigner, au camp

582. Marien Tailhandier est chirurgien mais également notaire (1699) et juge (1699) à Boucherville. René Gaschet fait de même à Saint-Vallier (1711). Claude Bouchard est notaire, huissier et sergent (1664) dans la seigneurie de Beaupré. Adam Mabane poursuit une carrière en politique et dans la judicature. Il est juge à la Cour des plaidoyers communs dès 1764. Enfin, seront notaire et chirurgien: Nicolas Catrin (1698), à Sainte-Famille Î.O., Charles Doullon Desmarets (1754), à Pointe-Claire, Joseph Lalanne (1752), à Laprairie, Charles-Étienne Le Testu (1781), à Belœil, Dominique Mondelet (1766), à Saint-Charles-sur-Richelieu et Bernard Planté (1772), à Neuville. Antoine Isambert est procureur fiscal (1755) à Beauport. Claude Bouchard est notaire, huissier et sergent (1664) dans la seigneurie de Beaupré. René Cochon Laverdière est juge bailli à l'île d'Orléans, greffier et procureur fiscal. Nicolas Colson est huissier au Conseil de Québec (1649). Pierre Cornellier dit Grandchamp est d'abord huissier et sergent royal à Montréal (1688) puis huissier au bailliage de l'île d'Orléans (1695).

583. Nous retrouvons: Antoine Berthe, Michel Bertier, Jean Bourdais, Jean Butot, Antoine Chastellain Derigny, Jean Coustard, Hubert-Joseph De la Croix, Bernard Decousse, Jean-Baptiste Destrampes, Bernard Doazan, Jean-Baptiste Donohue, Jean-Baptiste Dubés, Bernard Duberger, Jean Ducondu, Vital Dupont, Louis Fabas, Jean-Baptiste Forestier Dulongpré, Antoine Hamel, Elie Lapparre, Pierre de Sales Laterrière, Jean Latour, Pierre Lebreton dit Lalancette, Donald McKinnon, Jean Madry, Jean Mauvide, François Mollère dit Lasonde, Dominique Mondelet, Joseph Boyer Pellion, Jean Petitsou, Charles Porcheron Decombre, Jean-Baptiste Rieutord (fils), Simon Soupiran, Charles-Simon Soupiran, Jean-Fernand Spagniolini et Jean-Raymond Vignau.

584. Rénald Lessard, « Jean Mauvide (1701-1782) chirurgien, marchand et seigneur », dans *Cap-aux-Diamants*, vol. 5, nº 1 (printemps 1989), p. 63.

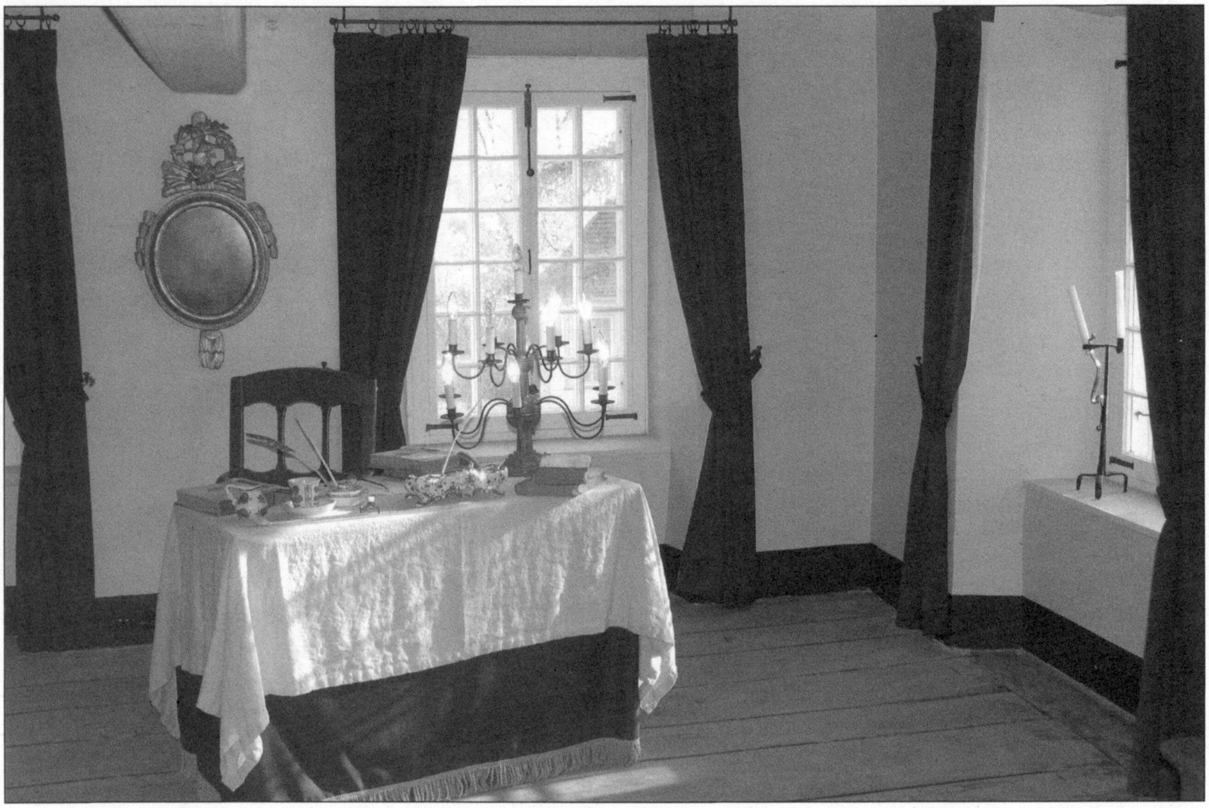

Reconstitution du bureau du chirurgien et seigneur Jean Mauvide (1701-1782). Manoir Mauvide-Genest, Saint-Jean, île d'Orléans. (Photo Rénald Lessard)

de Chatakoin, le commandant en second. Gravement malade selon un chirurgien déjà présent sur les lieux, le capitaine Michel-Jean-Hugues Péan aurait été atteint, au dire de Mauvide, d'une inflammation du foie. À la fin de 1754 ou au début de l'année suivante, le chirurgien est de retour dans la colonie.

À sa pratique médicale, Mauvide adjoint très rapidement diverses activités commerciales. À la fin des années 1720, sa présence dans ce secteur devient de plus en plus visible. En 1729, il vend des marchandises fournies par le cordonnier québécois Pierre Léger. Il fait construire et vend des navires jaugeant entre 19 et 70 tonneaux, organise en 1732 une loterie comportant 2 000 billets et s'associe en 1741 à l'exploitation d'un poste situé au Labrador. Toutefois, ses activités les plus lucratives semblent celles qui sont liées au commerce du blé et de la farine. Associé à des marchands québécois tels que Antoine-Pierre Trottier-Desaulniers, Louis-Jean Poulin de Courval ou Charles-René de Couagne, il s'insère dans un réseau commercial bien organisé. Mauvide peut espérer un double profit : bénéfice sur les marchandises vendues et profit sur le blé donné par les habitants en paiement de leurs achats. De plus, en 1737, il vend à l'État de la « farine fleur » et 35 quarts de pois pour une valeur totale de 535 livres. En 1751, il loue les moulins à farine de Saint-Jean et de Sainte-Famille.

Durant les 12 années qui précèdent son mariage avec Marie-Anne Genest, Mauvide loge chez des habitants de Saint-Jean : en 1726, il est en pension chez Pierre Asselin et en 1733 chez Jean Royer. Ce n'est qu'après son union avec la fille du forgeron Charles Genest, célébrée le 26 octobre 1733, qu'il semble s'intéresser au secteur immobilier. Le 24 mars 1734, il acquiert de son beau-père un terrain de quatre arpents de front. Avant 1755 et probablement dès les années 1730, Mauvide fait construire sur cette propriété une grande maison en pierre à deux étages de 70 pieds français de long

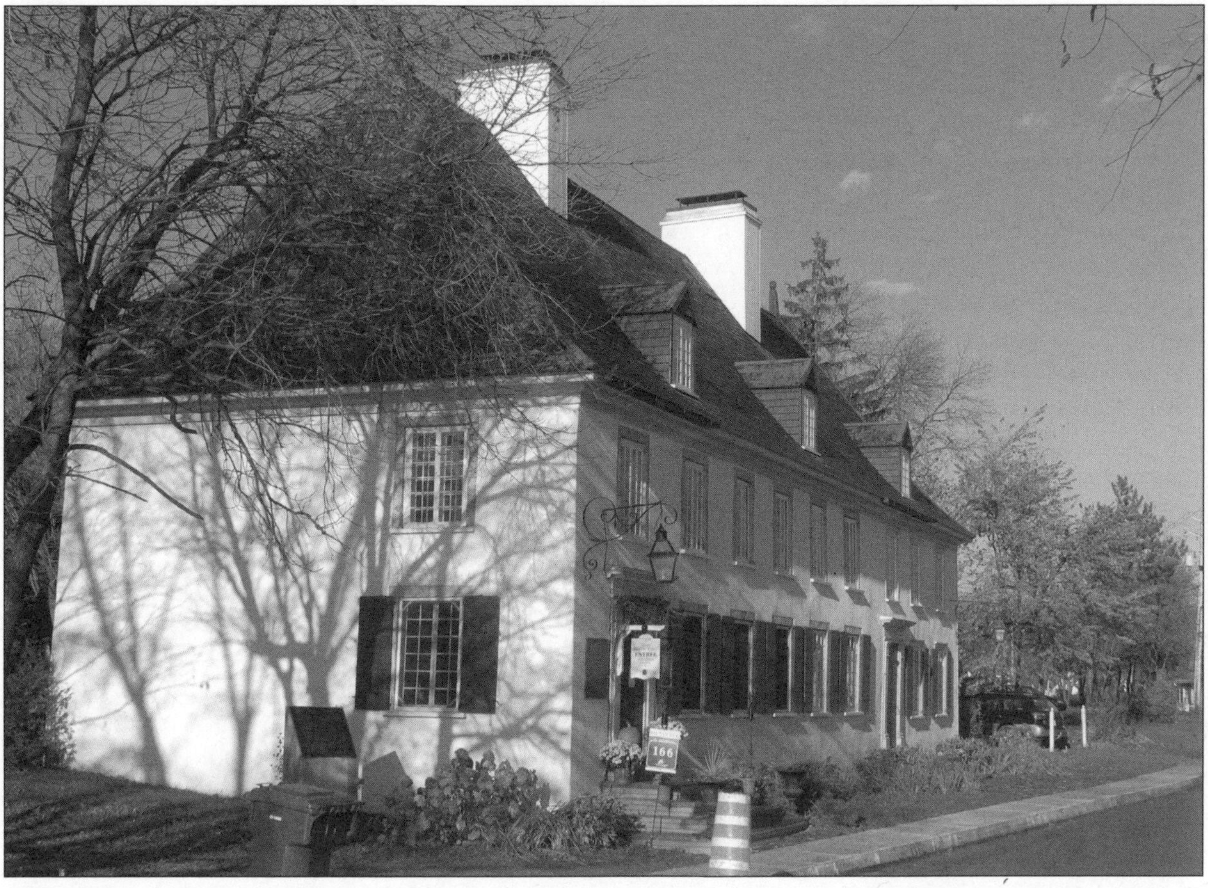

Manoir Mauvide-Genest, Saint-Jean, île d'Orléans. (Photo Rénald Lessard)

sur 25 de large. Il y demeure jusqu'à son décès. Au fil des années, Mauvide acquiert plusieurs terres ou portions de terre, généralement situées à Saint-Jean. Toutefois l'acquisition la plus importante effectuée par le chirurgien demeure sans conteste celle de la moitié de l'île d'Orléans en 1752 et de l'île Madame l'année suivante. Les frais financiers élevés liés à cet achat joints à un contexte économique difficile et possiblement aux effets de la guerre de la Conquête mettent Mauvide dans une situation financière précaire. Entre 1755 et 1771, il fait face à plusieurs poursuites. En 1779, il vend ses propriétés seigneuriales à son gendre, le négociant René-Amable Durocher, pour 50 000 livres françaises. Le 14 juillet 1781, Marie-Anne Genest décède. Son mari la suit dans la tombe 10 mois plus tard. En 1782, outre la maison et la terre où elle est construite et quelques portions de terres situées à Saint-Jean, la succession de Mauvide et de sa femme laisse des biens mobiliers dont la vente rapportera 4 981 livres françaises. Parmi les objets ayant appartenu au défunt, mentionnons la présence d'une veste écarlate galonnée en or, une perruque, deux chapeaux bordés en or, de l'argenterie et une boîte pleine d'outils de chirurgie[585].

Signe de la culture de Mauvide, sa bibliothèque comprend des ouvrages de médecine, de chirurgie, d'anatomie et de botanique. Elle contient également sept livres anglais de différentes espèces. Bien qu'il n'ait pas laissé d'écrits scientifiques, Mauvide a quand même contribué au moins une fois à l'avancement des connaissances. Ainsi, en 1752, dans un mémoire publié par l'Académie royale des sciences, l'auteur mentionne que les informations concernant les pierres à chaux de l'île d'Orléans

585. Inventaire de feu Jean Mauvide et de feue Marie Genest, 31 juillet 1782, BAnQ-Q, CN301,S200, greffe de Louis Miray; Partage des biens mobiliers de feu Jean Mauvide et de feue Marie Genest, 13 août 1782, BAnQ-Q, CN301,S200, greffe de Louis Miray.

lui ont été transmises par le sieur de Couagne et qu'elles proviennent du « sieur Movide, Chirurgien de cette isle ». Selon de Couagne, il n'y a pas « lieu de suspecter la sincérité » de ce dernier[586].

Des six enfants issus de son mariage avec Marie-Anne Genest, au moins deux des trois garçons deviendront marchands, mais leurs carrières seront brèves. Le premier, Jean, né en 1734, est marchand à Sainte-Anne-de-la-Pérade, mais des difficultés financières l'obligent à quitter précipitamment le Canada vers 1773 et à se réfugier aux États-Unis. En 1801, sa famille n'a pas reçu de ses nouvelles depuis son départ. Charles Mauvide s'établit à Saint-Vallier comme marchand, mais décède vers 1770.

Certains chirurgiens sont aubergistes[587] ; d'autres sont écrivains du roi[588], navigateurs[589], seigneurs[590], officiers de milice[591] et quelques-uns sont des voyageurs attirés par la traite des fourrures[592]. James Fisher est même député en 1796. À l'opposé, certains cultivent eux-mêmes une terre. Louis Hébert et André Rapin dit Lamusette sont dans ce cas au XVIIe siècle. Charles Alavoine à Trois-Rivières fait de même au siècle suivant. Toutefois, il est difficile d'en préciser le nombre puisque plusieurs possèdent une ou plusieurs terres mais en confient l'exploitation à un fermier. Au fil des ans, il apparaît que les praticiens exploitent de moins en moins par eux-mêmes des terres. Ils préfèrent vivre dans les bourgs et confier le travail du sol à des engagés ou à un fermier. D'ailleurs, contrairement au siècle précédent, présenter un chirurgien comme habitant au XVIIIe siècle est tout à fait exceptionnel. À l'opposé, au fil des ans, de plus en plus de chirurgiens se présentent comme médecin. Cela est particulièrement vrai pour la période qui suit la Conquête.

<u>Les niveaux de fortune</u>

Surtout s'il cumule diverses fonctions et s'il demeure dans un endroit stratégique, un chirurgien peut espérer amasser une fortune respectable. La hausse des tarifs médicaux après la Conquête contribuerait à l'augmentation des revenus des praticiens[593]. Dans les colonies américaines, à l'époque de la guerre de l'Indépendance américaine, certains membres du corps médical peuvent prétendre à des revenus annuels pouvant atteindre 10 000 livres françaises mais, à la lumière des inventaires après décès et des témoignages, ils seraient peu nombreux. À partir de l'analyse de 54 inventaires après décès rédigés en Caroline du Sud entre 1739 et 1785, Diane Meredith Sydenham observe des écarts considérables entre les inventaires[594]. La fortune médiane s'établit à un peu plus de 200 livres anglaises au milieu du XVIIIe siècle, soit environ 5 000 livres françaises. Ce chiffre doublerait durant la période 1770-1775. Toutefois, nous ne pouvons savoir s'il s'agit d'une croissance réelle ou des effets d'une inflation.

Au Canada, la fortune mobilière des membres du corps médical subit également des fluctuations importantes selon les individus ou les époques. Au XVIIe siècle, deux niveaux de fortune nettement définis se dessinent. Une première moitié des inventaires indique des successions déficitaires ou dégageant un bilan ne dépassant pas 1 000 livres. À l'exception de celui de Jean Madry, lieutenant du premier chirurgien du roi, les inventaires d'avant la dernière décennie du XVIIe siècle permettent de constater un grand dénuement chez les chirurgiens. Les autres inventaires du XVIIe siècle, rédigés principalement dans la dernière décennie, permettent de dégager un portrait plus réjouissant. Ils comprennent des

586. M. Guettard, « Mémoire dans lequel on compare le Canada à la Suisse, par rapport à ses minéraux », dans *Histoire de l'Académie royale des sciences. Année M. DCCLIII*, Paris, Imprimerie royale, 1756, p. 528.

587. Ce sont Bernard Duberger, Jean-Henri Aygon, Louis Barbier, Guillaume Fontaine et Charles Goisneau.

588. Ce sont Henry-Nicolas Dufrayer et Antoine Hamel.

589. Ce sont Joseph Laverny, Jean Léger de Lagrange et Louis Maheu.

590. Notons les seigneurs suivants : Robert Giffard, Donald McKinnon, Jean Mauvide, Louis Pinard, Timothée Sullivan.

591. Ce sont Jean-Baptiste Guignard dit Dalcour et Antoine Isambert.

592. Ce sont Jean-Baptiste Forestier Dulongpré, Pierre Forestier, Claude Pinard et Jean Roussel de Larousselière.

593. En 1784, un observateur de Québec prétend que les frais exigés par les chirurgiens permettent des profits considérables. Ainsi, il signale avec raison qu'une purgation en sels, poudre ou médecine est facturée entre un et cinq shillings et que deux shillings cinq pences sont demandés pour un vomitif. Or, la valeur au détail d'une once de sels comprenant quelques grains de jalap servant à purger ou de tartre émétique servant de vomitif n'atteindrait pas six pences (12 pences = 1 shilling). James Davidson contre John Cochrane, 1783-1784, BAnQ-Q, TL15,S2, Cour des plaidoyers communs du district de Québec, Matières civiles en générales, dossier n° 2731.

594. Nous ne savons pas si les immeubles sont estimés dans les inventaires analysés par Diane Meredith Sydenham. Il semblerait que non et que les données qu'elle a colligées correspondent à la fortune mobilière seulement. Il faut donc un minimum de prudence si l'on veut comparer nos résultats avec les siens.

Tableau 38. Bilans financiers de membres du corps médical canadien (livres françaises)

Nom, Prénom	Date	Biens mobiliers	Numéraire	Dettes actives	Dettes passives	Actif
Chartier, René	1660-09-19	794				794
Madry, Jean	1669-07-30	2917		?	?	2917 + immeubles
Bouchard, Étienne	1676-07-24	127				127
Maheu, Louis	1683-12-22	1046		Néant	5230	1046
Moreau, Louis	1684-05-25	558		8	614	566 + immeubles
Lavallée, Pierre	1686-10-21	267		16	226	283 + immeubles
Roussel, Timothée	1688-08-07	2255	113			2368 + immeubles (> 480)
Demosny, Jean	1691-01-11	398	1000	431	960	1829 + immeubles (c.1500)
Jalot, Jean	1695-12-10	180		?	?	180 + immeubles
Grégoire, François	1698-02-04	3447	201	3047	12	6695 + immeubles (3400)
Rapin, André	1699-10-05	2484		387	260	2871 + immeubles (6855)
Roussel, Timothée	1701-04-09	3020	313	1200	1316	4533 + immeubles
Soupiran, Simon	1701-04-14	849	113	135	671	1097
Leconte, Samuel	1703-04-04	792		438	184	1230 + immeubles
Demosny, Jean	1705-05-25	835			Rien	835
Baudeau, Pierre	1708 (nov.-déc.)	2083	1197			3280
Herbecq, Nicolas-François	1711-01-12	494		300	104 + blé	794 + terre (325)
Belisle, Henry	1712, 1715	*Pas fait d'inventaires de ses deux premières communautés « nayant rien a y Employe »*				
Baudoin, Gervais	1715-06-03	4417	5147	1683	4198	11247 + immeubles (?)
Demosny, Jean	1715-08-19	1481				1481 + immeubles
Vincelot, Urbain	1716-02-15	1366	323	171		1860
Duguay, Jacques	1723-02-16	577			49	577 + immeubles (> 260)
Lajus, Jordain	1724-05-26	3021		2199	747	5220 + immeubles
Coustard, Jean	1726-06-07	1544	165	372	2	2081 + immeubles (?)
Vernas, Louis	1727-03-30	364		27		391
Fabas, Louis	1727-10-08	884		121	1231	1005
Boucher, Joseph	1735-11-22	1269		776	836	2045 + moulin (300)
Soupiran, Simon	1736-09-17	2085	3043	2062	Néant	7190 (n'a pas d'immeubles)
Grégoire, François	1737-07-03	667		1325	21	1992 + immeubles (> 365)
Soupiran, Simon	1737-10-16	650	50	25	715	725
Lalanne, Joseph	1738-10-16	329				329 + immeubles
Tailhandier, Marien	1739-02-27	1662	811	186	509	2659 + immeubles (10330)
Guignard, Jean-Baptiste	1739-08-05	876		731	320	1607
Belisle, Henry	1740-11-14	308	4	157	519	469 + immeubles (480)
Lajus, Jordain	1742-03-28	2514		116	1699	2630 + immeubles
Sarrazin, Michel	1743-04-10	2660	Néant	?	642	2660 + immeubles
Spagniolini, Jean-Fernand	1745-01-07	2300	1153	2753	Néant	6206 + immeubles (1300)
Dalen, Jean	1747-02-08	Pas de prisée		352	159	? + immeubles
Sullivan, Timothée	1749-06-26	1542				1542
Phlem, Yves	1749-10-03	689			90	689 + immeubles
Soupiran, Simon	1750-11-11	8439	212	629	1787	9280 + immeubles (17600)
Baudoin, Gervais	1752-07-05	1421	227	1206	3780	2854 + immeubles + chambre
Soupiran, Charles-Simon	1756-07-02	2133	777	495	905	3405 + chambre garnie
Feltz, Charles-Ferdinand	1756-10-09	8642	80	140	3702	8862 + immeubles + rentes
Rimbaud, François	1758-10-28	2533	660	391		3584 + immeubles

Nom, Prénom	Date	Biens mobiliers	Numéraire	Dettes actives	Dettes passives	Actif
Arnoux, André	1760-09-10	5411				5411
Guilbert, Jean-Raymond	1762-06-14	411				411
Cassaux, Jean	1763-07-25	1466	4869	278	103	6613 + immeubles (1100)
Laurent, Georges	1764	*Déchargé de faire inventaire : peu de biens. « Ayant tout perdu par la guerre »*				
Spagniolini, Jean-Fernand	1764-03-14	2630	42672	22586	Néant	67888 + immeubles (3500)
Soupiran, Simon	1764-07-02	790	6821		?	7611
Planté, Bernard	1765-09-02	1495		2232	?	3727
Franchère, Jacques	1767-08-28	739	1196	119	135	2054
Navarre, Paul-Maurice	1768-09-13	4037	230			4267
Landry, Paul	1770-06-09	660	684	476	1761	1820 + immeubles (> 1000)
Lebreton, Pierre	1771-04-05	576		128	1236	704 + immeubles (> 122)
Alavoine, Charles	1771-11-28	310			46	310 + immeubles (360 l.)
Berthe, Antoine	1773-02-04	1386	4	1364	1165	2754 + immeubles (2800 l.)
Taylor, Henry	1773-06-23	12551	1684	8599	27031	22834 + immeubles
Forestier dit Dulongpré, Jean-Baptiste	1774-05-30	226	2191	194	175	2611 + argenterie
Duberger, Bernard	1775-04-13	2948	124	21963	13172	25035 + immeubles (3416)
Rimbaud, François	1775-06-09	1530		507	256	2037 + immeubles
Lajus, François	1776-08-05	4048	27795	3176	75	35019 + immeubles (4000)
Laserre, Jean-Baptiste	1776-10-11	764			57	764 + immeubles
Labat, Guillaume	1777-02-06	1858	562	1940	150	4360 + immeubles (1075)
Duthu, Jean-Paul	1777-04-09	192		> 300	1123	> 492 + immeubles (2410)
Ducondu, Jean	1778-07-01	7161	8569	5448	9061	21178 + immeubles (2230)
Rimbaud, François	1779-02-19	1085	Néant	276	1008	1361 + immeubles
Chastellain, Antoine	1781-08-22	835		10018	5215	10853 + immeubles
Isambert, Antoine	1782-03-11	500		Néant	911	500 + immeubles
Plunkett, George	1782-06-27	3060		4140	?	7200 + immeubles (4100)
Mauvide, Jean	1782-07-31	4981	276	732	1419	5989 + immeubles + rentes
Dauthier, François	1783-08-04	621		4266	1268	4887 + livres + remèdes
Planté, Bernard	1783-08-29	4150	4887	505	251	9542 + immeubles (3000)
Wilson, James	1784-04-07	427		2026		2453
Hope, Richard	1786-06-30	1970				1970
Landriaux, Louis-Nicolas	1788-09-15	659	Néant	29	31600	688
Smyth, George	1788-11-08	3922				3922
Blumkee, John Andreas	1790-02-18	1358	Néant	> 2280	178	> 3638
Petitsou, Jean	1791-02-28	1061	2960	1885	83	5906 + immeubles
Labat, Guillaume	1791-03-02	1995		1766	5	3761 + immeubles (1500)
Mabane, Adam	1792-01-11	> 7648	226			> 7874
Duberger, Bernard	1792-10-22	3262	3903	38626	5127	45791 + immeubles
Lapparre, Élie	1795-07-13	402	Néant	9222	> 615	9264
Danglade, Jean-Baptiste	1795-11-21	1595	23	Néant	424	1618 + immeubles + remèdes
Oliva, Frédéric	1798-01-08	2104		8076	5200	10180 + immeubles
Hurst, John	1799-02-01	392				392
Jobert, Jean-Baptiste	1799-04-03	8644				8664 + immeubles
Friedel, Ignace	1799-09-28	581	740			1321
Chrétien, Jean-Baptiste	1800-03-21	1815		5238	759	7053 + immeubles
Dénéchaud, Jacques	1800-09-10	2151	149	80232	24024	82532 + immeubles

fortunes qui atteignent ou approchent 10 000 livres. Les chirurgiens Madry, Roussel et Demosny, tous trois établis à Québec, de même que leurs confrères Rapin et Grégoire, respectivement de Lachine et de Neuville, appartiennent à cette catégorie et ont constitué un patrimoine où les biens immobiliers sont importants. Il est à signaler que Rapin et Grégoire ont bâti leur fortune sur l'exercice d'un métier complémentaire : le premier est surtout exploitant agricole et le second est marchand[595]. Les inventaires des mieux nantis témoignent de la réussite de gens établis depuis 10 à 25 ans dans la colonie. À titre d'exemple, signalons que Louise Dechêne a retracé, pour la période antérieure à 1730, 17 inventaires d'officiers militaires établis à Montréal et qu'elle estime que leurs fortunes brutes varient entre 3 000 et 8 000 livres, soit ce que laissent les bons artisans[596]. La moitié des exploitants agricoles montréalais laissent entre 1 000 et 3 000 livres. À l'opposé, certains marchands accumulent un avoir dépassant 100 000 livres. En somme, les chirurgiens comprennent un groupe qui ne se démarque guère des habitants et des artisans et un autre qui tend à surpasser ces catégories et se situe au niveau des petits marchands. Le clivage entre les deux groupes semble très net.

La période 1700-1719 ne permet pas une amélioration de la situation matérielle des chirurgiens. Au contraire, il y a une dégradation de leur condition. La guerre, la crise du commerce des fourrures et l'inflation entre 1714 et 1718 rendent instable l'économie canadienne et les chirurgiens s'en ressentent. Si l'on exclut Roussel et Baudoin, de Québec, et Baudeau, chirurgien major à Montréal, ils ont des fortunes dépassant rarement 2 000 livres. Ils ont d'ailleurs moins d'immeubles que durant la période précédente. Comparativement à ce qu'elle était avant 1700, la strate supérieure du corps médical semble se rétrécir tandis que la base s'élargit. Cette constation rejoint les observations d'Yvon Desloges, faites il est vrai pour Québec seulement, qui perçoit un appauvrissement de la société au XVIIIe siècle[597].

Entre 1720 et 1739, un redressement se produit. La valeur médiane des biens mobiliers en témoigne. Elle passe de 1 481 livres pour la période 1700-1719 à 1 799 livres pour les deux décennies qui suivent. Les Lajus et les Soupiran, familles de Québec ayant fourni plusieurs générations de chirurgiens, valent entre 5 000 et 10 000 livres. Des chirurgiens de campagne comme Marien Tailhandier, à la fois juge seigneurial et notaire à Boucherville, possèdent pour 12 989 livres en biens, dont 10 330 pour des immeubles. Tout comme pour les décennies précédentes, l'endettement reste relativement limité et dépasse rarement 25 % de l'actif. À l'opposé, signe de l'importance du crédit et sans doute de la concurrence, les dettes actives peuvent dépasser 2 000 livres, mais se situent généralement en bas de 1 000 livres.

Entre 1740 et 1759, les fortunes des membres du corps médical sont en croissance rapide. En regard des deux décennies précédentes, les fortunes mobilières, moyenne et médiane, croissent respectivement de 77,4 % et 58,6 %. C'est énorme. Il n'y a pas de successions déficitaires et les bilans inférieurs à 1 000 livres sont le fait du jeune chirurgien de campagne Dalen, du chirurgien Phlem, autant charlatan ou habitant que chirurgien, et du chirurgien de campagne Henry Belisle qui s'est promené partout dans la colonie, de Québec à Détroit. La majorité des chirurgiens possèdent des biens pour une valeur se situant entre 2 600 et 10 000 livres. Pour la première fois, un chirurgien a un actif de plus de 15 000 livres. Simon Soupiran, bien établi à Québec, est propriétaire pour 26 880 livres d'actif, dont 17 600 pour des immeubles. Sa communauté ne doit que 1 787 livres. Ses activités commerciales ne sont sans doute pas étrangères à ses succès. Le chirurgien Jean-Fernand Spagniolini, de Boucherville, peut s'enorgueillir de laisser pour 7 506 livres d'actif, dont 1 153 en numéraire et 2 753 en dettes actives. De plus, sa communauté ne doit rien.

Cette croissance des fortunes s'interrompt durant la période 1760-1779 qui s'amorce aux lendemains

595. Selon Louise Dechêne, écrivant à propos de la fin du XVIIe siècle et du début du siècle suivant, les fortunes des chirurgiens montréalais dépassent rarement 4 000 à 5 000 livres. Louise Dechêne, *Habitants et marchands de Montréal au XVIIe siècle*, Montréal, Plon, 1974, p. 396.

596. Dechêne, *op. cit.*, p. 385, 394-395, 399.

597. Yvon Desloges, *Une ville de locataires : Québec au XVIIIe siècle*, Ottawa, Service des parcs, Environnement Canada, 1991, p. 173-201.

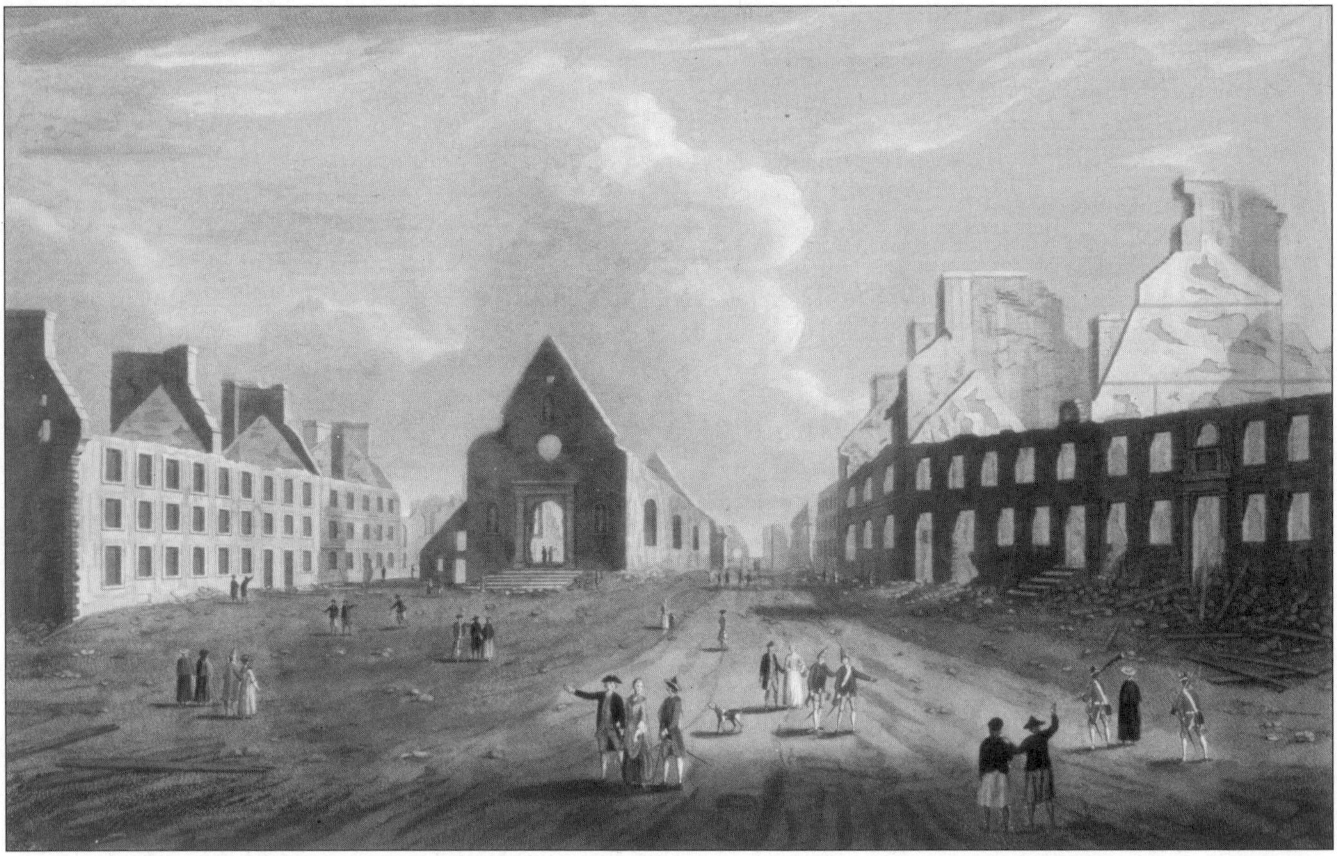

Le siège de Québec en 1759 laisse la basse-ville en ruine. Vue de l'église Notre-Dame-de-la-Victoire. Bâtie en mémoire de la levée du siège en 1695 et démolie en 1759 / Gravée par Bennoist. - [vers 1780]. Œuvre d'après Richard Short. BAnQ-Q, P600,S5,PGN6.

de la guerre de la Conquête. Si la fortune mobilière moyenne croît fortement, il faut l'imputer à la présence de dettes actives élevées et surtout à la possession de sommes importantes en papier du Canada. La plus belle fortune, du moins sur papier, est assurément celle de Jean-Fernand Spagniolini dont l'actif atteint 67 888 livres. Toutefois, l'analyse de leur composition montre la fragilité de certaines composantes. Outre des dettes actives de 22 587 livres, une somme de 35 921 livres en lettres de change ne sera que partiellement honorée. L'absence de dettes passives et la présence de biens immobiliers valant 3 500 livres et d'espèces sonnantes atteignant 6 751 livres permettent néanmoins à Spagniolini de laisser une fortune non négligeable[598].

La fortune mobilière moyenne biaise donc la réalité et c'est plutôt la fortune mobilière médiane qui se révèle l'indicateur le plus utile. De fait, elle baisse légèrement en regard des deux décennies précédentes. Les effets de la guerre sont évidents pour plusieurs chirurgiens qui ont perdu beaucoup de biens ou qui possèdent des créances difficilement recouvrables. En 1764, à une assemblée des parents et amis du chirurgien Georges Laurent, de l'île d'Orléans, il est constaté que ce dernier « n'a aucun bien qui ne coutent les frais d'un inventaire ayant tout perdu par la guerre[599] ». Les chirurgiens de Québec ont subi également des pertes considé-

598. Inventaire de feu Jean Spagniolini, maître chirurgien de Boucherville, et de Françoise Boucher de Niverville, 14 mars 1764, BAnQ-M, CN601,S308, greffe de Pierre Panet, nº 2054.

599. Tutelle aux mineurs de Georges Lauran (Laurent), chirurgien de l'île d'Orléans, et de feue Jeanne Grillau (Grillot, Grillaux, Griault, Griau), 3 mars 1764, BAnQ-Q, CC301,S1,D3916A, Cour supérieure, District judiciaire de Québec, Tutelles et curatelles, dossier 3916A.

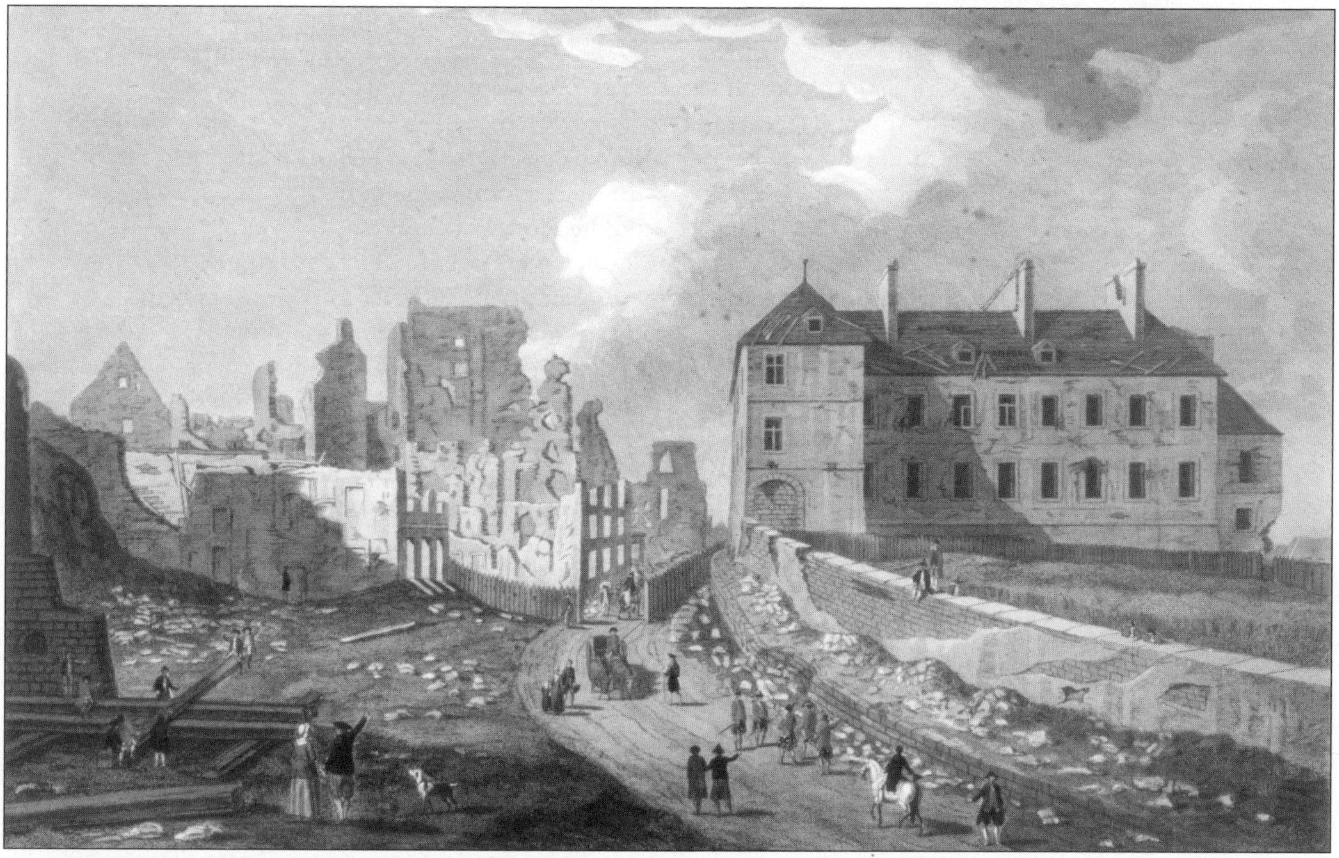

Vue du Palais épiscopal et des ruines, comme elles paraissent sur la montagne, depuis la basse-ville, Québec, 1759. Œuvre d'après Richard Short. BAnQ-Q, P600,S5,PGN41.

rables. Le cas de Bernard Duberger est révélateur à cet égard. Il traverse de Bordeaux à Québec en 1744 comme chirurgien du navire *L'Adélaïde* et s'installe peu après son arrivée à Saint-Pierre de l'île d'Orléans, puis déménage à Berthier en 1751. Il quitte la campagne vers 1754 et s'installe à Québec. Dès 1753, il agit comme chirurgien et comme négociant. En 1759 ou en 1760, la ville étant en ruine à la suite du siège de 1759, il se réfugie à Saint-Thomas (Montmagny). Durant le siège, il perd même les livres médicaux valant 350 livres que lui avait fait parvenir l'année précédente le négociant Delort, de Biran, près d'Auch, en France[600]. De plus, il accumule des sommes considérables en papier du Canada qui dépassent 15 000 livres et qui ne seront finalement qu'en partie remboursées par le gouvernement français[601]. Enfin, pour poursuivre son commerce, il doit faire crédit à ses nombreux clients qui résident dans les paroisses situées entre Beaumont et Rimouski. Cette région avait été particulièrement éprouvée par la guerre en 1759. Malgré plusieurs poursuites judiciaires contre ses débiteurs, ses dettes actives demeurent très élevées. En 1771, elles atteignent 17 091 livres, dont 7 786 en dettes difficilement récupérables. Ses immeubles valent alors 5 750 livres. Il doit cependant 10 000 à ses créanciers qui, le priant de régler avec eux, le contraignent, en 1771, à accepter la nomination de deux syndics pour gérer

600. Inventaire de feue Marie-Madeleine Noël et de Bernard Duberger, maître chirurgien de Saint-Thomas (Montmagny), 13 avril 1775, BAnQ-Q, CN301,S245, greffe de François-Dominique Rousseau.

601. Déclaration des papiers du Canada appartenant à Duberger chirurgien, 12 avril 1764, BAC, RG 4, A 1, série «S», vol. 5, f. 1905-1910, 1928, 1931.

ses affaires[602]. En échange, ses créanciers s'engagent à ne pas le poursuivre pendant une période de deux ans. Les syndics ne parviendront pas à recouvrer les sommes dues et une nouvelle entente sera négociée en octobre 1772[603]. Au fil des ans, Duberger parviendra à redresser sa situation et à laisser une succession positive.

D'autres chirurgiens traversent aussi des temps difficiles. Les difficultés qu'affronte la population en général ne sont pas étrangères à cette situation. Il est vrai également que plusieurs chirurgiens qui se sont lancés en affaires, particulièrement dans les années 1750, échouent. Antoine Chastellain dit Derigny et François Mollère dit Lasonde sont même emprisonnés pour dettes.

Durant la période 1780-1799, la progression est évidente et ressemble à celle qu'a observée Diane Meredith Sydenham[604] en Caroline du Sud entre 1739 et 1785. La fortune mobilière médiane augmente de 77 % par rapport aux deux décennies précédentes, passant de 2754 à 4887 livres. Déjà à partir des années 1770, on perçoit la présence de chirurgiens mieux nantis. Le contenu des inventaires de François Lajus, de Québec, et de Jean Ducondu, de Lavaltrie, dénote une certaine aisance. Durant les deux dernières décennies du XVIIIe siècle, les chirurgiens dont l'actif dépasse 10 000 représentent désormais plus du tiers des inventaires. Les écarts entre les chirurgiens sont plus criants que jamais. L'opulence d'un Adam Mabane ou d'un Jean-Baptiste Jobert contraste avec le dénuement d'un Antoine Isambert ou d'un John Hurst.

L'analyse des niveaux de fortune sur plus d'un siècle permet d'esquisser un modèle global. Généralement peu fortunés jusqu'à la dernière décennie du XVIIe siècle, les chirurgiens ne se distinguent guère de la masse de la population. Il est vrai que bon nombre ne sont pas alors encore solidement établis, mais ils travaillent pour y parvenir. À la fin du siècle, la situation a évolué et plusieurs inventaires font état des résultats de 10, 20 ou 30 ans de pratique en terre canadienne. Si une élite médicale est perceptible dès le milieu du XVIIe siècle, elle ne s'affirme numériquement qu'à la fin du siècle. Elle compte alors le lieutenant du premier chirurgien du roi, le chirurgien-major des troupes, les chirurgiens d'hôpitaux et les chirurgiens-marchands. La crise économique généralisée qui caractérise le début du siècle suivant se traduit par une stagnation jusque vers 1720. Par la suite, un nouvel élan est constaté. Il est d'abord peu prononcé, mais il s'accélère durant les deux dernières décennies du Régime français. Puis c'est une nouvelle stagnation liée à la guerre de la Conquête et à ses effets et une remontée dans les années 1770 puis de nouveaux sommets durant les deux dernières décennies de ce siècle. La fortune mobilière médiane a alors plus que triplé en regard de celle du siècle de Louis XIV. Au moment où est promulguée l'ordonnance médicale de 1788, bon nombre de chirurgiens se démarquent nettement des artisans et des habitants. Il est intéressant de noter que l'évolution des fortunes suit celle du passage du chirurgien-barbier à celle de chirurgien. De même, les mentions d'instruments chirurgicaux, de livres ou de remèdes progressent à un rythme similaire à celui des niveaux de fortune. Le praticien de 1788 se reconnaîtrait difficilement dans celui de 1660, mais il lui reste encore des progrès à réaliser pour atteindre les niveaux de fortune des grands marchands. Contrairement à ce qu'ils vivaient au milieu du XVIIe siècle, la plupart des chirurgiens de la fin du siècle suivant sont plus supérieurs qu'égaux à la masse du peuple. L'usurpation de plus en plus fréquente du titre de médecin ou de docteur est significative à cet égard. Ce phénomène est sans doute influencé par la présence des anglophones qui utilisent le terme « doctor » comme synonyme de praticien en général

Le douaire

Si les niveaux de fortune sont des indicateurs sociaux utiles, le douaire est tout aussi précieux pour mesurer la place des membres du corps médical au sein de

602. Nomination de deux syndics pour administrer les affaires de Bernard Duberger, maître chirurgien de la Rivière-du-Sud, 22 juin 1771, BAnQ-Q, CN301,S207, greffe de Jean-Claude Panet, n° 4532.

603. Transaction entre messieurs Drummond et Jean Woolsey et Bernard Duberger, chirurgien de Saint-Thomas, 28 octobre 1772, BAnQ-Q, CN301,S205, greffe de Jean-Antoine Panet.

604. Diane Meredith Sydenham, *Practitioner and patient: the practice of medicine in eighteenth-century South Carolina*, Thèse de doctorat, The Johns Hopkins University, 1979, p. 141-142.

la société[605]. Le douaire vise à suppléer aux besoins matériels de l'épouse en cas de décès du mari afin de lui procurer, selon les juristes de l'époque, une subsistance honnête correspondant aux conditions de son mari[606]. Le douaire peut être coutumier ou préfix. L'article 248 de la Coutume de Paris assujettit au douaire «les immeubles qu'avoit le mari lors du contrat de mariage ou de la célébration du mariage, & ceux qui lui sont échus durant le mariage en ligne directe ascendante à titre de succession, de legs ou de don» et stipule qu'il se compose «de la moitié des héritages que le mari tient & possède au jour des épousailles & bénédiction nuptiale, & de la moitié des héritages, qui depuis la consommation du mariage & pendant icelui, échéent & adviennent en ligne directe audit mari». C'est le douaire coutumier. Il peut également être préfix, c'est-à-dire consister en une somme ou une rente fixée préalablement lors de la passation du contrat de mariage[607]. Au Canada, jusque vers 1680, le douaire coutumier est fréquemment mentionné dans les contrats de mariage des chirurgiens. Au XVIIIe siècle, à l'opposé, les contrats de mariage de ce groupe n'y font plus allusion. Pour de multiples raisons, ce recours important au douaire préfix offre à l'historien des possibilités de retracer les stratifications sociales de cette époque et de situer un groupe socioprofessionnel en regard des autres ou d'en suivre l'évolution dans le temps. En effet, le douaire est le reflet autant d'attitudes que de réalités économiques. Ce que le douaire mesure, c'est l'importance qu'un individu accorde à sa situation sociale et que la société lui reconnaît. Il traduit autant la richesse intrinsèque de l'individu et de sa famille que la dignité et le statut de sa fonction. De plus, il reflète autant la situation présente que celle à laquelle il aspire. Enfin, il est aussi en relation avec la situation sociale des parents de l'épouse. Puisqu'à cette époque passer un contrat de mariage est un acte social important, presque public puisque les témoins peuvent être nombreux, la valeur du douaire n'est pas fixée au hasard. Enfin, signalons que presque tous les chirurgiens francophones qui se marient se rendent chez le notaire. L'utilisation du douaire comme indice de niveau social en est d'autant plus intéressante.

Le douaire permet d'abord de situer socialement les membres du corps médical[608]. Étant donné que les médecins sont peu nombreux, leur situation se résume en une seule mention de douaire préfix. En 1752, Jean-François Gaultier doue son épouse de la somme de 10000 livres. Signe de la supériorité du médecin sur le chirurgien, seulement six des 155 contrats de mariage de chirurgiens portant la mention d'un douaire préfix stipulent des sommes équivalentes ou supérieures. George Selby garantit un douaire de 48000 livres à sa femme. Bien que nous l'ayons inclus dans notre calcul, il est probable qu'il soit «Docteur en médecine de l'université d'Edimbourg», ainsi qu'il le prétend en août 1787. Toutefois, il est souvent présenté et il se présente lui-même comme chirurgien. Le chirurgien-major Briault en 1743 et le chevalier de Saint-Félix en 1766, fils de colonel et ancien capitaine dans les troupes, consentent chacun un douaire de 15000 livres. Le chirurgien du roi Bertier, le chirurgien-major des troupes Feltz et l'apothicaire des troupes Arnoux, respectivement en 1724, en 1741 et en 1764, accordent des douaires valant 10000 livres. Sauf Saint-Félix, ces derniers sont membres de l'élite médicale de la colonie au XVIIIe siècle.

Grâce aux travaux de quelques historiens, il est possible de situer la valeur des douaires des chirurgiens en regard de celle de divers groupes socioprofessionnels.

Analysant 239 mentions de douaires de résidents de Québec pour la période 1690-1749, les historiens Yvon Desloges et Marc Lafrance situent les chirurgiens après les officiers et les marchands, dans une catégorie regroupant les notaires, les greffiers,

605. Louis Lavallée, «Les archives notariales et l'histoire sociale de la Nouvelle-France», dans *Revue d'histoire de l'Amérique française*, vol. 28, n° 3 (décembre 1974), p. 385-403; Peter N. Moogk, «Rank in New France: Reconstructing a Society from Notarial Documents», dans *Histoire sociale/Social History*, vol. 8, n° 15 (mai 1975), p. 34-53. Moogk signale avec justesse l'utilité du douaire, mais la faiblesse quantitative de son échantillon fausse les résultats de son analyse relative à la place des chirurgiens dans la hiérarchie sociale.

606. Yvon Desloges et Marc Lafrance, «Dynamique de croissance et société urbaine: Québec au XVIIIe siècle, 1690-1759», dans *Histoire sociale*, vol. XXI, n° 42 (novembre 1988), p. 265.

607. Monsieur Guyot, *Répertoire universel et raisonné de jurisprudence civile, criminelle, canonique et bénéficiale*, tome 21, Paris, Chez Panckoucke, 1778, p. 3-17.

608. Afin de conserver une meilleure cohérence, notre analyse se limite aux contrats de mariage liés à un premier mariage.

Tableau 39. Évolution du douaire préfix des chirurgiens, 1640-1789[609]

Douaire (livres françaises)	1640-1659	1660-1679	1680-1699	1700-1719	1720-1739	1740-1759	1760-1779	1780-1789	Total
300	1	5	1	1		1	2	1	12
400		1	2						3
500			3	1	2	3			9
600		2	2	3	1	2	2	2	14
800		1	1	1	1	2			6
1 000		2	2	4	6	11	4	1	30
1 200		1				2			3
1 500	1	1	2	2	4	4	1		15
1 600							1		1
2 000		2	1	4	2	5	2	2	18
2 400							1	1	2
2 976								1	1
3 000		1	2	1	8	10	1		23
4 000					1			1	2
4 800							1		1
5 000						2		1	3
6 000						3	1	1	5
8 000							1		1
10 000					2	1			3
15 000						1	1		2
48 000								1	1
TOTAL	2	16	16	17	27	47	18	12	155

les huissiers, les capitaines de navires, les maîtres de barque, les navigateurs, les bouchers, les boulangers et les cabaretiers. En dessous d'eux se trouvent les artisans du fer, du vêtement, de la construction, du cuir et du bois[610].

Pour la période 1748-1759, les 81 contrats de mariage de soldats de Québec relevés par Gilles Proulx indiquent la présence d'un douaire moyen de 800 livres[611]. Les soldats et les sergents des troupes franches de la Marine consentent, entre 1683 et 1715, un douaire moyen atteignant respectivement 490 et 762 livres[612]. Les chirurgiens militaires des mêmes troupes, pour la même période, ont un douaire moyen de 950 livres.

À la campagne, l'habitant consent généralement un douaire de 300 livres. À partir d'un corpus formé d'une centaine de contrats de mariage rédigés entre 1710 et 1720 par le notaire Senet établi à Pointe-aux-Trembles, sur l'île de Montréal, Abel Poitrineau observe que le douaire varie entre 150 et 1 000 livres mais qu'il s'établit à 300 livres dans 52 cas[613]. Par son douaire qui atteint un niveau médian de 1 000 livres pour la période 1700-1719, le chirurgien se distingue nettement de l'habitant. Pour l'ensemble des XVIIe et XVIIIe siècles, moins de 10 % des chirurgiens consentent un douaire préfix inférieur à 500 livres.

609. Nous n'avons retenu que le douaire préfix mentionné dans un premier contrat de mariage et avons délibérément ignoré les alliances matrimoniales subséquentes. Ainsi, lorsqu'il n'y a pas de douaire mentionné, ou s'il est coutumier, nous n'avons pas eu recours à celui qui aurait pu être mentionné dans un second mariage. Les chirurgiens ont été répartis dans les périodes chronologiques en fonction de la date de leur arrivée dans la colonie ou de la première mention de leur présence.

610. Desloges et Lafrance, *loc. cit.*, p. 265-266.

611. Gilles Proulx, *Soldat à Québec. 1748-1759*, Ottawa, Direction des lieux et des parcs historiques nationaux, Parcs Canada, ministère des Affaires indiennes et du Nord, 1977, p. 67.

612. André Sévigny, « Le soldat des troupes de la marine (1683-1715) : premiers jalons sur la route d'une histoire inédite », dans *Les Cahiers des Dix*, vol. 44, Québec, La Société des Dix et Les Éditions La Liberté, 1989, p. 64-65.

613. Abel Poitrineau, « De la Haute Auvergne au Bas Canada. Contrats de mariage dans une société migrante et dans une société "enracinée" », dans Bernard Vogler, dir., *Les actes notariés. Sources de l'histoire sociale XVIe-XIXe siècles*, Strasbourg, Librairie Istra, 1979, p. 148-149.

Enfin, le douaire est un excellent indicateur de la progression sociale d'un groupe. Le cas des chirurgiens est manifeste et permet de suivre le passage du statut de chirurgien-barbier à celui de chirurgien. On observe une très nette évolution à la hausse de la valeur médiane du douaire préfix des chirurgiens au cours de notre période d'observation. Après une stagnation à 700 livres durant les 40 dernières années du XVIIe siècle, il grimpe à 1 000 pour la période 1700-1719, passe à 1 500 pour les années 1720-1759, augmente légèrement entre 1760 et 1779 puis subit une hausse importante durant la période 1780-1789. Il se situe alors à 2 200 livres. Cette progression est également perceptible par la présence de plus en plus marquée de douaires ayant une valeur élevée. Aucun douaire ne dépasse 3 000 livres avant la période 1720-1739. À l'opposé, si un peu plus de la moitié des douaires consentis par des chirurgiens au XVIIe siècle sont inférieurs à 1 000 livres, le pourcentage baisse à 20 % des cas au siècle de Louis XV.

Le devenir des enfants

La transmission du métier et le devenir des enfants constituent d'autres indicateurs témoignant de la place des chirurgiens dans la société. À l'exception de quelques familles de chirurgiens appartenant à l'élite médicale de la colonie, rares sont les cas de transmission du métier. Il ne faut pas sous-estimer les aléas de la vie qui rendent cette transmission souvent difficile. Nombre de chirurgiens sont restés célibataires, sont décédés avant que les enfants soient en âge d'apprendre le métier de leur père ou n'ont tout simplement pas eu d'enfants mâles atteignant l'âge adulte. Toutefois, parmi ceux qui avaient théoriquement la possibilité de transmettre à leurs fils leur profession, peu s'en prévalent. Enfin, repérer le devenir des enfants à travers les archives est une entreprise fastidieuse dont le niveau de difficulté augmente au fil des ans. C'est pourquoi nous n'avons pu suivre tous les enfants, particulièrement ceux qui ont eu une vie active au XIXe siècle. Malgré l'absence d'exhaustivité de notre enquête, nous allons tout de même esquisser un portrait de la situation.

À la campagne, avant le Régime anglais, les fils de chirurgiens deviennent généralement habitants ou artisans et presque jamais chirurgiens. Une exception notable : Jacques Tailhandier dit LaBaume, fils d'un chirurgien de Boucherville, deviendra chirurgien du comte de Truchsess Dezeil, à Wurzach en Souabe en Allemagne[614]. Jean Cassaux, chirurgien bien établi à Château-Richer qui décède en 1761, a un garçon qui devient boucher à Québec et un autre qui exerce comme charron. Plusieurs enfants de François Grégoire, un chirurgien et un marchand pourtant bien établi à Neuville, deviennent habitants. Il en est de même des enfants de Pierre Lavallée et de Charles Monarque. Les deux garçons de François Mailly, de l'île d'Orléans, seront respectivement navigateur et charretier à Québec. Le seul fils qui survit à Jean-Baptiste Navers, chirurgien de Château-Richer, devient menuisier à Québec. Il est vrai cependant que son père décède alors qu'il n'a que douze ans !

Après 1760, toujours à la campagne, la situation change. Si seulement quelques-uns prennent la relève de leur père – signalons à cet égard les Cazeneuve, les Ducondu, les Barbier, les Hérigault et les Piuze –, plusieurs fils de chirurgiens ruraux se tournent plutôt vers le commerce, le notariat ou la prêtrise. Des fils de Bernard Duberger, de Bernard Planté, de Joseph Lalanne, de Liveright Piuze et de Jean-Baptiste Garon deviennent notaires à la fin du XVIIIe siècle. Des enfants de Jean Mauvide, Élie Lapparre, Jean-Baptiste Destrampes, Jean-Baptiste Rieutord, Guillaume Labat et Georges Laurent deviennent marchands. Un fils de Jean Ducondu et un autre de Louis-Nicolas Landriaux deviennent prêtres. Artisan ou agriculteur sont aussi des choix possibles. Un enfant de Jean-Baptiste Danglade et un autre de Jean-Baptiste Le Poidevin deviennent cultivateurs. Un fils de Pierre De Rogé exerce comme boucher à Montréal. Enfin, parmi les enfants de François-Michel Suzor de Bièvre, il y a un menuisier qui deviendra négociant et deux cultivateurs.

En ville, dès le XVIIe siècle, le destin des enfants de chirurgiens est des plus variés. Les garçons de la famille Soupiran, de Québec, sont chirurgiens

614. Il faut s'en doute voir dans cette carrière exceptionnelle l'influence de son oncle Jacques Baudry dit Lamarche, ancien chantre à Saint-Honoré à Paris. Dépôt d'une quittance de Jacques Tailhandier dit Labaume, chirurgien, et de Marie-Isabelle Christiain, sa femme, à Jeanne Tailhandier, 17 février 1742, BAnQ-M, CN601,S329, greffe de Claude-J. Porlier.

ou ecclésiastiques et les filles deviennent des religieuses ou se marient à des commerçants. Parmi les 11 enfants de Gervais Baudoin, son fils Louis, marchand, épouse la fille du chirurgien Timothée Roussel, Michel devient religieux et Gervais succède à son père comme chirurgien. La transmission du métier de chirurgien à ses enfants est plus fréquente qu'à la campagne, mais reste tout de même l'exception. Parmi les chirurgiens établis avant 1760, il y a quelques familles exerçant la chirurgie sur deux ou trois générations : les Benoist et les Forestier à Montréal, les Demosny, les Lajus, les Baudoin et les Soupiran à Québec et les Alavoine à Trois-Rivières. Des 18 enfants d'Antoine Forestier, trois deviennent des chirurgiens et une fille épouse le chirurgien Istre. Devenir marchand ou s'allier à ceux-ci est très fréquent. Jean Demosny a un fils chirurgien et trois de ses filles épousent des marchands.

Après 1760, en ville, les destins des enfants continuent de varier d'une famille à l'autre et d'un enfant à l'autre. Les professions libérales, le commerce ou l'état ecclésiastique attirent toujours. Louis-Philippe-François Badelard a deux enfants, dont Louise-Philippe qui épouse en 1779 Jean-Antoine Panet, notaire et avocat, futur juge et homme politique. Jacques Dénéchaud a deux fils qui deviennent marchands et un autre qui est prêtre. Du mariage de Hubert-Joseph de la Croix est issu Paul qui devient marchand et Hubert-Joseph, député. Un fils de Jean-Jacques Larthigue deviendra même évêque. Toutefois, signe du déclin des praticiens francophones urbains à partir de la guerre de l'Indépendance américaine, la transmission du métier se limite à quelques cas. L'absence d'institution d'enseignement, la concurrence, le prestige des praticiens formés en Europe et l'inaccessibilité des postes de prestige n'encouragent guère les francophones à inciter leurs enfants à prendre leur relève. Seuls Pierre de Sales Laterrière, Jean-Baptiste Rieutord et Pierre Chicou dit Duvert ont des fils médecins ou chirurgiens. À l'opposé, des membres de la nouvelle élite anglophone, et à un degré moindre germanophone, transmettent également leur profession à leurs enfants. William Holmes, James Walker, Henry Nicholas Christopher Loedel, François-Xavier Bender et George Selby ont des fils qui deviennent médecins ou chirurgiens.

Les alliances matrimoniales

Le choix d'un conjoint constitue sans doute l'un des meilleurs indicateurs du niveau social d'un individu et du groupe auquel il appartient. Grâce à la mesure de l'endogamie fonctionnelle ou de classe, il est possible de connaître la cohésion des groupes ou des classes. Enfin, le mariage signifie généralement pour un chirurgien une occasion de s'intégrer à sa nouvelle patrie.

L'endogamie fonctionnelle des chirurgiens est relativement faible. Ce constat se dégage assez rapidement à l'analyse des alliances matrimoniales. À peine 12 unions sur les 236 mariages en premières noces impliquent que le conjoint d'un membre du corps médical soit enfant d'apothicaire ou de chirurgien ou veuve de praticien de la santé. Rares sont donc les cas où un jeune chirurgien marie la fille ou la veuve d'un collègue afin de prendre sa relève et de bénéficier de sa clientèle. D'ailleurs, les quelques cas sont presque tous des unions célébrées en ville et concernent exclusivement des gens nés en dehors du Canada. Au regard des trois périodes chronologiques retenues, l'endogamie fonctionnelle passe ainsi de 4 % au XVIIe siècle à 11 % entre 1700 et 1739, puis baisse à 2 % entre 1740 et 1789. De fait, cinq des 12 unions ont été célébrées entre 1713 et 1728. Il est difficile d'expliquer cette évolution qui ressemble étrangement à la courbe représentant le pourcentage de chirurgiens nés au Canada par rapport aux effectifs globaux du corps médical.

Si les rares chirurgiens ayant des fonctions de prestige, tels le chirurgien du roi Bertier ou le chirurgien aide-major, peuvent espérer marier des filles ou des veuves d'officiers militaires ou de conseillers au Conseil supérieur, le choix d'un conjoint pour un chirurgien ordinaire se fait généralement parmi les groupes socioprofessionnels appartenant aux strates moyennes ou inférieures de la société. Ces constatations rejoignent celles de René Jetté. Selon cet auteur, 64,9 % des médecins et des chirurgiens de la Nouvelle-France ont conclu des mariages exogames à leur classe[615]. Pour René Jetté, les structures sociales de la Nouvelle-France se composent

615. René Jetté, « La stratification sociale : une direction de recherche », dans *Revue d'histoire de l'Amérique française*, vol. 26, n° 1 (juin 1972), p. 33-52.

de quatre strates : une classe supérieure comprenant les officiers militaires, les officiers de justice royaux, les officiers civils de haut rang, les conseillers du Conseil souverain et les nobles ; une « classe moyenne supérieure » incluant les officiers de justice de second rang, les marchands et les seigneurs ; une « classe moyenne inférieure » comprenant les capitaines de milice, les médecins et les chirurgiens, les notaires et les greffiers, les arpenteurs, les artisans spécialisés et les officiers de justice seigneuriaux ; et enfin la classe inférieure comprenant la masse du peuple[616]. La majorité des unions sont des alliances avec des filles ou des veuves d'habitants ou d'artisans et montrent la proximité des chirurgiens avec leurs clientèles[617]. À la campagne, l'union avec des filles d'habitants est un phénomène courant. Il est difficile de connaître le niveau d'aisance de ces familles mais plusieurs de ces habitants sont officiers de milice. S'ils ne sont pas nécessairement à l'aise, ils sont néanmoins bien intégrés dans leur communauté. L'alliance avec la fille d'un chef de famille, bien enraciné dans son milieu comporte beaucoup d'avantages. La parenté est source potentielle de clientèle. De plus, il arrive que le beau-père héberge pour un certain laps de temps les nouveaux mariés, favorisant d'autant plus un établissement solide. Le chirurgien Cassaux est ainsi logé et nourri pendant deux ans[618].

Au fil des ans se dessine une tendance à rechercher des conjoints appartenant à des strates sociales plus élevées. Ainsi, au XVIIe siècle, en plus des artisans et des habitants, on dénombre deux marchands, deux notaires, un sénéchal et un seigneur. Il n'y a aucun conseiller, ni officier militaire. Tel n'est plus le cas au siècle suivant et, en particulier, les alliances avec les filles de marchands se multiplient. La présence d'une élite chirurgicale cherchant des unions se situant au niveau de leurs prétentions explique en partie le phénomène.

* * *

Cette analyse des chirurgiens établis au Canada démontre leur présence massive au sein du corps médical canadien dès le milieu du XVIIe siècle. La rareté des médecins et des apothicaires, jointe à un cumul des fonctions médicales par les chirurgiens, accentue leur prépondérance. Concentrés dans les villes, mais également très présents dans les campagnes, les chirurgiens sont disponibles pour la très grande majorité de la population qui se prévaut d'ailleurs assez couramment de leurs services. Essentiellement des étrangers et venant principalement au Canada comme militaires ou comme chirurgiens de navire, les chirurgiens sont formés dans la métropole et arrivent très jeunes au Canada. La majorité d'entre eux sont au début de la vingtaine et, par leurs antécédents familiaux, par leur formation et leur expérience, ils appartiennent au groupe que l'on qualifierait en France de « chirurgiens de petite expérience ».

---

616. Bien que certains éléments de cette typologie soient contestables, en particulier le fait de placer ensemble médecins et chirurgiens et de ne pas tenir compte de l'évolution des structures dans le temps, il n'en demeure pas moins que le cadre défini par Jetté est fort révélateur d'une situation.

617. La majorité des unions dont le métier du père ou du premier mari est inconnu n'impliquent pas des alliances avec familles appartenant aux classes supérieures puisqu'elles sont facilement identifiables.

618. Contrat de mariage de Jean Cassaux, chirurgien, et de Marie-Madeleine Voyer, 10 août 1721, BAnQ-Q, CN301,S87, greffe de Jean-Etienne Dubreuil, n° 1698.

Conclusion

Au même titre que le logement, l'habillement ou l'alimentation, les soins de santé ont toujours constitué pour l'homme un besoin primaire devant être satisfait de manière impérative. Conserver ou recouvrer sa santé représente un défi constant. Toutes les sociétés ont mis de l'avant des moyens prophylactiques ou curatifs adaptés à leurs valeurs et aux ressources dont elles disposent. Tel fut le cas au Canada aux XVIIe et XVIIIe siècles et tel est le cas actuellement. En ces temps de difficulté économique et de remise en question des institutions et du rôle des intervenants, il est essentiel de regarder notre système de santé avec un regard rétrospectif, de s'interroger sur l'efficacité de la médecine, sur les rôles de l'État et des corporations professionnelles, sur la place des sages-femmes et des pratiques, sur la nécessité et les moyens de maîtriser la douleur. La présence du sida, qui rappelle étrangement le mal de la baie Saint-Paul, suscite également une prise de conscience des limites et des devoirs de la médecine. Une étude de la pratique médicale et de ses praticiens, au Canada, aux XVIIe et XVIIIe siècles, permet donc de mieux cerner les enjeux actuels et de retracer, en particulier, les origines du pouvoir médical fort que l'on retrouve au Québec à la fin du XXe siècle.

Lorsqu'elle établit des colonies en terre nord-américaine, la France y transpose naturellement des éléments de ses propres services de santé. Ce transfert s'est fait sans grands heurts. D'une part, les concepts et les besoins médicaux sont semblables. Entité abstraite envoyée par Dieu, la maladie est généralement perçue tant au Canada qu'en France comme un déséquilibre qualitatif ou quantitatif des humeurs. Aux XVIIe et XVIIIe siècles, la maladie est un concept encore peu développé qui ne s'applique guère qu'à quelques types d'affections. Et encore là, la confusion est grande. La pauvreté et l'imprécision du vocabulaire médical servant à décrire des pathologies particulières en témoignent aisément. D'ailleurs, ce sont les symptômes et non les causes qui servent d'éléments distinctifs pour classifier les maladies. Cette faiblesse au niveau de la nosologie et de la nosographie a évidemment de graves répercussions sur la possibilité d'établir un diagnostic précis et de suggérer ensuite des thérapeutiques efficaces. D'autre part, face à la cohérence de la théorie humorale qui se concilie bien à l'origine religieuse généralement attribuée à la maladie, la médecine amérindienne, associée par les Européens au paganisme et jugée avec une certaine hauteur, est certes perçue comme un objet de curiosité, mais ses prémices de base n'influencent guère les conceptions européennes de la maladie. De fait, l'apport des Amérindiens du Canada se limite essentiellement à quelques plantes ou produits ayant des propriétés ou des effets similaires à ceux qui étaient importés d'Europe, mais sans vraiment que cela altère les bases des médecines officielle et populaire pratiquées en Nouvelle-France.

La nécessité d'avoir une infrastructure médicale en Nouvelle-France est directement reliée à l'existence d'une demande en services médicaux. Au Canada comme ailleurs, la maladie fait partie du quotidien et prend diverses formes. Premièrement, l'utilisation constante des voies d'eau, les rigueurs de l'hiver et un contexte de guerre souvent présent accentuent les risques d'accidents et de blessures. Les noyades et les morts violentes sont relativement fréquentes. En second lieu, même si les archives sont moins éloquentes à leur égard, divers maux non épidémiques affectent la santé des Canadiens. Les risques liés à la grossesse et à l'accouchement, les vers, les maladies pulmonaires ou encore les chancres sont régulièrement signalés. Enfin, si la vallée du Saint-Laurent est une région relativement saine et perçue comme telle par les contemporains, elle est cependant sujette à des épidémies introduites de l'extérieur, que ce soit par les activités maritimes ou par le commerce illicite avec les colonies anglaises. La variole et le typhus frappent à plusieurs reprises. Toutefois, même si elles causent de nombreuses pertes humaines, ces épidémies compromettent rarement la croissance démographique de la population de souche européenne. Ce n'est qu'en 1703 et 1733 que les décès l'emportent sur les naissances. Les maladies ne touchent pas également tous les groupes d'âge. Les enfants sont ainsi les victimes par excellence de la variole et de certaines fièvres épidémiques.

La maladie fait donc partie de l'univers quotidien des Canadiens et percevoir le Canada comme une terre saine, exempte de maladies sérieuses, sans épidémie, à opposer à une Europe où pulluleraient des éléments pathologiques et pathogènes constituerait une erreur grave. Cependant, le bilan de santé des Canadiens est généralement supérieur à celui des habitants de l'Ancien Monde. Les études démographiques et les témoignages de l'époque le confirment et, éventuellement, des analyses ostéologiques pourraient apporter plus de précision. Mais cette différence, attribuable en partie à une meilleure alimentation, n'est pas si marquée que l'on aurait pu le croire et n'exempte pas les Canadiens de la maladie.

Ainsi que le montrent aisément les actes de dévotion, les journaux personnels et les pièces de correspondance de l'époque, la population canadienne se préoccupe de sa santé. Des besoins médicaux importants et une volonté populaire de conserver ou de recouvrer sa santé justifient de fait la présence en Nouvelle-France de praticiens de la santé, reconnus ou pas, et d'institutions hospitalières.

Les choix qui s'offrent aux Canadiens pour satisfaire leurs besoins médicaux sont multiples mais on remarque une forte propension à s'adresser à des recours officiellement reconnus, qu'ils soient religieux ou liés à la médecine officielle. Se tourner vers le surnaturel, que ce soit par des pèlerinages, des supplications à des gens morts en odeur de sainteté ou divers gestes religieux, est courant. Par contre, les rebouteux, charlatans, mages et autres praticiens non reconnus qui semblent si nombreux en France ont laissé peu de traces au Canada.

La pratique médicale canadienne des XVIIe et XVIIIe siècles, principalement évacuante, repose sur une pharmacopée complexe qui comprend des produits d'origine minérale ou animale, mais surtout des plantes. Certaines sont introduites au Canada par le colonisateur et s'y adaptent ; certaines sont indigènes au Canada, mais la plupart sont importées par l'intermédiaire des apothicaires européens. Les techniques chirurgicales progressent durant notre période d'observation mais, faute de moyens anesthésiques adéquats et de mesures aseptiques ou antiseptiques rigoureusement appliquées, les opérations complexes sont rares, risquées et peu utilisées dans l'exercice courant des membres du corps médical. La phlébotomie, mesure à la fois préventive et curative, demeure l'un des actes chirurgicaux les plus courants de l'époque. Enfin, l'obstétrique s'ouvre de plus en plus à l'intervention du corps médical masculin.

La médecine officielle de l'époque est essentiellement curative. Outre prescrire un bon régime de vie, les mesures prophylactiques se limitent à l'inoculation, acte médical contesté, qui est pratiquée au Canada à partir du milieu du XVIIIe siècle et ne touche qu'une infime partie de la population. Son innocuité est mise en doute par les contemporains eux-mêmes et leurs craintes, surtout celle d'une propagation accidentelle de la maladie, semblent justifiées. Des mesures de quarantaine sont également appliquées à quelques reprises.

Cette présence significative de la médecine officielle résulte d'une part de la présence d'une grande demande pour des soins médicaux et, d'autre part, d'une offre tout aussi grande en services médicaux. À cet égard, le rôle de l'armée et de la marine tant marchande que militaire comme source d'hommes de l'art est un phénomène marquant qui a permis au Canada de pouvoir compter sur un nombre impressionnant de praticiens. Même si elle décroît au fil des ans, la densité médicale demeure élevée et presque toute la population peut théoriquement avoir accès aux disciples d'Esculape. D'ailleurs, plusieurs indices, tels la densité médicale, le nombre de lits dans les hôpitaux, la monopolisation des services médicaux par l'élite médicale et le coût des actes médicaux, tendent à nous laisser croire que l'accès à des services médicaux est plus facile aux XVIIe et XVIIIe siècles qu'au XIXe siècle. Une absence d'études portant sur cette dernière période nous empêche de confirmer cette hypothèse.

Cet intérêt de la population envers la médecine officielle découle également de la confiance que la majorité de la population peut lui porter. Pluriséculaire, la théorie humorale est porteuse d'une logique et d'une cohérence qui semblent largement acceptées par la population. Cette logique et cette cohérence permettent de valoriser aux yeux des contemporains l'action thérapeutique de la médecine des XVIIe et XVIIIe siècles, même si son efficacité réelle peut être dans bien des cas contestée par les hommes du XXe siècle. Puisque la maladie est supposée être liée à un déséquilibre, la médecine de l'époque offre des solutions dont les résultats sont facilement observables par les malades. Ainsi, purger un patient donne généralement des résultats non équivoques. En somme, la question serait plutôt de savoir si une purgation est pertinente et si elle aide réellement la nature. Et répondre à cela était difficilement à la portée des gens de l'époque. Il ne faut d'ailleurs pas oublier que la médecine des XVIIe et XVIIIe siècles est plus modeste et moins triomphante que celle qui existe depuis la révolution pasteurienne. Le praticien favorise la guérison, mais Dieu et la nature décident. L'échec d'une cure n'est pas nécessairement l'échec de la médecine ou du praticien. De plus, il ne faut pas oublier que les praticiens de la santé traitaient alors surtout des cas de maladie ou de traumatisme qui n'étaient pas mortels. Évidemment, s'attaquer principalement à des affections mineures augmente le nombre de cas de réussite et par le fait même minimise les cas d'échec. Enfin, même s'il a souvent été de bon ton de railler cette médecine ancienne en s'inspirant, entre autres, des propos de Molière, l'engouement actuel pour la phytothérapie ou pour des pratiques non traditionnelles réhabilite des pratiques anciennes. D'ailleurs le vocabulaire, les approches et les produits mentionnés que l'on retrouve dans les traités récents de médecine douce ou parallèle comportent beaucoup de similitudes avec ceux d'il y a quelques siècles. C'est ainsi tout un savoir et une approche qui sont présentement, à tort ou à raison, en cours de réhabilitation et qui deviennent ainsi plus compréhensibles à nos yeux.

Il faut également signaler que l'implantation de la médecine officielle en Nouvelle-France a été grandement facilitée par le soutien qu'elle a reçu de l'État et de l'Église. La partcipation de l'État se manifeste par le soutien financier accordé aux institutions hospitalières, par la distribution ponctuelle de secours aux indigents, par la prise en charge des déficients mentaux et des enfants abandonnés, par la fourniture à partir du XVIIe siècle des remèdes du roi et par la mise en place d'une réglementation médicale. La nomination de médecins et de chirurgiens pour les hôpitaux et d'une sage-femme entretenue ainsi que l'établissement temporaire de mesures de quarantaine au Canada lors de l'épidémie de peste à Marseille en 1720 sont également au nombre des gestes posés par l'État. Ces interventions du pouvoir royal disparaissent presque complètement après la Conquête, mais plusieurs mesures seront graduellement réintroduites avant la fin du XVIIIe siècle. L'Église, principalement grâce aux hôpitaux placés sous son contrôle, contribue au soulagement des malades. Au service du corps mais visant à rejoindre l'âme, les hôtels-Dieu sont issus de la charité chrétienne. En effet, ces institutions ne sont pas réservées au soin du corps : elles le transcendent pour atteindre l'âme. Bien que le nombre de lits disponibles pour la population soit passablement limité – moins d'une centaine pour l'ensemble des trois hôtels-Dieu que compte alors le Canada au milieu du XVIIIe siècle –, les hôtels-Dieu, spécialisés dans le soin des malades, accueillent annuellement des centaines, voire plus d'un millier, de patients. Loin d'être des antres de la mort, ils contribuent, par les soins distribués et par une alimentation diversifiée, à guérir la plupart des patients admis. L'Église intervient également par l'intermédiaire des frères apothicaires jésuites qui gèrent à Québec l'apothicairerie la plus importante du Canada et par la collaboration des curés dans la distribution des remèdes fournis par l'État ou dans des cas d'épidémie comme celle qui était connue sous le nom de mal de la baie Saint-Paul.

Puisque les conceptions européennes de la maladie se sont transposées sans grands heurts en terre canadienne, elles ont donc rendu inutiles un renouvellement ou une adaptation des savoirs et des pratiques provenant de la métropole. En somme, cette ressemblance alliée à des besoins médicaux autant variés que nombreux facilite le passage de la France à la Nouvelle-France tant des membres du corps médical, des institutions hospitalières que de leur savoir ou de leur pratique. L'implantation de services de santé se fait dès les premières années de la colonisation et permet à la Nouvelle-France de jouir d'un encadrement médical similaire, voire supérieur, à celui de bien des provinces de la métropole. Enfin, l'importation constante de chirurgiens métropolitains, que ce soit par l'entremise de l'armée ou des marines marchandes et militaires, ou la poursuite d'études médicales en Europe se traduisent par une médecine qui ne semble pas présenter de décalage mesurable avec l'Ancien Monde. Toutefois, dans un contexte colonial, il est bien évident que les axes de circulation des savoirs et des techniques vont dans le sens métropole-colonie et que la contribution scientifique des Canadiens à l'avancement de la médecine reste des plus limitée. Si le capillaire du Canada, le baume de sapin ou les rognons de castor ont acquis une certaine renommée, leur introduction dans la pharmacopée officielle ne fait que l'enrichir sans vraiment la bouleverser. Un examen des instruments chirurgicaux et de la littérature médicale en usage dans la colonie a révélé que les praticiens canadiens possèdent les mêmes outils de base que leurs collègues européens. Cette similitude entre les pratiques médicales française et canadienne rejoint les conclusions de Toby Gelfand et démontre que la thèse de la frontière régénératrice élaborée par Turner ne s'applique pas à la médecine canadienne des XVIIe et XVIIIe siècles[1].

Malgré le faible nombre d'habitants au Canada, le recours à la médecine officielle s'est traduit par la présence d'un corps médical relativement nombreux. Il y a d'abord les médecins, qui constituent tant au Canada qu'en France l'élite de la profession médicale. Les médecins jouissent d'un grand prestige. Leur formation universitaire, leur savoir scientifique reconnu, leurs fonctions, leurs alliances matrimoniales, leur statut social, leurs liens avec les autorités et leur zèle contribuent à leur donner une position enviable au sein de la société canadienne. Toutefois, sans le soutien de l'État, il est peu probable que le Canada aurait pu bénéficier de leur présence avant la seconde moitié du XVIIIe siècle. Le faible nombre de médecins présents au Canada est d'ailleurs l'une des caractéristiques du paysage médical canadien. La pauvreté relative de la colonie et son éloignement des hauts lieux du savoir expliqueraient cette situation. Le statut colonial du territoire canadien se reflète dans la sélection des principaux médecins, tels Bonamour, Sarrazin, Gaultier, Lebeau ou Nooth, qui a lieu dans la métropole en fonction de ses intérêts. Du point de vue médical, ce faible nombre de médecins, leur concentration dans les villes et leurs multiples activités font de ces praticiens des individus difficilement accessibles par la population, sauf par le biais dans les hôpitaux desservis par lui.

Cette partie du marché médical laissée libre par la faiblesse de la présence du médecin est disponible pour les chirurgiens et les apothicaires. Numériquement, ces derniers ne sont guère plus nombreux que les médecins. L'absence de réglementation avant 1788, le rôle déterminant joué par les communautés religieuses avant la Conquête et l'arrivée tardive d'apothicaireries publiques importantes et l'accaparement de la profession par les chirurgiens, surtout par les chirurgiens militaires britanniques après la guerre de l'Indépendance américaine, constituent les caractéristiques fondamentales de la pratique de la pharmacie au Canada aux XVIIe et XVIIIe siècles.

En fait, la présence massive des chirurgiens au sein du corps médical canadien constitue un phénomène notable, caractéristique que l'on retrouve aussi en France, mais à un degré moindre. Concentrés dans les villes, mais également très présents dans les campagnes, les chirurgiens sont disponibles pour la très grande majorité de la population qui a d'ailleurs recours assez couramment de leurs services. Essentiellement des métropolitains et venant principalement au Canada comme militaires ou comme chirurgiens de navire, les chirurgiens sont formés dans la métropole et arrivent très jeunes au Canada. La majorité d'entre eux sont au début de la vingtaine et, par leurs antécédents familiaux, par leur formation et leur expérience, ils appartiennent au groupe que l'on qualifierait en France de « chirurgiens de petite

1. Toby Gelfand, « Medicine in New France », dans Ronald L. Numbers, ed., *Medicine in the New World. New Spain, New France, and New England*, Knoxville, The University of Tennessee Press, 1987, p. 64-100.

expérience » et ils ressemblent à ces chirurgiens que l'on retrouve dans les campagnes françaises et en particulier à ces chirurgiens de la région bordelaise qui s'installent dans les bourgs et les villages.

Ce recours massif aux métropolitains rend la transmission d'une pratique et d'un savoir canadiens passablement limitée, du moins en ce qui a trait à la médecine officielle. Qui plus est, même si un certain nombre de Canadiens ont acquis l'ensemble ou une partie de leurs connaissances en Europe, ils appartiennent au système culturel français. Le renouvellement et la croissance du corps médical passent par la métropole et la transmission du savoir se fait selon les règles métropolitaines.

Aux XVIIe et XVIIIe siècles, on retrouve parmi les chirurgiens établis au Canada un certain nombre d'individus qualifiés se situant au même niveau que les bons chirurgiens d'Europe. Ce sont essentiellement les chirurgiens du roi, les chirurgiens-majors des troupes et le personnel du « General Hospital » britannique. Avec les médecins, ils constituent l'élite médicale du Canada.

Comme en France, on est loin d'avoir affaire à un groupe homogène puisque les formations théorique et pratique disponibles ne sont pas standardisées. Au fil des ans, on note des progrès significatifs. Le passage du chirurgien-barbier au chirurgien en est un. De même, la présence de plus en plus usuelle de livres, de médicaments et d'instruments de chirurgie dans les inventaires après décès des chirurgiens canadiens, manifeste à partir de 1740 mais importante à partir de 1780, démontre incontestablement une progression et s'inscrit dans un processus d'institutionnalisation des savoirs et de professionnalisation du corps médical.

Si 1760 marque un tournant aux niveaux politique et militaire et coupe théoriquement le Canada de la France, la véritable coupure sur le plan médical se situe davantage à l'époque de la guerre de l'Indépendance américaine. C'est à partir de ce moment que le corps médical devient plus hétérogène et que les praticiens de la santé militaires britanniques prennent en main, pour un demi-siècle, les destinées de la médecine canadienne. L'ordonnance médicale de 1788 qui découle de ce changement constitue une étape cruciale dans le processus d'affirmation au Québec d'un pouvoir médical fort. Elle oblige les membres du corps médical à obtenir une licence pour pratiquer et, sauf exception, à subir un examen, et permet théoriquement, au nom de la protection du public, d'éliminer les compétiteurs, qu'ils appartiennent à la médecine parallèle ou aux strates inférieures du corps médical. L'ordonnance de 1788 ouvre ainsi la voie à une professionnalisation accrue du corps médical en standardisant les savoirs et les pratiques, en assurant à l'élite médicale un regard sur les destinées de la profession et en accordant au corps médical officiel un monopole de pratique.

Bibliographie

1. SOURCES MANUSCRITES

Archives de l'archidiocèse de Québec (Québec)

B. Chapitre de la cathédrale de Québec

11 B. Correspondance de Pierre Hazeur de l'Orme (1730-1741).

Archives de l'Hôpital général de Québec (Québec)(AHG)

Annales, vol. 2 (1743-1793).

Comptes, vol. IV (1777-1803).

Diverses lettres.

89A.

Conditions sous lesquelles les Personnes malades, ou Invalides envoyés à l'Hopital General de la part du Gouvernement doivent être reçus et entretenus à commencer du 10 avril 1787. 24 mai 1787.

Entrée des pauvres et des Demoiselles pensionnaires depuis 1773 jusqu'en 1833.

Registre de toutes les personnes qui entre, sorte et meurt dans notre hôpital.

Lettres. 1867-1878.

Lettre du docteur Joseph Painchaud à la Rév. Mère St-Zéphirin. 20 juillet 1869.

Livres de comptes, vol. 3 (1757-1780) et vol. 4 (1780-1797).

Archives de la paroisse de Berthier-sur-Mer (Berthier-sur-Mer)

Commission de chirurgien au fort Saint-Frédéric accordée par Varin au S. Landriau d. LaLancette. 1er mai 1748.

Commission de second chirurgien à l'Hôtel-Dieu de Montréal accordée par Bigot au S. Landrio. 23 juillet 1760.

Archives de la paroisse de Notre-Dame de Québec (Québec)

MS70 : Cahier de prônes (1783-1787).

Archives départementales de la Charente-Maritime (La Rochelle) (ADCM)

Les documents consultés sont disponibles sur microfilm à BAnQ-Q et à BAC, sauf la minute notariale provenant du greffe de Guillemot, père et fils, qui nous a été signalée et transmise par madame Pauline Arseneault, chef du Service des archives anciennes, des archives notariales et des recherches en histoire de la Nouvelle-France, Achives départementales de la Charente-Maritime. Les documents des amirautés de Brouage et de La Rochelle ont été consultés sur place à La Rochelle.

Archives notariales

Étude Menon

3E 1856. Greffe de Guillemot, père et fils

Pièce 91 (et 100). Inventaire des effets, titres et papiers de feue Jeanne-Marie-Pierre Dupas, veuve de Charles-Michel Dergny, marchand droguiste, 16 juin 1752.

Amirauté de Brouage, sise à Marennes.

B 37. Registre Denregistrement Des Edits et declarations du Roy, et des Contrats de Proprietté des Vaisseaux et des Installations Dofficiers Commancé le Quatre Juillet 1748, 1748-1751.

Amirauté de La Rochelle ou de Guyenne.

B 5681. Rolle de L'equipage du navire *Le Saint-François-Xavier* de La Rochelle pour le voyage de Québec, 17 juin 1682.

B 5960. Réceptions de chirurgiens de la marine, 1740-1760.

Chambre de commerce de La Rochelle

Carton XXVII.

Dossier 1.

No 7294. Marchandises venues du Canada, 1749-1752.

Nos 9385-9424. Marchandises entrées dans le royaume par le port de La Rochelle, 1718-1760.

Nos 9406. Marchandises entrées dans le royaume par le port de La Rochelle, 1738.

Juridiction consulaire de La Rochelle.

B 6040. Papiers Capdeville.

Archives départementales de la Gironde (Bordeaux)

Des documents relatifs à l'examen des chirurgiens de navire ont été transmis par madame Luce Jean Haffner, de West Sussex, Angleterre. Série 6B 22 à 6B 44 (1717-1792).

Lettres de capacité comme chirurgiens de mer.

Archives des Ursulines de Québec (Québec)

1. Fonds des Ursulines de Québec.

Extraits des livres de comptes relatifs aux médecins et aux soins des malades (1721-1832).

1/E. Administration locale.

1/E9. Chroniques conventuelles.

1/E9, 1. Annales.

Vieux récit (Annales des Ursulines de Québec, 1639-1822).

1/N. Temporel.

1/N1. Affaires de France.

1/N1,4. Envois de marchandises.

1/N1,4,3. Factures et connaissements.

Pièce no 28. Connaissement d'une barrique de capillaire chargée sur le « Saint-Hiérôme » par sœur des Séraphins, dépositaire des Ursulines de Québec, et destinée à Bourgine, marchand de La Rochelle. 10 novembre 1713.

1/N6. Ressources financières.

1/N6,3. Redditions de comptes.

1/N6,3,1.1. Livres de comptes audités.

Vol. 1, 1672-1750.

Archives du diocèse Saint-Jean-Longueuil (Longueuil)

1A. Paroisse Saint-Joseph-de-Chambly.

1A/4. Lettre du curé Mennard. 25 août 1785.

Archives du Monastère de l'Hôtel-Dieu de Québec (Québec) (AMHDQ)
PH8-00002-003-974-C. Plan des terrains de l'hôpital et de celuy de la Comté des Religieuses, tel qu'ils se trouvent dans la ville avec les batiments qui les occupent, s. d.
PR4-00020-001. Plans tiré par Mr Noel le vasseur arpenteur En 1748 du terrain des Religieuses hospitalieres, et de lhopital de Quebec.
PR4-00020-003. Plan du terrain de l'hôpital vers 1740.
T. 2, C. 90. Mémoires : État de la situation de l'Hôtel-Dieu de Québec, 1705-1750.
T. 2, C. 92. Notes et Mémoires, 1664-1760, 1705-1750, 1751-1784, 1757-1784.
T. 2, C. 94. Notes et Mémoires, 1664-1760.
T. 2, C. 96. Mémoires : Projets d'agrandissement et de rétablissement avant et après l'incendie de 1755, 1730-1758.
T. 2, C. 98. Inventaires, 1711-1832.
T. 2, C. 410. Nos capitaux, Comptes, 1721-1735.
T. 2, C. 412. Nos capitaux, Comptes, 1736-1750.
Hôpital. Recettes et Dépenses. Livres de comptes audités, 1681-1732 ; 1732-1775 ; 1776-1826.
Journal General de la Depence de LHotel Dieu de Quebec, 1746-1781.
Registre Journalier des Malades, 1689-1698.
Registre Journalier des Malades, Domestiques, et Etrangers qui sont traitez, qui sortent, ou qui Meurent en Lhotel Dieu de Québec. Commancé Le premier de janvier 1740, 1740-1751.
Registre Journalier des Malades, Domestiques, et Etrangers qui sont traitez, qui sortent, ou qui Meurent en L hotel Dieu de Québec. Commencé le premier Janvier 1752, 1752-1804.
Reglements des Religieuses Hospitalieres de la Misericorde de Jesus, De L'ordre de St Augustin, Et de la Reforme de leur Premier monastere Etabli a Dieppe, Diocêse de Rouën, Avant L'an 1285. [copie de 1768], t. 1.

Archivo General de Indias (Archives générales des Indes) (Séville, Espagne)
Les documents consultés sont disponibles en photocopie et en version numérique en ligne à BAnQ-Q sous la cote P1000,S3,D2807.
Santo Domingo, Liasse (legajo) 2 595.
Estado general de tados los habitantes de la colonia de la Luisiana, 1766.

Archives nationales (Site de Paris, France) (AN)
(Les documents consultés sont disponibles sur microfilm à BAnQ-Q et à BAC)
Section ancienne :
Ancien Régime :
Série V^7, Commissions extraordinaires du Conseil.
Fonds de la Marine, séries anciennes (anciennement Archives de la Marine [AM])
Série A^1. Actes du pouvoir souverain, 1619-1777.
Série C^7. Personnel individuel, 1651-1884.

Archives nationales d'outre-mer (Aix-en-Provence, France) (ANOM)
Les documents consultés sont disponibles sur microfilm à BAnQ-Q et à BAC.
Fonds des Colonies : archives ministérielles anciennes. (anciennement Archives des Colonies)
Série B. Lettres envoyées. 1663-1774, 149 vol.
Série C^{11}A. Correspondance générale, Canada, 1458-1784, 126 vol.
Série C^{11}C. Correspondance générale, Amérique du Nord, 1661-1898, 16 vol.
Série D^2C. Troupes des colonies, 1627-1790, vol. 43-61, 222.
Série E. Dossiers personnels, 1626-1817, 393 cartons.
Série F^1A. Fonds des colonies, 1670-1790, 58 vol.
Série F^3. Collection Moreau de Saint-Méry, 1540-1806, 243 vol.
Série F^5A. Missions religieuses, 1639-1782, 3 vol.
Série F^5B. Passagers, 1714-1839, 112 vol.
Dépôt des fortifications des colonies, 1680-1780.
Dépôt des papiers publics des colonies.
Série G^1. Registres de l'état civil, recensements et documents divers, 1666-1881.
Série G^2. Greffes des tribunaux de Louisbourg et du Canada, 1666-1758.

Bibliothèque et Archives Canada (Ottawa) (BAC)
MG 8, C 5, Nouvelle-France : greffe des juridictions royale et seigneuriale de Montréal, 1651-1700.
MG 8, F 101. Concession du poste de la baie des Châteaux au Labrador à Jean-François Gaultier, 12 septembre 1749.
MG 19, A 2. Lawrence Ermatinger's Estate.
Série 3. Jacob's Estate papers.
MG 23, A 1. Darmouth papers.
MG 23, B 3. Continental Congress.
MG 23, G III, 31. Charles Blake.
MG 23, G V, 3. Livre de comptes du docteur Jean-Baptiste Ménard, 1795-1796.
MG 24, L 3. Collection Baby, 1629-1907.
MG 55/23, n° 97. Documents relatifs à John Cochrane, 1783.
RG 1. Conseil exécutif : Québec, Bas-Canada, Haut-Canada, Canada.
E 1. Procès-verbaux du Conseil législatif de Québec, 1764-1791.
RG 4. Bureaux des secrétaires civils et provinciaux : Québec, Bas-Canada et Canada-Est, 1760-1867.
A 1, série « S ». Correspondance du secrétaire civil et provincial du Bas-Canada, 1760-1840.
A 3. Reference books, registers, day books, and miscellaneous correspondence.
B 28. Bonds, Licences and Certificates.
Vol. 47. Licences médicales, 1788-1789.
Vol. 65. Licences pour tenir taverne, 1768-1772.
Vol. 120. Licences pour tenir taverne, 1772.
B 43. Miscellaneous Records Relating to the St. Paul's Bay Disease. 1785-1791.
RG 8 (Série C). Archives navales et militaires britanniques (British Military Records), 1757-1903.
Vol. 287-291, Médical.
RG 14. Parlement, 1791-1867.
A 1. Registres du Parlement, Québec et Bas-Canada. Registres divers du Conseil législatif, 1760-1867.
RG 68. Registraire, 1763-1980.
General Index to Commissions. Partie 1, 1651-1841.
Travel permits-General passes, 1763-1764
Registres français des enregistrements, 7 volumes, 1764-1836.

Bibliothèque et Archives nationales du Québec, Centre d'archives de Montréal (BAnQ-M)
Archives civiles
Registres de l'état civil
CE601,S8. Saints-Anges-de-Lachine.
Registre des baptêmes, mariages et sépultures, 1681-1706.
CE601,S24. Saint-François-de-Sales-de-l'île-Jésus.
Registre des baptêmes, mariages et sépultures, 1733.

Noms de Ceux qui ont eû dans Cette Paroisse La petite Verolle que Nous appellons La picotte En L'Année 1733 Commencée au mois de janvier Et finie au mois de Juin. Ad futuram rei memoriam. 1733.

Archives judiciaires

TL4,S1. Dossiers de la Juridiction royale de Montréal (disponibles en ligne par le moteur de recherche PISTARD).

TL4,S1,D41. Procès pour fabrication de fausses monnaies contre Paul Haguenier, sa femme Barbe Delestre et leur fils Paul âgé de 13 ans, et Jacques Baudry, ancien chirurgien, sergent de la Compagnie du chevalier Crisafy, en quartier à la Pointe-aux-Trembles, 7 mai 1694 au 10 juillet 1694.

TL4,S1,D696. Procès entre Marie-Madeleine Rolland de Saint-Georges, demanderesse, et son mari Raymond Amiot, marchand, fils de noble Barthélemi, ancien magistrat de Toulouse (« capitoul »), défendeur, pour séparation de biens, 9 septembre 1703 au 11 octobre 1704.

TL4,S1,D1148. Procès entre Claude de Saint-Olive, apothicaire, plaignant, et Lambert Thuret dit Prévost, caporal de la Compagnie d'Esgly, Jean Berger, peintre, et Latour, soldat de la Compagnie d'Esgly, accusés d'agression, 25 février 1709 au 19 juin 1709.

TL4,S1,D1157. Procès entre Jacques Héry dit Duplanty, tonnelier, plaignant, et Angélique Ducharme, épouse de Claude Dudevoir, accusée d'insultes et de voies de fait sur la femme du plaignant, 20 mai au 8 juin 1709.

TL4,S1,D1774. Procès entre Pierre Émard, époux de Lalande, habitant de Pointe-Claire, plaignant, et Marie-Antoinette Chouart, épouse de Bouchard dit Dorval, accusée de voies de fait, 16 au 19 septembre 1715.

TL4,S1,D2073. Procès entre Pierre Ozanne et son épouse Marguerite Gignard, plaignants, et Jean Picard et son épouse Madeleine Rapin, accusés de calomnies, 19 février 1717 au 10 mars 1717.

TL4,S1,D2128. Procès entre Claude Boiteux de Saint-Olive, apothicaire, demandeur, et Marie Catin, veuve de Sargnat dit Lafond, défenderesse, pour le payement de remèdes, 8 juillet 1717.

TL4,S1,D2238. Procès entre Claude Boiteux de Saint-Olive, apothicaire, demandeur, et Jean Verger dit Desjardins, défendeur, pour le paiement de remèdes et de soins, 8 mai 1718 au 27 juin 1718.

TL4,S1,D2339. Procès entre Madeleine Lemoine, épouse de Godefroy, sieur de Linctot, officier demanderesse, et Claude Boiteux de Saint-Olive, apothicaire, défendeur, pour le recouvrement d'une avance, 27 mars 1719 au 5 avril 1719.

TL4,S1,D2381. Procès entre Jean-Baptiste Bau, maître menuisier, demandeur, et [Jourdain dit Labrosse ?], menuisier, défendeur, pour le paiement des frais de chirurgien, 14 au 18 juillet 1719.

TL4,S1,D2433. État de compte par Claude Boiteux de Saint-Olive à Jean-Baptiste Gibault, du Moulin du fort, pour des soins administrés à la fille de ce dernier, Marie-Madeleine Gibault, veuve de Daniel Cardinal, 10 octobre 1719.

TL4,S1,D2442. État de compte entre Claude Boiteux de Saint-Olive, apothicaire, et Madeleine Turpin, servante de ce dernier, 26 novembre 1719.

TL4,S1,D2579. Règlement de la succession de François Paire dit Carpentras, menuisier, habitant d'Avignon en France, 12 décembre 1720 au 15 juillet 1723.

TL4,S1,D3006. Procès entre Pierre Puybaro, maître chirurgien, demandeur, et Charles Leblanc, représenté par son épouse Suzanne Bon, de Côte-Saint-Michel, défendeur, pour le paiement de soins médicaux, 11 au 24 janvier 1724.

TL4,S1,D3122. Procès entre Boiteux de Saint-Olive, apothicaire, demandeur, et Payen de Noyan, défendeur, pour le payement d'un compte, 12 décembre 1724.

TL4,S1,D3137. Procès entre François Courault dit Coulon, époux de Marie-Anne Burel, habitant de Cap-Saint-Michel, plaignant, et Guillaume Guyon, accusé de voies de fait, 21 au 30 avril 1725.

TL4,S1,D3162. Procès entre Charles Hubert dit Saint-Hubert, maître de barque, plaignant, et un fils de Youville de LaDécouverte et Petit d'Élivilliers [de Levilliers], tous deux accusés d'agression et blessure, 25 juillet 1725 au 26 octobre 1725.

TL4,S1,D3508. Procès entre Jacques Jousselin dit Lafricain, maçon, plaignant, et Joseph Saulquin dit Saint-Joseph, soldat des troupes de la Compagnie Boisbert, détaché dans les magasins du roi, accusé de voies de fait. 20 décembre 1728 au 18 janvier 1729.

TL4,S1,D4055. Procès entre Louis Lefebvre, maître couvreur en bardeaux, habitant sur la rue Saint-Paul, plaignant, et Jean-Baptiste Brossard, fils de François, laboureur et voyageur, et Urbain Brossard, également fils de François, charretier de son père, accusés de voies de fait, 29 juin 1733 au 3 août 1733.

TL4,S1,D4330. Procès contre le soldat Després, accusé de s'être pendu. 29 et 30 mai 1736.

TL4,S1,D4576. Procès entre François Fournaise dit Toulouse, ferblantier de la seigneurie de Berthier, plaignant, et Alexis Casaubon, accusé d'avoir frappé la femme du plaignant, Angélique Serre, 1er au 7 août 1738.

TL4,S1,D4755. Constat du décès de Claude Duval dit Vinaigre, ramoneur, mort gelé, 16 février 1741.

TL4,S1,D4981. Levée des scellés et inventaire sur les biens de feu Claude Boiteux de Saint-Olive, apothicaire, et de feu son épouse Madeleine Nafrechou, 27 au 30 juillet 1743.

TL4,S1,D5065. Procès contre Jean Lacoste, chirurgien, originaire de Bayonne, habitant de l'île Jésus, accusé de fabrication de fausses ordonnances, 3 juin 1744 au 6 juillet 1744.

TL4,S1,D5189. Procès contre Michel Charpentier, tonnelier, habitant de la rivière Chambly dans la seigneurie de Contrecœur, et son épouse Angélique Mersan, accusés du meurtre d'un nommé Joquin, habitant de l'île Saint-Ignace, 25 novembre 1745 au 25 février 1746.

TL4,S1,D5922. Sollicitation d'Augustin Viger, chirurgien, pour avoir le droit d'exercer dans la ville de Montréal (avec examen et permission accordée), 17 septembre 1754.

TL32,S26. Fonds Cour des sessions générales de la paix du district de Montréal. Enquêtes du coroner, 1768-1908.

Dossier 7. Enquête sur la mort d'un enfant d'André Andeverique, potier du bourg de L'Assomption, 10 avril 1775.

TL999. Collection Documents de tribunaux du Régime anglais, 1760-1883.

Court of Oyer and Terminer, district of Montreal, 1777-1787.

Minutes Court of Oyer & Terminer at Montreal from 26th. March to 4th June 1777.

Archives notariales

CN601,S2. Greffe d'Antoine Adhémar : 13 mars 1669, 10 février 1677, 4 septembre 1677, 13 août 1692, 13 août 1697.

CN601,S3. Greffe de Jean-Baptiste Adhémar : 30 septembre 1716.

CN601,S17. Greffe de Bénigne Basset : 16 septembre 1668, 8 juillet 1669.

CN601,S29. Greffe de John Gerbrand Beek : 16 mai 1794.

CN601,S45. Greffe de Louis Bonnet: 13 juillet 1795.
CN601,S74. Greffe de Louis Chaboillez: 15 septembre 1788.
CN601,S100. Greffe de Louis de Courville: 7 septembre 1778.
CN601,S108. Greffe de Louis-Claude Danré de Blanzy: 9 octobre 1756.
CN601,S158. Greffe d'Antoine Foucher: 3 octobre 1777, 14 mars 1780, 5 août 1786, 7 février 1787.
CN601,S202. Greffe de Gervais Hodiesme: 2 juin 1752, 24 juillet 1752.
CN601,S229. Greffe de Pierre Lalanne: 9 septembre 1766.
CN601,S259. Greffe de François Lepailleur: 22 octobre 1735, 23 janvier 1737.
CN601,S260. Greffe de Michel Lepailleur: 9 mai 1708, 3 décembre 1708, 15 juin 1712, 27 septembre 1713.
CN601,S280. Greffe de Claude Maugue: 20 août 1681.
CN601,S290. Greffe de Pierre Mézières: 22 avril 1765, 30 avril 1765, 9 mai 1765 (2), 30 juin 1765.
CN601,S308. Greffe de Pierre Panet: 14 mars 1764.
CN601,S329. Greffe de Claude-J. Porlier: 17 février 1742.
CN601,S339. Greffe de Joseph-Charles Raimbault: 22 septembre 1727, 3 septembre 1728.
CN601,S340. Greffe de Pierre Raimbault: 15 octobre 1699.
CN601,S362. Greffe de Simon Sanguinet, père: 22 novembre 1735.
CN601,S383. Greffe de Louis Thibaudeau: 12 novembre 1804.
CN602,S29. Greffe de Barthélémy Faribault: 8 janvier 1798.
CN602,S41. Greffe de Marin Jehanne: 16 mai 1774.
CN603,S87.Greffe de P.-Antoine Puyperoux de La Fosse: 9 novembre 1736, 10 février 1738.
CN604,S34. Greffe de François Simonnet: 9 octobre 1749.
CN605,S14.Greffe de Joseph Daguilhe: 23 janvier 1774, 11 octobre 1776.
CN605,S37. Greffe de Joseph-Thomas Raymond: 4 août 1783.
CN606,S7. Greffe de Jacques Dufault: 6 février 1777, 2 et 3 mars 1791.

Bibliothèque et Archives nationales du Québec, Centre d'archives de Québec (BAnQ-Q)

Archives civiles
Registres de l'état civil
CE301,S1. Notre-Dame-de-Québec (1621-1800).
CE301,S61. Anglican Cathedral Quebec (1768-1795).
Insinuations
CR301. Insinuations de la Prévôté de Québec (disponibles en ligne par le moteur de recherche PISTARD).
Volume n° 3 (1709-1715).
CR301,P655. Commission de lieutenant chirurgien à Québec octroyée à Jourdain Lajus, natif du Languedoc, âgé de 36 ans, chirurgien établi en la ville de Québec, par Georges Mareschal, conseiller, premier chirurgien du roi, chef de la chirurgie et barberie du royaume, garde des chartes et privilèges dudit art, maître-chirurgien juré à Paris, en France. 2 mars 1709 [document insinué le 14 octobre 1710].
Archives gouvernementales
E1. Intendants. 1626-1760 (disponibles en ligne par le biais du moteur de recherche PISTARD).
E1,S1. Ordonnances.
Cahier n° 4 (1710).
E1,S1,P686. Ordonnance de l'intendant Jacques Raudot qui fait défense à tout chirurgien de vaisseaux venant de France ou d'ailleurs et aussi à tout chirurgien étranger de quelques nations qu'il soit, autre que ceux qui sont établis dans les villes de ce pays et dans les côtes, de panser et de médicamenter les malades sous quelque prétexte que ce soit sous peine de cinquante livres d'amende applicable aux sœurs de la Congrégation de Québec et de confiscation des instruments et remèdes dont il se trouvera saisi applicable au corps des chirurgiens et ce pour la première fois et de plus grosse peine en cas de récidive. 1er juillet 1710.
Cahier n° 7 1/2 (1720-1721).
E1,S1,P1311. Ordonnance de l'intendant Bégon qui, sur le rapport du sieur Coffigny attestant que les deux matelots de « la Princesse de Miscou » qui étaient atteints de rougeole sont guéris, permet au sieur d'Argenteuil de faire débarquer son équipage pour vaquer comme bon lui semblera, 6 août 1721.
Cahier 13 (1727).
E1,S1,P1935. Commission de chirurgien de l'Hôtel-Dieu des Trois-Rivières par l'intendant Dupuy pour Jacques-Charles Alavoine (Lavoine), en remplacement de son père Charles Alavoine. 8 octobre 1727.
Cahier n° 38 (1750-1751).
E1,S1,P3992. Ordonnance du gouverneur de La Jonquière et de l'intendant Bigot concernant l'exercice de la chirurgie au Canada, 12 juin 1750.
E1,S4. Papiers terriers de la Compagnie des Indes occidentales et du Domaine du roi, 1626-1759.
Aveux et dénombrements
Vol. 1 et 2 (1723-1740).
E1,S4,SS3,P227. Aveu et dénombrement du sieur Michel Sarrazin, médecin des hôpitaux du Roi et conseiller au Conseil supérieur de Québec, pour le fief vulgairement nommé Saint-Jean, situé dans la banlieue de Québec. 8 juillet 1726.
E1,S4,SS3,P228. Déclaration du sieur Michel Sarrasin [Sarrazin], médecin des hôpitaux de Sa Majesté et conseiller au Conseil supérieur de la Nouvelle-France, quant à des emplacements, maisons et terres qu'il possède dans la censive du Domaine du Roi, à savoir un emplacement et une maison sis rue Notre-Dame sur la place de la basse-ville à Québec, un emplacement situé en banlieue et vulgairement nommé fief Saint-Jean, un emplacement situé près du séminaire de Québec jusqu'à la Petite rivière Saint-Charles, un emplacement situé au nord dudit fief Saint-Jean et un autre emplacement sis au sud-ouest dudit fief à Québec. 10 juillet 1726.
E1,S4,SS3,P270. Déclaration par maître Christophe-Hilarion Dulaurent (Du Laurent), notaire royal en la Prévôté de Québec, au nom et comme fondé de procuration des Dames Religieuses Hospitalières de l'Hôtel-Dieu de la Miséricorde de Jésus à Québec, quant aux articles de terres et concessions accordées par Sa Majesté auxdites Dames Religieuses de l'Hôtel-Dieu, lesquelles terres et concessions étant situées dans la censive du Domaine du Roi à Québec. 3 juillet 1739.
E1,S4,SS3,P273. Aveu et dénombrement de maître Christophe-Hilarion Dulaurent (Du Laurent), notaire royal en la Prévôté de Québec, fondé de la procuration spéciale des pauvres de l'Hôtel-Dieu de Québec, stipulant pour eux les Dames supérieures, religieuses, assistantes, discrètes et dépositaires dudit monastère, quant aux articles de terres

et concessions accordées par Sa Majesté audites Dames Religieuses de l'Hôtel-Dieu de Québec, 15 décembre 1739.

E2. Procès-verbaux des grands voyers (disponibles en ligne par le moteur de recherche PISTARD).

Vol. 3 (1736-1750).

E2,P221. Procès-verbal de Jean-Eustache Lanouillier de Boiscler qui trace et marque des chemins royaux dans la paroisse de la Sainte-Famille, île d'Orléans, du côté du nord, et de traverse pour aller à la côte Saint-Jean, de vingt-quatre pieds de largeur. 20 au 23 mai 1744.

E2,P283. Procès-verbal de Jean-Eustache Lanouillier de Boiscler au sujet de la réparation des ponts des grands chemins dans les paroisses Sainte-Anne (Sainte-Anne-de-Beaupré) et Saint-Joachim, côte de Beaupré. 16 et 17 décembre 1749.

E21. Ministère des Terres et Forêts.

E21,S64,SS5. Biens des Jésuites.

E21,S64,SS5,SSS5. Notre-Dames-des-Anges (disponible en ligne par le moteur de recherche PISTARD).

E21,S64,SS5,SSS5,D151-1. Jugement rendu par Paul Dupuis, écuyer, conseiller du Roi et son lieutenant particulier civil et criminel au siège de la Prévôté et Amirauté de Québec, en faveur du Révérend Père Pierre Raffeix, procureur des Révérends Pères Jésuites, dans l'affaire l'opposant à maître François-Madeleine-Fortuné Ruette, écuyer, seigneur d'Auteuil et de Monceaux, conseiller du Roi et son procureur général au Conseil souverain, lequel est condamné à verser auxdits Pères la somme de trois cent soixante livres deux sols suivant un arrêté de compte, et encore celle de quarante-sept livres pour des remèdes à lui fournis par le frère Brousseau dans l'année de la picotte, 2 novembre 1706.

E21,S64,SS5,SSS15,D6,P35. Laprairie.

Mémoire de ce qui s'est passé au sujet de la construction de la nouvelle église de La Prairie-de-la-Madeleine (Laprairie) signé Vilermaula, prêtre, suivi d'un inventaire, 1707.

Archives judiciaires

TP1. Conseil souverain (devient Conseil supérieur de Québec, disponible en ligne par le moteur de recherche PISTARD).

TP1,S28. Jugements et délibérations

Vol. 37 (1730-1759).

TP1,S28,P17264. Appel mis à néant de la sentence rendue, le 6 juillet 1744, contre Jean Lacoste, chirurgien, accusé d'avoir fabriqué et distribué 5 billets d'ordonnance (monnaie) signés Hocquart. Condamné à être battu et fustigé nu sur la place publique de Montréal et à servir sur les galères du Roi à perpétuité, 28 juillet 1744.

Vol. 39 (1731-1732).

TP1,S28,P17680. Appel mis à néant de la sentence rendue en l'Amirauté de Québec, le 20 août 1732, dans la cause entre Martin Darnader, capitaine du bateau nommé le Dauphin, de la Guadeloupe, présentement au Cul-de-sac de cette ville, contre Vital Dupont, chirurgien sur le dit bateau. Il est ordonné que Vital Dupont sera tenu de continuer le voyage, sous les peines de l'ordonnance de la Marine et, cependant, ayant aucunement égard aux plaintes portées par l'intimé, fait défense à l'appelant (Martin Darnader) de récidiver, sous les peines de droit, et l'a condamné aux dépens des cause principale et d'appel pour tous dommages et intérêts, 4 septembre 1732.

TP1,S36. Insinuations.

Vol. A (1663-1678).

TP1,S36,P23. Lettres de François de Barnoin, conseiller du Roi, premier barbier et chirurgien ordinaire de Sa Majesté, à Jean Madry, maître barbier-chirurgien en la ville de Québec, pour l'établir et le constituer son lieutenant et commis en ladite ville de Québec, 2 et 10 avril 1658.

Vol. B (1661-1705).

TP1,S36,P351. Lettres Patentes du Roi pour l'établissement d'un Hôpital général à Ville-Marie (Montréal), 15 avril 1694.

TP1,S777. Dossiers.

Procédures judiciaires

Matières criminelles

Tome III (1706-1730).

TP1,S777,D125. Procès de Pierre Lefebvre (Lefèvre) dit Lafleur le Breton, environ 45 ans, natif de Gastry, paroisse de Plumieux, évêché de Saint-Brieuc, anspesade (bas officier d'infanterie au dessous du caporal) et soldat de la compagnie de Pierre Bécard, sieur de Grandville, logé par billet chez Olivier Guillemot, rue du Sault-au-Matelot, soupçonné de s'être blessé à plusieurs endroits avec des rasoirs afin d'avoir plus tôt un congé pour repasser en France, BAnQ-Q, 12 au 14 mars 1706.

Tome IV (1730-1751).

TP1,S777,D151. Procès de Charles Renaud, sieur de Dubuisson, prisonnier, environ 30 ans, natif de Québec, fils de feu Charles, sieur de Dubuisson, chevalier de l'Ordre royal et militaire de Saint-Louis, major de Québec, et de Gabrielle Desmarais (Pinet), cadet à l'aiguillette dans les troupes de la compagnie de René-Louis Fournier-Dufiguier, de présent à Trois-Rivières, accusé d'avoir tué d'un coup d'épée Charles Hertel, sieur de Chambly, de Cournoyer, cadet à l'aiguillette dans les troupes de la compagnie de Hertel, sieur de Cournoyer, en garnison à Trois-Rivières, 16 janvier 1736 au 3 septembre 1740.

TP1,S37. Registres divers et pièces détachées, 1664-1760.

TP1,S37,D6. Règlements généraux de police faits par le Conseil souverain de Québec et Jacques Duchesneau, intendant de justice, police et finances de la Nouvelle-France, en vertu d'une commission donnée par le Roi le 5 juin 1675 et enregistrée au Conseil le 16 septembre 1675, 11 mai 1676.

TL1,S11. Prévôté de Québec (disponible en ligne par le moteur de recherche PISTARD).

TL1,S11,SS1. Registres de la Prévôté de Québec, 1666-1759.

TL1,S11,SS1,D5. Registre civil de la Prévôté de Québec, n° 5, 12 janvier 1672 au 20 décembre 1672.

Sentence dans la cause opposant Jean-Baptiste Delaunay à Étienne de Xaintes, 30 septembre 1672.

TL1,S11,SS1,D6. Registre civil de la Prévôté de Québec, n° 6, 13 janvier 1673 au 19 décembre 1673.

Sentence dans la cause opposant Timothée Roussel et Olivier Morel de la Durantaie, 23 juin 1673.

TL1,S11,SS1,D9. Registre civil de la Prévôté de Québec, n° 9, 14 janvier 1676 au 24 décembre 1676.

Gervais Baudoin contre Jean Gitton, 23 octobre 1676.

TL1,S11,SS1,D10. Registre civil de la Prévôté de Québec, n° 10, 12 janvier 1677 au 17 décembre 1677.

Procès-verbal d'une assemblée des bourgeois de Québec. 14 janvier 1677.

TL1,S11,SS1,D11. Registre du grand criminel de la Prévôté de Québec, n° 11, 6 mars 1678 au 10 avril 1687.

Sentence du 6 juillet 1680.
TL1,S11,SS1,D15. Registre civil de la Prévôté de Québec et sorties du greffe, nº 15, 9 janvier 1680 au 22 novembre 1702.
Jean De Mosny contre Michel Guion dit Rouvray. 13 février 1680.
TL1,S11,SS1,D25. Registre civil de la Prévôté de Québec, nº 25, 16 janvier 1688 au 23 décembre 1688.
Gervais Baudoin contre Isaac Cloutier, 9 juillet 1688.
TL1,S11,SS1,D31. Registre civil de la Prévôté de Québec, nº 31, 27 juin 1692 au 31 décembre 1699.
Jugement du 19 février 1699.
TL1,S11,SS1,D33. Registre civil de la Prévôté de Québec, nº 33, 7 janvier 1694 au 28 décembre 1694.
Ordonnance faisant suite à la requête de Gervais Baudoin, 11 juin 1694.
Sentence dans la cause opposant René Gaschet et Timothée Roussel, 5 février 1694.
Sentence dans la cause opposant Gervais Baudoin et René Gaschet, 7 septembre 1694.
TL1,S11,SS1,D36. Registre civil de la Prévôté de Québec, nº 36, 8 janvier 1697 au 17 décembre 1697.
Sentence dans la cause opposant Gervais Baudoin et Henry Belisle, 18 juin 1697.
TL1,S11,SS1,D49. Registre civil de la Prévôté de Québec, nº 49, 8 janvier 1709 au 28 janvier 1710.
Adjudication des terres de Saint-Jean, Saint-François et Sainte-Geneviève à Florent de La Cetière pour Michel Sarrazin, 22 octobre 1709.
TL1,S11,SS2. Documents de la Prévôté de Québec, 1668-1759.
TL1,S11,SS2,D357. Requête de Gilles Paris dit Lamadeleine, cordonnier à Québec, tant pour lui que pour sa femme Marie-Louise Charpentier, afin de faire assigner Étienne Charet pour qu'il paie les 323 livres portées par un mémoire, pour sa guérison, avec dépens. 6 au 10 septembre 1714.
TL5. Collection de pièces judiciaires et notariales (disponible en ligne par le moteur de recherche PISTARD).
TL5,D467 ½. Procédures criminelles contre le sieur Bervelot, garçon chirurgien, pour avoir blessé le sieur Denis Bonaventure dit Dusablon (Sablon), soldat de la compagnie du sieur de Vaudreuil, d'un coup d'épée, 10 décembre 1712 au 18 janvier 1713.
TL5,D524. Procès d'Etienne Charest, marchand tanneur de Québec contre Gilles Paris dit Lamadeleine, cordonnier, concernant un billet au montant de 114 livres, 1er septembre 1714 au 11 octobre 1714.
TL5,D739. Procédures criminelles contre Marie-Geneviève Gautros (Gaudreau), fille de feu Gilles Gaudreau et d'Élisabeth Carabi (Dominguo), native de Cap-Saint-Ignace, demeurant à Québec, servante engagée en la maison de Marie-Louise Migneron, femme de Jean Veillon, navigateur, pour avoir caché sa grossesse et jeté son enfant par-dessus la galerie, entraînant la mort du nouveau-né (infanticide), 17 janvier 1726 au 19 janvier 1726.
TL5,D1145. Procès d'Yves Phlem (Flem), chirurgien en la côte Sainte-Anne près de Batiscan, contre la veuve Bilodeau, 16 septembre 1735 au 29 mars 1737.
TL5,D1358. Procès criminel contre Jean Lacoste, âgé de 23 ans, chirurgien de profession, natif de Bayonne en France, venu en Nouvelle-France sur le vaisseau *L'Heureux Moine*, en qualité de chirurgien et demeurant ordinairement à l'île Jésus, accusé d'avoir fabriqué de fausses cartes et de faux billets, 3 juin 1744 au 28 juillet 1744.
TL5,D2379. Déclaration de Jacques Houde, chirurgien, habitant demeurant au fief Duquet, paroisse de Saint-Antoine-de-Pade, au sujet des blessures reçues par Jean-Joseph Dussault au cours d'une bagarre, 24 mai 1730.
TL15. Fonds Cour des plaidoyers communs du district de Québec. 1777-1794.
TL15,S2. Matières civiles en générales. 1777-1794.
TL15,S2,D1739. Procès entre Marie-Angélique Chauveau, veuve du sieur Michel Bouchau (Boucheau, Bouchaud), d'une part, et Élie Lapparre, chirurgien, à propos, 18 mars 1770 au 20 janvier 1790.
Dossier nº 1978. Jean Morar dit La Forme contre Paul Thibodeau, 1780.
Dossier nº 2731. James Davidson contre John Cochrane, 1783-1784.
Dossier nº 3033. Louis-Philippe Badelard contre William Gill, 1786.
Dossier nº 3059. Réponse de M. Christophe Diller aux raisons de John Thos Ledger contre le compte de Christophe Diller, 1785-1786.
Dossier nº 3312. Jean-Pierre Laterrière contre Louis Demers, 1787.
Dossier nº 3332. Augustin Bernier contre Joseph-Augustin Belisle, 1782-1788.
Dossier nº 3627. Ann Johnston contre Johnston & Purss, 1790.
Dossier nº 3692. Déposition de François Lajus, 1791.
Dossier nº 3751. Compte de ce que doit John Jones à la succession du docteur James Bowman, 1782-1787.
TL15,S3. Matières civiles inférieures, 1777-1794.
TL15,S3,D1. Registre des procès-verbaux d'audiences du 14 mars 1777 au 4 février 1785 (disponible en ligne par le moteur de recherche PISTARD).
TL15,S19. En tournée. 1777-1792 (disponible en ligne par le moteur de recherche PISTARD).
TL15,S19,D5. Registre des procès-verbaux d'audiences du 15 juillet 1777 au 19 août 1779.
TL18. Cour du banc du roi pour le district de Québec, 1765-1849.
TL18,S1. Matières criminelles en général, 1765-1816.
TL18,S1,SS1. Dossiers, 1765-1816.
Dossier nº 142. Le roi contre Joseph Pellon, 1777.
Dossier nº 181 A. Le roi contre Thomas Egan alias Hogan, 1779
Dossier nº 381. Le roi contre Antoine Chrétien, 1802.
TL18,S2. Matières civiles en général, 1794-1849.
TL18,S2,SS1. Dossiers, 1795-1849.
Dossier nº 3985. Inventory of the Goods & Chattels Debts & Credits &ca of the Estate of the deceased Henry Taylor of Quebec Apothecary at the time of his death, 26 juin 1773.
Dossier nº 5998. Liveright Piuze contre Ignace Lassare, 1806-1808.
TL18,S2,SS1. Registres des jugements, 1794-1849.
TL18,S2,SS7. Plumitifs, 1794-1849.
TL24. Cour des plaidoyers communs du district de Québec, 1770-1777.
TL24,S1. Dossiers, 1770-1777.
Dossier 1644. John Halstead contre John Macaulay, 1776.
TL31. Cour des sessions générales de la paix du district de Québec. 1765-1925.
TL31,S26. Enquêtes du coroner, 1765-1925.
TL31,S26,SS1. Dossiers, 1765-1908.

Dossier 7. Enquête sur la mort d'un enfant d'André Andeverique, potier du bourg de L'Assomption, 10 avril 1775.
Archives civiles
CC301. Cour supérieure. District judiciaire de Québec. Tutelles et curatelles.
CC301,S1. Dossiers.
CC301,S1,D3916A. Tutelle aux mineurs de Georges Lauran (Laurent), chirurgien de l'île d'Orléans, et de feue Jeanne Grillau (Grillot, Grillaux, Griault, Griau), 3 mars 1764 (disponible en ligne par le moteur de recherche PISTARD).
Archives notariales
CN301,S6. Greffe de Guillaume Audouart: 24 octobre 1650.
CN301,S10. Greffe de Jacques Barbel: 12 novembre 1708, 3 janvier 1721, 16 septembre 1721, 26 mai 1724, 7 juin 1726.
CN301,S11. Greffe de Claude Barolet: 5 avril 1731, 26 mai 1747, 5 juillet 1752, 5 août 1755, 21 février 1758.
CN301,S13. Greffe de Romain Becquet: 12 octobre 1667, 21 octobre 1668, 27 octobre 1668, 4 mars 1676.
CN301,S36. Greffe de Gilbert Boucault de Godefus: 9 janvier 1750.
CN301,S58. Greffe de Louis Chambalon: 2 janvier 1693, 26 octobre 1693, 1er juillet 1695, 30 août 1695, 18 octobre 1698, 13 mars 1704, 30 octobre 1706, 26 février 1709, 22 mai 1709, 30 août 1709.
CN301,S76. Greffe d'Antoine Crespin, 21 octobre 1754, 25 février 1762, 10 avril 1763, 25 juillet 1763.
CN301,S83. Greffe de Pierre-Louis Descheneaux, 4 janvier 1783, 30 juin 1786, 3 juillet 1786.
CN301,S87. Greffe de Jean-Étienne Dubreuil: 16 mars 1717, 28 juin 1718, 10 août 1721, 28 septembre 1727.
CN301,S91. Greffe de Charles-Hilarion Dulaurent: 12 décembre 1735, 20 octobre 1750, 19 septembre 1751, 2 mars 1752, 6 octobre 1752, 10 octobre 1754, 18 septembre 1757.
CN301,S92. Greffe d'Alexandre Dumas: 22 octobre 1792.
CN301,S95. Greffe de Pierre Duquet: 3 novembre 1678, 9 septembre 1680, 18 juin 1684.
CN301,S101. Greffe de Michel Filion: 30 juillet 1669.
CN301,S114. Greffe de François Genaple: 14 septembre 1692.
CN301,S135. Greffe de Henry Hiché: 6 septembre 1733, 9 septembre 1733, 15 octobre 1733, 11 avril 1734, 20 septembre 1735.
CN301,S143. Greffe d'Étienne Jacob: 4 avril 1703.
CN301,S146. Greffe de Florent de La Cetière: 25 mai 1705, 16 novembre 1712, 20 novembre 1723.
CN301,S151. Greffe de Paul-Antoine-François Lanoullier des Granges: 28 février 1750, 7 août 1750, 28 mars 1755.
CN301,S158. Greffe de François-Xavier Larue: 18 février 1790, 28 février 1791.
CN301,S164. Greffe de Jean Latour: 7 septembre 1739.
CN301,S168. Greffe de Jean-Baptiste Lebrun: 28 août 1767.
CN301,S171. Greffe de Thomas Lee: 29 février 1808.
CN301,S178. Greffe de Roger Lelièvre: 1er février 1799.
CN301,S190. Greffe de Jean-Claude Louet: 5 mars 1722, 17 septembre 1724, 7 juin 1726, 1er janvier 1727.
CN301,S200. Greffe de Louis Miray: 31 juillet 1782.
CN301,S205. Greffe de Jean-Antoine Panet: 28 octobre 1773, 20 novembre 1773, 9 avril 1777.
CN301,S207. Greffe de Jean-Claude Panet: 18 novembre 1751, 3 mai 1753, 1er juillet 1761, 27 avril 1771, 22 juin 1771, 25 août 1774.
CN301,S223. Greffe de Jacques-Nicolas Pinguet: 8 octobre 1727, 19 octobre 1728, 9 novembre 1739, 28 mars 1742, 27 février 1745.
CN301,S224. Greffe de Jacques-Nicolas Pinguet: 28 juin 1779, 7 avril 1784.
CN301,S230. Greffe de Joseph-Bernard Planté: 21 et 27 mars 1800, 27 mars 1800, 6 octobre 1800.
CN301,S236. Greffe de Charles Rageot: 18 novembre 1697, 4 février 1698.
CN301,S237. Greffe de François Rageot: 29 mai 1727, 21 mai 1745.
CN301,S238. Greffe de Gilles Rageot: 1668, 10 octobre 1677, 11 janvier 1691.
CN301,S240. Greffe de Pierre Rivet: 3 et 4 juin 1715, 19 et 20 août 1715, 21 octobre 1715, 21 avril 1716, 10 septembre 1716, 6 mars 1717, 18 mai 1717.
CN301,S242. Greffe de Guillaume Roger: 12 octobre 1694.
CN301,S245. Greffe de François-Dominique Rousseau: 13 avril 1775.
CN301,S248. Greffe de Jean-Antoine Saillant: 4 janvier 1757, 11 août 1757, 3 octobre 1763.
CN301,S251. Greffe de Simon Sanguinet: 20 avril 1749, 27 mars 1754, 13 janvier 1755.
CN301,S256. Greffe de Charles Stewart: 1er février 1791, 17 mai 1797.
CN301,S266. Greffe de Paul Vachon: 15 octobre 1665, 19 décembre 1683.
Archives privées
P81. Famille Fraser, 1673-1968.
P91. Jean-François Gaultier, 1700-1749.
P119. Henry Junckén. 1788-1810 (disponible en ligne par le moteur de recherche PISTARD).
P163. Michel Chartier de Lotbinière, 1779-1787.
P195. Joseph-Laurent Normandin, 1732.
P336. Famille Baby, 1765-1888.
P1000. Collection Centre d'archives de Québec, [vers 1200-vers 2000] (disponible en ligne par le moteur de recherche PISTARD).
P1000,S3. Documents textuels.
P1000,S3,D170. Brevet de chirurgien major à Québec pour le sieur Benoist, 24 août 1709.
P1000,S3,D422. Liste d'engagements de la Compagnie du Nord, 27 janvier 1697 au 1er avril 1697.
P1000,S3,D764. Compte de soins médicaux donnés à John Franks par James Davidson, 13 mai 1794.
P1000,S3,D839. Promesse de paiement de Jacques Gely à Vital Dupont, négociant de Québec, 27 octobre 1751.
P1000,S3,D968. Rapport de F. Herbecq, chirurgien des côtes de Champlain et de Batiscan, sur les blessures de Jeanne Toussaint, femme de Noël Carpentier, 24 août 1707.
P1000,S3,D1033. Certificat médical de Jean Demosny, lieutenant de monsieur Félix premier chirurgien du roi, en faveur de Pierre Jolet, âgé de 40 ans ou environ, 8 septembre 1671.
P1000,S3,D1314. Certificat médical de Marguerite Dizy, chirurgienne à Batiscan, en faveur de Madeleine [Marie-Françoise] Lonval, veuve de Labissonière, 11 avril 1730.
P1000,S3,D1673. Bernard Planté contre Augustin Béland, 1758-1759.
P1000,S3,D1913. Commission de Guy-Crescent Fagon, conseiller du roi en ses conseils d'État et privé premier médecin et surintendant du Jardin royal des plantes, nommant Pierre (sic) Sarrazin comme médecin botanique du roi pour faire la

recherche des plantes de la Nouvelle-France et en envoyer les racines et semences pour le Jardin Royal des Plantes de Sa Majesté, 30 mai 1699.
P1000,S3,D2282. Certificat d'Antoine Briault, chirurgien major, concernant l'état de Marie-Louise Guay, femme de Pierre Grenet, 7 septembre 1746.
P1000,S3,D2331. Certificat médical de Jean Demosny, maître chirurgien et lieutenant du premier barbier et chirurgien du roi, en faveur de Jean Paris, 13 septembre 1676.
P1000,S3,D2336. Compte du chirurgien Simon Soupiran pour les remèdes fournis à la famille du sieur Lajoye (Lajoie) et examen du compte par Boispineau [frère apothicaire], 5 au 18 mai 1735.
ZQ33. Famille Hart, 1765-1865.
ZQ43. Collection Baby, 1643-1858.
ZQ118. Fonds Famille Joly de Lotbinière, 1672-1923.

Bibliothèque et Archives nationales du Québec, Centre d'archives de Rimouski (BAnQ-R)
Archives notariales
CN104,S21. Greffe de Louis Cazes : 21 novembre 1795.
CN104,S26. Greffe de Joseph Dionne : 8 et 9 février 1747.
CN104,S51. Greffe de Joseph-Barthélémi Richard : 10 août 1761, 29 avril 1765.

Archives nationales du Québec, Centre d'archives de Trois-Rivières (BAnQ-TR)
Archives notariales
CN401,S70. Greffe de Daniel Normandin : 15 février 1716.
CN401,S72. Greffe de Pierre Petit : 10 janvier 1728.
CN401,S73. Greffe de Louis Pillard : 14 janvier 1743, 4 janvier 1750, 21 juin 1757.
CN401,S78. Greffe de Hyacinthe-Olivier Pressé : 4 mai 1742.
CN401,S91. Greffe de J.-Augustin Trudel : 13 octobre 1804.

Bibliothèque nationale, Paris (BN)
Les documents consultés sont disponibles sur microfilm à BAnQ-Q et à BAC sauf la correspondance de Sarrazin et de sa femme que l'on retrouve dans le volume 22 233 du Fonds français. Des photocopies provenant de ce dernier volume, faits d'après les documents originaux, nous ont été transmises par monsieur François Melanson.
Département des manuscrits
Fonds français
Vol. 22 233. Lettres de Michel Sarrazin et de Marie-Anne Hazeur, 1724-1734.
Vol. 24 225. Nicolas, Louis. *Histoire naturelle : ou la fidelle recherche de tout ce qu'il y a de rare dans les Indes occidentales*, XVIIe siècle.
MS de Rennes
N° 213 (12.701). Relation d'un voyage intéressant au Canada, 1753-1754.
Nouvelles acquisitions françaises
Vol. 22 253. Lettre de Jean-François Gaultier, 1753-1755.

Bibliothèque nationale du Québec (BNQ)
Fonds Gabriel Nadeau
Dossier II : Hôtel-Dieu de Québec.

Bibliothèque de l'Observatoire de Paris
A.7.6. Fonds Joseph-Nicolas Delisle.
Document 4. Observations botanico-météorologiques depuis 1742 en Canada.
Document 5. Journal des observations meteorologiques &c de Mr Gaultier à Kébec, depuis le 1er octobre 1744 jusqu'au 1er octobre 1745.
Document 6. Journal des observations meteorologiques &c de Mr Gauthier à Kebec depuis le 1er octobre 1747 jusqu'au 1er octobre 1748.

Bibliothèque centrale du Museum national d'histoire naturelle, Paris
Ms 948. Relation de la Louisiane par Le maire. Vers 1718.

British Library, Londres (BL)
Les documents consultés sont disponibles sur microfilm à la bibliothèque de l'Université Laval.
Add. MSS 21661-21892. Official correspondence and papers of Sir Frederick Haldimand, 1758-1785.

Centre d'Archives des jésuites au Canada (Montréal)
Manuscrit n° 344. Mémoire par le père Pierre Rémy de Lachine touchant des miracles attribués à Kateri Tekakouitha adressée au père Pierre Cholenec, 12 mars 1696.

Centre de référence de l'Amérique française (anciennement Archives du Séminaire de Québec (CRAF)
Évêques
N° 18. Reçu de messire Gravé, 20 août 1791.
N° 20. Memoire des Medicaments faite et fourny à Monseigneur Brillant Evêque Par chretien, 13 janvier 1789.
N° 21. Memoire Des Remedes fourny a Monseigneur Brillant Eveque par chretien, 28 décembre 1790.
N° 36. Memoire des medicaments faite et fourny a Monseigneur Brillant Evêque Par Chertien (sic), 3 septembre 1787.
Fonds H.-R. Casgrain
Série O
0423. Lettres de Duperon Baby. 1765-1788.
Fonds Verreau
Registre 6
N° 22. Copies de lettres du chanoine Pierre Hazeur de l'Orme à son frère le chanoine Joseph-Thierry Hazeur, 1731-1748.
Boîte 7
N° 15. Lettre de Charles Houtelas à madame de Lavaltrie, 4 octobre 1786.
Boîte 12
N° 60. Vers contre Saint-Olive, 9 mars 1709.
Lettres M
N° 52. Lettre de M. de Montigny aux officiers du Séminaire, 26 mars 1727.
N° 70. Lettre de M. Frs.-J. de Montigny aux officiers du Séminaire, 4 mai 1730.
N° 74. Lettre de M. de Montigny aux officiers du Séminaire, 15 mai 1731.
N° 77. Lettre de M. Montigny à [?], 26 mai 1732.
N° 79. Les MM. de Paris aux officiers du Séminaire, 17 mai 1733.
Lettres O
N° 55. Lettre relative à Sarrazin, 1699.
Livres de comptes
Les livres de comptes sont disponibles sur microfilm à BAnQ-Q sous la cote ZQ21.
C-2. Grand livre, 1674-1683.
C-4. Grand livre, 1688-1700.

C-5. Grand livre, 1701-1723.
C-7. Grand livre, 1724-1729.
C-8. Grand livre, 1730-1747.
C-9. Grand livre, 1748-1768.
C-35. Journal, 1753-1780.
C-37. Journal, 1781-1809.
Manuscrits (MSS)
N° 74. Journal de Louis Labadie, 1794-1817.
N° 132. Alphabet Laffilard, 1727-1780.
N° 302. Petit livre de notes par Corbin, prêtre, 1785-1810.
Paroisse de Québec
N° 57. Signification faite à Jean Demosny comme marguillier et à l'abbé Henri de Bernières par Claude Baillif pour régler certaines factures, 18 janvier 1685.
Paroisses diverses
N° 3. Comptes que rend Jean Demosny, marguillier, pour l'exercice financier 1684-1685, Novembre 1685.
N° 71. Certificat du curé François-Michel Leveyer, 1700.
N° 73. Certificat du chanoine Louis Soumande, 15 septembre 1698.
Polygraphie 21
N° 58. Lettres de matricule comme chirurgien pour Élie Lapparre, 12 janvier 1749.
Polygraphie 23
N° 58. Mesmoire Des remedes que Lajus a fourny a Messieurs Du Seminere, 4 juillet 1741.
Polygraphie 29
N° 16. Confrérie de Sainte-Anne.
Séminaire 1
N° 48c. Requête de Jourdain Lajus, chirurgien, marguillier, contre Pinard, 4 juin 1710.
Séminaire 28
N° 17. Obligation de Léonard Pitoin, marchand du Canada, envers Gervais Baudoin, chirurgien de présent en cette ville (La Rochelle), 10 juillet 1679.
Séminaire 57
N° 17. Testament de Thérèse Nau, 1er avril 1695.
Séminaire 120
N° 41. Compte du chirurgien Badelard envers le Séminaire de Québec, 1776.
N° 42. Compte du chirurgien Badelard envers le Séminaire de Québec, 20 janvier 1779.
N° 300. Remède fourny a Monsieur Bertiaume par chretien, 16 juin 1770.
N° 301. Mémoire Des medicaments fourny a Messieurs du Seminere par chretien, 12 juin 1773.
N° 302. Memoire Des medicament fourny a Messieurs Du Seminêre par chretien, 21 mai 1774.
N° 303. Memoire Des medicament fourny a Messieurs Du Seminair par chretien, 15 février 1775.
N° 304. Memoire Des medicament fourny aux Messieurs Du Seminaire par chretien, 6 février 1777.
N° 305. Memoire Des medicament fourny aux Messieurs Du Séminaire par chretien, 29 octobre 1777.
N° 306. Memoire Des Remedes fourny a Messieurs Du Seminaire par chretien, 16 septembre 1778.
N° 307. Memoire Des Medicament faite et fourny a Messieurs Du Seminére par chretien, 7 juin 1779.
N° 309. Memoire Des Medicaments faite et fourny aux Messieurs Du Seminaire par chretien, 22 mars 1785.
N° 311. Memoire des medicament faite et fourny a Messieurs Du Seminere par chretien, 24 septembre 1787.
N° 312. Memoire des Medicament faite et fourny aux Messieurs Du Seminere par chretien, 2 septembre 1788.
N° 313. Memoire des medicaments faite et fourny a Messieurs Du Seminere par chretien, 17 août 1789.

Houghton Library, Harvard University, Cambridge, Mass.
Charles Chadenat collection of manuscripts on French Canada, 1590-1822 (en ligne http://oasis.lib.harvard.edu/oasis/deliver/~hou01493)
MS Can 1 (149). Ordonnance de l'intendant Bigot, 12 juin 1750.

National Archives, Kew (NA)
Les documents consultés sont disponibles sur microfilm à BAnQ-Q et à BAC.
Colonial Office (C.O.)
Série C.O. 42. Canada. Original correspondence, 1763-1800.
War Office (W.O.)
Série W.O. 17. Monthly returns, 1776-1790.
Série W.O. 28. Headquarters records, 1746-1800.

Service historique de la Défense, Château de Vincennes, Paris (SHD)
Les documents consultés sont disponibles sur microfilm à BAnQ-Q et à BAC (Anciennement Archives de la Guerre).
Série A[1]. Correspondance générale, 1637-1784.

2. SOURCES IMPRIMÉES

2.1. *Documents ou ouvrages anciens*

« Actes du très dévot Frère Didace, récollet mort en odeur de sainteté en 1699 », dans *Le Canada-Français*. Vol. IV (1891), p. 253-282.
Alexandre, Dom N. *La médecine et la chirurgie des pauvres, qui contiennent des Remèdes choisis, faciles à préparer & sans dépense, pour la plûpart des Maladies internes & externes qui attaquent le Corps Humain*. Paris, Laurent Le Conte, 1738, 557 p.
L'art de faire les raports en chirurgie Où l'on enseigne la Pratique, les Formules & le Stile le plus en usage parmi les Chirurgiens commis aux Raports ; Avec un extrait des Arrests, Statuts & Reglemens faits en consequence. Paris, Chez Laurent d'Houry, 1703, 550 p.
Aubin, Danielle (sous la direction de). *Les sciences médicales du XVII*e *au XIX*e *siècle : la bibliothèque du séminaire de Québec*. Québec, Musée de la civilisation, 1998, 415 p.
« Aveu et dénombrement de messire Louis Normand, prêtre du séminaire de Saint-Sulpice de Montréal, au nom et comme fondé de procuration de messire Charles-Maurice Le Pelletier, supérieur du séminaire de Saint-Sulpice de Paris, pour la seigneurie de l'île de Montréal », dans *Rapport de l'archiviste de la province de Québec pour 1941-1942*. Québec, Rédempti Paradis, 1942, p. 1-176.
Bacqueville de la Potherie, Monsieur. *Histoire de l'Amérique septentrionale*. Paris, Chez Brocas, 1753, 4 tomes.
Bellecoste. *Le chirurgien d'hôpital, enseignant la manière douce & facile de guérir promptement toutes sortes de Playes, & le moyen assuré d'éviter l'exfoliation des Os*. Paris, Veuve d'Houry, 1734, 540 p.
Boisseau, Nicolas-Gaspard. *Mémoires de Nicolas-Gaspard Boisseau*. Lévis, s. éd., 1907, 86 p.
Bonnault, Claude de. « La correspondance de Madame Bégon 1748-1753 », dans *Rapport de l'archiviste de la province de Québec pour 1934-1935*. Québec, Rédempti Paradis, 1935, p. 1-277.
Boucault, Nicolas-Gaspard. « Etat présent du Canada, dressé sur nombre de mémoires et connaissances acquises sur les lieux,

par le sieur Boucault (1754) », dans *Rapport de l'archiviste de la province de Québec pour 1920-1921*. Québec, Ls-A. Proulx, 1921, p. 11-50.

Boucher, Pierre. *Histoire véritable et naturelle*. Boucherville, Société historique de Boucherville, 1964. 415 p. (réimpression de l'édition du XVIIe siècle).

Bougainville, Louis-Antoine de. « Conversation avec le sieur Blondeau », dans *Rapport de l'archiviste de la province de Québec pour 1923-1924*. Québec, Ls-A. Proulx, 1924, p. 69-70.

Bougainville, Louis-Antoine de (sous la direction de Roland Lamontagne). *Écrits sur le Canada. Mémoires - Journal - Lettres*. Sillery, Éditions du Pélican, 1993, 455 p.

Brevet de chirurgien des troupes du Canada pour le sieur Sarrazin, 16 mars 1691, publié dans *Bulletin des recherches historiques*. Vol. XXXIII (1927), p. 76.

« The Cabildo Archives », dans *Louisiana Historical Quaterly*, vol. 3, n° 1 (janvier 1920), p. 86-87.

Casgrain, Henri-Raymond (publié sous la direction de). *Journal du marquis de Montcalm durant ses campagnes en Canada de 1756 à 1759*. Québec, L.-J. Demers, 1895, 626 p. (coll. « Manuscrits du maréchal de Lévis », n° 7).

Charlevoix (1682-1761). Textes choisis et présentés par Léon Pouliot. Montréal et Paris, Fides, 1959. 95 p. (coll. « Classiques canadiens »).

Charriere, Joseph de la. *Traité des opérations de chirurgie*. Paris, Daniel Horthe, 1693, 181 p.

Chirurgie complette suivant le système des modernes. 2e éd. Paris, Veuve de Charles-Maurice d'Houry, 1757, 2 vol.

Constitutions de la Congregation des Religieuses Hospitalieres de la Misericorde de Jesus De l'Ordre de Sainct Augustin. France, M.D.C.LXVI (1666), 468 p.

« Correspondance échangée entre la Cour de France et le gouverneur de Frontenac, pendant sa première administration (1672-1682) », dans *Rapport de l'archiviste de la province de Québec pour 1926-1927*. Québec, L.-Amable Proulx, 1927, p. 1-144.

« Correspondance échangée entre la Cour de France et l'intendant Talon pendant ses deux administrations dans la Nouvelle-France », dans *Rapport de l'archiviste de la province de Québec pour 1930-1931*. Québec, Rédempti Paradis, 1931, p. 3-182.

« Correspondance entre M. de Vaudreuil et la Cour », dans *Rapport de l'archiviste de la province de Québec pour 1942-1943*. Québec, Rédempti Paradis, 1943, p. 399-443.

Cours de prones a l'usage des curés de la campagne contenant Des Instructions sur toutes les vérités de la religion, mises à la portée de leurs Paroissiens, et formant un nombre de Prônes, pour l'espace de deux ans. Avignon, Chez François Chambeau, 1803, 2 tomes.

Coutumier et Petites regles des Religieuses Hospitalieres de la Congregation de S. Joseph. Angers, Chez Olivier Avril, M.D.C.LXXXVIII (1688).

Coutumier et Petites regles des Religieuses Hospitalieres de la Congregation de Saint-Joseph. La Flèche, Imprimerie de E. Jourdain, MDCCCL (1850).

D. M. *Introduction à la matière médicale en forme de thérapeutique*. Paris, Veuve Quillau, 1753, 551 p.

Dictionnaire universel français et latin, vulgairement appellé Dictionnaire de Trévoux. Paris, Delaune et autres, 1743, 7 tomes.

Diderot. *Encyclopédie ou dictionnaire raisonné des sciences, des arts et des métiers, par une société de gens de lettres*. Stuttgart-Bad, Cannstatt, 1967. Nouvelle impression de la première édition de 1751-1780, 35 vol.

Dionis, Pierre. *Cours d'opérations de chirurgie démontrées au Jardin royal*. Bruxelles, Frères T'Serstevens et Antoine Claudinot, 1708. 615 p. (1re édition au XVIIe siècle).

Drew, Robert, edit. *Commissioned Officers in the Medical Services of the British Army, 1660-1960*. Londres, Wellcome Historical Medical Library, 1968. 2 vol. (coll. « Wellcome Historical Medical Library, Publications (nouvelles séries) », n° 14).

Du Hamel, Monsieur. « Observations botanico-météorologiques faites à Québec », dans *Histoire de l'Académie royale des sciences*. Paris, Imprimerie royale, 1748-1754. Année 1744 (publié en 1748). p. 135-155 ; Année 1745 (publié en 1749), p. 194-229 ; Année 1746 (publié en 1751), p. 88-97 ; Année 1747 (publié en 1752), p. 466-488 ; Année 1750 (publié en 1754), p. 309-310 ; Année 1752 (publié en 1756), p. 189-220, 323-360, 529-538.

Dubé, Pauline, comp. *La Nouvelle-France sous Joseph-Antoine Le Febvre de La Barre 1682-1685. Lettres, mémoires, instructions et ordonnances*. Sillery, Septentrion, 1993, 309 p.

Eloi, Nicolas-François-Joseph. *Dictionnaire historique de la médecine ancienne et moderne, ou mémoires disposés en ordre alphabétique pour servir à l'histoire de cette science, Et a celle des Medecins, Anatomistes, Botanistes, Chirurgiens et Chymistes de toutes Nations*. Bruxelles, Éditions Culture et civilisation, 1973. 4 tomes (réimpression de l'édition de 1778 publiée à Mons, chez H. Hoyois).

« Un engagement d'apprenti-chirurgien en 1715 », dans *Bulletin des recherches historiques*, vol. XXXI (1925), p. 51.

« Un engagement d'apprenti chirurgien en 1717 », dans *Bulletin des recherches historiques*, vol. XXXII (1926), p. 541.

Ettmuller, Michel. *Méthode de consulter et prescrire les formules de médecine*. Lyon, Thomas Amaulry, 1698, 656 p.

Fiset, Paul-A. « Une correspondance médicale historique : Blake à Davidson (...) », dans *Laval médical*, vol. 23, n° 1 (septembre 1957), p. 419-448.

Gaultier, Jean-François. « Histoire du sucre d'érable », dans *Mémoires de mathématique et de physique*. Tome 2. Paris, Imprimerie royale, 1755, p. 378-392.

Geoffroy, M. *Traité de la matière médicale ou de l'histoire, des vertus, duchoix et de l'usage des remèdes simples*. Paris, Jean Desaint & Charles Saillant, 1743-1750, 10 vol.

Guettard, M. « Mémoire dans lequel on compare le Canada à la Suisse, par rapport à ses minéraux », dans *Histoire de l'Académie royale des sciences. Année M. DCCLIII*. Paris, Imprimerie royale, 1756, p. 189-220, 524-538.

Hébert, Léo-Paul, transcripteur. *Le troisième registre de Tadoussac Miscellaneorum Liber*. Montréal, Les Presses de l'Université du Québec, 1976, 340 p.

Heister, Laurent. *Institutions de chirurgie*. Paris, P. Fr. Didot le jeune, 1771, 4 vol.

Helvétius, (Adrien). *Traité des maladies les plus fréquentes, et des remèdes propres à les guérir*. Paris, Le Mercier, 1739-1748, 2 vol. Nous avons également utilisé l'édition en deux tomes de 1756.

« Un inventaire de l'année 1743 », dans *Rapport de l'archiviste de la province de Québec pour 1943-1944*. Québec, Rédempti Paradis, 1944, p. 17-47.

Jadelot, M. *Pharmacopée des pauvres ou formules des médicamens les plus usuels dans le traitement des maladies du peuple*. Nancy, H. Haener, 1784, 212 p.

Juchereau de Saint-Ignace, Jeanne-Françoise et Marie-Andrée Duplessis de Sainte-Hélène (éditées par Dom Albert Jamet). *Les Annales de l'Hôtel-Dieu de Québec 1636-1716*. Québec,

L'Hôtel-Dieu de Québec, 1984, 444 p. (réimpression de l'édition de 1939).

Jugements et délibérations du Conseil Souverain de la Nouvelle-France. Québec, Imprimerie A. Côté et Cie et Imprimerie Joseph Dussault, 1885-1891, 6 vol.

Kalm, Pehr. *Voyage de Pehr Kalm au Canada en 1749*. Traduction annotée du journal de route par Jacques Rousseau et Guy Béthune avec le concours de Pierre Morisset. Montréal, Pierre Tisseyre, 1977, 674 p.

Lafontaine, André. *Recensement annoté de la Nouvelle-France 1681*. Sherbrooke, A. Lafontaine, 1981, 374 p.

Lahontan, baron de. *Voyages du baron de La Hontan dans l'Amérique septentrionale*. 2ᵉ éd. Amsterdam, Chez François L'Honoré, 1705. 2 tomes (réimpression par les Éditions Élysée de Montréal en 1974).

Lalemant, père Jérôme. *Constitutions et règlements des premières Ursulines de Québec*. Édition préparée par sœur Gabrielle Lapointe d'après celle de 1647. Québec, s. é., 1974, 266 p.

Laterrière, Pierre de Sales. *Dissertation on the Puerperal Fever, delivered At a Public Examination for the Degree of Bachelor in medicine*. Boston, Samuel Hall, 1789, 18 p.

Le Clercq, père Chrestien. *Nouvelle relation de la Gaspésie qui contient Les Mœurs & la Religion des Sauvages Gaspesiens Porte-Croix, adorateurs du Soleil, & d'autres Peuples de l'Amerique Septentrionale, dite le Canada*. Paris, Chez Amable Auroy, 1691 (reproduit et traduit dans William F. Ganong, ed. *New relation of Gaspesia With the Customs and Religion of the Gaspesian Indians*. Toronto, The Champlain Society, 1910, 452 p.)

Lémery, Nicolas. *Pharmacopée universelle contenant toutes les compositions de pharmacie*. Amsterdam, aux dépens de la Compagnie, 1748, 758 p.

Lescarbot, Marc. *Histoire de la Nouvelle-France*, Paris, Millot, 1612, 877 p.

« Lettres de Joseph Quesnel », dans *Bulletin des recherches historiques*, vol. XXXVI (1930), p. 546-549.

« Lettres de mère Marie-Andrée Duplessis de Sainte-Hélène, Supérieure des Hospitalières de l'Hôtel-Dieu de Québec », dans *Nova Francia*. Vol. II, nº 2 (déc. 1926), p. 67-78 ; nº 3 (fév. 1927), p. 132-137 ; vol. III, nº 1 (oct. 1927), p. 39-56 ; nº 2 (déc. 1927), p. 94-110 ; nº 3 (fév. 1928), p. 162-182 ; nº 4 (avril 1928), p. 220-237 ; nº 5 (juin 1928), p. 279-308 ; nº 6 (août 1928), p. 355-361 ; vol. IV, nº 1 (janv.-fév. 1929), p. 33-58 ; nº 2 (mars-avril 1929), p. 110-123 ; nº 4 (juillet-août 1929), p. 230-247 ; nº 5 (sept.-oct. 1929), p. 283-292 ; nº 6 (nov.-déc. 1929), p. 368-380 ; vol. V, nº 2 (mars-avril 1930), p. 92-96 ; nº 4 (juillet-août 1930), p. 248-252 ; nº 5 (sept.-oct. 1930), p. 311-313 ; nº 6 (nov.-déc. 1930), p. 359-379 ; vol. VI, nº 1 (janv.-fév. 1931), p. 41-56 ; nº 2 (mars-avril 1931), p. 109-120.

« Lettres et mémoires de François-Madeleine-Fortuné Ruette d'Auteuil, procureur général du Conseil souverain de la Nouvelle-France », dans *Rapport de l'archiviste de la province de Québec pour 1922-1923*. Québec, Ls-A. Proulx, 1923, p. 1-114.

Liger. *La nouvelle maison rustique, ou économie générale de tous les biens de campagne : La manière de les entretenir & de les multiplier*. 7ᵉ éd. Paris, Saugrain fils, 1755, 2 vol.

Mauquest de la Motte, Guillaume. *Traité complet de chirurgie contenant des observations & des reflexions sur toutes les maladies chirurgicales, & et sur la manière de les traiter*. Paris, Cavelier, 1732, 4 vol.

Nysten, P.-H. *Dictionnaire de médecine, et des sciences accessoires à la médecine, avec l'étymologie de chaque terme ; suivi de deux vocabulaires, l'un latin, l'autre grec*. 3ᵉ éd. Paris, Chez J.-A. Brosson, 1814, 692 p. (publié pour la première fois en 1806 par Joseph Capuron).

« Ordonnances édictées pour la province de Québec par le gouverneur et le conseil de celle-ci, de 1768 à 1791 », dans Doughty, Arthur. *Rapport concernant les travaux des Archives publiques pour les années 1914 et 1915*. Ottawa, J. de L. Taché, 1917, p. 1-263.

« Un plaidoyer pour services médicaux en 1759 », dans *Bulletin des recherches historiques*, vol. 36, nº 10 (octobre 1930), p. 634-640.

Poulet, dom Georges-François. « Récit simple de ce qu'un religieux bénédictin a souffert au Canada au sujet de la bulle Unigenitus », dans *Rapport de l'archiviste de la province de Québec pour 1922-1923*. Québec, Ls-A. Proulx, 1923, p. 276-289.

« Rapport du Comité spécial du Conseil Législatif de la Province du Bas-Canada, nommé pour s'enquérir et faire rapport, sur les établissements dans cette province, pour la réception et la guérison des personnes dérangées dans leur esprit, pour la réception et le soutien des enfans trouvés, et pour le soulagement et la guérison des personnes malades et infirmes, avec les dépenses d'iceux défrayées à même le revenu provincial, &c. &. Fait par l'Honorable Richardson, le 10 février 1824 », Québec, Imprimé par ordre du Conseil Législatif, par P. E. Desbarats, Imprimeur des Loix de la très Excellente Majesté du Roi, dans *Journaux de la Chambre d'Assemblée du Bas-Canada*. 1824. Appendices A et C.

« Le recensement de Québec en 1744 », dans *Rapport de l'archiviste de la province de Québec pour 1939-1940*. Québec, Rédempti Paradis, 1940, p. 1-154.

Règles et Constitutions des Religieuses de l'ordre de Sainct Augustin dites les Filles de la Misericorde, establies à Dieppe. France, s. éd., 1631, 747 p.

Sassard, Ambroise Tranquille. « Essai et dissertation sur un moyen à employer avant quelques opérations pour en diminuer la douleur », dans Jean-Pierre Peter, dir. *De la douleur*. Paris, Quai Voltaire / Histoire, La Cité des sciences et de l'industrie, 1993, p. 67-72 (réimpression du texte publié en 1782 dans *Observations sur la physique, sur l'histoire naturelle et sur les arts*).

Shortt, Adam et Arthur G. Doughty, dir. *Documents relatifs à l'histoire constitutionnelle du Canada 1759-1791*. 2ᵉ éd. Ottawa, Thomas Mulvey, 1921, 2 tomes.

Shortt, Adam, dir. *Documents relatifs à la monnaie, au change et aux finances du Canada sous le Régime français*. Ottawa, F. A. Acland, 1925, 2 vol.

Les statuts provinciaux du Bas-Canada. Tome I : *1793-1796*. Québec, Guillaume Vondenvelden, 1796, 288 p.

Têtu, Mgr Henri et Abbé Charles-Octave Gagnon, dir. *Mandements, lettres pastorales et circulaires des évêques de Québec*, vol. 2. Québec, Imprimerie générale A. Côté et Cie, 1888, 566 p.

Thwaites, Reuben Gold. *The Jesuit Relations and Allied Documents. Travels and Explorations of the Jesuit Missionaries in New France 1610-1791*. Cleveland, The Burrows Brothers Company, 1900, 73 vol.

Tissot, Samuel Auguste André David. *Avis au peuple sur sa santé*. Paris, Quai Voltaire / Histoire, Cité des sciences et de l'industrie, 1993. 432 p. (réimpression de l'édition de 1782 publiée à Paris, chez Didot le jeune, avec une présentation par Daniel Teysseire et Corinne Verry-Jolivet).

Weld, Isaac. *Voyage au Canada dans les années 1795, 1796 et 1797*. Paris, Chez Gérard, XI, 3 vol.

2.2 *Journaux*

Le Canadien : 14 mars 1810, 4 octobre 1817, 15 décembre 1852.

Gazette de Montréal : 1785-1830.

Gazette de Québec: 1764-1813.
Gazette littéraire, pour la Ville et District de Montréal: 5 mai 1779.
La Minerve: 18 janvier 1830.

3. *ÉTUDES*

Abbott, Maude E. *History of Medicine in the Province of Quebec.* Toronto, Macmillan Co. of Canada, 1931, 97 p.

Ahern, Michael Joseph et Georges Ahern. *Notes pour servir à l'histoire de la médecine dans le Bas-Canada.* Québec, Imprimerie Laflamme, 1923, 563 p.

Bahaud, Philippe. *Les Chirurgiens navigans de la Marine Marchande et de la Marine Royale, à Rochefort, dans la deuxième partie du XVIIIe siècle.* Thèse de doctorat d'État en médecine, Université de Nantes, 1971, 291 p.

Barras, Vincent et Micheline Louis-Courvoisier (sous la direction de). *La médecine des Lumières: tout autour de Tissot.* Genève, Georg éditeur, 2001 p. (coll. « Bibliothèque d'histoire des sciences », n° 3).

Bates, Christina, Dianne Dodd et Nicole Rousseau. *Sans frontières: quatre siècles de soins infirmiers canadiens.* Ottawa, Les Presses de l'Université d'Ottawa, 2005, 256 p.

Bedel, Charles et Pierre Huard. « Médecine et pharmacie au XVIIIe siècle », dans René Taton. *Enseignement et diffusion des sciences au XVIIIe siècle.* Paris, Hermann, 1986, p. 169-257.

Bélanger, France et autres. *La Beauce et les Beaucerons. Portraits d'une région 1737-1987.* Beauceville, L'Éclaireur, 1990, 381 p.

Bélanger, Georges. *La Bonne Sainte Anne au Canada et à Beaupré.* Québec, Imprimerie L'Action Sociale ltée, 1923, 228 p.

Bernier, Jacques. *La médecine au Québec. Naissance et évolution d'une profession.* Québec, Presses de l'Université Laval, 1989, 207 p.

Bluteau, Marc-André. *La santé et l'assistance publique au Québec 1886-1986.* Québec, ministère de la Santé et des Services sociaux, 1986, 127 p.

Boileau, Caroline-Ann. *Les Pratiques curatives des Amérindiens de la Nouvelle-France vues par les jésuites de 1632 à 1656.* Mémoire de maîtrise en histoire, Université de Montréal, 2000, 99 p.

Boudigou, Jean-Claude. *Les Chirurgiens navigans à Saint-Malo au XVIIIe siècle.* Thèse de doctorat d'État en médecine, Université de Nantes, 1974, 68 p. (plus annexe).

Boussel, Patrice, Henri Bonnemain et Frank J. Bové. *Histoire de la pharmacie et de l'industrie pharmaceutique.* Paris, Éditions de la Porte verte, 1982, 287 p.

Bouteiller, Marcelle. *Médecine populaire d'hier et d'aujourd'hui.* Paris, Édition G.-P. Maisonneuve et Larose, 1966, 369 p.

Bridenbaugh, Carl. *Cities in Revolt. Urban Life in America, 1743-1776* (1re édition en 1955). New York, Capricorn Books, 1964, 433 p.

Bridenbaugh, Carl. *Cities in the wilderness; the first century of urban life in America, 1625-1742* (1re édition en 1938). New York, Alfred A. Knopf, 1968, 500 p.

Brockliss, Laurence William et Colin Jones. *The Medical World of Early Modern France.* Oxford, Oxford University Press, 1997, 984 p.

Bruneel, Claude. *La mortalité dans les campagnes: le duché de Brabant aux XVIIe et XVIIIe siècles.* Louvain, Éditions Nauwelaerts, 1977, 2 tomes (Coll. « Université de Louvain. Recueil de travaux d'histoire et de philologie », 6e série, fascicule 10).

Burkhart, Larry Lee. *The good fight: Medicine in Colonial Pennsylvania, 1681-1765.* Thèse de doctorat en histoire, Lehigh University, 1982, 352 p.

Bynum, W. F. et Roy Porter, ed. *Companion Encyclopedia of the History of Medicine.* Londres et New York, Routledge, 2001, 2 vol., 1806 p.

Carré, Jean-Louis. *Un monde oublié: les Chirurgiens navigans de Bordeaux au XVIIIe siècle.* Thèse de doctorat d'État en médecine, Université de Nantes, 1969. 93 p. (plus annexe).

Cash, Philip, Eric H. Christianson et J. Worth Estes, ed. *Medicine in Colonial Massachusetts, 1620-1820. A Conference Held 25-26 May 1978 by Colonial Society of Massachusetts.* Boston, The Colonial Society of Massachusetts, 1980, 425 p.

Castonguay, Stéphane et Camille Limoges. *François Blanchet.* Tome I: *L'étudiant et le savant.* Montréal, VLB éditeur, 2004, 396 p.

Cellard, André. *Histoire de la folie au Québec de 1660 à 1850. « Le désordre ».* Montréal, Boréal, 1991, 280 p.

Chapalain-Nougaret, Christine. *Misère et assistance dans le pays de Rennes au XVIIIe siècle.* Nantes, Cid Éditions, 1989, 468 p.

Cliche, Marie-Aimée. *Les Pratiques de dévotion en Nouvelle-France. Comportements populaires et encadrement ecclésial dans le gouvernement de Québec.* Québec, Presses de l'Université Laval, 1988. 354 p. (coll. « Ethnologie de l'Amérique française »).

Cohen, Yolande. *Profession infirmière. Une histoire des soins dans les hôpitaux du Québec.* Montréal, Les Presses de l'Université de Montréal, 2000, 320 p.

Collin, Johanne et Denis Béliveau. *Histoire de la pharmacie au Québec.* Montréal, Musée de la pharmacie du Québec, 1994, 333 p.

Corvisier, André. *L'Armée française de la fin du XVIIe siècle au ministère de Choiseul. Le soldat.* Paris, Presses universitaires de France, 1964, 2 tomes (coll. « Publications de la Faculté des lettres et sciences humaines de Paris », série Recherches, tome XIV).

Crosby, Alfred W. *Ecological Imperialism. The Biological Expansion of Europe, 900-1900.* Cambridge, New York et Melbourne, Cambridge University Press, 1986 (réimpression de 1991), 368 p.

D'Allaire, Micheline. *L'Hôpital-Général de Québec (1692-1764).* Montréal, Fides, 1971, 251 p. (coll. « Fleur de Lys »).

D'Antonio, Patricia. *American Nursing: A History of Knowledge, Authority, and the Meaning of Work.* Baltimore, The Johns Hopkins University Press, 2010, 251 p.

Darmon, Pierre. *La longue traque de la variole. Les pionniers de la médecine préventive.* Paris, Librairie académique Perrin, 1985 (1986), 503 p. (coll. « Pour l'histoire »).

Dechêne, Louise. *Habitants et marchands de Montréal au XVIIe siècle.* Montréal, Plon, 1974, 588 p. (coll. « Civilisations et mentalités »).

Delaveau, Pierre et autres. *Secrets et vertus des plantes médicinales,* Montréal, Sélection du Reader's Digest, 1985, 463 p.

Derbyshire, Robert C. *Medical licensure and discipline in the United States.* Baltimore, The Johns Hopkins Press, 1969, 183 p.

Desloges, Yvon. *Une ville de locataires: Québec au XVIIIe siècle.* Ottawa, Service des parcs, Environnement Canada, 1991, 313 p.

Dousset, Jean-Claude. *Histoire des médicaments des origines à nos jours.* Paris, Payot, 1985, 405 p.

Douville, Raymond. *Yves Phlem dit Yvon le Breton ancêtre des familles Hivon. Les tribulations d'un guérisseur à Sainte-Anne-de-la Pérade au 18e siècle.* Trois-Rivières, Éditions du Bien Public, 1975, 27 p.

Dubourg, Françoise, dir. *Les Livres anciens de médecine et de pharmacie. Catalogue de la Bibliothèque municipale de Toulouse.* Toulouse, Centre régional des lettres Midi-Pyrénées et Privat, 1988, 598 p.

Dulieu, Louis (sous la direction de). *La Médecine à Montpellier du XIIe au XXe siècle.* Paris, Éditions Hervas, 1990, 525 p.

Eastman, Charles W. *Intangible Cargo, an Overview of Medicine and Medical Practice in the Northern Colonies (1607-1776).* Thèse de maîtrise, University of New Hampshire, 1970, 141 p.

Even, Pascal. *L'assistance et la charité à La Rochelle sous l'Ancien Régime, XVIIe et XVIIIe siècles.* Thèse de doctorat en histoire. Université de Paris I, 1986, 763 p.

Fenn, Elizabeth A. *Pox Americana. The great smallpox epidemic of 1775-82.* New York, Hill and Wang, 2001, 370 p.

Féra, Marc. *Les Chirurgiens « navigans » du diocèse d'Auch au XVIIIe siècle.* Thèse de doctorat d'État en médecine, Université de Nantes, 1984, 272 p.

Ferland-Angers, Albertine. *Mère d'Youville. Première fondatrice canadienne.* Montréal, Librairie Beauchemin limitée, 1945, 385 p.

Fleetwood, John. *History of medicine in Ireland.* Dublin, Browne and Dolan, Limited, 1951, 386 p.

Fleurbec. *Plantes sauvages des villes et des champs.* Québec, Fleurbec et Éditeur officiel du Québec, 1978, 271 p.

Fleurbec. *Plantes sauvages des villes, des champs et en bordure des chemins.* Saint-Augustin, Fleurbec, 1983, 208 p.

Fontaine, Michel. *Histoire de la médecine à Rochefort de sa création (1666) à 1745.* Thèse de doctorat d'État en médecine, Université de Bordeaux II, 1985, 204 p.

Fortin, Daniel. *L'herbier médicinal. Album d'ethnobotanique québécoise.* Sillery, Québec Science, 1983, 118 p. (série « Nature »).

Fournier, Marcel (sous la direction de). *Combattre pour la France en Amérique. Les soldats de la guerre de Sept Ans en Nouvelle-France 1755-1760.* Montréal, Société généalogique canadienne-française, 2009, 626 p.

Fournier, Martin. *Jean Mauvide. De chirurgien à seigneur de l'île d'Orléans,* Sillery, éditions du Septentrion, 2004, 187 p.

Frexinos, Jacques. *Les Hôpitaux de Toulouse. Mille ans d'histoires.* Toulouse, Éditions Privat, 1999, 188 p.

Gagné, Lucien et Jean-Pierre Asselin. *Sainte-Anne de Beaupré. Trois cents ans de pèlerinage.* Sainte-Anne-de-Beaupré, Georges Bérubé, 1971, 88 p.

Gagnon, Hervé. *Soigner le corps et l'âme : les Hospitalières de Saint-Joseph et l'Hôtel-Dieu de Montréal, XVIIe-XXe siècles.* Sherbrooke, GGC Éditions, 2002, 97 p.

Garnot, Benoît. *Les villes en France aux XVIe, XVIIe et XVIIIe siècles.* Gap et Paris, Éditions Ophrys, 1989. 136 p. (coll. « Synthèse & Histoire »).

Gaubert, Joël. *Les Chirurgiens navigans de Marennes sous l'Ancien Régime.* Thèse de doctorat d'État en médecine, Université de Nantes, 1972, 113 p. (plus annexe).

Gauthier, Jean-Richard. *Michel Sarrazin. Un médecin du roi en Nouvelle-France.* Sillery, Les éditions du Septentrion, 2007, 124 p.

Gauvreau, Danielle. *Québec. Une ville et sa population au temps de la Nouvelle-France.* Sillery, Presses de l'Université du Québec, 1991, 232 p.

Gauvreau, Danielle. *Reproduction humaine et reproduction sociale : la ville de Québec pendant le Régime français.* Thèse de doctorat, Université de Montréal, 1986, 442 p.

Gelfand, Toby. *Professionalizing Modern Medicine. Paris Surgeons and Medical Science and Institutions in the 18th century.* Westport, Greenwood Press, 1980, 271 p. (coll. « Contributions in Medical History », n° 6).

Gélis, Jacques. *Accoucheur de campagne sous le Roi-Soleil. Le traité des accouchements de G. Mauquest de La Motte.* 2e éd. Paris, Éditions Imago, 1989, 150 p.

Gélis, Jacques. *La sage-femme ou le médecin. Une nouvelle conception de la vie.* Paris, Fayard, 1988, 560 p.

Gillett, M. C. *The Army Medical Department, 1775-1818.* Washington, The Office of Medical History, 1981. 287 p. (coll. « United States Army historical series ») ; disponible en ligne http://143.84.107.69/booksdocs/rev/gillett1/default.html.

Giraud, Marcel. *Histoire de la Louisiane française.* Tome III. *L'époque de John Law (1717-1720).* Paris, Presses universitaires de France, 1966, 420 p.

Giraud, Marcel. *Histoire de la Louisiane française,* tome IV : *La Louisiane après le système de Law (1721-1723),* Paris, Presses universitaires de France, 1974, 455 p.

Goubert, Jean-Pierre. *Malades et médecins en Bretagne. 1770-1790.* Rennes, Institut armoricain de recherches historiques, 1974, 508 p.

Goubert, Jean-Pierre. *Médecins d'hier, médecins d'aujourd'hui. Le cas du docteur Lavergne (1756-1831).* Paris, Éditions Publisud, 1992, 249 p.

Goulet, Denis, François Guérard, Rénald Lessard et André Paradis (sous la direction de Normand Séguin). *L'Institution médicale.* Sainte-Foy, Les Presses de l'Université Laval, 1998. 191 p. (coll. « Atlas historique du Québec »).

Goulet, Denis et André Paradis. *Trois siècles d'histoire médicale au Québec. Chronologie des institutions et des pratiques (1639-1939).* Montréal, VLB éditeur, 1992, 527 p.

Greer, Allan. *Habitants of the Lower Richelieu : rural society in three Quebec parishes, 1740-1840.* Thèse de doctorat en histoire, Université York (Toronto), 1980, 429 p.

Greer, Allan. *Mohawk Saint : Catherine Tekakwitha and the Jesuits.* New York, Oxford University Press, 2005, 249 p.

Grmek, Mirko D. (sous la direction de). *Histoire de la pensée médicale en Occident.* Tome 1 : *Antiquité et Moyen-Âge.* Paris, Éditions du Seuil, 1995, 382 p.

Grmek, Mirko D. (sous la direction de). *Histoire de la pensée médicale en Occident.* Tome 2 : *De la Renaissance aux Lumières.* Paris, Éditions du Seuil, 1997, 376 p.

Grolier, Roger. *Les Chirurgiens Navigants de Lorient et de Nantes au XVIIIe siècle. Propos Historiques autour de Quatre Fichiers.* Thèse de doctorat d'État en médecine, Université de Nantes, 1964, 80 p.

Guengant-Rabouin, Monique. *Les chirurgiens navigans de Bordeaux au XVIIIe siècle d'après les rôles d'équipage.* Thèse de doctorat d'État en médecine, Université de Nantes, 1981, 54 p. (plus annexe).

Guerra, Francisco. *American Medical Bibliography.* New York, Lathrop C. Harper Inc., 1962, 885 p.

Guillermand, Jean (sous la dir. de). *Histoire de la médecine aux armées.* Tome I : *De l'Antiquité à la Révolution.* Paris, Charles Lavauzelle, 1982, 513 p.

Guyot, Monsieur. *Répertoire universel et raisonné de jurisprudence civile, criminelle, canonique et bénéficiale.* Paris, Chez Panckoucke, 1776-1783, 64 vol.

Hamelin, Jean (sous la dir. de). *Histoire du Québec.* Saint-Hyacinthe, Edisem, 1977, 538 p. (coll. « Univers de la France et des pays francophones »).

Hardy, Jean-Pierre et David-Thiery Ruddel. *Les apprentis artisans à Québec 1660-1815.* Montréal, Presses de l'Université du Québec, 1977, 220 p. (coll. « Histoire des travailleurs québécois »).

Hare, John, Marc Lafrance et David-Thiery Ruddel. *Histoire de la ville de Québec, 1608-1871.* Montréal, Boréal et Musée canadien des civilisations, 1987, 399 p.

Harris, Richard Cole et Louise Dechêne. *Atlas historique du Canada. Des origines à nos jours.* Montréal, Les Presses de l'Université de Montréal, 1987, 198 p.

Harris, Richard Colebrook. *The Seigneurial System in Early Canada. A Geographical Study*. Québec, Les Presses de l'Université Laval, 1968, 247 p.

Heagerty, John J. *Four Centuries of Medical History in Canada*. Vol. 1. Toronto, The Macmillan Company of Canada Limited, 1928, 395 p.

Hébert, Léo-Paul, transcripteur. *Le troisième registre de Tadoussac Miscellaneorum Liber*. Montréal, Presses de l'Université du Québec, 1976, 340 p.

Héritier, Jean. *La sève de l'homme de l'Âge d'or de la saignée aux débuts de l'hématologie*. Paris, Denoël, 1987, 178 p.

Hecketsweiler, Philippe. *Histoire de la médecine, des malades, des médecins, des soins et de l'éthique biomédicale*. Paris, Ellipses Édition Marketing, 2010, 836 p.

Hildesheimer, Françoise. *Le bureau de la santé de Marseille sous l'Ancien Régime. Le renfermement de la contagion*. Marseille, Fédération historique de Provence, 1980, 256 p.

Hoad, Linda M. *La chirurgie et les chirurgiens de l'île Royale*. Ottawa, Parcs Canada, 1979, p. 237-403 (coll. « Histoire et archéologie », nº 6).

Imbert, Jean. *Le droit hospitalier de l'Ancien Régime*. Paris, Presses universitaires de France, 1993. 307 p. (coll. « Histoires »).

Imbert, Jean. *Histoire des hôpitaux en France*. Paris, Privat, 1982, 559 p.

Jaussaud, Philippe. *Pharmaciens au Muséum. Chimistes et naturalistes*. Paris, Éditions du Muséum national d'histoire naturelle, 1998. 259 p. (coll. « Archives »).

Johnston, A. J. B. *Religion in Life at Louisbourg, 1713-1758*. Kingston et Montréal, McGill-Queen's University Press, 1984, 223 p.

Jorland, Gérard. *Une société à soigner. Hygiène et salubrité publiques en France au XIXᵉ siècle*. [Paris], Nrf Éditions Gallimard, 2010, 361 p.

Julia, Dominique et Jacques Revel. *Les Universités européennes du XVIᵉ au XVIIIᵉ siècle : histoire sociale des populations étudiantes*. Paris, Éditions de l'École des hautes études en sciences sociales, 1986-1989, 2 vol.

Jumelais, Philippe. *Les Chirurgiens navigans de Bayonne au XVIIIᵉ siècle*. Thèse de doctorat d'État en médecine, Université de Nantes, 1974, 225 p.

Keating, Peter. *La Science du mal. L'institution de la psychiatrie au Québec 1800-1914*. Montréal, Boréal, 1993, 208 p.

Keating, Peter et Othmar Keel (sous la direction de). *Santé et société au Québec XIXᵉ-XXᵉ siècle*, Montréal, Boréal, 1995, 272 p.

Kipple, Kenneth F. *Plague, Pox & Pestilence. Disease in History*, New York, Barnes & Noble Books, 1997, 176 p.

Lachance, André. *La vie urbaine en Nouvelle-France*. Montréal, Boréal, 1987, 148 p.

Laforce, Hélène. *Histoire de la sage-femme dans la région de Québec*. Québec, Institut québécois de recherche sur la culture, 1985, 237 p.

Lahaise, Robert. *Les édifices conventuels du Vieux Montréal. Aspects ethno-historiques*. LaSalle, Hurtubise HMH, 1980, 597 p. (coll. « Les Cahiers du Québec », nº 50).

Lambert, Serge. *Entre la crainte et la compassion. Les pauvres à Québec au temps de la Nouvelle-France*. Québec, Les Éditions GID, 2001, 239 p.

Laqueuille, Jean-Louis. *Les Chirurgiens Navigans du Port de la Rochelle sous l'Ancien Régime*. Thèse de doctorat d'État en médecine, Université de Nantes, 1970, 130 p. (plus annexe).

Larocque, Robert. *Rencontre avec nos ancêtres. Ce que nous révèlent leurs ossements*. Montréal, Recherches amérindiennes au Québec, 1985, 64 p.

Le Bastard, Bruno. *Les chirurgiens navigans angevins*. Thèse de doctorat d'État en médecine, Université de Nantes, 1973, 230 p.

Le Bris, Ronan. *Les Chirurgiens navigans d'Aunis Saintonge et Angoumois au XVIIIᵉ siècle*. Thèse de doctorat d'État en médecine, Université de Nantes, 1981, 98 p.

Leblond, Sylvio. *Médecine et médecins d'autrefois. Pratiques traditionnelles et portraits québécois*. Québec, Presses de l'Université Laval, 1986, 258 p.

Lebrun, François. *Les hommes et la mort en Anjou aux XVIIᵉ et XVIIIᵉ siècles. Essai de démographie et de psychologie historiques*. Paris, Flammarion, 1975, 382 p. (coll. « Science/Flammarion »).

Lebrun, François. *Se soigner autrefois. Médecins, saints et sorciers aux 17ᵉ et 18ᵉ siècles*. Paris, Temps actuels, 1983, 206 p. (coll. « La passion de l'histoire »).

Lechrist, Jean. *Les chirurgiens de Tours au 17ᵉᵐᵉ siècle*. Thèse de doctorat d'État en médecine, Université François Rabelais (Tours, France), 1981, 149 p.

Léger, Robert (sous la direction de). *Le journal du Marquis de Montcalm*. Montréal, Michel Brûlé, 2007, 512 p.

Lehoux, Françoise. *Le cadre de vie des médecins parisiens aux XVIᵉ et XVIIᵉ siècles*. Paris, Éditions A. & J. Picard, 1976, 611 p.

Leistikow, Dankwart. *Ten Centuries of European Hospital Architecture. A Contribution of the History of Hospital Architecture*. Londres, C.H. Boehringer Sohn, 1967.

Lessard, Rénald. *Le mal de la baie Saint-Paul*. Québec, CELAT (Université Laval), 1989. 107 p. (coll. « Rapports et mémoires de recherche du CELAT »).

Lessard, Rénald. *Pratique et praticiens en contexte colonial : le corps médical canadien aux 17ᵉ et 18ᵉ siècles*. Thèse de doctorat en histoire, Université Laval, 1994, 795 p.

Lessard, Rénald. *Se soigner au Canada aux XVIIᵉ et XVIIIᵉ siècles*. Hull, Musée canadien des civilisations, 1989. 160 p. (coll. « Mercure »).

Lessard, Rénald. *Soins de santé au Canada aux XVIIᵉ et XVIIIᵉ siècles*. Hull, Musée canadien des civilisations, 1991, 62 p.

Lindemann, Mary. *Health & Healing in Eighteenth-Century Germany*. Baltimore, The Johns Hopkins Press, 1996, 506 p.

Lindemann, Mary. *Medicine and Society in Early Modern Europe*. Cambridge, Cambridge University Press, 2010. 300 p. (coll. New approaches to European history).

Liste des Missionnaires-Jésuites. Nouvelle-France et Louisiane. 1611-1800. Montréal, Collège Sainte-Marie, 1929, 98 p.

Loudon, Irvine. *Medical Care and the General Practitioner 1750-1850*. Oxford, Clarendon Press, 1986, 354 p.

Loux, Françoise. *Pierre-Martin de La Martinière. Un médecin au XVIIᵉ siècle*. Paris, Imago, 1988, 254 p.

Lunn, Alice Jean E. *Développement économique de la Nouvelle-France 1713-1760*. Montréal, Les Presses de l'Université de Montréal, 1986, 348 p. (coll. « Histoire économique et sociale du Québec »).

Lyons, Albert S. et R. Joseph Petrucelli. *Medicine. An Illustrated History*. New York, Harry N. Abrams Inc., 1987, 615 p. (réimpression de l'édition de 1978).

Marie-Ursule, sœur. *Civilisation traditionnelle des Lavalois*. Québec, Presses de l'Université Laval, 1951, 403 p.

Marie-Victorin, Frère. *Flore laurentienne*. 2ᵉ éd. Montréal, Presses de l'Université de Montréal, 1964, 925 p.

Mathieu, Jacques. *L'annedda. L'arbre de vie*. Québec, Les éditions du Septentrion, 2009. 187 p. (coll. « Les cahiers du Septentrion »).

Mathieu, Jacques. *La construction navale royale à Québec 1739-1759*. Québec, Société historique de Québec, 1971, 110 p. (coll. « Cahiers d'histoire », n° 23).

Mathieu, Jacques. *Le commerce entre la Nouvelle-France et les Antilles au XVIIIe siècle*. Montréal, Fides, 1981, 276 p.

Mathieu, Jacques en collaboration avec André Daviault. *Le premier livre de plantes du Canada. Les enfants des bois du Canada au Jardin du roi à Paris en 1635*. Sainte-Foy, Les Presses de l'Université Laval, 1998, 331 p.

Ménard, Christian. *Les Chirurgiens Navigans de Morlaix au XVIII siècle*. Thèse de doctorat d'État en médecine, Université de Nantes, 1972, 126 p.

Menardais, Dominique. *Les chirurgiens navigans d'Ille et Vilaine au XVIIIe siècle*. Thèse de doctorat d'État en médecine, Université de Nantes, 1977, 132 p.

Menguy-Berthelot, Geneviève. *3778 Chirurgiens navigans de Bordeaux au XVIIIe siècle*. Thèse de doctorat d'État en médecine, Université de Nantes, 1982, 52 p. (plus annexe de 260 pages).

Mondoux, Maria. *L'Hôtel-Dieu de Montréal. Premier hôpital de Montréal 1642-1942*. Montréal, s. éd., 1942, 417 p.

Norwood, William Frederick. *Medical education in the United States before the Civil War*. Philadelphie, University of Pennsylvania Press, 1944, 487 p.

Olivier, Eugène. *Médecine et santé dans le pays de Vaud au XVIIIe siècle 1675-1798*. Lausanne, Éditions La Concorde, 1939, 2 tomes.

O'Reilly, Helena, dite Saint-Félix. *Monseigneur de Saint-Vallier et l'Hôpital Général de Québec : histoire du monastère de Notre-Dame-des-Anges*. Québec, C. Darveau, 1882, 743 p.

Oury, dom Guy-Marie. *Marie de l'Incarnation (1599-1672)*. Québec et Sablé-sur-Sarthe, Les Presses de l'Université Laval et Abbaye Saint-Pierre de Solesmes, 1973, 607 p.

Paradis, André (sous la direction de). *Essais pour une pristoire de la psychiatrie au Canada (1800-1885)*. Trois-Rivières, Université du Québec à Trois-Rivières, Département de philosophie, 1977, 345 p. (coll. « Recherches et théories », n° 15).

Pauthier, Céline. *L'exercice illégal de la médecine (1673-1793) Entre défaut de droit et manière de soigner*. Paris, Glyphe & Biotem éditions, 2002, 672 p. (coll. « Histoire, médecine et société »).

Peterson, M. Jeanne. *The Medical Profession in Mid-victorian London*. Berkeley, University of California Press, 1978, 406 p.

Porter, Roy. *Disease, Medicine and Society in England 1550-1860*. London, Macmillan Education, 1987, 79 p. (coll. « Studies in Economic and Social History »).

Porter, Roy. *Health for sale. Quackery in England 1660-1850*. Manchester et New York, Manchester University Press, 1989, 280 p.

Porter, Roy. *Mind-Forg'd Manacles. A history of madness in England from the Restoration to the Regency*. Cambridge, Harvard University Press, 1987, 412 p.

Pouchelle, Marie-Christine. *Corps et chirurgie à l'apogée du Moyen Âge. Savoir et imaginaire du corps chez Henri de Mondeville, chirurgien de Philippe le Bel*. Paris, Flammarion, 1983. 389 p. (coll. « Nouvelle Bibliothèque scientifique »).

Poulin, Gonzalve. *L'assistance sociale dans la province de Québec 1608-1951*. Québec, Commission royale d'enquête sur les problèmes constitutionnels, 1955, 201 p.

Poulin, Joseph-Claude. *Les métiers à Québec, d'après le recensement de 1744*. Thèse de bachelier ès arts en histoire, Université Laval, 1965, 73 p.

Pozzo-Laurent, Jeannine. *Le réseau routier dans le gouvernement de Québec (1706-1760)*. Thèse de maître ès arts en histoire, Université Laval, 1981, 92 p.

Prigent, Alain. *L'Aspect Naval des Études Médicales Pratiques à Nantes aux XVIIe et XVIIIe siècles*. Thèse de doctorat d'État en médecine, Université de Nantes, 1966, 162 p. (plus annexe).

Proulx, Gilles. *La garnison de Québec de 1748 à 1759*. Ottawa, Service canadien des parcs, Lieux historiques nationaux, 1991, 54 p.

Proulx, Gilles. *Soldat à Québec. 1748-1759*. Ottawa, Direction des lieux et des parcs historiques nationaux, Parcs Canada, ministère des Affaires indiennes et du Nord, 1977, 187 p. (coll. « Travail inédit », n° 242).

Purvis, Thomas L. *Colonial America to 1763*. New York, Facts on File, 1999, 381 p. (coll. « Almanacs of American Life »).

Ramsey, Matthew. *Professional and popular medicine in France, 1770-1830. The social world of medical practice*. Cambridge, Cambridge University Press, 1988, 406 p.

Reymond, Carole. *Les Chirurgiens Navigans de la Marine Royale à Brest de 1663 à 1780*. Thèse de doctorat d'État en médecine, Université de Nantes, 1975, 158 p. (plus annexe).

Rheault, Marcel J. *La médecine en Nouvelle-France. Les chirurgiens de Montréal 1642-1760*, Sillery, éditions du Septentrion, 2004, 334 p.

Ribayrol, Jean-Claude. *Les chirurgiens navigans de la province du Maine au XVIIIe siècle*. Thèse de doctorat d'État en médecine, Université de Nantes, 1977, 171 p. (plus annexe).

Roberts, Kenneth Lewis, ed. *March to Quebec : Journals of the Members of Arnold's Expedition*. New York, Doubleday, Doran & Co., 1938, 657 p.

Roig, Patricia. *Les aspirants à la maîtrise en chirurgie des bourgs et villages dans la région bordelaise de 1744 à 1791*. Thèse de doctorat d'État en médecine, Université de Bordeaux II, 1984, 54 p. (plus annexe).

Roland, Charles G., comp. *Secondary sources in the history of Canadian medecine : a bibliography*. Waterloo, Wilfrid Laurier University Press et The Hannah Institute for the History of Medicine, 1984, 190 p.

Romieux, Yannick. *De la hune au mortier ou l'histoire des compagnies des Indes, leurs apothicaires et leurs remèdes*. Nantes, Éditions ACL, 1986, 440 p.

Rothstein, William G. *American Physicians in the Nineteenth Century*. Baltimore, The Johns Hopkins University Press, 1972, 362 p.

Rousseau, François. *La croix et le scalpel. Histoire des Augustines et de l'Hôtel-Dieu de Québec*. Tome I : *1639-1892*. Sillery, Septentrion, 1989, 454 p.

Rousseau, François. *L'Œuvre de chère en Nouvelle-France. Le régime des malades à l'Hôtel-Dieu de Québec*. Québec, Presses de l'Université Laval, 1983, 447 p. (coll. « Les Cahiers d'histoire de l'Université Laval »).

Rousteau, Frédéric. *Les chirurgiens navigans du Pays de Retz au XVIIe et XVIIIe siècle*. Thèse de doctorat d'État en médecine, Université de Nantes, 1985, 407 p.

Roy, Pierre-Georges. *À travers l'histoire de l'Hôtel-Dieu de Québec*. Lévis, s.é., 1939, 221 p.

Ruddel, David T. *Québec City 1765-1832. The evolution of a colonial town*. Hull, Musée canadien des civilisations, 1988, 291 p. (coll. « Mercure »).

Salone, Émile. *La colonisation de la Nouvelle-France*. Paris, E. Guilmoto, 1905, 505 p. (réédition en 1970 par le Boréal Express ltée).

Saucier, Roger. *L'hygiène à Québec sous le Régime français*. Québec, Thèse de licence ès lettres (histoire), Université Laval, 1958, 87 p.

Séguin, Robert-Lionel. *La civilisation traditionnelle de l'« habitant » aux 17e et 18e siècles*. 2e éd. Montréal, Fides, 1973, 701 p. (coll. « Fleur de lys »).

Séguin, Robert-Lionel. *La sorcellerie au Québec du XVIIe au XIXe siècle*. 2e éd. Montréal, Leméac, 1971. 245 p. (coll. « Connaissance »).

Shryock, Richard Harrison. *Medicine and Society in America : 1660-1860*. 4e éd. Ithaca, Cornell University Press, 1977, 182 p.

Les siècles d'or de la médecine. Padoue XVe-XVIIIe siècles. Catalogue d'une exposition tenue à Paris, au Jardin des plantes, du 24 au 18 décembre 1989. Milan, Electra, 1989, 243 p.

Sloan, A. W. *English Medicine in the Seventeenth Century*. Durham, Durham Academic Press, 1996, 215 p.

Smets, Irene. *Le Musée Memling-Hôpital Saint-Jean Bruges*. Gand-Amsterdam, Ludion, 2001, 86 p.

Sydenham, Diane Meredith. *Practitioner and patient : the practice of medicine in eighteenth-century South Carolina*. Thèse de doctorat, The Johns Hopkins University, 1979, 332 p.

Tanguay, Cyprien. *À travers les registres*. Montréal, Librairie Saint-Joseph, 1886, 276 p.

Tascon, Monique. *Notices sur les chirurgiens navigans de l'école de Rochefort au XVIIIe siècle*. Thèse de doctorat d'État en médecine, Université de Nantes, 1979, 247 p. (plus annexe).

Tésio, Stéphanie. *Histoire de la pharmacie en France et en Nouvelle-France au XVIIIe siècle*. Québec, Les Presses de l'Université Laval, 2009, 331 p.

Thillaud, Pierre L. *Les maladies et la médecine en Pays basque Nord à la fin de l'Ancien Régime (1690-1789)*. Genève, Librairie Droz, 1983, 232 p.

Thompson, John D. et Grace Goldin. *The Hospital : A Social and Architectural History*. New Haven and London, Yale University Press, 1975, 349 p.

Trudel, Marcel. *Initiation à la Nouvelle-France*. Montréal, Les éditions HRW ltée, 1971, 323 p.

Tunis, Barbara. *The Medical Profession in Lower Canada : Its Evolution as a Social Group, 1788-1838*. Thèse de B.A. with honours in history, Carleton University, 1979, 164 p.

Vachon, André, Victorin Chabot et André Desrosiers. *L'enracinement. Le Canada de 1700 à 1760*. Ottawa, Archives publiques du Canada, 1985, 312 p. (coll. « Les documents de notre histoire »).

Vallée, Arthur. *Un biologiste canadien. Michel Sarrazin. 1659-1735. Sa vie, ses travaux et son temps*. Québec, Ls-A. Proulx, 1927, 291 p.

Verney, Jack. *The Good Regiment. The Carignan-Salières Regiment in Canada 1665-1668*. Montréal, McGill-Queen's University Press, 1991, 222 p.

Vigroux, Jean-Marie. *Le XVIIIe siècle, époque clé de la chirurgie française*. Thèse de doctorat d'État en médecine, Université Paul Sabatier (Toulouse, France), 1985, 180 p.

Wilhelmy, Jean-Pierre. *Les mercenaires allemands au Québec du XVIIIe siècle et leur apport à la population*. Belœil, Maison des mots, 1984, 331 p.

4. *ARTICLES*

Benes, Peter. « Itinerant Physicians, Healers, and Surgeon-Dentists in New England and New York, 1720-1825 », dans Peter Benes, ed. *Medicine and Healing*. Boston, Boston University, 1992, p. 95-112. (coll. « Annual Proceedings of the Dublin Seminar for New England Folklife », vol. 15).

Bennett, Ethel M. G. « Hébert, Louis », dans *Dictionnaire biographique du Canada*. Vol. I : *De 1000 à 1700*. Québec, Presses de l'Université Laval, 1966, p. 377-379.

Bernier, Jacques. « Badelard, Philippe-Louis-François », dans *Dictionnaire biographique du Canada*. Vol. V : *De 1801 à 1820*. Québec, Presses de l'Université Laval, 1983, p. 51-52.

Bernier, Jacques. « Les causes de décès au Québec au XIXe siècle : le problème des sources », dans *Bulletin canadien d'histoire de la médecine*. Vol. 9, no 2 (1992), p. 241-253.

Bernier, Jacques. « Le corps médical québécois à la fin du XVIIIe siècle », dans Charles G. Roland, ed. *Health, Disease and Medicine Essays in Canadian History*. Toronto, The Hannah Institute for the History of Medicine, 1984, p. 36-64.

Bernier, Jacques. « La Place de L'Histoire de la Médicine (sic) », dans *SSC. Santé et société canadienne*. Vol. 1, no 1 (sans date mais de 1993), p. 19-49.

Bernier, Jacques. « Les bibliothèques médicales à Québec aux XVIIIe et XIXe siècles : l'exemple de la phtisie », dans *Bulletin canadien d'histoire de la médecine*. Vol. 23, no 2 (2006), p. 331-354.

Biraben, Jean-Noël. « Les causes populaires de décès des personnes âgées en France au XVIIIe siècle », dans *Historicka demografie*. no 14 (1990), p. 57-70.

Biraben, Jean-Noël, Jean-Pierre Gutton et François Lebrun. « L'homme devant la maladie et la mort », dans Jacques Dupâquier (sous la direction de). *Histoire de la population française*. Tome 2 : *De la Renaissance à 1789*. Paris, Presses universitaires de France, 1988, p. 243-291.

Blais, Marie-Céline. « Phlem (Flame, Flemme, Le Fène), dit Yvon, Yves », dans *Dictionnaire biographique du Canada*. Vol. III : *De 1741 à 1770*. Québec, Presses de l'Université Laval, 1974, p. 562-563.

Blake, John B. « The medical profession and public health in colonial Boston », dans *Bulletin of the history of medicine*. Vol. 26, no 3 (mai-juin 1952), p. 218-230.

Blake, John B. « Smallpox Inoculation in Colonial Boston », dans *Journal of the History of Medicine and Allied Sciences*. Vol. VIII (1953), p. 284-300.

Blanco, Richard L. « The Development of British Military Medicine, 1793-1814 », dans *Military Affairs*. Vol. XXXVIII, no 1 (février 1974), p. 4-10.

Boivin, Bernard. « La flore du Canada en 1708. Étude et publication d'un manuscrit de Michel Sarrasin et Sébastien Vaillant », dans *Études littéraires*. Vol. 10, nos 1-2 (1977), p. 223-297.

Boivin, Bernard. « Gaultier, Jean-François », dans *Dictionnaire biographique du Canada*. Vol. III : *De 1741 à 1770*. Québec, Presses de l'Université Laval, 1974, p. 731-737.

Bouchard, Gérard. « L'historiographie du Québec rural et la problématique nord-américaine avant la Révolution tranquille. Étude d'un refus », dans *Revue d'histoire de l'Amérique française*. Vol. 44, no 2 (automne 1990), p. 199-222.

Brock, Helen. « North America, a western outpost of European medicine », dans Andrew Cunningham et Roger French. *The medical enlightenment of the eighteenth century*. Cambridge, Cambridge University Press, 1990, p. 194-216.

Brockliss, Laurence William, « Organization, Training and the Medical Marketplace in the Eighteenth Century », dans Peter Elmer, edit., dans *The Healing Arts. Health, disease and society in Europe, 1500-1800*. Milton Keynes, The Open University, 2004, p. 344-381.

Brunton, Deborah. « Smallpox inoculation and demographic trends in eighteenth-century Scotland », dans *Medical History*. Vol. 36, no 4 (octobre 1992), p. 403-429.

Burrage, Michael. « The professions in sociology and history », dans Michael Burrage and Rolf Torstendahl. *Professions in theory and history*. Londres, SAGE Publications, 1990, p. 1-23.

Cadotte, Marcel et Rénald Lessard. « Rieutord, Jean-Baptiste », dans *Dictionnaire biographique du Canada*. Vol. V : *De 1801 à 1820*. Québec, Presses de l'Université Laval, 1983, p. 783-784.

Campeau, Lucien. « Un témoignage de 1651 sur la Nouvelle-France », dans *Revue d'histoire de l'Amérique française*. Vol. XXIII, n° 4 (mars 1970), p. 601-612.

Chabot, Marie-Emmanuel. « Guyart, Marie, dite de l'Incarnation », dans *Dictionnaire biographique du Canada*. Vol. I : *De 1000 à 1700*. Québec, Presses de l'Université Laval, 1966, p. 361-368.

Chapalain-Nougaret, Christine. « Nantes et la peste de Marseille : un exemple de protection sanitaire municipale sur les côtes du Ponant (1720-1723) », dans *Le corps et la santé. Actes du 110e congrès national des sociétés savantes, Section d'histoire moderne et contemporaine*. Tome I, Montpellier, ministère de l'Éducation nationale, Comité des travaux historiques et scientifiques, 198, p. 151-167.

Charbonneau, Hubert. « Les Varioleux de Saint-François-de-Sales en 1733 », dans *Mémoires de la Société généalogique canadienne-française*. Vol. 43, n° 4 (hiver 1992), p. 291-300.

Charlton, Miss. « Outlines of the history of medicine in Lower Canada », dans *Annals of medical History*. Vol. V, n° 2 (juin 1923), p. 150-174 ; Vol. V, n° 3 (septembre 1923), p. 263-278 ; Vol. VI, n° 2 (juin 1924), p. 222-235 ; Vol. VI, n° 3 (septembre 1924), p. 312-354.

Cherry, S. « The Role of a Provincial Hospital : The Norfolk and Norwich Hospital, 1771-1880 », dans *Population Studies*. Vol. 26, n° 2 (juillet 1972), p. 295-296.

Christianson, Eric H. « The emergence of medical communities in Massachusetts, 1700-1794 : the demographic factors », dans *Bulletin of the history of medicine*. Vol. 54, n° 1 (printemps 1980), p. 64-77.

Christianson, Eric H. « Medecine in New England », dans Ronald L. Numbers, ed. *Medicine in the New World. New Spain, New France, and New England*. Knoxville, The University of Tennessee Press, 1987, p. 101-153.

Christianson, Eric H. « The Medical Practioners of Massachusetts, 1630-1800 : Patterns of Change and Continuity » dans Philip Cash, Eric H. Christianson et J. Worth Estes, ed., *Medicine in Colonial Massachusetts, 1620-1820. A Conference Held 25-26 May 1978 by Colonial Society of Massachusetts*. Boston, The Colonial Society of Massachusetts, 1980, p. 49-67.

Cinq-Mars, Marcelle. « Représentations et stratégies sociales d'un marchand étranger à Québec : le journal de Johann Heinrich Juncken (septembre 1788-mai 1789) », dans *Revue d'histoire de l'Amérique française*, vol. 44, n° 4 (1991), p. 549-566.

Cooper, Donald B. et Kenneth F. Kiple. « Yellow Fever », dans Kenneth F. Kiple, ed. *The Cambridge World History of Human Disease*. Cambridge, Cambridge University Press, 1993, p. 1100-1107.

Crosby, Alfred W. « Smallpox », dans Kenneth F. Kiple, ed. *The Cambridge World History of Human Disease*. Cambridge, Cambridge University Press, 1993, p. 1008-1013.

Dalon, Pierre. « Aspects de la piété populaire en Quercy. Sources christianisées, saints guérisseurs, vierges miraculeuses, 2000 », dans *Le Portail Internet du Quercy*, http ://www.quercy.net/patrimoine/saints/index.html (consulté le 19 janvier 2012).

Dalon, Pierre. « Du Causse de Limogne au Quercy Blanc : sources miraculeuses et dévotion populaire », dans *Bulletin de la Société des études du Lot*, tome 98, 4e fasc., 1977.

Demesy-Maurent, Jeannine. « Un maître chirurgien dans la Haute-Provence drômoise à la veille de la Révolution », dans *Cahiers d'histoire* (Lyon). Vol. 33, n° 1 (1988), p. 43-70.

Desjardins, Édouard. « La médecine populaire au Canada français », dans *L'Union médicale du Canada*. Vol. 101, n° 8 (août 1972), p. 1595-1601.

Desloges, Yvon et Marc Lafrance. « Dynamique de croissance et société urbaine : Québec au XVIIIe siècle, 1690-1759 », dans *Histoire sociale*. Vol. XXI, n° 42 (novembre 1988), p. 251-267.

Desplat, Christian. « L'encadrement médical dans le ressort de l'intendance d'Auch et de Pau au XVIIIe siècle », dans *Annales du Midi*. Tome 100, n° 184 (octobre-décembre 1988), p. 459-475.

Didier, Chantal. « Aperçu sur les médecins et chirurgiens à Colmar au XVIIIe siècle », dans *Médecine et assistance en Alsace, XVIe-XXe siècle*. Strasbourg, Librairie Istra, 1976, p. 87-111.

Dirks, Robert. « Famine and Disease », dans Kenneth F. Kiple, ed. *The Cambridge World History of Human Disease*. Cambridge, Cambridge University Press, 1993, p. 157-163.

Douville, Raymond. « Arnoux, André », dans *Dictionnaire biographique du Canada*. Vol. III : *De 1741 à 1770*. Québec, Presses de l'Université Laval, 1974, p. 19-20.

Douville, Raymond. « Chirurgiens, barbiers-chirurgiens de la région trifluvienne sous le Régime français », dans *Les Cahiers des Dix*. Vol. 15. Montréal, s. éd., 1950, p. 81-128.

Drolet, Antonio. « La bibliothèque du Collège des Jésuites », dans *Revue d'histoire de l'Amérique française*. Vol. XIV, n° 4 (mars 1961), p. 487-544.

Drolet, Antonio. « Bonnemere, Florent », dans *Dictionnaire biographique du Canada*. Vol. I : *De 1000 à 1700*. Québec, Presses de l'Université Laval, 1966, p. 111-112.

Dubois, Colette. « Le quotidien d'une pharmacie hospitalière : la boutique de l'Hôtel-Dieu de Carpentras », dans *Herbes, drogues et épices en Méditerranée. Histoire, anthropologie, économie du Moyen Âge à nos jours. Actes de la Table ronde de l'Institut de recherches méditerranéennes et de la Chambre de commerce et d'industrie de Marseille*. Paris, Éditions du Centre national de la recherche scientifique, 1990, p. 79-114 (réimpression de l'édition de 1988).

Ducharme, Jacques. « Les revenus des Hospitalières de Montréal au XVIIIe siècle », dans Michel Allard, Robert Lahaise, Édouard Desjardins et autres. *L'Hôtel-Dieu de Montréal (1642-1973)*. Montréal, Hurtubise HMH, 1973, p. 209-244 (coll. « Les Cahiers du Québec », n° 13).

Eccles, William John. « Buade de Frontenac et de Palluau, Louis de », dans *Dictionnaire biographique du Canada*. Vol. I : *De 1000 à 1700*. Québec, Presses de l'Université Laval, 1966, p. 137-146.

Eccles, William John. « Les forces armées françaises en Amérique du Nord pendant la guerre de Sept Ans », dans *Dictionnaire biographique du Canada*. Vol. III : *De 1741 à 1770*. Québec, Presses de l'Université Laval, 1974, p. XV-XXIV.

Emch-Dériaz, Antoinette. « L'inoculation justifiée… vraiment ? », dans *Bulletin canadien d'histoire de la médecine*. Vol. 2, n° 2 (hiver 1985), p. 237-263.

Estes, J. Worth. « Dropsy », dans Kenneth F. Kiple, ed. *The Cambridge World History of Human Disease*. Cambridge, Cambridge University Press, 1993, p. 689-696.

Estes, J. Worth. « Therapeutic Practice in Colonial New England », dans Philip Cash, Eric H. Christianson et J. Worth Estes, ed., *Medicine in Colonial Massachusetts, 1620-1820. A Conference Held 25-26 May 1978 by Colonial Society of Massachusetts*. Boston, The Colonial Society of Massachusetts, 1980, p. 289-383.

Fauteux, Aegidius. « Le chirurgien Blin », dans *Bulletin des recherches historiques*. Vol. XXXIII (1927), p. 221.

Fillon, Anne. « Les notaires royaux, auxiliaires de l'histoire ? », dans *Annales de Bretagne et des pays de l'Ouest*. Vol. 96, n° 1 (1989), p. 3-13.

Fortin-Morisset, Catherine. « Gosselin, Jean-Baptiste », dans *Dictionnaire biographique du Canada*. Vol. III : *De 1741 à 1770*. Québec, Presses de l'Université Laval, 1974, p. 282-283.

Fortin-Morisset, Catherine. « Jérémie, dit Lamontagne, Catherine », dans *Dictionnaire biographique du Canada*. Vol. III : *De 1741 à 1770*. Québec, Presses de l'Université Laval, 1974, p. 338-339.

Fortin-Morisset, Catherine. « La Croix, Hubert-Joseph », dans *Dictionnaire biographique du Canada*. Vol. III : *De 1741 à 1770*. Québec, Presses de l'Université Laval, 1974, p. 359-360.

Fraysse, Agnès. « Médecins et thérapeutiques dans le diocèse de Toulouse (1770-1790) », dans *Annales du Midi*. Tome 100, n° 184 (octobre-décembre 1988), p. 477-488.

Fréchette, Denis. « Les médicaments au début du XIXe siècle », dans *Les Cahiers nicolétains*. Vol. 3, n° 2 (juin 1981), p. 53-58.

Frégault, Guy. « L'Église et la société canadienne », dans Guy Frégault. *Le XVIIIe siècle canadien. Études*. Montréal, Éditions HMH, 1968, p. 86-158 (coll. « Constantes », n° 16).

Frégault, Guy. « Politique et politiciens », dans Guy Frégault. *Le XVIIIe siècle canadien. Études*. Montréal, Éditions HMH, 1968, p. 159-241 (coll. « Constantes », n° 16).

Gelfand, Toby. « Deux cultures, une profession : les chirurgiens français au XVIIIe siècle », dans *Revue d'histoire moderne et contemporaine*. Vol. XXVII (juillet-septembre 1980), p. 468-484.

Gelfand, Toby. « Medicine in New France », dans Ronald L. Numbers, ed. *Medicine in the New World. New Spain, New France, and New England*. Knoxville, The University of Tennessee Press, 1987, p. 64-100.

Gelfand, Toby. « A "Monarchical Profession" in the Old Regime : Surgeons, Ordinary Practitioners, and Medical Professionalization in Eighteenth-Century France », dans Gerald L. Geison, ed. *Professions and the French State, 1700-1900*. Philadelphie, University of Pennsylvania Press, 1984, p. 149-180.

Gelfand, Toby. « Who Practised Medicine in New France ? : A Collective Portrait », dans Charles G. Roland, ed. *Health, Disease and Medicine Essays in Canadian History*. Toronto, The Hannah Institute for the History of Medicine, 1984, p. 16-35.

Gélis, Jacques. « La pratique obstétricale dans la France moderne : les carnets du chirurgien-accoucheur Pierre Robin (1770-1797) », dans *Annales de Bretagne et des pays de l'Ouest*. Vol. 86, n° 3 (1979), p. 191-210.

Gentilini, Marc et Jean-Pierre Nozais. « Expansion coloniale et santé », dans Pierre Pluchon, dir. *Histoire des médecins et pharmaciens de marine et des colonies*. Toulouse, Bibliothèque historique Privat, 1985, p. 45-65.

Goldin, Grace. « A Walk Through a Ward of the Eighteenth Century », dans *Journal of the History of Medicine and Allied Sciences*. 1967, p. 121-139.

Goler, Robert I. « A Household and its Doctor : A Case Study of Medical Account Books in Colonial America », dans Peter Benes, ed. *Medicine and Healing*. Boston, Boston University, 1992, p. 66-81 (coll. « Annual Proceedings of the Dublin Seminar for New England Folklife », vol. 15).

Goubert, Jean-Pierre. « 1770-1830 : La première croisade médicale », dans *Historical Reflections/Réflexions historiques*. Vol. 9, nos 1 et 2 (printemps et été 1982), p. 3-13.

Goubert, Jean-Pierre. « Épidémies, médecine et État en France à la fin de l'Ancien Régime », dans Neithard Bulst et Robert Delort, dir. *Maladies et société (XIIe-XVIIIe siècles. Actes du colloque de Bielefeld, novembre 1986*. Paris, Éditions du Centre national de la recherche scientifique, 1989, p. 393-401.

Goubert, Jean-Pierre. « The extent of medical practice in France around 1780 », dans *Journal of Social History*. Vol. 10, n° 4 (juin 1977), p. 410-427.

Goubert, Jean-Pierre. « L'art de guérir. Médecins et charlatans à la fin du XVIIIe siècle », dans *Annales. Économies. Sociétés. Civilisations*. Vol. 32, n° 5 (septembre-octobre 1977), p. 908-926.

Goubert, Jean-Pierre. « La réputation du médecin : corps médical et subdélégués dans la France prérévolutionnaire », dans *Bulletin canadien d'histoire de la médecine*. Vol. 4, n° 1 (été 1987), p. 25-31.

Goubert, Jean-Pierre. « Réseau médical et médicalisation en France à la fin du XVIIIe siècle », dans *Annales de Bretagne et des pays de l'Ouest*. Vol. 86, n° 3 (1979), p. 221-229.

Goubert, Jean-Pierre. « Twenty Years On : Problems of Historical Methodology in the History of Health », dans Roy Porter et Andrew Wear. *Problems and methods in the history of medicine*. London, Croom Helm, 1987, p. 40-56.

Goubert, Jean-Pierre et Bernard Lepetit. « Les niveaux de médicalisation des villes françaises à la fin de l'Ancien Régime », dans *Historical Reflections/Réflexions historiques*. Vol. 9, nos 1 et 2 (printemps et été 1982), p. 45-67.

Gowans, Alan. « Pelletier, Didace », dans *Dictionnaire biographique du Canada*. Vol. I : *De 1000 à 1700*. Québec, Presses de l'Université Laval, 1966, p. 548-549.

Granshaw, Lindsay. « The rise of the modern hospital in Britain », dans Andrew Wear. *Medicine in Society. Historical essays*. Cambridge, Cambridge University Press, 1992, p. 197-218.

Grenier, Guy et Marie-Josée Fleury. « La médecine et la santé au Canada français : un bilan historiographique (1987-2000) », dans *Scientia Canadensis : Canadian Journal of the History of Science, Technology and Medicine/Scientia Canadensis : revue canadienne d'histoire des sciences, des techniques et de la médecine*. Vol. 26, 2002, p. 29-58.

Gutton, Jean-Pierre. « La mise en place du personnel soignant dans les hôpitaux français (XVIe-XVIIIe siècles) », dans *Société française d'histoire des hôpitaux. Bulletin*. n° 54 (1987), p. 11-19.

Hamilton, Bernice. « The Medical Profession in the Eighteenth Century », dans *The Economic History Review*. 2e série. Vol. IV, n° 2 (1951), p. 141-169.

Harden, Victoria A. « Typhus, Epidemic », dans Kenneth F. Kiple, ed. *The Cambridge World History of Human Disease*. Cambridge, Cambridge University Press, 1993, p. 1080-1084.

Hardy, Anne. « Scarlet Fever », dans Kenneth F. Kiple, ed. *The Cambridge World History of Human Disease*. Cambridge, Cambridge University Press, 1993, p. 990-992.

Housset, Jean. « Les hôpitaux de Rennes jusqu'à la Révolution », dans Jean Pecker, Jean-Loup Avril et Jean Faivre » (sous la direction de). *La Santé en Bretagne*. Paris, Éditions Hervas, 1992, p. 87-104.

Heller, Robert. « "Priest-Doctors" as a Rural Health Service in the Age of Enlightment », dans *Medical History*. Vol. 20, n° 4 (octobre 1976), p. 361-383.

Herault, Pascal. « Soigner en Montmorillonnais au début du XVIIIe siècle », dans *Annales de Bretagne et des pays de l'Ouest (Anjou, Maine, Touraine)*. Vol. 100, n° 1 (1993), p. 61-120.

Hudson, Robert P. « Concepts of Disease in the West », dans Kenneth F. Kiple, ed. *The Cambridge World History of Human Disease*. Cambridge, Cambridge University Press, 1993, p. 45-52.

Imhof, Arthur E. et Bengt J. Lindskorg. « Les causes de mortalité en Suède et en Finlande entre 1749 et 1773 », dans *Annales. Économies. Sociétés. Civilisations*. Vol. 29, n° 4 (juillet-août 1974), p. 915-933.

Innes, Frank C. « Disease Ecologies of North America », dans Kenneth F. Kiple, ed. *The Cambridge World History of Human Disease*. Cambridge, Cambridge University Press, 1993, p. 519-535.

Janson, Gilles. « Blake, Charles », dans *Dictionnaire biographique du Canada*. Vol. V : *De 1801 à 1820*. Québec, Presses de l'Université Laval, 1983, p. 97-98.

Janson, Gilles. « Compain, Pierre-Joseph », dans *Dictionnaire biographique du Canada*. Vol. V : *De 1801 à 1820*. Québec, Presses de l'Université Laval, 1983, p. 221-222.

Janson, Gilles, « Feltz, Charles-Elemy-Joseph-Alexandre-Ferdinand », dans *Dictionnaire biographique du Canada*. Vol. IV : *De 1771 à 1800*. Québec, Presses de l'Université Laval, 1980, p. 285-287.

Janson, Gilles. « Fisher, James », dans *Dictionnaire biographique du Canada*. Vol. VI : *De 1821 à 1835*. Québec, Presses de l'Université Laval, 1987, p. 283-284.

Janson, Gilles. « Joseph Benoît, chirurgien à l'Hôtel-Dieu (1711-1742) », dans Michel Allard, Robert Lahaise, Édouard Desjardins et autres. *L'Hôtel-Dieu de Montréal (1642-1973)*. Montréal, Hurtubise HMH, 1973, p. 153-182 (coll. « Les Cahiers du Québec », n° 13).

Janson, Gilles. « Loedel, Henry Nicholas Christopher », dans *Dictionnaire biographique du Canada*. Vol. VI : *De 1821 à 1835*. Québec, Presses de l'Université Laval, 1987, p. 442-443.

Janson, Gilles, Lise Lapointe-Manseau et Édouard Desjardins. « Les médecins militaires au Canada : 1. André Arnoux », dans *L'Union médicale du Canada*. Tome 103 (février 1974), p. 304-311.

Janson, Gilles, Lise Lapointe et Édouard Desjardins. « Les médecins militaires au Canada : Charles-Elemy-Joseph-Alexandre-Ferdinand Feltz », dans *L'Union médicale du Canada*. Tome 104 (août 1975), p. 1260-1273.

Jetté, René. « La stratification sociale : une direction de recherche », dans *Revue d'histoire de l'Amérique française*. Vol. 26, n° 1 (juin 1972), p. 33-52.

Johnston, William D. « Tuberculosis », dans Kenneth F. Kiple, ed. *The Cambridge World History of Human Disease*. Cambridge, Cambridge University Press, 1993, p. 1059-1068.

Jütte, Robert. « A seventeenth-century german barber-surgeon and his patients », dans *Medical History*. Vol. 33, n° 2 (avril 1989), p. 184-198.

Kampmeier, R. H. « Varicella Zoster », dans Kenneth F. Kiple, ed. *The Cambridge World History of Human Disease*. Cambridge, Cambridge University Press, 1993, p. 1092-1094.

Kernéis, Jean-Pierre. « Les "chirurgiens-navigans" d'Armorique au XVIIIe siècle », dans Jean Pecker, Jean-Loup Avril et Jean Faivre (sous la direction de). *La Santé en Bretagne*. Paris, Éditions Hervas, 1992, p. 313-317.

Kernéis, Jean-Pierre. « L'enseignement médical nantais sous l'Ancien Régime », dans Jean Pecker, Jean-Loup Avril et Jean Faivre » (sous la direction de). *La Santé en Bretagne*. Paris, Éditions Hervas, 1992, p. 207-219.

Kilpatrick, Robert. « "Living in the light" dispensaries, philanthropy and medical reform in late-eighteenth-century London », dans Andrew Cunningham et Roger French. *The medical enlightenment of the eighteenth century*. Cambridge, Cambridge University Press, 1990, p. 254-280.

Kim-Farley. Robert J. « Measles », dans Kenneth F. Kiple, ed. *The Cambridge World History of Human Disease*. Cambridge, Cambridge University Press, 1993, p. 871-875.

Kiple, Kenneth F. « Syphilis, Nonvenereal », dans Kenneth F. Kiple, ed. *The Cambridge World History of Human Disease*. Cambridge, Cambridge University Press, 1993, p. 1033-1035.

Kopperman, Paul E. « Medical Services in the British Army », dans *Journal of the History of Medicine and allied Sciences*. Vol. XXXIV, n° 4 (octobre 1979), p. 428-455.

Lachance, André. « Le Bureau des Pauvres de Montréal, 1698-1699 : contribution à l'étude de la société montréalaise de la fin du XVIIe siècle », dans *Histoire sociale*. Vol. 1, n° 4 (novembre 1969), p. 99-110.

Laforce, Hélène. « L'univers de la sage-femme aux XVIIe et XVIIIe siècles », dans *Cap-aux-Diamants*. Vol. 1, n° 3 (automne 1985), p. 3-6.

Laforce, Hélène et Rénald Lessard. « Une césarienne en 1760 », dans *Cap-aux-Diamants*. Vol. 1, n° 3 (automne 1985), p. 41-42.

Laget, Mireille. « La césarienne ou la tentation de l'impossible, XVIIe et XVIIIe siècle », dans *Annales de Bretagne et des pays de l'Ouest*. Vol. 86, n° 3 (1979), p. 177-189.

Lahaise, Robert. « L'Hôtel-Dieu du Vieux-Montréal », dans Michel Allard, Robert Lahaise, Édouard Desjardins et autres. *L'Hôtel-Dieu de Montréal (1642-1973)*. Montréal, Hurtubise HMH, 1973, p. 11-56 (coll. « Les Cahiers du Québec », n° 13).

Lalou, Richard et Mario Boleda. « Une source en friche : les dénombrements sous le Régime français », dans *Revue d'histoire de l'Amérique française*. Vol. 42, n° 1 (été 1988), p. 47-71.

Lambert, James H. « Montmollin, David-François de », dans *Dictionnaire biographique du Canada*. Vol. V : *De 1801 à 1820*. Québec, Presses de l'Université Laval, 1983, p. 661-663.

Landry, Yves. « Mortalité, nuptialité et canadianisation des troupes françaises de la guerre de Sept Ans », dans *Histoire sociale/Social History*. Vol. 12, n° 24 (novembre 1979), p. 298-315.

Landry, Yves et Rénald Lessard. « Les causes de décès aux 17e et 18e siècles d'après les registres paroissiaux québécois ». Texte présenté à la Conference on the History of Registration of Causes of Death, Indiana University, Bloomington, Indiana, 11-14 novembre 1993. 17 p.

Landry, Yves et Rénald Lessard. « Causes of Death in 17th and 18th Century Québec as Recorded in the Parish Registers ». Texte présenté à la Conference on the History of Registration of Causes of Death, Indiana University, Bloomington, Indiana, 11-14 novembre 1993. 22 p.

Lane, Joan. « The medical practitioners of provincial England », dans *Medical History*. Vol. 28 (1984), p. 353-371.

Lane, Joan et Anne Tarver. « Henry Fogg (1707-1750) and his patients : the practice of an eighteenth-century Staffordshire apothecary », dans *Medical History*. Vol. 37 (avril 1993), p. 187-196.

Lapointe, Lise, Gilles Janson et Édouard Desjardins. « Les médecins militaires au Canada : Charles Alavoine (1695-1764) », dans *L'Union médicale du Canada*. Tome 103 (octobre 1974), p. 1690-1705.

Larocque, Robert. « La mortalité en bas âge dans la ville de Québec, XVIIe-XIXe siècles », dans *Bulletin de la Société canadienne d'histoire de la médecine*. Volume 16, n° 2 (1999), p. 341-361.

Lavallée, Louis. « Les archives notariales et l'histoire sociale de la Nouvelle-France », dans *Revue d'histoire de l'Amérique française*. Vol. 28, n° 3 (décembre 1974), p. 385-403.

Lebrun, François. « Les médecines non rationnelles, sorciers et saints guérisseurs », dans Jean Pecker, Jean-Loup Avril et Jean Faivre » (sous la direction de). *La Santé en Bretagne*. Paris, Éditions Hervas, 1992, p. 56-66.

Lemay, Edna Hindie. « Thomas Hérier, a country surgeon outside Angoulême at the end of the XVIIIth century: a contribution to social history », dans *Journal of social history*. Vol. 10, n° 4 (juin 1977), p. 524-537.

Lessard, Rénald. « Le Bureau des Pauvres de Sainte-Famille, île d'Orléans (1698-1700) », dans *Cap-aux-Diamants*. Vol. 3, n° 3 (automne 1987), p. 65.

Lessard, Rénald. « Un chirurgien québécois du XVIIIe siècle », dans *Cap-aux-Diamants*. Vol. 1, n° 1 (printemps 1985), p. 41-42.

Lessard, Rénald. « Les compagnies franches de la Marine au Canada et à l'île Royale (1750-1760) », dans Marcel Fournier (sous la direction de). *Combattre pour la France en Amérique. Les soldats de la guerre de Sept Ans en Nouvelle-France 1755-1760*. Montréal, Société généalogique canadienne-française, 2009, p. 105-128.

Lessard, Rénald. « Un emprunt éphémère : le Dispensaire de Québec, 1818-1820 », dans *Cap-aux-Diamants*. Vol. 4, n° 3 (automne 1988), p. 56.

Lessard, Rénald. « De France à Nouvelle-France : la pratique médicale canadienne aux XVIIe et XVIIIe siècles », dans *Annales de Bretagne et des pays de l'Ouest*. Vol. 95, n° 4 (1988), p. 421-433.

Lessard, Rénald. « L'épidémie de variole de 1702-1703 », dans *Cap-aux-Diamants*, n° 42 (été 1995), p. 51.

Lessard, Rénald. « Jean Mauvide (1701-1782) chirurgien, marchand et seigneur », dans *Cap-aux-Diamants*. Vol. 5, n° 1 (printemps 1989), p. 63.

Lessard, Rénald. « Koenig (Konig, Von König), Edmond-Victor de », dans *Dictionnaire biographique du Canada*. Vol. VI : *De 1821 à 1835*. Québec, Presses de l'Université Laval, 1987, p. 46-47.

Lessard, Rénald. « Le livre médical au sein du corps de santé canadien aux 17e et 18e siècles », dans *Bulletin de la Société canadienne d'histoire de la médecine*. Vol. 12, n° 2 (1995), p. 215-240.

Lessard, Rénald. « Le mal de la Baie-Saint-Paul : sa nature, son importance », dans *Saguenayensia*. Vol. 26, n° 2 (avril-juin 1984), p. 68-75.

Lessard, Rénald. « Aux XVIIe et XVIIIe siècles. L'exportation de plantes médicinales canadiennes en Europe », dans *Cap-aux-Diamants*, n° 46 (été 1996), p. 20-24.

Lessard, Rénald. « Perrault, Charles-Norbert », dans *Dictionnaire biographique du Canada*. Vol. VI : *De 1821 à 1835*. Québec, Presses de l'Université Laval, 1987, p. 635-637.

Lessard, Rénald. « Les premiers bains publics de Québec 1817-1823 », dans *Cap-aux-Diamants*. Vol. 1, n° 2 (été 1985), p. 43-44.

Lessard, Rénald. « Le secret de la bière d'épinette (Henry Taylor et la fabrication de l'essence d'épinette) », dans *Cap-aux-Diamants*. Vol. 2, n° 4 (hiver 1987), p. 45.

Lessard, Rénald. « Selby, George », dans *Dictionnaire biographique du Canada*. Vol. VI : *De 1821 à 1835*. Québec, Presses de l'Université Laval, 1987, p. 771-773.

Lessard, Rénald. « Serres, Alexandre », dans *Dictionnaire biographique du Canada*. Vol. V : *De 1801 à 1820*. Québec, Presses de l'Université Laval, 1983, p. 826-827.

Lessard, Rénald. « Suzor (Suzor de Bièvre), François-Michel », dans *Dictionnaire biographique du Canada*. Vol. V : *De 1801 à 1820*. Québec, Presses de l'Université Laval, 1983, p. 867-868.

Lessard, Rénald et Marcel Cadotte. « Rieutord, Jean-Baptiste », dans *Dictionnaire biographique du Canada*. Vol. V : *De 1801 à 1820*. Québec, Presses de l'Université Laval, 1983, p. 783-784.

Lessard, Rénald et Stéphanie Tésio. « Les enquêtes des coroners du district de Québec, 1765-1930 : une source en histoire médicale et sociale canadienne », *Bulletin canadien d'histoire de la médecine*. Vol. 25, n° 2 (2008), p. 433-460.

Lessard, Rénald et Yves Landry. « Les causes de décès aux XVIIe et XVIIIe siècles d'après les registres paroissiaux », dans *Revue d'histoire de l'Amérique française*. Vol. 48, n° 4 (printemps 1995), p. 509-526.

Lessard, Rénald et Yves Landry. « Causes of Death in Seventeenth and Eighteenth-Century as Recorded in the Parish Registers », dans *Historical Methods*. Vol. 29, n° 2 (printemps 1996), p. 49-57.

Litalien, Raymonde. « Les botanistes français en Nouvelle-France », dans *Rochefort et la mer*. Tome 5 : *Grands voyages de découverte XVIIe-XIXe siècle. Botanistes et naturalistes*. Jonzac, Université francophone d'été Saintonge-Québec, Centre d'études et de recherches sur les migrations atlantiques (Rochefort), 1989, p. 9-21.

Loudon, Irvine. « Medical practitioners 1750-1850 and the period of medical reform in Britain », dans Andrew Wear. *Medicine in Society. Historical essays*. Cambridge, Cambridge University Press, 1992, p. 219-247.

Loudon, Irvine. « The Nature of provincial medical Practice in eighteenth-century England », dans *Medical History*. Vol. 29, n° 1 (janvier 1985), p. 1-32.

MacKellar, F. Landis. « Early Mortality Data : Sources and Difficulties of Interpretation », dans Kenneth F. Kiple, ed. *The Cambridge World History of Human Disease*. Cambridge, Cambridge University Press, 1993, p. 209-213.

Martin, Denis. « Une iconographie hospitalière en Nouvelle-France : étude de quelques tableaux anciens », dans John Porter, dir. *Questions d'art québécois*. Cahiers du CELAT, n° 6 (février 1987), p. 43-64.

Massicotte, É.-Z. « Le Châtiment d'un chansonnier à Montréal au 18e siècle », dans *Bulletin des recherches historiques*. Vol. XXII (1916), p. 46-49.

Massicotte, É.-Z. « Les chirurgiens, médecins, etc., etc., de Montréal, sous le Régime français », dans *Rapport de l'archiviste de la province de Québec pour 1922-1923*. Québec, Ls-A. Proulx, 1923, p. 131-155.

Massicotte, É.-Z. « Inventaire des documents et des imprimés concernant la communauté des Frères Charon et l'Hôpital Général de Montréal sous le Régime français, par É.-Z. Massicotte, archiviste en chef du Palais de justice de Montréal », dans *Rapport de l'archiviste de la province de Québec pour 1923-1924*. Québec, Ls-A. Proulx, 1924, p. 163-201.

Masson, Philippe. « Expansion maritime et santé », dans Pierre Pluchon, dir. *Histoire des médecins et pharmaciens de marine et des colonies*. Toulouse, Bibliothèque historique Privat, 1985, p. 15-43.

Mathieu, Jacques et Lina Gouger. « Transferts de population », dans *Annales de Bretagne et des pays de l'Ouest*. Vol. 95, n° 4 (1988), p. 337-345.

Mathieu, Jacques (avec la collaboration d'Alain Laberge). « À l'époque de la Nouvelle-France », dans Jacques Mathieu et Eugen Kedl, *Les Plaines d'Abraham. Le culte de l'idéal*. Sillery, Septentrion, 1993, p. 35-74.

Mc Keown, Thomas et R. G. Brown. « Medical Evidence related to English Population Changes in the Eighteenth Century », dans *Population Studies*. Vol. IX, n° 2 (novembre 1955), p. 119-141.

McLean Ward, Barbara. « Medicine and Disease in the Diary of Benjamin Walker, Shopkeeper of Boston », dans Peter Benes, ed. *Medicine and Healing*. Boston, Boston University, 1992, p. 44-54 (coll. « Annual Proceedings of the Dublin Seminar for New England Folklife », vol. 15).

Meyer, Jean. « L'enquête de l'Académie de médecine sur les épidémies (1774-1794) », dans *Études rurales.* n° 34 (1969), p. 7-69.

Moogk, Peter N. « Lajus, Jordain », dans *Dictionnaire biographique du Canada.* Vol. III : *De 1741 à 1770.* Québec, Presses de l'Université Laval, 1974, p. 371-372.

Moogk, Peter N. « Rank in New France : Reconstructing a Society from Notarial Documents », dans *Histoire sociale/Social History.* Vol. 8, n° 15 (mai 1975), p. 34-53.

Nadeau, Gabriel. « Bonamour, Jean de », dans *Dictionnaire biographique du Canada.* Vol. I : *De 1000 à 1700.* Québec, Presses de l'Université Laval, 1966, p. 110.

Nadeau, Gabriel. « Gendron, François », dans *Dictionnaire biographique du Canada.* Vol. I : *De 1000 à 1700.* Québec, Presses de l'Université Laval, 1966, p. 336-337.

Nadeau, Gabriel. « Le dernier chirurgien du roi à Québec. Antoine Briault 1742-1760 », dans *L'Union médicale du Canada.* Vol. 80 (juin 1951), p. 705-726 ; Vol. 80 (juillet 1951). p. 855-861 ; Vol. 80 (août 1951), p. 991-998 ; Vol. 80 (septembre 1951), p. 1106-1116 ; Vol. 81 (janvier 1952), p. 51-63 ; Vol. 81 (février 1952), p. 192-200 ; Vol. 81 (avril 1952), p. 439-443 ; Vol. 81 (mai 1952), p. 580-588.

Nadeau, Gabriel. « Pinard, Louis », dans *Dictionnaire biographique du Canada.* Vol. I : *De 1000 à 1700.* Québec, Presses de l'Université Laval, 1966, p. 563.

O'Conner, Stella, « The Charity Hospital of Louisiana at New Orleans : An administrative and financial history, 1736-1941 », dans *The Louisiana Historical Quarterly*, vol. 31, n° 1 (janvier 1948), p. 5-109.

Nadeau, Jacques. « La médecine populaire dans quatre paroisses du comté de Bellechasse », dans Séguin, Robert-Lionel, dir. *Revue d'ethnologie du Québec.* Vol. 2, n° 1. Montréal, Leméac, 1976, p. 51-67.

Pecker, Jean et Joseph Pennec, « L'enseignement et l'exercice de la médecine et de la chirurgie à Rennes sous l'Ancien Régime », dans Jean Pecker, Jean-Loup Avril et Jean Faivre » (sous la direction de). *La Santé en Bretagne.* Paris, Éditions Hervas, 1992, p. 220-228.

Peter, Jean-Pierre. « Les mots et les objets de la maladie », dans *Revue historique.* Vol. 246 (1971), p. 13-38.

Peter, Jean-Pierre. « Trois "propos sur la douleur". Observations sur les attitudes de la médecine prémoderne envers la douleur », dans Jean-Pierre Peter, dir. *De la douleur.* Paris, Quai Voltaire/Histoire, La Cité des sciences et de l'industrie, 1993, p. 7-66.

Pluchon, Pierre. « La Santé dans les colonies de l'Ancien Régime », dans Pierre Pluchon, dir. *Histoire des médecins et pharmaciens de marine et des colonies.* Toulouse, Bibliothèque historique Privat, 1985, p. 69-129.

Poitrineau, Abel. « De la Haute-Auvergne au Bas-Canada. Contrats de mariage dans une société migrante et dans une société "enracinée" », dans Bernard Vogler, dir. *Les actes notariés. Sources de l'histoire sociale XVIe-XIXe siècles.* Strasbourg, Librairie Istra, 1979, p. 147-162.

Porter, John R. « L'Hôpital Général de Québec et le soin des aliénés (1717-1845) », dans *Société canadienne d'histoire de l'Église catholique, Sessions d'études.* Vol. 44 (1977), p. 23-55.

Porter, Roy. « The patient in England, c. 1660-c. 1800 », dans Andrew Wear. *Medicine in Society. Historical essays.* Cambridge, Cambridge University Press, 1992, p. 91-118.

Pouliot, Léon. « Les procureurs parisiens de la Mission de la Nouvelle-France », dans *Lettres du Bas-Canada.* Vol. XXII (mars-décembre 1968), p. 38-52.

Poussou, Jean-Pierre. « Les migrations internationales », dans Jacques Dupâquier (sous la direction de). *Histoire de la population française.* Tome 2 : *De la Renaissance à 1789.* Paris, Presses universitaires de France, 1988, p. 124-137.

Pressman, Jack D. « Concepts of Mental Illness in the West », dans Kenneth F. Kiple, ed. *The Cambridge World History of Human Disease.* Cambridge, Cambridge University Press, 1993, p. 59-85.

Proulx, Gilles. *Les Québécois et le livre 1690-1760.* Texte présenté devant la Société historique du Canada, Montréal, 28 mai 1985.

Nos Racines, l'histoire vivante des Québécois. Édition T.L.M. inc., 1979. Chapitres 1 à 40.

Rapoza, Andrew V. « The Trials of Phillip Reade, Seventeenth-Century Itinerant Physician », dans Peter Benes, ed. *Medicine and Healing.* Boston, Boston University, 1992, p. 82-94 (coll. « Annual Proceedings of the Dublin Seminar for New England Folklife », vol. 15).

Ratnoff, Oscar D. « Bleeding Disorders », dans Kenneth F. Kiple, ed. *The Cambridge World History of Human Disease.* Cambridge, Cambridge University Press, 1993, p. 756-763.

Rauch, André. « Histoires du corps et de la maladie », dans *Historical Reflections/Réflexions historiques.* Vol. 14, n° 1 (1987), p. 73-94.

Revel, Jacques et Jean-Pierre Peter. « Le corps. L'homme malade et son histoire », dans Jacques Le Goff et Pierre Nora (sous la direction de). *Faire l'histoire.* Tome III : *Nouveaux objets.* Paris, Gallimard, 1974, p. 226-256 (coll. « Folio/Histoire »).

Rioux, Christian. « L'hôpital militaire à Québec : 1759-1811 », dans *La Société canadienne d'histoire de la médecine. Nouvelles* (avril 1981), p. 16-19.

Risse, Guenter B. « History of Western Medicine from Hippocrates to Germ Theory », dans Kenneth F. Kiple, ed. *The Cambridge World History of Human Disease.* Cambridge, Cambridge University Press, 1993, p. 11-19.

Risse, Guenter B. « Medicine in the age of Enlightenment », dans Andrew Wear. *Medicine in Society. Historical essays.* Cambridge, Cambridge University Press, 1992, p. 149-195.

Roland, Charles G. « Nooth, John Mervin », dans *Dictionnaire biographique du Canada.* Vol. VI : *De 1821 à 1835.* Québec, Presses de l'Université Laval, 1987, p. 605-607.

Romieux, Yannick. « Compte rendu de la thèse de Jacques Bévillon. *Jacques Cartier, le scorbut et la bière de sapinette.* Thèse de doctorat d'État en pharmacie, Université de Nantes, 1992, 105 p. », dans *Revue d'histoire de la pharmacie.* Tome XL, n° 296 (1er trimestre 1993), p. 113-114.

Rosen, George. « The Hospital. Historical Sociology of a Community Institution », dans *From Medical Police to Social Medicine : Essays on the History of Health Care.* New York, Science History Publications, 1974, p. 274-303.

Rothenberg, Richard B. « Gonorrhea », dans Kenneth F. Kiple, ed. *The Cambridge World History of Human Disease.* Cambridge, Cambridge University Press, 1993, p. 756-763.

Rousseau, François. « L'hospitalisation en Nouvelle-France : l'Hôtel-Dieu à la fin du XVIIe siècle », dans *Revue d'histoire de l'Amérique française.* Vol. 31, n° 1 (juin 1977), p. 29-47.

Rousseau, Jacques. « Sarrazin, Michel », dans *Dictionnaire biographique du Canada.* Vol. II : *De 1701 à 1740.* Québec, Presses de l'Université Laval, 1969, p. 620-627.

Roy, Antoine. « Les lettres de Doreil », dans *Rapport de l'archiviste de la province de Québec pour 1944-1945*. Québec, Rédempti Paradis, 1945, p. 1-171.

Russ, Christopher J. « Rémy, Pierre », dans *Dictionnaire biographique du Canada*. Vol. II : *De 1701 à 1740*. Québec, Presses de l'Université Laval, 1969, p. 586-587.

Saillant Francine, Serge Genest et Ginette Côté. « Les pratiques thérapeutiques traditionnelles au Québec : note de recherche ». Texte soumis pour publication à *Anthropologie et sociétés*. Juin 1987. 23 p.

Saint-Georges, Lise. « La première banlieue », dans Yves Landry (sous la direction). *Pour le Christ et le Roi. La vie au temps des premiers Montréalais*. Montréal, Libre Expression et Art Global, 1992, p. 176-179.

Séguin, Robert-Lionel. « L'"apprentissage" de la chirurgie en Nouvelle-France », dans *Revue d'histoire de l'Amérique française*. Vol. XX, n° 4 (mars 1967), p. 593-599.

Sévigny, André. « Le soldat des troupes de la marine (1683-1715) : premiers jalons sur la route d'une histoire inédite », dans *Les Cahiers des Dix*. Vol. 44. Québec, La Société des Dix et Les Éditions La Liberté, 1989, p. 39-74.

Sigsworth, E. M. « Gateways to Death ? Medicine, Hospitals and Mortality, 1700-1850 », dans Peter Mathias, edit. *Science and Society 1600-1900*. Cambridge, University Press of Cambridge, 1972, p. 97-110.

Sigsworth, E. M. et P. Swan. « An eighteenth-century surgeon and apothecary : William Elmhirst (1721-1773) », dans *Medical History*. Vol. 26 (1982), p. 191-198.

Tésio, Stéphanie. « Exemples de relations praticiens-patients, Perche-Gouvernement de Québec : dettes pour frais médicaux, 1690-1740-1770 », dans *Bulletin canadien d'histoire de la médecine*. Vol. 24, n° 1 (2007), p. 151-188.

Tunis, Barbara. « Inoculation for Smallpox in the Province of Quebec, a Reappraisal », dans Charles G. Roland, ed. *Health, Disease and Medicine Essays in Canadian History*. Toronto, The Hannah Institute for the History of Medicine, 1984, p. 171-193.

Tunis, Barbara R. « Longmore, George », dans *Dictionnaire biographique du Canada*. Vol. V : *De 1801 à 1820*. Québec, Presses de l'Université Laval, 1983, p. 551-553.

Turpeinen, Oiva. « Les causes des fluctuations annuelles du taux de mortalité finlandais entre 1750 et 1806 », dans *Annales de démographie historique*. 1980, p. 287-296.

Vachon, André. « Briand, Jean-Olivier », dans *Dictionnaire biographique du Canada*. Vol. IV : *De 1771 à 1800*. Québec, Presses de l'Université Laval, 1980, p. 103-111.

Vallée, Arthur. « Cinq Lettres Inédites de Jean François Gaultier à M. de Rhéaumur de l'Académie des Sciences », dans *Mémoires et comptes rendus de la Société royale du Canada*. 3e série. Tome XXIV. Ottawa, Société royale du Canada, 1930. Section I, p. 31-43.

Waddington, Ivan. « The Struggle to reform the Royal College of Physicians, 1767-1771 : a sociological analysis », dans *Medical History*. Vol. XVII, n° 2 (avril 1973), p. 107-126.

Wear, Andrew. « Medical practice in late seventeenth- and early eighteenth-century England : continuity and union », dans Roger French et Andrew Wear. *The medical revolution of the seventeenth century*. Cambridge, Cambridge University Press, 1989, p. 294-320.

Wear, Andrew. « Medicine and Health in the Age of European Colonialism », dans Peter Elmer, edit. *The Healing Arts. Health, disease and society in Europe, 1500-1800*. Milton Keynes, The Open University, 2004, p. 315-343.

Wien, Thomas. « "Les travaux pressants". Calendrier agricole, assolement et productivité au Canada au XVIIIe siècle », dans *Revue d'histoire de l'Amérique française*. Vol. 43, n° 4 (printemps 1990), p. 535-558.

Zoltvany, Yves F. « Callière, Louis-Hector de », dans *Dictionnaire biographique du Canada*. Vol. II : *De 1701 à 1740*. Québec, Presses de l'Université Laval, 1969, p. 117-123.

Index

Table des matières

CET OUVRAGE EST COMPOSÉ EN GARAMOND PRO CORPS 11
SELON UNE MAQUETTE RÉALISÉE PAR PIERRE-LOUIS CAUCHON
ET ACHEVÉ D'IMPRIMER EN JUIN 2012
SUR LES PRESSES DE L'IMPRIMERIE MARQUIS
À CAP-SAINT-IGNACE, QUÉBEC
POUR LE COMPTE DE GILLES HERMAN
ÉDITEUR À L'ENSEIGNE DU SEPTENTRION